FARMACOLOGIA
Essencial

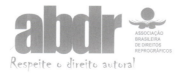

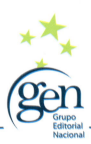

O GEN | Grupo Editorial Nacional, a maior plataforma editorial no segmento CTP (científico, técnico e profissional), publica nas áreas de saúde, ciências exatas, jurídicas, sociais aplicadas, humanas e de concursos, além de prover serviços direcionados a educação, capacitação médica continuada e preparação para concursos. Conheça nosso catálogo, composto por mais de cinco mil obras e três mil e-books, em www.grupogen.com.br.

As editoras que integram o GEN, respeitadas no mercado editorial, construíram catálogos inigualáveis, com obras decisivas na formação acadêmica e no aperfeiçoamento de várias gerações de profissionais e de estudantes de Administração, Direito, Engenharia, Enfermagem, Fisioterapia, Medicina, Odontologia, Educação Física e muitas outras ciências, tendo se tornado sinônimo de seriedade e respeito.

Nossa missão é prover o melhor conteúdo científico e distribuí-lo de maneira flexível e conveniente, a preços justos, gerando benefícios e servindo a autores, docentes, livreiros, funcionários, colaboradores e acionistas.

Nosso comportamento ético incondicional e nossa responsabilidade social e ambiental são reforçados pela natureza educacional de nossa atividade, sem comprometer o crescimento contínuo e a rentabilidade do grupo.

FARMACOLOGIA
Essencial

■ **Autores**

Alessandra Linardi
Professora Adjunta do Departamento de Ciências Fisiológicas da Faculdade de Ciências Médicas da Santa Casa de São Paulo. Graduada em Farmácia pela Faculdade de Ciências Farmacêuticas da Universidade São Francisco. Doutorado e Pós-Doutorado em Farmacologia pela Universidade Estadual de Campinas.

Jair Guilherme Santos-Junior
Professor Adjunto de Farmacologia da Faculdade de Ciências Médicas da Santa Casa de São Paulo. Graduado em Medicina Veterinária pela Universidade do Estado de Santa Catarina. Especialista em Farmacodependências pela Unifesp. Doutor em Psicobiologia pela Unifesp. Pós-Doutorado em Neurociências no Laboratório de Neurobiologia da Universidade Federal de São Paulo (Unifesp).

Maria Helena Vianello Richtzenhain
Professora Adjunta do Departamento de Ciências Fisiológicas da Faculdade de Ciências Médicas da Santa Casa de São Paulo. Médica Veterinária pela Universidade de São Paulo (USP). Mestre em Farmacologia Médica pela Faculdade de Medicina de Ribeirão Preto da USP. Doutora em Medicina Veterinária na Área de Patologia Experimental e Comparada, com ênfase em Toxicologia pela Faculdade de Medicina Veterinária e Zootecnia da USP.

Thomaz Augusto Alves da Rocha e Silva
Professor Adjunto do Departamento de Ciências Fisiológicas da Faculdade de Ciências Médicas da Santa Casa de São Paulo. Graduado em Ciências Biológicas pela Universidade Federal de São Carlos. Doutor em Biologia Celular e Estrutural, com ênfase em Farmacologia. Pós-Doutorado em Farmacologia pela Universidade Estadual de Campinas.

■ **Organizadores da série Essencial**

Carlos Alberto Mourão Júnior
Médico Endocrinologista. Matemático. Mestre em Ciências Biológicas pela Universidade Federal de Juiz de Fora (UFJF). Doutor em Ciências pela Escola Paulista de Medicina – Unifesp. Pós-Graduado em Filosofia pela UFJF. Professor Adjunto de Biofísica e Fisiologia da UFJF.

Dimitri Marques Abramov
Médico Psiquiatra. Mestre em Ciências Biológicas pela Universidade Federal de Juiz de Fora. Doutor em Ciências pelo Instituto de Biofísica Carlos Chagas Filho da Universidade Federal do Rio de Janeiro.

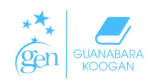

- Os autores deste livro e a EDITORA GUANABARA KOOGAN LTDA. empenharam seus melhores esforços para assegurar que as informações e os procedimentos apresentados no texto estejam em acordo com os padrões aceitos à época da publicação, *e todos os dados foram atualizados pelos autores até a data da entrega dos originais à editora*. Entretanto, tendo em conta a evolução das ciências da saúde, as mudanças regulamentares governamentais e o constante fluxo de novas informações sobre terapêutica medicamentosa e reações adversas a fármacos, recomendamos enfaticamente que os leitores consultem sempre outras fontes fidedignas, de modo a se certificarem de que as informações contidas neste livro estão corretas e de que não houve alterações nas dosagens recomendadas ou na legislação regulamentadora. *Adicionalmente, os leitores podem buscar por possíveis atualizações da obra em http://gen-io.grupogen.com.br.*

- Os autores e a editora se empenharam para citar adequadamente e dar o devido crédito a todos os detentores de direitos autorais de qualquer material utilizado neste livro, dispondo-se a possíveis acertos posteriores caso, inadvertida e involuntariamente, a identificação de algum deles tenha sido omitida.

- Direitos exclusivos para a língua portuguesa
  Copyright © 2016 by **EDITORA GUANABARA KOOGAN LTDA.**
  Uma editora integrante do GEN | Grupo Editorial Nacional
  Travessa do Ouvidor, 11
  Rio de Janeiro – RJ – CEP 20040-040
  Tels.: (21) 3543-0770/(11) 5080-0770 | Fax: (21) 3543-0896
  www.grupogen.com.br | editorial.saude@grupogen.com.br

- Reservados todos os direitos. É proibida a duplicação ou reprodução deste volume, no todo ou em parte, em quaisquer formas ou por quaisquer meios (eletrônico, mecânico, gravação, fotocópia, distribuição pela Internet ou outros), sem permissão, por escrito, da EDITORA GUANABARA KOOGAN LTDA.

- Capa: Bruno Sales
  Editoração eletrônica: 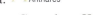 Anthares
  Projeto gráfico: Editora Guanabara Koogan

- Ficha catalográfica

F247

    Farmacologia essencial / Alessandra Linardi ... [et al.]. - 1. ed. - Rio de Janeiro : Guanabara Koogan, 2016.
    il.

    ISBN 978-85-277-2715-0

    1. Farmacologia clínica. I. Linardi, Alessandra.

16-32380   CDD: 615.1
                                                                                                                                  CDU: 615.03

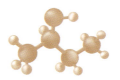

Colaborador

Wagner Ricardo Montor

Professor Adjunto do Departamento de Ciências Fisiológicas da Faculdade de Ciências Médicas da Santa Casa de São Paulo. Graduado em Farmácia-Bioquímica pela Faculdade de Ciências Farmacêuticas da Universidade de São Paulo (USP). Doutor em Ciências (Bioquímica) pelo Instituto de Química da USP. Pós-Doutorado pelo Instituto de Proteômica do Departamento de Química Biológica e Farmacologia Molecular da Faculdade de Medicina de Harvard, EUA.

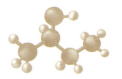

Agradecimentos

Gostaríamos de agradecer:

À Faculdade de Ciências Médicas da Santa Casa de São Paulo, pelo suporte institucional;

Ao Departamento de Ciências Fisiológicas, por todo apoio e incentivo;

Aos Drs. Carlos Alberto Mourão Júnior e Dimitri Marques Abramov, pela confiança depositada para a autoria desta obra;

Ao MsC. Bruno Bezerra Rosa, à Dra. Heloisa Vianello Garcia Richtzenhain, à MsC. Laura Segismundo Coelho, à Enf. Márcia Yuriko Masukawa, ao Enf. Nelson Francisco Corrêa Netto, ao Dr. Rafael Sutti, à Dra. Raisa Loureiro, à MsC. Sueli Moreira de Mello, ao Dr. Thiago Bosco Mendes, pelas sugestões na redação dos capítulos;

Às nossas famílias, pela compreensão e suporte, possibilitando nossa dedicação a este projeto;

Aos nossos alunos, motivação principal de todas as nossas atuações.

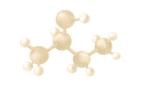

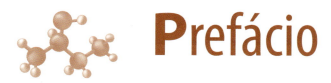

Prefácio

Por ser parte integrante das disciplinas dos cursos da área da saúde, a Farmacologia é abordada a partir de diferentes visões e níveis de aprofundamento. Com o objetivo de atender à ementa desses cursos, a Farmacologia é apresentada neste livro de modo didático e simplificado, sem, contudo, comprometer a qualidade do conteúdo. Foi dedicada atenção especial à estruturação do livro com o propósito de facilitar o aprendizado do leitor.

No início de cada capítulo constam os *Objetivos de estudo* e *Conceitos-chave* dos temas que serão abordados, e no fim, o *Resumo* do conteúdo apresentado, bem como um estudo dirigido intitulado *Autoavaliação*.

Há ainda diversas Figuras e Tabelas que ilustram os conceitos discutidos, e, como nos outros exemplares da Série, componentes estruturais como *Glossário*, destaques e boxes *Farmacologia em Foco*.

O *Glossário* apresenta a definição conceitual de termos descritos no texto principal, ressaltados na cor ocre, e o destaque consiste em um pequeno texto em azul, com informações de extrema relevância sobre o assunto. Finalmente, o boxe *Farmacologia em Foco* apresenta informações complementares sobre o assunto discutido no capítulo. Essa estruturação promove maior fluidez da redação e a compreensão do texto apresentado.

Esperamos que os estudantes de todos os cursos da área da saúde se beneficiem deste livro tanto como material de consulta rápida quanto fonte de leitura para aprendizado e consolidação dos diferentes temas abordados.

Os autores

Material Suplementar

Este livro conta com o seguinte material suplementar:

- Ilustrações da obra em formato de apresentação (acesso restrito a docentes).

O acesso ao material suplementar é gratuito, bastando que o docente se cadastre em: http://gen-io.grupogen.com.br.

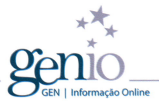

GEN-IO (GEN | Informação Online) é o repositório de materiais suplementares e de serviços relacionados com livros publicados pelo GEN | Grupo Editorial Nacional, maior conglomerado brasileiro de editoras do ramo científico-técnico-profissional, composto por Guanabara Koogan, Santos, Roca, AC Farmacêutica, Forense, Método, Atlas, LTC, E.P.U. e Forense Universitária. Os materiais suplementares ficam disponíveis para acesso durante a vigência das edições atuais dos livros a que eles correspondem.

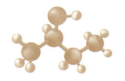

Sumário

1 | Princípios Gerais, 1
- Objetivos de estudo, 2
- Conceitos-chave, 2
- Introdução, 2
- Farmacocinética, 3
- Farmacodinâmica, 21
- Resumo, 37
- Autoavaliação, 39

2 | Farmacologia do Sistema Nervoso Autônomo, 41
- Objetivos de estudo, 42
- Conceitos-chave, 42
- Introdução, 42
- Sistema colinérgico, 44
- Sistema noradrenérgico, 51
- Resumo, 62
- Autoavaliação, 62

3 | Farmacologia dos Gânglios Autônomos e Junção Neuromuscular, 63
- Objetivos de estudo, 64
- Conceitos-chave, 64
- Introdução, 64
- Receptores nicotínicos, 64
- Fármacos que atuam nos gânglios autônomos, 65
- Junção neuromuscular, 68
- Resumo, 75
- Autoavaliação, 75

4 | Fármacos Utilizados na Inflamação, 77
- Objetivos de estudo, 78
- Conceitos-chave, 78
- Autacoides, 78
- Anti-inflamatórios não esteroidais, 82
- Anti-inflamatórios esteroidais, 91
- Fármacos utilizados no tratamento da asma, 101
- Resumo, 110
- Autoavaliação, 112

5 | Farmacologia das Infecções Parasitárias, 113
- Objetivos de estudo, 114
- Conceitos-chave, 114
- Anti-helmínticos, 114
- Antiprotozoários, 119
- Ectoparasiticidas, 124
- Resumo, 125
- Autoavaliação, 125

6 | Farmacologia das Infecções Microbianas e Virais, 127
- Objetivos de estudo, 128
- Conceitos-chave, 128
- Antimicrobianos, 128
- Antibióticos que inibem a síntese da parede celular, 128
- Antibióticos glicopeptídios, 137
- Antibióticos que atuam diretamente sobre a membrana celular, 140
- Antibióticos antimetabólitos, 140
- Antibióticos que afetam o metabolismo dos ácidos nucleicos, 143
- Antibióticos que inibem a síntese de proteínas, 145
- Antifúngicos, 157
- Antivirais, 168
- Resumo, 179
- Autoavaliação, 183

7 | Antineoplásicos, 185
- Objetivos de estudo, 186
- Conceitos-chave, 186
- Introdução, 186
- Agentes alquilantes, 190
- Antimetabólitos, 194
- Alcaloides e outras moléculas naturais citotóxicas, 196
- Antibióticos antitumorais, 197
- Enzimas com ação antitumoral, 197

Indutores de diferenciação, *198*
Terapia-alvo, *198*
Resumo, *200*
Autoavaliação, *200*

8 | Fármacos que Afetam as Funções Renal e Cardiovascular, 201

Objetivos de estudo, *202*
Conceitos-chave, *202*
Diuréticos, *202*
Fármacos que atuam no sistema renina-angiotensina, *212*
Fármacos que atuam no sistema nervoso simpático, *218*
Bloqueadores de canais de cálcio, *224*
Nitratos orgânicos e nitroprussiato de sódio, *226*
Vasodilatadores diretos, *229*
Fármacos inotrópicos positivos, *231*
Fármacos antiarrítmicos, *235*
Fármacos que atuam na coagulação, *240*
Resumo, *248*
Autoavaliação, *249*

9 | Fármacos Usados no Tratamento das Doenças Gastrintestinais, 251

Objetivos de estudo, *252*
Conceitos-chave, *252*
Fármacos que atuam nas doenças acidopépticas, *252*
Fármacos que atuam na secreção de ácido clorídrico, *252*
Fármacos citoprotetores, *257*
Tratamento da infecção por *Helicobacter pylori*, *259*
Fármacos que atuam na motilidade gastrintestinal, *260*
Agentes antidiarreicos, *265*
Agentes antieméticos, *267*
Resumo, *271*
Autoavaliação, *272*

10 | Farmacologia do Sistema Nervoso Central, 273

Objetivos de estudo, *274*
Conceitos-chave, *274*
Anestésicos locais, *274*
Anestésicos gerais, *279*
Fármacos analgésicos opioides, *287*
Fármacos hipnossedativos, *297*
Fármacos utilizados no tratamento da enxaqueca, *302*
Fármacos utilizados em doenças neurodegenerativas, *305*
Fármacos antiepilépticos, *312*
Fármacos antidepressivos, *318*
Estabilizadores do humor, *326*
Fármacos ansiolíticos, *332*
Fármacos utilizados no tratamento da esquizofrenia e outras psicoses, *334*
Farmacologia das drogas de abuso e drogadição, *339*
Resumo, *356*
Autoavaliação, *361*

11 | Farmacologia Endócrina, 363

Objetivos de estudo, *364*
Conceitos-chave, *364*
Introdução, *364*
Fármacos que atuam no eixo hipotalâmico-hipofisário, *365*
Fármacos que atuam nas vias dos hormônios sexuais, *372*
Fármacos que atuam na disfunção erétil, *382*
Fármacos que atuam nos hormônios da tireoide, *386*
Fármacos utilizados nas dislipidemias, *391*
Fármacos utilizados no tratamento do diabetes, *401*
Fármacos utilizados no combate à obesidade, *410*
Resumo, *412*
Autoavaliação, *413*

Glossário, 415
Bibliografia, 427
Índice Alfabético, 431

FARMACOLOGIA
Essencial

Como usar as características especiais deste livro

- Termos fundamentais são destacados no texto e definidos nas margens. Esse recurso evita que a leitura seja interrompida e serve de elemento de revisão dos assuntos. Essas palavras estão repetidas no Glossário, ao final do livro

- Destaques em azul consolidam conceitos descritos no texto

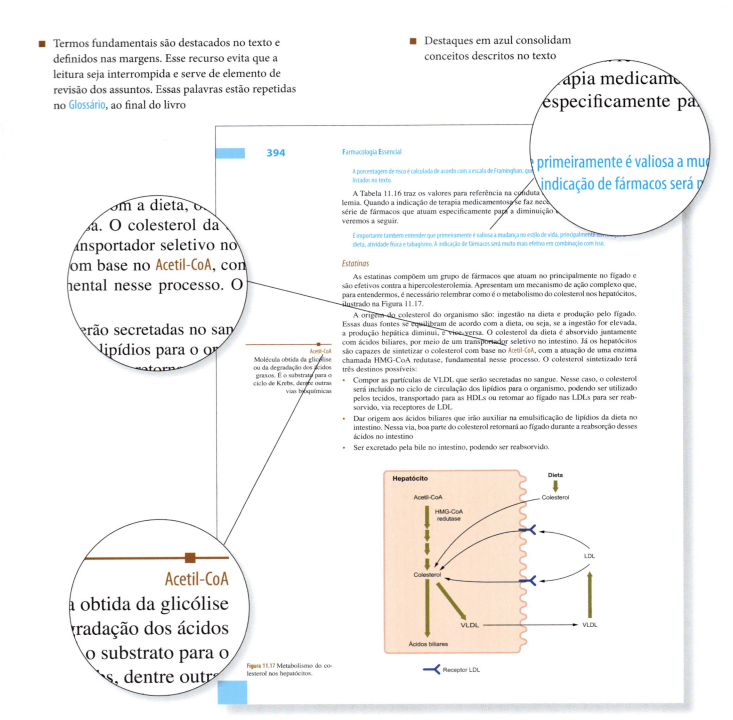

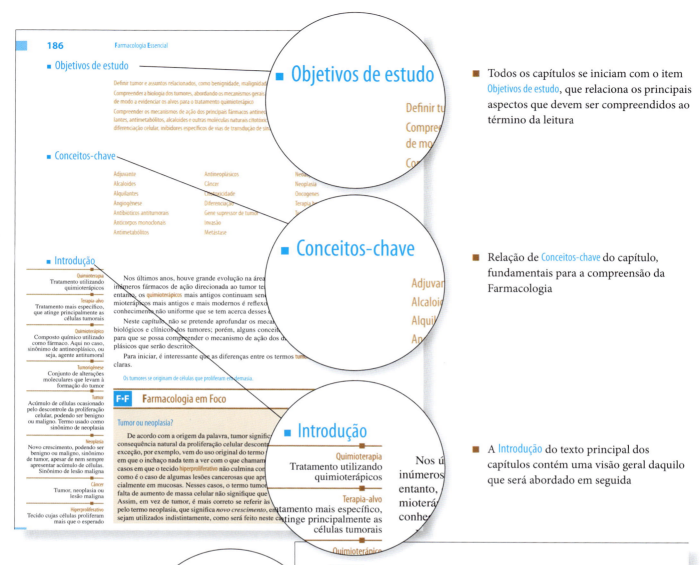

- Todos os capítulos se iniciam com o item Objetivos de estudo, que relaciona os principais aspectos que devem ser compreendidos ao término da leitura

- Relação de Conceitos-chave do capítulo, fundamentais para a compreensão da Farmacologia

- A Introdução do texto principal dos capítulos contém uma visão geral daquilo que será abordado em seguida

- O Resumo ao final de cada capítulo possibilita revisões rápidas do texto, além de ser uma ferramenta útil na preparação para testes e provas

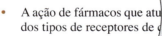

- Perguntas de Autoavaliação possibilitam a aferição dos conhecimentos adquiridos

XV

1

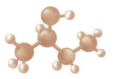 **Princípios Gerais**

Alessandra Linardi ▪ Jair Guilherme Santos-Junior ▪ Maria Helena Vianello Richtzenhain ▪ Thomaz Augusto Alves da Rocha e Silva

Objetivos de estudo, *2*
Conceitos-chave, *2*
Introdução, *2*
Farmacocinética, *3*
Farmacodinâmica, *21*
Resumo, *37*
Autoavaliação, *39*

■ Objetivos de estudo

Compreender o que é farmacologia

Conhecer a farmacocinética e entender como o organismo atua sobre o fármaco administrado

Entender qual o melhor esquema posológico por meio da compreensão das etapas farmacocinéticas para que um determinado fármaco alcance seu local de ação de maneira efetiva, prevenindo reações adversas, toxicidade e interações medicamentosas

Entender como um fármaco se relaciona com seu receptor por meio do conhecimento da farmacodinâmica

Estudar os conceitos de afinidade e eficácia, relacionando-os aos fenômenos de agonismo e antagonismo

Entender como o fármaco atua no organismo

Aprender como a escolha da via de administração de um fármaco pode influenciar no efeito terapêutico desejado e nas interações medicamentosas e reações adversas

■ Conceitos-chave

Absorção
Afinidade
Agonista
Alvo de ação de fármacos
Antagonista
Biodisponibilidade
Bioequivalência
Circulação êntero-hepática
Clearance
Constante de dissociação
Depuração

Dessensibilização de receptores
Distribuição
Eficácia
Enzimas
Excreção
Infrarregulação de receptores e ligações químicas
Metabolismo
Metabolismo de primeira passagem hepática
Proteína G

Proteínas transportadoras
Receptor ionotrópico
Receptor metabotrópico
Receptor nuclear
Receptor quinase
Segundo mensageiro
Suprarregulação de receptores
Vias de administração
Volume de distribuição aparente

■ Introdução

A farmacologia é uma ciência estabelecida no século 19, mas suas origens remontam a milhares de anos, com a prática de preparações de plantas e outras substâncias de origem natural com finalidade terapêutica. O desenvolvimento da ciência se deu paralelamente ao da medicina, atravessando os mesmos períodos de clareza e obscuridade, culminando na influência do pensamento empírico predominante nos dias de hoje.

Pensamento empírico
Filosofia que acredita em experiências como único método de formar ideias

A farmacologia é formada por uma composição multidisciplinar de áreas como anatomia, bioquímica, fisiologia, patologia e, finalmente, química orgânica. Entretanto, entender a farmacologia como um processo puramente acadêmico pode deixar lacunas na compreensão de inúmeros eventos, como surgimento e desaparecimento de fármacos, estratégias terapêuticas, adesão ao tratamento, dentre outros abordados neste livro. As influências econômica e política também estão associadas à farmacologia, uma vez que os princípios ativos e suas características viabilizam o estabelecimento tanto de políticas públicas quanto de direcionamento de investimento por parte das indústrias.

O advento da tecnologia também possibilitou um salto nesta ciência, que se beneficiou dela em várias etapas, desde modelos de computador para o desenvolvimento de novos ligantes até a tecnologia recombinante, que tornou possível a produção em larga escala de fármacos de origem proteica. As fontes de informação, principalmente pela internet, disponibilizam a toda a população as propriedades dos fármacos, em todos os níveis de compreensão, o que, por um lado, é positivo pela difusão da informação, mas, por outro, pode ser perigoso quando grupos irresponsáveis ganham espaço.

De maneira geral, o imenso arsenal de moléculas e preparações da forma que conhecemos é fruto principalmente do desenvolvimento consolidado há pouco mais de um século. Esse avanço se deu especialmente na metodologia de testes e exigências para que fossem desenvolvidos novos fármacos, seguros e eficientes.

Os custos para se disponibilizar um novo fármaco hoje chegam a bilhões de dólares, divididos em fases que requerem a atuação de muitos profissionais de diferentes áreas. Brevemente, as cinco fases citadas são:

- Pré-clínica: os testes são feitos em laboratórios, utilizando métodos *in vitro* e, posteriormente, animais para determinar mecanismos de ação, eficácia e parâmetros de segurança transponíveis a seres humanos
- Fase I: feita em poucos seres humanos saudáveis, com o objetivo de determinar tolerabilidade e dosagens
- Fase II: testes feitos em poucos indivíduos que sofrem da patologia à qual o fármaco é direcionado, com o objetivo de estabelecer a eficácia
- Fase III: os testes são feitos com muitos indivíduos que sofrem da patologia à qual o fármaco é direcionado, com o objetivo de identificar os parâmetros necessários para a determinação do tratamento, como eficácia terapêutica, efeitos colaterais, ajustes de doses, interações medicamentosas, dentre outros
- Fase IV: período em que se inicia a farmacovigilância, quando o fármaco já está disponibilizado à população, mas ainda carece de uma avaliação a longo prazo que possibilitará ajustes nas indicações, restrições e precauções.

Nessas fases determinam-se as características dos fármacos, divididas entre farmacocinética e farmacodinâmica, as quais são apresentadas a seguir.

■ Farmacocinética

Na prática, um fármaco deve ser capaz de atingir seu local de ação após a administração. O que vai estabelecer a concentração e o tempo que esse fármaco leva para isso, assim como sua eliminação do organismo, são as etapas farmacocinéticas.

A absorção, a distribuição, o metabolismo (biotransformação) e a excreção de um fármaco dependem do seu transporte pelas membranas celulares. O fármaco tem características ou propriedades que podem influenciar seu transporte pelas membranas. Dentre essas propriedades, podem ser citadas: peso molecular, geometria da molécula e polaridade, grau de ionização, lipossolubilidade e ligação às proteínas séricas e teciduais.

> O fármaco pode atravessar a membrana por meio de processos que envolvem difusão passiva ou facilitada, transporte ativo, transporte por espaços intercelulares e endocitose.

Na difusão passiva, a molécula do fármaco atravessa a membrana lipídica por meio de interstícios da bicamada lipídica, ou por canais formados por proteínas, seguindo o gradiente de concentração (Figura 1.1). Na difusão facilitada, o fármaco atravessa a membrana plasmática por meio de proteínas incrustadas na camada dupla da membrana plasmática que são conhecidas como carreadores ou transportadores. A difusão facilitada não induz gasto de energia e também segue um gradiente de concentração. O transporte ativo envolve carreadores que transportam moléculas ou íons contra um gradiente de concentração, e nesse processo ocorre gasto de energia. Algumas moléculas podem penetrar na célula por meio de um processo chamado endocitose, em que, a superfície da membrana plasmática se modifica de modo que a depressão se invagine para o interior da célula e as bordas se fechem e englobem a molécula. Em seguida, a porção invaginada da membrana se separa da superfície celular, formando uma vesícula no citoplasma da célula (Figura 1.1). Já o transporte pelos espaços intercelulares é bastante amplo e, na maioria dos capilares, é limitado pelo fluxo sanguíneo. Esse tipo de transporte é importante na filtração pelas membranas glomerulares dos rins. Entretanto, existem junções intercelulares bastante estreitas, o que limita o transporte ou a passagem do fármaco. Exemplo disso são os capilares do sistema nervoso central, cujo transporte intercelular é bastante limitado, constituindo a barreira hematencefálica (ver adiante).

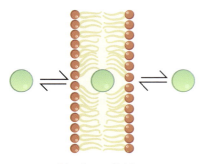
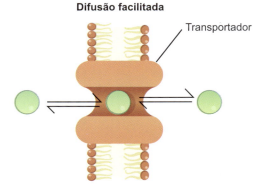
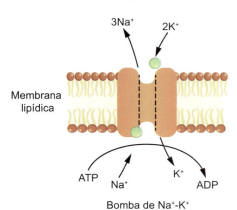
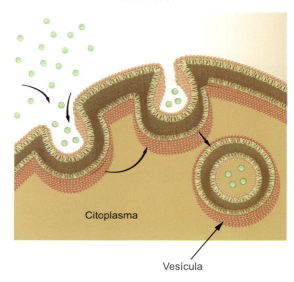

Figura 1.1 Mecanismos básicos de transporte pela membrana celular.

F·F Farmacologia em Foco

Barreira hematencefálica

Muitos fármacos penetram com dificuldade no cérebro porque os capilares cerebrais são diferentes dos capilares dos outros tecidos. Para o fármaco sair da luz do capilar para o espaço extravascular do cérebro, ele precisa passar pela barreira hematencefálica, composta por um endotélio capilar sem poros, com células endoteliais unidas por **zônulas de oclusão** e recobertas por uma membrana basal extracelular e pela bainha dos **astrócitos** (Figura 1.2).

Zônulas de oclusão
Junções entre as células que reduzem a permeabilidade transepitelial

Astrócitos
Células gliais com processos pedunculares que formam a bainha astrocítica que reveste o endotélio capilar

Os capilares que chegam ao hipotálamo anterior e à zona de gatilho quimiorreceptora no bulbo são menos restritivos, possibilitando o acesso a fármacos que não entram em outros locais do cérebro. Processos inflamatórios, isquemia, hipertensão e soluções hipertônicas podem aumentar a permeabilidade da barreira, favorecendo a entrada de substâncias no sistema nervoso central. A barreira pode estar deficiente em idosos e crianças. Outro exemplo de endotélio diferenciado é a barreira placentária, cujos vasos sanguíneos são revestidos por trofoblastos.

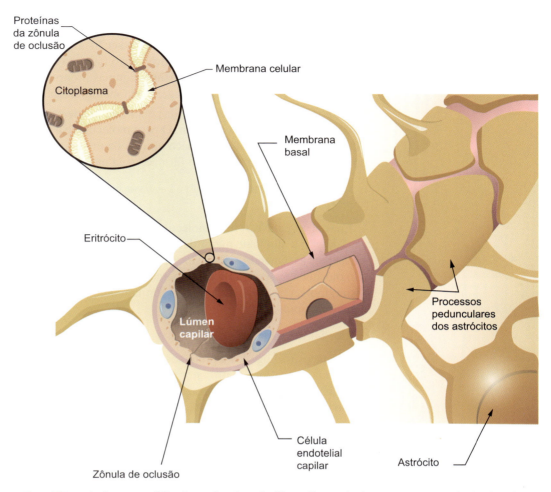

Figura 1.2 Barreira hematencefálica formada pelo endotélio capilar cerebral, sem poros e com zônulas de oclusão, membrana basal e bainha astrocítica. Adaptada de RAFFA, R.B.; RAWLS, S.M.; BEYZAROV, E.P. *Atlas de farmacologia de Netter*. Porto Alegre: Artmed, 2006.

F·F Farmacologia em Foco

Barreira placentária

Os vasos sanguíneos fetais são revestidos por uma camada única de trofoblastos que fazem contato com os vasos maternos; por isso, o movimento dos fármacos pela placenta é limitado pela membrana trofoblástica, qualitativamente semelhante à membrana plasmática. Por outro lado, o plasma fetal é ligeiramente mais ácido do que o materno e, por isso, há sequestro iônico de fármacos básicos. Embora a placenta tenha um endotélio diferenciado, características como lipossolubilidade, baixo peso molecular, forma não ionizada e apolaridade facilitam a passagem de fármacos por ela. Do mesmo modo, o fluxo sanguíneo e a ligação a proteínas plasmáticas também podem influenciar a transferência dos fármacos pela placenta. Além disso, é interessante ressaltar que a placenta não é uma barreira inerte; ela é capaz de metabolizar fármacos, levando-os à inativação ou produzindo metabólitos que podem ser tóxicos para o feto. Assim, até certo ponto pode-se dizer que o feto fica exposto a todos os fármacos ingeridos pela mãe.

Absorção

Absorção é a transferência do fármaco do seu local de administração para o compartimento central (plasma). Para que ocorra a absorção, o fármaco deve atravessar a membrana plasmática. Conforme o exposto anteriormente, algumas propriedades relacionadas com o fármaco influenciam o transporte ou a passagem pela membrana plasmática.

A lipossolubilidade é determinada pela solubilidade na camada lipídica e, portanto, facilita a passagem pela membrana celular. O peso molecular e a geometria da molécula também vão influenciar na passagem do fármaco através da membrana plasmática, ou seja, o baixo peso molecular facilita a passagem do fármaco pela membrana lipídica.

Com relação à geometria da molécula e à eletronegatividade dos átomos componentes, a molécula pode ser polar ou apolar.

Em outras palavras, uma molécula pode ter um deslocamento de elétrons (nuvem eletrônica) devido à afinidade maior de um determinado átomo (mais eletronegativo) da molécula pelos elétrons. Quando esse deslocamento ocorre, há formação de dipolos, ou seja, uma parte da molécula apresenta uma carga parcial negativa, e outra parte, uma carga parcial positiva. Assim, moléculas apolares, que não formam dipolos, tendem a atravessar mais facilmente a membrana lipídica.

A ligação a proteínas plasmáticas ou teciduais também determina a passagem do fármaco pela membrana celular.

Fármacos não ligados a proteínas, ou seja, fármacos livres, atravessam mais facilmente a membrana plasmática. Outro fator importante é o grau de ionização do fármaco. Em geral, os fármacos são ácidos ou bases fracas que, quando em solução, encontram-se na forma ionizada ou não ionizada. As moléculas não ionizadas são mais lipossolúveis, enquanto as ionizadas são menos lipossolúveis e não conseguem atravessar a membrana plasmática. Assim, a passagem pela membrana pode ser determinada pelo pKa do fármaco e pelo pH do meio. O pKa é o pH no qual 50% do fármaco encontra-se sob a forma ionizada e 50% na forma não ionizada.

Quando dizemos que o fármaco é um ácido fraco, significa que ele tem a capacidade de doar prótons (Figura 1.3). O ácido fraco, ao doar prótons, passa para a sua forma ionizada. O inverso é verdadeiro para uma base fraca, ou seja, quando um fármaco é uma base fraca, ele tem tendência a receber prótons. Uma base fraca, ao receber prótons, passa para a forma ionizada.

Assim, quando temos um pH baixo (ácido), rico em prótons, fármacos que tendem a doar prótons (ácidos fracos) não o fazem com facilidade e permanecem na sua forma não ionizada (mais lipossolúveis). Entretanto, bases fracas que tendem a receber prótons em pH ácido passam para a forma ionizada. Porém, se o meio tiver pouca concentração de prótons, com

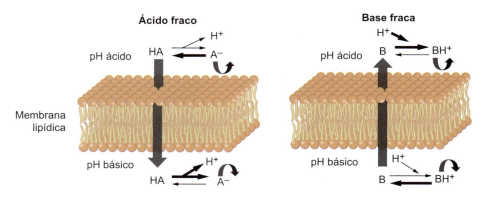

Figura 1.3 Influência do pH na passagem do fármaco pela membrana lipídica. Em pH ácido, o ácido fraco tende a permanecer na sua forma não ionizada, atravessando mais facilmente a membrana. No pH básico, o ácido fraco perde prótons e passa para sua forma ionizada, o que dificulta sua passagem pela membrana lipídica. O inverso é verdadeiro para a base fraca, que em pH ácido tende a ganhar prótons, passando para sua forma ionizada. Em pH básico, a base fraca não ganha prótons facilmente, permanecendo em sua forma não ionizada, o que facilita sua passagem pela membrana lipídica. Adaptada de HOWLAND, R.D.; MYCEK, M.J. *Farmacologia ilustrada.* 3.ed, Porto Alegre: Artmed, 2007.

pH alto (básico), fármacos que tendem a doar prótons (ácidos fracos) o fazem facilmente, predominando a forma ionizada do ácido fraco (menos lipossolúvel). Bases fracas que tendem a receber prótons têm sua forma não ionizada como predominante.

A equação de Henderson-Hasselbach relaciona a proporção entre ácido fraco ou base fraca protonada e não protonada com o pKa da molécula e o pH do meio:

$$pKa = pH + \log[\text{protonada}]/[\text{não protonada}]$$

Fatores como via de administração e forma farmacêutica também podem influenciar na absorção do fármaco. Assim, quando um fármaco é administrado pela via oral, ele pode ser absorvido parcialmente, o que costuma ocorrer devido à forma farmacêutica e às características inerentes ao fármaco (descritas anteriormente). Para discutirmos mais a respeito, precisamos primeiro compreender o que é biodisponibilidade.

Biodisponibilidade

A biodisponibilidade é definida como a fração do fármaco inalterado que alcança a circulação sistêmica após sua administração por qualquer via. Assim, podemos dizer que a via intravenosa tem 100% de biodisponibilidade. Em sentido mais amplo, a biodisponibilidade também considera a quantidade de fármaco que chega ao seu local de ação. Desse modo, ela pode ser afetada pela distribuição do fármaco (discutida adiante) e, dependendo da via de administração, pelo metabolismo ou efeito de primeira passagem. Portanto, se um fármaco é administrado pela via oral, ele será absorvido pelo estômago ou pelo intestino. Após ser absorvido, o fármaco pode entrar na circulação porta e chegar ao fígado, no qual pode ser metabolizado e sofrer excreção biliar antes que alcance a circulação sistêmica, ocorrência conhecida como metabolismo ou efeito de primeira passagem hepática.

A biodisponibilidade é um parâmetro farmacocinético e, de modo geral, pode ser representada da seguinte maneira:

$$F = \text{ASC}_{oral}/\text{ASC}_{injetada}$$

Em que F é a biodisponibilidade e ASC é a área sobre a curva (ver Figura 1.4). Ao multiplicarmos o resultado por 100, teremos a biodisponibilidade em porcentagem. Por exemplo, se a biodisponibilidade for 1, o que ocorre na via intravenosa, o fármaco é 100% biodisponível por essa via.

Compreendendo o conceito de biodisponibilidade, podemos deduzir que um fármaco que sofre extenso metabolismo de primeira passagem terá sua biodisponibilidade bastante reduzida. Do mesmo modo, a redução da biodisponibilidade também vai depender das características físico-químicas do fármaco e da estrutura anatômica a partir da qual houve a absorção, o que inclui a via de administração.

Forma farmacêutica
Forma final de apresentação do medicamento: comprimidos, cápsulas, injetáveis, dentre outras. Normalmente o fármaco não é administrado no seu estado puro ou natural, mas como parte de uma formulação acrescida de adjuvantes com a finalidade de conservá-lo, melhorar o odor e o sabor e facilitar a administração, obtendo, assim, o maior efeito terapêutico desejado

Circulação porta
Conduz o sangue do sistema digestivo diretamente para o fígado, sem passar pela circulação sistêmica

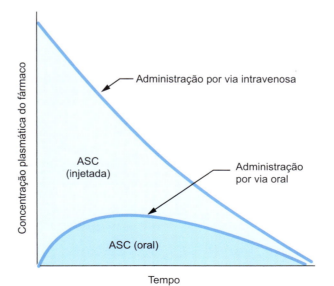

Figura 1.4 Esquema ilustrando a determinação da biodisponibilidade de um fármaco. ASC, área sobre a curva. Adaptada de HOWLAND, R.D.; MYCEK, M.J. *Farmacologia ilustrada*, 3.ed. Porto Alegre: Artmed, 2007.

F·F Farmacologia em Foco

Bioequivalência

Dois fármacos são considerados bioequivalentes quando a biodisponibilidade do princípio ativo em ambos é semelhante sob condições experimentais adequadas. Para que isso ocorra, as formas farmacêuticas de ambos os fármacos devem ser idênticas, ou seja, devem ter o mesmo princípio ativo em concentrações ou potência idênticas e também os mesmos adjuvantes.

Distribuição

Quando um fármaco é administrado por qualquer via (exceto a via intravenosa), ele sofre o processo de absorção para atingir a circulação sanguínea (Figura 1.5). Como descrito anteriormente, todo fármaco administrado por via oral pode sofrer metabolismo de primeira passagem. No fígado, ele pode ser metabolizado e excretado pela bile, podendo voltar ao intestino. Uma vez no intestino, o fármaco pode ser eliminado ou reabsorvido e atingir a circulação sistêmica (ver metabolização). Esse processo, no qual o fármaco é reabsorvido e atinge a circulação sistêmica, é chamado de ciclo ou circulação êntero-hepática. Ao atingir a circulação sistêmica, o fármaco será distribuído para órgãos e tecidos.

> A circulação êntero-hepática é o processo pelo qual o fármaco, após ser metabolizado pelo fígado, é excretado pela bile no intestino, onde pode sofrer lise de enzimas bacterianas e ser reabsorvido novamente, atingindo a circulação sistêmica. Esse processo aumenta a meia-vida do fármaco

Após absorção ou administração sistêmica, o fármaco presente na corrente sanguínea distribui-se para os órgãos ou tecidos. Para que o fármaco administrado seja efetivo, ele deverá chegar ao local de ação na concentração e no tempo necessários. Isso influencia na dose administrada, na extensão e velocidade de absorção, na distribuição, na ligação aos tecidos de depósito, biotransformação e na eliminação do fármaco (Figura 1.5). Assim, o fármaco deverá atravessar barreiras, do local de absorção para o sangue e da circulação para o tecido no qual irá atuar ou ser depositado.

> Na circulação, o fármaco pode estar ligado de modo reversível às proteínas plasmáticas, como albumina, β-globulina ou glicoproteína ácida.

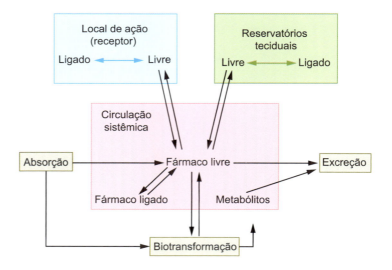

Figura 1.5 Distribuição dos fármacos por meio da circulação sanguínea para órgãos e tecidos.

Somente o fármaco na forma livre atravessa a membrana do endotélio, como mostra a Figura 1.6A. Um fármaco que tenha maior afinidade pela proteína plasmática pode deslocar outro fármaco de menor afinidade (Figura 1.6B). Assim, a forma livre do fármaco deslocado aumenta e pode atingir o local de ação em uma concentração eventualmente tóxica. Entretanto, é importante ressaltar que, embora a ligação às proteínas plasmáticas possa ser um fator de interação medicamentosa, o fármaco deslocado pode ter sua distribuição e depuração aumentadas. Se isso ocorrer, a quantidade de fármaco livre deslocado por competição não aumentará significativamente.

A velocidade do fluxo sanguíneo determina a quantidade máxima de fármaco distribuído por minuto para órgãos e tecidos específicos (Figura 1.7). Órgãos com alto fluxo sanguíneo, como o cérebro, o fígado, o coração e os rins, recebem primeiro uma maior concentração do fármaco. Nesse caso, o fator limitante é a capacidade de o fármaco atravessar as barreiras entre o sangue e o órgão. Como o tecido adiposo, o musculoesquelético, os ossos e a pele são menos irrigados, o fármaco leva mais tempo para atingir esses locais.

A membrana capilar é a principal barreira tecidual entre o fármaco e o seu local de ação e, para atravessá-la, as substâncias utilizam os mesmos mecanismos usados para serem absorvidas.

Esses mecanismos são: difusão passiva, difusão facilitada, transporte ativo, transporte por meio de espaços intercelulares e endocitose. Fatores que favorecem a absorção, como lipossolubilidade, pequeno peso molecular, forma não ionizada, e o fato de o fármaco ser apolar também são limitantes.

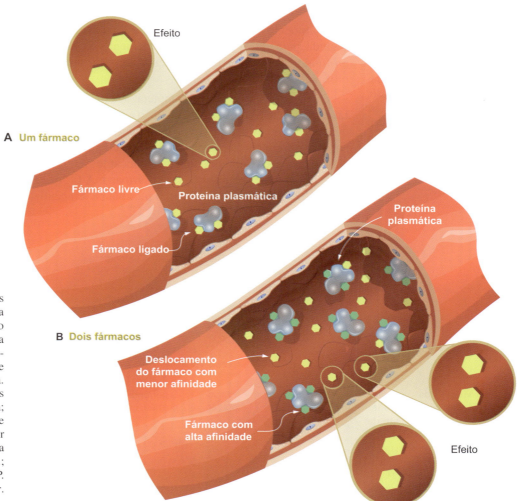

Figura 1.6 Ligação do fármaco às proteínas plasmáticas. **A.** Mostra o fármaco na circulação ligado às proteínas plasmáticas, como a albumina, a β-globulina ou a glicoproteína ácida; a forma livre é a que atravessa a membrana plasmática. **B.** Mostra a competição de dois fármacos pela proteína plasmática; o fármaco com maior afinidade pela proteína desloca o de menor afinidade, aumentando sua forma livre. Adaptada de RAFFA, R.B.; RAWLS, S.M.; BEYZAROV, E.P. *Atlas de farmacologia de Netter*. Porto Alegre: Artmed, 2006.

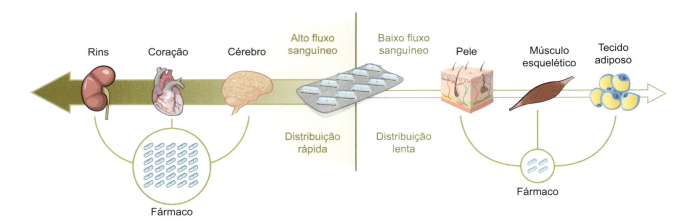

Figura 1.7 Influência do fluxo sanguíneo na distribuição de fármacos. Esta é mais rápida em órgãos mais irrigados e mais lenta em tecidos com baixa perfusão sanguínea. Adaptada de RAFFA, R.B.; RAWLS, S.M.; BEYZAROV, E.P. *Atlas de farmacologia de Netter*. Porto Alegre: Artmed, 2006.

Monocompartimental
Refere-se a um único compartimento. Nesse caso, sangue e tecidos mais irrigados (perfundidos) representam um único compartimento para distribuição de fármacos

Multicompartimental
Refere-se a mais de um compartimento. Nesse caso, tecidos menos irrigados (ossos, tecido adiposo) representam um compartimento adicional, além do sangue, na distribuição de fármacos

Para entendermos a distribuição dos fármacos no organismo após sua administração, podemos imaginar o corpo dividido em compartimentos, como na Figura 1.8. Uma substância, ao ser administrada, distribui-se pelo sangue e pelos tecidos, atingindo um estado de equilíbrio nesse meio. No modelo monocompartimental, podemos dizer que o fármaco se distribui rapidamente e de maneira uniforme. Essa distribuição pode ocorrer apenas no compartimento central (sangue) ou o fármaco pode alcançar outros compartimentos (tecidos e órgãos). Se a distribuição entre o sangue e os tecidos mais irrigados (coração, fígado, pulmão, rins e cérebro – compartimento periférico) for rápida, podemos entender que eles constituem um único compartimento.

No modelo multicompartimental ocorre uma distribuição inicial do fármaco no sangue e, em seguida, para outros tecidos mais lentamente. Nesse caso, podemos considerar os tecidos mais profundos e menos irrigados (tecido adiposo, músculos e ossos) como um compartimento profundo.

Quando a distribuição se completa, a concentração sanguínea (compartimento central) do fármaco atinge o equilíbrio em relação a outros compartimentos, chamada C_{ss} ou concentração do fármaco no estado de equilíbrio dinâmico (*steady state*). Entretanto, mesmo no estado de equilíbrio a concentração plasmática não é fixa, mas oscila devido à metabolização e à excreção do fármaco. Contudo, quando alcançamos a C_{ss}, podemos dizer que a taxa de eliminação é igual à taxa de administração do fármaco. A C_{ss} orienta o regime posológico, o qual visa atingir e manter uma concentração plasmática terapêutica eficaz e que não cause toxicidade.

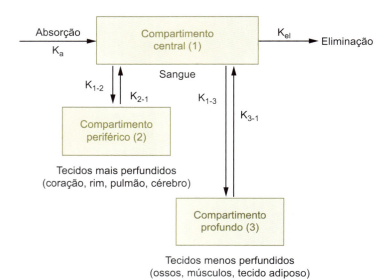

Figura 1.8 Modelo de distribuição de fármacos. Constante de absorção (k_a), constante de eliminação (k_{el}). Constante relacionada à velocidade com que o fármaco passa do compartimento 1 ao compartimento 2 (k_{1-2}); o mesmo é válido para as outras constantes (k_{2-1}, k_{1-3}, k_{3-1}).

Volume de distribuição aparente

Em farmacocinética, compartimento é uma simplificação matemática do organismo, correspondendo ao volume em que o fármaco se distribui; o volume de distribuição aparente (Vd) é um índice usado para mostrar como os fármacos se distribuem em diferentes líquidos orgânicos ou tecidos.

O Vd relaciona a quantidade do fármaco no organismo (Q) à sua concentração no sangue ou plasma (Cp). Assim:

$$Vd = Q/Cp$$

Digoxina
Fármaco com ação inotrópica positiva (aumenta a força de contração cardíaca)

Muitos fármacos apresentam volumes de distribuição acima do volume total de água corpórea, que gira em torno de 40 ℓ em um homem de 70 kg. Por exemplo, um indivíduo que tenha recebido 500 mg de digoxina tem uma concentração plasmática desse fármaco de 0,75 ng/mℓ. Ao dividir a quantidade total do fármaco presente no corpo (500 mg) pela concentração plasmática (0,75 ng/mℓ), o resultado final seria Vd = 667 ℓ. Esse valor está muito acima do volume total de água corpórea para um homem de 70 kg. O que ocorre, de fato, é que a digoxina distribui-se amplamente pelos músculos e pelo tecido adiposo, restando no plasma apenas uma pequena quantidade desse fármaco.

Varfarina
Fármaco com ação anticoagulante, administrado por via oral

De modo inverso, fármacos com baixos valores de Vd, como a varfarina, que tem Vd = 9,8 ℓ/70 kg, concentram-se preferencialmente no plasma em comparação com as concentrações nos outros tecidos do corpo.

O volume de distribuição pode variar de acordo com a concentração de proteínas séricas e teciduais, idade, sexo, composição corporal do paciente ou diferenças de peso e presença de doenças.

> Fatores ligados ao fármaco, como lipossolubilidade, polaridade, ionização, grau de ligação a proteínas plasmáticas ou teciduais, também podem influenciar no volume de distribuição.

Meia-vida

O tempo de meia-vida plasmática ($t_{1/2}$) é definido como o tempo necessário para que a concentração plasmática, ou a quantidade do fármaco presente no organismo, seja reduzida em 50%. No modelo simples de um único compartimento, no qual o fármaco é eliminado por um processo de primeira ordem, a meia-vida é determinada facilmente e é usada na tomada de decisões relativas à posologia dos fármacos (Figura 1.9A). Entretanto, as concentrações plasmáticas dos fármacos geralmente seguem um padrão multiexponencial de declínio. Nesse caso, podem ser calculados dois ou mais valores de meia-vida (Figura 1.9B).

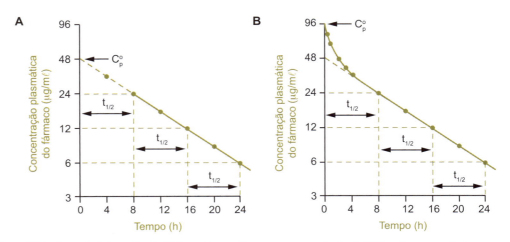

Figura 1.9 Após a administração de 500 mg de um fármaco a um paciente de 70 kg, foram avaliadas as concentrações plasmáticas do fármaco em função do tempo. Em (**A**) observamos que a queda na concentração plasmática obedece à cinética de primeira ordem, com meia-vida de 8 h. Em (**B**), a coleta de amostras antes de 2 h indica que o fármaco segue uma cinética multiexponencial. Assim, poderíamos dizer que o fármaco tem uma meia-vida inicial que corresponde à sua distribuição tecidual e uma meia-vida de eliminação de 8 h. C_p^0 é a concentração plasmática do fármaco estimada no tempo zero. Adaptada de BRUNTON, L.L. *et al. As bases farmacológicas da terapêutica de Goodman & Gilman*. 12. ed. Porto Alegre: McGraw-Hill, 2012.

No modelo de dois compartimentos, ou multicompartimental, inicialmente ocorre a transferência de fármaco do plasma para os tecidos ou órgãos e, depois, a eliminação dele em um determinado período de tempo. É importante ressaltar que a relevância de uma meia-vida específica pode ser avaliada pela concentração plasmática do fármaco em um determinado momento e pela resposta ou efeito observado. A meia-vida pode ser definida em função da depuração (*clearance*) e do volume de distribuição, como na equação abaixo:

$$t_{1/2} = 0{,}693 \cdot Vd/Cl$$

Cl é a depuração (*clearance*) e 0,693 é uma aproximação do logaritmo natural de 2. A eliminação de um fármaco pode ser definida por um processo exponencial, ou seja, o tempo necessário para uma redução da concentração plasmática do fármaco de 2 vezes pode ser demonstrado como proporcional ao ln (2).

No modelo multicompartimental, o equilíbrio dinâmico e a C_{ss} são atingidos de modo análogo ao que ocorre no modelo simplificado de compartimento único. Fármacos com mecanismo de eliminação saturável, como é o caso da fenitoína, dentre outros, mostram uma cinética de saturação não exponencial, e sua C_{ss} varia com a dose de forma menos previsível, podendo aumentar desproporcionalmente quando se aumenta a dose diária.

Fenitoína
Fármaco anticonvulsivante com ação em canais de Na^+

> Na administração repetida de doses terapêuticas, atinge-se a C_{ss} em um período de 3 a 5 $t_{1/2}$ plasmáticas. Assim, quando paramos de administrar um fármaco, é necessário um período de 3 a 5 $t_{1/2}$ para considerarmos sua eliminação do organismo.

Biotransformação (metabolismo)

As características lipofílicas dos fármacos, que facilitam a absorção e o acesso ao local de ação, também dificultam a sua eliminação. Embora a excreção renal do fármaco inalterado possa colaborar com sua eliminação, apenas uma pequena porcentagem é excretada de forma inalterada. Isso ocorre porque os compostos lipofílicos podem ser reabsorvidos em sua passagem pelos túbulos renais. Além disso, apenas o fármaco na sua forma livre será filtrado pelo glomérulo. Portanto, a biotransformação dos fármacos em metabólitos mais hidrofílicos é essencial para sua eliminação do organismo e pode ser útil para inativá-los. Também é importante ressaltar que os sistemas enzimáticos que atuam no metabolismo de fármacos também podem atuar no metabolismo de compostos endógenos, como esteroides e ácidos biliares.

O processo de metabolismo ou biotransformação dos fármacos pode ser dividido em dois tipos de reação: reações de fase I (funcionalização) e reações de fase II (biossíntese) (Figura 1.10). As reações de fase I introduzem ou expõem um grupo funcional (–OH, –NH_2, –SH, entre outros). Em geral, a reação de fase I produz um metabólito inativo e polar, o qual pode ser prontamente excretado. Entretanto, se o metabólito de fase I não for excretado, ele poderá passar pela reação de fase II. Nesta reação, um grupamento como ácido glicurônico, sulfato, acetato, glutationa ou aminoácidos, provenientes de um cofator endógeno, é conjugado, ou seja, incorporado ao metabólito pelo grupo funcional introduzido na reação de fase I (Figura 1.10). A reação de fase II também colabora para a inativação do fármaco e produz um metabólito mais hidrossolúvel, que pode ser excretado na bile ou na urina.

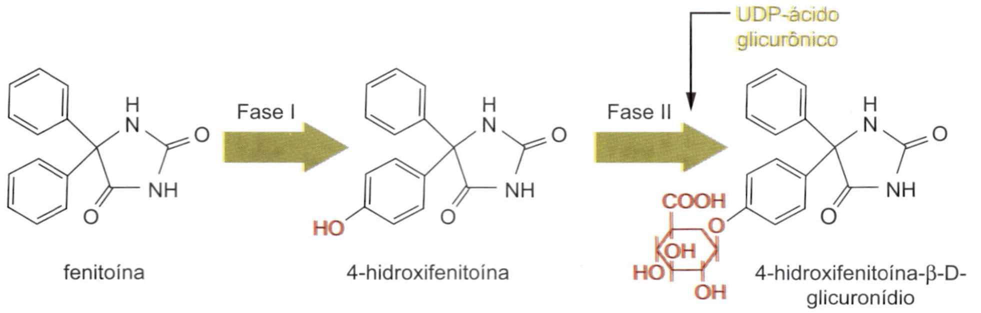

Figura 1.10 Metabolismo da fenitoína. Observe que, na reação de fase I, uma hidroxila (*vermelho*) é introduzida ao fármaco. Na reação de fase II, o glicuronídio (*vermelho*) proveniente do ácido glicurônico (cofator) foi conjugado ao fármaco no local da hidroxila. UDP, uridina difosfato. Adaptada de BRUNTON, L.L. *et al*. *As bases farmacológicas da terapêutica de Goodman & Gilman*. 12. ed. Porto Alegre: McGraw-Hill, 2012.

Embora o objetivo da metabolização de fármacos seja a eliminação deles, em alguns casos o organismo pode produzir metabólitos mais ativos ou tóxicos.

Um exemplo disso são os profármacos, compostos farmacologicamente inativos ou com atividade reduzida que, ao serem metabolizados, produzem metabólitos com potente ação farmacológica. O enalapril, um inibidor da enzima conversora de angiotensina, é um profármaco que, ao ser metabolizado, produz o enalaprilato, um metabólito com potente ação anti-hipertensiva. Outro exemplo é o paracetamol, que, ao ser metabolizado, pode produzir a *N*-acetil-*p*-benzoquinona-amina, um metabólito extremamente hepatotóxico.

Reações de fase I

As reações de fase I incluem oxidação, redução ou reações hidrolíticas. As principais reações de fase I envolvidas na metabolização de fármacos são decorrentes da ação da superfamília de enzimas do citocromo P450 (CYP). As **CYP** estão localizadas no retículo endoplasmático, principalmente no fígado, mas também estão presentes em outros tecidos e órgãos, como trato gastrintestinal, pulmão e rim.

Uma única enzima do citocromo P450 pode metabolizar diversos fármacos estruturalmente diferentes, e, da mesma maneira, um único composto pode ser metabolizado por diversas CYP. A CYP3A4 é a principal **isoforma** envolvida no metabolismo de fármacos usados na prática clínica. Outras isoformas, como CYP2D6, CYP1A1/2 e CYP2C9, dentre outras, também estão envolvidas no metabolismo de fármacos, mas de maneira menos significativa.

Alterações na taxa de metabolismo de fármacos podem causar reações adversas e toxicidade.

Isso pode ocorrer quando dois fármacos, administrados simultaneamente, são metabolizados pela mesma enzima. Além disso, alguns podem inibir as enzimas do citocromo P450, independentemente de serem ou não substratos delas. Quando isso ocorre, outro fármaco, administrado simultaneamente, pode ter seu metabolismo reduzido e se acumular no organismo em concentrações tóxicas. O inverso também pode ocorrer, ou seja, alguns fármacos podem induzir as CYP, aumentando seu próprio metabolismo ou o metabolismo de outros fármacos administrados concomitantemente. Se isso ocorrer, o fármaco metabolizado mais extensivamente poderá ter sua eficácia reduzida.

Além das interações entre fármacos, existem grandes diferenças, entre indivíduos, nos níveis de expressão das CYP.

A ampla variabilidade individual, que pode ocorrer por **polimorfismos genéticos** e diferenças na regulação dos genes, é responsável pelo aparecimento de reações adversas e toxicidade pós-comercialização, não descritas nos estudos clínicos.

É importante ressaltar que a alimentação e fatores ambientais também podem levar a indução ou inibição da metabolização de fármacos, com o consequente aparecimento de reações adversas e toxicidade.

Podemos citar exemplos como o suco de pomelo. Os componentes naringina e furanocumarínicos, encontrados nessa fruta, inibem a CYP3A4, aumentando a biodisponibilidade de alguns fármacos. Já fitoterápicos como a *Hypericum perforatum*, conhecida popularmente como erva-de-são-joão, podem aumentar a expressão da CYP3A4 e o metabolismo de alguns fármacos, reduzindo sua eficácia.

Além das CYP, outra superfamília de enzimas de fase I, encontradas no retículo endoplasmático, principalmente no fígado, são as *mono-oxigenases contendo flavina*. Entretanto, essa superfamília de enzimas contribui pouco no metabolismo de fármacos quando comparadas às CYP. Já as *hidroxilases do epóxido* atuam em alguns metabólitos produzidos pelas CYP. Esses metabólitos são epóxidos altamente reativos, que podem se ligar a algumas proteínas, DNA e RNA, acarretando grande toxicidade. As carboxilesterases constituem outra superfamília de enzimas de fase I, que estão envolvidas na destoxificação ou ativação de fármacos, tóxicos ambientais e compostos carcinogênicos.

CYP
São hemeproteínas, ou seja, têm um grupamento heme como a hemoglobina, necessário para fixar o oxigênio. Portanto, o oxigênio faz parte do ciclo catalítico dessas enzimas

Isoforma
É quando duas ou mais proteínas têm a mesma função geral, mas suas estruturas diferem entre si, o que leva a uma magnitude de ação e especificidade variáveis

Polimorfismos genéticos
Alterações genéticas que acometem uma parcela da população, resultando em proteínas com estrutura e atividades alteradas, o que ocasiona fenótipos diferentes em uma população

Reações de fase II

Dentre as reações de fase II mais importantes no metabolismo de fármacos, podemos citar a glicuronidação, que envolve as enzimas UDP-glicuroniltransferases (UGTs). UDP significa uridina difosfato. Essas enzimas catalisam a transferência do ácido glicurônico do cofator UDP-ácido glicurônico para o composto (Figura 1.10). Além de produzir metabólitos mais hidrossolúveis, a glicuronidação também aumenta o peso molecular e facilita a excreção biliar. Entretanto, ao ser secretado no intestino pela bile, o glicuronídio (metabólito) pode ser eliminado pelas fezes ou sofrer a ação de enzimas bacterianas como a β-glicuronidase, que cliva o glicuronídio, liberando o ácido glicurônico do composto. Quando isso ocorre, o fármaco pode ser reabsorvido no intestino e cair novamente na circulação sistêmica, configurando a chamada circulação êntero-hepática.

A circulação êntero-hepática pode levar a um prolongamento do tempo de permanência do fármaco no organismo, ou seja, pode aumentar a $t_{1/2}$ do fármaco. Outras famílias de enzimas, como as glutationas-S-transferases, sulfotransferases, N-acetiltransferases e as reações de metilação, também afetam o metabolismo de fármacos, alimentos e outros agentes ambientais. Todas as reações de fase II ocorrem no citosol da célula, com exceção da glicuronidação, que ocorre no retículo endoplasmático.

F·F Farmacologia em Foco

Glicuronidação da bilirrubina

Clinicamente, a isoforma UGT1A1 tem um papel importante porque é responsável pela glicuronidação de bilirrubina, etapa necessária para a eliminação deste pigmento. Um exemplo clássico de toxicidade é a administração de sulfonamidas em recém-nascidos (Capítulo 6). As sulfonamidas deslocam a bilirrubina ligada à proteína plasmática. No recém-nascido, as enzimas de glicuronidação ainda não estão totalmente ativas; portanto, a bilirrubina não é conjugada nem eliminada. Assim, por ser extremamente lipossolúvel, a bilirrubina atravessa a barreira hematencefálica, causando uma encefalopatia conhecida como *kernicterus*. Além disso, alguns fármacos podem competir pela metabolização de bilirrubina, ou variações genéticas podem alterar a expressão da UGT1A1, ocasionando acúmulo de bilirrubina e consequente icterícia.

Eliminação de fármacos

Os fármacos podem ser excretados inalterados ou por meio de metabólitos. A excreção ocorre de maneira mais intensa com compostos polares e hidrossolúveis, sendo mais difícil com fármacos lipossolúveis. Os gases anestésicos são exceção, por serem extremamente lipossolúveis e poderem ser eliminados pelos pulmões.

O rim é o órgão mais importante na excreção de metabólitos. A excreção de fármacos e metabólitos pela urina envolve três processos principais: filtração glomerular, secreção tubular ativa e reabsorção tubular passiva. A filtração glomerular dependerá da taxa de filtração e da ligação a proteínas plasmáticas, pois apenas a fração livre é filtrada. A secreção tubular ativa ocorre por meio de carreadores, no túbulo proximal, que retiram o fármaco ou metabólito do sangue para o lúmen tubular. Já a reabsorção passiva pode ocorrer por meio de carreadores no túbulo distal, que retiram o fármaco ou metabólito do lúmen tubular para o sangue ou por difusão não iônica. Assim, a reabsorção de fármacos ou metabólitos no lúmen tubular é maior para as formas não iônicas, o que significa que a reabsorção passiva depende do pH urinário (Figura 1.3). Portanto, quando a urina tubular estiver ácida, ácidos fracos estarão menos ionizados e a reabsorção deles será maior. Porém, bases fracas estarão mais ionizadas em pH ácido, o que significa que a reabsorção é menor e a excreção dessas substâncias é maior. O inverso também é verdadeiro: se a urina tubular estiver básica, ácidos fracos estarão mais ionizados e, portanto, serão menos reabsorvidos e mais excretados. Entretanto, bases fracas estarão menos ionizadas, o que significa aumento na reabsorção e redução da excreção delas.

Substâncias excretadas nas fezes são fármacos predominantemente ingeridos por via oral, que não foram absorvidos, ou metabólitos excretados na bile ou secretados diretamente no trato intestinal e que não sofreram reabsorção. Em alguns casos, o fármaco ou metabólito pode ser reabsorvido do lúmen intestinal e voltar à circulação sistêmica, caracterizando circulação êntero-hepática, descrita anteriormente.

A excreção de fármacos no leite materno é importante porque as substâncias excretadas podem expor o lactente a efeitos farmacológicos indesejáveis. Como o leite é mais ácido do que o plasma, compostos básicos tendem a ficar mais concentrados no leite, embora não atinja as concentrações do plasma. Entretanto, o etanol alcança o leite em concentrações semelhantes às do plasma.

Lactente
Criança em fase de amamentação, de 29 dias de vida até 2 anos de idade

Depuração

Já foram discutidas, anteriormente, as principais vias de excreção de fármacos. Entretanto, é importante falarmos a respeito do conceito de depuração, considerado um parâmetro farmacocinético que ajuda na escolha do melhor esquema posológico.

O mais importante em um esquema posológico é manter as concentrações de um fármaco em equilíbrio, dentro da janela terapêutica, associando a eficácia com efeitos tóxicos mínimos. A concentração do fármaco, no estado de equilíbrio no organismo, é atingida quando a taxa de eliminação é igual à taxa de administração.

$$\text{Taxa de eliminação} = Cl \cdot C_{ss}$$

Cl é a depuração (*clearance*) do fármaco da circulação sistêmica e C_{ss} é a concentração do fármaco em estado de equilíbrio. Essa equação se aplica quando os sistemas de eliminação, assim como as enzimas metabólicas, não estão saturados e a taxa absoluta de eliminação é uma função linear da concentração plasmática do fármaco. Em outras palavras, a eliminação do fármaco segue uma cinética de primeira ordem, na qual uma fração constante do fármaco é eliminada por unidade de tempo.

Supondo que a biodisponibilidade de um fármaco seja total, como ocorre na administração intravenosa, e que a taxa de eliminação seja igual à taxa de administração, tem-se que:

$$\text{Frequência da dose} = Cl \cdot C_{ss}$$

O fármaco é depurado por vários órgãos, e cada etapa de depuração é aditiva. Quando somadas, essas depurações separadas resultam na depuração sistêmica:

$$Cl_{renal} + Cl_{hepática} + Cl_{outros} = Cl_{sistêmica}$$

Se a depuração for renal, Cl poderá ser calculada da seguinte maneira:

$$Cl = C_u \cdot V_u / C_p$$

Em que C_u é a concentração do fármaco na urina e V_u é o volume urinário em um determinado intervalo de tempo da coleta e C_p é a concentração plasmática do fármaco.

Quando o fármaco é administrado por uma via que leva à perda pelo metabolismo de primeira passagem hepática, como ocorre com a via oral, é necessário incluir o parâmetro de biodisponibilidade (F):

$$F \cdot \text{frequência da dose} = Cl \cdot C_{ss}$$

Aqui, o valor de F pode variar de 0 a 1, sendo 1 quando a biodisponibilidade é de 100%, como na via intravenosa.

Como já explicado, alguns fármacos distribuem-se amplamente pelos tecidos. Quando isso ocorre, após uma dose inicial, a concentração plasmática tende a diminuir. Entretanto, algumas vezes é necessário que o fármaco atinja rapidamente a C_{ss}; nesses casos, pode-se administrar uma dose inicial de ataque para que a C_{ss} seja alcançada rapidamente:

$$Dose_{ataque} = Vd \cdot C_{ss}$$

Deve-se lembrar que, na ausência de uma dose de ataque, são necessárias 3 a 5 t½ plasmáticas de eliminação para que o fármaco atinja a C_{ss} (ver anteriormente).

Algumas vezes, a administração contínua de um fármaco pode saturar sua própria metabolização, excreção e até mesmo a ligação proteica.

Quando isso ocorre, a farmacocinética passa a ser não linear, e parâmetros como depuração, volume de distribuição e meia-vida ficam alterados, ou seja, não são mais calculados como foi demonstrado. Em outras palavras, se o nível plasmático do fármaco aumentar, a taxa de depuração (eliminação) não aumentará proporcionalmente. Isso pode resultar em concentrações plasmáticas tóxicas. Além disso, se as enzimas metabolizadoras do fígado estiverem saturadas, o metabolismo de primeira passagem, que ocorre na administração oral, estará reduzido. Quando isso ocorre, pode haver aumento da biodisponibilidade (*F*) do fármaco, contribuindo para elevar suas concentrações plasmáticas.

Vias de administração

O sucesso do tratamento farmacológico envolve muitos fatores, dentre eles a escolha certa da via pela qual o fármaco será administrado. Quando determinamos uma via de administração, decidimos também por qual superfície o fármaco terá de passar para chegar até a corrente sanguínea e ser distribuído pelos tecidos e órgãos. Observe que, na Tabela 1.1, apenas a via intravenosa exclui a etapa de absorção; por meio dessa via, o fármaco alcança diretamente a corrente sanguínea. Podemos, inicialmente, dividir as vias de administração em enterais e parenterais.

Vias enterais

As vias enterais compreendem as vias de administração: oral, bucal, sublingual e retal. As vias parenterais englobam todas as outras, ou seja, as que utilizam injeção para introduzir o fármaco diretamente no tecido (vias intravenosa, intramuscular, subcutânea, intradérmica, intratecal, peridural, intra-articular) e as que colocam o fármaco em superfícies epiteliais, como a via respiratória e a via cutânea ou mucosa.

Via oral

A via oral é a mais utilizada pela comodidade e conveniência, não necessita de equipe treinada e permite a autoadministração. Além disso, o custo do medicamento para uso oral, em geral, é menor se compararmos o mesmo fármaco administrado por outras vias. A via oral é ideal para administração diária e facilita a adesão do paciente em esquemas posológicos mais longos ou contínuos.

Enteral
Do grego *enteron*, que significa intestino. Administração do fármaco pelo tubo digestório

Parenteral
Ao lado do intestino. Fármacos administrados por vias externas ao tubo digestório

---

F•F Farmacologia em Foco

Escolha da via de administração de fármacos

A escolha da via de administração deve ser orientada pelos seguintes questionamentos:
- A ação desejada é local ou sistêmica?
- Quanto à rapidez para início da ação: é uma emergência?
- Quanto à natureza do medicamento: é uma substância volátil? É um medicamento resistente ao suco gástrico?
- Quanto à possibilidade de adesão ao tratamento e à idade do paciente: é um lactente? Um idoso? Está consciente?

O ideal seria se pudéssemos administrar o fármaco no local onde ele atua, pois assim teríamos uma relação mais direta entre a dose administrada e o efeito observado.

Ao escolhermos uma determinada via de administração, devemos levar em consideração o paciente, o fármaco prescrito, sua forma farmacêutica e a urgência em se obter o efeito terapêutico desejado. Portanto, devemos conhecer as vantagens e desvantagens de cada via de administração para conseguirmos uma ação mais efetiva.

Capítulo 1 ■ Princípios Gerais

■ **Tabela 1.1** Influência da via de administração na superfície de absorção dos fármacos.

Via de administração	Membrana de absorção
Oral	Mucosa do trato gastrintestinal
Sublingual	Mucosa oral
Retal	Mucosa retal
Respiratória	Mucosas nasal, traqueal, brônquica e alveolar
Intramuscular	Endotélio capilar e linfático
Subcutânea	Endotélio capilar e linfático
Transdérmica, tópica, visando a efeito sistêmico	Epiderme
Intravenosa	Não há absorção

A administração oral é considerada segura, pois a absorção por essa via é comparativamente mais lenta do que a efetuada por outras vias. Assim, a concentração plasmática é atingida vagarosamente, minimizando a intensidade dos eventos adversos graves. Além disso, se necessário, há mais tempo para intervenção (administração de substâncias adsorventes como o carvão ativado, indução do vômito e administração de antagonistas farmacológicos).

Carvão ativado
Material proveniente da queima controlada da madeira, com o objetivo de aumentar sua porosidade

O carvão ativado pode ser administrado em casos de intoxicação pelo trato gastrintestinal, pois adsorve a substância formando um complexo não absorvível. Esse complexo é eliminado pelas fezes.

A desvantagem da via oral é a necessidade de cooperação e aceitação do paciente. Idosos, lactentes, pacientes inconscientes ou com a deglutição impedida e déficits cognitivos dificultam a administração oral.

A via oral leva a uma grande variabilidade na absorção. A presença de alimentos retarda ou mesmo impede a absorção do fármaco, ou seja, alimento e medicamento podem formar complexos não absorvíveis pelo trato gastrintestinal.

A ingestão do medicamento com um volume de, aproximadamente, 100 a 150 mℓ de água favorece o esvaziamento gástrico e, quanto mais acelerado esse esvaziamento, mais rápido o fármaco atinge o intestino delgado, região na qual pode ter maior taxa de absorção, dependendo de sua natureza. Por outro lado, o trânsito intestinal aumentado pode reduzir a taxa de absorção do fármaco, já que diminui seu tempo de exposição no local. O pH ácido e a presença de enzimas intraluminais podem inativar ou degradar fármacos antes que eles sejam absorvidos.

A forma farmacêutica também pode influenciar na absorção pela via oral. Comprimidos precisam ser solubilizados, ou seja, se desintegrar e dissolver para serem absorvidos. As formas líquidas são rapidamente absorvidas, quando comparadas com as formas sólidas. Os comprimidos de revestimento entérico são preparados para evitar sua desintegração em meio ácido; por isso, para iniciar a sua absorção, o comprimido deve atingir o intestino. Após a absorção do fármaco pelo trato gastrintestinal, ele atinge a veia porta e passa obrigatoriamente pelo fígado, no qual pode ser biotransformado em metabólitos muitas vezes inativos, constituindo o fenômeno do efeito de primeira passagem pelo fígado. O metabolismo de primeira passagem pode reduzir a biodisponibilidade de fármacos administrados pela via oral, o que exige formulações orais adequadas para manter as concentrações terapêuticas.

Profármacos podem ser biotransformados no fígado em metabólitos ativos; nesse caso, o efeito de primeira passagem hepática é importante para a eficácia do medicamento.

A via oral também é utilizada visando à introdução de medicamentos com efeitos locais no trato gastrintestinal, como fármacos antiácidos e anti-helmínticos.

Via bucal

A administração de fármacos visando à absorção pelo epitélio de revestimento da cavidade oral é pouco realizada por causa da diluição pela saliva e da dificuldade de conservação dos medicamentos em contato com a mucosa oral. Portanto, a via bucal geralmente é usada para substâncias de efeitos locais aplicados por fricção, instilação, aerossol e bochecho.

Instilação
Administração de líquidos gota a gota

Via sublingual

Na administração sublingual, o comprimido se dissolve completamente na cavidade oral e o fármaco é absorvido por meio de um epitélio amplamente irrigado. Substâncias lipossolúveis são absorvidas rapidamente e atingem a veia cava superior, o que impede o efeito de primeira passagem pelo fígado. Além disso, evita-se a degradação do fármaco pelo pH ácido e pelas enzimas gástricas. Entretanto, a administração sublingual limita a absorção devido ao pequeno tamanho da superfície de contato, sendo ideal para substâncias lipofílicas ou de pequeno peso molecular, como a isossorbida e a nitroglicerina. Esses fármacos atingem rapidamente a circulação sistêmica ao serem administrados pela via sublingual.

Alguns anti-inflamatórios não esteroidais (AINEs), usados no tratamento da dismenorreia, também podem ser colocados sob a língua, porém sem vantagem adicional sobre a administração por via oral.

Via retal

A via retal é uma opção válida para pacientes inconscientes ou que apresentam sintomas como náuseas e vômitos, uma condição particularmente importante em crianças pequenas. Cerca de 50% do fármaco absorvido pelo reto podem atingir o fígado e ser metabolizados. Quando isso ocorre, o medicamento pode ser inativado antes mesmo de chegar ao seu local de ação. Entretanto, a metabolização de primeira passagem hepática, na via retal, é menor do que na via oral. Por outro lado, a absorção pela mucosa retal é geralmente irregular, incompleta e imprevisível. Além disso, alterações no trânsito intestinal, irritações na mucosa retal ou maior sensibilidade local podem contraindicar a administração pela via retal.

Vias parenterais

Geralmente, a administração parenteral é indicada para pacientes inconscientes, tratamentos de urgência, fármacos de difícil absorção enteral ou substâncias instáveis no trato gastrintestinal, como a insulina.

Via intravenosa

A administração de fármacos por infusão ou injeção direta, *in bolus*, na corrente sanguínea elimina alterações decorrentes da absorção. Portanto, as concentrações plasmáticas terapêuticas do fármaco são alcançadas de maneira mais precisa e rápida, o que é de vital importância nas emergências médicas.

A via intravenosa evita o efeito de primeira passagem pelo fígado.

Por meio da via intravenosa, é possível administrar substâncias que são irritantes por outras vias. Entretanto, se for necessária a administração de grandes volumes pela via intravenosa, ela deverá ser feita lentamente por infusão. A velocidade da administração deve ser sempre controlada, ou seja, a injeção intravenosa deve ser administrada lentamente, evitando-se a precipitação do fármaco no sangue e o aparecimento de complicações como flebite, tromboflebite, infecção local e outras reações adversas mais graves, como septicemia, edema pulmonar, embolia pulmonar e choque por infusão muito rápida.

Além disso, a intravenosa é considerada menos segura, pois altas concentrações do fármaco podem ser atingidas rapidamente e as reações tóxicas podem ser instantâneas e graves; um exemplo é o choque anafilático.

Por essa via não podem ser administrados fármacos que alteram o sistema homeostático, ou seja, que podem precipitar elementos sanguíneos, induzir hemólise, produzir coagulações extensas, liberar substâncias endógenas como histamina, bradicinina e prostaglandinas, alterar bruscamente o pH ou a pressão osmótica sanguínea e fármacos em veículos oleosos.

A administração intravenosa é, em geral, desconfortável para o paciente, especialmente quando devem ser administradas várias doses do fármaco diariamente. Para a administração repetida, em alguns casos, é necessário manter o acesso por meio de cateter ou escalpe.

O custo operacional da administração pela via intravenosa é maior do que pela via oral, pois demanda pessoal treinado e medidas de assepsia no local.

Isossorbida e nitroglicerina
Fármacos vasodilatadores coronarianos usados na angina

Dismenorreia
Cólica menstrual, menstruação dolorosa

Flebite
Inflamação da parede interna de uma veia

Tromboflebite
Reação inflamatória em veias, associada à trombose

Embolia pulmonar
Ocorre quando um coágulo (trombo) que está fixo em uma veia se desprende e alcança o pulmão pela circulação sanguínea, podendo bloquear a artéria pulmonar ou um de seus ramos

Choque anafilático
Reação alérgica grave com sintomas como hipotensão, taquicardia, edema de glote e broncoconstrição, podendo levar à morte

Hemólise
Destruição ou perda da integridade da membrana da hemácia (eritrócito), causando liberação de hemoglobina

Assepsia
Conjunto de medidas adotadas para impedir a introdução de agentes patogênicos no organismo

Via intramuscular

A via intramuscular, assim como a via intravenosa, também é usada em pacientes não cooperativos ou, ainda, para administrar fármacos que não possam ser tomados por via oral, principalmente devido ao alto metabolismo de primeira passagem pelo fígado. A administração intramuscular é geralmente rápida, com pronto início dos efeitos terapêuticos, e considerada mais segura do que a via intravenosa.

Fatores que influenciam a absorção de um fármaco, como lipossolubilidade, grau de ionização, peso molecular e polaridade, também influenciam a biodisponibilidade do fármaco na administração intramuscular. Além disso, o fluxo sanguíneo na massa muscular determina a velocidade de absorção por essa via. Portanto, o fluxo sanguíneo, e consequentemente, a absorção, aumentam com exercícios e calor e diminuem com o uso de bolsas de gelo no local, repouso e em quadros patológicos como insuficiência cardíaca e hipotensão, podendo cessar na vigência de um choque. As injeções intramusculares são aplicadas inserindo-se a agulha pela derme e pelo tecido subcutâneo até chegar à camada muscular. O músculo deltoide tem maior fluxo sanguíneo, mas deve ser usado para substâncias não irritantes e com volume máximo de 2 mℓ. O músculo vasto lateral da coxa é o de escolha para aplicar injeções intramusculares nos lactentes, já que representa a maior massa muscular nessa faixa etária. A região glútea, embora seja um local muito utilizado para a administração intramuscular, tem menor fluxo sanguíneo.

Fármacos em solução aquosa são absorvidos mais rapidamente, e preparações de depósito, ou solução oleosa, por via intramuscular oferecem absorção mais lenta e constante, sem a necessidade e o desconforto de injeções frequentes.

A via intramuscular pode causar efeitos adversos locais, como dor, desconforto, dano celular, hematoma, abscessos estéreis ou sépticos e reações alérgicas. A administração intramuscular também exige pessoal treinado e assepsia do local.

Via subcutânea

A administração subcutânea é feita por meio de injeções aplicadas no tecido conectivo frouxo, localizado entre a derme e a camada muscular. Os níveis sanguíneos dos fármacos administrados pela via subcutânea estão intimamente relacionados com o fluxo sanguíneo local; a absorção de soluções por essa via é boa e constante. A taxa de absorção de um fármaco após a administração subcutânea costuma ser constante e lenta, produzindo um efeito prolongado.

Além disso, pode-se variar o período de absorção de um fármaco alterando algumas de suas propriedades, como a dimensão de suas partículas ou a associação com proteínas como a **protamina**. Um exemplo é a insulina, que, de acordo com as partículas ou sua associação com a protamina, pode ser de ação curta, intermediária ou longa. O acréscimo de um agente vasoconstritor como a epinefrina, associado à lidocaína, retarda a absorção do anestésico e prolonga o seu efeito. A absorção de fármacos implantados sob a pele, na forma de *pellets*, é gradativa e proporciona um efeito mais prolongado. Alguns hormônios, como os anticoncepcionais, podem ser administrados como *pellets* no formato de bastonetes.

A via subcutânea é usada apenas para compostos não irritantes e para pequenos volumes (0,5 a 2 mℓ). Assim, evita-se o aparecimento de irritações no tecido, dor, necrose e descamação.

Via intradérmica

A via intradérmica possibilita apenas a administração de pequenos volumes (0,1 a 0,5 mℓ). Por haver baixa absorção sistêmica dos agentes injetados, é muito usada para fins de diagnóstico, como testes de hipersensibilidade e alergias, ou para tratamentos de dessensibilização e vacinas. O local mais apropriado é a face anterior do antebraço, por ser pobre em pelos, com pouca pigmentação, vascularização reduzida e de fácil acesso para leitura. A substância é aplicada entre a epiderme e a derme.

Via intratecal (intrarraquidiana)

Na administração por via intratecal (intrarraquidiana), introduz-se o fármaco no espaço **subaracnóideo**. É uma via útil para obter efeitos rápidos nas meninges ou no eixo cerebroespinal.

Protamina
Proteína de baixo peso molecular com elevada proporção de arginina. É extraída dos testículos de diversas espécies de salmão

Pellets
Implantes subcutâneos ou subdérmicos de liberação lenta

Subaracnóideo
Espaço abaixo da aracnoide, fina membrana que separa a dura-máter e a pia-máter, que, juntas, formam as meninges

A administração intratecal pode ser usada na raquianestesia, no tratamento de infecções do sistema nervoso central (meningites) ou para introduzir medicamentos que não atravessam a barreira hematencefálica.

Via peridural

A administração peridural introduz o fármaco entre o periósteo e a dura-máter. Na anestesia peridural são utilizados volumes maiores do que na raquianestesia, com menor bloqueio sensorial e motor.

Via intra-articular

A administração intra-articular deposita o fármaco diretamente na cavidade articular (articulações) para aliviar a dor, ajudar a preservar a função ou prevenir contraturas. As substâncias geralmente administradas pela via intra-articular incluem corticosteroides, anestésicos e lubrificantes. A via intra-articular é contraindicada em pacientes com infecção articular, fratura, instabilidade articular ou infecção fúngica sistêmica.

Via respiratória

A via respiratória ou inalatória pode ser usada para a obtenção de efeitos locais ou sistêmicos. A grande área de absorção (desde a mucosa nasal até o epitélio alveolar), a rica vascularização alveolar e o alto fluxo sanguíneo promovem acesso rápido à circulação sanguínea. As substâncias inaladas podem estar na forma gasosa ou em finas partículas (dispersas em nebulizações ou em aerossóis); os gases são absorvidos nos alvéolos, e as partículas, dependendo do seu tamanho, podem se depositar ao longo da via respiratória (partículas com menos de 3 mm).

> Os fármacos administrados por inalação evitam o efeito de primeira passagem hepática; entretanto, o pulmão pode atuar também como órgão de eliminação ou mesmo de metabolização.

Via cutânea e mucosas

A via cutânea, visando ao efeito local, é muito usada para o tratamento de micoses, dermatites, feridas, queimaduras e no alívio da dor em processos traumáticos.

A absorção pela pele é um processo no qual o componente ativo, presente na formulação, é aplicado na superfície da pele e se difunde pelas camadas da epiderme, atingindo a derme e a corrente sanguínea.

É importante destacar que, mesmo administrando um fármaco na pele para se obter um efeito local, ele pode ser absorvido, atingir a circulação sanguínea e causar efeitos sistêmicos. Esse processo vai depender da concentração do fármaco na formulação, do tempo de contato com a pele, do tamanho da área afetada, do grau de queratinização da pele, do fluxo sanguíneo no local, do uso de curativos oclusivos, da lipossolubilidade do fármaco e da forma farmacêutica (loção, creme, unguento). Recentemente, a disponibilização de placas tópicas (*patches*) de liberação controlada passou a aumentar. Geralmente, os *patches* são usados com fármacos lipossolúveis e de baixo peso molecular, facilitando assim o acesso à circulação sistêmica e evitando o metabolismo de primeira passagem hepática. Podemos citar como exemplo os *patches* (adesivos transdérmicos) de nicotina para interrupção do tabagismo, de nitroglicerina para tratar angina e de contraceptivos.

Alguns fármacos também podem ser aplicados diretamente nas mucosas. Locais geralmente utilizados são as mucosas da conjuntiva (colírios), nasal (errinos), vaginal (pomadas, cremes, óvulos), via otológica (ouvido) e via retal (supositórios e enemas). A absorção pelas mucosas é rápida e, em algumas situações, o fármaco atinge a circulação sistêmica sem sofrer o metabolismo de primeira passagem hepática. Portanto, neste caso, o objetivo da aplicação em mucosas pode ser justamente conseguir um efeito sistêmico.

Raquianestesia
Técnica anestésica utilizada para intervenções em abdome baixo e membros inferiores. O anestésico é injetado no espaço subaracnoide por meio de punção lombar e, nesse local, atinge a raiz dos nervos da região a ser operada

Periósteo
Membrana fibrosa e vascularizada que envolve a superfície externa dos ossos, exceto nas articulações

Dura-máter
É a mais externa, resistente e espessa das três meninges. No crânio, adere aos ossos como um periósteo, porém sem a função osteogênica. Na medula espinal, é isolada do periósteo das vértebras pelo espaço epidural

Patches (ou adesivos transdérmicos)
Adesivos que proporcionam a liberação gradual e contínua do fármaco

Errino
Forma farmacêutica de uso nasal

Enema
Introdução de líquido no reto para lavagem, purgação, exames ou administração de medicamentos

Farmacodinâmica

Interação fármaco-receptor

Um medicamento, após passar pelos processos farmacocinéticos, finalmente chega ao seu local de ação, no qual desempenhará sua função. Porém, para isso, ele terá de interagir com a molécula-alvo desejada e modificar seu funcionamento para que ocorra o efeito terapêutico. No entanto, essa interação depende de vários itens, tais como tipo de ligação, afinidade, eficácia e efeito final, que variam para cada fármaco e determinam as diversas atividades biológicas de uma molécula. Sob a ótica da farmacodinâmica, um medicamento é considerado um ligante por ser a molécula que irá interagir com seu alvo biológico. Estudar esses pontos é a base para entendermos como atua um medicamento.

Ligações químicas

Para que um fármaco atue sobre seu receptor-alvo, é preciso que ocorra uma relação química entre eles, ou seja, que haja uma ligação. Essa ligação pode variar de intensidade, desde fraca e temporária, como a que ocorre nas interações eletrostáticas simples, até uma **ligação covalente** irreversível. Por isso, é importante verificar que os tipos de ligações químicas podem acontecer entre a molécula do fármaco e a molécula do receptor, descritos na Tabela 1.2.

Apesar de pouco discutido durante a apresentação de um fármaco, o tipo de ligação química é importantíssimo, já que, quanto mais forte a interação, maior o tempo da ação do medicamento sobre seu receptor e, consequentemente, a duração do efeito esperado. O tipo de ligação química pode influir também na reversão de um efeito colateral que seja danoso ao organismo, como ocorre com muitos medicamentos que precisam ser suspensos ou remediados em caso de toxicidade. No entanto, para que a ligação química ocorra, é necessário que o fármaco chegue ao tecido-alvo em concentração suficiente para ter afinidade com o receptor, o que será discutido a seguir.

Ligação covalente
Tipo de ligação química forte e geralmente irreversível, na qual duas moléculas compartilham um par de elétrons

■ **Tabela 1.2** Tipos de ligações químicas que podem ocorrer entre um medicamento e seu receptor. As ligações são apresentadas em ordem decrescente de força.

Tipo	Força	Descrição
Ligação covalente	Muito forte	O medicamento passa a fazer parte da estrutura do receptor, o que geralmente torna a ligação irreversível
Ligação iônica	Forte	O medicamento tem carga elétrica e o receptor tem carga oposta, promovendo a ligação
Pontes de hidrogênio	Intermediária	Quando um grupo químico contendo hidrogênio se aproxima de outro que atrai cargas positivas, eles acabam compartilhando o átomo
Forças de Van der Waals	Fracas	É a interação entre as regiões positivas e negativas de moléculas polares
Interações hidrofóbicas	Fracas	Um fármaco hidrofóbico é empurrado para uma região hidrofóbica do seu receptor

Afinidade

O termo afinidade tem diversos significados no dicionário, e um deles se encaixa perfeitamente no contexto da farmacologia: "afinidade é a força atrativa pela qual uma substância prefere unir-se a outra, determinada, em vez de a uma terceira." A afinidade farmacológica mede a tendência de um medicamento se ligar a um dado receptor e tem influência direta na seletividade de uma molécula pelo seu alvo. Assim, quanto maior a afinidade, maior a chance de ocorrer a ligação de um fármaco com seu receptor. Para facilitar o entendimento, vamos ver como este conceito pode ser determinado experimentalmente.

A afinidade pode ser determinada por meio da observação da ligação de um fármaco com os receptores em um tecido. Para isso, é feito um estudo chamado *binding*, que mede a porcentagem de receptores que são ocupados, de acordo com a concentração do fármaco (nesse caso também chamado de ligante). A Figura 1.11 mostra como esse experimento é feito.

Binding
Termo do inglês que significa ligação. Portanto, o estudo de *binding* é um estudo quantitativo de ligação química

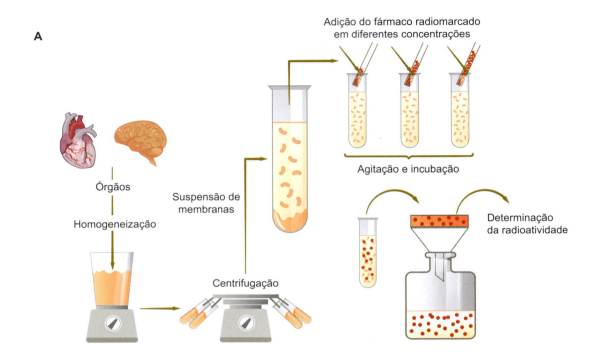

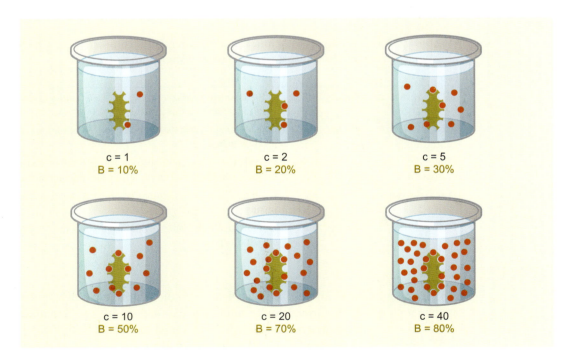

Figura 1.11 Experimento de *binding* para determinar a afinidade de um fármaco a seu receptor-alvo. **A.** Primeiramente, é produzido um medicamento idêntico ao que se quer testar, mas que tenha um átomo radioativo (radioatividade de mínimas doses), denominado ligante marcado. Em seguida, uma amostra do tecido que tem o receptor-alvo é homogeneizada, e diferentes concentrações do ligante marcado sobre uma mesma quantidade de tecido são colocadas em diferentes tubos. Depois de um tempo variável de incubação, essa mistura é filtrada de maneira que os receptores do homogeneizado fiquem retidos no filtro e o ligante marcado em solução passe livremente. Após esse processo, o sinal de radioatividade do filtro é medido e a intensidade é proporcional à quantidade de ligante que ficou retida junto com os receptores, ou seja, ligados a eles. (*continua*)

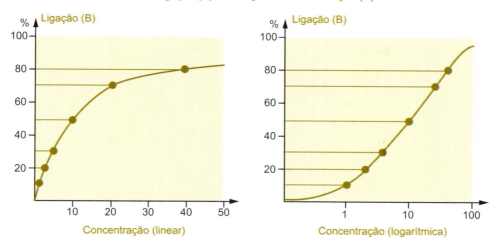

Relação ligação-concentração

Figura 1.11 (*Continuação*). **B.** Quanto maior a concentração de ligante, maior a quantidade que irá se ligar, até que todos os receptores estejam ocupados. Assim, podemos observar a variação de ligação conforme aumentamos a concentração do medicamento, e com isso plotamos o gráfico de *binding*. Este gráfico é feito com o eixo "x" em escala log, para facilitar a observação dos parâmetros discutidos no texto. Adaptada de LULLMANN, H. *Color atlas of pharmacology*. 2nd ed. Thieme, 2000.

> **Lembre-se:** o experimento de *binding* somente pode ser feito em um laboratório especificamente licenciado por órgãos federais para a manipulação de compostos radioativos.

O gráfico de *binding* nos dá a exata medida de um conceito importante: a ocupação de receptores. Esta nada mais é do que a porcentagem de receptores que receberam a ligação de um fármaco em uma dada concentração. Isso ocorre porque a ligação com o receptor é a resultante da velocidade com que o fármaco se liga e se desliga do receptor. Esse conceito é complicado, mas vamos entendê-lo com clareza por uma analogia pouco usual. Imagine um *show* musical em praça pública, em que a única alternativa dos espectadores é utilizar os sanitários químicos. Sabemos que o número de sanitários é fixo e estão em um ponto estratégico. Os sanitários aqui representam os receptores, e os espectadores, as moléculas de fármacos. Horas antes do evento, há poucas pessoas na praça e, por isso, o entra e sai dos sanitários é tranquilo, e menos de 10% das cabines são ocupadas por vez. Ao se aproximar a hora do espetáculo, o número de pessoas aumenta e a ocupação dos sanitários vai aumentando conforme aumenta o público. Até que chegamos a um momento em que não importa mais quantas pessoas ainda irão chegar, pois as cabines estão com fila e completamente tomadas com 100% da ocupação! É importante ressaltar que essa ocupação é total, mas dinâmica, ou seja, apesar de todas as cabines estarem ocupadas, existe um entra e sai constante de pessoas, com uma velocidade que pode ser medida.

> Ocupação de receptores é a porcentagem de receptores que receberam a ligação de um fármaco em uma dada concentração.

Com os medicamentos ocorre o mesmo: uma pequena concentração irá ocupar apenas uma pequena parte dos receptores; porém, em uma maior quantidade de ligante, mais receptores estarão ocupados, até que chegará uma concentração em que todos os receptores serão ocupados. É exatamente isso que o gráfico de *binding* demonstra na Figura 1.12. Com este gráfico em mãos, podemos determinar um conceito importantíssimo em farmacologia, que é o da chamada constante de dissociação (ou K_d) de um fármaco. Essa constante não é nada mais do que o valor de concentração (**molaridade**) de um dado ligante para que este consiga ocupar a metade dos seus receptores. Esse valor é importante porque representa o equilíbrio entre as velocidades com que o fármaco se liga e desliga de seu alvo.

A K_d é importante porque está diretamente relacionada com a afinidade de um fármaco pelo seu receptor. A importância de se estudar isso está em que cada fármaco vai ter uma afinidade diferente ao seu receptor-alvo, ou seja, para cada molécula ligante é necessária uma

---

Molaridade
Unidade de concentração que representa *moles* por litro

Moles
Plural de mol, o número de Avogadro que é igual a $6{,}022 \times 10^{23}$

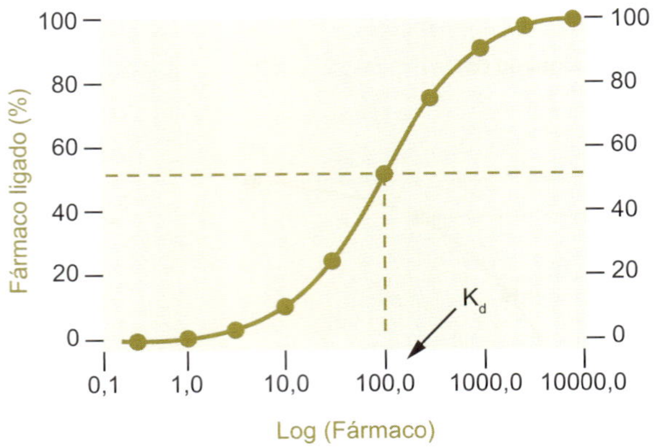

Figura 1.12 Gráfico de *binding* exemplificando a ocupação dos receptores por um dado fármaco. Quando a concentração de ligante é suficiente para se ligar a 50% dos receptores, temos nesta concentração a K_d desse fármaco.

Nanomolar
Unidade igual a 10^{-9} mol por litro

concentração diferente para que ocorra a ocupação dos receptores. Para entender isso, vamos comparar dois ligantes diferentes: imaginem o medicamento X, com uma K_d de 50 nM (**nanomolar**), e um outro medicamento Z, com uma K_d de 150 nM. O medicamento X tem maior afinidade pelo receptor, visto que, com um terço da concentração de Z, ele já ocupa metade dos receptores. Com isso, pode-se concluir que o valor da K_d é inversamente proporcional à afinidade de um fármaco pelo seu receptor.

Quanto maior a afinidade de um fármaco com um dado receptor, menor será a K_d, ou seja, menor a concentração necessária para ocupar a metade dos receptores.

F·F Farmacologia em Foco

Dedução matemática da K_d

A K_d é a constante de dissociação de um fármaco para com seu respectivo receptor e pode ser calculada do modo a seguir.
Suponha que:
[A] é a concentração do fármaco livre, em mols/litro (M);
[R] é a concentração do receptor sem o ligante (fármaco);
[AR] é a concentração de fármaco ligado ao receptor;
k_1 é a velocidade de associação do ligante com o receptor
k_2 é a velocidade de dissociação do ligante com o receptor

Se: $[A] + [R] \underset{k_2}{\overset{k_1}{\rightleftarrows}} [AR]$ e $K_d = k_2/k_1$

Assumindo a ocupação dos receptores como um equilíbrio dinâmico:

$$\begin{bmatrix} k_1[A][R] = k_2[AR] \\ [A][R]/[AR] = k_2/k_1 \\ K_d = [A][R]/[AR] \end{bmatrix}$$

Considerando o caso de 50% dos receptores ocupados [R] = [AR], neste caso, K_d = [A].
Por isso, quando há no estudo de *binding* a concentração que demonstra 50% de ocupação dos receptores, temos o valor da constante de dissociação.

Eficácia farmacológica

Uma vez que o fármaco tenha interagido quimicamente com seu receptor, pode ter diversos efeitos sobre ele, desde a ativação para a modificação de um processo fisiológico, até a neutralização da ação de um ligante endógeno, impedindo a ativação do receptor. Assim, a eficácia farmacológica é caracterizada como a ação deflagrada com a ligação de um fármaco ao seu receptor e pode ser de vários tipos. Esse tipo de eficácia não deve ser confundido com a eficácia clínica, que é a capacidade de um medicamento reverter um processo patológico.

> A eficácia farmacológica é a ação deflagrada com a ligação de um fármaco ao seu receptor. Essa ação ocorre de diversas formas diferentes e pode ser quantificada.

Agonismo

Agonismo é o nome dado a um tipo de eficácia de um ligante que, ao se ligar ao seu receptor, promove a ativação dele, ou seja, o estimula a desempenhar as funções celulares que levarão a uma alteração fisiológica. Para compreendermos esse conceito, devemos entender antes o que ocorre para que um receptor seja ativado.

Como visto anteriormente, a maioria dos receptores de fármacos são proteínas de várias categorias funcionais: enzimas, canais iônicos, transportadores, receptores endógenos, dentre outras. Assim, para que essas proteínas desempenhem suas funções em condições fisiológicas, é necessário que a **conformação** delas se modifique, ou seja, que elas mudem sua estrutura tridimensional para exercer as alterações celulares e fisiológicas que lhes cabem. Assim, quando ocorre essa mudança conformacional, essas proteínas se tornam ativas e executam a função.

Alguns fármacos podem provocar justamente essa ativação, levando seu receptor a mudar sua conformação e executar uma função que não aconteceria naturalmente naquele contexto fisiológico. Isso pode levar a alterações na atividade de um sistema cujo funcionamento seja interessante para o tratamento de uma dada patologia. Por exemplo, quando um paciente passa por uma sessão de radioterapia na região cervical, é comum que, posteriormente, sofra de xerostomia (boca seca). Para combater esse efeito, é dado um medicamento que estimula os receptores das glândulas salivares, fazendo com que mudem sua conformação e promovam salivação. Esse medicamento é considerado um agonista daqueles receptores, por modificar sua conformação para ativá-los.

> Agonismo é a ativação de um receptor por um ligante, desencadeando um efeito fisiológico.

Quando um fármaco é um agonista, a resposta fisiológica desencadeada por ele pode ser medida por meio de ensaios farmacológicos, com os quais medimos o efeito do fármaco proporcional a diferentes concentrações dele, em um padrão concentração-resposta. Esse modelo é útil para entender o que acontece quando o medicamento chega ao órgão-alvo no organismo, bem como para comparar a eficácia de diferentes ligantes. A Figura 1.13 mostra um gráfico do efeito de contração muscular provocado por um agonista. Por meio de um experimento como esse, pode-se determinar a concentração de ligante necessária para desencadear tanto a resposta máxima, denominada $E_{máx}$, quanto a concentração necessária para se obter 50% do efeito (resposta), o que é um importante parâmetro farmacológico denominado EC_{50}.

Conformação
É como a estrutura terciária ou quaternária de uma proteína se encontra. Mudando a conformação, a proteína pode estar ativa ou inativa

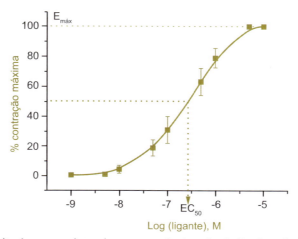

Figura 1.13 Gráfico do efeito de um agonista sobre a contração do músculo liso intestinal. Ele mostra que essa função depende da concentração, ou seja, concentrações acima de 10^{-9} M são capazes de induzir o músculo a se contrair, proporcionalmente à concentração, até que em 10^{-5} M o efeito (contração) é máximo. Uma vez determinado o efeito máximo, denominado $E_{máx}$, consegue-se determinar a concentração de agonista capaz de provocar 50% da ação, e este valor é a chamada EC_{50}.

26 Farmacologia Essencial

Acetilcolina
Neurotransmissor que atua em diversos órgãos e músculos

Pilocarpina
Fármaco que atua em receptores de acetilcolina

Pela EC_{50}, pode-se comparar a eficácia de diversos agonistas, uma vez que cada um ativa o receptor de diferentes maneiras. Isso ocorre porque cada ligante tem uma interação química diferente com o receptor e, consequentemente, desencadeia uma resposta fisiológica diferente. Assim, dois diferentes ligantes são experimentalmente comparados e sua eficácia é determinada. A Figura 1.14 mostra as curvas concentração-resposta de dois agonistas com diferentes eficácias. Nesse exemplo, a acetilcolina é comparada à pilocarpina em suas capacidades de ativar os receptores em músculo liso.

A eficácia farmacológica de dois fármacos só pode ser comparada quando ambos agem em um mesmo receptor.

Na Figura 1.14, observamos dois diferentes ligantes provocando uma alteração fisiológica na preparação de músculo. Apesar de haver uma diferença na eficácia deles, ambos conseguem provocar a mesma $E_{máx}$, sendo, assim, considerados agonistas plenos (ou agonistas totais).

Um agonista pleno é aquele que consegue provocar a resposta máxima de um tecido ao ativar um dado receptor.

Esse conceito de agonista pleno é sempre relativo ao fármaco que consegue provocar a maior $E_{máx}$. Ainda no exemplo da Figura 1.14, tanto a pilocarpina quanto a acetilcolina são consideradas agonistas plenos, apesar de apresentarem diferentes eficácias. Porém, a Figura 1.15 mostra um exemplo de fármaco que, apesar de ser um agonista, não tem eficácia suficiente para ativar os receptores de modo que desencadeiem a resposta máxima do tecido. Esse tipo de agonista, que induz um $E_{máx}$ inferior ao do agonista pleno, é chamado de agonista parcial.

Agonista parcial é o ligante que ativa seus receptores, mas não consegue provocar a resposta fisiológica máxima.

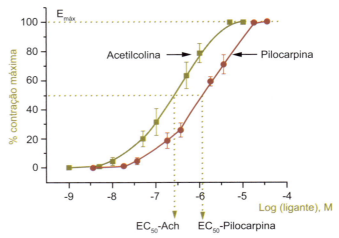

Figura 1.14 Curvas concentração-resposta de acetilcolina e pilocarpina em preparação farmacológica de músculo liso. Nesta figura pode-se ver que a pilocarpina consegue provocar a mesma contração do músculo ($E_{máx}$), mas em concentrações superiores à da acetilcolina. Desse modo, demonstramos que, embora a pilocarpina seja um agonista, ela tem uma eficácia inferior à da acetilcolina.

Antagonismo

Agora, imagine uma substância que tem afinidade para um dado receptor, mas, ao se ligar, não provoca alterações na conformação, ou até mesmo impede que elas aconteçam para que o receptor se ative. Esse tipo de eficácia, que na verdade é nula, é denominado antagonismo. Assim, um antagonista se liga ao seu receptor e não provoca nenhum efeito fisiológico, e inclusive impedindo que um agonista se ligue ou provoque a ativação dele, o que pode acontecer de várias maneiras.

Antagonista é um ligante que tem afinidade por um receptor, é incapaz de ativá-lo e ainda influencia a ação de um agonista.

O antagonismo irreversível é aquele cujo antagonista liga-se ao receptor por uma interação química forte, fazendo com que ele perca permanentemente a capacidade de ser ativado. A Figura 1.16A mostra um exemplo de antagonismo irreversível. Por outro lado, no antagonismo reversível a interação química entre o antagonista e seus receptores é mais fraca e pode ser desfeita. Diversos fatores podem desfazer essa ligação e serão discutidos ao longo do livro em cada caso específico. Contudo, existe uma maneira geral de dissociar um antagonista

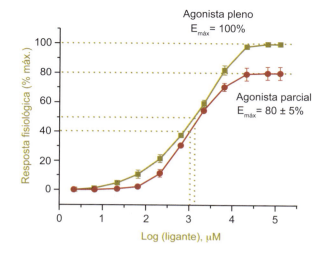

Figura 1.15 Gráfico representando a resposta fisiológica de uma preparação a diferentes concentrações de dois agonistas. O ligante com $E_{máx}$ de 100% é o agonista pleno, enquanto o que provoca $E_{máx}$ de 80% é o agonista parcial. Deve-se reparar que as EC_{50} são calculadas individualmente com base na resposta máxima de cada fármaco, ou seja, a EC_{50} do agonista parcial corresponde a 40% da $E_{máx}$ do agonista pleno.

F·F Farmacologia em Foco

Agonismo inverso

Há um tipo de agonismo cujo ligante consegue fazer com que sua interação com o receptor desencadeie um efeito fisiológico que é o inverso de um agonista. A maneira mais fácil de explicar este controverso tema da farmacologia é usar o exemplo dos betabloqueadores em relação à pressão arterial. Quando ativados, os receptores beta-adrenérgicos (Capítulo 2) promovem elevação da pressão arterial; porém, quando esses fármacos impedem que se ativem, seu efeito é de promover hipotensão, em vez de simplesmente impedir a elevação da pressão. Esse tipo de eficácia é chamado agonismo inverso, porque, em vez de ser simplesmente antagonismo, ocorre um efeito fisiológico inverso ao agonismo. O agonismo inverso depende, assim, de uma atividade intrínseca do receptor, que, quando inativado, resulta em alteração fisiológica. Há uma corrente de pesquisadores que discorda desse termo, considerando apenas que é a ocorrência de antagonismo.

Sítio de ligação
Região de uma proteína em que pode ocorrer uma ligação química

reversível de seu receptor, caso ele ocupe exatamente o sítio de ligação do agonista. Imagine que um antagonista reversível tem seu sítio de ligação no mesmo local de um agonista de um dado receptor. Isso faz com que haja uma competição entre eles para decidir qual ocupará o receptor, caracterizando o chamado antagonismo reversível competitivo. Nesse ponto, dois fatores influenciarão o resultado dessa competição: a concentração e a afinidade de cada ligante (agonista e antagonista) pelo receptor.

Antagonismo irreversível é aquele cujo ligante interage com o receptor de maneira a impedir permanentemente que ele se ative.

Geralmente, um bom antagonista tem uma K_d inferior à do agonista, ou seja, maior afinidade em relação ao mesmo receptor. Isso faz com que pequenas quantidades do antagonista sejam suficientes para atrapalhar a ocupação dos receptores por parte do agonista, diminuindo a resposta fisiológica naquela determinada concentração do agonista. Porém, se elevarmos a concentração do agonista, este será capaz de deslocar o antagonista, ativar o receptor e realizar a atividade fisiológica. Desse modo é que acontece o antagonismo competitivo. O gráfico desse tipo de interação está na Figura 1.16B.

Antagonismo competitivo é aquele cujo antagonista pode ser deslocado do receptor por elevadas concentrações do agonista.

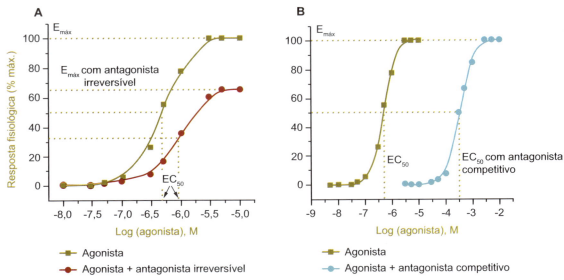

Figura 1.16 Gráficos concentração-resposta de agonistas sob o efeito de antagonistas. **A.** Quando o antagonismo é irreversível há diminuição principalmente no $E_{máx}$, já que há menos receptores disponíveis. A mudança na EC_{50} é mais discreta do que no antagonismo competitivo. **B.** No antagonismo competitivo, a EC_{50} é notavelmente alterada, refletindo a necessidade de mais agonista para deslocar o antagonista do receptor. Apesar disso, a $E_{máx}$ continua a mesma, pois em altíssimas concentrações o agonista remove completamente o antagonista dos receptores.

F·F Farmacologia em Foco

Relação entre afinidade e eficácia

Se estabelecermos um valor hipotético para afinidade e eficácia, variando de 0 a 1 para afinidade e −1 a 1 para eficácia, poderemos comparar os tipos de agonismo e antagonismo de uma forma didática, construindo uma tabela:

Tipos	Afinidade (a)	Eficácia (e)
Agonista pleno	$0 < a \leq 1$	$e = 1$
Agonista parcial	$0 < a \leq 1$	$0 < e < 1$
Antagonista	$a = 1$	$e = 0$
Agonista inverso	$0 < a \leq 1$	$-1 \leq e < 0$

Entretanto, existem alguns antagonistas que têm interação química reversível com seu receptor, mas têm uma afinidade tão forte que, em condições fisiológicas, não há como reverter a ligação, ou seja, deslocar o antagonista de seu receptor. Nesses casos, para ocorrer a reversão é necessário aguardar a meia-vida de eliminação desse ligante, para que naturalmente se desligue do receptor deixando espaço para o agonista endógeno.

As implicações terapêuticas dos tipos de antagonismo são diversas. Por exemplo, o antagonismo irreversível é o mecanismo de ação de alguns inibidores da enzima ciclo-oxigenase (COX), como o ácido salicílico. O antagonismo competitivo é base de ação, por exemplo, de alguns anticolinérgicos como a escopolamina. No decorrer do livro serão descritos os tipos de interação fármaco-receptor, principalmente quando houver relevância na prática clínica.

Alvos para a ação dos fármacos

Uma substância é capaz de alterar o funcionamento celular por meio da sua interação com certos constituintes celulares. Na maioria dos casos, esses constituintes são proteínas, tais como moléculas transportadoras, enzimas, canais iônicos e receptores (Figura 1.17).

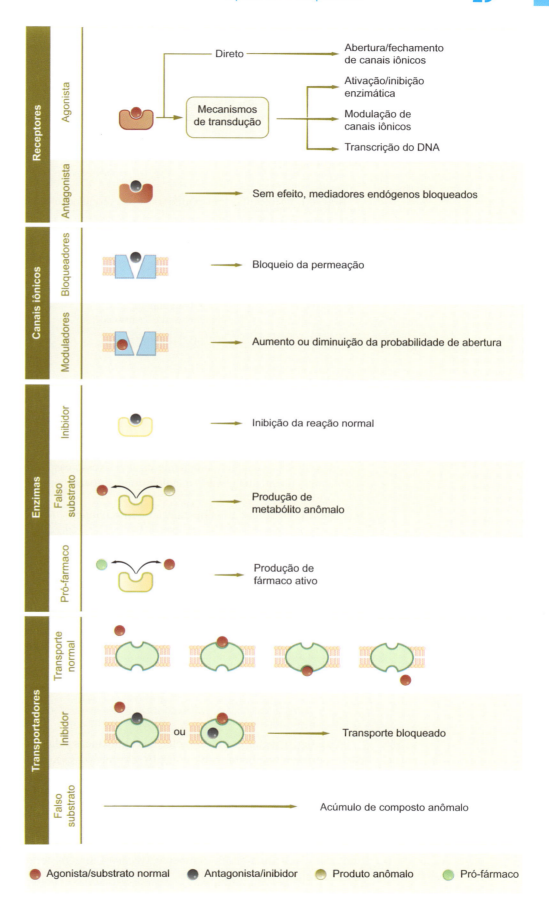

Figura 1.17 Tipos de alvo para ação dos fármacos. Adaptada de RANG, H.P.; DALE, M.M. et al. *Farmacologia*. 7. ed. Rio de Janeiro: Elsevier, 2012.

Moléculas transportadoras

Em geral, o transporte de íons e pequenas moléculas pelas membranas celulares é mediado por proteínas transportadoras. Essas proteínas contêm locais de reconhecimento que as tornam específicas para determinado íon ou molécula. Muitos desses transportadores são alvos de ação dos fármacos, que, em geral, atuam como inibidores ou falsos substratos. No caso dos inibidores, o fármaco se liga ao transportador (não necessariamente no sítio de ligação do substrato), impedindo a interação entre o transportador e seu substrato natural. Já como falsos substratos, o fármaco é transportado no lugar do substrato natural e se acumula no interior da célula (Tabela 1.3).

■ **Tabela 1.3** Moléculas transportadoras e sua modulação farmacológica.

Transportador	Fármaco	Uso terapêutico
De norepinefrina	Reboxetina (inibidor) Anfetamina (falso substrato)	Antidepressivo Anorexígeno, droga de abuso
De serotonina	Fluoxetina (inibidor) Ecstasy (falso substrato)	Antidepressivo Droga de abuso
De dopamina	Bupropiona (inibidor) Anfetamina (falso substrato)	Antidepressivo Anorexígeno, droga de abuso
Da bomba de prótons	Omeprazol (inibidor)	Inibidor da secreção gástrica

Enzimas

Os fármacos que interagem com enzimas alteram a atividade enzimática por dois mecanismos principais. No primeiro, o fármaco pode ser um análogo sintético, inibindo competitivamente a ligação entre as moléculas da enzima e do substrato natural, ou seja, promove um antagonismo competitivo. No segundo mecanismo, o fármaco pode fosforilar sítios ativos da enzima, formando um complexo covalente altamente estável. Nesse caso, em geral, não existe a regeneração significativa da enzima ativa, o que determina um antagonismo irreversível (Tabela 1.4).

■ **Tabela 1.4** Enzimas e sua modulação farmacológica.

Enzima	Fármaco	Uso terapêutico
HMG-CoA redutase	Estatina	Antidislipidemiante
Transcriptase reversa	Atazanavir	Anti-HIV
ECA	Captopril	Anti-hipertensivo
Da bomba de prótons	Omeprazol (inibidor)	Inibidor da secreção gástrica
Monoaminoxidase A	Moclobemida	Antidepressivo
Monoaminoxidase B	Selegelina	Antiparkinsoniano
Ciclo-oxigenase	Aspirina	Anti-inflamatório não esteroide

ECA: enzima conversora da angiotensina, HMG-CoA: 3-hidroxi-3-metilglutaril-CoA.

Canais iônicos transmembrana

A passagem de íons e outras moléculas hidrofílicas pela membrana plasmática é fundamental para o perfeito funcionamento celular. Esses processos são regulados por canais transmembrana especializados, altamente seletivos para os íons que eles conduzem. Sendo assim, fármacos que alteram o funcionamento desses canais podem alterar significativamente as funções celulares.

A maioria dos canais iônicos compartilha certa semelhança estrutural, independentemente de seletividade para íons, magnitude de condutância ou mecanismos de regulação. São constituídos por subunidades proteicas que atravessam a membrana plasmática, formando estrutura muito similar a um tubo. Basicamente, os canais iônicos podem apresentar-se em três estados: aberto, fechado ou refratário.

> Certos fármacos ligam-se com diferentes afinidades a estados diferentes do mesmo canal iônico. Essa ligação dependente de estado é crucial para o mecanismo de ação de alguns anestésicos locais e fármacos antiarrítmicos.

Refratário
Estado caracterizado por um período de inativação, em que o canal não pode ser reativado durante alguns milissegundos, mesmo se o potencial de membrana retornar para uma voltagem que normalmente estimularia a abertura desse canal.

Além disso, os canais iônicos são classificados em três tipos: (1) regulados por voltagem, em que se abrem mediante a despolarização celular. Destacam-se os canais seletivos para Na⁺, K⁺ e Ca⁺²; (2) regulados por ligante, também conhecidos como receptores ionotrópicos. Neles a molécula interage com domínios extracelulares ou intracelulares, ou com a parte interna do canal. Essa interação promove alteração estrutural do canal, possibilitando sua abertura e condutância iônica; (3) regulados por segundos mensageiros. Nesse caso, eventos bioquímicos intracelulares promovem fosforilação do canal iônico, modulando, assim, o funcionamento desse canal.

> Em geral, a abertura do canal iônico regulado por voltagem é rápida e de curta duração. Isso explica sua importância na indução (mas não na manutenção) da despolarização celular.

Receptores

Os receptores promovem diferentes tipos de efeitos celulares. Alguns deles são extremamente rápidos, enquanto outros requerem uma série de alterações bioquímicas e transdução gênica, e, consequentemente, a resposta celular final pode tardar alguns dias e ser persistente. Existem quatro tipos principais de receptores: ionotrópicos, metabotrópicos, ligados a quinases ou correlatos e nucleares (Figura 1.18).

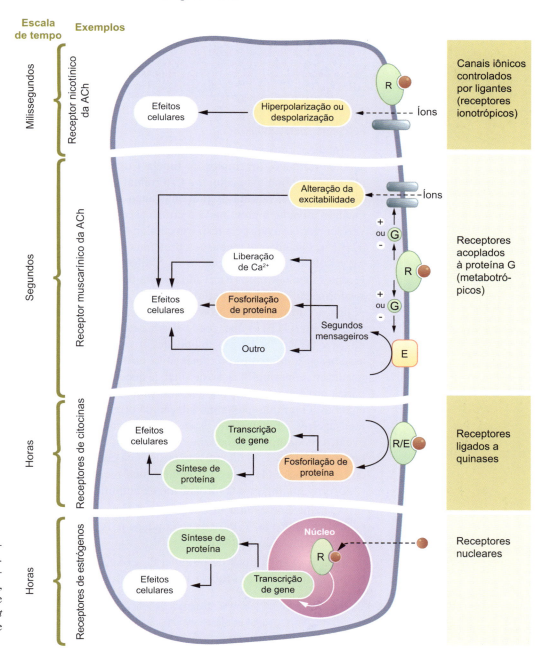

Figura 1.18 Tipos de receptores-alvo da ação de fármacos. G: proteína G, R/E: receptor-enzima, R: receptor, E: enzima, ACh: acetilcolina. Adaptada de RANG, H.P.; DALE, M.M. *et al. Farmacologia.* 7. ed. Rio de Janeiro: Elsevier, 2012.

Receptores ionotrópicos

Esses receptores modulam a atividade dos canais iônicos controlados por ligantes. A característica essencial deste tipo de receptor é promover respostas celulares rápidas (em torno de milissegundos), já que, quando ativados, aumentam rapidamente o influxo de íons permeáveis ao canal iônico associado. Sendo assim, a ativação desses receptores produz respostas celulares rápidas e breves, podendo ocorrer tanto despolarização (em decorrência do influxo de Na^+ ou K^+) quanto hiperpolarização (em decorrência do influxo de Cl^-). Diferentemente das demais famílias de receptores, os ionotrópicos não passam por etapas bioquímicas intermediárias em seu processo de transdução. A Tabela 1.5 mostra os principais receptores ionotrópicos que são alvos da ação farmacológica de uma série de substâncias.

■ **Tabela 1.5** Receptores ionotrópicos e sua modulação farmacológica.

Receptor	Canal iônico	Efeito celular	Fármaco	Ação farmacológica
Nicotínico (N_n-N_m)	Na^+, K^+	Despolarização	Nicotina (agonista)	Droga de abuso
N-metil-D-aspartato (NMDA)	Na^+, Ca^{2+}	Despolarização	Cetamina (antagonista)	Anestésico geral
Serotonina (5-HT_3)	Na^+, K^+	Despolarização	Ondansetrona	Antiemético
$GABA_A$	Cl^-	Hiperpolarização	Muscimol (agonista)	Depressor do SNC
Benzodiazepínico (BZD_{1-3})	Cl^-	Hiperpolarização	Diazepam	Ansiolítico, sedativo e anticonvulsivante

Receptores metabotrópicos

Também conhecidos como receptores acoplados à proteína G, são os principais alvos de ação de fármacos (exemplos na Tabela 1.6). São receptores transmembrânicos com um domínio N-terminal extracelular e C-terminal intracelular. Seu efeito celular requer a ativação de proteínas G, família de proteínas ancoradas na superfície interna da membrana celular. Quando ativada, a proteína G recruta cascatas bioquímicas intracelulares, que, por sua vez, vão ser responsáveis pela resposta celular. As proteínas G são formadas por três subunidades: α, β e γ. Quando em repouso, a proteína G fica ancorada na membrana na forma de trímero $\alpha\beta\gamma$, com o nucleotídio guanosina 5′difosfato (GDP) acoplado à subunidade α. Quando o receptor metabotrópico é ativado por um determinado agonista, ocorre uma alteração em sua conformação no domínio citoplasmático, aumentando a sua afinidade pelo complexo $\alpha\beta\gamma$. A ligação do receptor à proteína G faz com que ocorra a permuta entre GDP e guanosina 5′trifosfato (GTP), o que, por sua vez, causa a dissociação do trímero $\alpha\beta\gamma$ em subunidades ativas α-GTP e $\beta\gamma$. Essas subunidades ativas se difundem facilmente na membrana, podendo associar-se a diferentes proteínas-alvo, entre elas canais iônicos e enzimas. Esse mecanismo resulta em uma amplificação de sinal, já que um único complexo agonista–receptor pode ativar várias proteínas G, que, por sua vez, podem modular a atividade de vários canais iônicos e enzimas. O produto dessa modulação dá origem a várias moléculas denominadas "segundos mensageiros". Finalmente, esses segundos mensageiros são responsáveis por uma série de eventos bioquímicos, produzindo uma amplificação de sinal adicional, responsável pela resposta celular final. Mediante o exposto, fica claro que as características principais desse tipo de receptor são: (1) a resposta celular final requer várias etapas bioquímicas intermediárias; (2) ocorre um importante mecanismo de amplificação no decorrer do processo de transdução.

A sinalização celular mediada pela proteína G é concluída quando ocorre a hidrólise de GTP para GDP, via GTPase da subunidade α. A α-GDP se religa com a subunidade $\beta\gamma$, completando o ciclo de atividade.

Existem vários tipos de proteína G, cada qual responsável pela formação de diferentes segundos mensageiros (Tabela 1.7 e Figura 1.19).

> Um único fármaco pode ativar vários tipos de proteína G, tanto de forma direta quanto indireta. Por exemplo, o aumento de serotonina promovido pela fluoxetina (um antidepressivo que inibe a recaptura desse neurotransmissor) estimula os diferentes tipos de receptores serotoninérgicos, sejam eles acoplados à proteína G_s, G_i ou G_q.

Tabela 1.6 Receptores metabotrópicos e sua modulação farmacológica.

Receptor	Ligante endógeno	Fármaco	Ação farmacológica
Muscarínico (M_1-M_3)	Acetilcolina	Ipatrópio (antagonista)	Broncodilatador
β ($β_1$-$β_2$) α ($α_1$-$α_2$)	Norepinefrina/ epinefrina	Atenolol (antagonista) Fenilefrina (agonista)	Anti-hipertensivo Midriático
Dopaminérgico (D_1-D_5)	Dopamina	Haloperidol (antagonista D_2-D_4)	Antipsicótico
5-HT1 (1_A-1_D) 5-HT2 (2_A-2_C)	Serotonina	Buspirona (agonista parcial) Cetanserina (antagonista)	Ansiolítico Antienxaqueca
μ, κ, δ	Peptídeos opioides	Morfina (agonista)	Hipnoanalgésico
Canabinoide (CB_1-CB_2)	Endocanabinoides	Δ9-Tetraidrocanabinol (agonista)	Droga de abuso
Histaminérgico (H_1-H_3)	Histamina	Ranitidina (antagonista)	Inibidor da secreção gástrica

Midriático
Substância que promove dilatação pupilar

Δ9-Tetraidrocanabinol
Também conhecido como THC ou Δ9-THC, é o principal componente psicoativo da maconha (*Cannabis sativa*).

Tabela 1.7 Diferentes tipos de proteínas G e sua sinalização intracelular.

Subunidade	Receptor	Sinalização intracelular
$G_{αs}$	$β_1$ e $β_2$ D_1 e D_5 H_2	↑ adenililciclase → ↑ cAMP
$G_{αi}$	D_2-D_4 CB_1-CB_2 H_3 μ, κ, δ M_2 e M_4	↓ adenililciclase → ↓ cAMP
$G_{αq}$	5-HT_2 H_1 M_1, M_3, M_5	↑ Fosfolipase C → ↑ IP_3 e diacilglicerol
$G_{βγ}$	Bradicinina (B_2)	↑ Fosfolipase A2 → ↑ ácido araquidônico Ativam canais K^+ e inibem canais de Ca^{+2} voltagem-dependente. Ativação de proteinoquinase ativada por mitógenos

Receptores ligados a quinases

Esses receptores são polipeptídios que consistem em um domínio extracelular de ligação a vários hormônios e um domínio enzimático citoplasmático, que pode ser uma proteína tirosinoquinase, serinaquinase ou guanililciclase. Os dois domínios são ligados por um único segmento hidrofóbico que atravessa a membrana celular. Ao ocupar o domínio extracelular, o ligante faz com que o receptor se transforme de um estado monomérico inativo em um estado dimérico ativo. Os domínios citoplasmáticos da forma dimérica se autofosforilam, catalisando a fosforilação de uma série de proteínas quinases, que, por sua vez, irão afetar o processo de transcrição gênica (Figura 1.20). São exemplos de ligantes para esse tipo de receptor insulina, peptídio natriurético atrial, interferonas, hormônio do crescimento, eritropoetina e uma série de fatores de crescimento, dentre eles: derivado do cérebro (BDNF), derivado do nervo (NGF), derivado de plaquetas (PDGF) e epidérmico (EGF).

> Embora os transportadores de monoaminas sejam os principais alvos iniciais dos antidepressivos, acredita-se que o aumento da expressão de BDNF induzida por esses fármacos e a consequente ativação do receptor quinase TrkB sejam fundamentais para a ação antidepressiva.

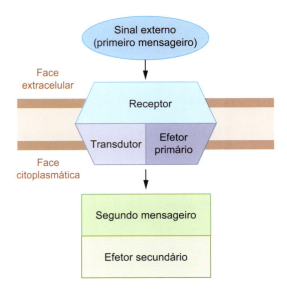

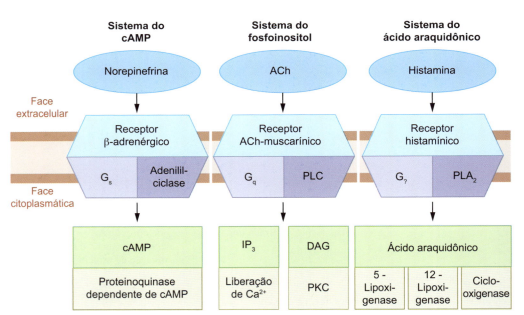

Figura 1.19 Proteína G e seus sistemas de segundo mensageiro. ACh: acetilcolina, PLC: fosfolipase C, PLA_2: fosfolipase A_2, IP_3: inositol trifosfato, DAG: diacilglicerol, PKC: proteinoquinase C. Adaptada de KANDEL, E.R.; SCHWARTZ, J.H.; JESSEL, T.M. *et al. Princípios de neurociências*. 5. ed. Porto Alegre: McGraw-Hill, 2014.

Receptores intracelulares

Vários ligantes são lipossolúveis a ponto de cruzarem a membrana plasmática e interagirem com receptores intracitoplasmáticos ou intranucleares. Diferentemente dos receptores já descritos, os intracelulares não estão inseridos em membranas e sim presentes livremente no citoplasma ou núcleo celular. Quando ativados, esses receptores estimulam ou inibem a transcrição de uma série de genes, por ligações às sequências específicas de DNA próximo ao gene cuja expressão deve ser regulada. A Tabela 1.8 mostra exemplos de receptores nucleares e sua modulação farmacológica.

Os receptores intracelulares podem ser divididos em dois grupos (Figura 1.21). No grupo I, em situações de ausência dos ligantes, o receptor se encontra no citoplasma associado às proteínas citoplasmáticas ou proteínas estruturais (proteínas do citoesqueleto ou de outras organelas citoplasmáticas). Quando interage com o ligante, o complexo ligante–receptor é translocado para

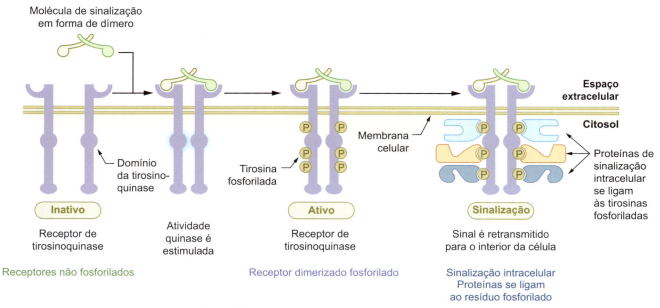

Figura 1.20 Receptores ligados a quinases e sua ativação.

Heterodímero
Proteína formada por duas subunidades diferentes

o núcleo celular, podendo ativar ou inibir o processo de transcrição gênica de uma variedade de genes. Já no grupo II, o receptor geralmente opera como heterodímero junto com os receptores retinoides. O heterodímero formado pode ser de dois tipos. No tipo não permissível, ele é ativado somente pelo ligante do receptor retinoide. Já no tipo permissível, pode ser ativado tanto pelo ácido retinoico como pelo ligante do receptor nuclear tipo II.

■ **Tabela 1.8** Receptores nucleares e sua modulação farmacológica.

Grupo	Receptor	Fármaco
I	Glicocorticoide Receptor de estrogênio Receptor de progesterona Receptor de androgênio	Prednisolona (agonista) – anti-inflamatório esteroide Tamoxifeno (antagonista) – câncer de mama Desogestrel (antagonista) – contraceptivo Ciproterona (antagonista) – câncer de próstata
II	Receptor ativado de proliferação dos peroxissomas	Tiazolidinadionas (agonista) – hipoglicemiante Fibratos (agonista) – dislipidemiantes

Mecanismo de controle da expressão de receptores

Por terem papel fundamental nos eventos bioquímicos e no funcionamento celular, os receptores estão sujeitos a um complexo processo de regulação, visando à manutenção da homeostase celular. O processo de síntese de um receptor se inicia no núcleo celular, quando um determinado gene é transcrito em mRNA. Este mRNA segue então até o retículo endoplasmático, no qual os ribossomos fazem com que seja traduzido em proteínas receptoras parcialmente formadas. No aparelho de Golgi, a proteína parcial é transformada em receptor, que é transportado para a membrana celular a fim de interagir com os ligantes (fármaco ou ligante endógeno).

Lisossomo
Organela citoplasmática responsável pela degradação de partículas advindas do meio extracelular ou pela reciclagem de outras organelas e componentes celulares

Além de ativar uma série de eventos intracelulares, o ligante pode promover a invaginação do receptor, que, por sua vez, pode ou não ser degradado pelos lisossomos. Para se manter a homeostasia celular, a taxa de inserção dos receptores na membrana deve ser similar à taxa de invaginação do receptor. A ativação persistente de um determinado receptor estimula fatores de transcrição que retardam a taxa de produção de proteínas, provocando a infrarregulação desse receptor. Por outro lado, a inativação persistente de um determinado receptor estimula fatores de transcrição que aceleram a taxa de produção de proteínas, suprarregulando o receptor.

O processo de infrarregulação dos receptores nem sempre é uma complicação indesejada. Em muitos casos, os efeitos terapêuticos de certos fármacos resultam justamente da infrarregulação de receptores, como os antidepressivos.

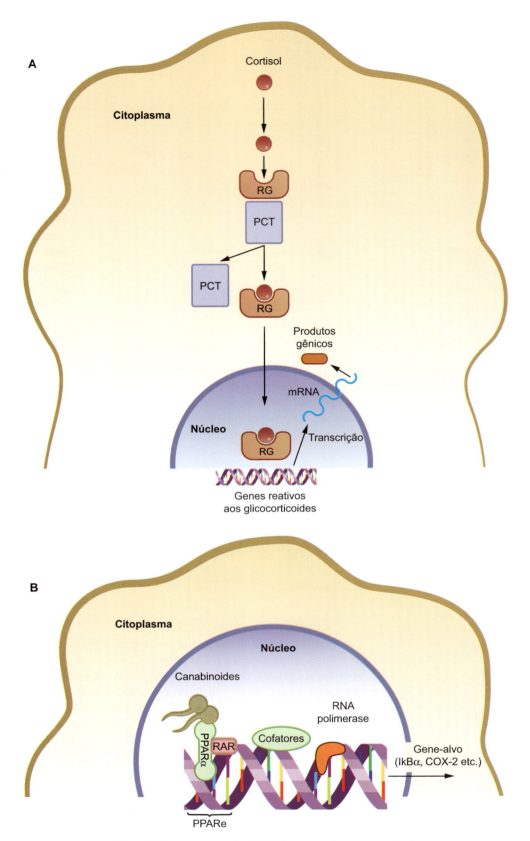

Exemplo de receptor nuclear PPARα, que se liga ao receptor do ácido retinoico (RAR). O complexo formado pelos dois receptores afeta a transcrição de uma série de genes com atividade anti-inflamatória e citoprotetora

Figura 1.21 Receptores nucleares como alvo de ação de fármacos. **A.** Receptor nuclear do grupo I. **B.** Receptor nuclear do grupo II. RG: receptor de glicocorticoide, PCT: proteína de choque térmico.

Além disso, existe um processo de regulação do receptor que não necessariamente cursa com a sua suprarregulação ou infrarregulação. Após atingir seu nível máximo, a resposta celular desencadeada pelo receptor diminui gradativamente durante segundos ou minutos, mesmo na presença do ligante (seja ele fármaco ou ligante endógeno). Essa dessensibilização é rapidamente reversível, já que uma segunda exposição, alguns minutos depois da primeira, resulta em resposta similar. Em alguns casos, principalmente aqueles que envolvem receptores ionotrópicos, o estado de dessensibilização é causado por uma alteração conformacional do receptor, impossibilitando a abertura do canal iônico. Outro mecanismo alternativo, um pouco mais lento, envolve a fosforilação do receptor em regiões intracelulares. No caso de receptores ionotrópicos, o efeito final é similar ao do processo anterior. Já para os receptores metabotrópicos, a interação com o ligante promove uma alteração na conformação do receptor, tornando-o um substrato para uma família de quinases específicas do receptor. Essas quinases fosforilam o receptor, o que aumenta sua afinidade para uma terceira proteína, a β-arrestina. A ligação da β-arrestina ao domínio intracelular do receptor prejudica o seu acoplamento com a proteína G. Com a retirada do ligante, a ativação das quinases específicas do receptor é concluída e o processo de dessensibilização pode ser revertido por fosfatases. Além disso, a ligação da β-arrestina ao receptor também pode acelerar o processo de internalização dos receptores, que desfosforila o receptor pelas fosfatases presentes nas membranas endossômicas, e os receptores retornam, então, para a membrana plasmática.

Fosfatases
Enzimas intracelulares que desfosforilam determinadas proteínas, inativando-as

RESUMO

- A farmacocinética abrange as seguintes etapas: absorção, distribuição, metabolismo (biotransformação) e eliminação (depuração) do fármaco. A farmacodinâmica envolve o conceito de receptor, que é responsável pela seletividade da ação do fármaco e pela relação quantitativa entre o fármaco e seu efeito. O período de ação terapêutica do fármaco no organismo relaciona a sua farmacocinética e farmacodinâmica

- Absorção é a transferência do fármaco do seu local de administração para o compartimento central (plasma). Para que ocorra a absorção, o fármaco deve atravessar a membrana plasmática. Portanto, a lipossolubilidade, o peso molecular, a geometria da molécula e a polaridade do fármaco são propriedades que podem influenciar a passagem do fármaco pela membrana plasmática

- A ligação a proteínas plasmáticas ou teciduais também determina a passagem do fármaco pela membrana celular. Fármacos não ligados a proteínas, ou seja, fármacos livres, atravessam mais facilmente a membrana plasmática

- Outro fator importante é o grau de ionização do fármaco. Em geral, os fármacos são ácidos ou bases fracas, os quais, em solução, encontram-se na forma ionizada ou não ionizada. As moléculas não ionizadas são mais lipossolúveis, enquanto as ionizadas são menos lipossolúveis e não conseguem atravessar a membrana plasmática

- Biodisponibilidade (F) é a fração do fármaco inalterado que alcança a circulação sistêmica após a sua administração por qualquer via. A via intravenosa tem 100% de biodisponibilidade. Fatores como absorção, distribuição e metabolismo ou efeito de primeira passagem hepática podem afetar a biodisponibilidade do fármaco

- Dois fármacos são considerados bioequivalentes quando a biodisponibilidade de ambos é semelhante. Para que isso ocorra, as formas farmacêuticas de ambos os fármacos devem ser idênticas

- Após absorção ou administração sistêmica, o fármaco atinge a circulação sanguínea e distribui-se para os órgãos ou tecidos. Para ser efetivo o fármaco deve chegar ao local de ação na concentração e rapidez necessárias, o que depende da dose administrada, da extensão e velocidade de absorção, da distribuição, da ligação aos tecidos de depósito, da biotransformação e da eliminação ou excreção. Somente o fármaco na forma livre (não ligado a proteínas plasmáticas) atravessa a membrana do endotélio

- Órgãos com alto fluxo sanguíneo, como o cérebro, o fígado, o coração e os rins, recebem primeiro uma maior concentração do fármaco. Os tecidos adiposo e musculoesquelético e a pele são menos irrigados; portanto, o fármaco leva mais tempo para atingir esses locais

- Quando a distribuição se completa, a concentração sanguínea do fármaco atinge um estado de equilíbrio chamado C_{ss} ou concentração do fármaco no estado de equilíbrio dinâmico (*steady state*). Nessa situação, a taxa de eliminação é igual à taxa de administração do fármaco. A C_{ss} é orientadora do regime posológico, o qual visa atingir e manter uma concentração plasmática terapêutica eficaz e que não cause toxicidade

- O volume de distribuição aparente (Vd) é um índice usado para mostrar como os fármacos se distribuem em diferentes líquidos orgânicos ou tecidos. Quando o fármaco apresenta Vd elevado, isso significa que ele distribui-se amplamente pelos tecidos, restando no plasma apenas uma pequena quantidade. O inverso é verdadeiro, ou seja, se o Vd for baixo, o fármaco encontra-se preferencialmente no plasma

- A meia-vida plasmática ($t_{1/2}$) é definida como o tempo necessário para que a concentração plasmática, ou a quantidade do fármaco presente no organismo, seja reduzida em 50%

- O metabolismo (biotransformação) dos fármacos pode ser dividido em dois tipos de reações: reações de fase I (funcionalização) e reações de fase II (biossíntese). As reações de fase I introduzem ou expõem um grupo funcional (–OH, –NH$_2$, –SH, entre outros). As reações de fase I produzem um metabólito inativo e polar, o qual pode ser prontamente excretado. Entretanto, se o metabólito de fase I não for excretado, ele pode passar pela reação de fase II. Nessa reação, um grupamento com ácido glicurônico, sulfato, acetato, glutationa ou aminoácidos, provenientes de um cofator endógeno, é conjugado, ou seja, incorporado ao metabólito pelo grupo funcional introduzido na reação de fase I. A reação de fase II também colabora para a inativação do fármaco e produz um metabólito mais hidrossolúvel, que pode ser excretado na bile ou urina

- Embora o objetivo da metabolização seja a eliminação dos fármacos, em alguns casos o organismo pode produzir metabólitos mais ativos ou tóxicos
- A superfamília de enzimas do citocromo P450 (CYP) está envolvida nas reações de fase I. A CYP3A4 é a principal isoforma envolvida no metabolismo de fármacos usados na prática clínica
- Diferenças na taxa de metabolismo de fármacos podem causar reações adversas e toxicidade. Isso pode ocorrer quando dois fármacos, administrados simultaneamente, são metabolizados pela mesma enzima. Além disso, alguns fármacos podem inibir ou induzir as enzimas do citocromo P450, independentemente de serem substratos ou não delas. Outro fator importante é a variabilidade individual nos níveis de expressão das CYP, a qual pode ser responsável pelo aparecimento de reações adversas e toxicidade pós-comercialização
- Além das interações medicamentosas que ocorrem entre fármacos, a alimentação e fatores ambientais também podem levar à indução ou inibição da metabolização de fármacos, com o consequente aparecimento de reações adversas e toxicidade
- O rim é o órgão mais importante na excreção de fármacos e seus metabólitos. A excreção pela urina envolve três processos principais: filtração glomerular, secreção tubular ativa e reabsorção tubular passiva. A reabsorção de fármacos ou metabólitos no lúmen tubular é maior para as formas não iônicas, o que significa que a reabsorção passiva dependerá do pH da urina e do pKa do fármaco, ou seja, se o fármaco é uma base fraca ou um ácido fraco
- Fármacos excretados nas fezes são aqueles predominantemente ingeridos por via oral, que não foram absorvidos, ou metabólitos excretados na bile ou, ainda, secretados diretamente no trato intestinal e que não sofreram reabsorção. Em alguns casos, o fármaco ou metabólito pode ser reabsorvido do lúmen intestinal e voltar à circulação sistêmica, configurando a chamada circulação êntero-hepática. Isso pode ocorrer porque o metabólito pode sofrer a ação de enzimas bacterianas da flora intestinal e perder o conjugado ao ser reabsorvido no epitélio intestinal em vez de ser excretado. A circulação êntero-hepática pode aumentar o tempo de permanência do fármaco no organismo
- A depuração (*clearance*) é considerada um parâmetro farmacocinético importante na escolha do melhor esquema posológico. É importante manter as concentrações do fármaco em equilíbrio, associando a eficácia com efeitos tóxicos mínimos. A concentração do fármaco no estado de equilíbrio (C_{ss}) no organismo é atingida quando a taxa de eliminação for igual à taxa de administração do fármaco
- Em alguns casos, a administração contínua de um fármaco pode saturar sua própria metabolização, excreção e até mesmo a ligação proteica. Quando isso ocorre, a farmacocinética passa a ser não linear, e parâmetros como depuração, volume de distribuição e meia-vida estarão alterados. Nesse caso, os níveis plasmáticos do fármaco podem aumentar, produzindo concentrações plasmáticas tóxicas
- A via usada para a administração de um fármaco determina qual será a concentração alcançada no local de ação, assim como o tempo necessário para atingi-la
- A escolha da via de administração deve ser baseada na forma farmacêutica, na rapidez com que se pretende obter os efeitos terapêuticos do fármaco e também nas condições do paciente. Portanto, é necessário conhecer as vantagens e desvantagens de cada via para determinado medicamento
- Considera-se a via oral a mais prática, pois torna possível a autoadministração e esquemas posológicos amplos
- Apesar de menos segura devido à sua irreversibilidade, a intravenosa é muito importante nas emergências, pois assegura a obtenção de concentração e resposta imediatas, uma vez que exclui a etapa da absorção
- Os fármacos interagem com os receptores por meio de ligações químicas que, quanto mais fortes, menos reversíveis se tornam
- A afinidade determina a concentração mínima para que um fármaco se ligue a seu receptor. Quando um fármaco está em uma concentração em que ocupa 50% dos receptores, esta é a K_d, ou constante de dissociação
- Quanto maior a K_d, menor a afinidade e vice-versa
- Eficácia é o efeito que um ligante desencadeia ao interagir com seu receptor
- Agonismo é o processo que ocorre quando um ligante é capaz de ativar seu receptor. O agonista pleno é aquele que desencadeia a resposta fisiológica máxima. O agonista parcial é aquele que desencadeia apenas uma resposta parcial
- Antagonismo é o processo que ocorre quando um ligante impede a ativação de seu receptor
- Uma substância é capaz de alterar o funcionamento celular por meio de sua interação com certos constituintes celulares. Na maioria dos casos, esses constituintes são proteínas, tais como moléculas transportadoras, enzimas, canais iônicos e receptores
- Moléculas transportadoras: os fármacos atuam como inibidores ou falsos substratos. No caso dos inibidores, o fármaco se liga ao transportador (não necessariamente no sítio de ligação do substrato), impedindo a interação entre o transportador e seu substrato natural. Já como falsos substratos, os fármacos são transportados no lugar do substrato natural e se acumulam no interior celular
- Enzimas: os fármacos alteram a atividade enzimática por dois mecanismos principais. O fármaco pode ser um análogo sintético, inibindo competitivamente a ligação entre as moléculas da enzima e do substrato natural (antagonismo competitivo); ou o fármaco forma um complexo covalente com a enzima que é altamente estável. Não existe a regeneração significativa da enzima ativa (antagonismo irreversível)
- Canais iônicos transmembrana: os canais iônicos podem apresentar-se em três estados – aberto, fechado ou refratário. Além disso, eles podem ser classificados em três tipos: regulados por voltagem, em que os canais se abrem mediante a despolarização celular; regulados por ligante, em que a molécula interage com domínios extracelulares ou intracelulares, ou com a parte interna do canal. Essa interação promove a alteração estrutural do canal, possibilitando sua abertura e condutância iônica; e regulados por segundos mensageiros, quando eventos bioquímicos intracelulares promovem a fosforilação do canal iônico, modulando, desse modo, o funcionamento desse canal
- Receptores: existem quatro tipos principais de receptores – ionotrópicos, metabotrópicos, ligados a quinases ou correlatos

e nucleares. Os ionotrópicos modulam a atividade dos canais iônicos controlados por ligantes. Estão relacionados com respostas celulares rápidas (em torno de milissegundos), pois aumentam rapidamente o influxo de íons permeáveis ao canal iônico associado. Nos metabotrópicos, o efeito celular requer a ativação de proteínas G, família de proteínas ancoradas na superfície interna da membrana celular. Quando ativada, a proteína G estimula segundos mensageiros, que, por sua vez, irão alterar vias bioquímicas responsáveis pela resposta celular. Já os ligados a quinases são receptores com um domínio extracelular de ligação a vários hormônios e um domínio enzimático citoplasmático, que pode ser uma proteinoquinase. Ao ocupar o domínio extracelular, o ligante faz com que o receptor se transforme de um estado monomérico inativo em um estado dimérico ativo. Os domínios citoplasmáticos da forma dimérica se autofosforilam, catalisando a fosforilação de uma série de proteínas quinases, que, por sua vez, irão afetar o processo de transcrição gênica. Por outro lado, os receptores nucleares não estão inseridos em membranas e sim presentes livremente no citoplasma ou núcleo celular. Quando ativados, esses receptores estimulam ou inibem a transcrição de uma série de genes, pelas ligações às sequências específicas de DNA próximo ao gene cuja expressão deve ser regulada

- Os receptores estão sujeitos a um complexo processo de regulação a fim de se manter a homeostase celular. A ativação persistente de um determinado receptor estimula fatores de transcrição que retardam a taxa de produção de proteínas, provocando a infrarregulação desse receptor. Por outro lado, a inativação persistente de um determinado receptor estimula fatores de transcrição que aceleram a taxa de produção de proteínas, suprarregulando o receptor

- Existe também um processo de dessensibilização rapidamente reversível causado por uma alteração conformacional do receptor, não tornando possível a abertura do canal iônico. Outro mecanismo alternativo, um pouco mais lento, envolve a fosforilação do receptor em regiões intracelulares. No caso dos receptores metabotrópicos, essa fosforilação aumenta sua afinidade para a β-arrestina, prejudicando com isso o seu acoplamento com a proteína G.

AUTOAVALIAÇÃO

1.1 Explique as características físico-químicas de um fármaco que podem influenciar na etapa de absorção.
1.2 Defina metabolismo de primeira passagem hepática e circulação êntero-hepática.
1.3 Defina biodisponibilidade e bioequivalência.
1.4 Descreva os processos de biotransformação (metabolismo) dos fármacos. Quais fatores relacionados com o paciente podem influenciar no metabolismo de fármacos?
1.5 Explique a relação entre as enzimas do citocromo P450 e o aparecimento de interações medicamentosas e reações adversas entre os fármacos.
1.6 O que é volume de distribuição aparente (Vd)? Saber o valor de Vd lhe fornece que tipo de informação a respeito do fármaco?
1.7 Descreva o conceito de meia-vida. Como a depuração (*clearance*) pode influenciar na meia-vida de um fármaco?
1.8 Em um esquema posológico é importante manter as concentrações de um fármaco em estado de equilíbrio (C_{ss}) dentro da janela terapêutica, associando a eficácia com efeitos tóxicos mínimos. Explique como a depuração (*clearance*) pode estar relacionada com a C_{ss}.
1.9 Qual o principal órgão responsável pela excreção de fármacos e seus metabólitos? Cite as etapas envolvidas no processo de excreção desse órgão.
1.10 Descreva as vantagens e desvantagens da via de administração oral em comparação com a intravenosa.
1.11 Quais os fatores que podem influenciar a absorção de fármacos na via subcutânea? Dê um exemplo de fármaco amplamente administrado por essa via.
1.12 Como as ligações químicas influem na interação de um fármaco com seu receptor?
1.13 Defina afinidade e K_d.
1.14 O que é eficácia e qual a sua importância na farmacologia?
1.15 Explique a diferença entre um agonista pleno e um agonista parcial.
1.16 Explique a diferença entre antagonismo irreversível e antagonismo competitivo.
1.17 Quais são os principais alvos de ação dos fármacos? Dê exemplos de fármacos que atuem em cada um desses alvos.
1.18 Como um fármaco pode interagir com moléculas transportadoras? Exemplifique.
1.19 Como um fármaco pode interagir com enzimas? Exemplifique.
1.20 Quais os tipos de canais iônicos? Explique.
1.21 Explique como funcionam os receptores ionotrópicos. Dê exemplos de fármacos que atuam nesses receptores.
1.22 O que são receptores metabotrópicos? Dê exemplos de fármacos que atuam nesses receptores.
1.23 Explique os quatro principais sistemas de segundo mensageiro.
1.24 Explique como funciona um receptor ligado a quinases. Dê exemplos de fármacos que atuam nesses receptores.
1.25 Explique como funcionam os receptores nucleares. Dê exemplos de fármacos que atuam nesses receptores.

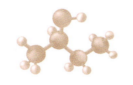

2

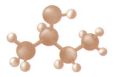

Farmacologia do Sistema Nervoso Autônomo

Maria Helena Vianello Richtzenhain ▪ Thomaz Augusto Alves da Rocha e Silva

Objetivos de estudo, *42*
Conceitos-chave, *42*
Introdução, *42*
Sistema colinérgico, *44*
Sistema noradrenérgico, *51*
Resumo, *62*
Autoavaliação, *62*

▪ Objetivos de estudo

Relembrar a estrutura e fisiologia do sistema nervoso autônomo e sua importância na regulação das funções viscerais

Compreender os mecanismos de ação de fármacos colinérgicos e adrenérgicos que atuam nos tecidos periféricos

Compreender os mecanismos de ação de fármacos anticolinérgicos e antiadrenérgicos e relacioná-los com os efeitos observados nos tecidos periféricos

Conhecer as interações e possíveis combinações de fármacos de acordo com suas aplicações clínicas

▪ Conceitos-chave

Acetilcolina	Colinomiméticos de ação direta	Parassimpaticolíticos
Acetilcolinesterase	Colinomiméticos de ação indireta	Receptores alfa-adrenérgicos
Adrenérgicos	Epinefrina	Receptores beta-adrenérgicos
Antiadrenérgicos	Glaucoma	Receptores muscarínicos
Bloqueadores do neurônio adrenérgico	Homeostase	Resposta ativa
	Midríase	Simpaticolíticos
Broncoconstrição	Miose	Simpaticomiméticos de ação direta
Broncodilatação	Norepinefrina	Simpaticomiméticos de ação indireta

▪ Introdução

O sistema nervoso autônomo (SNA) é o centro de controle das funções viscerais para a homeostase do organismo. Ele tem divisões anatômicas e funcionais que visam coordenar de maneira eficiente os sistemas do corpo, para manter um equilíbrio dinâmico das funções vitais. As mudanças entre o estado de repouso e a resposta ativa incluem a ativação ou inativação de órgãos dos sistemas cardiovascular, respiratório, digestório, excretor e endócrino, principalmente. Para controlar o organismo entre esses dois estados extremos, duas divisões do SNA estão em trabalho constante: o sistema nervoso autônomo parassimpático (SNAP) e o sistema nervoso autônomo simpático (SNAS). O SNAP está relacionado principalmente com a manutenção da homeostase em um organismo em saciedade ou simplesmente em baixa atividade, e o SNAS tem como atribuição gerenciar as funções vitais de um organismo que se encontra em atividade intensa. Evidentemente, esses dois sistemas não funcionam como interruptores, ou seja, de maneira liga-desliga, mas sim equilibrando suas ações: ora predomina o SNAP, ora o SNAS.

Para se entender o funcionamento do SNA, é necessário relembrar brevemente sua anatomia e sua fisiologia. Conforme apresentado na Figura 2.1, ele é composto por nervos provenientes do sistema nervoso central (SNC), os quais fazem sinapse em gânglios, originando fibras pós-ganglionares que se encerram nas junções neuroefetoras dos órgãos viscerais (à exceção de uma inervação discutida no Capítulo 3). Os gânglios funcionam como um local de controle da intensidade do estímulo que é levado aos órgãos. O SNAP apresenta os gânglios próximos aos órgãos efetores, enquanto no SNAS eles estão localizados bilateralmente na região próxima à medula espinal (cadeia paravertebral) ou, ainda, em gânglios vertebrais (celíaco e mesentérico superior e inferior) na pelve ou no abdome. Essa diferença na posição dos gânglios é importante, pois influenciará no modo como as inervações podem ser reguladas tanto pelo organismo quanto por fármacos. No entanto, a farmacologia relativa aos gânglios será discutida no Capítulo 3.

Conforme mencionado anteriormente, o SNAP e o SNAS exercem funções complementares na regulação da homeostasia, dependendo da demanda de atividade imposta ao organismo. Em geral, essas ações são antagônicas, mas podem ser semelhantes e até mesmo sinérgicas. A Tabela 2.1 mostra as principais ações dos dois sistemas, de acordo com o órgão-alvo.

Gânglios
Massas de tecidos nos quais se encontram os corpos celulares dos neurônios pós-sinápticos e suas sinapses com os axônios eferentes do SNC

Junções neuroefetoras
Sinapses entre o nervo e o órgão-alvo

Capítulo 2 ■ Farmacologia do Sistema Nervoso Autônomo 43

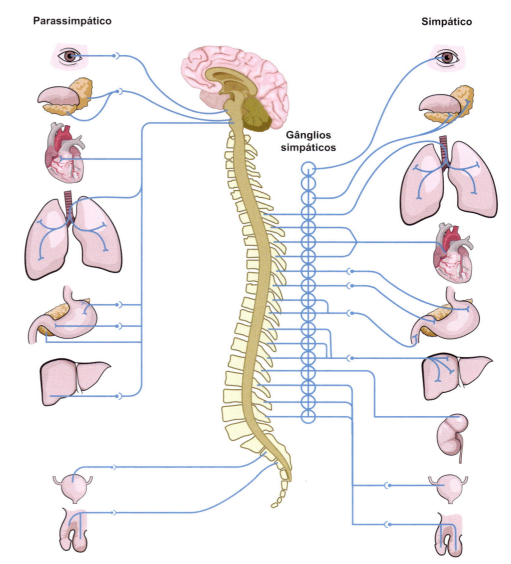

Figura 2.1 Esquema anatômico do sistema nervoso autônomo (SNA) relacionando estrutura e função. As eferências do sistema nervoso autônomo simpático (SNAS) são de origem toracolombar e têm gânglios próximos à medula espinal (cadeia paravertebral) e gânglios vertebrais na pelve e no abdome. Por sua vez, as eferências do sistema nervoso autônomo parassimpático (SNAP) são de origem bulbossacrais e têm gânglios próximos aos órgãos efetores. Adaptada de LOPES, S. *Bio 2*. São Paulo: Saraiva, 2002.

Midríase
Dilatação da pupila

Miose
Contração da pupila

Assim, fica claro o papel de cada uma das divisões do SNA, em que a resposta ativa é mediada pelo simpático (ver ações como aumento de frequência cardíaca, broncodilatação e midríase). Enquanto isso, a manutenção da homeostase em repouso é tarefa para o parassimpático (ações como diminuição da frequência cardíaca, broncoconstrição, miose e estímulo gastrintestinal).

Em casos de patologia ou disfunção, a farmacologia utiliza-se dessas características de cada uma das divisões do SNA para obter uma ação desejada, atuando de modo a estimular ou bloquear a predominância de um sistema sobre outro. Um exemplo simples é encontrado em fármacos utilizados no tratamento da asma: pode-se diminuir a broncoconstrição pelo bloqueio do parassimpático, ou causar a broncodilatação pelo estímulo do simpático (Capítulo 4). Inúmeras aplicações são encontradas em fármacos que atuam no SNA.

Como os fármacos atuam no sistema nervoso autônomo

De acordo com o ciclo sináptico de cada molécula utilizada pelo SNA como neurotransmissor, existem diferentes locais para a atuação de fármacos. A Figura 2.2 apresenta um resumo desses locais.

Tabela 2.1 Diferentes ações do sistema nervoso autônomo, de acordo com o órgão-alvo.

Órgão-alvo	Simpático	Parassimpático
Ações opostas		
Olhos	Midríase	Miose
Coração	Aumento da frequência e da força de contração	Diminuição da frequência e da força de contração
Pulmões	Broncodilatação	Broncoconstrição
Trato gastrintestinal – esfíncteres	Contração	Relaxamento
Trato gastrintestinal – músculo liso	Relaxamento	Contração
Bexiga – esfíncter/trígono	Contração	Relaxamento
Bexiga – detrusor	Relaxamento	Contração
Ações semelhantes ou sinérgicas		
Secreções	Estímulo	Estímulo
Reprodução	Ejaculação	Ereção
Ações seletivas		
Vasos sanguíneos	Contração	Nenhum
Fígado	Glicogenólise	Nenhum
Rins	Secreção de renina	Nenhum
Glândulas sudoríparas	Secreção	Nenhum
Suprarrenal	Estímulo	Nenhum
Glândulas lacrimais	Pouca ação	Estímulo

Sistema colinérgico

O principal neurotransmissor do SNA é a acetilcolina (ACh), um éster de colina que pode ser facilmente degradado e ressintetizado, como mostrado no ciclo da Figura 2.3. A ACh é sintetizada enzimaticamente pela utilização de um acetato proveniente do acetilCoA e de uma colina, um nutriente essencial. Após a síntese, ela é transportada para o interior das vesículas pré-sinápticas e, quando há um potencial de ação, é secretada pelos terminais dos neurônios

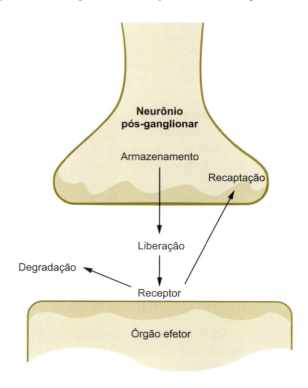

Figura 2.2 Locais de ação de fármacos nas junções neuroefetoras do sistema nervoso autônomo (SNA).

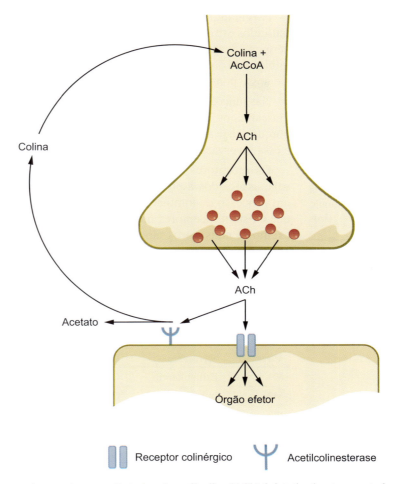

Figura 2.3 Esquema de uma sinapse colinérgica. A acetilcolina (ACh) é sintetizada e transportada para o interior de vesículas no citoplasma da célula pré-sináptica. Ao ocorrer o potencial de ação, a ACh é secretada por exocitose e liga-se aos receptores pós-sinápticos. Em seguida, é rapidamente degradada pela acetilcolinesterase.

Exocitose
Mecanismo responsável pela liberação do neurotransmissor na fenda sináptica; inicia-se com a chegada de um potencial de ação e a entrada de cálcio para o terminal; isso determina a interação e fusão da membrana da vesícula com a face interna da membrana do axônio, a abertura de um opérculo e a liberação de todo o conteúdo vesicular para a sinapse

---

Receptores nicotínicos
Têm este nome porque foram descobertos com o uso de nicotina em preparações experimentais

---

Receptores muscarínicos
Têm este nome porque foram descobertos com o uso do alcaloide muscarina em preparações experimentais

---

nas sinapses. Nesse estágio, a ACh se liga aos receptores sinápticos e é rapidamente degradada em colina e acetato por hidrólise pela acetilcolinesterase. Essa é uma das enzimas mais velozes do organismo, possibilitando que diversos ciclos de liberação e degradação da ACh nas sinapses colinérgicas ocorram com rapidez. Além dela, há ainda a butirilcolinesterase, presente principalmente em solução no plasma sanguíneo, no fígado e nas células gliais, cuja função é impedir que a ACh se mantenha no sangue, até mesmo em mínimas concentrações.

Os receptores de ACh se subdividem em dois principais grupos: os nicotínicos e os muscarínicos. Os receptores nicotínicos são ionotrópicos, ou seja, são canais iônicos de sódio e potássio que são ativados pela ACh. Por sua vez, os muscarínicos são metabotrópicos, ou seja, são acoplados à proteína G e ativam uma cascata de sinalização em que o efeito final é dependente de segundos mensageiros (Capítulo 1). Uma importante diferença entre esses dois tipos de receptores é o tempo que cada um leva para desencadear o efeito final após a ativação: enquanto os nicotínicos deflagram um efeito em alguns milissegundos, os muscarínicos levam entre segundos e minutos para produzir o efeito desejado. Essa diferença é estratégica, pois está relacionada com o modo de transmissão do potencial de ação e com o objetivo desse estímulo no tecido pós-sináptico; assim, essa relação pode ser constatada quando observamos a distribuição desses receptores nas sinapses colinérgicas periféricas do organismo. Nos neurônios dos gânglios, tanto do SNAP quanto do SNAS, há predomínio de receptores nicotínicos, já que a transmissão deve ser efetiva e rápida para que o potencial de ação possa chegar aos órgãos sem maiores retardos. Do mesmo modo, os receptores colinérgicos dos músculos estriados também são nicotínicos, conforme será discutido no Capítulo 3.

No entanto, as sinapses colinérgicas em órgãos viscerais e tecidos periféricos, quando não músculos estriados, têm, predominantemente, receptores muscarínicos, nos quais a ação colinérgica é desempenhada por segundos mensageiros. Isso facilita a regulação entre estímulo ou inibição do órgão-alvo, pois os receptores muscarínicos podem desempenhar ambos os papéis e é nesse ponto que os fármacos colinérgicos atuam sobre o SNAP.

Nas junções neuroefetoras, o SNAP tem como neurotransmissor a ACh e os receptores são muscarínicos. Esta é uma regra muito útil aos fármacos que atuam nesse sistema, principalmente porque existe apenas um tipo de inervação colinérgica do SNAS com receptores muscarínicos, e essa invervação é responsável pelo estímulo das glândulas sudoríparas.

Os receptores muscarínicos, como discutido anteriormente, são metabotrópicos, ou seja, associados à proteína G, e estimulam segundos mensageiros ao serem ativados, em um processo denominado **transdução do sinal**. As variadas **isoformas** da proteína G fazem com que existam receptores muscarínicos excitatórios e inibitórios e, ainda, subtipos deles. Os exemplos mais claros são: o receptor M1 (muscarínico tipo 1), que é excitatório; o receptor M2, inibitório; e o M3, também excitatório. A relação entre os tipos de receptores muscarínicos, as isoformas da proteína G associadas e os respectivos mecanismos de transdução estão contidos na Tabela 2.2.

> **Transdução do sinal**
> Sinalização intra ou intercelular resultante da ativação de um receptor pela amplificação desse estímulo por segundos mensageiros
>
> **Isoformas**
> Múltiplas formas da mesma proteína que têm alguma diferença na sua sequência de aminoácidos, podendo resultar em diferentes reações e/ou afinidades

■ **Tabela 2.2** Tipos de receptores muscarínicos, proteínas G associadas e mecanismos de transdução de sinal relacionados.

Receptor	Ação do receptor	Proteína G associada	Mecanismo de transdução de sinal
M1	Estimulatório	G_q/G_{11}	Ativa PLC, ↑$[Ca^{2+}]_i$, ↑PKC, ↓canais de K^+
M2	Inibitório	G_i	Inibe AC, ↓cAMP, ↓PKA, ↑canais de K^+
M3	Estimulatório	G_q	Ativa PLC, ↑$[Ca^{2+}]_i$, ↑PKC, ↑cGMP
M4	Inibitório	G_i	Inibe AC, ↓cAMP, ↓PKA, ↑canais de K^+
M5	Estimulatório	G_q/G_{11}	Ativa PLC, ↑$[Ca^{2+}]_i$, ↑PKC, ↑cGMP

PLC: fosfolipase C, PKC: fosfoquinase C, AC: adenilato ciclase, cAMP: AMP cíclico, PKA: fosfoquinase A, cGMP: GMP cíclico.

Com isso, potenciais de ação do SNAP que chegam à junção neuroefetora podem desencadear efeitos estimulatórios ou inibitórios. Isso reflete as diferentes ações desse sistema, de acordo com o órgão inervado. Por exemplo, a ação do SNAP no coração é inibitória, para promover a diminuição da frequência cardíaca, enquanto a ação na musculatura lisa dos brônquios é estimulatória, provocando broncoconstrição. A distribuição dos receptores muscarínicos nos diferentes tecidos e suas respectivas ações são apresentadas na Tabela 2.3.

■ **Tabela 2.3** Distribuição dos receptores muscarínicos e suas respectivas ações nos tecidos.

Receptor	Órgão	Ação
M1	Tecido gástrico	Estímulo de secreção
M2	Músculo cardíaco	Inibição da frequência cardíaca e força de contração
M3	Musculatura lisa	Contração: aumento de motilidade do TGI, contração da bexiga etc.
M3	Glândulas	Estímulo de secreção: sudorese, salivação, lacrimejamento etc.
M4	Sistema nervoso central	Hiperpolarização de neurônios
M5	Sistema nervoso central	Despolarização de neurônios

TGI: trato gastrintestinal.

Fármacos colinomiméticos

Existem patologias ou disfunções de órgãos cuja terapia requer a ativação das vias colinérgicas, mas a administração direta de ACh intravenosa é de uso bastante raro por algumas razões. Uma dessas razões é a ocorrência de efeitos sistêmicos indesejados, como hipotensão imediata, taquicardia reflexa e sudorese, dentre outros. Outra razão para o não uso de ACh diretamente é a presença da butirilcolinesterase no sangue, que inviabiliza a manutenção das concentrações no sangue, diminuindo seu potencial terapêutico. Com isso, alguns compostos com propriedades farmacocinéticas e/ou farmacodinâmicas diferentes da ACh têm sido utilizados clinicamente.

> Apesar de não existir inervação parassimpática vascular, a ACh provoca hipotensão, por estimular os receptores M3 de células endoteliais que estimulam a via do óxido nítrico de relaxamento da musculatura lisa da vasculatura.

Por definição, os fármacos colinomiméticos ou parassimpaticomiméticos são compostos que mimetizam, ou seja, imitam a ação do SNAP. Seus efeitos são bastante diversos, pois atuam de acordo com a presença de inervação parassimpática e os subtipos de receptores muscarínicos dos órgãos-alvo. Além disso, dois principais mecanismos de ação podem ser encontrados nos parassimpaticomiméticos: agonistas de receptores muscarínicos, também classificados como colinomiméticos de ação direta, ou inibidores da acetilcolinesterase, denominados colinomiméticos de ação indireta.

Colinomiméticos de ação direta

Os fármacos utilizados como parassimpaticomiméticos de ação direta recebem essa denominação por atuarem seletivamente como agonistas de receptores muscarínicos. Eles se ligam desencadeando nesses receptores um efeito similar ao da ACh, mas com diferenças em fatores como distribuição ou resistência à degradação por colinesterases. No entanto, devido à similaridade estrutural dos receptores muscarínicos, nenhum dos fármacos apresenta seletividade a algum subtipo, o que pode ser um ponto de restrição ao uso terapêutico. Estruturalmente, os agonistas muscarínicos são divididos em duas classes: os ésteres de colina e os alcaloides.

Alcaloides

Os principais alcaloides colinomiméticos são a pilocarpina e a muscarina, ambas de origem natural. Apresentam boa seletividade para receptores muscarínicos e não são degradados pelas colinesterases, conforme apresenta a Tabela 2.4. No entanto, esses fármacos têm facilidade de absorção e distribuição e atravessam a barreira hematencefálica, desencadeando diversos efeitos colaterais, o que os coloca como segunda ou terceira opção em escolha terapêutica.

■ **Tabela 2.4** Relação entre estrutura e atividade dos alcaloides agonistas muscarínicos.

Composto	Fórmula	Seletividade Mus	Seletividade Nic	Hidrólise pela AChE
Acetilcolina		+++	+++	+++
Pilocarpina		++	---	---
Muscarina		++	---	---

AChE: acetilcolinesterase, Mus: receptores muscarínicos, Nic: receptores nicotínicos.

Pilocarpina. A pilocarpina é um alcaloide extraído do jaborandi (*Pilocarpus jaborandi*) e apresenta ação predominantemente em glândulas sudoríparas, salivares e lacrimais, mas também tem efeito no coração, no trato gastrintestinal (TGI) e nos músculos lisos. Seu uso terapêutico está associado ao tratamento do glaucoma, pela ativação de receptores muscarínicos do músculo ciliar, contraindo-o. Essa contração modifica a conformação do cristalino, tornando possível a drenagem do humor aquoso e, consequentemente, diminuindo a pressão intraocular.

Xerostomia
Diminuição das secreções, que leva, principalmente, ao sintoma de "boca seca"

Nesse caso, o uso é tópico em colírio com concentração de até 4%, o que diminui a chance de efeitos colaterais nos órgãos viscerais e nas glândulas. Para uso pediátrico não é recomendada a utilização de concentração superior a 1%. Outro uso da pilocarpina é no tratamento da **xerostomia**. Administrada de 5 a 10 mg por via oral, estimula as secreções faciais, principalmente a salivação, pela ação em receptores muscarínicos das glândulas. É recomendada principalmente para amenizar os sintomas da síndrome de Sjörgen e em casos de xerostomia induzida por radioterapia. A meia-vida da pilocarpina é de aproximadamente 1 h, e sua excreção é renal, por meio de metabólitos, ou intacta. Os efeitos adversos mais comuns são náuseas, sudorese e aumento de secreções nasais. É contraindicada para pacientes com glaucoma de ângulo fechado, asma não controlada ou glaucoma após extração de catarata.

> A xerostomia pode ser causada por diversos fatores, dentre eles síndromes autoimunes, como a síndrome de Sjörgen, radioterapia de crânio e/ou pescoço, estresse e uso de drogas ilícitas ou alguns fármacos.

Muscarina e oxotremorina. Esses colinomiméticos não apresentam utilidade terapêutica, mas têm importância destacada a seguir. A muscarina é produzida por diversos fungos, dentre eles, *Amanita muscaria*, do qual deriva seu nome. Sua importância se deve à ocorrência comum de intoxicações por ingestão do cogumelo, associada à alta absorção desse composto no TGI. Os sintomas são, evidentemente, muscarínicos, com ação nos músculos cardíaco e liso e nas glândulas, causando sudorese, bradicardia, diarreia, incontinência urinária, dentre outros, e podem levar à morte. O tratamento se dá com antagonistas muscarínicos, como será discutido a seguir. A oxotremorina é um alcaloide sintético com ação muito potente no SNC. É utilizada principalmente como ferramenta farmacológica para pesquisa e desenvolvimento de medicamentos para o tratamento do mal de Parkinson.

Ésteres de colina

Os ésteres de colina constituem uma classe de fármacos sintéticos cuja estrutura se baseia na ACh. As modificações nas fórmulas desses compostos têm como objetivo produzir seletividade para os receptores muscarínicos (em vez dos nicotínicos) e conferir resistência às colinesterases, para que o efeito possa durar a ponto de satisfazer a necessidade terapêutica. A Tabela 2.5 apresenta as fórmulas estruturais dos principais ésteres de colina, ao lado da molécula de ACh como comparação.

O mecanismo de ação desses fármacos é basicamente a indução de sintomas relativos à ativação de receptores muscarínicos, como miose, bradicardia, broncoconstrição, aumento da motilidade gastrintestinal, incontinência urinária, salivação, lacrimejamento e sudorese. No entanto, cada um dos fármacos tem aplicação clínica específica e será descrito individualmente a seguir.

■ **Tabela 2.5** Relação entre estrutura e atividade dos ésteres de colina. É importante notar a seletividade aos receptores e as diferentes suscetibilidades à colinesterase.

Composto	Fórmula	Seletividade Mus	Seletividade Nic	Hidrólise pela AChE
Acetilcolina	$H_3C-C(=O)-O-CH_2-CH_2-N^+(CH_3)_3$	+++	+++	+++
Metacolina	$H_3C-C(=O)-O-CH(CH_3)-CH_2-N^+(CH_3)_3$	+++	+	++
Betanecol	$H_2N-C(=O)-O-CH(CH_3)-CH_2-N^+(CH_3)_3$	+++	---	---
Carbacol	$H_2N-C(=O)-O-CH_2-CH_2-N^+(CH_3)_3$	++	+++	---

AChE: acetilcolinesterase, Mus: receptores muscarínicos, Nic: receptores nicotínicos.

Metacolina. Relativamente suscetível à degradação pelas colinesterases, a metacolina é utilizada principalmente em testes de diagnóstico de função pulmonar por indução muscarínica. A via de administração é inalatória, para uso em adultos e crianças a partir de 5 anos de idade. É contraindicada em pacientes com distúrbios cardiovasculares, bem como em asmáticos estabelecidos ou portadores de úlcera péptica. Os efeitos colaterais mais comuns são irritação nas vias respiratórias, cefaleia, tontura e prurido.

Betanecol. Utilizado em casos de hipomotilidade do TGI e também em retenção urinária cirúrgica ou neurogênica. O tratamento de xerostomia também pode ser feito com betanecol. Sua resistência à hidrólise por colinesterases faz com que seu efeito chegue a 6 h de duração, o que provoca diversas contraindicações além das descritas para a metacolina, como para pacientes epilépticos, com mal de Parkinson ou hipertireoidismo.

Carbacol. A pouca seletividade do carbacol aos receptores muscarínicos restringe seu uso clínico a aplicações tópicas, principalmente para tratamento do glaucoma (como descrito para a pilocarpina) ou para indução de miose em cirurgias oftálmicas. Assim, os efeitos colaterais são locais, como visão turva, cegueira noturna e dor de cabeça. Deve ser evitado em pacientes com coronariopatias e asmáticos.

Colinomiméticos de ação indireta

Os fármacos colinomiméticos de ação indireta, também conhecidos como *anticolinesterásicos*, são os inibidores da AChE. Eles diminuem a degradação da ACh, aumentam sua quantidade na fenda sináptica e produzem maior ativação dos receptores pós-sinápticos (Figura 2.4). Essa maior ativação ocorre principalmente nas sinapses periféricas, mas, dependendo da dose e do fármaco administrado, pode causar efeitos musculares, ganglionares e centrais. Existe uma diversidade de fármacos anticolinesterásicos, que podem ser reversíveis ou irreversíveis, seletivos para AChE (inativos para a butirilcolinesterase) ou até mesmo seletivos para o SNC.

Colinomiméticos indiretos reversíveis

Esses fármacos, que são do grupo dos carbamatos ou aminas quaternárias, atuam reagindo com as colinesterases, inativando-as temporariamente. O período de inativação pode ser curto ou de média duração, dependendo do fármaco. São geralmente utilizados para o tratamento de glaucoma, atonia de bexiga, hipomotilidade gastrintestinal, intoxicação por antagonistas muscarínicos, miastenia *gravis* e reversão do bloqueio neuromuscular (Capítulo 3), além do tratamento de alguns distúrbios neurodegenerativos (Capítulo 10).

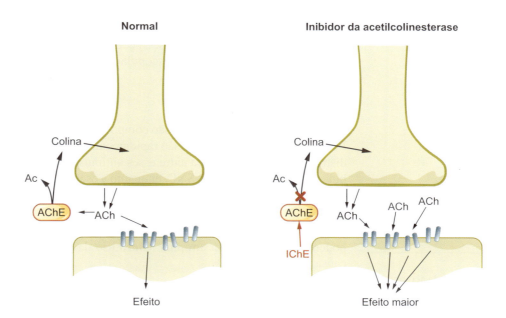

Figura 2.4 Mecanismo dos colinomiméticos de ação indireta. À esquerda mostra-se o funcionamento normal de uma sinapse colinérgica com a rápida hidrólise da acetilcolina (ACh). À direita, o bloqueio da acetilcolinesterase (AChE) pelo inibidor (IChE) aumenta a concentração e o efeito da ACh.

A neostigmina e a fisostigmina são dois dos principais representantes desta classe e seu uso é bastante difundido. Podem ser administradas por via oral, intramuscular ou intravenosa, dependendo do objetivo, e o tempo do efeito de ambas é de média duração. No contexto deste capítulo são utilizadas para tratamento do glaucoma, e podem causar efeitos colaterais como sudorese, bradicardia e agravamento da asma. Outros inibidores reversíveis da AChE, bem como aplicações complementares, estão apresentados no Capítulo 3.

Colinomiméticos indiretos irreversíveis

Diferentemente dos carbamatos, os organofosforados são compostos que reagem com as colinesterases inativando-as por um período tão prolongado que são considerados irreversíveis. Clinicamente, sua utilidade está no tratamento do glaucoma (diflos e ecotiopato) por meio da administração de gotas oftálmicas.

Uma importância dos organofosforados é a intoxicação causada por defensivos agrícolas e armas de destruição em massa que utilizam esta classe de compostos. O malation e o paration são inseticidas/herbicidas que podem provocar intoxicação durante a aplicação. Já os "gases dos nervos" (sarim e semelhantes) foram utilizados na guerra do Golfo, em 1991, como agentes neurotóxicos extremamente potentes, causando a chamada síndrome do Golfo, que consiste em sequelas em veteranos e civis que foram expostos a esses gases.

Os efeitos provocados pelos organofosforados são semelhantes aos da intoxicação por muscarina, somando-se ainda efeitos estimulantes cardíacos e paralisantes musculares. Como antídoto deve ser utilizada a pralidoxima, que é capaz de regenerar rapidamente as colinesterases.

> O efeito estimulante cardíaco dos organofosforados ocorre pela hiperestimulação de gânglios simpáticos que prevalecem sobre a ação colinérgica inibitória direta no coração. A paralisia muscular ocorre pelo acúmulo de ACh na junção neuromuscular, provocando fasciculações e paralisia flácida. Mais detalhes são apresentados no Capítulo 3.

Parassimpaticolíticos

Os parassimpaticolíticos são fármacos que, como diz o nome, "quebram" o efeito do SNAP, e seu mecanismo de ação é o antagonismo de receptores muscarínicos. São diversas classes de moléculas que desempenham efeitos muito similares entre si, principalmente por não haver um fármaco que apresente seletividade de bloqueio nos subtipos de receptores. Assim, os efeitos desses medicamentos são antimuscarínicos generalizados e irão depender principalmente do grau de inervação parassimpática dos órgãos e da concentração em que foram administrados. Outra importante característica é que os antagonistas muscarínicos são competitivos reversíveis e podem ser removidos com o uso de inibidores da AChE. O metabolismo de todos eles é hepático e a excreção é feita pela via urinária.

Se imaginarmos que os parassimpaticolíticos irão inibir as ações parassimpáticas, os efeitos dos antimuscarínicos são: taquicardia, broncodilatação, hipomotilidade gastrintestinal, hipotonia de bexiga, diminuição das secreções, boca seca, pele seca e outros. Dentre os diversos fármacos disponíveis, atropina, escopolamina, ipratrópio e pirenzepina são os mais utilizados e serão descritos a seguir.

Atropina e escopolamina

A atropina e a escopolamina são compostos encontrados em plantas da família Solanaceae. Por serem alcaloides naturais, são rapidamente absorvidos por via oral e apresentam extensiva distribuição. Uma diferença entre esses antimuscarínicos é que em doses terapêuticas a atropina não apresenta ação no SNC, enquanto a escopolamina apresenta efeito depressor central.

A atropina é o parassimpaticolítico de uso mais difundido e conhecido, sendo utilizada como adjuvante anestésico para controle de frequência cardíaca, motilidade do TGI e secreções durante cirurgias. Além disso, casos de hipermotilidade gastrintestinal e bradicardia também podem ser tratados com atropina. Outro uso da atropina é no exame de fundo de olho, por causar midríase e cicloplegia.

Cicloplegia
Perda da acomodação da visão por paralisia dos músculos ciliares

> O uso oftálmico da atropina é restrito, pois seu tempo de degradação pode levar até 2 semanas. É indicada para alguns tipos de glaucoma, sendo contraindicada para pacientes que apresentem o tipo de ângulo fechado.

A atropina também é utilizada em casos de intoxicação por agentes muscarínicos, por competir diretamente com eles pelos receptores colinérgicos. Pode servir como antídoto contra os gases dos nervos, juntamente com a pralidoxima, por inibir os efeitos colinérgicos nas junções neuroefetoras parassimpáticas. O uso para inibição de efeitos muscarínicos durante diagnóstico e tratamento de miastenia *gravis* é descrito no Capítulo 3. Por sua vez, a escopolamina pode ter as mesmas utilizações, com aplicação adicional para o tratamento da cinetose.

As doses variam de acordo com os objetivos, e os efeitos dependentes de dose estão apresentados na Tabela 2.6.

Cinetose
Náuseas e tontura provocadas por movimentação inabitual do corpo, geralmente associadas a veículos como barcos e automóveis

■ **Tabela 2.6** Efeitos dependentes das doses de atropina administradas.

Dose (mg)	Efeito
0,5 a 1	Boca seca, pele seca, bradicardia seguida de taquicardia, dilatação da pupila
2	Pupilas dilatadas, paralisia da acomodação (visão turva), taquicardia, palpitações, boca seca
5	Redução na atividade do TGI e da bexiga, redução na secreção gástrica, pele quente e seca, dificuldade na fonação, efeitos no SNC (inquietação/agitação, cansaço, cefaleia)
≥ 10	Toxicidade do SNC (confusão, delírio, excitação, alucinação, irritabilidade, coma, paralisia respiratória, morte)

SNC: sistema nervoso central, TGI: trato gastrintestinal.

Dependendo do objetivo, a atropina pode ser administrada por via oral (inibição de salivação), tópica (uso oftálmico) ou injetável (demais aplicações), e sua meia-vida de eliminação é de 2 a 3 h.

Ipratrópio

O ipratrópio é uma amina quaternária de uso bastante difundido para asma. A administração por via inalatória apresenta uma absorção pequena, o que evita os efeitos sistêmicos clássicos dos antimuscarínicos. Além da broncodilatação, o ipratrópio tem a vantagem de não diminuir as secreções brônquicas, pouco afetando a depuração mucociliar. Mais detalhes da aplicação do ipratrópio são apresentados no Capítulo 4.

Pirenzepina

A pirenzepina é um antagonista muscarínico que, em doses terapêuticas, apresenta relativa seletividade para receptores M1. Tal característica confere ao fármaco a capacidade de inibir a secreção e motilidade gástricas sem afetar frequência cardíaca, contração de músculo liso, secreções salivares ou SNC. É utilizada no combate à úlcera péptica e será mais bem contextualizada no Capítulo 9.

■ Sistema noradrenérgico

O SNAS modula a atividade de muitos órgãos e tecidos. Assim, fármacos que modificam as ações desses neurônios produzem uma variedade de respostas clinicamente importantes; porém, por causa desse grande número de ações, o uso terapêutico desses fármacos geralmente está associado a uma multiplicidade de efeitos colaterais. A transmissão adrenérgica ocorre na maioria das fibras nervosas pós-ganglionares do SNAS e é garantida pela liberação de norepinefrina (NA). O termo adrenérgico ficou consagrado, pois inicialmente pensava-se que o neurotransmissor liberado fosse a epinefrina (Figura 2.1). A fibra pré-ganglionar do SNAS é curta, com o corpo celular do neurônio pré-ganglionar localizado no SNC. A fibra pré-ganglionar faz sinapse com a fibra pós-ganglionar em gânglios localizados bilateralmente ao lado da medula espinal, formando a cadeia paravertebral. Existem outras poucas sinapses em gânglios vertebrais (celíaco e mesentérico superior e inferior) situados na pelve e no abdome. A fibra pós-ganglionar é longa e se ramifica muito até atingir o órgão efetor; sendo assim, o estímulo simpático que deixa o SNC se difunde e amplifica, contrastando com o efeito mais localizado do SNAP.

A Figura 2.5 mostra um esquema do SNAS e do SNAP. Nessa figura, observa-se que os gânglios são todos colinérgicos, ou seja, mantêm a transmissão pela liberação de ACh e sua ação em receptores nicotínicos. A terminação nervosa do SNAP, como foi mostrado anteriormente, também libera ACh, a qual interage com receptores muscarínicos no órgão efetor. A terminação do SNAS libera NA, que atua em receptores alfa e beta. A glândula sudorípara é uma exceção chamada de simpático-colinérgica. Além de ocupar uma posição anatômica que favorece sua ação, ela é ativada pelo estímulo simpático, mas libera ACh, que age no receptor muscarínico glandular. A medular da suprarrenal poderia ser comparada a um gânglio do SNAS; o estímulo promove a liberação de ACh, que interage com receptores nicotínicos nas células cromafins da suprarrenal, propiciando a saída de epinefrina (80%) e NA (20%) para a corrente sanguínea.

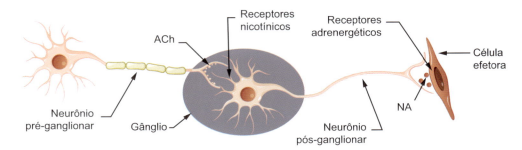

Simpático: inervação da maior parte dos tecidos efetores

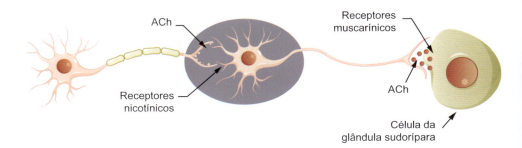

Simpático: inervação da maioria das glândulas sudoríparas

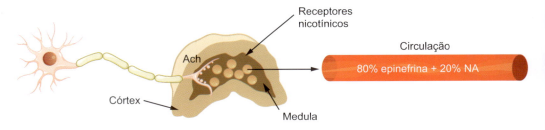

Simpático: inervação da suprarrenal

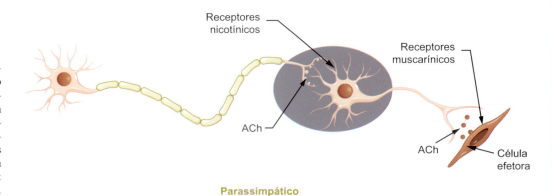

Parassimpático

Figura 2.5 SNAS e SNAP; o esquema mostra a transmissão colinérgica nos gânglios autônomos, no efetor do SNAP e na glândula sudorípara (simpático-colinérgica), além da transmissão adrenérgica nos órgãos inervados pelo SNAS e na medular da suprarrenal. ACh: acetilcolina, NA: norepinefrina.

Os neurônios noradrenérgicos, à medida que se aproximam do órgão a ser inervado, vão se ramificando e adentram o órgão em numerosas proliferações em forma de rosário, chamadas de varicosidades (Figura 2.6).

A síntese de NA ocorre no citoplasma da varicosidade, como descrito na Figura 2.6.

A NA sintetizada fica armazenada, em alta concentração, nas vesículas em um complexo com trifosfato de adenonisa (ATP), magnésio e uma proteína chamada de cromogranina A. Dentro da vesícula, ela está protegida da metabolização pela enzima monoaminoxidase (MAO), que está localizada na membrana externa da mitocôndria, no citoplasma do neurônio. Quando um potencial de ação atinge a varicosidade, os canais de cálcio possibilitam a entrada de cálcio, resultando na expulsão do conteúdo da vesícula para a fenda sináptica por exocitose. A NA que foi liberada pode interagir com os receptores alfa (α_1 e α_2) ou beta (β_1, β_2 e β_3) que estão na membrana do órgão efetor e produzir a ativação deles, resultando em respostas efetoras descritas mais adiante na Tabela 2.7 e na Figura 2.7.

Se observarmos a Figura 2.6, podemos ainda verificar que a NA que chegou à fenda sináptica pode voltar ao citoplasma da varicosidade por um importante mecanismo de transporte chamado de captação neuronal. A NA livre no citoplasma do neurônio pode ser, então, metabolizada pela MAO ou ainda sofrer uma recaptação para dentro da vesícula (TVMA), ficando disponível para uma nova liberação exocitótica.

A captação neuronal, também chamada de transporte neuronal de NA (TNE), é o principal mecanismo de retirada da NA da fenda sináptica, interrompendo, desse modo, sua atuação nos receptores adrenérgicos.

Outro mecanismo de transporte da NA, captação extraneuronal ou transporte extraneuronal de monoaminas (TEN), retira a NA da fenda sináptica e a coloca no citoplasma da célula efetora, no qual ela poderá ser metabolizada pela enzima citosólica catecol-O-metiltransferase (COMT) ou pela MAO, também presente no citoplasma de muitas células efetoras.

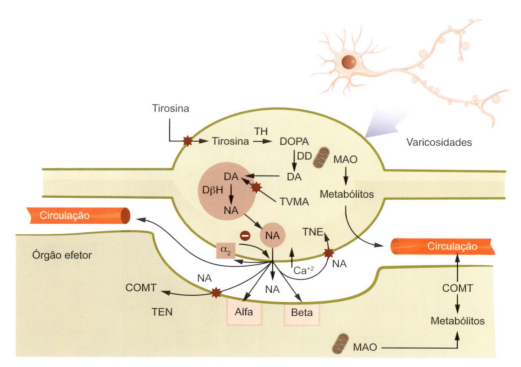

Figura 2.6 Terminação adrenérgica em forma de varicosidade, na qual ocorre a síntese de norepinefrina (NA). A tirosina entra ativamente no citoplasma do neurônio e sofre ação da enzima tirosina hidroxilase (TH), transformando-se em di-hidroxifenilalanina (DOPA), transformada pela dopa-descarboxilase (DD) em dopamina (DA). A dopamina é ativamente captada por um mecanismo de transporte vesicular de monoaminas (TVMA), na qual é hidroxilada pela dopamina beta-hidroxilase (DβH), dando origem à NA. COMT: catecol-O-metiltransferase, MAO: monoaminoxidase, TEN: transporte extraneuronal de monoaminas, TNE: transporte neuronal de NA. Adaptada de MINNEMAH, K.P.; WECKER, L.; LARNER, J.; BRODY, T.M. (eds.). *Farmacologia humana*. 4. ed. São Paulo: Elsevier, 2006.

■ **Tabela 2.7** Resposta de vários efetores à estimulação do sistema nervoso autônomo simpático (SNAS).

Efetor	Resposta	Receptor
Olho (músculo radial da íris)	Contração – midríase	α_1
Olho (músculo ciliar)	Discreto relaxamento	β_2
Coração	↑ Frequência (cronotropismo+) ↑ Força de contração (inotropismo+) ↑ Automatismo (dromotropismo+)	β_1
Vasos sanguíneos	Constrição Dilatação (vasos da musculatura esquelética)	α_1, α_2 β_2
Pulmões (músculo liso brônquico)	Relaxamento – broncodilatação	β_2
Fígado	Glicogenólise e gliconeogênese	$\beta_2 (\beta_1, \alpha_1)$
Pâncreas (células β)	↓ Secreção de insulina ↑ Secreção de glucagon	α_2 β_2
Mastócitos	Inibe a liberação de histamina	β_2
Plaquetas	Agregação	α_2
Trato gastrintestinal (músculo liso)	↓ Motilidade e ↓ tônus	$\beta_2, \beta_1, \alpha_1, \alpha_2$ (pré-ACh)
Trato gastrintestinal (esfíncteres)	Contração	α_1
Bexiga (músculo detrusor)	Relaxamento	β_2
Bexiga (trígono e esfíncter)	Contração	α_1
Ureter	↑ Motilidade e ↑ tônus	α_1
Uretra	↑ Motilidade e ↑ tônus	α_1
Útero (grávido)	Contração Relaxamento Variável, relaxamento	α_1 β_2 β_2
Órgão sexual masculino	Ejaculação	α_1
Rim (células justaglomerulares)	↑ Secreção de renina	β_1
Tecido adiposo	Lipólise	$\beta_3 (\beta_1, \alpha_2)$
Músculo esquelético	↑ Contratilidade, glicogenólise ↑ Captação de K^+, tremor	β_2
Glândulas salivares, exceto parótida	Secreção viscosa e de amilase	α_1, β

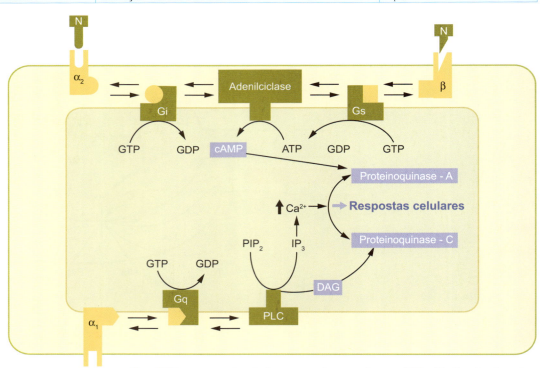

Figura 2.7 Receptores adrenérgicos e seus sistemas efetores. ATP: trifosfato de adenosina, DAG: diacilglicerol, GDP: difosfato de guanosina, GTP: trifosfato de guanosina, Gi: proteína G inibidora da adenilciclase, Gq: proteína G ativadora da fosfolipase C, Gs: proteína G ativadora da adenilciclase, IP_3: trifosfato de inositol, N: neurotransmissor, PIP_2: difosfato de fosfatidilinositol.

Farmacologia em Foco

Sistemas efetores dos receptores adrenérgicos

Todos os receptores adrenérgicos são acoplados à proteína G, e cada um deles parece estar relacionado com um segundo mensageiro específico (leia também o Capítulo 1). Os receptores β estão acoplados a uma proteína G reguladora estimuladora (Gs) ligada ao nucleotídio de guanina; a desfosforilação do trifosfato de guanosina (GTP) ao difosfato de guanosina (GDP) ativa a adenilciclase, a qual estimula a síntese do segundo mensageiro monofosfato de adenosina cíclica (cAMP) (Figura 2.7).

O acúmulo de cAMP ativa proteinoquinases dependentes de cAMP, que promovem a fosforilação de proteínas funcionais responsáveis pelos efeitos decorrentes da ativação do receptor. O receptor α_2 está acoplado negativamente à adenilciclase, e sua ativação resulta em diminuição da síntese de cAMP, reduzindo, assim, o estado de ativação da proteinoquinase dependente de cAMP. O estímulo desse receptor pode, além disso, provocar um aumento da condutância de íons K^+, implicado na hiperpolarização observada, ou ainda inibir canais de cálcio voltagem-dependente.

Os receptores α_1, quando estimulados, aumentam a concentração interna de cálcio por ativarem uma proteína G reguladora associada à fosfolipase C (PLC), que promove a degradação de alguns fosfolipídios de membrana, resultando na formação de dois segundos mensageiros, o trifosfato de inositol (IP_3) e o diacilglicerol (DAG), responsáveis pela liberação de cálcio de estoques intracelulares e pela ativação de proteinoquinase, necessária à fosforilação de enzimas para secreção glandular e contração de músculo liso.

Como visto anteriormente, MAO e COMT são as enzimas que metabolizam a NA e a epinefrina (Figura 2.8), originando inicialmente como metabólitos, respectivamente, normetanefrina e metanefrina. Os metabólitos finais comuns das duas catecolaminas são o ácido 3-metoxi-4-hidroximandélico (VMA), também chamado ácido vanilmandélico, e o 3-metoxi-4-hidroxifeniletilenoglicol (MOPEG ou MHPG), que podem ser mensurados na urina.

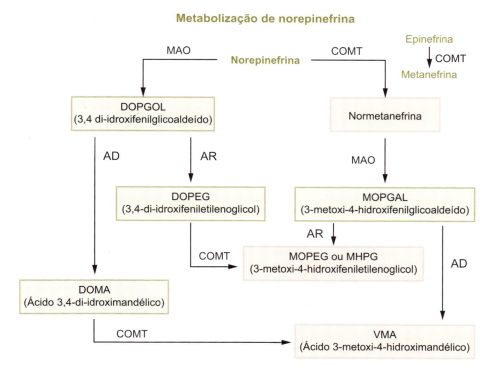

Figura 2.8 Metabolização da norepinefrina (NA) e da epinefrina. AD: aldeído desidrogenase, AR: aldeído redutase, COMT: catecol-O-metiltransferase, MAO: monoaminoxidase.

Fármacos adrenérgicos

Fármacos adrenérgicos são aqueles que produzem resposta tecidual semelhante às produzidas pela estimulação do SNAS, podendo ser chamados de *simpaticomiméticos* ou simpatomiméticos, por imitarem o efeito da estimulação noradrenérgica no órgão efetor, descritos na Figura 2.9.

Os fármacos simpaticomiméticos atuam aumentando a concentração efetiva do mediador (NA) na *biofase do receptor* (ação indireta) ou, ainda, estimulando os receptores adrenérgicos α e β (ação direta, agonistas α e β).

Fármacos simpaticomiméticos de ação indireta

Como o próprio nome diz, eles atuam de maneira indireta, aumentando a concentração do neurotransmissor NA, que por sua vez, atua diretamente nos receptores adrenérgicos produzindo seus efeitos: agonista α_1, agonista α_2 e agonista β_1.

Neste grupo de fármacos, encontram-se aqueles que aumentam a liberação de NA, como tiramina, anfetamina, metilfenidato, efedrina, pseudoefedrina, e aqueles que inibem o mecanismo de captação neuronal da NA, como cocaína e antidepressivos tricíclicos (imipramina, desipramina, amitriptilina); estes últimos serão discutidos no Capítulo 10.

Tiramina

A tiramina não tem uso clínico. É encontrada em diversos alimentos, como queijos, vinhos, cerveja etc., e pode ainda ser produzida no organismo por ação da tirosina descarboxilase bacteriana na tirosina que é ingerida com a dieta. Normalmente, a tiramina produzida ou ingerida é metabolizada pela MAO intestinal e não ocasiona acúmulo. No paciente tratado com inibidores da MAO, o excesso de tiramina pode liberar NA das terminações simpáticas (liberação por difusão, não exocitótica) e produzir um estímulo simpático exacerbado conhecido como "crise adrenérgica aguda", com hipertensão grave, acidente vascular encefálico ou infarto do miocárdio.

> Algumas bebidas usadas em rituais religiosos contêm uma substância inibidora da MAO que pode induzir crise adrenérgica aguda em indivíduos usuários ao consumirem alimentos ricos em tiramina.

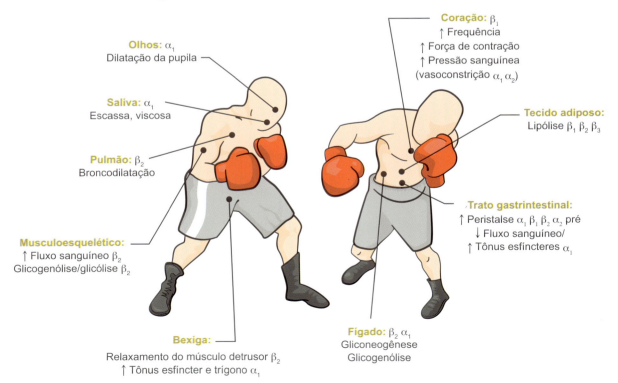

Figura 2.9 Resposta à ativação do sistema nervoso autônomo simpático (SNAS).

Anfetamina

A anfetamina tem muitos efeitos no SNC (descritos no Capítulo 10), além de efeitos simpaticomiméticos indiretos. A anfetamina e os derivados anfetamínicos são utilizados terapeuticamente devido a seu efeito estimulante no tratamento da narcolepsia (ou hipersonia) e do transtorno do déficit de atenção e hiperatividade (TDAH), e também como anorexígeno na obesidade.

Por aumentar a liberação noradrenérgica, a anfetamina aumenta a pressão sistólica e diastólica e pode ocasionar bradicardia reflexa ao aumento da pressão arterial e, em altas doses, arritmia cardíaca.

> **Narcolepsia (ou hipersonia)**
> Estado de sono incontrolável

Metilfenidato

O metilfenidato é estruturalmente relacionado com a anfetamina e, por seus efeitos centrais psicoestimulantes, melhora a vigília, a capacidade de concentração e o estado de alerta. É indicado no tratamento do TDAH.

Efedrina

A efedrina é encontrada naturalmente em muitas plantas, tendo sido inicialmente isolada da erva Ma Huang, popular na China, por seus efeitos broncodilatadores.

É uma substância simpaticomimética de ação mista: tem ação indireta, liberando NA da terminação adrenérgica, e age diretamente como agonista do receptor β_2 adrenérgico.

Por atravessar a barreira hematencefálica, produz efeitos semelhantes aos da anfetamina no SNC, porém de menor intensidade. Seus efeitos periféricos decorrem da liberação de NA nas terminações adrenérgicas, produzindo indiretamente descongestão nasal (efeito α), midríase (efeito α_1), taquicardia (β_1), aumento da pressão arterial (vasoconstrição, efeito α) e efeitos diretos broncodilatadores por sua ação agonista no receptor β_2. Ocorre efeito taquifilático às suas ações periféricas, o que reduz sua eficácia.

> **Taquifilaxia**
> Diminuição rápida na resposta a um fármaco depois de repetidas doses em um curto período de tempo

Pseudoefedrina

A pseudoefedrina tem apenas ação indireta, aumentando a liberação neuronal de NA, e é muito utilizada por via oral devido às suas propriedades como descongestionante nasal, que são ativadas por via oral. Praticamente não tem efeitos centrais nas doses terapêuticas.

Fármacos simpaticomiméticos de ação direta

Fármacos simpaticomiméticos de ação direta produzem efeitos semelhantes ao estímulo adrenérgico (Figura 2.9) por atuarem diretamente em um ou mais dos receptores adrenérgicos. São, portanto, agonistas adrenérgicos α ou β.

Agonistas adrenérgicos não seletivos

Epinefrina e norepinefrina. Injetadas localmente, tanto a epinefrina quanto a NA apresentam efeito vasoconstritor por ação agonista em receptores α adrenérgicos. No caso da NA, esse efeito é muito intenso e pode causar lesão tecidual, inviabilizando sua utilização por essa via. Por outro lado, o efeito vasoconstritor da epinefrina proporciona discreta hemostasia, diminuindo sangramentos superficiais, e, quando utilizada em associação com um anestésico local, reduz a absorção ou difusão do anestésico e prolonga o tempo de anestesia local.

A Figura 2.10 mostra que existem diferenças importantes entre a NA e a epinefrina administradas por via intravenosa. A epinefrina apresenta efeitos complexos devido à sua ação agonista não seletiva, atuando em receptores α_1, α_2, β_1 e β_2 adrenérgicos, enquanto a NA tem efeitos decorrentes de sua ação agonista não seletiva em receptores α_1, α_2, e β_1.

A NA produz aumento da pressão diastólica e sistólica, aumentando a pressão arterial média; essa elevação causa distensão e estímulo em pressorreceptores do seio carotídeo e do arco aórtico, os quais enviam impulsos por meio de neurônios aferentes para o centro vasomotor no bulbo. Desse modo, o aumento da pressão arterial produz ajustes reflexos compensadores, com inibição da descarga tônica do simpático e ativação das fibras vagais, determinando bradicardia reflexa. Quando a pressão arterial diminui, por um mecanismo similar, há taquicardia reflexa.

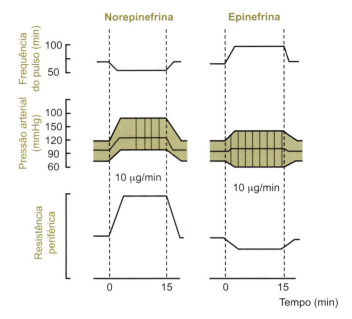

Figura 2.10 Efeitos comparativos da norepinefrina (NA) e da epinefrina no sistema cardiovascular humano. Adaptada de BRUNTON, L.L. et al. *As bases farmacológicas da terapêutica de Goodman & Gilman*. 12. ed. Porto Alegre: McGraw-Hill, 2012.

A epinefrina administrada por via intravenosa atua nos leitos vasculares produzindo vasodilatação por ação em receptores β_2 nos vasos da musculatura esquelética e vasoconstrição por ação em receptores α_1 e α_2 nos leitos vasculares esplâncnicos e na pele. O efeito observado na pressão arterial reflete a somatória das duas ações (α e β_2) e depende da dose e da velocidade de administração; assim, pode-se observar aumento da pressão arterial sistólica (α_1 e α_2) e queda da pressão diastólica (β_2), enquanto a pressão arterial média praticamente não se altera, como mostrado na Figura 2.10. Os efeitos cronotrópico e inotrópico positivos da epinefrina são devidos à sua ação em receptores β_1 cardíacos.

Efeito cronotrópico positivo
Aumento da frequência cardíaca

Efeito inotrópico positivo
Aumento da força de contração do coração

> O estímulo dos receptores β_1 cardíacos pela epinefrina proporciona aumento do débito cardíaco; porém, por aumentar o consumo de oxigênio, diminui a eficiência cardíaca (trabalho/gasto de oxigênio).

Pela ativação de marca-passos latentes no nódulo atrioventricular e nas fibras de Purkinje, a epinefrina pode predispor o coração a arritmias.

Outros efeitos da epinefrina também decorrem de sua atividade agonista adrenérgica. Desse modo, ela relaxa a musculatura lisa brônquica (β_2), diminui a secreção pulmonar por seu efeito vasoconstritor (α_1), contribui para a retenção urinária por relaxar o músculo detrusor (β_2), contrai o trígono e o esfíncter (α_1) e aumenta a concentração sanguínea de glicose por glicogenólise e gliconeogênese. No choque anafilático, a epinefrina é potente antagonista fisiológico de broncoconstritores endógenos, reverte a hipotensão e o edema de glote.

Agonistas seletivos β_1 adrenérgicos

Dopamina. A DA é uma catecolamina endógena administrada em infusão contínua para estimular o coração por ação agonista β_1; porém, em doses maiores, promove efeito vasoconstritor α_1. A DA também atua como agonista em receptores dopaminérgicos D_1; sua interação com o receptor D_1 dilata artérias mesentéricas e o leito vascular renal, determinando aumento da filtração glomerular e da excreção de sódio e melhora do débito urinário. A DA não é efetiva por via oral, pois é extensamente biotransformada pela MAO e pela COMT; é utilizada em pacientes com choque cardiogênico ou séptico e insuficiência cardíaca congestiva grave por infusão intravenosa contínua devido ao curto tempo de meia-vida plasmática.

Dobutamina. Em doses terapêuticas, a dobutamina é um agonista β_1 seletivo com ação proeminente sobre o coração, aumentando a força de contração e o débito cardíacos sem alterar significativamente a frequência cardíaca, a resistência periférica e a pressão arterial; apesar dessa discreta seletividade, a administração da dobutamina apresenta risco para pacientes com histórico de hipertensão. A dobutamina deve ser administrada por infusão intravenosa diluída em soro. Os usos terapêuticos da dobutamina devem-se à sua ação primária aumentando a contratilidade miocárdica na falência cardíaca que acompanha o infarto do miocárdio, na cirurgia cardíaca e para o tratamento a curto prazo da insuficiência cardíaca congestiva.

Nem a DA nem a dobutamina devem ser administradas em soluções alcalinas, pois se inativam.

Agonistas seletivos β₂ adrenérgicos

Historicamente, o advento dos agonistas β₂ seletivos para minimizar o broncospasmo revolucionou o tratamento da asma brônquica (Capítulo 4). O isoproterenol, um poderoso agonista β puro (β₁ e β₂), foi inicialmente usado para produzir broncodilatação (efeito agonista β₂), mas também reduz a pressão arterial diastólica (efeito agonista β₂ nos vasos do músculo esquelético) e causa considerável efeito estimulador sobre o coração, produzindo, assim, taquicardia por efeito direto agonista β₁ e por efeito reflexo à queda da pressão arterial. Seu uso terapêutico na broncoconstrição, pelo descrito, ficou obsoleto.

Como no músculo liso brônquico não existe inervação do SNAS, os efeitos fisiológicos de broncodilatação são devidos à ação da epinefrina circulante em receptores β₂ presentes nessa musculatura.

Os agonistas β₂ seletivos incluem o salbutamol, a terbutalina, o salmeterol, o formoterol, o fenoterol, o metaproterenol e a ritodrina. Os fármacos simpaticomiméticos agonistas β₂ relaxam o músculo liso das vias respiratórias e também inibem a liberação de substâncias broncoconstritoras pelos mastócitos sensibilizados por anticorpo IgE. Esses fármacos são amplamente usados pela via respiratória; a aplicação dos agonistas β₂ seletivos por aerossóis proporciona uma estimulação pulmonar mais rápida e eficiente com o uso de menores doses, reduzindo, assim, os efeitos colaterais sistêmicos.

A seletividade pelo receptor β₂ não é absoluta, e, em maiores dosagens, mesmo por via inalatória, podem aparecer também os efeitos devido à estimulação dos receptores β₁.

Outros efeitos sistêmicos que podem aparecer em um tratamento prolongado são hipopotassemia e hiperglicemia, dependendo da dose e da via pela qual o fármaco tenha sido administrado, e necessitam de monitoramento. Tremores finos dos músculos esqueléticos, particularmente das mãos, palpitações, sudorese e cefaleia são efeitos adversos comuns aos fármacos agonistas β₂ seletivos, porém menos frequentes quando eles são administrados por inalação.

A ritodrina é usada para inibir o parto prematuro em gestações acima de 20 semanas que necessitem do prolongamento da vida uterina. Sua ação agonista β₂ exerce efeito de relaxamento da musculatura lisa uterina; ela é administrada em doses individualizadas via oral ou intravenosa. A terbutalina e a isoxsuprina também são usadas por via intravenosa para retardar o parto.

Agonistas seletivos α₁ adrenérgicos

Os fármacos agonistas seletivos α₁ adrenérgicos fenilefrina, metoxamina e metaraminol atuam diretamente em receptores α₁ vasculares, produzindo vasoconstrição e aumento da pressão sistólica e diastólica e determinando bradicardia reflexa ao aumento da pressão arterial. O uso terapêutico desses fármacos está relacionado com sua ação pressórica, na reversão ou manutenção da pressão arterial na anestesia espinal e em outros estados hipotensivos. Seu efeito bradicárdico também é utilizado para interromper ataques de taquicardia atrial paroxística.

Fenilefrina, nafazolina e oximetazolina são usadas como descongestionantes nasais e conjuntivais em aplicações locais. Esse uso é decorrente de sua ação agonista α₁ na musculatura lisa vascular; a vasoconstrição das arteríolas dilatadas no interior da mucosa nasal reduz o fluxo sanguíneo na área edematosa, produzindo o efeito descongestionante. Doses elevadas podem produzir irritação da mucosa, e o uso prolongado pode ocasionar congestão de rebote. A fenilefrina produz também midríase sem cicloplegia, por ação agonista em receptores α₁ que contraem o músculo radial da íris e aumentam o diâmetro pupilar sem cicloplegia, pois a fenilefrina não atua em receptores do músculo ciliar e, por isso, não interfere na acomodação visual.

Agonistas seletivos α₂ adrenérgicos

Os agonistas seletivos α₂ adrenérgicos, clonidina, guanabenz e alfametildopa, podem ocasionar vasoconstrição por ação periférica direta em receptores vasculares pós-sinápticos α₂, inclusive levando à elevação inicial da pressão arterial ou mesmo a um efeito descongestionante nasal ou conjuntival; porém, seu efeito principal é simpaticolítico, ou seja, diminui a transmissão noradrenérgica. Esses fármacos são usados como anti-hipertensivos por sua ação agonista em receptores α_2 centrais, localizados no tronco cerebral, que, quando estimulados, diminuem o fluxo simpático para a periferia e reduzem a pressão arterial.

Fármacos antiadrenérgicos

Os fármacos denominados antiadrenérgicos ou simpaticolíticos são aqueles que inibem as respostas resultantes do estímulo do SNAS ou bloqueiam os efeitos produzidos por agentes agonistas noradrenérgicos. Eles são divididos em bloqueadores de neurônios e antagonistas α ou β adrenérgicos.

Os fármacos simpaticolíticos bloqueadores de neurônios inibem a síntese, o armazenamento ou a liberação da NA dos terminais noradrenérgicos. Os fármacos que atuam bloqueando os receptores adrenérgicos no órgão efetor são antagonistas α ou β, os quais inibem as respostas mediadas pela ativação dos receptores adrenérgicos.

Bloqueadores de neurônios

Os bloqueadores neuronais incluem muitos fármacos com diferentes mecanismos de ação, mas que produzem depleção do mediador na terminação neuronal ou incapacidade de liberação do mediador. Dentre os fármacos que afetam a síntese do neurotransmissor, a carbidopa é a que tem maior aplicação clínica. Utiliza-se a carbidopa como coadjuvante, associada ao levodopa, no tratamento da doença de Parkinson. A carbidopa não atravessa a barreira hematencefálica e inibe a dopa-descarboxilase periférica sem interferir na atividade dessa enzima no SNC. Desse modo, impede que o levodopa, um precursor da DA, seja descarboxilado à DA na periferia, aumentando sua oferta para ser descarboxilado e produzir DA no cérebro, diminuindo a deficiência dessa catecolamina e melhorando os sintomas da doença de Parkinson. A carbidopa, impedindo a formação da DA na periferia, também diminui os efeitos adversos cardiovasculares e gastrintestinais ocasionados pela formação da DA extracerebral.

A reserpina leva à depleção de monoaminas, pois induz a liberação dos mediadores (NA, DA, 5-HT e epinefrina) das vesículas de armazenamento no SNA e também no SNC. Não penetra na vesícula. Ela inibe a captação granular e desloca a NA da vesícula para o citoplasma, no qual sofre a ação da enzima MAO. A vesícula fica vazia, dita depletada. O uso terapêutico da reserpina como anti-hipertensivo está restrito a poucos casos de hipertensão.

A guanetidina impede a liberação e causa depleção das catecolaminas. Ela é ativamente transportada para o interior da varicosidade e penetra também na vesícula, atuando como falso transmissor; a NA liberada pode ser metabolizada pela MAO ou mesmo produzir uma hipertensão inicial. A guanetidina e o bretílio impedem a liberação exocitótica do neurotransmissor. O uso terapêutico da guanetidina se restringe a alguns tipos graves de hipertensão, e o do bretílio é restrito às arritmias ventriculares.

Os bloqueadores neuronais descritos provocam a redução prolongada da quantidade de NA na fenda sináptica, responsável por uma sensibilidade por denervação. Nesse caso, os receptores pós-sinápticos ficam muito sensíveis aos estímulos de fármacos agonistas adrenérgicos de ação direta, como a fenilefrina, o que pode resultar em grave hipertensão.

Antagonistas α adrenérgicos

A fentolamina é um bloqueador α não seletivo, antagonista de receptores adrenérgicos α_1 pós-sinápticos e de receptores α_2 pré-sinápticos. O bloqueio, pela fentolamina, das ações mediadas pelos receptores α_1 pós-sinápticos nos vasos sanguíneos resulta em queda da pressão arterial e taquicardia reflexa à diminuição da pressão. O bloqueio de receptores α_2 pré-sinápticos pela fentolamina aumenta a liberação de NA da terminação adrenérgica, e a NA, por sua vez, atua em receptores β_1, aumentando ainda mais a frequência e a força de contração cardíaca.

A injeção da fentolamina em associação com a papaverina no corpo cavernoso é indicada no tratamento de distúrbios eréteis.

A prazosina, a terazosina, a doxazosina e a tansulosina são antagonistas seletivos dos receptores α_1 pós-sinápticos. A prazosina é um anti-hipertensivo eficaz e produz menor estimulação cardíaca, pois praticamente não bloqueia os receptores α_2 pré-sinápticos; seu efeito anti-hipertensivo resulta do bloqueio produzido nos receptores α_1 nas arteríolas e veias, resultando em queda da resistência vascular periférica e do retorno venoso ao coração.

Os efeitos colaterais mais comuns dos antagonistas α adrenérgicos, como a prazosina, são hipotensão postural ou ortostática, vertigem e tontura, observadas principalmente durante o tratamento inicial; por essa razão, a primeira dose deve ser menor, administrada à noite, com o paciente deitado para evitar a síncope da primeira dose.

Os antagonistas α_1 são utilizados no tratamento da hiperplasia prostática benigna, pois reduzem os sintomas de obstrução e a urgência urinária observada à noite. A tansulosina apresenta seletividade para bloquear os receptores α_{1A}, que são abundantes na próstata, atuando como fármaco promissor no tratamento da hiperplasia prostática benigna.

Antagonistas β adrenérgicos

O propranolol é o protótipo do grupo de bloqueadores dos receptores β adrenérgicos; sua ação antagonista não seletiva nos receptores β_1 e β_2 reduz a atividade agonista da epinefrina e da NA nesses receptores. Assim, o propranolol pode interferir na broncodilatação produzida pela epinefrina nos receptores β_2 pulmonares e, portanto, é contraindicado em pacientes com histórico de asma ou DPOC.

A intensidade e a qualidade dos efeitos obtidos com um betabloqueador dependem não somente do espectro de ação do fármaco e da dose administrada, mas também do grau de atividade adrenérgica vigente; por exemplo: no exercício, o efeito do bloqueio β aparece mais evidente do que no repouso, pois é neste momento que a atividade do SNAS é requerida. Por ação antagonista β_1, o propranolol diminui a frequência e a força de contração cardíaca, e reduz o débito cardíaco, o consumo de oxigênio, a velocidade de condução no nó atrioventricular e a liberação de renina devido ao bloqueio de receptores β_1 nas células justaglomerulares renais. Após o uso prolongado, esses bloqueios dos receptores β, impedindo a ação da epinefrina e da NA no coração e reduzindo a atividade do sistema renina-angiotensina-aldosterona, diminuem persistentemente o débito cardíaco, a resistência vascular periférica e a pressão arterial, mas preservam a vasoconstrição reflexa (α_1), determinando menor ocorrência de hipotensão ortostática.

Como se pode supor, os principais efeitos terapêuticos dos antagonistas β adrenérgicos são observados no sistema cardiovascular e são diferentes nos indivíduos saudáveis e naqueles com hipertensão ou isquemia miocárdica. Assim, na angina, o uso de betabloqueador diminui o consumo de oxigênio pelo miocárdio devido aos efeitos inotrópicos e cronotrópicos negativos; tais efeitos, entretanto, podem majorar uma bradicardia. O propranolol diminui a mortalidade após o infarto do miocárdio e também tem ação direta como estabilizador de membrana, que igualmente favorece sua ação antiarrítmica.

O bloqueio β_2 nos vasos da musculatura esquelética pode ser responsável pelo aparecimento de quadros de claudicação intermitente como efeito colateral adverso pelo uso do propranolol. Em pacientes diabéticos, as alterações metabólicas ocasionadas pelos betabloqueadores, como diminuição da glicogenólise e gliconeogênese, podem retardar a recuperação de um quadro de hipoglicemia; além disso, nesses pacientes o bloqueio β_1 do coração impedirá a ocorrência de taquicardia como um indicativo de hipoglicemia e, nesse caso, o paciente deverá reconhecê-la pela sudorese. O uso dos betabloqueadores prejudica o perfil lipídico sérico, induzindo aumento de lipoproteína de baixa densidade (LDL) e triglicerídios e redução da lipoproteína de alta densidade (HDL).

O desmame do paciente medicado com propranolol por um longo período deverá ser gradual, porque há aumento da responsividade dos receptores β adrenérgicos resultantes de suprarregulação.

Hipotensão postural ou ortostática
Queda brusca da pressão arterial que ocorre quando o indivíduo se levanta rapidamente, podendo resultar em tontura e desmaio

DPOC
Doença pulmonar obstrutiva crônica, conhecida também como bronquite crônica e enfisema pulmonar

Os antagonistas β_1 seletivos, como o atenolol e o metoprolol, têm relativa cardiosseletividade; mesmo assim, não devem ser prescritos para indivíduos com predisposição ao broncoespasmo.

Atualmente há outros fármacos betabloqueadores, como o carvedilol, que tem efeitos adicionais de vasodilatação periférica, atividade antioxidante e estabilizadora de membrana, que contribuem para seus efeitos como anti-hipertensivo; além disso, essa substância aumenta a sensibilidade à insulina e melhora o perfil dos lipídios séricos, desejável para pacientes com dislipidemias.

RESUMO

- A ação de fármacos que atuam no SNA depende da inervação e dos tipos de receptores de cada órgão
- Os fármacos que atuam no SNAP se dividem em parassimpaticomiméticos diretos e indiretos e parassimpaticolíticos
- Os parassimpaticomiméticos, ou fármacos colinomiméticos de ação direta, são agonistas muscarínicos, como a metacolina e a pilocarpina, dentre outros. Suas ações estão relacionadas com o estímulo do TGI e secreções como salivação e sudorese
- Os parassimpaticomiméticos, ou fármacos colinomiméticos de ação indireta, como a neostigmina e os organofosforados, são inibidores da AChE e atuam aumentando a concentração de ACh na fenda sináptica. Além das ações encontradas nos colinomiméticos diretos, os indiretos ainda podem atuar nos gânglios e músculos voluntários
- Os parassimpaticolíticos, como a atropina e o ipratrópio, são antagonistas muscarínicos utilizados como adjuvantes anestésicos, contra intoxicação por colinomiméticos, broncodilatadores e no combate à úlcera péptica, principalmente
- Os fármacos que atuam no SNAS se dividem em fármacos adrenérgicos ou simpaticomiméticos e fármacos antiadrenérgicos ou simpaticolíticos
- Os fármacos simpaticomiméticos que atuam de forma direta são agonistas de receptor adrenérgico α_1, α_2, β_1 e β_2
- Os fármacos simpaticomiméticos que têm ação indireta produzem aumento de NA na junção neuroefetora por um dos dois mecanismos: por aumento de liberação da NA armazenada na vesícula ou por inibição da captação neuronal da NA (transportador de NA)
- O principal mecanismo responsável pela interrupção da ação da NA liberada na junção neuroefetora é a captação neuronal, um mecanismo de transporte da NA da fenda sináptica para dentro do terminal noradrenérgico
- As enzimas que degradam NA e epinefrina são a MAO e a COMT, localizadas respectivamente no citoplasma do neurônio noradrenérgico e no citoplasma da célula do órgão efetor
- Os fármacos simpaticolíticos bloqueadores de neurônio inibem a síntese, o armazenamento ou a liberação da NA dos terminais noradrenérgicos
- Os antagonistas dos receptores adrenérgicos α e β são fármacos simpaticolíticos, pois impedem a ação agonista da NA e da epinefrina em seus receptores
- Os fármacos betabloqueadores são usados como antiarrítmicos, antianginosos, anti-hipertensivos e para diminuir a recorrência do infarto do miocárdio
- Os principais riscos do uso dos fármacos betabloqueadores são a broncoconstrição e a bradicardia com insuficiência cardíaca
- Os fármacos agonistas adrenérgicos α_2 podem ocasionar vasoconstrição por ação periférica direta em receptores vasculares pós-sinápticos α_2; porém, seu efeito principal é simpaticolítico (anti-hipertensivo) por ação agonista em receptores α_2 centrais localizados no tronco cerebral, que, quando estimulados, diminuem o efluxo simpático para a periferia.

AUTOAVALIAÇÃO

2.1 Quais as diferenças entre as duas divisões do sistema nervoso autônomo?
2.2 Qual a diferença no mecanismo de ação dos colinomiméticos diretos e indiretos?
2.3 Como a atropina pode beneficiar um paciente com intoxicação por organofosforados?
2.4 Quais os mecanismos de ação dos fármacos colinérgicos que podem ser utilizados para tratamento do glaucoma?
2.5 A atropina poderia ser utilizada como um fármaco anti-hipertensivo? Por quê?
2.6 Explique o uso da epinefrina como coadjuvante na anestesia local.
2.7 Qual a diferença entre os simpaticomiméticos de ação direta e indireta?
2.8 Por que um agonista adrenérgico α_2 tem ação simpaticomimética vasoconstritora e efeito anti-hipertensivo, uma ação simpaticolítica?
2.9 Explique o mecanismo de ação do propranolol, sua indicação terapêutica e contraindicações.
2.10 Explique o uso da carbidopa como medicamento coadjuvante no tratamento da doença de Parkinson.

3

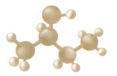

Farmacologia dos Gânglios Autônomos e Junção Neuromuscular

Thomaz Augusto Alves da Rocha e Silva

Objetivos de estudo, *64*
Conceitos-chave, *64*
Introdução, *64*
Receptores nicotínicos, *64*
Fármacos que atuam nos gânglios autônomos, *65*
Junção neuromuscular, *68*
Resumo, *75*
Autoavaliação, *75*

64 Farmacologia Essencial

■ Objetivos de estudo

Relembrar a fisiologia dos gânglios e da junção neuromuscular
Estudar os fármacos que atuam como bloqueadores ganglionares
Entender os efeitos e mecanismos da intoxicação por estimulantes dos gânglios autônomos
Conhecer os bloqueadores das sinapses neuromusculares

■ Conceitos-chave

Bloqueadores ganglionares
Bloqueadores neuromusculares despolarizantes
Bloqueadores neuromusculares não despolarizantes
Estimulantes ganglionares
Receptores nicotínicos
Toxina botulínica

■ Introdução

Junções neuroefetoras
São as sinapses que os nervos do SNA fazem com órgãos viscerais, provocando seu efeito

Neurônios motores
São aqueles que se originam no sistema nervoso central (SNC) e inervam os músculos esqueléticos, controlando as contrações. Esses nervos não têm gânglios

O capítulo anterior apresentou a farmacologia do sistema nervoso autônomo (SNA), com seus neurotransmissores, receptores, efeitos e fármacos relacionados. Foram discutidos os principais transmissores nas **junções neuroefetoras**: epinefrina, norepinefrina e acetilcolina, principalmente. No entanto, a acetilcolina exerce outras funções nas transmissões periféricas em nosso organismo. Ela também é o transmissor das sinapses dos gânglios de todo o SNA e ainda é utilizada pelos **neurônios motores** na junção neuromuscular para promover a contração dos músculos esqueléticos. Além disso, tanto os gânglios quanto os músculos voluntários têm receptores colinérgicos que pertencem à mesma classe dos nicotínicos. Neste capítulo, veremos a farmacologia desses dois sistemas, que, apesar de terem anatomia e funções distintas, utilizam a acetilcolina como principal neurotransmissor e estão ligados à mesma classe de receptores, sendo, por isso, farmacologicamente relacionados.

■ Receptores nicotínicos

Os receptores nicotínicos são receptores ionotrópicos da acetilcolina, ou seja, canais iônicos ativados por ela. Eles possibilitam a rápida entrada de sódio nas células pós-sinápticas, o que causa despolarização da célula e rapidamente deflagra o potencial de ação (Figura 3.1). Esse

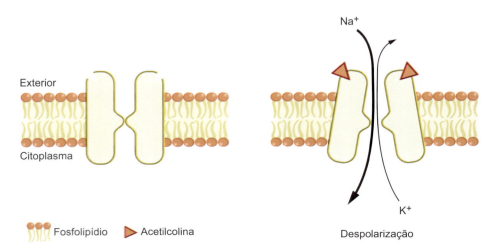

Figura 3.1 Esquema demonstrando a ativação do receptor nicotínico. A ligação de duas moléculas de acetilcolina promove a abertura do poro do canal, tornando possível a entrada de sódio e a saída de potássio, que despolarizam a célula.

rápido estímulo é importante em duas funções distintas: na ativação de um nervo autônomo, evita que o efeito final desejado seja retardado pela transmissão na sinapse nos gânglios; nos músculos, promove uma rápida despolarização das fibras para realizar a contração.

Os receptores nicotínicos são denominados pela letra maiúscula N e dividem-se em duas principais subclasses: os nicotínicos neuronais (N_N), presentes nos gânglios e na medula da glândula suprarrenal; e os nicotínicos musculares (N_M), presentes na musculatura esquelética. A utilidade farmacológia dessa divisão está em que os fármacos de uso clínico que atuam nos receptores nicotínicos têm relativa seletividade para uma das subclasses, possibilitando que a terapêutica seja, até certo ponto, direcionada para os gânglios ou para a musculatura esquelética. Por isso, este capítulo organiza-se com base nesta divisão: fármacos que atuam nos gânglios e fármacos que agem sobre a musculatura esquelética.

> Os receptores nicotínicos são receptores ionotrópicos da acetilcolina e estão presentes nos gânglios autônomos e nos músculos esqueléticos.

■ Fármacos que atuam nos gânglios autônomos

Neurônios eferentes
São aqueles que se originam no SNC e se dirigem para as vísceras e a periferia. Podem atingir diretamente um tecido-alvo ou terminar em sinapses nos gânglios

Neurônios efetores
São aqueles que fazem sinapse com um órgão-alvo, podendo ser originados diretamente do SNC ou de um gânglio

Como já mencionado, praticamente todos os nervos do SNA apresentam gânglios, à exceção da inervação simpática sobre a medula suprarrenal. O gânglio é o local em que se organizam os corpos celulares de neurônios fora do sistema nervoso central (SNC) e no qual, geralmente, ocorrem sinapses entre neurônios eferentes e efetores. Nos gânglios podem ocorrer diversas sinapses com vários neurotransmissores, objetivando regular o disparo do potencial de ação do neurônio efetor. Apesar dessa regulação, a transmissão do potencial de ação entre os neurônios de um gânglio, que utiliza predominantemente a acetilcolina como neurotransmissor, deve ser rápida e eficiente.

O SNA é dividido em simpático (SNAS) e parassimpático (SNAP), e a anatomia dos nervos que os compõem também apresenta diferenças. Enquanto os nervos do SNAS apresentam gânglios próximos à medula espinal, o SNAP tem seus gânglios próximos, às vezes até aderidos, aos órgãos efetores. Contudo, apesar disso, esses nervos têm uma importante característica em comum: todas as sinapses dos gânglios do SNA utilizam a acetilcolina como o principal neurotransmissor, isto é, o neurônio pré-ganglionar libera acetilcolina, enquanto o pós-sináptico (geralmente efetor) tem receptores N_N. Essa característica confere a todo o SNA um ponto farmacológico comum: um estímulo aos receptores N_N periféricos promovem uma ativação generalizada tanto do simpático quanto do parassimpático. Do mesmo modo, o bloqueio dos receptores N_N dos gânglios resulta em diminuição de toda a atividade autonômica no organismo. Isso vale também para a medula da glândula suprarrenal, que, apesar de ativada por um nervo simpático sem gânglio, apresenta como receptores os próprios N_N. Em termos terapêuticos, não há indicação para o estímulo dos gânglios autônomos, mas há um importante composto com esse mecanismo de ação que está presente no cotidiano brasileiro, como será visto a seguir.

Nicotina

O nome dos receptores nicotínicos se deu porque eles são estimulados pela nicotina, um alcaloide presente no tabaco, em inseticidas e preparações para combate à dependência do fumo. Sua importância também está relacionada com a capacidade de causar dependência, o que será discutido no Capítulo 10.

Mecanismo de ação

Dessensibilização
Processo em que um receptor perde temporariamente sua atividade por excesso de estímulo do agonista

A nicotina causa efeitos muito diversificados no organismo humano, relacionados não apenas com a dose administrada, mas também com os diversos locais em que esse composto pode atuar. A nicotina tem a propriedade de estimular os receptores nicotínicos, mas também de provocar o efeito de dessensibilização, impedindo que eles exerçam sua função.

Assim, a atuação da nicotina nos gânglios pode ser paradoxal quando comparamos diferentes indivíduos. Baixas doses de nicotina podem estimular gânglios tanto do simpático quanto do parassimpático, e a predominância de um sistema ou outro dependerá do estado momentâneo do indivíduo. De maneira geral, a nicotina provoca uma excitabilidade inicial seguida de diminuição da atividade autonômica. Assim, inicialmente pode ocorrer taquicardia, sudorese, aumento da frequência respiratória e aumento da pressão arterial, dentre outros efeitos, seguidos da diminuição de todos eles. Isso ocorre porque a nicotina, em geral, atua inicialmente estimulando os gânglios simpáticos e a medula da glândula suprarrenal, ao mesmo tempo que dessensibiliza os gânglios parassimpáticos. Tal ação leva a efeitos excitatórios, por promover descarga adrenérgica pela suprarrenal e liberação de catecolaminas nas terminações simpáticas. Esse estágio de ativação periférica também resulta de uma atuação da nicotina nos corpos carotídeo e aórtico e em centros respiratórios do SNC. Após alguns minutos, ocorre a dessensibilização desses sistemas, e a depressão das atividades periféricas se instala devido à ausência da liberação de neutrotransmissores simpáticos. A Tabela 3.1 mostra os efeitos da nicotina sobre os diferentes sistemas do organismo.

> **Corpos carotídeo e aórtico**
> Centros mecanoceptores e quimioceptores em artérias de grande calibre, envolvidos na manutenção da pressão arterial.

O consumo de pequenas doses de nicotina pode provocar efeitos muito diversificados, dependendo do sistema autônomo estimulado.

■ **Tabela 3.1** Efeitos sistêmicos de baixas doses de nicotina.

Sistema	Período inicial - Efeitos	Período inicial - Causas	Período tardio - Efeitos	Período tardio - Causas
Cardiovascular	Taquicardia, elevação da PA	Estímulo simpático, descarga adrenérgica pela suprarrenal e estímulo dos corpos carotídeo e aórtico	Bradicardia, diminuição da PA	Dessensibilização dos receptores envolvidos nos efeitos iniciais
Respiratório	Aumento da FR	Estímulos de centros respiratórios no SNC	Diminuição da FR	Dessensibilização dos receptores no SNC. Pode também ocorrer levemente nos receptores da musculatura respiratória
Digestório	Aumento da motilidade, possível estímulo à êmese	Estímulo pré-sináptico de terminações nervosas, principalmente no SNE	Diminuição da motilidade	Dessensibilização dos gânglios parassimpáticos e das terminações do SNE
Pele	Aumento da sudorese	Estímulo de nociceptores e ativação de gânglios simpáticos	Diminuição da sudorese	Dessensibilização simpática e das terminações sensoriais
Musculatura esquelética	Nenhum	–	Fraqueza leve temporária	Dessensibilização leve dos receptores N_M

FR: frequência respiratória, N_M: nicotínicos musculares, PA: pressão arterial, SNC: sistema nervoso central, SNE: sistema nervoso entérico.

Farmacocinética

A dose letal de nicotina para um indivíduo adulto varia entre 50 e 60 mg, podendo um cigarro conter até 11 mg. No entanto, a maior parte é queimada ou se perde na chamada "fumaça lateral", fazendo com que a quantidade inalada gire em torno de 1 mg por cigarro, chegando até 4 a 5 mg, dependendo do produto e da técnica do fumante.

A nicotina é um alcaloide rapidamente absorvido pelos pulmões e pelo intestino, e amplamente distribuído em nosso organismo, incluindo o SNC. Sua meia-vida é de, aproximadamente, 2 h, e ela é metabolizada em cerca de 90% no fígado, com a participação dos rins e pulmões. A excreção dos metabólitos ocorre rapidamente pela urina.

Reações adversas

Por conta dos fatores explicados anteriormente, a intoxicação por nicotina ocorre, em especial, devido à ingestão acidental de aerossóis que contenham nicotina, ou em crianças que tenham ingerido produtos do tabaco. Os sintomas são náuseas, vômitos, diarreia, sudorese, salivação, dor abdominal, tontura, distúrbios sensoriais, confusão e fraqueza grave. A nicotina promove retardo no esvaziamento gástrico, por isso a indução ao vômito ou lavagem gástrica são efetivas em caso de ingestão. Pode ser necessário suporte respiratório.

A nicotina inalada pelo fumante dificilmente é capaz de atingir níveis tóxicos letais, principalmente em fumantes crônicos.

Usos clínicos

A administração terapêutica de nicotina é eficaz no combate à dependência do tabaco, que será discutida no Capítulo 10.

Fármacos bloqueadores ganglionares

Os fármacos bloqueadores ganglionares foram desenvolvidos como os primeiros agentes anti-hipertensivos, mas tiveram essa indicação suspensa quando foram desenvolvidos fármacos com outros mecanismos de ação específicos para hipertensão (Capítulo 8). Da mesma maneira, seu uso como hipotensores em procedimentos cirúrgicos vem sendo deixado de lado e eles têm sido substituídos por fármacos opioides associados a agonistas alfa-adrenérgicos.

Mecanismo de ação

Os bloqueadores ganglionares são antagonistas dos receptores N_N ganglionares de todo o SNA, além da suprarrenal. Os efeitos desses antagonistas estão diretamente relacionados com o tônus autônomo predominante em cada órgão. Por exemplo, na vasculatura o tônus que predomina é o simpático, e o bloqueio de gânglios autônomos leva a uma diminuição da liberação de catecolaminas, causando vasodilatação. A Tabela 3.2 mostra os efeitos dos bloqueadores ganglionares de acordo com a inervação autonômica em alguns órgãos.

Farmacocinética

A trimetafana é o único bloqueador ganglionar liberado para uso no Brasil, sendo raramente utilizada por via intravenosa. Por ser um composto químico carregado, é distribuído no espaço extracelular e se difunde com dificuldade pelas membranas dos tecidos. Sua excreção é renal, na forma inalterada. Seu efeito é iniciado em poucos minutos, e seu tempo de ação é de 30 a 60 min.

Esvaziamento gástrico
Taxa de transferência do *bolus* alimentar do estômago para o duodeno

Tônus autônomo predominante
Refere-se a qual dos sistemas autônomos, simpático ou parassimpático, exerce maior influência, em dado momento, sobre determinado órgão

Catecolaminas
Neurotransmissores do SNAS, como epinefrina, norepinefrina e dopamina

Carregado
Composto químico que pode se tornar um íon temporariamente

■ **Tabela 3.2** Efeito dos bloqueadores neuromusculares relacionado com o tônus autônomo predominante de alguns órgãos.

Local	Tônus autônomo predominante	Efeito do bloqueio ganglionar
Arteríolas	Simpático (adrenérgico)	Vasodilatação; aumento do fluxo sanguíneo periférico; hipotensão
Veias	Simpático (adrenérgico)	Dilatação: acumulação periférica do sangue; redução do retorno venoso; diminuição do débito cardíaco
Coração	Parassimpático (colinérgico)	Taquicardia
Íris		Midríase
Músculo ciliar		Cicloplegia – focada na visão a distância
Trato gastrintestinal		Redução do tônus e da motilidade; prisão de ventre; redução das secreções gástricas e pancreáticas
Bexiga		Retenção urinária
Glândulas sudoríparas		Xerostomia
	Simpático (colinérgico)	Anidrose
Órgãos genitais	Simpático e parassimpático	Redução da estimulação

Adaptada de BRUNTON, 2006.

▪ Junção neuromuscular

Para entendermos os fármacos que atuam na junção neuromuscular, é preciso relembrar como funciona a contração muscular sob a ótica de interesse da farmacologia. A junção neuromuscular é composta pelo neurônio motor, que se origina na medula espinal e termina nas sinapses neuromusculares, formando o terminal axônico; pela fenda sináptica, que é o espaço entre o neurônio e o tecido muscular, no qual será liberado o neurotransmissor; e pela placa terminal, região diferenciada da membrana plasmática do músculo na qual se localizam os receptores responsáveis pelo recebimento da ordem de contração (Figura 3.2). A contração se inicia com a despolarização do nervo motor, que provoca a abertura de canais de cálcio no terminal sináptico. Essa abertura leva à fusão entre as vesículas que contêm acetilcolina e a membrana pré-sináptica, liberando o neurotransmissor.

Uma vez na fenda sináptica, a acetilcolina se liga aos receptores nicotínicos que são ionotrópicos, ou seja, que, quando ativados, possibilitam entrada de sódio e saída de potássio da célula muscular. Após ativar os receptores, a acetilcolina é rapidamente degradada em colina e acetato pela acetilcolinesterase. O fluxo de íons promovido pelo receptor nicotínico provoca a despolarização, produzindo o potencial de placa terminal, responsável pela propagação do estímulo para a membrana da célula muscular. Essa despolarização promove a abertura de canais de sódio na membrana plasmática do músculo. Este, por sua vez, transmite a despolarização aos canais de cálcio do retículo sarcoplasmático, o que aumenta a concentração deste íon no interior da célula muscular, promovendo a contração.

Fármacos que atuam na junção neuromuscular

O bloqueio da junção neuromuscular foi descoberto a partir da observação do método de caça de tribos indígenas amazônicas, que utilizavam dardos impregnados com curare para paralisar os animais. O estudo dessa preparação levou à descoberta da D-tubocurarina, um potente antagonista de receptores nicotínicos musculares de ação relevante na prática clínica. Um fato interessante dessa descoberta é que as comunidades que se alimentavam dos animais

Placa terminal
Sinônimo de placa motora

Acetilcolinesterase
Enzima que degrada a acetilcolina na fenda sináptica. É considerada uma das enzimas mais velozes do organismo

Retículo sarcoplasmático
Reservatório de cálcio no interior das células musculares

Curare
Pasta paralisante à base de plantas produzida por indígenas amazônicos, que com ela impregnavam dardos para caça

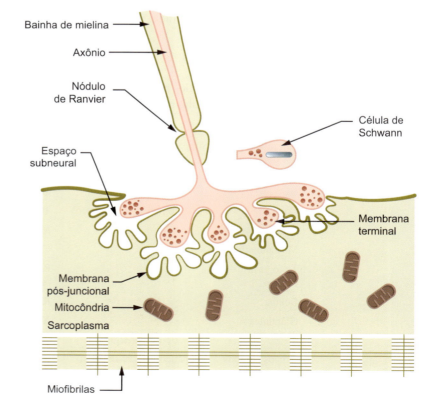

Figura 3.2 Microanatomia da junção neuromuscular. Adaptada de BRUNTON, L.L. *et al. As bases farmacológicas da terapêutica de Goodman & Gilman*. 12. ed. Porto Alegre: McGraw-Hill, 2012.

caçados por meio dessa preparação não sofriam intoxicação. Isso chamou a atenção, e hoje se sabe que as características farmacocinéticas dos bloqueadores neuromusculares são bastante favoráveis no tratamento de pacientes que deles se beneficiam.

Por outro lado, o estudo da molécula de acetilcolina, efetora da contração de músculos esqueléticos, também beneficiou o desenvolvimento de moléculas ativas na junção neuromuscular. Com isso, estabeleceram-se duas classes de bloqueadores musculares, com base no mecanismo de ação de cada uma delas. Uma é formada pelos bloqueadores não despolarizantes, derivados da D-tubocurarina associada a alguns outros sintéticos, e a outra compõe-se dos despolarizantes que têm a succinilcolina como principal representante. Ambas as classes serão apresentadas a seguir.

> Os bloqueadores neuromusculares podem ser despolarizantes ou não despolarizantes.

Bloqueadores neuromusculares não despolarizantes

Mecanismo de ação

Os bloqueadores não despolarizantes também são denominados competitivos, pois são antagonistas reversíveis dos receptores nicotínicos no sítio de ligação da acetilcolina. Assim, quando ocorre a despolarização do terminal axônico do nervo motor e a consequente liberação de acetilcolina, esta não consegue ativar os receptores nicotínicos N_M da placa motora, já que eles estão ocupados pelo antagonista (Figura 3.3). Sem a ativação desses receptores, não ocorre despolarização do músculo e não há a contração. Por isso, os bloqueadores competitivos promovem rapidamente uma paralisia flácida dos músculos esqueléticos, inclusive do diafragma, podendo levar à morte, sem respiração acessória.

> Os bloqueadores não despolarizantes são antagonistas do receptor nicotínico muscular.

Alguns desses fármacos podem promover uma paralisia persistente, que irá requerer o procedimento de reversão do bloqueio. Como os agentes não despolarizantes são competitivos, uma elevada concentração de acetilcolina na fenda sináptica é capaz de remover os antagonistas, e isso pode ser alcançado com os inibidores da acetilcolinesterase, como a neostigmina (Capítulo 2). No entanto, a administração de um *carbamato* pode levar a um aumento da acetilcolina em terminais autônomos, causando sintomas semelhantes aos da intoxicação muscarínica. Isso pode ser evitado com a administração concomitante de atropina. A Figura 3.4 ilustra esse processo.

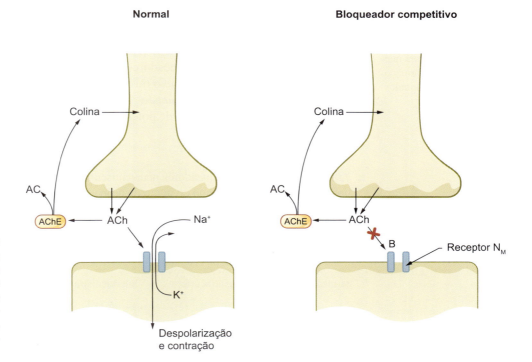

Figura 3.3 Mecanismo de ação dos bloqueadores neuromusculares não despolarizantes. O fármaco se liga ao receptor nicotínico do músculo (N_M) e impede a ligação da acetilcolina. ACh: acetilcolina, AChE: acetilcolinesterase, AC: acetato, B: bloqueador neuromuscular não despolarizante.

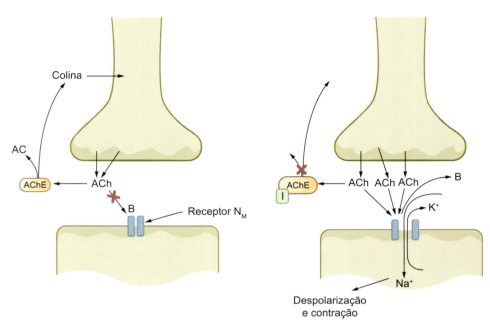

Figura 3.4 Reversão do bloqueio neuromuscular competitivo pela administração de um inibidor da acetilcolinesterase (AChE). Com a inibição da AChE há um aumento da acetilcolina (ACh) na fenda sináptica que desloca o bloqueador do receptor nicotínico. A atropina também pode ser administrada simultaneamente para evitar sintomas muscarínicos nas outras sinapses colinérgicas periféricas que não sejam músculo estriado ou gânglios. B: bloqueador neuromuscular não despolarizante, I: inibidor da acetilcolinesterase.

Potência
Capacidade que um fármaco tem de exercer sua ação biológica em relação à sua concentração. Fármacos potentes apresentam ação em baixas concentrações

Tempo de início da ação
Tempo necessário para que os efeitos de um fármaco comecem a ser notados

---

A classe dos bloqueadores não despolarizantes compreende uma série de fármacos sintetizados com o objetivo de adaptar farmacocinética, farmacodinâmica e efeitos colaterais, adequando-os às aplicações preconizadas. Assim, foram desenvolvidos bloqueadores com potência mais branda do que a da D-tubocurarina e do pancurônio, outro potente antagonista N_M. Quanto maior a potência de um bloqueador neuromuscular, maior é o tempo necessário para que o paciente possa recobrar os movimentos, o que prolonga o tempo de cuidados especiais, como ventilação assistida, e aumenta a chance de efeitos colaterais. Outro fator está relacionado com o tempo de início da ação, pois, quanto maior a potência, menor é a dose indicada a ser administrada e, consequentemente, maior o tempo para o início da paralisia (Tabela 3.3). Assim, foram desenvolvidos bloqueadores de potência intermediária, como o vecurônio e o atracúrio, e de baixa potência, como o mivacúrio. Seguindo essa lógica, os fármacos antagonistas neuromusculares são denominados bloqueadores de ação longa, intermediária e curta, identificando, respectivamente, os de potência maior, intermediária e menor.

■ **Tabela 3.3** Fármacos bloqueadores neuromusculares não despolarizantes, relacionando a potência com a dose, o tempo de início de ação e o tempo total de ação.

Ação	Fármacos	Potência	Dose	$T_{início}$ (min)	T_{total} (min)
Longa	D-tubocurarina, alcurônio, pancurônio*, doxacúrio, metocurina, pipecurônio	Alta	Pequena	4 a 6	80 a 180
Intermediária	Vecurônio, atracúrio, rocurônio	Intermediária	Intermediária	2 a 4	30 a 90
Curta	mivacúrio	Baixa	Alta	1 a 3	2 a 20

*Apesar de ter longo tempo total de ação, o pancurônio apresenta tempo de início de ação intermediário. T: tempo.

Farmacocinética

Os fármacos bloqueadores competitivos pertencem a diversas classes químicas, e isso faz com que a farmacocinética deles tenha ampla variação. Adicionalmente, as modificações moleculares durante o desenvolvimento fizeram com que esses parâmetros variassem, inclusive dentro daquelas classes. Como esses compostos são fortemente carregados, têm dificuldade de atravessar membranas e barreiras no organismo, devendo ser administrados por via intravenosa *in bolus* ou infusão contínua. Em geral, ocorre uma rápida distribuição seguida de uma lenta depuração, sendo esta última a que muitas vezes determina o tempo de ação desses fármacos.

Embora haja uma rápida distribuição dos fármacos, os músculos esqueléticos não são paralisados todos ao mesmo tempo quando utilizadas as doses terapêuticas. A paralisia dos músculos segue a seguinte ordem: inicia-se nos músculos mais periféricos, como pálpebras e mãos, e segue posteriormente, atingindo então as musculaturas cervical, abdominal e do diafragma. Esse modo de ação é explicado pela soma de diversos fatores, incluindo tamanho do músculo, densidade de inervação e proteção das sinapses neuromusculares.

Os fármacos excretados diretamente pelos rins, como a tubocurarina, o doxacúrio e o pancurônio, tendem a ter eliminação mais longa, o que está relacionado diretamente à duração da sua ação. Outros, como o rocurônio e o vecurônio, são metabolizados pelo fígado, o que reduz sua meia-vida em relação aos demais. O mivacúrio e o atracúrio são também metabolizados pelas esterases plasmáticas, além da degradação de Hofmann, no caso do segundo, e isso faz com que tenham tempos de ação reduzidos.

> **Esterases plasmáticas**
> Enzimas solúveis do sangue que degradam a acetilcolina, mas também metabolizam alguns fármacos

> **Degradação de Hofmann**
> Processo químico espontâneo de degradação do atracúrio que envolve a perda de grupos amina

F·F Farmacologia em Foco

Bloqueadores competitivos

A classificação dos bloqueadores competitivos pode ser feita pela consideração de potência, mas também é útil compreender a organização desses fármacos pelas suas classes químicas. São divididos entre os alcaloides naturais e derivados, como a D-tubocurarina e a metocurina, as benzilisoquinolinas, como atracúrio, doxacúrio e mivacúrio, e, por fim, a classe dos esteroides de amônio, à qual pertencem pancurônio, pipecurônio, rocurônio e vecurônio.

Os antagonistas nicotínicos neuromusculares pertencentes à classe dos esteroides de amônio podem apresentar metabólitos com atividade bloqueadora que, apesar de menos potentes do que seus precursores, são capazes de provocar paralisia persistente, principalmente quando em infusão contínua.

Reações adversas e efeitos colaterais

Um dos efeitos colaterais mais comuns dos bloqueadores neuromusculares está relacionado com o estímulo à liberação de histamina mastocitária sem prévia sensibilização (Capítulo 4). Isso significa que esses fármacos podem causar desde a formação de prurido local, quando administrados pela via intramuscular, até broncospasmo e hipotensão, quando intravenoso. Novamente os esteroides de amônio representam um grupo diferenciado, com menor tendência a provocar esse efeito histamínico.

Esses fármacos também podem interagir com receptores nicotínicos ganglionares, causando bloqueio da transmissão ganglionar. Isso ocorre principalmente com os antagonistas de ação longa, quando utilizados por períodos prolongados em cirurgias, provocando hipotensão e taquicardia. No entanto, esses efeitos ocorriam com mais frequência no passado, quando não haviam opções de adjuvantes anestésicos. Atualmente, com a disponibilidade de vários adjuvantes com diferentes mecanismos de ação, as doses indicadas são menores, e com isso a probabilidade de ocorrência desse bloqueio é menor.

Usos clínicos

Os bloqueadores competitivos são utilizados principalmente como adjuvantes em cirurgias extensas, para o relaxamento da musculatura esquelética sem a necessidade de uma anestesia mais forte. Podem ser indicados também em ortopedia, em casos de luxações e para a correção de fraturas. O uso de antagonistas de curta duração pode ser indicado para procedimentos de intubação quando há contraindicação de bloqueadores despolarizantes (ver adiante).

Bloqueadores musculares despolarizantes

Embora alguns fármacos tenham a capacidade de promover o bloqueio neuromuscular por despolarização, a succinilcolina, também conhecida como suxametônio, é o único fármaco desta classe utilizado na clínica atualmente. Suas aplicações são amplas e, salvo contraindicação, é o bloqueador neuromuscular de escolha, principalmente para procedimentos rápidos.

Mecanismo de ação

A succinilcolina é uma molécula muito similar à acetilcolina e se liga ao receptor nicotínico, ativando-o. Com isso, provoca a despolarização do músculo seguida de dessensibilização, ocasionando uma paralisia flácida. Assim, o bloqueio despolarizante provocado per esse fármaco funciona em três fases (Figura 3.5):

- Fase 1: quando a succinilcolina se liga ao receptor, ocorre a abertura persistente e prolongada do canal iônico, diferente da rápida ação da acetilcolina. Com isso, ocorre despolarização da região do músculo na qual a succinilcolina está presente, podendo até causar microcontrações em fáscias, provocando temporariamente um fenômeno denominado fasciculação
- Fase 2: como a succinilcolina persiste na fenda sináptica, a placa terminal permanece despolarizada e não responde a estímulos consecutivos, ou seja, para de reagir caso haja sinal do neurônio motor para nova contração
- Fase 3: com a despolarização prolongada, a placa terminal passa a se repolarizar, mas, ao contrário do esperado, não é possível obter nova despolarização. Isso ocorre quando os receptores nicotínicos passam a apresentar um estado de dessensibilização, ainda pouco elucidado. Com isso, não é possível abrir seus canais e promover nova despolarização apenas com o estímulo pelo nervo motor. Nesse ponto, a ação da succinilcolina se assemelha muito à ação dos bloqueadores não despolarizantes. Novamente, a ordem de bloqueio segue dos músculos periféricos, como pálpebras e mãos, para posterior paralisia da musculatura cervical e do diafragma.

Os bloqueadores despolarizantes atuam ativando e dessensibilizando os receptores nicotínicos musculares.

Com esse mecanismo de ação, a succinilcolina também é denominada como bloqueador neuromuscular não competitivo, porque não compete com a acetilcolina, podendo esta até colaborar na fase 1 do bloqueio. Se administrarmos um antagonista da acetilcolinesterase juntamente com o bloqueador despolarizante, haverá aumento da ação bloqueadora, mas ainda não definido como sinergismo ou apenas adição. No entanto, na fase 2, a administração dos anticolinesterásicos pode ajudar a reverter o bloqueio neuromuscular, porque ajuda a promover uma nova despolarização da placa terminal. Apesar disso, esse método não é utilizado devido ao rápido efeito da succinilcolina, espontaneamente revertido devido à sua farmacocinética, como será visto a seguir.

Intubação
Procedimento utilizado para acessar a via respiratória média e promover a ventilação artificial dos pulmões

Fáscias
Pequenos conjuntos de células musculares envoltas em tecido conjuntivo que formam as pequenas unidades contráteis que compõem um músculo

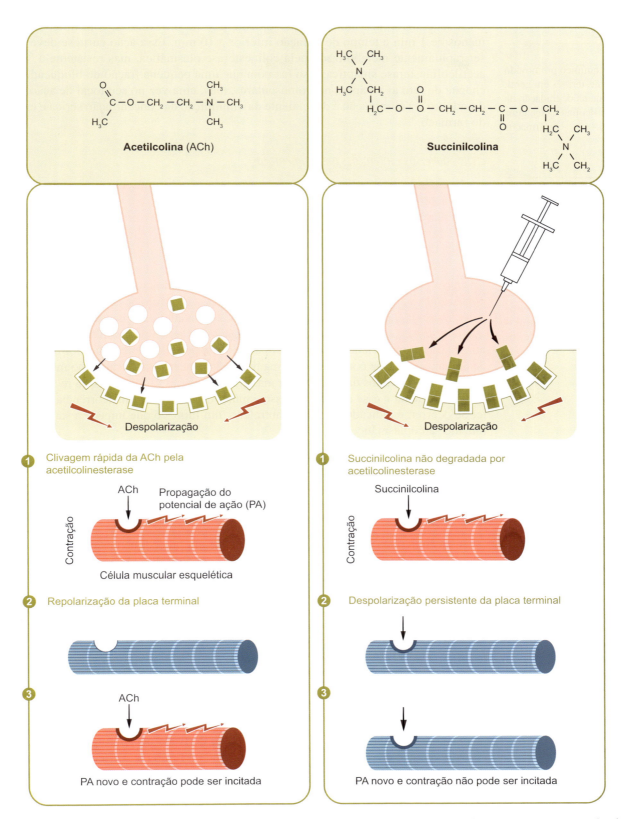

Figura 3.5 Mecanismo de ação dos bloqueadores neuromusculares despolarizantes. A coluna à esquerda ilustra a contração normal, e à direita, na presença de succinilcolina. As fases são divididas em: (1) fasciculações; (2) despolarização persistente; (3) dessensibilização. Adaptada de LULLMANN, H. *Color atlas of Pharmacology*. 2nd ed. Thieme, 2000.

Farmacocinética

A succinilcolina é administrada somente por via intravenosa, com início de efeito em menos de 1 min e tempo de duração inferior a 10 min. Essa ação curta se deve ao fato de ser rapidamente metabolizada pela colinesterase plasmática, mas resistente à hidrólise pela acetilcolinesterase sináptica. Isso faz com que uma pequena fração do bloqueador injetado chegue de fato às sinapses neuromusculares, mas, uma vez no seu local de ação, o efeito é duradouro e a eliminação é dependente da diminuição da concentração sérica e extracelular do fármaco.

Efeitos adversos e interações medicamentosas

A succinilcolina estimula a liberação de potássio pelos músculos por conta da despolarização, acarretando aumento dos níveis de potássio no sangue e podendo levar à hiperpotassemia. Essa situação pode ser perigosa, pois provoca arritmias e apneia prolongada, podendo inclusive levar à morte. Por isso, os bloqueadores despolarizantes são contraindicados em pacientes com insuficiência cardíaca, ou que tenham sofrido traumatismos ou queimaduras extensas. Nesses casos, recomenda-se o uso de um não despolarizante.

Outro efeito colateral potencialmente fatal relacionado com o uso de bloqueadores despolarizantes é a hipertermia maligna. Caracterizada por rigidez, apneia e produção de calor pelos músculos, pode causar parada cardíaca. No entanto, isso ocorre apenas em pacientes que apresentam uma mutação no canal de cálcio do retículo sarcoplasmático (também denominado receptor rianodina). Nesses pacientes, a presença do bloqueador despolarizante e de um anestésico faz com que haja uma liberação exacerbada de cálcio no meio intracelular, provocando os efeitos da hipertermia maligna. São várias as mutações no receptor rianodina que podem levar a esse quadro, por isso é muito difícil prever sua ocorrência em um paciente. Se ocorrer, é indicado o uso do dantroleno, um fármaco que impede a saída de cálcio do retículo sarcoplasmático.

Os efeitos da succinilcolina nos gânglios são raros, podendo ser manifestadas tanto bradicardia por estímulo parassimpático quanto hipertensão com taquicardia por estímulo simpático. Os efeitos tendem a não ser graves, e a reversão é espontânea.

Usos clínicos

A succinilcolina é utilizada preferencialmente em procedimentos de intubação e rápidas intervenções ortopédicas, sendo menos utilizada em cirurgias. O uso deve ser feito preferencialmente por um anestesista, uma vez que apresenta riscos ao paciente.

Hidrólise
Processo químico promovido pelas colinesterases em geral, que atua na degradação da acetilcolina e de alguns fármacos

Hiperpotassemia
Sinônimo de hipercaliemia, elevada concentração de potássio no sangue. Não confunda com hipercalcemia, que é a elevada concentração de cálcio no sangue

Apneia
Parada dos movimentos respiratórios

F·F Farmacologia em Foco

Toxina botulínica

Outro fármaco utilizado como um agente neuromuscular é a toxina botulínica tipo A, também conhecida como "botox". Essa toxina, derivada do microrganismo *Clostridium botulinum*, age em nível pré-sináptico, impedindo a fusão das vesículas que contêm acetilcolina com a membrana plasmática do neurônio motor. Com isso, a acetilcolina não é liberada e, consequentemente, não há a produção do potencial de placa terminal, o que inibe a contração muscular. Embora o uso do botox tenha recebido destaque no campo estético, existem diversas outras aplicações da toxina botulínica, como na correção do estrabismo e no tratamento de espasmos musculares e distonias. Recentes pesquisas demonstram benefícios clínicos em outras patologias, como na prevenção da enxaqueca, por exemplo.

RESUMO

- Tanto a ativação dos gânglios autônomos quanto a contração de músculos esqueléticos são mediadas pela acetilcolina, por meio de receptores nicotínicos
- Os receptores nicotínicos podem ser N_N, presentes nos gânglios, ou N_M, presentes nos músculos esqueléticos
- A nicotina estimula receptores nicotínicos em geral, provocando ativação autonômica e, em grandes quantidades, fraqueza muscular
- A intoxicação por nicotina caracteriza-se por diversos sintomas, sendo, de maneira geral, considerada uma fase inicial de estímulo seguida de diminuição das atividades viscerais
- Os bloqueadores ganglionares são utilizados somente como adjuvantes anestésicos
- A junção neuromuscular pode ser bloqueada por fármacos despolarizantes e não despolarizantes
- Os fármacos despolarizantes atuam em três fases: a primeira provoca fasciculações por estímulo, e a segunda, paralisia flácida por dessensibilização dos receptores nicotínicos musculares
- Os fármacos não despolarizantes são antagonistas competitivos do receptor nicotínico, com razoável seletividade aos N_M.

AUTOAVALIAÇÃO

3.1 Que tipos de receptores nicotínicos existem fora do sistema nervoso central? Onde se localizam eles?
3.2 Por que os sintomas provocados pelo consumo de nicotina em baixas doses podem variar?
3.3 Como ocorrem os casos de intoxicação por nicotina?
3.4 Como são utilizados os bloqueadores ganglionares?
3.5 Qual o mecanismo de ação dos bloqueadores neuromusculares não despolarizantes?
3.6 Como são divididas as classes de bloqueadores neuromusculares não despolarizantes?
3.7 Qual o mecanismo de ação dos bloqueadores neuromusculares despolarizantes?
3.8 Quais os efeitos colaterais possíveis da succinilcolina?

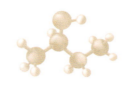

4

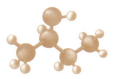

Fármacos Utilizados na Inflamação

Thomaz Augusto Alves da Rocha e Silva ▪ Maria Helena Vianello Richtzenhain ▪ Jair Guilherme Santos-Junior

Objetivos de estudo, *78*
Conceitos-chave, *78*
Autacoides, *78*
Anti-inflamatórios não esteroidais, *82*
Anti-inflamatórios esteroidais, *91*
Fármacos utilizados no tratamento da asma, *101*
Resumo, *110*
Autoavaliação, *112*

■ Objetivos de estudo

Relembrar as funções da histamina no organismo

Estudar os fármacos anti-histamínicos, suas classes e aplicações

Conhecer as classes de fármacos conhecidas como anti-inflamatórios não esteroidais

Compreender o mecanismo de ação desses fármacos, suas indicações terapêuticas e seus efeitos colaterais

Conhecer a síntese de cortisol endógeno e o seu controle pela quantidade de glicocorticoide sanguíneo

Entender como a administração dos anti-inflamatórios esteroidais interfere no eixo hipotálamo-hipófise-suprarrenal

Compreender o mecanismo de ação desses fármacos

Conhecer sua utilização terapêutica na reposição do cortisol, no tratamento da inflamação e na produção de imunossupressão

Relacionar as principais reações adversas com a farmacocinética de cada fármaco e com a posologia necessária para cada aplicação clínica

Selecionar o fármaco com melhor indicação para cada situação clínica

Conhecer os fármacos utilizados no tratamento da asma

Compreender o mecanismo de ação e o efeito colateral desses fármacos, bem como a relação das informações com a terapêutica da asma

■ Conceitos-chave

Ácido acetilsalicílico
Ácido flufenâmico
Ácido mefenâmico
ACTH, hormônio adrenocorticotrófico, corticotrofina
Agonistas β$_2$ adrenérgicos
Analgésicos não opioides
Antagonistas dos leucotrienos
Anti-histamínicos de primeira geração
Anti-histamínicos de segunda geração
Anti-inflamatórios esteroidais
Anti-inflamatórios não esteroidais
Antimuscarínicos
Broncodilatadores
Celecoxibe
Cetoprofeno
Cetorolaco
Clonixinato de lisina
Corticosteroides
Cortisol
CRH, hormônio liberador de corticotrofina
Cromonas
Diclofenaco de potássio
Diclofenaco de sódio
Diclofenaco dietilamônio
Dipirona
Doença de Addison
Etoricoxibe
Fenilbutazona
Glicocorticoides
Hiper-reatividade brônquica
Histamina
Ibuprofeno
Indometacina
Medicamentos tipo ácido acetilsalicílico
Meloxicam
Naproxeno
Nimesulida
Paracetamol
Piroxicam
Propifenazona
Remodelamento brônquico
Salicilamida
Salicilato de metila
Síndrome de Cushing
Suprarrenal
Tenoxicam
Terapia imunológica

■ Autacoides

Introdução

Autacoides ou autofármacos
Substâncias produzidas em nosso corpo, que exercem atividade no local onde são produzidas

O organismo humano tem diversas moléculas envolvidas na defesa contra lesões causadas por ferimentos ou antígenos, que, por exercerem apenas atividade local, são denominadas autacoides. Essa palavra, derivada de dois termos gregos (*autos* = próprio, si mesmo; e *akos* = remédio, agente medicinal), tem no significado autofármacos a sua melhor definição. A histamina é uma das principais moléculas classificadas como autacoides em nosso organismo. É produzida principalmente por mastócitos e basófilos (células brancas granulares do sistema imunológico), mas também por células do fundo gástrico e do sistema nervoso central (SNC). Neste último, a ação da histamina é neurotransmissora e será estudada no Capítulo 10.

Além da histamina, diversas moléculas atuam como autacoides, como a serotonina e a bradicinina, mas ainda não foram estabelecidos fármacos atuantes que apresentem condições para uso clínico em outras vias além do SNC. No entanto, estudos em andamento podem mudar essa perspectiva em poucos anos, principalmente no campo da bradicinina.

Degranulação
Processo de extrusão do conteúdo dos grânulos mastocitários por um mecanismo de exocitose

Os mastócitos são os responsáveis pela maior produção de histamina em nosso organismo e concentram-se na pele, nos pulmões e na mucosa intestinal. Essas células liberam a histamina por um processo denominado degranulação, que ocorre por duas diferentes vias. Uma via envolve a prévia exposição a um agente indutor e a sensibilização imunológica, e a outra não está relacionada a qualquer reação imunológica (Figura 4.1 e Farmacologia em Foco).

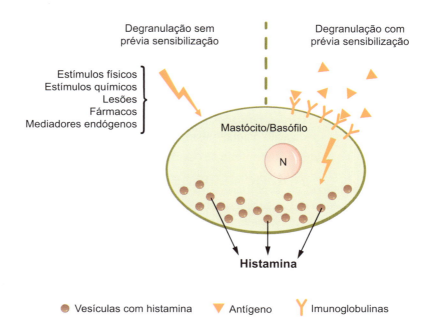

Figura 4.1 Mecanismos de liberação de histamina pelos mastócitos e/ou basófilos. N: núcleo.

F·F Farmacologia em Foco

Mecanismos envolvidos com a liberação de histamina dos mastócitos e/ou basófilos

A histamina pode ser liberada por um mecanismo não imunológico, ou seja, por degranulação sem prévia sensibilização. Esse processo acontece por diversos estímulos físicos (luminosidade, frio), químicos (agentes tensoativos, agressores químicos de pH extremo, venenos de animais, aumento de cálcio intracelular), mecânicos (lesões), fármacos (morfina, atropina, anfetamina, composto 48/80 etc.) ou mediadores endógenos (bradicinina, substância P, somatostatina). A degranulação que ocorre com prévia sensibilização depende da presença de imunoglobulinas na superfície dos mastócitos/basófilos, derivada de algum agente imunogênico ao qual o organismo já tenha sido exposto.

Os quatro receptores metabotrópicos de histamina estão distribuídos no organismo de acordo com o objetivo de ação da histamina em cada órgão; assim, H_1 e H_2 são estimulatórios; H_3 e H_4, inibitórios. Podemos resumir a localização dos receptores de histamina e os processos fisiológicos desencadeados por cada um deles em:

- Receptor H_1: está presente em trato gastrintestinal (TGI), pulmões, vasculatura e microvasculatura, sistema geniturinário, medula da suprarrenal, terminações nervosas sensoriais e linfócitos. Sua ativação ocorre pela histamina mastocitária e leva a contração da musculatura intestinal, broncoconstrição (por meio do estímulo da liberação de leucotrienos), vasodilatação com consequente queda na pressão arterial, extravasamento capilar, estímulo da nocicepção e liberação de cininas, além de estimular a liberação de norepinefrina e epinefrina pela suprarrenal

- Receptor H_2: existente no estômago, tem a função de aumentar a secreção gástrica quando estimulado pela histamina produzida nas células do fundo; no sistema cardiovascular, a histamina mastocitária provoca aumento da força de contração e do débito cardíaco, assim como vasodilatação
- Receptores H_3 e H_4: estão presentes principalmente no SNC.

Neste capítulo estudaremos a farmacologia da histamina nos processos alérgicos e inflamatórios. A abordagem do TGI e do SNC será feita nos Capítulos 9 e 10, respectivamente.

A histamina mastocitária é a principal responsável pelas reações alérgicas e desencadeia sintomas como urticária, edema, rubor, eritema e congestão nasal, dentre outros. Uma clássica ação local da histamina, quando aplicada na pele, é a denominada reação tríplice de Lewis (RTL).

Reação tríplice de Lewis
Consiste na sequência rubor, edema e eritema com urticária

Elevadas concentrações de histamina promovem vasodilatação suficiente para reduzir profunda e progressivamente a pressão arterial (PA), com extravasamento de plasma nos capilares, diminuindo o retorno venoso que, associado à broncoconstrição, leva ao choque anafilático. O principal tipo de receptor histamínico envolvido nesses processos é o H_1, por isso os fármacos antialérgicos que atuam sobre a histamina têm como principal mecanismo de ação o antagonismo desses receptores.

Antagonistas de receptores H_1

Mecanismo de ação

Os antagonistas de receptores H_1 são moléculas que têm semelhança estrutural com a histamina e com outras aminas biogênicas. São antagonistas histaminérgicos H_1, competitivos reversíveis, e apresentam também ações antimuscarínicas, antiadrenérgicas alfa e antisserotoninérgicas. Algumas ações desses fármacos:

- Inibem a queda da PA em concentrações pequenas de histamina
- Inibem o prurido
- Inibem a RTL
- Inibem a constrição dos vasos de maior calibre
- Amenizam a reação de hipersensibilidade imediata (urticária, prurido, angioedema)
- Inibem a contração do músculo liso intestinal
- Inibem a liberação de norepinefrina e epinefrina pela suprarrenal
- Combatem a broncoconstrição, mas com pequena eficácia.

A broncoconstrição desencadeada pela degranulação de mastócitos é deflagrada pela histamina, mas tem como principais mediadores o fator ativador de plaquetas (PAF) e os leucotrienos.

Usos clínicos

Os usos clínicos dos anti-histamínicos estão relacionados com o combate a estados alérgicos, como pruridos, urticárias, rinites, conjuntivite alérgica, dermatite atópica e alívio de picadas de insetos. Entretanto, os antagonistas H_1 de primeira geração apresentam diversos efeitos colaterais, como interação com receptores muscarínicos e α adrenérgicos e com a inibição do SNC. Essa categoria de fármacos é capaz de atravessar a barreira hematencefálica (BHE) e bloquear os receptores H_1 do SNC, provocando efeitos sedativos e antieméticos muitas vezes úteis na prática clínica. Dois exemplos dessa utilidade são a presença de prometazina em analgésicos comerciais e o uso da hidroxizina para tratar de pruridos, ao mesmo tempo que ameniza a dificuldade de dormir do paciente com esse problema. A Tabela 4.1 apresenta os principais anti-histamínicos de primeira geração e suas aplicações.

Barreira hematencefálica
Barreira constituída por células endoteliais capilares e gliais pericapilares do SNC, que se justapõem, determinando seletividade para o acesso de substâncias

Tabela 4.1 Principais aplicações de anti-histamínicos de primeira geração.

Fármacos	Aplicação terapêutica
Buclizina	Náuseas e vômitos causados por cinetose
Carbinoxamina	Conjuntivite alérgica, dermatites, doença do sono, picadas, prurido, rinites e sinusites alérgicas, tosse alérgica, urticária
Ciclizina	Antiemético
Cinarizina	Antiemético
Cipro-heptadina	Dermatites
Clorfeniramina	Asma, dermatites, rinite alérgica
Dexclorfeniramina	Asma, dermatites, reações a drogas, rinites, picadas de insetos e pruridos, urticária
Difenidramina	Dermatites, insônia, pruridos
Dimenidrinato (difenidramina+8-cloro-teofilina)	Cinetose, profilaxia e tratamento de náuseas e vômitos; tratamento de vertigem
Doxilamina	Antitussígeno, antiemético e hipnótico
Hidroxizina	Dermatite, urticária; tratamento do dermografismo
Meclizina	Antiemético, anticinetótico
Mepiramina (pirilamina)	Angioedema, conjuntivite alérgica, rinites, urticária. Adjuvante no tratamento das reações alérgicas e anafilactoides, insônia
Prometazina	Angioedema, conjuntivite alérgica, prurido, rinite, urticária. Reações anafiláticas ou anafilactoides. Antiemético. Sedação pré-operatória e pós-operatória
Tripelenamina	Rinite alérgica
Triprolidina	Asma, dermatoses, eczema seborreico, edema, exantemas, pruridos, rinite, tosse alérgica e urticária

Mesmo com todas essas aplicações, os efeitos colaterais provocados pelos anti-histamínicos de primeira geração são variados e muitas vezes indesejados. Para solucionar esse problema, foram desenvolvidos os antagonistas de receptores H_1 de segunda geração, que não atravessam a BHE e são pouco atuantes em receptores muscarínicos e α adrenérgicos. São fármacos bastante úteis para substituir os anti-H_1 de primeira geração em distúrbios fora do SNC. Esses fármacos são importantes porque possibilitam o tratamento de alergias e irritações sem prejudicar as atividades diárias de pacientes que sofreriam sedação caso fossem tratados com a primeira geração de anti-histamínicos. Os anti-histamínicos de segunda geração estão listados na Tabela 4.2.

Tabela 4.2 Fármacos anti-histamínicos de segunda geração e suas aplicações.

Fármacos	Aplicação terapêutica
Azelastina	Asma brônquica, bronquite alérgica, rinite alérgica
Bilastina	Rinite alérgica e urticária crônica
Cetirizina	Asma, rinite alérgica e urticária crônica
Desloratadina	Prurido, rinite alérgica, tosse e urticária
Ebastina	Hipersensibilidade, prurido e rinite
Epinastina	Alergias, bronquite alérgica, conjuntivite alérgica, dermatites, febre do feno, resfriado comum, rinite alérgica, pruridos e sintomas alérgicos em pacientes asmáticos
Fexofenadina	Alergias em geral, conjuntivite alérgica, pruridos em geral, rinite alérgica e urticária
Loratadina	Dermatites, rinite alérgica e urticária

Farmacocinética

Em geral, os anti-histamínicos são bem absorvidos no TGI e atingem concentrações plasmáticas em torno de 2 a 4 h. Alguns medicamentos podem persistir na pele mesmo após a diminuição da concentração plasmática, o que explica a eficácia prolongada mesmo com doses administradas a intervalos maiores. A meia-vida média dos fármacos de primeira geração é de 3 a 8 h, podendo chegar até 24 h, enquanto a média dos medicamentos de segunda geração é de 12 a 24 h. Os antagonistas H_1 são metabolizados no fígado pelas enzimas do citocromo P450 e, com isso, podem alterar a própria meia-vida ou interagir com outros fármacos. A loratadina é convertida em um metabólito ativo por esse sistema e, com isso, pode sofrer competição quando administrada junto com outros fármacos. Para diminuir possíveis efeitos provocados por interações, foi desenvolvida a desloratadina, que já é o metabólito ativo. Com essa mesma estratégia foi desenvolvida a fexofenadina, para substituir a terfenadina, retirada do mercado por causar problemas cardíacos ao interagir no metabolismo com outros medicamentos.

■ Anti-inflamatórios não esteroidais

Introdução

Anti-inflamatórios não esteroidais
Também conhecidos como anti-inflamatórios não hormonais; apresentam grupos químicos diversos da estrutura química esteroide (núcleo ciclopentanoperidrofenantreno) dos anti-inflamatórios hormonais ou glicocorticoides

Protótipo
Substância modelo, padrão

Os anti-inflamatórios não esteroidais, conhecidos pela sigla AINEs, são um grupo de substâncias que, apesar de apresentarem diferentes estruturas químicas, compartilham ações terapêuticas e efeitos colaterais. O protótipo do grupo é o ácido acetilsalicílico ou Aspirina®, comercializado há mais de 100 anos por suas propriedades *analgésica*, *antipirética* e anti-inflamatória, comuns aos outros componentes do grupo dos AINEs citados na Tabela 4.3.

Observe que os fármacos listados na Tabela 4.3 pertencem a diferentes grupos químicos; porém, todos apresentam atividade analgésica e antipirética, e muitos deles são ainda potentes anti-inflamatórios. Os efeitos adversos também são comuns à maioria dos fármacos apresentados na tabela.

Como são fármacos de uso muito disseminado, provavelmente serão reconhecidos seus nomes de referência ou similares de uso mais consagrado. É importante saber que alguns deles são vendidos associados a outros princípios ativos.

Mecanismo de ação

Os AINEs inibem a produção de prostaglandinas, prostaciclina e tromboxanas por atuarem bloqueando a enzima ciclo-oxigenase que degrada o ácido araquidônico.

Biossíntese dos produtos do ácido araquidônico

Eicosanoides
Metabólitos derivados do ácido araquidônico (prostaglandinas, prostaciclina, tromboxanas e leucotrienos)

Quimiotaxia
Atração de células inflamatórias; aumento da migração celular de leucócitos

O ácido araquidônico é um ácido graxo de cadeia longa, proveniente da dieta, que se apresenta na forma esterificada nos fosfolipídios de membrana. Quando a fosfolipase A_2 (PLA_2) é ativada por algum estímulo (mecânico, químico, físico etc.), o ácido araquidônico é liberado e pode ser biotransformado por duas vias principais, a via da lipo-oxigenase e a via da ciclo-oxigenase (COX), originando os seus metabólitos, conhecidos por eicosanoides. Na via da ciclo-oxigenase, uma prostaglandina sintetase, os ácidos graxos cíclicos originados são endoperóxidos instáveis que sofrem outras transformações até originarem prostaglandinas (PGE_2, PGD_2, $PGF_{2\alpha}$), prostaciclina (PGI_2) e tromboxana (TXA_2). O produto final da COX é específico para cada tecido. A via da lipo-oxigenase dá origem aos leucotrienos (Figura 4.2).

Os AINEs inibem a enzima COX, impedindo a síntese de prostaglandinas, prostaciclinas e tromboxanas, mas não atuam na lipo-oxigenase; por isso, a síntese de leucotrienos e seus efeitos broncoconstritores e de quimiotaxia continuam ocorrendo.

Capítulo 4 ■ Fármacos Utilizados na Inflamação

■ **Tabela 4.3** Anti-inflamatórios não esteroidais, ou AINEs, comercializados no Brasil.

Grupamento químico	Fármaco	Medicamento de referência ou similar consagrado
Salicilatos ou derivados do ácido salicílico	Ácido acetilsalicílico (AAS)	Aspirina®
	Salicilato de metila	Gelol®, Calminex®
	Salicilamida	Gripin-C®
Derivados pirazolônicos	Dipirona	Novalgina®, Neosaldina®, Lisador®, Benegrip®, Buscopan composto®
	Fenilbutazona	Butazona cálcica®, Mioflex®
	Propifenazona	Saridon®, Tonopan®
Derivado do para-aminofenol	Paracetamol ou acetaminofeno	Tylenol®
Derivados do ácido N-fenilantranílico	Ácido mefenâmico	Ponstan®
	Ácido flufenâmico	Mobilisin®
	Clonixinato de lisina	Dolamin®
Derivados do ácido indolacético	Indometacina	Indocid®
Derivados do ácido pirrolacético	Cetorolaco	Toragesic®, Acular®
Derivados do ácido fenilacético	Diclofenaco de sódio	Voltarem®
	Diclofenaco de potássio	Cataflam®
	Diclofenaco dietilamônio	Cataflam® (tópico)
Derivados do ácido propiônico	Ibuprofeno	Motrin®, Advil®, Alivium®
	Cetoprofeno	Profenid®
	Naproxeno	Naprosyn®, Flanax®
Derivados do oxicam	Piroxicam	Feldene®
	Tenoxicam	Tilatil®
	Meloxicam	Movatec®
Derivados da fenoximetanosulfonanilida	Nimesulida	Nisulid®, Scaflan®
Coxibes	Etoricoxibe	Arcoxia®
	Celecoxibe	Celebra®
	Rofecoxibe Lumiracoxibe	Vioxx® (retirado do mercado) Prexige® (retirado do mercado)

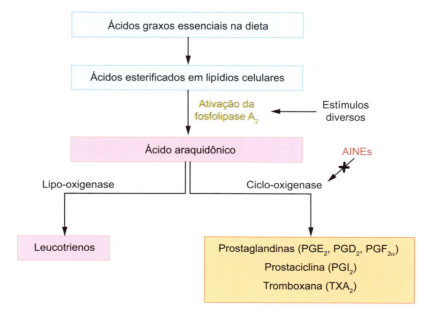

Figura 4.2 Biossíntese dos produtos do ácido araquidônico.

> **F·F Farmacologia em Foco**
>
> **Isoformas da enzima ciclo-oxigenase**
>
> A enzima COX existe em pelo menos duas isoformas. A ciclo-oxigenase-1 (COX-1) é conhecida como constitutiva, pois participa de inúmeros processos fisiológicos, e a ciclo-oxigenase-2 (COX-2) é induzível por citocinas e outros estímulos inflamatórios. Atualmente, a COX-2 é também reconhecida em algumas funções fisiológicas normais do organismo.

Analgésica
Que diminui a dor

Antipirética
O mesmo que antitérmica, que diminui a temperatura corporal nos estados febris

Nociceptor
Receptor sensível aos estímulos dolorosos; terminação nervosa livre

Algesia
Sensibilidade à dor

Hiperalgesia
Aumento da sensibilidade dolorosa

Aloidinia
Sensação dolorosa causada por um estímulo que habitualmente não ocasiona dor.

Febre ou hipertermia
Temperatura corporal aumentada

Pirógenos endógenos
São citocinas, principalmente interleucina 1(IL-1), interleucina 6 (IL-6), fator de necrose tumoral α (TNFα) e interferona, que têm a capacidade de induzir a produção de PGE_2 causando febre

---

Atividade analgésica, anti-inflamatória, antipirética e antiagregante

Dor e inflamação

Estímulos nocivos de natureza exógena (mecânico, químico, físico ou biológico) ou estímulos endógenos (inflamação, aumento de peristaltismo, isquemia tecidual) são captados por nociceptores, integrados no corno dorsal da medula espinal, interpretados no cérebro (região do tálamo e córtex) e sentidos como dor. Esses mesmos estímulos liberam mediadores (histamina, bradicinina, serotonina, leucotrienos, várias citocinas, prostaglandinas, prostaciclinas e tromboxanas) envolvidos na inflamação, principalmente por produzirem vasodilatação, aumento da permeabilidade capilar, algesia e quimiotaxia. Desses mediadores liberados, as prostaglandinas, além de promoverem vasodilatação e potencializarem o aumento de permeabilidade vascular produzido pela histamina e bradicinina, entre outros efeitos primários, também sensibilizam os nociceptores; e, desse modo, estímulos algésicos produzem mais dor, fenômeno conhecido como hiperalgesia.

A COX-1 e a COX-2 também são expressas na medula espinal sob condições basais. Em resposta a estímulos dolorosos, a PGE_2 é liberada, contribuindo para hiperalgesia e aloidinia decorrentes do aumento da excitabilidade dos neurônios do corno dorsal da medula espinal.

Os AINEs, por inibirem a produção de prostaglandinas, prostaciclinas e tromboxanas, diminuem a resposta inflamatória e reduzem também a hiperalgesia induzida pelas prostaglandinas, o que justifica a melhor resposta clínica obtida com o tratamento precoce.

Febre

A febre (ou hipertermia) resulta de falha nos mecanismos termorreguladores. Para produzir calor, o organismo aumenta seus processos metabólicos, produz vasoconstrição cutânea e tremores musculares; para manter a temperatura corpórea, causa piloereção; e para perder calor, induz vasodilatação cutânea e sudorese, aumentando, assim, a troca de calor com o meio ambiente.

Infecção, sequela de dano tecidual, inflamação, rejeição a enxertos ou qualquer outro estímulo endógeno ou exógeno podem induzir macrófagos e linfócitos a liberarem pirógenos endógenos (monocinas e linfocinas, respectivamente) na circulação. Essas citocinas carreadas pelo sangue atingem o hipotálamo, no qual está localizada uma área sensível às alterações de temperatura corporal (como um termostato). As citocinas, atuando nas células endoteliais do hipotálamo, promovem a produção de prostaglandinas (PGE_2) que elevam o ponto de ajuste do termostato hipotalâmico, fazendo com que o organismo aumente a produção de calor, o que causa febre.

Os AINEs inibem a produção da PGE_2 reduzindo o ponto de ajuste do termostato hipotalâmico e produzindo no organismo mecanismos de perda de calor por meio da vasodilatação e da transpiração, o que possibilita o retorno da temperatura corpórea aos parâmetros normais.

Agregação plaquetária

As plaquetas produzem tromboxanas (TXA$_2$, TXB$_2$) a partir da metabolização do ácido araquidônico pela COX-1. O efeito biológico importante da TXA$_2$ é a agregação plaquetária. As plaquetas têm vida útil de 7 a 10 dias e pouca capacidade de síntese proteica, ou seja, não sintetizam nova COX-1. O ácido acetilsalicílico bloqueia COX-1 e COX-2 de modo irreversível. Isso implica dizer que, sob efeito do ácido acetilsalicílico, a plaqueta está bloqueada para a produção de TXA$_2$, pois, devido à sua baixa capacidade de síntese proteica, não consegue sintetizar uma nova COX-1. À exceção do ácido acetilsalicílico, todos os AINEs atuam como inibidores competitivos e reversíveis da COX. O fato de o bloqueio da COX pelo ácido acetilsalicílico ser irreversível faz com que ela seja altamente ativa e exerça seu efeito antitrombótico em pequenas doses.

Como visto, a inibição da produção de TXA$_2$ diminui a agregação plaquetária e a coagulação sanguínea e pode implicar um prolongamento do tempo de sangramento, efeito adverso comum aos AINEs que inibem a COX-1, ou, ainda, apresentar efeito terapêutico antitrombótico, como o do ácido acetilsalicílico em baixas doses.

> As células não armazenam prostaglandinas; desse modo, sua liberação depende de nova síntese; os AINEs impedem essa síntese.

Usos terapêuticos

Os fármacos AINEs têm uma variedade de indicações clínicas. São elas:

- Antipiréticos: diminuem a temperatura corporal dos estados febris
- Analgésicos: aliviam a dor leve a moderada em quadros de cefaleia, artrite, nevralgia, mialgia, dismenorreia etc.
- Anti-inflamatórios: causam redução do processo inflamatório, diminuindo também a dor decorrente da inflamação. Apesar de não alterarem a progressão da doença, podem ajudar na melhora da função, facilitando a realização de exercícios fisioterápicos. São, portanto, úteis em doenças reumáticas, artrite, osteoartrite, traumas agudos, fraturas, entorses, bursites, fibrosites, gota, doenças articulares inflamatórias etc.
- Antiagregantes: atuam como agente profilático para reduzir a formação de trombos e a incidência de ataques isquêmicos.

> As propriedades farmacocinéticas (absorção, distribuição, biotransformação e eliminação) próprias de cada um dos AINEs definem se suas ações serão preponderantemente analgésicas, antipiréticas e/ou anti-inflamatórias, pois a habilidade de cada um em atingir e bloquear a COX é o que os diferencia.

Efeitos adversos

O espectro de toxicidade produzido por cada um dos AINEs está relacionado com a sua inibição de isoformas específicas de COX; assim, compostos mais seletivos para COX-1 ou para COX-2, ou ainda equipotentes para as duas COXs, induzirão diferenças nos efeitos adversos produzidos (Tabela 4.4). A síntese de PGI$_2$ e PGE$_2$ no estômago está envolvida com a diminuição da produção de ácido gástrico e com aumento de secreção de muco citoprotetor e de bicarbonato. Os AINEs, inibindo a produção de prostaglandina e prostaciclina, promovem aumento de ácido clorídrico e diminuem a produção do muco e do bicarbonato. Soma-se a isso o efeito local da dissolução de medicamentos derivados ácidos, como mostrado na Tabela 4.3. Pelo descrito, pode-se concluir que praticamente todos os AINEs produzem, em graus variados, dor gástrica, erosão ou ulceração da mucosa e perda de sangue. A toxicidade gástrica relativa constitui um importante fator na escolha do melhor fármaco desse grupo. Nesse aspecto, os inibidores seletivos da COX-2 e o paracetamol, um fraco inibidor da COX, são desprovidos de efeitos adversos gástricos.

> Doenças articulares exigem uso contínuo e prolongado de altas doses de anti-inflamatórios, aumentando os efeitos adversos. Além disso, elas são mais comuns em idosos, que, por serem mais sensíveis, apresentam efeitos tóxicos mais frequentemente.

Dismenorreia
Menstruação difícil e dolorosa

■ **Tabela 4.4** Relação entre efeitos biológicos dos eicosanoides e os efeitos adversos devido à inibição da síntese de prostaglandinas, prostaciclinas e tromboxanas pelos anti-inflamatórios não esteroidais (AINEs).

Sistema envolvido	Eicosanoide envolvido	Efeito fisiológico	Efeito adverso associado ao uso de AINE
Gastrintestinal	PGE_2 e PGI_2	Diminuição da produção de HCl Produção de muco citoprotetor	Irritação gástrica Erosões Ulceração péptica Sangramento gástrico Esofagite
Rim	PGE_2 e PGI_2	Vasodilatação compensatória em resposta à hipovolemia, diminuição da perfusão renal e perda de Na^+	Diminuição da perfusão renal em indivíduos suscetíveis Retenção de Na^+ e H_2O Possível elevação da pressão arterial e insuficiência renal Redução da eficácia dos diuréticos e de agentes anti-hipertensivos
Útero	PGE_2 e $PGF_{2\alpha}$ TXA_2	Amadurecimento do colo do útero; nas contrações uterinas desencadeia o trabalho de parto e facilita sua progressão	Prolongamento do trabalho de parto Aumento do sangramento no parto
Feto Recém-nascido com persistência do canal arterial	PGE_2 e PGI_2	Manutenção do canal arterial permeável durante a gestação	Quando se administra AINE para a gestante, no feto ocorre fechamento prematuro do canal arterial Quando se administra AINE para o recém-nascido, observa-se o fechamento do canal em poucas horas
Plaquetas	TXA_2	Agregação plaquetária	Prolongamento do tempo de sangramento
Pulmões Hipersensibilidade Reações alérgicas	Desvio do metabolismo; produção de leucotrienos	Em indivíduos suscetíveis, o bloqueio da COX desvia o metabolismo para a produção de leucotrienos	Broncoespasmo, asma urticária, rinite, reações anafilactoides

No rim, o efeito dos AINEs não é pronunciado nos indivíduos normais; porém, se tornam significativos em idosos, pacientes sensíveis ou com outras comorbidades. Nesses pacientes a regulação do fluxo sanguíneo para o rim é afetada pelos AINEs, originando diminuição da taxa de filtração glomerular e da excreção de sódio e água e acarretando insuficiência renal. O rim é um dos vários tecidos nos quais a COX-2 é expressa constitutivamente; assim, efeitos adversos renais também ocorrem com AINEs seletivos para COX-2.

A síntese de prostaglandinas pelo útero provavelmente desencadeia o trabalho de parto e facilita sua progressão; os AINEs retardam o trabalho de parto, além de poderem provocar comprometimento da hemostasia materna e hemorragia no recém-nascido.

No feto, as prostaglandinas sintetizadas localmente mantêm permeável o canal arterial; com o nascimento, a diminuição das prostaglandinas está envolvida com o fechamento do canal arterial. Os AINEs administrados no final da gestação podem induzir o fechamento prematuro do canal arterial, promovendo hipertensão pulmonar e morte fetal. No recém-nascido com persistência da permeabilidade do canal arterial, a administração de pequenas doses de indometacina ou de ácido acetilsalicílico pode produzir o fechamento do canal arterial em poucas horas.

O efeito antiagregante dos AINEs que inibem a COX-1 ocorre pelo bloqueio da síntese de TXA_2 pelas plaquetas, comprometendo a coagulação sanguínea e prolongando o tempo de sangramento. No caso do ácido acetilsalicílico, a acetilação irreversível da COX plaquetária produz uma redução mantida dos níveis de TXA_2; por isso, ele não deve ser administrado durante o período de 1 semana antes de qualquer procedimento cirúrgico. Os inibidores seletivos da COX-2 não inibem a agregação plaquetária ou prolongam o tempo de coagulação, porque a COX-2 não ocorre nas plaquetas. Por outro lado, inibidores seletivos de COX-2 podem aumentar a incidência de eventos cardiovasculares (infarto do miocárdio, acidente vascular encefálico) em pacientes de alto risco, por reduzirem a produção de PGI_2, que inibe a agregação plaquetária nas células do endotélio vascular sem o benefício do bloqueio da TXA_2 produzida nas plaquetas. Esse foi o motivo pelo qual alguns coxibes foram retirados do mercado.

O ácido acetilsalicílico precipita asma, edema angioneurótico, urticária ou rinite em certos indivíduos suscetíveis, possivelmente por um desvio do metabolismo do ácido araquidônico para os produtos da via da lipo-oxigenase. O paciente que apresenta esse tipo de reação pode também ser sensível a outros AINEs e deve ser alertado para não utilizar medicamentos que contenham qualquer um dos princípios ativos listados na Tabela 4.3, à exceção de paracetamol (como analgésico e antipirético) ou nimesulida (como anti-inflamatório), os quais, se necessário, podem ser cuidadosamente introduzidos em baixas doses e com acompanhamento.

Interações medicamentosas

Uma interação benéfica é a dos AINEs com a cafeína, que potencializa a ação analgésica, antipirética e anti-inflamatória deles; desse modo, com menor dose de fármaco, tem-se o mesmo efeito terapêutico e reduzidos efeitos colaterais.

A interação entre AINEs e analgésicos opioides também é racional. Como os dois fármacos têm mecanismos de analgesia distintos, a associação maximiza o efeito analgésico com doses individuais menores.

Os AINEs normalmente se ligam às proteínas plasmáticas e podem deslocar outros fármacos que estejam ligados a elas com menor afinidade, aumentando, desse modo, a proporção da forma livre na circulação e a toxicidade. Os hipoglicemiantes orais, por exemplo, serão desligados da proteína e produzirão hipoglicemia. A administração concomitante de ácido acetilsalicílico com varfarina pode causar efeitos anticoagulantes aditivos.

Os AINEs podem diminuir a eficácia de agentes anti-hipertensivos betabloqueadores e de diuréticos.

Agentes específicos | Informações individualizadas dos fármacos

Ácido acetilsalicílico

O ácido acetilsalicílico foi sintetizado em 1897 pela Bayer e recebeu o nome Aspirina®. No corpo, é rapidamente metabolizado a ácido salicílico, metabólito ativo responsável pela maior parte de suas ações. Como analgésico, nas doses de 0,3 a 1,5 g/dia, apesar de mais fraco do que os analgésicos opioides, o ácido acetilsalicílico alivia a dor da inflamação, a dor relacionada com a lesão tecidual e a dor do tegumento e do tecido conjuntivo. Tem efeito antipirético, reajustando o termostato hipotalâmico e promovendo a perda de calor por vasodilatação e sudorese. A ação anti-inflamatória é exercida com altas doses (3 a 6 g/dia), melhorando os sinais da inflamação, como dor, hiperalgesia, edema, vasodilatação e infiltração leucocitária; o ácido acetilsalicílico, assim como os outros AINEs, não altera a progressão da doença de base.

A excreção de urato tem alta relação com a dose de ácido acetilsalicílico administrada. Assim, doses < 2 g/dia retêm urato e antagonizam o efeito de fármacos uricosúricos; as doses > 5 g/dia que aumentam a excreção de urato são pouco toleradas para a maioria dos pacientes de gota crônica.

Síndrome de Reye
Encefalopatia hepática observada em crianças devido à associação de infecção viral (*influenza* ou varicela) com a administração de ácido acetilsalicílico ou outro salicilato

Doses altas de ácido acetilsalicílico geralmente se relacionam com o aparecimento dos efeitos colaterais descritos na Tabela 4.4, sendo os mais comuns e importantes a lesão da mucosa gástrica e a ulceração péptica. O efeito antiagregante plaquetário pode complicar casos de dengue hemorrágica; por isso, o ácido acetilsalicílico é contraindicado nessa condição. Em crianças com doenças virais como a *influenza* ou a varicela, a administração do fármaco aumenta a incidência da síndrome de Reye, uma doença muitas vezes fatal.

> ## F·F Farmacologia em Foco
>
> ### Salicilismo
>
> A intoxicação por ácido acetilsalicílico, chamada salicilismo, ocorre principalmente em crianças e se inicia por aumento da frequência respiratória, por estímulo central, que acumula oxigênio e causa alcalose respiratória. Para compensar essa alcalose, o rim elimina bicarbonato, dando origem a um quadro de alcalose respiratória compensada. Todos os pacientes que fazem uso crônico de ácido acetilsalicílico apresentam essa alcalose compensada. Na intoxicação, a absorção do fármaco continua ocorrendo e leva à inibição do centro respiratório, produzindo acúmulo de dióxido de carbono e acidose respiratória descompensada, pois o bicarbonato foi eliminado pelo rim; soma-se a essa acidose o acúmulo de metabólitos ácidos tanto do ácido acetilsalicílico, o ácido salicílico, como do metabolismo dos carboidratos, o ácido láctico, o ácido pirúvico e o ácido acetoacético, culminando com desequilíbrio acidobásico e acidose metabólica. A intoxicação por salicilatos é uma emergência médica que necessita de tratamento de suporte com lavagem gástrica, alcalinização da urina e resfriamento corpóreo, além de fluidos intravenosos contendo glicose e bicarbonato.

Dipirona ou metamizol

Tem uso como potente analgésico e antipirético de ação imediata, mas é fraco anti-inflamatório. A dipirona foi retirada do mercado americano e de muitos países europeus na década de 1970 devido a relatos de agranulocitose. Em países como a Alemanha, seu uso se limitava a estados febris que não cediam mesmo com o uso de outros AINEs mais seguros; foram proibidas as associações em doses fixas com anti-histamínicos, antiespasmódicos, fármacos antienxaqueca e outros. A dipirona foi reintroduzida na Europa há aproximadamente 10 anos, pois estudos epidemiológicos sugeriram que o risco de efeitos adversos era similar ao do paracetamol e menor que o do ácido acetilsalicílico. No Brasil e em muitos outros países, a dipirona é muito usada, sem, contudo, mostrar risco de toxicidade grave. Entretanto, seu efeito vasodilatador direto pode causar hipotensão em indivíduos mais sensíveis.

Propifenazona e fenilbutazona

A propifenazona é uma pirazolona com propriedades semelhantes às da dipirona, e considera-se que é mais bem tolerada por não existir relato de agranulocitose. Tem uso terapêutico na enxaqueca associada a outros fármacos, devido à sua ação analgésica.

A fenilbutazona, outra pirazolona, tem efeitos anti-inflamatórios potentes, além de propriedades uricosúricas; seu metabólito ativo, a oxifembutazona, é também comercializado. Esses dois medicamentos, apesar de excelentes como anti-inflamatórios, raramente são utilizados porque apresentam risco de depressão da medula óssea. Seus efeitos adversos gastrintestinais são mais pronunciados do que os do ácido acetilsalicílico.

Paracetamol | Conhecido como acetaminofeno nos EUA

O paracetamol tem excelente atividade analgésica e é um dos melhores agentes antipiréticos; porém, sua atividade anti-inflamatória é praticamente inexistente, pois ele não atua na presença de peroxidases comuns nos processos inflamatórios. Demonstrou-se que o paracetamol inibe a COX em algumas condições (na febre, no hipotálamo) e não em outras; cogita-se que ele atue inibindo COX-3, uma variante da COX-1 presente no cérebro e na medula espinal, hipótese ainda não confirmada, ou ainda atuaria em locais diferentes dos outros AINEs.

O paracetamol administrado por via oral é prontamente absorvido e atinge concentrações plasmáticas máximas em 30 a 60 min. Doses terapêuticas únicas ou repetidas são muito bem toleradas (325 a 1.000 mg/dia em um adulto e 40 a 480 mg/dia para crianças, dependendo

---

Agranulocitose
Parada ou redução na produção de granulócitos, leucócitos polimorfonucleares (PMN) que contêm grânulos: neutrófilos, eosinófilos e basófilos

ainda do peso e da idade). Nessas doses, o paracetamol não tem efeitos colaterais nos sistemas cardiovascular e respiratório e nas plaquetas, nem altera a coagulação sanguínea; não produz irritação, erosão ou sangramento gástrico; não induz alterações acidobásicas nem efeitos úricos.

O uso crônico de menos de 2 g/dia não se associa tipicamente a disfunção hepática, mas superdosagens agudas podem causar lesão hepática grave e devem ser consideradas emergências médicas.

O mecanismo da toxicidade do paracetamol envolve o metabolismo hepático, como mostra a Figura 4.3. Normalmente, o paracetamol é conjugado no fígado com sulfato ou com ácido glicurônico, sendo eliminado na urina. Em altas dosagens ou ainda em crianças com baixa capacidade de conjugação hepática, o paracetamol sofre uma N-hidroxilação mediada por uma CYP e dá origem a um metabólito intermediário altamente reativo, a N-acetil-p-benzoquinoneimina (NABQI). Esse radical livre normalmente interage com os grupamentos sulfidrilas das glutationas hepáticas, tornando-se, assim, inofensivo. Se o paracetamol for ingerido em altas doses, a glutationa poderá sofrer depleção, e esses intermediários excedentes atuarão nas sulfidrilas das células hepáticas, lesando-as. A N-acetilcisteína (Fluimucil®) pode ser usada nesses casos, como doadora de grupos sulfidrilas, que interagem com os intermediários reativos formados na intoxicação pelo paracetamol.

Em usuário crônico de bebidas alcoólicas a CYP que metaboliza o paracetamol à NABQI está induzida, favorecendo a hepatotoxicidade mesmo com doses terapêuticas.

O intervalo entre a ingestão e o tratamento é crítico, devendo este ser instituído o mais rápido possível para minimizar a toxicidade hepática.

CYP
Isoenzimas do citocromo P450; hemeproteínas

Glutationa
Tripeptídio sintetizado no fígado e distribuído pela circulação sanguínea para os tecidos, nos quais atua como antioxidante

Grupos sulfidrilas
Compostos com o grupamento SH (enxofre e hidrogênio)

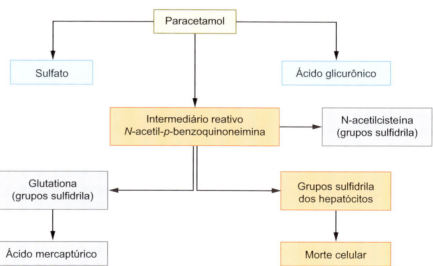

Figura 4.3 Mecanismo de toxicidade do paracetamol. O paracetamol é metabolizado no fígado e eliminado na urina, conjugado com sulfato ou com ácido glicurônico; por saturação da capacidade de metabolização, forma-se, por ação da CYP, a N-acetil-p-benzoquinoneimina (NABQI), um intermediário reativo que reage com grupamentos da glutationa. Na depleção da glutationa (p. ex., jejum ou má nutrição), o metabólito NABQI liga-se ao hepatócito e o lesa.

Ácido mefenâmico

É um fármaco analgésico, antipirético e anti-inflamatório que inibe a COX. É indicado primariamente no alívio de dores musculares e articulares e de tecidos moles, mostrando-se eficaz também na dismenorreia. Os efeitos colaterais gástricos são semelhantes aos do ácido acetilsalicílico. Apesar de incomum, pode causar anemia hemolítica, uma complicação séria. Não é seguro para crianças.

Indometacina

Potente agente anti-inflamatório que, além de apresentar efeito inibidor inespecífico da COX-1 e da COX-2, também suprime a mobilidade dos leucócitos polimorfonucleares e a síntese de mucopolissacarídios. Em doses altas, causa o desacoplamento da fosforilação oxidativa na mitocôndria de cartilagens e no fígado. Seu efeito analgésico decorre da diminuição da síntese de prostaglandinas e de ações centrais ainda não elucidadas.

Leucócitos polimorfonucleares
Glóbulos brancos com grânulos ou granulócitos

Os efeitos colaterais da administração oral de indometacina incluem graves alterações do TGI, alterações hematológicas e centrais.

A intolerância dos pacientes geralmente limita seu uso a tratamentos de curto prazo. Quando tolerada, a indometacina é mais eficaz do que o ácido acetilsalicílico no tratamento de doenças inflamatórias. É usada no recém-nascido para tratar o canal arterial persistente.

Diclofenaco

O diclofenaco tem atividade analgésica, antipirética e anti-inflamatória. Sua potência na inibição da COX-2 é maior do que a da COX-1. Além de inibir a COX, ele promove a incorporação do ácido araquidônico não esterificado em triglicerídios, reduzindo, assim, o ácido araquidônico livre e a síntese dos seus derivados: prostaglandinas, prostaciclinas, tromboxanas e leucotrienos.

O diclofenaco é rapidamente absorvido após a administração oral; o efeito de primeira passagem pelo fígado reduz sua biodisponibilidade em 50%. Ele acumula-se no líquido sinovial, o que pode explicar o fato de seu efeito terapêutico ser mais longo do que sua meia-vida plasmática. Por conta desse acúmulo, o diclofenaco tem extensa ação nas articulações. Ele encontra-se entre os AINEs mais extensamente utilizados, indicados para artrite reumatoide, osteoartrite, bursite, espondilite ancilosante, dismenorreia, condições inflamatórias pós-traumáticas e pós-operatórias, proporcionando rápido alívio da dor. Estudos levantam a possibilidade de risco cardiovascular no tratamento crônico com diclofenaco, como o que foi observado com os COXIBE, inibidores seletivos de COX-2.

Ibuprofeno, cetoprofeno e naproxeno

O ibuprofeno, considerado o AINE convencional mais seguro, tem venda livre em diversos países. Sua eficácia analgésica, antipirética e anti-inflamatória, se não maior, pelo menos se equivale à do ácido acetilsalicílico, apresentando maior tolerância. A dose recomendada para dor, inflamação e febre é de 200 a 600 mg a cada 4 a 6 h; em crianças, a posologia do ibuprofeno é de 5 a 10 mg/kg de peso, com máximo de 200 mg por dose a cada 6 a 8 h.

O cetoprofeno inibe a COX e também a lipo-oxigenase, diminuindo a produção tanto de leucotrienos quanto de prostaglandinas, prostaciclinas e tromboxanas. Como o cetoprofeno reduz a liberação de enzimas lisossômicas, ele é utilizado no tratamento de doenças inflamatórias. Além de efeito anti-inflamatório, apresenta atividade analgésica potente, sendo por isso utilizado em procedimentos cirúrgicos, traumatismos e procedimentos odontológicos. Para ser administrado por via oral, é apresentado em cápsulas, comprimidos e gotas, na dose de 50 a 100 mg a cada 8 a 12 h; intramuscular, 100 mg a cada 12 h, ou ainda via retal, supositórios de 100 mg 2 vezes/dia.

Os efeitos adversos do cetoprofeno se assemelham aos do ácido acetilsalicílico, e ele não deve ser indicado a pacientes que apresentam hipersensibilidade ao ácido acetilsalicílico.

O naproxeno é um inibidor não seletivo da COX, particularmente potente na inibição da migração de leucócitos. Tem atividade analgésica, antipirética e anti-inflamatória maior do que a do ácido acetilsalicílico, inibe a agregação plaquetária e prolonga o tempo de sangramento. Tem incidência reduzida de efeitos colaterais gástricos. O naproxeno se mostra efetivo no tratamento e na prevenção da enxaqueca.

Piroxicam, tenoxicam e meloxicam

O piroxicam, o tenoxicam e o meloxicam foram agrupados, pois apresentam meia-vida plasmática prolongada e, portanto, podem ser administrados uma única vez ao dia.

O piroxicam é apropriado para uso analgésico a curto prazo e anti-inflamatório a longo prazo. Ele é um inibidor reversível da COX, diminui a concentração de prostaglandinas no líquido sinovial e inibe a agregação plaquetária, prolongando o tempo de sangramento. Além disso, reduz a quimiotaxia dos leucócitos. Os efeitos adversos do piroxicam são menores do que os da indometacina e da fenilbutazona.

O meloxicam apresenta maior seletividade para a COX-2 do que para bloquear a COX-1 em doses terapêuticas. Apesar disso, ele tem efeitos relacionados com a inibição das duas isoformas de COX, como efeitos terapêuticos anti-inflamatórios e colaterais gástricos.

Nimesulida

A nimesulida é um fármaco AINE com efeitos anti-inflamatório, analgésico e antipirético. Atua principalmente por meio da inibição seletiva da COX-2, com mínima atividade sobre a COX-1. Foi comprovada embriotoxicidade em coelhos; portanto, não deve ser administrada durante a gravidez. Recentemente, vários casos de insuficiência hepática foram associados ao uso da nimesulida, e o medicamento foi retirado do mercado de alguns países. A segurança global do fármaco, particularmente em crianças, tem sido questionada.

Etoricoxibe

Os coxibes são fármacos inibidores seletivos da COX-2 e apresentam como vantagem em relação aos AINEs a baixa incidência de efeitos colaterais gástricos. Os inibidores seletivos da COX-2 inibem a produção de prostaciclina vascular (PGI_2), que tem atividade antiagregante plaquetária e efeito vasodilatador. No entanto, esses inibidores não diminuem a produção endógena de TXA_2, agregante plaquetário, derivado da ação enzimática da COX-1 sobre o ácido araquidônico. A somatória desses dois efeitos aumenta a ocorrência de eventos pró-trombóticos, elevando os índices de infarto do miocárdio e acidente vascular encefálico. Nos idosos, os inibidores seletivos da COX-2 reduzem a taxa de filtração glomerular. O uso prolongado desses agentes deve ser desestimulado e bastante criterioso.

■ Anti-inflamatórios esteroidais

Introdução

Glicocorticoides são fármacos anti-inflamatórios e imunossupressores muito eficientes, com propriedades semelhantes às do cortisol endógeno (hidrocortisona). O cortisol é sintetizado amplamente pelas células da zona fasciculada e em menor quantidade pelas células da zona reticulada da região cortical, da suprarrenal. Sua síntese é regulada pela corticotrofina hipofisária (ACTH ou hormônio adrenocorticotrófico), secretada em resposta à liberação do hormônio liberador de corticotrofina (CRH), produzido no hipotálamo (Figura 4.4).

Em um adulto normal, aproximadamente 5 a 10 mg/m^2/dia de cortisol são produzidos (equivalente a 10 a 20 mg de hidrocortisona, o hormônio sintético). Normalmente os níveis plasmáticos são máximos pela manhã e após as refeições, determinados pelo ritmo circadiano de liberação de pulsos de ACTH; porém, em indivíduos que dormem durante o dia e trabalham à noite, o pico de cortisol ocorre no início do período noturno.

O controle da síntese e secreção de cortisol é estreitamente regulado por um mecanismo de retroalimentação negativa e positiva na secreção do CRH e do ACTH, muito sensível aos níveis circulantes de cortisol ou de glicocorticoide exógeno. Níveis reduzidos de cortisol no sangue, estresse físico e emocional e o ciclo sono-vigília estimulam a liberação de CRH, enquanto a administração de doses suprafisiológicas de corticosteroides por períodos prolongados de tratamento pode exercer um efeito inibidor na secreção e liberação de CRH e ACTH, responsável pelo não funcionamento e pela atrofia da suprarrenal.

Essa observação fisiológica é muito importante, pois justifica a administração dos glicocorticoides preferencialmente em dose diária única matinal para minimizar a supressão do eixo hipotálamo-hipófise-suprarrenal.

A síntese de aldosterona, um hormônio com atividade mineralocorticoide, ocorre nas células da zona glomerulosa da cortical da suprarrenal por estímulo do sistema renina-angiotensina-aldosterona, ou ainda por hipovolemia ou hiperpotassemia.

Ritmo circadiano
Período de um dia no qual se baseia todo o ciclo biológico do ser vivo sob a influência da luz solar

Corticosteroides ou corticoides
Termo empregado para designar os hormônios produzidos pela cortical da suprarrenal, glicocorticoides e mineralocorticoides e seus análogos sintéticos

Mineralocorticoide
Tipo da ação da aldosterona na homeostasia do sódio e do potássio, produzindo aumento da retenção renal de Na^+ e da excreção de K^+ e H^+. Essa atividade também está presente em alguns fármacos glicocorticoides

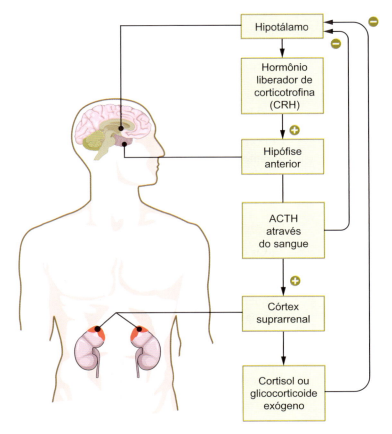

Figura 4.4 Síntese de cortisol e eixo hipotálamo-hipófise-suprarrenal. O hormônio liberador de corticotrofina (CRH) hipotalâmico estimula a liberação de hormônio adrenocorticotrófico (ACTH) hipofisário, que, pela circulação sanguínea, atinge a cortical da suprarrenal, na qual induz a secreção de cortisol. Os níveis circulantes aumentados de glicocorticoides fazem retroalimentação negativa no hipotálamo e na hipófise.

Doença de Addison
Insuficiência suprarrenal primária em que ocorre destruição do córtex da suprarrenal, resultando em diminuição da síntese de todas as classes de hormônios adrenocorticais (glicocorticoides, androgênios e mineralocorticoides)

Gliconeogênese
Produção de glicose a partir de aminoácidos ou ácidos graxos

Aspecto cushicoide
Deposição de gorduras como a de pacientes com síndrome de Cushing: depósito de gordura no tronco e no abdome, chamada obesidade centrípeta; na região acima da clavícula e atrás do pescoço, a gordura se acumula em forma de uma "giba de búfalo"; gordura depositada também na face, na região malar, com a pele avermelhada, conhecida como "face de lua cheia"

GLUT4
Proteína transportadora de glicose tipo 4, dependente de insulina, presente no músculo esquelético e no tecido adiposo

Na doença de Addison ou em outras situações em que há hipofunção da suprarrenal, utiliza-se, para o tratamento de reposição tradicional, a dose de 20 a 30 mg de hidrocortisona associada, se necessário, à fludrocortisona, um mineralocorticoide, na dose de 0,05 a 0,2 mg/dia.

Os hormônios glicocorticoides e os mineralocorticoides que formam a classe de hormônios denominados corticosteroides agem tanto sobre a retenção de sódio e água quanto sobre o metabolismo intermediário; a predominância de um ou outro desses efeitos é que os caracteriza.

Ações dos glicocorticoides

As ações dos glicocorticoides estão apresentadas na Figura 4.5 e descritas a seguir:

- Estimulam o catabolismo proteico, diminuem a síntese de proteínas e mobilizam as proteínas dos músculos, da pele, do tecido linfoide e dos tecidos adiposo e conjuntivo; os aminoácidos assim obtidos são convertidos em glicose por meio da gliconeogênese hepática. O balanço nitrogenado negativo é decorrente desse efeito, assim como a fraqueza muscular, o adelgaçamento da pele e as estrias

- Aumentam a lipólise, com liberação de ácidos graxos e glicerol; provocam a redistribuição de gordura com depósitos mais centralmente no dorso, no ombro, no abdome e na face, dando origem ao aspecto cushicoide com obesidade centrípeta, "giba de búfalo" e "face de lua cheia"

- Aumentam a gliconeogênese a partir de aminoácidos, ácidos graxos e glicerol, causando hiperglicemia e aumento de liberação de insulina; a captação e a utilização de glicose pelo músculo diminuem devido ao bloqueio da via de transporte de insulina para o músculo esquelético (GLUT4). Causam resistência à insulina

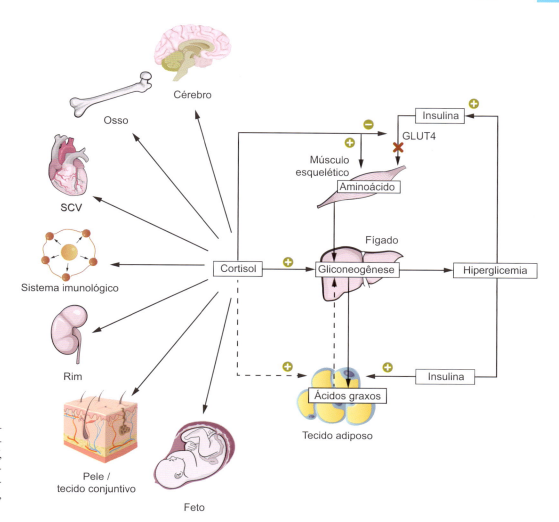

Figura 4.5 Ações dos glicocorticoides. SCV: sistema cardiovascular. Adaptada de NUSSEY, Y.; WHITEHEAD S. *Endocrinology: An integrated approach*. Bios Scientific Publishers, 2001.

Osteoclasto
Célula óssea responsável pela reabsorção da matriz óssea

Osteoblasto
Célula responsável pela síntese da parte orgânica da matriz óssea (colágeno tipo I, proteoglicanas e glicoproteínas); também participam da mineralização da matriz óssea por concentrarem fosfato de cálcio

Eicosanoides
São compostos originados da degradação do ácido araquidônico: prostaglandinas, prostaciclina, tromboxanas e leucotrienos

- Diminuem a absorção intestinal e aumentam a excreção renal do cálcio; estimulam a reabsorção óssea pelos osteoclastos e diminuem a atividade dos osteoblastos, levando à osteoporose
- Aumentam a reabsorção renal de sódio e água e a excreção de potássio; esse efeito mineralocorticoide pode precipitar edema e aumentar a pressão arterial
- Produzem aumento de vigília, euforia ou algumas vezes depressão, distúrbios de sono e outros quadros psiquiátricos
- Bloqueiam a síntese de eicosanoides, aumentando o aparecimento de úlceras gástricas
- Amplificam a ação da epinefrina, causando efeitos hemodinâmicos
- Diminuem a liberação de hormônios gonadais, produzindo anovulação e sangramento uterino disfuncional pela diminuição da síntese de estrogênios na mulher e hipogonadismo devido à diminuição de testosterona no homem
- Deprimem a função tireoidiana
- Produzem, por retroalimentação negativa no eixo hipotálamo-hipófise, supressão da síntese e liberação hipofisária de corticotrofina, induzindo inibição da secreção de cortisol e atrofia da suprarrenal
- Estão implicados na diminuição do crescimento ósseo linear em crianças, no retardo do crescimento e na baixa estatura na adolescência
- Atravessam a barreira placentária (principalmente os corticoides fluorados, betametasona e dexametasona), podendo ocasionar insuficiência suprarrenal no neonato
- Em doses suprafisiológicas, apresentam efeitos anti-inflamatórios e imunossupressores associados ao aparecimento de múltiplos efeitos adversos decorrentes da ação dos glicocorticoides nos diferentes órgãos, como descrito anteriormente.

As doses utilizadas para a obtenção do efeito imunossupressor e anti-inflamatório são muito maiores do que a liberação fisiológica de cortisol e, por isso, determinam o aparecimento dos efeitos colaterais adversos. Poderíamos dizer que, em altas doses anti-inflamatórias ou em altíssimas doses imunossupressoras, os efeitos observados são semelhantes aos do cortisol endógeno, porém muito exagerados.

Mecanismo de ação farmacológica

Os fármacos glicocorticoides têm a habilidade de se ligar ao receptor do cortisol e desencadear seus efeitos, por apresentarem uma estrutura química esteroide (núcleo ciclopentanoperidrofenantreno) muito parecida com a do hormônio endógeno (Figura 4.6).

Os glicocorticoides sintéticos apresentam estrutura química esteroide semelhante à do hormônio endógeno e, por isso, interagem com os mesmos receptores que o cortisol, ou seja, o receptor de glicocorticoide (GR) e o receptor da aldosterona. As modificações químicas resultaram na formação de compostos clinicamente importantes. A dexametasona é idêntica à betametasona, exceto pela configuração do grupo metila em C16, no qual a configuração β (projetando-se para cima) é da betametasona, e a configuração alfa é da dexametasona.

Os glicocorticoides, por serem **lipofílicos**, facilmente penetram na célula-alvo por difusão passiva. No citoplasma o corticosteroide encontra um receptor específico inativo, estabilizado por um complexo proteico denominado **proteínas do choque térmico** (HSP). O cortisol se liga ao GR, mudando sua conformação e liberando as HSP. O complexo glicocorticoide-GR é ativamente transportado para dentro do núcleo da célula, onde se liga, como **homodímero**, a sequências específicas do DNA denominadas **elementos de resposta aos glicocorticoides** (GRE) dentro da região

Lipofílico
Substância que tem afinidade e é solúvel em lipídios; lipossolúvel

Proteínas do choque térmico
HSP (do inglês *heat shock proteins*). São proteínas chaperonas (auxiliares) que estabilizam e conservam inativo o receptor de glicocorticoide no citoplasma da célula-alvo

Homodímero
Complexo de duas cadeias de proteínas idênticas unidas por ligações não covalentes

Elementos de resposta aos glicocorticoides
GRE (do inglês *glucocorticoid responsive elements*); sequências existentes no gene-alvo para a ligação do complexo glicocorticoide-receptor

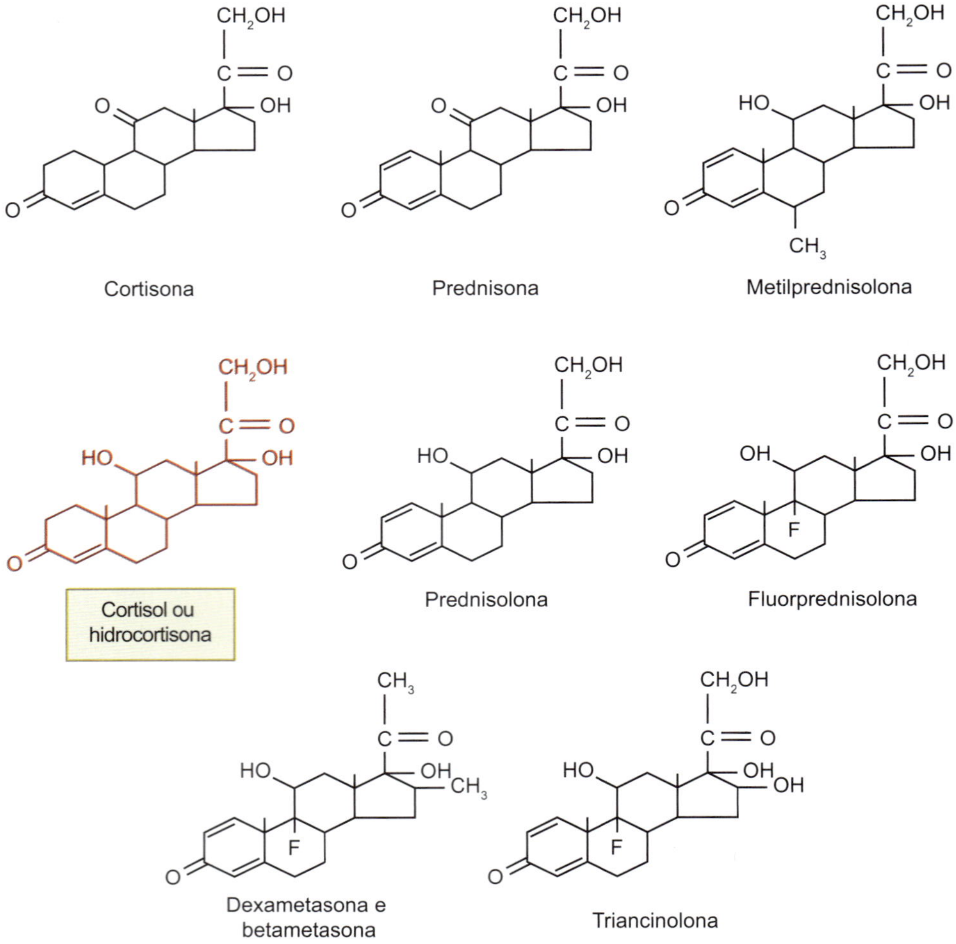

Figura 4.6 Estrutura química de fármacos glicocorticoides. Adaptada de SILVA, P. *Farmacologia*. 7. ed. Rio de Janeiro: Guanabara Koogan, 2006.

promotora de genes específicos. Para ativar a transcrição, o complexo glicocorticoide-GR-GRE recruta proteínas coativadoras, e para inibir a transcrição recruta proteínas correpressoras. Como exemplo da transativação temos o estímulo à síntese de proteínas anti-inflamatórias, como anexina-1, MAPK fosfatase 1 e IκB. A anexina-1, também chamada lipocortina-1, interage e inibe a PLA$_2$, bloqueando a liberação do ácido araquidônico e sua subsequente conversão em eicosanoides. A MAPK fosfatase 1, por um mecanismo indireto, também inibe a PLA$_2$. A IκB, uma proteína inibidora, sequestra o fator nuclear kappa B (NF-κB), impedindo sua ação inflamatória. A interação do complexo glicocorticoide-GR-GRE com proteínas correpressoras inibe a transcrição de genes como o da COX-2, da óxido nítrico sintetase induzível (sNOi) e de citocinas inflamatórias (IL-1, IL-2, IL-6 e TNFα) (Figura 4.7).

Envolvendo ligações proteína-proteína, o complexo glicocorticoide-GR interage também com outros fatores de transcrição, como a proteína ativadora 1 (AP-1) e o NF-κB, e inibem a ativação transcricional de genes normalmente regulados por esses fatores, impedindo a síntese de citocinas inflamatórias, fatores de crescimento etc., responsáveis, em parte, pelos efeitos anticrescimento, anti-inflamatórios e imunossupressores dos glicocorticoides.

Recentes trabalhos mostram que os glicocorticoides podem apresentar rápidos efeitos anti-inflamatórios que não são mediados por modificações na expressão gênica. Esse mecanismo não genômico envolve a ativação de receptores de membrana e de segundos mensageiros.

Os glicocorticoides naturais e alguns dos sintéticos exibem alguma atividade mineralocorticoide, pois podem atuar nos receptores da aldosterona. A principal ação mineralocorticoide consiste em aumentar a absorção de Na$^+$ no túbulo contorcido distal do rim, aumentando a excreção de K$^+$ e de H$^+$, e produzindo retenção hídrica, hipertensão, hipopotassemia e alcalose. A atividade mineralocorticoide dos principais glicocorticoides está apresentada na Tabela 4.5.

Anexina-1
Proteína anti-inflamatória anteriormente chamada lipocortina-1, que interage e inibe a PLA$_2$

MAPK fosfatase 1
Do inglês *mitogen-activated protein quinase*. Proteinoquinase ativada por estímulos extracelulares (mitógeno) que regulam expressão gênica, mitose, diferenciação, sobrevivência celular e apoptose

IκB
Proteína inibidora que sequestra o NF-κB, impedindo sua ação inflamatória

Fator nuclear kappa B (NF-κB)
Fator de transcrição que atua promovendo a transcrição de moléculas pró-inflamatórias

Proteína ativadora-1 (AP-1)
Fator de transcrição composto de dímeros da família das proteínas Jun e Fos, envolvidos na resposta inflamatória e/ou imune

Proteínas chaperonas
Família de proteínas que ajudam no enovelamento de outras proteínas recém-sintetizadas para que elas tenham a estrutura terciária correta

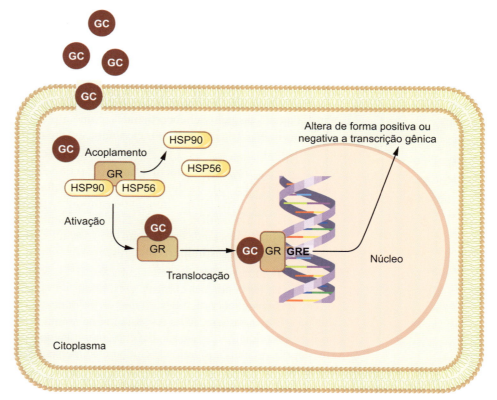

Figura 4.7 Mecanismo intracelular de ação do glicocorticoide. O receptor de glicocorticoide (GR), em seu estado desativado, reside primeiro no citoplasma associado a um complexo de proteínas chaperonas moleculares, incluindo várias proteínas do choque térmico (HSP56, HSP90). Os glicocorticoides (GC) endógenos ou sintéticos atuam como ligantes do GR. Após ter sido acoplado ao ligante, o GR sofre uma alteração conformacional (ativação), dissocia-se do complexo HSP e transloca-se para o núcleo, onde, acoplando-se aos elementos de resposta ao GC (GRE) no DNA, altera positiva ou negativamente a transcrição gênica.

Tabela 4.5 Potências relativas e doses equivalentes de corticosteroides sistêmicos. Valores em relação à hidrocortisona; descrição dos glicocorticoides de uso tópico.

Fármaco	Tipos de preparações	Atividade anti-inflamatória	Retenção de sódio	Tipo de ação (meia-vida)	Dose equivalente (anti-inflamatória)
Aldosterona	–	0,1	500	–	–
Cortisona	O, Ij	0,8	0,8	C (8 a 12 h)	25 mg
Hidrocortisona	**O, Ij, T, R, Ot**	**1**	**1**	**C**	**20 mg**
Fludrocortisona	O	10	150	C	–
Metilprednisolona	O, Ij, T	5	0,5	I (12 a 36 h)	4 mg
Prednisona	O	4	0,8	I	5 mg
Prednisolona	O, Ij, Of	4	0,8	I	5 mg
Triancinolona	O, Ij, T, In	5	0	I	4 mg
Dexametasona	O, Ij, T, Of, Ot	25	0	L (36 a 72 h)	0,75 mg
Betametasona	O, Ij, T	25	0	L	0,75 mg
Flunisolida	In	Tratamento da asma brônquica				
Beclometasona	In	Tratamento de asma brônquica, rinite alérgica sazonal e rinite não alérgica				
Budesonida					
Fluticasona					
Mometasona	In, T	Tratamento da rinite alérgica sazonal; tratamento antipruriginoso e anti-inflamatório de dermatoses				
Desonida	T	Tratamento antipruriginoso e anti-inflamatório de dermatoses				

O: oral, T: tópico em pele e mucosas, In: inalação nasal ou oral, Of: oftálmica, Ij: injetável, R: retal, Ot: ótica, C: curta, I: intermediária, L: longa.

Efeitos anti-inflamatório e imunossupressor dos glicocorticoides inter-relacionados

A resposta anti-inflamatória ocorre por diferentes ações. Na fase precoce, os glicocorticoides atuam diminuindo o edema, a dilatação capilar, a migração de leucócitos e a atividade fagocitária; na fase tardia do processo inflamatório, inibem a proliferação capilar e de fibroblastos, a deposição de colágeno e a cicatrização. A indução da síntese de várias proteínas anti-inflamatórias pelos glicocorticoides, como a produção da anexina-1, que inibe a PLA$_2$, resulta na inibição da produção dos eicosanoides (prostaglandinas, prostaciclina, tromboxanas, leucotrienos).

Os glicocorticoides impedem a transcrição de várias citocinas inflamatórias (IL-1, IL-2, IL-6, IL-11, TNFα e IL-8), que atraem as células inflamatórias ao local da inflamação; inibem a ação e a ativação da iNOs, diminuindo a produção de óxido nítrico (NO), o fluxo sanguíneo e a exsudação plasmática; e inibem também a indução do gene codificador da COX-2 e da PLA$_2$. Os corticoides ainda estabilizam os lisossomos, evitando, assim, a liberação de enzimas que digeririam os constituintes celulares, prolongando a resposta inflamatória.

O efeito imunossupressor é uma característica dos glicocorticoides; por isso, eles são utilizados em certas condições clínicas. Os linfócitos T (imunidade celular e citotóxica) são mais suscetíveis aos glicocorticoides do que os linfócitos B (imunidade humoral). Os corticoides inibem o início e a geração da resposta imune montada contra um novo antígeno; impedem a proliferação clonal, mas não são tão eficientes quando a proliferação clonal já ocorreu. Assim, eles deprimem mais a imunidade celular e a hipersensibilidade retardada do que a imunidade humoral.

Os corticoides aumentam o número de leucócitos polimorfonucleares que são liberados da medula óssea e diminuem sua aderência ao endotélio, reduzindo o aporte de leucócitos aos locais inflamados. Inibem a resposta proliferativa de monócitos e sua diferenciação de macrófagos, impossibilitando a sua função fagocítica; reduzem o número de linfócitos e eosinófilos. Impedem a produção de IL inflamatórias, quimoquinas, moléculas de adesão, e estimulam as IL anti-inflamatórias (p. ex., IL-10).

Quimoquinas
Pequena família de proteínas que produzem quimiotaxia; inclui, por exemplo, IL-8, que atrai células inflamatórias para o local da lesão

Farmacologia em Foco

Síndrome de Cushing iatrogênica

A síndrome de Cushing exógena ou iatrogênica é muito comum e ocorre devido à administração prolongada de fármacos glicocorticoides, que dá origem a um quadro de hipercortisolismo induzido (Figura 4.8). O uso de fármacos corticoides em tratamentos anti-inflamatórios e imunossupressores requer doses suprafisiológicas por longos períodos de duração. Os efeitos dessa terapia refletem os exageros das ações fisiológicas do cortisol no metabolismo das proteínas, dos carboidratos, dos lipídios, do cálcio, no balanço hidreletrolítico e nos diferentes órgãos e sistemas. Os efeitos adversos decorrentes dessa terapêutica, como osteoporose, aumento da suscetibilidade a infecções, tendência ao desenvolvimento da hiperglicemia, inibição do crescimento ósseo linear em crianças e muitas outras complicações, listadas na Tabela 4.7, limitam o tratamento a longo prazo com os glicocorticoides.

Os glicocorticoides exógenos também atuam no eixo hipotálamo-hipófise-suprarrenal, suprimindo a produção do CRH hipotalâmico e de ACTH hipofisário. A corticoterapia prolongada pode levar à diminuição acentuada da secreção de cortisol endógeno com atrofia da glândula suprarrenal. O tempo necessário para a supressão do eixo, assim como o desenvolvimento da síndrome de Cushing iatrogênica, varia em cada indivíduo e está relacionado com dose, horário e via de administração, fármaco corticoide usado e duração da corticoterapia.

Existe uma variação muito grande quanto ao grau de supressão da suprarrenal após tratamentos prolongados com glicocorticoides; muitos pacientes se recuperam da supressão do eixo hipotálamo-hipófise-suprarrenal em semanas ou meses, e outros podem necessitar de suplementação hormonal por mais de 1 ano.

> A descontinuação da terapia com glicocorticoide deve ser lenta e gradual devido à probabilidade de ter ocorrido supressão do eixo hipotálamo-hipófise-suprarrenal. A interrupção abrupta dos corticosteroides após terapia prolongada pode resultar em insuficiência suprarrenal aguda, complicação potencialmente fatal.

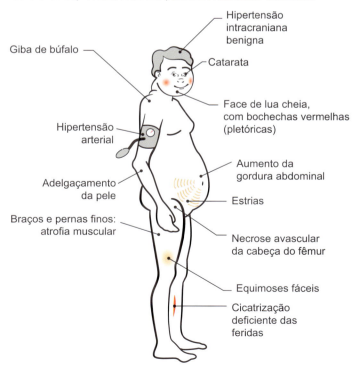

Figura 4.8 Síndrome de Cushing iatrogênica, causada por administração prolongada de fármacos glicocorticoides. Adaptada de RANG, H.P.; DALE, M.M.; RITTER, J.M.; MOORE, P.K. *Farmacologia*. 5. ed. Rio de Janeiro: Elsevier, 2004.

Farmacocinética

Quase todos os corticosteroides são eficazes por via oral (Tabela 4.5). Alguns ésteres hidrossolúveis, como o fosfato sódico de dexametasona e o succinato de hidrocortisona, podem ser administrados por via intravenosa ou intramuscular; essas duas preparações atuam rapidamente e alcançam altas concentrações nos líquidos teciduais. Os ésteres insolúveis, como o acetato de hidrocortisona e a acetonida de triancinolona, não podem ser administrados por via intravenosa, mas são lentamente absorvidos dos locais de administração intramuscular e produzem efeitos mais prolongados. A hidrocortisona sofre elevado metabolismo de primeira passagem pelo fígado, onde é transformada na forma inativa, que é a cortisona (Figura 4.9).

A presença da hidroxila na posição 11 confere atividade glicocorticoide tanto ao cortisol quanto à prednisolona. A cortisona e a prednisona devem ser hidroxiladas por meio da 11-β hidroxiesteroide desidrogenase tipo I para ter atividade. A ativação dos pró-fármacos prednisona e cortisona ocorre no fígado, e pelo processo inverso, no rim, a inativação do cortisol e da prednisolona pela 11-β hidroxiesteroide redutase. Como a pele não tem a enzima que hidroxila a cortisona e a prednisona, esses corticoides não são ativos quando administrados topicamente. No mesmo sentido, pacientes com disfunção hepática podem não ser capazes de converter o pró-fármaco na forma ativa.

Os glicocorticoides inalados (Tabela 4.5) são agonistas do GR com elevada atividade glicocorticoide e pouca mineralocorticoide. Em virtude de sua alta potência, os corticoides inalados, em baixas doses, inibem a resposta inflamatória local, que tem importante participação na fisiopatogenia da asma. Como esses medicamentos sofrem metabolismo de primeira passagem quase completo no fígado, a fração do fármaco que foi deglutida (cerca de 80% da dose inalada) torna-se inativada, o que reduz sua biodisponibilidade sistêmica. Apesar disso, as várias preparações para uso inalatório podem ser responsáveis por diversos graus de supressão do eixo hipotálamo-hipófise-suprarrenal. No paciente tratado cronicamente com glicocorticoides por essa via, deve-se monitorar alterações oftálmicas, velocidade de crescimento ósseo linear e outros efeitos colaterais comuns à corticoterapia.

O cortisol sérico circula 90% ligado às proteínas plasmáticas, principalmente a uma *globulina específica de ligação dos corticosteroides* (transcortina – CBG), bem como à albumina. A fração livre é a bioativa. Prednisona e prednisolona também se ligam à CBG; a dexametasona não circula ligada e praticamente toda a dexametasona absorvida estará na forma livre no plasma.

Transcortina
Nome da globulina de ligação do cortisol, conhecida também pela sigla CBG (do inglês *corticosteroid-binding-globulin*)

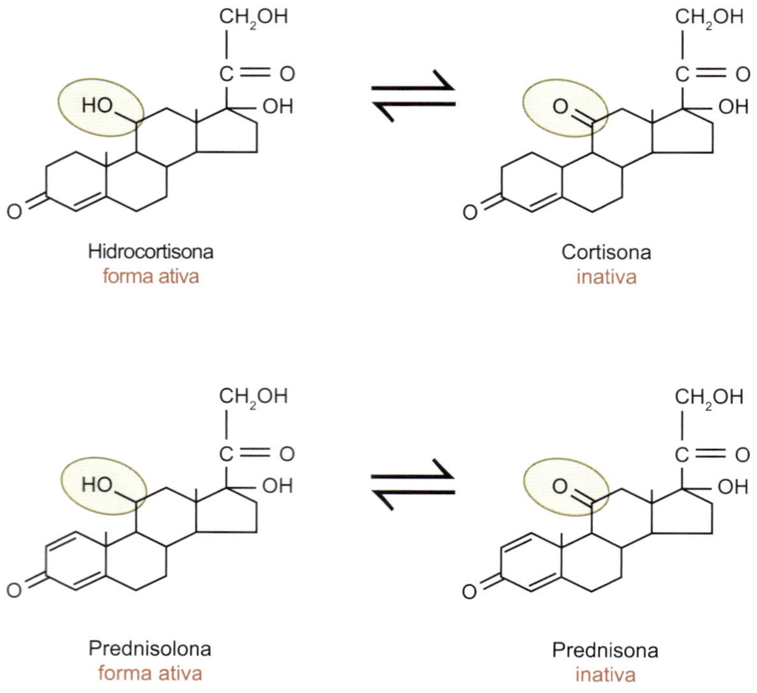

Figura 4.9 Metabolização hepática, hidroxilação da cortisona e prednisona. Adaptada de SILVA, P. *Farmacologia*. 7. ed. Rio de Janeiro: Guanabara Koogan, 2006.

Como os glicocorticoides são responsáveis pela síntese e/ou inibição da síntese de macromoléculas, pode levar algumas horas a dias para que os seus efeitos se façam presentes. Por outro lado, a duração das ações dos glicocorticoides pode prolongar-se até algum tempo após a queda de seus níveis circulantes. Por exemplo, a hidrocortisona tem a meia-vida plasmática igual a 1,5 h; no entanto, a meia-vida biológica é mais prolongada em virtude da sua ação em receptores intracelulares e regulação da síntese das proteínas. As meias-vidas biológicas estão descritas na Tabela 4.5.

Usos terapêuticos

Terapia de reposição

No tratamento da insuficiência suprarrenal crônica (doença de Addison), a reposição fisiológica dos glicocorticoides e mineralocorticoides deve se estender por toda a vida do indivíduo. O objetivo terapêutico é administrar a menor dose possível para minimizar os efeitos adversos do excesso crônico de glicocorticoides. A hidrocortisona oral associada à ingestão de sal e água é o fármaco de escolha; se necessário para a ação mineralocorticoide, pode-se usar a fludrocortisona.

Terapia anti-inflamatória e imunossupressora

A leucemia e a síndrome nefrótica são as exceções em que a terapia farmacológica com glicocorticoide altera efetivamente o prognóstico; em geral, o tratamento com corticoides não corrige a etiologia da doença subjacente, mas limita os efeitos da inflamação. Por esse motivo, a interrupção da terapia crônica com glicocorticoide frequentemente resulta no reaparecimento dos sintomas.

Nos processos inflamatórios agudos, qualquer representante com grande atividade anti-inflamatória pode ser usado. A hidrocortisona injetável só é indicada em tratamentos a curto prazo. Devido à sua alta atividade mineralocorticoide, ela não é recomendada para pacientes com risco de hipervolemia e hipertensão pela retenção de sódio e água. Nesses casos, a preferência é pela dexametasona ou pela betametasona.

A dexametasona e a betametasona praticamente não têm atividade mineralocorticoide e apresentam alta atividade anti-inflamatória; entretanto, como o tempo de meia-vida biológica é longo, têm acentuada propriedade de supressão do crescimento e da desmineralização óssea, não sendo usadas como primeira escolha em terapia anti-inflamatória crônica.

Para o uso sistêmico crônico, escolhe-se prednisona, prednisolona ou metilprednisolona orais, pela duração intermediária, considerável atividade anti-inflamatória e pouca atividade mineralocorticoide. É o fármaco de escolha em esquemas imunossupressores e anti-inflamatórios crônicos. Pode-se iniciar o tratamento com altas doses diárias fracionadas, posteriormente passando para a terapia em dose única diária, com subsequente diminuição até atingir a dose mínima eficaz determinada por variáveis clínicas.

É preciso sempre considerar se a doença a ser tratada é mais grave do que o hipercortisolismo induzido. As relações entre dose, duração e resposta do paciente constituem elementos essenciais na determinação dos efeitos adversos.

Os corticoides são fármacos potentes. Têm o potencial de melhorar notavelmente muitas doenças graves e efeitos adversos igualmente acentuados. Muitas vezes, o uso nessas doenças é empírico e paliativo, mas pode salvar o paciente ou aumentar sua sobrevida. Apenas com o intuito de exemplificar a grande utilidade dos glicocorticoides em diferentes órgãos e sistemas, resumimos algumas das indicações terapêuticas na Tabela 4.6. As complicações do uso estão listadas na Tabela 4.7.

Tabela 4.6 Algumas indicações terapêuticas para os glicocorticoides.

Patologias	Exemplos de doenças tratadas com fármacos corticoides
Reações alérgicas	Edema angioneurótico, asma, picada de abelha, dermatite de contato, reações medicamentosas, rinite alérgica, doença do soro, urticária
Distúrbios vasculares do colágeno	Arterite de células gigantes, lúpus eritematoso, síndromes mistas do tecido conjuntivo, polimiosite, polimialgia reumática, artrite reumatoide, arterite temporal
Doenças oculares	Uveíte aguda, conjuntivite alérgica, coroidite, neurite óptica
Doenças gastrintestinais	Doença inflamatória intestinal, espru não tropical, necrose hepática subaguda
Distúrbios hematológicos	Anemia hemolítica adquirida, púrpura alérgica aguda, leucemia, anemia hemolítica autoimune, púrpura trombocitopênica idiopática, mieloma múltiplo
Infecções	Síndrome de angústia respiratória aguda, sepse, síndrome inflamatória sistêmica
Condições inflamatórias dos ossos e das articulações	Artrite, bursite, tenossinovite
Distúrbios neurológicos	Edema cerebral, esclerose múltipla
Transplante de órgãos	Prevenção e tratamento da rejeição (imunossupressão)
Doenças pulmonares	Pneumonia por aspiração, asma brônquica, prevenção da síndrome da angústia respiratória do lactente, sarcoidose
Distúrbios renais	Síndrome nefrótica
Doenças de pele	Dermatite atópica, dermatoses, líquen simples crônico, micose fungoide, pênfigo, dermatite seborreica, xerose
Doenças da tireoide	Exoftalmia maligna, tireoidite subaguda

Tabela 4.7 Complicações da terapia com glicocorticoides.

Sistema nervoso central	Alterações do comportamento, euforia Insônia Depressão Nervosismo Psicose Síndrome de abstinência
Hematológicas e imunológicas	Leucocitose Linfopenia Eosinopenia Hipercoagulabilidade sanguínea Menor resposta inflamatória Maior suscetibilidade à infecção
Sistema digestório	Ulceração péptica Esteatose hepática Pancreatite Náuseas, vômitos
Sistema endócrino e metabólico	Hiperglicemia, diabetes Balanço nitrogenado negativo Hiperlipidemia Obesidade centrípeta Supressão do eixo hipotálamo-hipófise-suprarrenal Síndrome de Cushing iatrogênica Retardo do crescimento
Sistema músculo esquelético	Perda de massa muscular Miopatia Osteoporose Fraturas espontâneas
Oculares	Elevação da pressão intraocular, glaucoma Catarata subcapsular posterior Exacerbação de infecções (herpes simples, fungos, bactérias etc.)

(continua)

■ **Tabela 4.7** Complicações da terapia com glicocorticoides. (*continuação*)

Pele	Adelgaçamento da pele
	Atrofia
	Estrias púrpuras
	Equimoses
	Cicatrização lenta
	Acne
	Hirsutismo
Água e eletrólitos	Retenção de Na$^+$
	Depleção de K$^+$
	Equilíbrio negativo do Ca^{2+}
	Edema
	Hipertensão

■ Fármacos utilizados no tratamento da asma

Introdução

Sibilância
Ruído semelhante a um assobio agudo que é produzido pelo ar que flui por vias respiratórias estreitadas

A asma é uma síndrome caracterizada por episódios recorrentes de sibilância, dispneia, aperto no peito e tosse, particularmente à noite e pela manhã, ao despertar. A condição inflamatória está presente em todos os pacientes asmáticos, inclusive naqueles com asma de início recente, nas formas leves da doença e mesmo entre os assintomáticos. O processo inflamatório crônico promove exsudação, edema, hiper-reatividade brônquica e remodelamento brônquico.

A interação entre fatores genéticos, exposição ambiental às substâncias alérgicas e irritantes, entre outros fatores específicos, é importante tanto para o desenvolvimento quanto para a manutenção dos sintomas. A exposição de indivíduos geneticamente dispostos aos alergênios (proteínas de ácaros da poeira doméstica, do mofo, de pólens e de pelos de animais) promove a ativação de linfócitos Th2, que, por sua vez, promovem a diferenciação e ativação de eosinófilos, a produção de IgE e o aumento da expressão de receptores de IgE em mastócitos e eosinófilos. Em uma exposição subsequente, a interação do alergênio com os receptores de IgE causa a liberação de substâncias espasmogênicas (histamina, leucotrienos, prostaglandinas). Como consequência, observa-se broncoespasmo e extravasamento vascular. Posteriormente, ocorre uma resposta tardia, e os linfócitos Th2 produzem interleucinas, quimiotaxinas e quimiocinas.

O tratamento da asma visa controlar os sintomas e prevenir as exacerbações. O alívio imediato se dá através do uso de fármacos que relaxam o músculo liso brônquico, os broncodilatadores. Já o controle a longo prazo inclui a reversão do processo inflamatório, da hiper-reatividade e do remodelamento brônquico.

F·F Farmacologia em Foco

Hiper-reatividade e remodelamento brônquico na asma

A hiper-reatividade brônquica é a tendência de a musculatura lisa brônquica se contrair mais intensamente a um determinado estímulo (p. ex., ar frio, exercício, fumaça, pólen), quando comparada à resposta observada em indivíduos normais. Essa condição está presente em praticamente todos os pacientes sintomáticos com asma, e a manifestação mais proeminente dessa contração muscular é a diminuição do calibre das vias respiratórias. A hiper-reatividade brônquica está diretamente relacionada com o processo inflamatório, incluindo lesão epitelial e infiltração de eosinófilos.

O processo inflamatório crônico provoca o remodelamento brônquico, que consiste em uma variedade de alterações estruturais na parede das vias respiratórias que estão diretamente associadas à asma: fibrose da região subepitelial, hipertrofia e/ou hiperplasia do músculo liso brônquico, proliferação epitelial, aumento da vascularização da mucosa e hiperplasia das células produtoras de muco.

Agonistas β_2 adrenérgicos

As propriedades farmacológicas e farmacocinéticas e o mecanismo de ação dos agonistas β_2 adrenérgicos estão descritos em maiores detalhes no Capítulo 2. Portanto, a seguir, a abordagem será direcionada para o trato respiratório e para o tratamento da asma.

Mecanismo de ação

Os agonistas β_2 adrenérgicos exercem várias ações farmacológicas importantes para o tratamento da asma, incluindo o relaxamento da musculatura lisa brônquica, a inibição do extravasamento microvascular e a aceleração do transporte mucociliar por meio da estimulação da atividade ciliar. Sem dúvida, o efeito broncodilatador é a ação farmacológica mais importante desses fármacos. A inervação simpática na musculatura lisa brônquica é quase indetectável; no entanto, existe uma quantidade significativa de receptores β_2 adrenérgicos no músculo liso brônquico. Esses receptores ativam a adenililciclase, enzima responsável pela produção do cAMP, que, por sua vez, estimula uma série de enzimas intracelulares. O resultado é o relaxamento da musculatura lisa brônquica e um potente efeito broncodilatador (Figura 4.10).

Os receptores β_2 adrenérgicos inibem a função de diversas células inflamatórias por meio da inibição da liberação dos mediadores inflamatórios e das citocinas. No entanto, esse efeito não resulta em ação anti-inflamatória, já que ocorre dessensibilização do receptor mediante a sua estimulação regular. Embora com menor intensidade, a dessensibilização também é verificada nos receptores β_2 adrenérgicos presentes na musculatura lisa brônquica.

> Um dos objetivos da terapêutica da asma é minimizar a incidência de crises. O fármaco de eleição é o β_2 agonista de curta ação. No entanto, seu uso constante promove tolerância. Por conta disso, o uso de β_2 agonista de curta ação por mais de 3 vezes/semana é indicativo da necessidade de anti-inflamatórios.

Farmacocinética

De acordo com a duração de ação, os β_2 agonistas podem ser divididos em agentes de curta ação e de longa ação. Ambos são administrados por inalação de aerossol, pó ou solução nebulizada. Essa via de administração é preferível às outras, como a oral e a parenteral, pois minimiza drasticamente a incidência de efeitos colaterais decorrentes da estimulação dos receptores β_2 adrenérgicos em outras regiões do organismo. A Tabela 4.8 mostra exemplos de β_2 agonistas de curta e longa ação, bem como suas características sobre os receptores β adrenérgicos, início e duração do efeito broncodilatador.

> A lipossolubilidade está relacionada com a duração da ação dos β_2 agonistas de longa ação. A alta solubilidade permite a dissolução do fármaco na membrana das células musculares lisas. Além disso, é possível que esses fármacos tenham uma forte afinidade por proteínas de ancoragem próximas dos receptores.

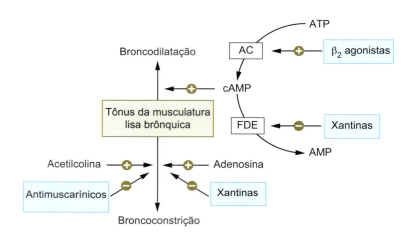

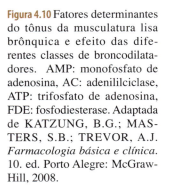

Figura 4.10 Fatores determinantes do tônus da musculatura lisa brônquica e efeito das diferentes classes de broncodilatadores. AMP: monofosfato de adenosina, AC: adenililciclase, ATP: trifosfato de adenosina, FDE: fosfodiesterase. Adaptada de KATZUNG, B.G.; MASTERS, S.B.; TREVOR, A.J. *Farmacologia básica e clínica*. 10. ed. Porto Alegre: McGraw-Hill, 2008.

Tabela 4.8 Propriedades farmacológicas dos agonistas β_2 adrenérgicos utilizando como controle o agonista não seletivo isoprenalina.

Fármaco	Afinidade para β_2 (Ki) (nM)	Eficácia no β_2 (relativo à isoprenalina)	Potência no β_2 (relativo à isoprenalina)	Seletividade (razão de Ki entre β_2:β_1)	Início da ação (min)	Duração da ação
Isoprenalina	200	(100)	(1)	1:1	2 a 5	< 20 min
Salbutamol	2500	86	0,55	1:1375	2 a 3	4 a 6 h
Fenoterol	–	100	–	1:200	2 a 4	4 a 6 h
Terbutalina	–	65 a 85	–	–	2 a 4	4 a 6 h
Salmeterol	53	63	8,5	1:85.000	30	> 12 h
Formoterol	76	100	20	1:120	2 a 3	> 12 h

Ki Constante de inibição; quanto menor o valor de Ki, maior é a afinidade pelo receptor

Efeitos colaterais

O Capítulo 2 aborda com maiores detalhes os efeitos colaterais decorrentes da ativação dos receptores β_2 agonistas. Os principais efeitos colaterais após o uso por via inalatória incluem tremores e taquicardia. Os tremores são decorrentes da estimulação direta dos receptores β_2 adrenérgicos na musculatura esquelética. Já a taquicardia e as palpitações ocorrem devido a um conjunto de ações, como: (1) estimulação de receptores β_2, que promove vasodilatação principalmente na musculatura esquelética e taquicardia reflexa; (2) estímulo em receptores β_2 nos átrios e ventrículos, pois, embora os receptores β_1 sejam os que predominam no coração, os fármacos mais seletivos para os receptores β_2 podem produzir taquicardia e palpitações por atuarem em receptores β_2 cardíacos (embora em menor intensidade do que os agonistas β não seletivos); (3) os β_2 agonistas diminuem transitoriamente a pressão parcial de O_2, provavelmente por impedirem a vasoconstrição compensatória em áreas de ventilação diminuída e também por aumentarem o fluxo sanguíneo pulmonar em decorrência do aumento do débito cardíaco.

Algumas das respostas metabólicas decorrentes da estimulação dos receptores β_2 adrenérgicos, como hiperpotassemia, hiperglicemia e hipomagnesemia, não apresentam grande relevância durante o tratamento da asma, já que esses efeitos são drasticamente reduzidos mediante a estimulação regular desses receptores.

Usos terapêuticos

Os β_2 agonistas de curta ação são utilizados para o alívio imediato dos sintomas, principalmente em caso de crises. Os de longa ação são utilizados regularmente, de maneira complementar aos anti-inflamatórios, na terapia de manutenção. Os efeitos adversos dos β_2 agonistas podem ser mais intensos em idosos. Nesse caso, quando for necessária medicação broncodilatadora contínua, deve-se preferir o uso dos antimuscarínicos.

Fármacos antimuscarínicos

As propriedades farmacológicas e farmacocinéticas e o mecanismo de ação dos fármacos antimuscarínicos estão descritos mais detalhadamente no Capítulo 2. Portanto, a seguir, a abordagem será direcionada para o trato respiratório e para o tratamento da asma.

Mecanismo de ação

Os antimuscarínicos utilizados como broncodilatadores são o ipatrópio e o tiotrópio. O músculo liso brônquico recebe inervação de fibras pós-ganglionares parassimpáticas. A sinapse entre a fibra pós-ganglionar e a musculatura lisa brônquica está ilustrada na Figura 4.11. O terminal axônico da fibra pós-ganglionar contém receptores muscarínicos M2, que, quando ativados, inibem a liberação da acetilcolina. Por outro lado, quando a acetilcolina interage com os receptores M3, provoca a contração do músculo liso e aumenta a secreção brônquica. Ao bloquearem o efeito da acetilcolina sobre os receptores M3, os antimuscarínicos promovem

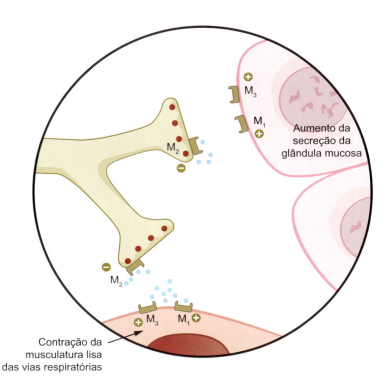

Figura 4.11 Inervação colinérgica na musculatura lisa brônquica e glândulas pulmonares.

broncodilatação e diminuição da secreção brônquica. No entanto, o bloqueio dos receptores M2 faz com que o terminal axônico da fibra pós-ganglionar aumente a liberação de acetilcolina, o que em parte reduz a eficácia do antagonismo nos receptores M3. Esse fato explica, ao menos parcialmente, a menor potência broncodilatadora dos antimuscarínicos quando comparada à induzida pelos β_2 agonistas.

Farmacocinética

Os parâmetros farmacocinéticos são as principais diferenças entre o ipatrópio e o tiotrópio. O efeito broncodilatador máximo de ambos dura cerca de 1 a 3 h; contudo, o tiotrópio, além de agir mais rapidamente (5 min em comparação com 15 a 20 min do ipatrópio), tem uma ação mais duradoura (24 h contra 3 a 6 h do ipatrópio). Ambos se dissociam muito lentamente dos receptores muscarínicos; no entanto, no caso do tiotrópio, a dissociação dos receptores M3 é significativamente mais lenta do que a verificada nos receptores M2. Esse fato poderia explicar o efeito broncodilatador mais duradouro do tiotrópio quando comparado com o ipatrópio.

Efeitos colaterais

Em decorrência da estrutura química (derivado nitrogenado quaternário da N-isopropilatropina), o ipatrópio e o tiotrópio são altamente polares, o que dificulta a absorção sistêmica desses fármacos. Assim, após a administração por via inalatória, ambos exercem seus efeitos de maneira localizada na árvore brônquica. Portanto, esses fármacos são bem tolerados e não promovem efeitos colaterais relevantes. Além disso, uma porção significativa do fármaco que é deglutida sofre intenso metabolismo de primeira passagem, o que diminui bastante sua biodisponibilidade sistêmica.

Usos terapêuticos

Diferentemente dos β_2 agonistas, que revertem o broncoespasmo induzido por uma variedade de estímulos, os antimuscarínicos têm uma ação mais evidente nos quadros de broncoespasmo induzido pela superestimulação colinérgica, como, por exemplo, em crises induzidas por fatores psicogênicos. Os antimuscarínicos são pouco eficazes contra estímulos causados por alergênios, embora inibam o aumento na secreção de muco e a depuração mucociliar das secreções brônquicas. Ainda assim, os antimuscarínicos podem ser uma excelente alternativa em pacientes que não suportam os tremores e a taquicardia induzidos pelos β_2 agonistas, como, por exemplo, os idosos.

A variabilidade das respostas dos pacientes asmáticos aos antimuscarínicos deve-se às diferenças no tônus parassimpático e no grau com que a ativação reflexa das vias colinérgicas participa no desenvolvimento dos sintomas de cada paciente.

A combinação entre antimuscarínicos e β_2 agonistas promove um efeito broncodilatador mais potente e duradouro do que o obtido com apenas um desses fármacos. É comum o uso dessa combinação em episódios de asma aguda grave, principalmente nas primeiras semanas de crise.

Xantinas

O uso das xantinas na asma é cada vez mais restrito devido à maior eficácia e segurança dos β_2 agonistas nas crises e dos anti-inflamatórios inalatórios no controle da asma crônica. Ainda assim, a teofilina, principal fármaco desta classe, é uma das opções de tratamento da asma, em decorrência do seu baixo custo. Ela é comercializada na forma de um complexo de teofilina-etilenodiamina, conhecido como aminofilina.

Mecanismo de ação

Três mecanismos principais estão associados aos efeitos terapêuticos das xantinas:

Fosfodiesterase
Enzima responsável pela degradação dos nucleosídios cíclicos, ou seja, que promove a hidrólise das formas cíclicas de AMP e GMP

- Inibição da fosfodiesterase: as xantinas aumentam a concentração intracelular de cAMP e cGMP, intensificando a transdução de sinal mediada por esses segundos mensageiros. Vale ressaltar que, enquanto os β_2 agonistas estimulam a enzima que sintetiza o cAMP, as xantinas inibem a enzima que degrada o cAMP. Sendo assim, ambos os fármacos aumentam o cAMP, mas por mecanismos diferenciados (Figura 4.10). Além disso, o aumento do cAMP induzido pelas xantinas não requer a ativação de receptores, já que o efeito de inibição se dá diretamente na fosfodiesterase. Como consequência, a xantina pode ser uma opção interessante em crises de asma em pacientes tolerantes aos β_2 agonistas
- Antagonismo dos receptores de adenosina: os receptores da adenosina (assim como os receptores muscarínicos M3) são importantes para a manutenção da contração do músculo liso brônquico. Além disso, esses receptores estão presentes na membrana dos mastócitos e, quando estimulados, promovem a liberação de grânulos de histamina

Histonas desacetilases
Classe de enzimas que removem grupos acetilas de lisinas presentes na histona, principal proteína presente na cromatina. Ao removerem os grupos acetilas, as histonas desacetilases promovem a condensação da espiral de cromatina e, consequentemente, diminui a transcrição gênica

- Ativação das histonas desacetilases: a desacetilação das histonas dificulta a transcrição de vários genes com ação pró-inflamatória, promovendo, portanto, um efeito anti-inflamatório.

A teofilina provoca a contração da musculatura esquelética e melhora a contratilidade do diafragma, reduzindo, com isso, a fadiga diafragmática.

Farmacocinética

A teofilina é administrada em forma de líquido ou de comprimidos não revestidos, atingindo concentração plasmática máxima em torno de 2 h. Existem preparações de liberação contínua, permitindo intervalos posológicos de 8, 12 e 24 h. É eliminada por metabolismo hepático, sendo 15% do fármaco eliminados de modo inalterado pela urina. As xantinas têm uma janela terapêutica muito estreita. Como se não bastasse esse inconveniente, o metabolismo das xantinas é influenciado por uma série de fatores, podendo tanto aumentar quanto diminuir as concentrações plasmáticas desses fármacos (Tabela 4.9).

Efeitos colaterais

Os efeitos adversos mais comuns da teofilina estão relacionados com o TGI (azia, dor abdominal, náuseas, vômito) em decorrência do aumento da acidez gástrica, ou então com o SNC (cefaleia, ansiedade, agitação, tremor e insônia). Doses mais elevadas podem provocar

Tabela 4.9 Fatores que influenciam a concentração plasmática da teofilina.

Fatores	Concentração plasmática	Meia-vida (horas)
Adulto	nd	6 a 7
Neonatos	↑	8 a 24
Crianças (1 a 16 anos)	↓	3 a 7
Idosos	↑	nd
Fumantes	↓	4 a 5
Cimetidina	↑	↑
Ciprofloxacina	↑	↑
Eritromicina	↑	↑
Propranolol	↑	↑
Contraceptivos orais	↑	↑
Fenitoína	↓	↓
Rifampicina	↓	↓
Hepatopatias	↑	↑
ICC	↑	↑
DPOC	↑	↑
Febre	↑	↑

ICC: insuficiência cardíaca congestiva, DPOC: doença pulmonar obstrutiva crônica, nd: não determinado.

crises epilépticas e taquiarritmias potencialmente fatais. Nesse caso, estratégias de emergência devem ser consideradas, tais como lavagem gástrica, carvão ativado por via oral e, eventualmente, diálise.

> Os efeitos cardiovasculares são decorrentes tanto do antagonismo dos receptores pré-sinápticos da adenosina nas fibras simpáticas quanto do aumento nos níveis de cAMP, que, por sua vez, determina um aumento na concentração de Ca^{+2} citosólico.

> O monitoramento sérico das concentrações de teofilina é necessário para qualquer paciente que tome uma dose oral mínima, em decorrência dos múltiplos fatores que influenciam as concentrações plasmáticas do fármaco e sua janela terapêutica estreita.

Usos terapêuticos

A teofilina é fármaco de segunda escolha e, em geral, deve ser associada a glicocorticoides em pacientes cuja asma não responde adequadamente aos $β_2$ agonistas. Além disso, pode ser utilizada por via intravenosa na asma grave aguda.

Cromonas

As cromonas, ainda que desprovidas de efeitos colaterais, têm uso limitado no tratamento da asma porque não apresentam efeito broncodilatador e têm atividade anti-inflamatória modesta.

Mecanismo de ação

Embora ainda pouco tenha sido elucidado, sabe-se que muitos dos efeitos farmacológicos das cromonas decorrem da alteração no funcionamento de canais de cloro, favorecendo a hiperpolarização e inibição da atividade celular (Tabela 4.10). Além disso, as cromonas inibem a circulação de leucócitos nas vias respiratórias de pacientes asmáticos.

As cromonas não têm nenhum efeito sobre a musculatura lisa brônquica, e seu efeito anti-inflamatório é modesto quando comparado ao dos glicocorticoides.

Tabela 4.10 Hiperpolarização celular e efeitos farmacológicos das cromonas.

Células	Efeito farmacológico
Mastócitos	↓ Liberação de histamina
Linfócitos	↓ Liberação de citocinas
Fibras aferentes dos receptores de irritantes	↓ Reflexo da tosse, ↓ broncoconstrição, ↓ secreção de muco

Receptores de irritantes
Receptores presentes nas terminações de fibras mielinizadas vagais, que são ativados por estímulos físicos e químicos

Farmacocinética

Em decorrência da baixa absorção por via oral (cerca de 1% da quantidade administrada), esses fármacos são administrados por inalação. Os efeitos farmacológicos resultam da deposição tópica do fármaco nos pulmões.

Usos terapêuticos

Por não atuar na musculatura lisa brônquica, as cromonas não devem ser utilizadas para o alívio de broncoespasmos. Por outro lado, o pré-tratamento agudo com cromonas diminui a incidência de asma induzida por exercício ou por exposições já programadas e inevitáveis a um determinado alergênio.

Quando dadas profilaticamente, as cromonas reduzem de forma modesta (mas significativa) a gravidade dos sintomas e a necessidade do uso de broncodilatadores na asma brônquica leve a moderada. Seu uso regular por mais de 2 a 3 meses diminui a hiper-reatividade brônquica.

A baixa toxicidade das cromonas é responsável pelo seu uso difundido em crianças, principalmente naquelas que se encontram nas faixas etárias de rápido crescimento.

Efeitos colaterais

Como esses fármacos são muito mal absorvidos, seus efeitos adversos são desprezíveis e limitados aos locais de deposição. Sendo assim, pode haver irritação na garganta, tosse e boca seca.

Fármacos antagonistas dos receptores e da síntese dos leucotrienos

Os leucotrienos têm um papel fundamental nos processos inflamatórios e alérgicos presentes na asma. Conforme descrito anteriormente neste capítulo, os leucotrienos são produzidos por várias células inflamatórias, a partir da ação da 5-lipo-oxigenase sobre o ácido araquidônico. O leucotrieno B4 (LTB4) é um potente fator quimiotáxico para neutrófilos, enquanto o LTC4 e o LTD4 estão relacionados com broncoconstrição, hiper-reatividade brônquica, edema de mucosa e secreção de muco. Todos os leucotrienos atuam nos receptores CysLT1 e CysLT2, expressos em abundância na mucosa do trato respiratório e nas células inflamatórias. Desse modo, os fármacos que inibem a via metabólica dos leucotrienos fazem parte do arsenal terapêutico utilizado no tratamento da asma. Embora apresentem efeito anti-inflamatório mais modesto quando comparados aos glicocorticoides, esses fármacos inibem a frequência das exacerbações similarmente aos glicocorticoides.

Mecanismo de ação

Duas abordagens são utilizadas para inibir a via metabólica dos leucotrienos: (1) inibição da 5-lipo-oxigenase e, consequentemente, da síntese de leucotrienos (p. ex., zileutona); (2) inibição competitiva da interação entre os leucotrienos e o receptor CysLT1 (p. ex., zafirlucaste e montelucaste). No Brasil, há disponível apenas os fármacos do segundo grupo.

Farmacocinética

A grande vantagem desses fármacos reside no fato de que eles podem ser administrados por via oral, facilitando, com isso, a aderência ao tratamento por parte de alguns pacientes, principalmente crianças e idosos. A Tabela 4.11 mostra os principais parâmetros farmacocinéticos dos fármacos dessa classe.

Usos terapêuticos

Apresentam eficácia modesta quando utilizados profilaticamente e de modo isolado na asma moderada. Embora relaxem a musculatura lisa brônquica e diminuam o broncoespasmo na asma

Tabela 4.11 Parâmetros farmacocinéticos dos antagonistas dos receptores e da síntese dos leucotrienos.

Parâmetro	Zafirlucaste	Montelucaste	Zileutona
Biodisponibilidade	> 90%	60 a 70%	Não determinada
Ligação às proteínas plasmáticas	99%	99%	93%
Metabolização	CYP2C9	CYP3A4 CYP2C9	CYP UDP-glicuroniltransferases
½ via	10 h	3 a 6 h	2,5 h

leve, sua ação é inferior à dos agonistas β_2. Por outro lado, apresentam um efeito sinérgico relevante tanto com os agonistas β_2 como com os glicocorticoides. De fato, tais associações são comumente utilizadas na asma grave, principalmente em crianças, permitindo a redução da dose de glicocorticoide necessária para o controle das exacerbações. São extremamente eficazes em casos de asma induzida por AAS e por exercício.

Cerca de 10% dos pacientes asmáticos são extremamente sensíveis ao AAS, de modo que uma subdose terapêutica desse fármaco é capaz de causar broncoconstrição grave e sintomas decorrentes da liberação sistêmica de histamina.

Efeitos colaterais

Os efeitos colaterais são mínimos. Podem induzir cefaleia e distúrbios gastrintestinais. Cerca de 4 a 5% dos pacientes tratados com zileutona apresentam aumento das enzimas hepáticas, geralmente nos primeiros 2 meses de tratamento. Além disso, a zileutona reduz a depuração de teofilina e varfarina.

Anti-inflamatórios esteroides

Os glicocorticoides são fármacos de primeira escolha no tratamento de manutenção da asma, em decorrência do seu potente efeito anti-inflamatório. Esses fármacos não relaxam diretamente a musculatura lisa brônquica e, por isso, têm poucos efeitos diretos nos broncoespasmos. Por outro lado, quando utilizados regularmente, os glicocorticoides reduzem a hiper-reatividade brônquica e diminuem a frequência das exacerbações da asma.

Embora não relaxem a musculatura lisa brônquica, os glicocorticoides promovem certa desobstrução das vias respiratórias, em parte pela constrição dos vasos congestionados da mucosa brônquica e pela potenciação da ação broncodilatadora dos β_2 agonistas.

Mecanismo de ação

O mecanismo da ação anti-inflamatória dos glicocorticoides já foi discutido anteriormente. Portanto, a seguir, a abordagem será direcionada para o trato respiratório e para o tratamento da asma. O mecanismo de ação dos glicocorticoides na asma inclui: (1) inibição da produção de citocinas, principalmente aquelas relacionadas ao Th2, responsáveis pela ativação dos eosinófilos e pela produção de IgE e expressão de receptores de IgE; (2) inibição da produção de IL-5, fator estimulador de colônias de granulócitos-macrófagos, fatores responsáveis pela ativação dos eosinófilos; (3) inibição do influxo pulmonar de eosinófilos induzido por alergênios; (4) inibição da produção de IL-3, citocina envolvida na produção de mastócitos, promovendo diminuição de mastócitos circulantes na mucosa respiratória; (5) inibição da produção de vasodilatadores PGE_2 e PGI_2, via bloqueio da COX-2, diminuindo a permeabilidade microvascular.

Farmacocinética

Os aspectos farmacocinéticos dos glicocorticoides por via oral já foram descritos anteriormente. Quanto à via inalatória, parte de qualquer fármaco inalado é deglutida. Por conta disso, os fármacos inalados podem chegar à circulação por absorção direta a partir dos pulmões ou do TGI. Para minimizar esse problema, os glicocorticoides mais modernos têm baixa biodisponibilidade oral, em decorrência do extenso metabolismo de primeira passagem.

Usos terapêuticos

Os glicocorticoides melhoram todos os indicadores de controle da asma: gravidade dos sintomas, determinação dos calibres das vias respiratórias e reatividade brônquica, frequência das exacerbações e qualidade de vida. São utilizados profilaticamente para manter o controle da asma, em vez de serem administrados de maneira aguda para reverter os sintomas asmáticos.

Como o uso de glicocorticoide por via oral tem muitos efeitos colaterais, fica restrito à asma grave ou então na terapia de resgate para qualquer estágio de gravidade da asma. Além disso, pode ser necessário o uso de glicocorticoide por via endovenosa em casos de exacerbações agudas.

Terapia de resgate
Tipo de terapia utilizada para substituir uma terapia prévia que começou a perder sua efetividade terapêutica

Efeitos colaterais

O uso de glicocorticoides com aerossol é o método mais eficaz para evitar os efeitos adversos sistêmicos desses fármacos. Seu uso com aerossol pode promover candidíase orofaríngea (em decorrência do efeito imunosupressor local do glicocorticoide na mucosa orofaríngea), que é facilmente evitada pela higienização bucal após o uso do fármaco. Além disso, pode ocorrer rouquidão em decorrência de inflamação iatrogênica das cordas vocais. Mesmo com a forma de apresentação em aerossol, doses mais elevadas podem produzir certo grau de supressão da suprarrenal.

Iatrogênica
Condições ou complicações associadas ao uso de fármacos

> Os poucos efeitos colaterais decorrentes do uso de glicocorticoide com aerossol podem ser drasticamente diminuídos pela utilização de espaçadores (reservatórios que estocam o fármaco em sua forma nebulizada), em decorrência da diminuição da deposição da molécula do fármaco na mucosa orofaríngea.

Terapia imunológica

O omalizumabe é um anticorpo anti-IgE monoclonal humanizado que tem efeito em pacientes com asma e rinite de ordem alérgica. Seu uso terapêutico é bem restrito, já que não apresenta efeito anti-inflamatório e/ou broncodilatador direto e tem custo elevado.

Mecanismo de ação

O omalizumabe inibe a ligação da IgE aos receptores de grande afinidade (FcεRI) presentes nos mastócitos. Assim, ele previne a degranulação dos mastócitos e a etapa inicial do processo alérgico. Além disso, ocorre inibição da síntese de IgE pelos linfócitos B (Figura 4.12).

Farmacocinética

É administrado em uma única injeção subcutânea a cada 2 a 4 semanas. Sua biodisponibilidade é de 60%, e os níveis séricos máximos ocorrem depois de 7 a 8 dias. A meia-vida é de 26 dias, sendo parte do composto eliminada de forma intacta na urina.

Usos terapêuticos

O omalizumabe atenua a gravidade e a frequência das crises, além de reduzir a necessidade de glicocorticoide nos pacientes com asma moderada a grave. No entanto, não tem ação anti-inflamatória e broncodilatadora direta, o que inviabiliza o seu uso isolado no tratamento de manutenção da asma. Assim, o omalizumabe sempre deve ser utilizado associado a um fármaco anti-inflamatório e broncodilatador.

Efeitos colaterais

Poucos estudos clínicos avaliaram a toxicidade do omalizumabe. Até o momento, esses estudos mostram que o composto é bem tolerado, e os efeitos adversos mais comuns são reações inflamatórias no local da injeção.

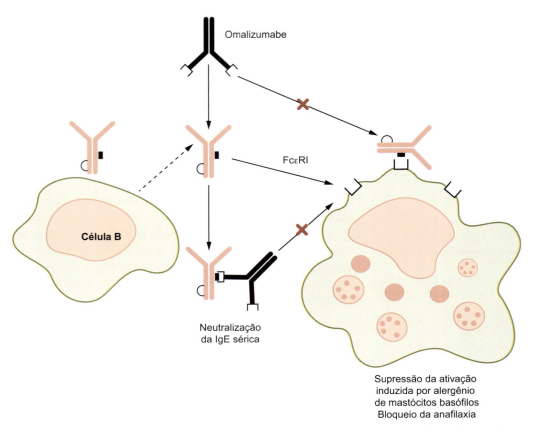

Figura 4.12 Mecanismo de ação do omalizumabe. Adaptada de BRUNTON, L.L. *et al. As bases farmacológicas da terapêutica de Goodman & Gilman.* 11. ed. Porto Alegre: McGraw-Hill, 2006.

RESUMO

Autacoides

- Os fármacos anti-histamínicos antialérgicos são os antagonistas de receptores H_1 de histamina e são utilizados contra pruridos, dermatites, rinites e outros distúrbios de origem alergênica
- Os anti-histamínicos de primeira geração ultrapassam a BHE e inibem o SNC, o que atribui a esses fármacos usos como sedativos e antieméticos
- Os anti-histamínicos de segunda geração não provocam sedação e têm uso mais seguro contra reações alérgicas
- Os antagonistas H_1 têm importante metabolismo hepático e, assim, podem sofrer interações com outros fármacos.

Anti-inflamatórios não esteroidais

- Os AINEs são fármacos que apresentam estrutura química diversa, mas compartilham propriedades terapêuticas analgésicas, antipiréticas e anti-inflamatórias
- O mecanismo de ação dos AINEs envolve a inibição da metabolização do ácido araquidônico pela COX, impedindo, assim, a síntese de prostaglandinas, prostaciclinas e tromboxanas no local da lesão
- Vários dos efeitos adversos ocasionados pelos AINEs resultam da inibição da COX envolvida em processos fisiológicos
- Inibidores seletivos da COX-2 podem exercer influência pró-trombótica e aumentar o risco cardiovascular
- A associação de dois ou mais AINEs não se mostra superior ao uso dos agentes isolados
- O ácido acetilsalicílico, o ibuprofeno, o naproxeno e o paracetamol foram adequadamente avaliados em crianças, devendo ser os primeiros fármacos a serem utilizados neste grupo etário
- Ácido acetilsalicílico não deve ser usado em crianças com suspeita de virose devido ao risco da síndrome de Reye
- Durante a gravidez, o uso de ácido acetilsalicílico é mais seguro do que o dos outros AINEs, mas deve ser interrompido próximo ao parto.

Anti-inflamatórios esteroidais

- Os glicocorticoides são fármacos amplamente utilizados por suas ações anti-inflamatórias e imunossupressoras
- Os fármacos glicococorticoides atuam no organismo do mesmo modo que o cortisol, o hormônio endógeno produzido na camada cortical da glândula suprarrenal por estímulo do ACTH de origem hipofisária. O CRH estimula a hipófise a secretar o ACTH
- Os níveis circulantes de glicocorticoides exercem retroalimentação positiva e negativa no eixo hipotálamo-hipófise-suprarrenal
- A administração de doses suprafisiológicas de fármacos glicocorticoides por períodos prolongados de tratamento pode exercer um potente efeito inibidor na secreção e liberação de CRH e de ACTH, resultando na supressão da suprarrenal
- Os efeitos anti-inflamatórios e imunossupressores dos glicocorticoides são obtidos com a administração de doses muito maiores do que a que é usada no tratamento de reposição de cortisol, ocasionando inúmeros efeitos adversos, incapacitantes e mesmo letais
- A administração de uma dose única (mesmo excessiva) não é prejudicial e pode ser utilizada, por exemplo, para controlar uma crise de doença grave
- Durante a terapia das doenças inflamatórias e imunológicas com glicocorticoide em altas doses, a longo prazo, o paciente apresentará síndrome de Cushing iatrogênica
- Não se deve interromper abruptamente o corticoide após tratamento prolongado, com risco de precipitar insuficiência suprarrenal aguda, potencialmente fatal
- No tratamento da asma crônica, a administração por via inalatória aumenta os efeitos anti-inflamatórios locais e diminui a atividade sistêmica dos glicocorticoides
- Devido ao número e à gravidade dos efeitos colaterais da terapia com glicocorticoide, deve-se sempre avaliar cuidadosamente riscos e benefícios.

Fármacos utilizados no tratamento da asma

- A asma é uma condição inflamatória que promove exsudação, edema, hiper-reatividade brônquica e remodelamento brônquico. O seu tratamento é feito com o uso de fármacos anti-inflamatórios e broncodilatadores
- Os agonistas β_2 adrenérgicos provocam relaxamento da musculatura lisa brônquica, inibição do extravasamento microvascular e aceleração do transporte mucociliar por meio da estimulação da atividade ciliar. A broncodilatação é o efeito mais importante. Seu uso contínuo, principalmente com os agonistas β_2 adrenérgicos de curta ação, provoca tolerância. Os principais efeitos colaterais após o uso por via inalatória incluem tremores e taquicardia. Os β_2 agonistas de curta ação são utilizados para o alívio imediato dos sintomas. Já os de longa ação são utilizados regularmente, de maneira complementar aos anti-inflamatórios, na terapia de manutenção
- Os antimuscarínicos são utilizados como broncodilatadores, embora seu efeito broncodilatador seja mais discreto quando comparado ao dos β_2 agonistas. A combinação entre antimuscarínicos e β_2 agonistas promove um efeito broncodilatador mais potente e duradouro do que o obtido com apenas um desses fármacos. É comum o uso dessa combinação em episódios de asma aguda grave, principalmente nas primeiras semanas de crise. Em decorrência de sua estrutura química, os antimuscarínicos sofrem pequena absorção sistêmica. Como seu uso na asma é feito por meio de aerossol, esses fármacos são desprovidos de efeitos colaterais sistêmicos
- As xantinas são pouco utilizadas na asma, devido à maior eficácia e segurança dos β_2 agonistas nas crises e dos anti-inflamatórios inalatórios no processo inflamatório. Três mecanismos principais estão associados aos efeitos terapêuticos das xantinas: (1) inibição da fosfodiesterase; (2) antagonismo dos receptores de adenosina; (3) ativação das histonas desacetilases. As xantinas têm uma janela terapêutica muito estreita, e várias condições são capazes de alterar a sua metabolização. Assim, é necessário o monitoramento dos níveis plasmáticos da xantina utilizada. Os efeitos adversos são comuns e incluem transtornos no TGI (azia, dor abdominal, náuseas, vômito) e SNC (cefaleia, ansiedade, agitação, tremor e insônia)
- As cromonas são extremamente seguras e desprovidas de efeitos colaterais. No entanto, seu uso não é tão difundido na asma, em decorrência da ausência de efeito broncodilatador e atividade anti-inflamatória modesta. Seu mecanismo de ação está relacionado com a alteração no funcionamento de canais de cloro, favorecendo a hiperpolarização e inibição da atividade celular. Em decorrência da baixa absorção por via oral, são administradas por inalação. De maneira profilática, as cromonas reduzem levemente a gravidade dos sintomas e a necessidade do uso de broncodilatadores na asma brônquica leve a moderada. Além disso, podem ser utilizadas como pré-tratamento agudo, visando diminuir a incidência de asma induzida por exercício ou por exposições já programadas e inevitáveis a um determinado alergênio
- Os fármacos antagonistas dos receptores e da síntese dos leucotrienos inibem os efeitos inflamatórios induzidos pelos leucotrienos. Duas abordagens são utilizadas para inibir a via metabólica dos leucotrienos: (1) inibição da 5-lipo-oxigenase e, consequentemente, da síntese de leucotrienos; (2) inibição competitiva da interação entre os leucotrienos e o receptor CysLT1. Podem ser administrados por via oral, facilitando, com isso, a aderência ao tratamento por parte de alguns pacientes, principalmente crianças e idosos. Apresentam eficácia modesta quando utilizados profilaticamente e de maneira isolada na asma moderada. Por outro lado, apresentam um efeito sinérgico relevante tanto com os β_2 agonistas como com os glicocorticoides. São extremamente eficazes no caso de asma induzida por AAS e asma induzida por exercício. Os efeitos colaterais são mínimos. Podem induzir cefaleia e distúrbios gastrintestinais
- Os glicocorticoides são fármacos de primeira escolha no tratamento de manutenção da asma, em decorrência do seu potente efeito anti-inflamatório. Esses fármacos não relaxam diretamente a musculatura lisa brônquica e, por isso, têm poucos efeitos diretos nos broncoespasmos. Por outro lado, quando utilizados regularmente, os glicocorticoides reduzem a hiper-reatividade brônquica e diminuem a frequência das exacerbações da asma. O mecanismo de ação dos glicocorticoides na asma inclui: (1) inibição da produção de citocinas, principalmente as relacionadas ao Th2, responsáveis pela ativação dos eosinófilos e pela produção de IgE e expressão de receptores de IgE; (2) inibição da produção de IL-5, fator estimulador de colônias de granulócitos-macrófagos, fatores responsáveis pela ativação dos eosinófilos; (3) inibição do influxo pulmonar de eosinófilos

induzido por alergênios; (4) inibição da produção de IL-3, citocina envolvida na produção de mastócitos, promovendo diminuição de mastócitos circulantes na mucosa respiratória; (5) inibição da produção de vasodilatadores PGE_2 e PGI_2, via bloqueio da COX-2, diminuindo, com isso, a permeabilidade microvascular. Em decorrência dos elevados efeitos colaterais, o uso de glicocorticoide por via oral fica restrito à asma grave ou então à terapia de resgate para qualquer estágio de gravidade da asma. Além disso, pode ser necessário o uso de glicocorticoide por via endovenosa em casos de exacerbação aguda. O uso de glicocorticoides com aerossol é o método mais eficaz para se evitar os efeitos adversos sistêmicos. Seu uso com aerossol pode promover candidíase orofaríngea (facilmente evitada pela higienização bucal após o uso do fármaco) e rouquidão

- A terapia imunológica por meio da utilização do omalizumabe (anti-IgE) apresenta melhora da asma e da rinite de ordem alérgica. Por não apresentar efeito anti-inflamatório e/ou broncodilatador direto e em decorrência do seu elevado custo, seu uso terapêutico é bem restrito. O omalizumabe inibe a ligação da IgE aos receptores de grande afinidade (FcεRI) presentes nos mastócitos. Assim, ele previne a degranulação dos mastócitos e a etapa inicial do processo alérgico. Além disso, ocorre inibição da síntese de IgE pelos linfócitos B. É administrado em uma única injeção subcutânea a cada 2 a 4 semanas. O omalizumabe atenua a gravidade e a frequência de crises, além de reduzir a necessidade de glicocorticoide nos pacientes com asma moderada a grave. Os efeitos adversos mais comuns restringem-se às reações inflamatórias no local da injeção.

AUTOAVALIAÇÃO

Autacoides

4.1 Os anti-histamínicos têm diversas aplicações. Encontre cinco e descreva o mecanismo de ação de cada uma delas.

4.2 Quais as diferenças entre fármacos anti-histamínicos de primeira e segunda geração?

Anti-inflamatórios não esteroidais

4.1 Qual o mecanismo de ação dos anti-inflamatórios não esteroidais?

4.2 Explique o efeito antipirético dos anti-inflamatórios não esteroidais.

4.3 Explique o efeito antitrombótico do ácido acetilsalicílico.

4.4 Por que os AINEs seletivos para COX-2 podem produzir diminuição da filtração glomerular? E por que podem ter efeito pró-trombótico?

4.5 Explique o mecanismo de toxicidade hepática do paracetamol.

Anti-inflamatórios esteroidais

4.1 Por que normalmente se administra o glicocorticoide em dose única pela manhã?

4.2 Quais os sintomas associados ao uso oral prolongado de doses anti-inflamatórias de glicocorticoides?

4.3 Quais os melhores glicocorticoides para uma terapia anti-inflamatória aguda máxima? Por quê?

4.4 Por que os fármacos glicocorticoides com meia-vida biológica longa não devem ser usados em terapia anti-inflamatória prolongada?

4.5 Quais os fármacos de escolha para produzir o efeito anti-inflamatório ou imunossupressor a longo prazo?

Fármacos utilizados no tratamento da asma

4.1 Descreva o mecanismo de ação e os usos clínicos dos β_2 agonistas.

4.2 Descreva o mecanismo de ação e os usos clínicos dos antimuscarínicos.

4.3 Diferencie os β_2 agonistas dos antimuscarínicos quanto à ação broncodilatadora e aos efeitos colaterais.

4.4 Explique o mecanismo de ação e os efeitos colaterais das xantinas.

4.5 Explique o mecanismo de ação e os efeitos colaterais das cromonas.

4.6 Explique o mecanismo de ação e os efeitos colaterais dos antagonistas dos leucotrienos.

4.7 Compare xantinas, cromonas e leucotrienos quanto aos seus usos terapêuticos.

4.8 Explique o mecanismo de ação dos glicocorticoides no tratamento da asma.

4.9 Compare os glicocorticoides por via parenteral ou inalatória quanto aos seus usos clínicos e efeitos colaterais.

5

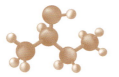

Farmacologia das Infecções Parasitárias

Maria Helena Vianello Richtzenhain

Objetivos de estudo, *114*
Conceitos-chave, *114*
Anti-helmínticos, *114*
Antiprotozoários, *119*
Ectoparasiticidas, *124*
Resumo, *125*
Autoavaliação, *125*

Objetivos de estudo

Conhecer os principais anti-helmínticos, suas características, principais indicações e os mecanismos de ação farmacológicos
Conhecer os principais antiprotozoários, suas características, principais indicações e os mecanismos de ação farmacológicos
Conhecer os principais ectoparasiticidas, suas características, principais indicações e os mecanismos de ação farmacológicos
Selecionar o fármaco melhor indicado para cada situação clínica

Conceitos-chave

Albendazol	Iodoquinol	Pirimetamina
Anti-helmínticos	Ivermectina	Praziquantel
Antimaláricos	Levamisol	Primaquina
Antiprotozoários	Mebendazol	Proguanil
Benzoato de benzila	Mefloquina	Quinina
Cloroquina	Metronidazol	Sulfadiazina
Dietilcarbamazina	Niclosamida	Tetramisol
Ectoparasiticidas	Nitazoxanida	Tiabendazol
Enxofre	Paromomicina	Tinidazol
Espiramicina	Permetrina	

Anti-helmínticos

Introdução

Anti-helmínticos são fármacos que matam (vermicidas) ou que expelem (vermífugos) os helmintos, ou ainda que realizam as duas ações. O tratamento das helmintíases tem muita importância prática em razão do grande número de pessoas (cerca de 2 bilhões) acometidas pela infestação por helmintos no mundo – geralmente as populações mais pobres de países tropicais.

O uso frequente e periódico de anti-helmínticos controla a morbidade causada pela infecção por nematódeos (ancilostomíase, ascaridíase, enterobíase, tricocefalíase, estrongiloidíase, filaríase), por trematódeos (esquistossomose) e por cestódeos (teníase, cisticercose, difilobotríase, himenolepíase). Além disso, o tratamento impede que a infestação progrida para quadros clínicos mais graves.

F·F Farmacologia em Foco

Um anti-helmíntico ideal deve ter as seguintes características:
- Alcançar o parasito onde esteja (tecidos, sangue, intestino etc.)
- Ter boa tolerância para o hospedeiro
- Apresentar ação maléfica sobre o helminto
- ter amplo espectro de ação (atuar em grande número de helmintos de diferentes gêneros)
- Apresentar baixo custo
- Ser administrado em dose única ou em esquemas posológicos de curta duração
- Possibilitar o uso profilático
- Possibilitar o tratamento em massa (várias pessoas ao mesmo tempo).

Benzimidazóis

Pertencem a esse grupo: o mebendazol, o albendazol, o tiabendazol e o cambendazol. São agentes de amplo espectro, vermicidas, com baixa toxicidade para o hospedeiro.

Na Tabela 5.1, observa-se que os benzimidazóis têm eficácia em quase todos os parasitos, inclusive como fármaco de primeira escolha.

Os benzimidazóis têm o mesmo mecanismo de ação do mebendazol, apresentado na Figura 5.1. Eles se ligam à β-tubulina livre do parasito, impedindo sua polimerização; assim, não se formam os microtúbulos necessários para a captação de glicose, a produção de glicogênio e a adenosina trifosfato (ATP); a morte do parasito ocorre pelo rompimento das vias metabólicas responsáveis pelas reservas energéticas.

■ **Tabela 5.1** Fármacos utilizados no tratamento das helmintíases.

Helmintíases	Fármacos de primeira escolha	Fármacos opcionais
Ancilostomíase	Mebendazol, albendazol	Nitazoxanida
Ascaridíase	Mebendazol, albendazol, levamisol	Piperazina, nitazoxanida
Enterobíase	Mebendazol	Albendazol, piperazina, nitazoxanida
Estrongiloidíase	Ivermectina, cambendazol	Albendazol, tiabendazol, nitazoxanida
Filaríase	Dietilcarbamazina	Ivermectina + albendazol
Tricuríase	Mebendazol	Nitazoxanida, albendazol
Teníase e himenolepíase	Mebendazol, albendazol, praziquantel	Nitazoxanida
Cisticercose	Albendazol	Praziquantel
Esquistossomose	Praziquantel	–

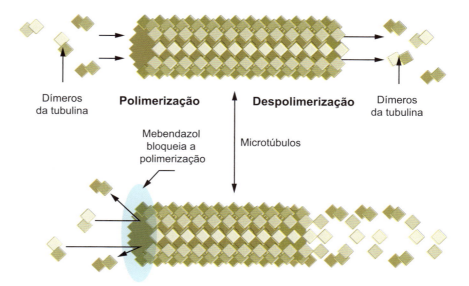

Figura 5.1 Mecanismo de ação dos benzimidazóis. Adaptada de MINNEMAN, K.P.; WECKER, L.; LARNER, J.; BRODY, T.M. *Brody – Farmacologia humana*. 4. ed. Rio de Janeiro: Elsevier, 2006.

Observe o microtúbulo do parasito formado por polimerização de dímeros de tubulina e que sofre despolimerização na outra extremidade. Os fármacos do grupo do mebendazol atuam bloqueando essa organização por impedir a polimerização da tubulina. Sem os microtúbulos, a captação da glicose fica comprometida, culminando na morte do parasito.

Mebendazol

O mebendazol é um fármaco muito efetivo em infestações do trato gastrintestinal e praticamente não sofre absorção. O pouco absorvido é totalmente metabolizado na primeira passagem hepática.

O tratamento com mebendazol na enterobíase, ascaridíase e tricuríase produz um índice de cura de 90 a 100% e na ancilostomíase, uma redução da carga infestante. Utiliza-se, como posologia, dose oral de 100 mg 2 vezes/dia durante 3 dias, longe da refeição; essa mesma dose pode ser administrada em crianças com idade superior a 2 anos. No caso de infestação maciça por *Ascaris lumbricoides,* os benzimidazóis podem induzir hiperatividade nos vermes, acarretando migração e oclusão do ducto biliar, apendicite e obstrução ou perfuração intestinais.

O uso terapêutico do mebendazol é quase desprovido de efeitos adversos, limitado a raros e leves episódios de náuseas, vômito, diarreia ou sensibilidade abdominal.

Albendazol

O albendazol administrado por via oral é rapidamente absorvido, principalmente quando em conjunto com alimento gorduroso; por isso, quando é necessário aumentar o efeito luminal, deve-se administrá-lo em jejum, como no caso do tratamento de nematódeos intestinais, utilizando-se a dose única de 400 mg em jejum. O emprego de dose única de albendazol geralmente não proporciona efeitos colaterais apreciáveis.

A metabolização hepática do albendazol origina dois metabólitos também ativos (sulfona e sulfóxido); com isso, a concentração sistêmica deste e de seus metabólitos é 100 vezes a alcançada pelo mebendazol – medicamento de escolha para o tratamento da doença hidática e da cisticercose. Nesses casos, como a dose é maior (400 mg, 2 vezes/dia) e o tratamento é prolongado (8 a 30 dias), efeitos adversos mais importantes podem ocorrer. O albendazol é utilizado com sucesso na toxocaríase, conhecida também como larva *migrans* visceral, a qual ocorre em razão de infecção zoonótica por *Toxocara canis*.

Tiabendazol e cambendazol

O tiabendazol tem alta eficácia anti-helmíntica e é empregado contra o *Strongyloides stercoralis* com muito sucesso. Contudo, dada a alta incidência de efeitos adversos agudos, vem sendo substituído pela ivermectina. Seus efeitos tóxicos também limitam sua utilização no tratamento de nematódeos intestinais, apesar de se mostrar eficaz nesses vermes. O uso tópico, cutâneo, é recomendado para a dermatite serpiginosa e como escabicida.

O cambendazol é estruturalmente relacionado com o tiabendazol. Específico para o tratamento da estrongiloidíase, administrado em dose única oral de 5 mg/kg, atinge 90 a 100 % de eficácia. Sua ação é vermicida, larvicida e ovicida. Produz efeitos colaterais gastrintestinais, astenia, sonolência e tonturas em 30% dos pacientes.

Levamisol e tetramisol

O levamisol é o levoisômero mais ativo do tetramisol. São agonistas colinérgicos nicotínicos e bloqueiam a junção neuromuscular do parasito por despolarização persistente. Os vermes paralisados são eliminados nas fezes e, como esses fármacos não atuam nos ovos, vêm sendo substituídos por mebendazol ou albendazol, que têm efeito ovicida.

No Brasil, levamisol ainda é o medicamento de escolha em algumas regiões, em razão do custo muito baixo e da eficácia em dose única.

Ivermectina

Lactona macrolítica produzida pelo *Streptomyces avermitilis*, a ivermectina tem papel essencial em campanhas mundiais de controle e erradicação da infecção por filárias no ser humano. Medicamento de escolha contra o *Onchocerca volvulus*, causador da cegueira dos rios ou oncocercíase, é também eficaz na filaríase linfática ocasionada por *Wuchereria bancrofti*, em dose única, com potência igual ou superior à do tiabendazol na estrongiloidíase.

Atua em vários artrópodes e, por isso, é indicada na escabiose (*Sarcoptes scabiei*), na pediculose da cabeça e do corpo (*Pediculus humanus*), na pediculose pubiana (*Phthirus pubis*) etc.

Dermatite serpiginosa
Popularmente conhecida como bicho geográfico, é a larva *migrans* cutânea, causada por ancilostomídeos

Escabicida
Que mata o *Sarcoptes scabiei*, ácaro causador da escabiose ou sarna

Astenia
Perda das forças do organismo

Pediculose
Infestação por piolho, *Pediculus humanus*, causador da pediculose da cabeça e do corpo; *Phthirus pubis*, causador da pediculose pubiana

A ivermectina é um fármaco de primeira linha para o tratamento da larva *migrans* cutânea causada por ancilostomídeos de cães e gatos.

Ela atua em canais de cloreto controlados por glutamato, específicos de nervos e células musculares de invertebrados; a ligação do fármaco a esses canais aumenta a permeabilidade da membrana celular aos íons cloreto, resultando em hiperpolarização e paralisia muscular. Os canais de cloreto associados aos receptores de GABA dos invertebrados também são ativados pela ivermectina, mas com afinidade cem vezes maior que os canais de cloreto dos receptores gabaérgicos do sistema nervoso central (SNC) de mamíferos.

A falta de receptores com afinidade pela ivermectina em cestódeos e trematódeos pode explicar por que esses helmintos não são sensíveis a esse fármaco.

Administrada por via oral em dose única, geralmente é bem tolerada. Na filaríase, os efeitos adversos observados quase sempre resultam de reações do tipo Mazzotti às microfilárias agonizantes. Apesar de cães da raça Collie apresentarem sinais de toxicidade sobre o SNC, a ivermectina tem limitada penetração na barreira hematencefálica e também diminuta afinidade pelos receptores gabaérgicos do ser humano, o que explica a escassez de efeitos colaterais centrais e a relativa segurança desse fármaco em seres humanos.

Reações do tipo Mazzotti
Reação inflamatória que ocorre em razão da morte das microfilárias, com sintomas de febre, exantema, fraqueza, dores musculares, broncoespasmo, hipotensão e taquicardia

Dietilcarbamazina

Derivado da piperazina, com efeito seletivo sobre as microfilárias de *Wuchereria bancrofti* e *Brugia malayi*, em dose de 2 mg/kg, 3 vezes/dia, elimina as microfilárias do sangue periférico, mas não destrói aquelas presentes nos nódulos e transudatos. Como acaba com o tipo infectante no sangue periférico em 7 dias, diminui a transmissão da filaríase pelos mosquitos. O tratamento prolongado com dose total de 72 a 126 mg/kg distribuída ao longo de 12 dias a 3 semanas, com repetições desse esquema após 3 ou 4 semanas, pode produzir a cura na maioria dos pacientes.

O mecanismo envolvido no efeito da dietilcarbamazina não é conhecido e parece envolver alterações nas membranas das microfilárias, facilitando sua fagocitose por macrófagos do hospedeiro; além desse, a inibição da polimerização de microtúbulos também é sugerida como importante para o efeito da dietilcarbamazina, assim como a inibição do metabolismo do ácido araquidônico. Os efeitos adversos pelo uso da dietilcarbamazina são comuns e consistem principalmente em náuseas, perda do apetite, cefaleia, fraqueza e tontura; podem também ocorrer reações do tipo Mazzotti pela destruição maciça das microfilárias, obrigando a suspensão temporária da medicação e o tratamento com anti-histamínicos e/ou corticoides.

Niclosamida

É considerada um fármaco de segunda escolha para o tratamento de teníase, himenolepíase e difilobotríase. Administrada por via oral, a niclosamida não é absorvida. Sua atuação inibe a fosforilação oxidativa nas mitocôndrias dos parasitos e interfere na produção de ATP, tornando os vermes mais sensíveis à ação das enzimas proteolíticas do hospedeiro e produzindo lesão com parcial digestão dos parasitos dentro do intestino.

O tratamento das infecções intestinais por *Taenia saginata*, *Diphyllobothrium latum*, *Hymenolepis nana* e outros cestódeos com niclosamida apresenta baixo custo e é eficaz. Entretanto, em pessoas infectadas por *Taenia solium*, os ovos liberados dos vermes grávidos lesados pelo fármaco desenvolvem-se em larvas capazes de causar a cisticercose. Como o praziquantel não promove a digestão do verme e mata também as larvas encistadas, constitui medicamento de escolha para o uso contra *Taenia solium*.

Praziquantel

O praziquantel tem amplo emprego na esquistossomose e também é o fármaco de escolha para outros trematódeos (fascíola) e cestódeos (tênias). O praziquantel aumenta a permeabilidade do tegumento do *Schistossoma* ao íon cálcio, e a entrada do cálcio produz contração e paralisia, com consequente liberação e deslocamento dos vermes dos vasos em que estavam alojados até o fígado, no qual são destruídos por fagócitos. O praziquantel também causa lesão na parede do parasito, com exposição de estruturas antigênicas que passam a ser reconhecidas, o que ocasiona resposta imune do hospedeiro (Figura 5.2). Nas tênias, o aumento do influxo do cálcio também leva à paralisia e ao desprendimento da mucosa intestinal, com posterior expulsão. O praziquantel é ativo contra as tênias adultas, bem como contra os estágios juvenis e larvares.

Rapidamente absorvido por via oral, o praziquantel sofre efeito de primeira passagem pelo fígado, diminuindo sua biodisponibilidade; atravessa a barreira hematencefálica, podendo ser indicado no tratamento da neurocisticercose como alternativa ao albendazol. É contraindicado na cisticercose ocular, pelo efeito inflamatório intenso que determina, podendo ocasionar lesão irreversível.

As três espécies de esquistossomos podem ser tratadas com o praziquantel por via oral na dose única de 40 a 75 mg/kg ou fracionada durante o dia.

Este mostra-se particularmente importante no tratamento da *T. solium*, pois mata as larvas da tênia no interior dos cistos, impedindo o desenvolvimento da cisticercose. Utiliza-se 10 mg/kg em dose única pela manhã.

Apesar de sua absorção sistêmica, o praziquantel não apresenta toxicidade, e os efeitos adversos incluem o sabor amargo causador de náuseas e dor abdominal, cefaleia, tontura e sedação. A destruição dos esquistossomos pode produzir sintomas como prurido, urticária, exantema, febre e mialgia.

Nitazoxanida

A nitazoxanida tem ação antiviral, antibacteriana e antiparasitária (enterobíase, ascaridíase, estrongiloidíase, ancilostomíase, tricuriase, teníase, himenolepíase, giardíase e amebíase). Ela e seu metabólito ativo (tizoxanida) inibem a piruvato ferredoxina oxidorredutase (PFOR), enzima

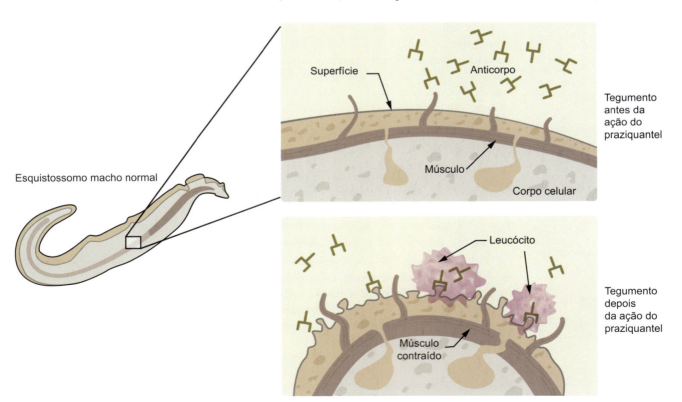

Figura 5.2 Mecanismo de ação do praziquantel sobre o esquistossomo. O tegumento do esquistossomo normalmente não é afetado pelos anticorpos dirigidos a sua parede; após o uso do praziquantel, estruturas internas do parasito são expostas, facilitando seu reconhecimento pelos anticorpos do hospedeiro. Adaptada de MINNEMAN, K.P.; WECKER, L.; LARNER, J; BRODY, T.M. *Brody – Farmacologia humana*. 4. ed. Rio de Janeiro: Elsevier, 2006.

presente na mitocôndria do parasita indispensável à produção de ATP; assim, o helminto morre por inanição. Estudos mostram que a nitazoxanida também inibe a polimerização da tubulina, comprometendo a captação da glicose dependente de microtúbulos.

No Brasil, a nitazoxanida é comercializada com o nome fantasia de Annita®, em duas apresentações; suspensão oral, para crianças a partir de 12 meses e posologia de 7,5 mg/kg, 2 vezes/dia durante 3 dias e comprimidos indicado a partir dos 12 anos na dose de 500 mg 2 vezes/dia durante 3 dias.

A nitazoxanida pode produzir reações adversas como náusea, vômitos e dor abdominal; o aparecimento de coloração esverdeada da urina não tem importância clínica.

■ Antiprotozoários

A quimioterapia é a única opção para tratar os indivíduos infectados por protozoários e também diminuir a transmissão do agente. O sistema imunológico tem muita importância para combater infecções por protozoários; por isso, a incidência dessas parasitoses aumenta em indivíduos com morbidades que diminuem a resistência imunológica, como câncer e AIDS, naqueles pacientes submetidos a tratamentos imunossupressores ou terapia crônica com antibióticos. Ainda não foram encontrados fármacos antiprotozoários com eficácia e tolerabilidade suficientes para tratar importantes infecções por protozoários, como a doença de Chagas crônica e a tripanossomíase africana (doença do sono). Muitos antiprotozoários atuais são tóxicos nas doses terapêuticas ou rapidamente induzem o aparecimento de cepas resistentes.

Fármacos antimaláricos

São utilizados na profilaxia, no tratamento e na prevenção das recidivas da malária.

A malária é uma parasitose causada por protozoários do gênero *Plasmodium*: *P. falciparum* (causa a forma insidiosa e mortal da malária, conhecida como malária terçã maligna); *P. vivax* (agente etiológico mais prevalente no mundo, produz a malária terçã benigna); *P. malariae* (raro, produz a malária quartã benigna); e *P. ovale* (é o mais prevalente na África, não foi identificado no Brasil).

Os fármacos disponíveis podem atuar em algumas fases do desenvolvimento do *Plasmodium*, como se pode observar na Figura 5.3. Esses agentes são classificados segundo o estágio do desenvolvimento em que atuam como esquizonticidas sanguíneos, esquizonticidas teciduais, gametociticidas e esporonticidas.

Esquizonticidas sanguíneos são os fármacos que inibem o desenvolvimento de esquizontes na corrente sanguínea; são exemplos de fármacos que atuam no estágio eritrocítico: amodiaquina, cloroquina, hidroxicloroquina, quinina, mefloquina, halofantrina, artemisina, proguanil, tetraciclina, pirimetamina, sulfas e sulfonas.

Esquizonticidas teciduais são fármacos que exterminam os esquizontes nos hepatócitos: primaquina, pirimetamina e proguanila.

Gametociticidas são os fármacos que destroem os gametócitos, forma sexuada que está dentro dos eritrócitos, impedindo a transmissão para os mosquitos, como cloroquina, primaquina e quinina. Esporonticidas são os fármacos que bloqueiam a esporogonia no mosquito por alteração nos gametócitos; assim, impedem a proliferação de formas infectantes; por exemplo, proguanila, primaquina e pirimetamina.

Quinina

Alcaloide obtido da casca da árvore cinchona, também usado como agente antiarrítmico (Capítulo 8). É um esquizonticida sanguíneo para todas as espécies de plasmódio, gametocida contra *P. vivax* e *P. ovale*. O mecanismo de ação da quinina é desconhecido; porém, sabe-se que se concentra nos vacúolos dos esquizontes eritrocitários, inibindo a polimerização do heme à hemozoína. Assim, o complexo heme-quinina, ou mesmo o heme livre, lesa as membranas dos

---

Malária terçã maligna
Malária causada por *P. falciparum*; os sintomas de tremores e febre reaparecem no terceiro dia; ciclo de sintomas a cada 48 h; pode ser letal

Malária terçã benigna
Malária causada por *Plasmodium vivax*; os sintomas reaparecem no terceiro dia; ciclo de sintomas a cada 48 h; não letal

Malária quartã benigna
É a malária benigna, geralmente não letal e quaternária, pois os sintomas reaparecem no quarto dia; ciclo de sintomas a cada 72 h

Hemozoína
Pigmento atóxico do parasito

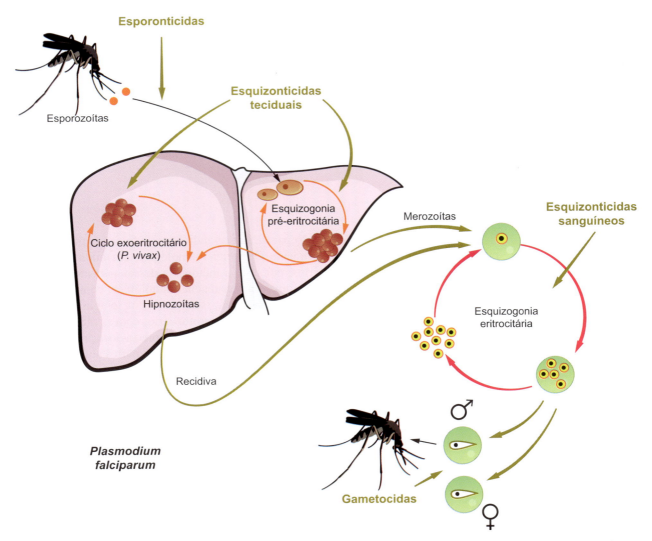

Figura 5.3 Ciclo de vida do *Plasmodium* no ser humano mostrando os estágios do desenvolvimento sobre os quais atuam diferentes fármacos antimaláricos. Adaptada de TRIPATHI, K.D. *Farmacologia médica*. 5. ed. Rio de Janeiro: Guanabara Koogan, 2006.

parasitos, matando-os. Além desse mecanismo, foi constatado que a quinina intercala-se no ácido desoxirribonucleico (DNA) do parasito, inibindo a transcrição e a tradução do DNA, diminuindo, desse modo, a replicação dos plasmódios da fase eritrocitária.

No tratamento da malária por cepas de *P. falciparum* resistentes à cloroquina e à mefloquina, a quinina constitui o tratamento de escolha. Na malária por *P. falciparum* grave, com comprometimento cerebral e inconsciência, utiliza-se quinina via intravenosa geralmente diluída em solução de glicose a 5% em infusão lenta; a infusão é repetida a cada 8 h até o paciente recuperar a consciência, instituindo-se, na sequência, a terapia por via oral até completar 7 dias de tratamento. Na malária resistente não complicada, a quinina é administrada por via oral até a obtenção de uma ação esquizonticida rápida, posteriormente substituída por agentes de ação mais lenta, visando à eliminação da parasitemia, prevenindo, assim, a malária recidivante. Nesse caso, a quinina pode ser administrada em associação à tetraciclina, à pirimetamina e à sulfadoxina, ou ainda com a doxiciclina.

Dada a elevada toxicidade da quinina e sua curta ação, raramente é utilizada na quimioprofilaxia da malária.

Entre os efeitos adversos relacionados com o uso da quinina, está a síndrome conhecida por chinchonismo, que inclui alterações auditivas como zumbidos e dificuldade de audição, irritação gástrica que induz náuseas e vômitos, cefaleia, confusão mental, dificuldades visuais, rubor, sudorese e diarreia. Intoxicação por doses maiores pode determinar o aparecimento de sintomas ainda mais graves, como delírio, febre, taquipneia seguida de depressão respiratória, fraqueza, prostração, hipotensão, arritmias cardíacas e morte.

Cloroquina

Fármaco de escolha para o tratamento da malária por *P. falciparum* sensível e outras espécies de plasmódios, é bem tolerada mesmo no uso prolongado.

A exemplo de outros derivados da cinchona, a cloroquina acumula-se dentro dos vacúolos alimentares dos plasmódios, nos quais inibe a polimerização do heme (ferriprotoporfirina IX), produto da metabolização da hemoglobina tóxico ao parasito.

A cloroquina acumula-se cem vezes mais em eritrócitos parasitados que em eritrócitos não parasitados e também não alcança alta concentração em lisossomos de mamíferos, por isso é praticamente atóxica para seres humanos. São relativamente comuns alguns episódios de prurido em indivíduos negros; porém, em doses muito altas, acima da terapêutica, pode ocasionar vômitos, retinopatia, confusão mental e morte.

Atualmente, em muitas regiões da África, da Ásia e da América do Sul, encontramos indivíduos com malária produzida por cepas de plasmódios resistentes à cloroquina. Nestes, seu uso é ineficaz; entretanto, nos pacientes com malária causada por *P. ovale*, *P. malariae* e *P. falciparum* sensíveis, a cloroquina continua como o fármaco de escolha. O uso profilático da cloroquina para prevenir a malária causada por cepas sensíveis de plasmódios também é recomendado.

Mefloquina

A mefloquina, um esquizonticida sanguíneo, é mais tóxica que a cloroquina e possivelmente atua pelo mesmo mecanismo, ou seja, inibindo a detoxificação da ferriprotoporfirina IX a hemozoína atóxica. Os efeitos adversos observados com o uso de doses profiláticas são náuseas, vômitos, tontura, distúrbios de sono e do comportamento, dor abdominal, cefaleia e exantema. Doses maiores, administradas em tratamento da malária, podem causar também sintomas neuropsiquiátricos (depressão, psicose aguda, convulsão) e alteração da condução cardíaca com bradicardia ou arritmias.

Recomenda-se o uso profilático da mefloquina para evitar a malária em regiões com *P. falciparum* resistentes à cloroquina.

Primaquina

A primaquina é o fármaco de escolha para erradicação (cura radical) das formas hepáticas latentes de *P. vivax* e *P. ovale*. O mecanismo de ação da primaquina é atribuído a seu metabólito, a quinona, a qual interrompe os processos metabólicos nas mitocôndrias dos parasitos. A primaquina e seus metabólitos provocam também lesão oxidativa inespecífica das mitocôndrias dos plasmódios.

Pacientes com deficiência da enzima glicose-6-fosfato desidrogenase (G6PD) não podem ser tratados com primaquina, pois, por falta da G6PD, eles não têm capacidade de proteger seus eritrócitos da lesão oxidativa produzida pela primaquina; com isso, terão grave quadro de hemólise.

A primaquina em dose única pode ser usada como gametocida e, dessa maneira, tornar os gametócitos de *P. falciparum* não infectantes para os mosquitos.

Proguanil

Derivado da pirimetamina (usada no tratamento da toxoplasmose e, eventualmente, até na malária), atua na inibição da enzima di-hidrofolato redutase, impedindo a síntese de ácido fólico pelo parasito, com consequente diminuição de produção de ácidos nucleicos, necessários para sua multiplicação.

Os fármacos antifolatos são utilizados em esquemas de associação para tratamento ou prevenção da malária. Para o mecanismo de ação, consulte a Figura 5.4.

Antiprotozoários em amebíase, giardíase e tricomoníase

Metronidazol

Fármaco antiprotozoário de primeira escolha, com amplo espectro. Eficaz para o tratamento de giardíase, amebíase e tricomoníase, atua também em uma variedade de infecções causadas por bactérias estritamente anaeróbicas. A ação do metronidazol sobre o helminto *Dracunculus medinensis* facilita sua extração da pele.

O metronidazol penetra nas células dos protozoários ou nas bactérias anaeróbicas, mas não nas células dos mamíferos; no interior dessas células, a enzima nitroredutase parasitária doa elétrons para o grupo nitro do metronidazol, reduzindo-o. O metronidazol reduzido é um agente citotóxico com vida curta; se liga ao DNA do parasito, lesando-o e interrompendo a replicação e a transcrição do DNA. O metronidazol sofre regeneração catalítica, ou seja, perde o elétron e pode, assim, ser novamente reduzido e ativado. Nesse contexto, níveis crescentes de oxigênio inibem a citotoxicidade induzida pelo metronidazol, o que explica sua ineficácia contra bactérias aeróbicas.

O metronidazol pode ser administrado por via oral a cada 8 h (para tricomoníase, amebíase e giardíase), intravenosa (nas infecções graves) ou tópica (em gel, para o tratamento da acne rosácea, e em creme, para vaginites). Após a efetiva absorção duodenal, é amplamente distribuído, alcançando concentrações terapêuticas em todos os tecidos. Atravessa a barreira hematencefálica e atinge o SNC; atravessa a barreira placentária, encontrando o feto, chega aos ossos, às articulações, às secreções etc. Como o metronidazol é bem absorvido, pode não alcançar os níveis terapêuticos necessários no lúmen do cólon e, por isso, ter menor eficácia contra os cistos que se encontram dentro do lúmen intestinal. Nos casos de infecção intestinal, deve-se associar ao metronidazol um agente luminal (iodoquinol, paromomicina ou diloxanida).

Anorexia
É a diminuição do apetite ou inapetência

Ataxia
É uma incoordenação motora

Parestesia
Sensação cutânea subjetiva, como formigamento, dormência ou ardência vivenciada mesmo na ausência de estímulo

Reações adversas, como náuseas, vômitos, anorexia, gosto metálico, cólicas abdominais, fezes amolecidas, são comuns, porém não graves; cefaleia, tonturas, vertigens, ataxia e parestesias são menos comuns.

O paciente medicado com metronidazol apresenta intolerância ao álcool etílico, efeito tipo dissulfiram e, por isso, deve ser instruído a evitar o consumo de bebida alcoólica durante o tratamento. O uso do metronidazol no primeiro trimestre da gravidez não é recomendado pela possibilidade de alteração mutagênica, apesar de esta não ter sido demonstrada.

Tinidazol

É um fármaco estreitamente relacionado com o metronidazol; sua meia-vida de 12 h, em comparação com a meia-vida do metronidazol, de 8 h, possibilita um esquema posológico mais adequado, 1 vez/dia ou em dose única. Os índices de efeitos adversos são menores com o tinidazol, por isso é mais bem tolerado. Atua também em algumas cepas resistentes ao metronidazol.

Iodoquinol

Também conhecido como di-iodo-hidroxiquina, é um agente luminal eficaz contra formas trofozoítas de *Entamoeba histolytica*, *Balantidium coli*, *Blastocystis hominis* e *Dientamoeba fragilis*. Pode ser usado também em associação com o metronidazol ou com o tinidazol, aumentando a eficácia do tratamento antiprotozoário. O mecanismo de ação desse fármaco não foi elucidado. Do iodoquinol ingerido, apenas de 10 a 30% são absorvidos no intestino delgado, o que o torna mais seguro; essa pequena fração absorvida é metabolizada por conjugação com sulfato e com ácido glicurônico, não alcançando concentrações terapêuticas no fígado nem na parede intestinal; os 70 a 90% restantes que não foram absorvidos são os que exercem ação amebicida no ciclo luminal do parasito.

Mesmo relativamente bem tolerado, o uso crônico deve ser evitado pela sobrecarga de iodo, que pode ocasionar reação adversa aguda em indivíduos sensíveis.

Paramomicina

É um antibiótico aminoglicosídio, não absorvido por via oral, eficaz no tratamento da giardíase, criptosporidiose e também como agente amebicida luminal. A paramomicina compromete a tradução do ácido ribonucleico mensageiro (mRNA) do parasito, afetando a estrutura, a função e a síntese de suas proteínas.

Fármacos utilizados no tratamento da toxoplasmose

Sulfadiazina, pirimetamina e ácido folínico

A associação de pirimetamina e sulfadiazina constitui o medicamento de escolha para o tratamento da toxoplasmose (infecção aguda, infecção congênita e doença em indivíduos imunocomprometidos). O sinergismo entre a pirimetamina e a sulfadiazina é resultado da inibição de duas etapas de uma via metabólica, fundamentais à síntese de **folatos**. Observe a Figura 5.4.

Os parasitos necessitam produzir folato a partir do ácido para-aminobenzoico (PABA) e da pteridina, pois diferem dos mamíferos, os quais conseguem aproveitar o ácido fólico existente na dieta, essencial para a biossíntese de precursores do DNA, do RNA e de alguns aminoácidos; por isso, a inibição de sua síntese resulta em bloqueio da multiplicação desses parasitos.

A dose de associação de pirimetamina com sulfadiazina para o tratamento da toxoplasmose é cerca de 10 vezes superior àquela para efeito antimalárico. Com isso, tem-se expressivo aumento de toxicidade, relatada como reações cutâneas graves (síndrome de Stevens-Johnson), efeitos hematológicos adversos (leucopenia, trombocitopenia, anemia megaloblástica) e nefrotoxicidade. Em casos de toxicidade por sufadiazina, pode-se substituí-la por clindamicina, sem perda da eficácia. O ácido folínico é associado ao tratamento para evitar a mielossupressão.

Espiramicina

A espiramicina é empregada no tratamento da toxoplasmose aguda adquirida na gestação; como esse fármaco se concentra no tecido placentário, o tratamento da mãe visa evitar a transmissão da infecção para o feto.

Folato
Forma não protonada do ácido fólico, vitamina essencial

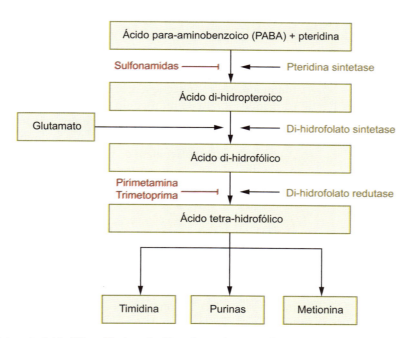

Figura 5.4 Síntese do ácido fólico. Ele é produzido pela condensação de pteridina, ácido para-aminobenzoico e glutamato. As sulfonamidas, como a sulfadiazina, inibem a enzima pteridina sintetase, e a pirimetamina ou a trimetoprima inibem a di-hidrofolato redutase.

Ectoparasiticidas

A infestação por piolhos é conhecida como pediculose e causa irritação contínua com intenso prurido. Os gêneros que parasitam o ser humano são: *Pediculus humanus var capitis*, causador da pediculose da cabeça, *Pediculus humanus var corporis*, causador da pediculose do corpo, e *Phthirus pubis*, popularmente conhecido como chato, causador da pediculose pubiana. Os ovos desses insetos, conhecidos como lêndeas, são altamente infestantes e ficam aderidos aos cabelos, pelos e roupas por uma substância semelhante à quitina.

O parasitismo por *Sarcoptes scabiei*, a sarna sarcóptica ou escabiose, é uma doença de pele com alterações eczematosas e prurido grave associado, principalmente, ao movimento das fêmeas ovígeras sob a pele e à saliva extremamente irritante produzida pelo ácaro. Os ectoparasiticidas são fármacos usados para matar parasitos que vivem sobre a superfície do corpo.

Permetrina

A permetrina é um inseticida piretroide com alta eficácia e relativa segurança, ativo contra muitos ectoparasitas. É o fármaco de escolha no tratamento local da escabiose e da pediculose, com índices de cura próximos de 100% em aplicação única. A absorção da permetrina aplicada topicamente é muito pequena e praticamente não causa efeitos adversos sistêmicos. O prurido e o eritema podem, inicialmente, piorar, mas diminuem no decorrer do tratamento. A permetrina age nos canais de sódio das células dos parasitos, mantendo-os abertos por longos períodos de tempo, acarretando atraso na repolarização, a qual resulta em paralisia e morte do ectoparasita.

Para o tratamento da escabiose, a permetrina a 5% é aplicada em todo o corpo, exceto mucosas; após 8 a 12 h, o produto é retirado durante o banho; para o adulto, 30 mℓ de loção cremosa ou 30 g de creme são suficientes; deve-se dar preferência às formulações não alcoólicas, pois causam menos irritação. Em casos muito graves, deve-se repetir o tratamento após 1 semana ou associar a ivermectina por via oral.

A terapêutica da pediculose é feita com a permetrina a 1%, por administração tópica em duas diferentes apresentações farmacêuticas: creme de enxágue e loção. O produto é aplicado nas áreas afetadas pela pediculose e deve permanecer por 10 min até ser enxaguado com água morna.

Enxofre

O enxofre é um dos mais antigos tratamentos da escabiose. Eficaz e de baixo custo, continua a ser utilizado em diversas regiões. Com fraco poder pediculocida, antisséptico e fungicida, ao ser aplicado à pele sofre biotransformação pelas próprias células da epiderme, formando sulfeto de hidrogênio (H_2S) e ácido pentatiônico. Esse ácido dissolve a cutícula dos ácaros, matando-os. Na forma de pomada, utiliza-se friccionado por todo o corpo durante três noites consecutivas, com retirada do medicamento por banho na manhã seguinte. A terapia com enxofre, além de trabalhosa, apresenta odor desagradável e mancha a roupa, o que dificulta a adesão ao tratamento. Pode ser usado em mulheres grávidas e naquelas que estão amamentando.

Ivermectina

A ivermectina já foi abordada anteriormente como anti-helmíntico, e é o único medicamento disponível para uso oral no tratamento da escabiose e da pediculose. A dose única de 0,2 mg/kg (12 mg para adultos) produz cura em pacientes com escabiose, e indivíduos imunodeprimidos pela infecção com o vírus da imunodeficiência humana (HIV) também respondem ao tratamento ectoparasiticida com ivermectina. É bem tolerada por pacientes com escabiose e pediculose, com pouco ou nenhum efeito colateral. Não é recomendada para grávidas, lactantes e crianças com menos de 5 anos.

Benzoato de benzila

Fármaco parasiticida que atua no sistema nervoso do ácaro, matando-o. É a segunda escolha para uso tópico no tratamento da escabiose e raramente utilizado na pediculose. A aplicação noturna do produto após o banho, sob a forma de loção, por todo o corpo, exceto rosto, é seguida de uma segunda aplicação pela manhã; se necessário, os procedimentos podem ser repetidos durante 3 dias consecutivos.

RESUMO

- Anti-helmínticos são fármacos utilizados para matar ou expelir os vermes que parasitam o organismo do ser humano e dos animais
- O uso frequente e periódico de anti-helmínticos controla a morbidade causada por helmintos
- Os benzimidazóis, em especial o mebendazol e o albendazol, são bem tolerados, seguros e com amplo espectro de ação, além de eficazes no tratamento da maioria das helmintíases humanas
- A ivermectina é um fármaco muito promissor no tratamento da estrongiloidíase. Medicamento essencial em campanhas mundiais de controle e erradicação das filaríases, é eficaz por via oral na escabiose e na pediculose. Fármaco de escolha para o tratamento da larva *migrans* cutânea
- O praziquantel tem amplo emprego na esquistossomose e atua com eficácia também em outros trematódeos e cestódeos. Na neurocisticercose, o praziquantel é o fármaco alternativo ao albendazol
- Os antimaláricos em uso atualmente são tóxicos nas doses terapêuticas ou rapidamente induzem o aparecimento de cepas resistentes
- A cloroquina é o fármaco de escolha para tratamento da malária produzida por plasmódios sensíveis a ele. A cloroquina também é usada profilaticamente para prevenir a malária causada por cepas de plasmódios sensíveis
- A quinina, apesar de efetiva contra o *P. falciparum*, é mais tóxica que a cloroquina e é administrada por via intravenosa como esquizonticida no tratamento emergencial da malária *falciparum* grave.
- A primaquina atua nas formas hepáticas do plasmódio, porém seu uso é limitado em razão de sua toxicidade. Em indivíduos com deficiência inata de G6PD, é totalmente contraindicada por risco de induzir hemólise fatal.
- O metronidazol é o antiprotozoário de primeira escolha no tratamento de giardíase, amebíase, tricomoníase e em infecções por bactérias estritamente anaeróbicas. Pela rápida e completa absorção, o metronidazol não alcança concentrações terapêuticas no lúmen intestinal e, por isso, deve ser associado a fármacos com ação nos cistos amebianos luminais, como o iodoquinol, a paromomicina ou a diloxanida
- A pirimetamina associada à sulfadiazina produz bloqueio sequencial na síntese de ácido fólico do *Toxoplasma gondii*, impedindo a síntese de DNA, RNA e de alguns aminoácidos essenciais à multiplicação do agente. O ácido folínico é administrado com o tratamento da toxoplasmose para evitar a toxicidade da terapia sobre a medula óssea
- A permetrina é o fármaco de escolha para o tratamento local da escabiose e da pediculose, com índices de cura próximos a 100% em uma única aplicação.

AUTOAVALIAÇÃO

5.1 Na infestação maciça por *Ascaris lumbricoides* em crianças, por que não se recomenda o uso do mebendazol?
5.2 Qual é a importância dos fármacos antiprotozoários para os pacientes com síndrome da imunodeficiência adquirida (AIDS)?
5.3 Por que a ivermectina não é eficaz para tratar as teníases?
5.4 Por qual motivo deve-se verificar se o paciente com malária tem a deficiência inata G6PD antes de medicá-lo com primaquina?
5.5 Por que quando se trata a toxoplasmose com pirimetamina junto com sulfadiazina se associa o ácido folínico?
5.6 Qual é o fármaco de escolha para o tratamento tópico da escabiose? E para o tratamento oral?
5.7 Qual complicação grave pode ocorrer no tratamento da infestação por *Taenia solium* com niclosamida?
5.8 Qual mecanismo de ação da cloroquina é responsável por seu efeito esquizonticida sanguíneo?
5.9 Qual é o mecanismo de ação do metronidazol?
5.10 Por que o metronidazol não é efetivo para tratar cistos entéricos? Qual fármaco deve ser associado ao metronidazol nesse caso?

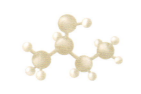

6

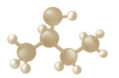

Farmacologia das Infecções Microbianas e Virais

Alessandra Linardi ▪ Jair Guilherme Santos-Junior

Objetivos de estudo, *128*
Conceitos-chave, *128*
Antimicrobianos, *128*
Antibióticos que inibem a síntese da parede celular, *128*
Antibióticos glicopeptídios, *137*
Antibióticos que atuam diretamente sobre a membrana celular, *140*
Antibióticos antimetabólitos, *140*
Antibióticos que afetam o metabolismo dos ácidos nucleicos, *143*
Antibióticos que inibem a síntese de proteínas, *145*
Antifúngicos, *157*
Antivirais, *168*
Resumo, *179*
Autoavaliação, *183*

Objetivos de estudo

Compreender o mecanismo de ação dos fármacos antimicrobianos, antifúngicos e antivirais

Conhecer as principais reações adversas e interações medicamentosas provenientes do uso desses fármacos

Conceitos-chave

Aminoglicosídeos	Cloranfenicol	Macrolídeos
Anfotericina	Flucitosina	Nistatina
Antibióticos	Griseofulgina	Polimixinas
Antivirais	Imunoglobulinas	Quinolonas
Azóis	Inibidores da fusão	Sulfonamidas
Bacitracinas	Inibidores da liberação viral	Teicoplanina
β-lactâmicos	Inibidores da protease	Terbinafina
Butenafina	Inibidores da transcriptase reversa	Tetraciclinas
Caspofungina	Inibidores do desnudamento viral	Tolnaftato
Ciclopirox	Interferonas	Vancomicina
Clindamicina	Linezolida	

Antimicrobianos

Introdução

O termo antimicrobiano atualmente é usado para designar tanto as substâncias naturais, produzidas por seres vivos (antibióticos), quanto as sintetizadas em laboratório, ou de origem vegetal, com atividade anti-infecciosa (quimioterápicos).

Até a década de 1930, quando as sulfonamidas começaram a ser empregadas no tratamento de doenças infecciosas, não se dispunha de medicamentos com atividade antimicrobiana específica. Entretanto, Alexander Fleming, em 1928, já havia observado que um fungo que contaminara uma de suas culturas de *Staphylococcus* causou lise das bactérias presentes na vizinhança. Como o fungo pertencia ao gênero *Penicillium*, Fleming deu o nome de penicilina à substância antibacteriana. A partir de 1942 a penicilina começou a ser utilizada na prática médica, iniciando uma nova era na história da terapêutica clínica.

Atualmente, os antimicrobianos estão entre os medicamentos mais prescritos na clínica. Infelizmente, nem sempre estes têm sido usados de forma adequada e racional. A consequência do uso abusivo de antimicrobianos foi o aparecimento de patógenos resistentes aos antibióticos.

Antibióticos que inibem a síntese da parede celular

Aqui podem ser incluídos penicilinas, cefalosporinas, monobactâmicos, carbapenêmicos, inibidores de β-lactamases, vancomicina, teicoplanina e bacitracinas.

Antibióticos β-lactâmicos

Tais compostos recebem essa designação geral por terem, em sua estrutura, um anel β-lactâmico. Entre eles podem ser citados: penicilinas, cefalosporinas, monobactâmicos, carbapenêmicos e inibidores de β-lactamases (Figura 6.1).

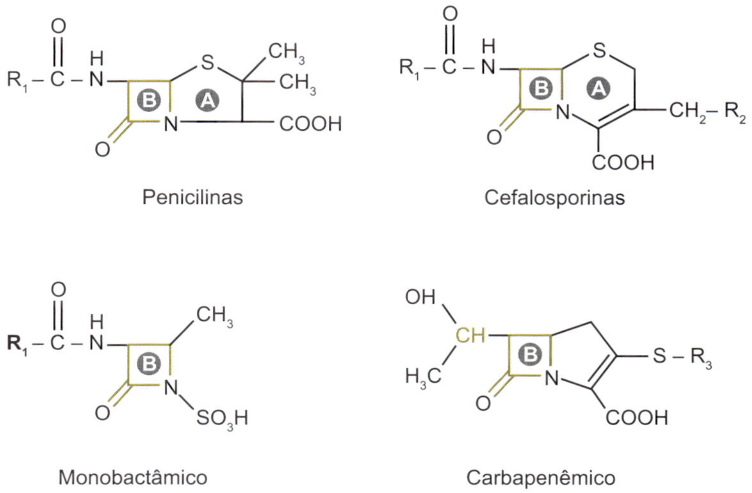

Figura 6.1 Estruturas centrais dos antibióticos β-lactâmicos. A estrutura indicada por **B** é o anel β-lactâmico.

Penicilinas

Cefalosporinas

Monobactâmico

Carbapenêmico

Mecanismo de ação

A parede celular bacteriana é constituída de um polímero de polissacarídios e polipeptídios de ligação cruzada, o chamado peptideoglicano. As ligações cruzadas são responsáveis pela rigidez da parede celular. As penicilinas inibem a enzima de transpeptidação, também chamada de proteína de ligação de penicilina (PBP). Essa enzima faz a ligação cruzada das cadeias peptídicas conectadas ao esqueleto do peptideoglicano. Desse modo, as penicilinas impedem a síntese do peptideoglicano. Além disso, a inibição da síntese da parede celular ativa autolisinas que levam à ruptura da parede celular e da lise bacteriana (Figura 6.2).

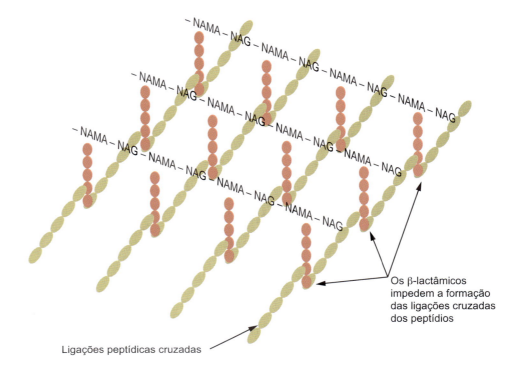

Figura 6.2 Esquema ilustrando a ação dos antibióticos β-lactâmicos em uma camada de peptideoglicano de uma célula bacteriana. Ácido *N*-acetilmurâmico (NAMA), *N*-acetilglicosamina (NAG). Adaptada de RANG, H.P.; DALE, M.M.; RITTER, J.M.; MOORE, P.K. *Farmacologia*. 7. ed. Rio de Janeiro: Elsevier, 2012.

Mecanismos de resistência bacteriana

As bactérias podem produzir β-lactamases que inativam os antibióticos β-lactâmicos, destruindo o anel β-lactâmico. Existem várias β-lactamases; algumas são mais específicas, enquanto outras hidrolizam tanto penicilinas quanto cefalosporinas. Pode ocorrer modificação

Lipopolissacarídios
São endotoxinas compostas por um lipídio ligado covalentemente a uma cadeia de heteropolissacarídios. É um dos componentes da parede celular de bactérias Gram-negativas

nas PBPs e o antibiótico não consegue mais se ligar à enzima. Nos microrganismos Gram-negativos, a penetração do antibiótico é mais difícil devido à presença de membrana externa de **lipopolissacarídios**. Os antibióticos β-lactâmicos atravessam essa membrana por meio de canais de proteínas (porinas). A ausência do canal pode comprometer a entrada do fármaco. Os microrganismos Gram-positivos não têm essa membrana externa (Figura 6.3). Além disso, os microrganismos Gram-negativos podem produzir uma bomba de efluxo que transporta o antibiótico de volta à membrana externa, ou seja, para fora.

Penicilinas

As penicilinas podem ser classificadas de várias maneiras, desde seu espectro de ação até a estrutura molecular e síntese do antibiótico. A seguir, a Tabela 6.1 ilustra uma classificação na qual predominam as características estruturais da molécula e a resistência às β-lactamases (discutida anteriormente).

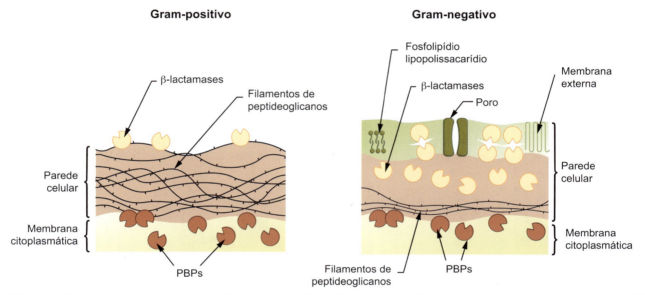

Figura 6.3 Esquema ilustrando a parede celular das bactérias Gram-positivas e Gram-negativas. Observe as proteínas de ligação de penicilinas (PBPs) e a membrana externa constituída de lipopolissacarídios, existente nas bactérias Gram-negativas. Adaptada de MINNEMAN, K.P.; WECKER, L.; LARNER, J; BRODY, T.M. *Brody – Farmacologia humana*. 4. ed. Rio de Janeiro: Elsevier, 2006.

■ **Tabela 6.1** Classificação didática das penicilinas.

Penicilinas naturais e biossintéticas	Benzilpenicilina (Penicilina G) Fenoxipenicilina (Penicilina V)
Penicilinas resistentes às β-lactamases	Meticilina Nafcilina
	Isoxazolilpenicilinas: Oxacilina Dicloxacilina Cloxacilina Flucloxacilina
Aminopenicilinas	Ampicilina Amoxicilina
Carboxipenicilinas e ureidopenicilinas	Carbenicilina Ticarcilina Piperacilina
Inibidores de β-lactamases	Ácido clavulânico Sulbactam Tazobactam

Farmacocinética

As penicilinas são fármacos que têm melhor atividade se mantidos em concentrações séricas e teciduais acima da concentração inibitória mínima, pelo maior tempo possível.

Penicilina G e penicilina V

A benzilpenicilina, ou penicilina G, é instável em pH ácido, e sua administração por via oral é ineficaz. A benzilpenicilina pode ser administrada na forma de penicilina G cristalina (potássica ou sódica), penicilina G procaína e penicilina G benzatina. A procaína e a benzatina liberam lentamente a penicilina G da área em que foi injetada, produzindo concentrações sanguíneas baixas e persistentes.

A penicilina cristalina pode ser administrada por via intramuscular ou intravenosa. Como sua eliminação é rápida, as injeções devem ser repetidas com intervalos de 4 ou 6 h. Entretanto, a penicilina G cristalina alcança concentrações elevadas na maioria dos tecidos, com exceção de ossos, músculos e líquido cefalorraquidiano. Entretanto, na presença de meningite, a penicilina atinge concentrações mais elevadas no liquor, tornando possível seu uso em doses máximas e desde que as infecções sejam causadas por agentes sensíveis ao antibiótico. Já a penicilina G procaína e a benzatina são administradas por via intramuscular e têm meia-vida mais longa, possibilitando intervalos maiores entre as aplicações: 12 em 12 h para penicilina G procaína ou, no caso da penicilina G benzatina, os níveis do antibiótico persistem por 2 a 4 semanas. A penicilina G é excretada, em grande parte, na forma inalterada na urina. A excreção renal pode ser inibida pela probenicida (bloqueador de secreção tubular).

A penicilina V ou fenoxipenicilina foi desenvolvida para administração oral, e deve ser administrada nos intervalos entre as refeições (presença de alimentos reduz sua absorção). A meia-vida da penicilina V é de 60 min, e sua excreção é renal, podendo ser também inibida pela probenicida.

Penicilinas resistentes às β-lactamases

A meticilina não é mais comercializada. Entretanto, atualmente, emprega-se o termo meticilina-resistente às cepas de estafilococos que não respondem à ação *in vitro* desse antimicrobiano. Geralmente, as cepas resistentes à meticilina também são resistentes à ação das isoxazolilpenicilinas. As isoxazolilpenicilinas são estáveis em meio ácido, podendo ser administradas por via oral ou parenteral. A meia-vida varia de 30 a 60 min, e a ligação às proteínas plasmáticas é alta (98%). Em razão da meia-vida curta, a administração exige intervalos de 4 a 6 h. Se realizada em jejum, a absorção é mais eficiente. Metade da dose é eliminada na urina na forma inalterada, 10% são excretadas na bile, e uma pequena parte sofre metabolismo hepático. A nafcilina é altamente resistente às β-lactamases, mas sua absorção oral é irregular; portanto, o ideal é a administração parenteral.

Aminopenicilinas

Essas penicilinas não são resistentes às β-lactamases. Assim, a ampicilina ou a amoxicilina podem ser comercializadas em associação com inibidores de β-lactamases, sulbactam ou ácido clavulânico, respectivamente.

A ampicilina pode ser administrada por via oral ou parenteral. A ingestão de alimentos antes de sua administração oral prejudica a absorção. A eliminação da ampicilina se dá principalmente na urina na forma inalterada e, uma pequena porcentagem é metabolizada no fígado. A ampicilina também aparece na bile e pode sofrer circulação êntero-hepática. Já a amoxicilina foi desenvolvida para administração oral, e a presença de alimentos não interfere na sua absorção. É interessante notar que, por ter absorção mais completa, a amoxicilina causa menos diarreia que a ampicilina. A maior parte da amoxicilina é excretada na forma inalterada na urina.

Carboxipenicilinas e ureidopenicilinas

A carbenicilina é administrada somente pela via parenteral, preferencialmente por infusão, já que sua meia-vida é curta (1 h). A maior parte da carbenicilina é excretada na forma inalterada na urina. A ticarcilina também é administrada somente por via parenteral, com meia-vida

---

Procaína
Anestésico local do tipo éster que apresenta um início lento de ação e longa duração

Benzatina
É uma diamina usada como componente em alguns medicamentos. A associação à penicilina promove liberação lenta e prolongada do local de administração

Circulação êntero-hepática
Ocorre quando o fármaco, após ser metabolizado pelo fígado, é excretado pela bile no intestino, onde pode sofrer lise de enzimas bacterianas e ser reabsorvido novamente, atingindo a circulação sistêmica. Esse processo aumenta a meia-vida do fármaco

em torno de 1h e meia, e grande parte é excretada na urina na forma inalterada. A ticarcilina é comercializada em associação com ácido clavulânico. A piperacilina, uma ureidopenicilina, é administrada apenas por via parenteral, com uma meia-vida em torno de 8 h, e 70% da dose são eliminados na urina na forma inalterada; o restante sofre metabolização hepática. A piperacilina é comercializada em associação com tazobactam.

Reações adversas e interações medicamentosas

Os efeitos adversos às penicilinas são, em sua maioria, decorrentes de hipersensibilidade. Os determinantes antigênicos são produtos da degradação da penicilina, como o ácido peniciloico, ou produtos da hidrólise alcalina, que se ligam a proteínas do hospedeiro (paciente). A literatura descreve que em menos de 1% dos indivíduos que recebem previamente penicilina observa-se reação alérgica devido a uma nova exposição ao antibiótico. Entretanto, dado o potencial em causar anafilaxia, a penicilina deve ser administrada com cautela. As reações alérgicas consistem em choque anafilático (0,05% dos casos) e reações do tipo doença do soro (urticária, febre, edema articular e edema angioneurótico, prurido e até dificuldade respiratória). Além disso, podem ocorrer lesões orais, exantemas cutâneos e nefrite intersticial (reação autoimune), eosinofilia, anemia hemolítica e vasculite. Testes dermatológicos podem identificar pessoas com probabilidade de desenvolver reações de hipersensibilidade. No entanto, um teste dermatológico negativo não exclui o desenvolvimento de uma reação posterior.

As penicilinas administradas por via oral podem alterar a flora do trato gastrintestinal e causar náuseas, vômitos e diarreia. Também há relatos de que a administração parenteral de penicilinas pode afetar a flora do trato gastrintestinal. Além disso, pode ocorrer enterocolite pseudomembranosa por *Clostridium difficile* e até mesmo o crescimento de fungos como *Candida*.

Lesões no sistema nervoso central (SNC) com convulsões podem ocorrer em pacientes com focos epilépticos ou insuficiência renal e que receberam altas doses de penicilina. Na gravidez, os β-lactâmicos são considerados da categoria B; entretanto, é importante avaliar o fármaco individualmente e considerar cautela em seu uso no primeiro trimestre.

Usos clínicos

Penicilina G e penicilina V

A penicilina G e a penicilina V são ativas contra cocos Gram-positivos, mas são facilmente hidrolizadas pelas β-lactamases. Portanto, não são eficazes no tratamento de infecções causadas pela maioria das cepas de *Staphylococcus aureus*, produtoras de β-lactamases. Entretanto, também podem ser ativas contra bastonetes Gram-positivos e microrganismos anaeróbicos Gram-negativos não produtores de β-lactamases. A penicilina V está indicada somente para infecções menores. Em razão de sua meia-vida curta, que exige até quatro administrações ao dia, e do espectro mais estreito, a penicilina V tem sido muitas vezes substituída pela amoxicilina.

Penicilinas resistentes às β-lactamases

Esse grupo de penicilinas tem atividade menos potente contra os microrganismos sensíveis a penicilina G, mas são antibióticos de primeira escolha contra infecções induzidas por *S. aureus* e *S. epidermidis*, produtores de β-lactamase não resistentes à meticilina.

Aminopenicilinas

A ampicilina e a amoxicilina têm a atividade ampliada incluindo microrganismos Gram-negativos como *Haemophilus influenzae*, *E. coli* e *Proteus mirabilis*. Como citado anteriormente, tanto a ampicilina como a amoxicilina são muitas vezes administradas com inibidores de β-lactamases. A amoxicilina também é usada em esquemas terapêuticos para gastrites ou úlceras induzidas pela *Helicobacter pylori*. Geralmente esses esquemas incluem associações de amoxicilina, claritromicina e um inibidor da bomba de prótons, como o omeprazol, ou ainda a substituição de amoxicilina por metronidazol para pacientes alérgicos à penicilina (para mais detalhes, veja o Capítulo 9).

Choque anafilático
Reação alérgica grave com sintomas como hipotensão, taquicardia, edema de glote e broncoconstrição, podendo causar morte

Doença do soro
Doença autoimune que pode ser induzida por fármacos. Ocorre quando algumas substâncias se ligam a proteínas carreadoras do paciente e ativam anticorpos contra ele

Edema angioneurótico
Edema transitório que surge subitamente em áreas da pele, mucosas ou vísceras. Pode afetar membros, laringe, ouvido, nariz, aparelho digestivo, entre outros

Exantema
Erupções cutâneas (pápulas, vesículas)

Nefrite intersticial
Inflamação do tecido intersticial do rim

Eosinofilia
Elevação no número de eosinófilos (leucócitos) no sangue

Anemia hemolítica
Anemia em razão da diminuição do tempo de vida dos eritrócitos (hemácias); pode ser autoimune

Vasculite
Inflamação dos vasos

Enterocolite pseudomembranosa
Inflamação aguda da mucosa intestinal, com presença de placas ou pseudomembranas. Está normalmente associada a tratamentos com antibióticos e colonização por *Clostridium difficile*

Carboxipenicilinas e ureidopenicilinas

A atividade antimicrobiana da carbenicilina, ticarcilina e piperacilina é ampliada, incluindo espécies de *Pseudomonas*, *Enterobacter* e *Proteus*. Em torno de 8 a 40% da concentração plasmática de carbenicilina atravessa a barreira hematencefálica quando as meninges estão inflamadas. Entretanto, essa concentração não é adequada para o tratamento de meningite causada por *Pseudomonas aeruginosa*. Além disso, com o aumento de cepas resistentes à carbenicilina e o fato de outros antimicrobianos exigirem intervalos maiores entre as doses, a carbenicilina não tem sido utilizada clinicamente. A ticarcilina também tem perfil e limitações semelhantes aos da carbenicilina. Além disso, a ticarcilina é comercializada em associação com ácido clavulânico. Já a piperacilina (ureidopenicilina) é dotada de atividade superior contra enterobactérias e *Pseudomonas aeruginosa*, *Haemophilus influenzae* e bactérias anaeróbicas, incluindo o *Bacteroides fragilis*. A piperacilina geralmente é comercializada em associação ao tazobactam.

Cefalosporinas

O *Cephalosporium acremonium*, fungo isolado de material recolhido em um esgoto na costa da Sardenha por Giuseppe Brotzu na década de 1940, foi a primeira fonte de cefalosporinas. As cefalosporinas podem ser classificadas de várias maneiras, com base em: estrutura química, farmacologia clínica, resistência a β-lactamases ou espectro antimicrobiano. Entretanto, o sistema de classificação mais descrito na literatura é por gerações, apesar de ser um tanto arbitrário (Tabela 6.2).

■ **Tabela 6.2** Classificação das cefalosporinas e resumo do espectro de ação.

Classificação	Espectro
Primeira geração Cefaclor Cefalotina Cefadroxila Cefalexina Cefazolina	+++/– Mais ativas contra Gram-positivos. Atividade mínima contra Gram-negativos
Segunda geração Cefoxitina Cefuroxima Axetilcefuroxima Cefprozila Cefpodoxima proxetila	+/– – Baixa atividade contra Gram-positivos. Atividade superior às de primeira geração contra Gram-negativos
Terceira geração Cefotaxima Ceftriaxona Ceftazidima Cefixima	– – –/+ Destacam-se pela atividade contra Gram-negativos e produtores de β-lactamases
Quarta geração Cefpiroma Cefepima	+++/– – – Espectro ampliado de atividade. Maior resistência às β-lactamases

Farmacocinética

Cefalosporinas de primeira geração

A cefalotina e a cefazolina são administradas apenas por via parenteral. A cefalotina tem meia-vida de 40 min e seu índice de ligação às proteínas plasmáticas é em torno de 70%. Grande parte da cefalotina é eliminada pelos rins e uma pequena parte do antibiótico pode sofrer metabolização hepática, gerando um metabólito também ativo. Não atravessa a barreira hematencefálica nem mesmo em casos de meningite; entretanto, atinge alta concentração no líquido amniótico, chegando a alcançar o sangue fetal. No leite materno, as taxas detectadas de cefalotina foram baixas. A meia-vida da cefazolina é de cerca de 110 min, e seu índice de ligação a proteínas plasmáticas é em torno de 80%. A cefazolina é excretada na forma inalterada na urina, não sofrendo metabolização hepática. Também não atravessa de forma significativa a barreira hematencefálica. As concentrações detectadas no líquido amniótico e no leite materno são mais baixas que as da cefalotina.

Cefalexina, cefaclor e cefadroxila são administradas por via oral, e a presença de alimentos não afeta a absorção. A cefalexina tem meia-vida de 75 min, taxa de ligação às proteínas plasmáticas em torno de 10% e é excretada de modo inalterado pelos rins. O cefaclor tem meia-vida em torno de 50 min e índice de ligação às proteínas plasmáticas de 25%. Sua formulação possibilita absorção mais lenta, o que torna possível a administração em intervalos de 8 h. A cefadroxila tem meia-vida de 90 min e taxa de 20% de ligação às proteínas plasmáticas. Seu perfil farmacocinético torna possível a administração em intervalos de 8 a 12 h.

Cefalosporinas de segunda geração

Axetilcefuroxima é um éster da cefuroxima que pode ser administrado por via oral. Cefprozila também é administrada por via oral, com alta biodisponibilidade (> 80%), meia-vida de 1,4 h e ligação proteica de 42%. Sua eliminação é renal sob a forma ativa. A cefpodoxima proxetila é um pró-fármaco que facilita sua absorção via oral. Está disponível em comprimidos e xarope para uso em intervalos de 12 h. A cefuroxima e a cefoxitina são administradas por via parenteral. A cefuroxima tem meia-vida de 1,7 h e pode ser administrada a cada 8 h. A cefoxitina tem meia-vida de 40 min. A administração profilática em procedimentos cirúrgicos é feita com 2 g administrados por via intravenosa, entre 30 min a 1 h da incisão inicial; a seguir, 2 g a cada 6 h, quando necessário. A terapia profilática não costuma se estender por mais de 24 h.

Cefalosporinas de terceira geração

A cefotaxima é administrada por via parenteral, e sua meia-vida é em torno de 1 h e meia, seu índice de ligação às proteínas plasmáticas é de 30 a 51%, e sua eliminação é renal. Cerca de 40% da cefotaxima sofre metabolização hepática, liberando um metabólito que ainda retém certa atividade antimicrobiana. Atravessa a barreira hematencefálica, atingindo níveis terapêuticos no tratamento de meningites. A ceftriaxona também é administrada via parenteral. Tem meia-vida de 8 h e se liga fortemente às proteínas plasmáticas (85 a 95%). É eliminada lentamente na urina (60%) e na bile (40%) na forma inalterada. Por alcançar níveis séricos elevados e prolongados, sua administração poder ser feita de 12 em 12 h ou 1 vez/dia. Embora a concentração de ceftriaxona no líquido cefalorraquidiano seja de apenas 16% da concentração sérica, ainda assim seu espectro de ação possibilita seu emprego nas meningites.

A ceftazidima também é administrada via parenteral, e sua meia-vida é de 1,8 h com baixo índice de ligação proteica (10%). A ceftazidima é quase totalmente eliminada via renal, sem sofrer metabolismo prévio. Também alcança o líquido cefalorraquidiano de pacientes com meningite, com taxas de 20 a 40% da concentração sérica. A cefixima é administrada por via oral, e sua absorção é em torno de 40 a 50% da dose ingerida, tanto em jejum quanto na presença de alimentos. A concentração sérica máxima é atingida em torno de 2 a 5 h, e metade da dose é eliminada pelos rins, ao passo que uma parcela também é excretada na bile. Sua meia-vida é em torno de 3 h, e a taxa de ligação proteica é de 65%.

Cefalosporinas de quarta geração

A cefpiroma é administrada por via parenteral, e sua meia-vida é de 2 h com taxa de ligação às proteínas plasmáticas de 10%. A eliminação é renal sob forma inalterada. A cefpiroma alcança níveis terapêuticos contra bactérias sensíveis no líquido cefalorraquidiano. A cefepima também é administrada por via parenteral. Sua eliminação é renal sob forma inalterada, e a meia-vida é de 2 h.

Reações adversas e interações medicamentosas

Reações de hipersensibilidade podem ser induzidas pelas cefalosporinas, sem discriminação. As reações são semelhantes àquelas causadas pelas penicilinas.

Em virtude de estruturas semelhantes das penicilinas e das cefalosporinas (anel β-lactâmico), pacientes alérgicos às penicilinas podem manifestar reatividade às cefalosporinas. Entretanto, as estatísticas de reatividade cruzada são incertas, podendo variar de 1 a 20%. Não há testes cutâneos para prever se determinado paciente apresentará reação alérgica às cefalosporinas.

As cefalosporinas podem causar efeitos adversos gastrintestinais como diarreia, inclusive aquela associada ao *Clostridium difficile*. A ceftriaxona pode causar toxicidade no sistema hepatobiliar; sua concentração biliar pode atingir níveis mais elevados que as concentrações séricas do antibiótico.

Na gravidez, as cefalosporinas são consideradas da categoria B; entretanto, é importante avaliar o fármaco individualmente e considerar cautela em seu uso no primeiro trimestre.

Algumas cefalosporinas foram retiradas do mercado dados os efeitos nefrotóxicos. Outras, por terem grupamento metiltiotetrazol (MTT), provocavam reações do tipo dissulfiram em associação a álcool ou induziam a distúrbios na coagulação.

> **Reações do tipo dissulfiram**
> O dissulfiram altera o metabolismo do álcool, provocando acúmulo de acetaldeído, e induz sintomas como cefaleia, rubor, taquicardia, hipotensão, náuseas e dificuldade respiratória. O termo é usado para outros fármacos que provocam reação semelhante na presença de álcool

Usos clínicos

Cefalosporinas de primeira geração

São eficazes em infecções de pele e tecidos moles. Uma única dose de cefazolina, no momento imediato da cirurgia, é uma ótima medida profilática para procedimentos nos quais a flora cutânea esteja envolvida. Entretanto, para cirurgia colorretal, em que é necessária profilaxia contra anaeróbios intestinais, a cefoxitina, uma cefalosporina de segunda geração, é preferível.

Cefalosporinas de segunda geração

As cefalosporinas de segunda geração têm sido substituídas pelas de terceira geração, pois os agentes de segunda geração exibem atividade inferior contra *S. pneumoniae* resistentes à penicilina quando comparados com as cefalosporinas de terceira geração. Assim, não é interessante o uso empírico em meningites ou pneumonia. Em situações nas quais bactérias anaeróbias e Gram-negativas estão envolvidas (infecções intra-abdominais, infecção dos pés em diabéticos), a cefoxitina é efetiva.

Cefalosporinas de terceira geração

As cefalosporinas de terceira geração têm sido utilizadas, sozinhas ou em associação com aminoglicosídeos, em infecções graves causadas por *Klebsiella*, *Enterobacter*, *Proteus*, *Providencia*, *Serratia* e *Haemophilus*. A ceftriaxona é usada na gonorreia e na doença de Lyme.

> **Doença de Lyme**
> Doença causada pela bactéria *Borrelia burgdorferi*, transmitida por carrapatos

A cefotaxima e a ceftriaxona são utilizadas no tratamento inicial de meningite em adultos não imunocomprometidos e crianças acima de 3 meses de vida. Pode-se associar, nesse caso, a vancomicina e a ampicilina enquanto é feita a identificação do agente etiológico. Em razão da cefotaxima e da ceftriaxona terem boa penetração no líquido cefalorraquidiano, são antibióticos de escolha no tratamento de meningites induzidas por *H. influenzae*, *S. pneumoniae* sensível, *N. meningitidis* e bactérias entéricas Gram-negativas. A ceftazidina associada a um aminoglicosídeo constitui tratamento de escolha na meningite causada por *Pseudomonas*. O espectro antimicrobiano da cefotaxima e da ceftriaxona possibilita seu uso em pneumonia adquirida na comunidade, ou seja, a induzida por alguns pneumococos, *H. influenzae* e *S. aureus*. Entretanto, as cefalosporinas de terceira geração carecem de atividade contra *L. monocytogenes* e contra pneumococos resistentes à penicilina que podem causar meningite.

Cefalosporinas de quarta geração

As cefalosporinas de quarta geração são mais indicadas em tratamentos empíricos de infecções hospitalares. Nessa situação, pode ocorrer resistência a antibióticos em razão de as β-lactamases de espectro ampliado e as cefalosporinas de quarta geração serem mais eficazes.

Carbapenêmicos

Os carbapenêmicos são β-lactâmicos de espectro de atividade mais amplo que a maioria dos antibióticos desta classe.

Farmacocinética

Os carbapenêmicos não são absorvidos via oral e são administrados via parenteral. O imipeném é um carbapenêmico comercializado em associação com cilastatina, um composto que inibe a degradação do imipeném por uma dipeptidase tubular renal. A associação apresenta meia-vida de 1 h, e 70% do imipeném são excretados na forma inalterada na urina, na presença de cilastatina. Já o ertapeném e o meropeném não são degradados pela dipeptidase tubular renal, e não é necessária a associação com cilastatina. O ertapeném tem meia-vida mais longa (4 h), possibilitando a administração 1 vez/dia. Na administração intramuscular, o ertapeném é reconstituído em lidocaína, por provocar irritação local. O ertapeném é excretado na urina, uma parte inalterada e uma parte como metabólito. O restante, em torno de 10%, é excretado nas fezes. O meropeném também tem meia-vida em torno de 1 h, e 70% do fármaco são excretados na urina na forma inalterada. Os carbapenêmicos penetram nos tecidos e líquidos corporais, inclusive no líquido cefalorraquidiano. Todos sofrem depuração renal, e é necessário reduzir a dose em pacientes com insuficiência renal.

Reações adversas e interações medicamentosas

As reações mais comuns são náuseas e vômitos. Em pacientes com lesões no SNC ou insuficiência renal, altas doses do antibiótico podem induzir a convulsões. Pacientes alérgicos a β-lactâmicos podem apresentar hipersensibilidade aos carbapenêmicos.

Usos clínicos

A associação imipiném-cilastatina mostrou-se efetiva no tratamento de ampla variedade de infecções (trato urinário, vias respiratórias inferiores, intra-abdominais, ginecológicas, pele, tecidos moles, ossos e articulações). Também é efetiva no tratamento empírico de infecções hospitalares graves, em pacientes que fizeram uso recente de antibióticos β-lactâmicos, principalmente em razão do risco aumentado de infecções causadas por bactérias resistentes às cefalosporinas e/ou penicilinas. Entretanto, em infecções causadas por *P. aeruginosa*, não se deve usar imipeném como monoterapia, dado o risco de aparecimento de resistência durante a terapia. O ertapeném é menos ativo que imipeném e meropeném para *P. aeruginosa* e espécies de *Acinetobacter*. O meropeném demonstra equivalência terapêutica com o imipeném.

Monobactâmico

O aztreonam, isolado do *Chromobacterium violaceum*, é um antibiótico β-lactâmico monocíclico (Figura 6.1).

Farmacocinética

O aztreonam é administrado via intramuscular ou intravenosa, aproximadamente a cada 8 h. A meia-vida se dá em torno de 1 a 2 h, e a maior parte do fármaco é excretada na urina de maneira inalterada. A meia-vida pode se prolongar acentuadamente em pacientes com insuficiência renal.

Reações adversas

Em geral, o aztreonam é bem tolerado. Pacientes alérgicos às penicilinas ou às cefalosporinas não reagem ao aztreonam.

Usos clínicos

O aztreonam é ativo contra bactérias Gram-negativas, carece de atividade contra bactérias Gram-positivas e microrganismos anaeróbicos. Tem atividade excelente contra enterobacterias, assim como *P. aeruginosa*, *H. influenzae* e gonococos.

■ Antibióticos glicopeptídios

Vancomicina

Mecanismo de ação

A vancomicina, um glicopeptídio produzido pelo *Streptococcus orientales*, inibe a reação de transglicosilase, ou seja, impede a liberação da unidade de construção (pentapeptídio dissacarídio) do carreador lipídico, evitando sua adição à extremidade em crescimento do peptideoglicano da parede celular (Figura 6.4).

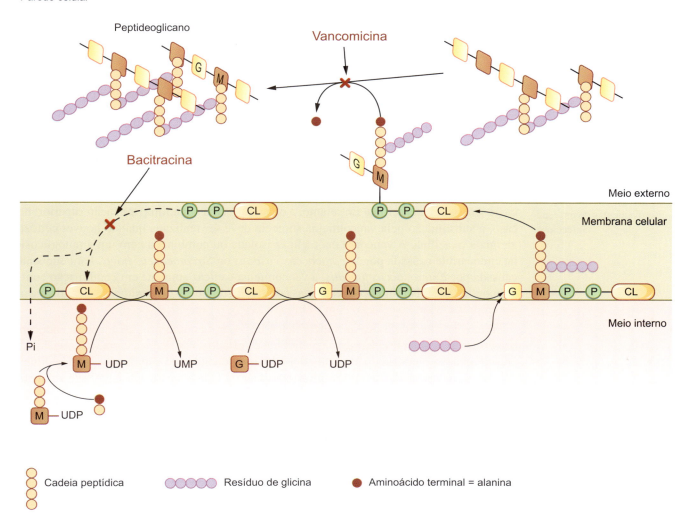

Figura 6.4 Inibição da síntese da parede celular bacteriana pela vancomicina e pela bacitracina. Observe que a unidade de construção do peptideoglicano é constituída de *N*-acetilglicosamina (G) e ácido *N*-acetilmurâmico (M). O carreador lipídico (CL) transporta a unidade de construção do peptideoglicano pela membrana celular. P: fósforo; UDP: uridina difosfato; UMP: uridina monofosfato. Adaptada de RANG, H.P.; DALE, M.M.; RITTER, J.M.; MOORE, P.K. *Farmacologia*. 7. ed. Rio de Janeiro: Elsevier, 2012.

Farmacocinética

A vancomicina não é absorvida via oral e é administrada via parenteral, preferencialmente por infusão. Ela somente é administrada via oral quando se deseja um efeito local no trato gastrintestinal, como no tratamento de enterocolite pseudomembranosa causada por *C. difficile* e enterocolite estafilocócica relacionada com o uso de antibióticos (ver anteriormente, penicilinas).

A meia-vida sérica é de cerca de 6 h, e 30% do fármaco ligam-se às proteínas plasmáticas. A vancomicina distribui-se pelos líquidos corporais, incluindo o líquido cefalorraquidiano, quando as meninges estão inflamadas. Cerca de 90% da dose administrada é eliminada por filtração glomerular; portanto, se houver comprometimento da função renal, deve-se ajustar a dose.

Reações adversas e interações medicamentosas

> **Flebite**
> Inflamação de uma veia, podendo ser acompanhada de trombose

> **Eritema**
> Rubor cutâneo que ocorre por congestão excessiva dos capilares

Podem ocorrer flebite e dor no local da injeção, mas estas são reações raras. Reações de hipersensibilidade também são descritas, como erupções cutâneas e anafilaxia. Também podem ocorrer calafrios, exantema e febre. A infusão rápida pode causar eritemas, urticárias, rubor, taquicardia e hipotensão, além da síndrome do "homem vermelho" ou do "pescoço vermelho". Essa não é uma reação alérgica, mas ocorre em razão do efeito tóxico direto da vancomicina sobre os mastócitos, que libera histamina. A vancomicina pode ser ototóxica em concentrações séricas elevadas, e o comprometimento auditivo pode ou não ser reversível. Embora a associação com aminoglicosídeos seja preconizada, é preciso cautela, dada a nefrotoxicidade potencial. Do mesmo modo, é necessário cuidado na administração de vancomicina em pacientes com comprometimento renal.

Usos clínicos

> **Septicemia**
> Conjunto de manifestações patológicas em razão da presença de microrganismos patogênicos no sangue, provenientes de um foco infeccioso

A vancomicina é indicada no tratamento de infecções graves causadas por estafilococos resistentes à meticilina e em pacientes alérgicos às penicilinas e cefalosporinas. A vancomicina também é eficaz no tratamento de endocardite estafilocócica, assim como outras infecções induzidas por estafilococos, como: septicemia, infecções ósseas, infecções do trato respiratório inferior e infecções de pele. Entretanto, sua ação é mais lenta que outros β-lactâmicos, podendo ser menos eficaz clinicamente.

É importante salientar que a vancomicina também pode ser usada em infecções estafilocócicas sensíveis à meticilina. Entretanto, a oxacilina (uma penicilina) tem ação superior; nesse caso, a substituição pela vancomicina somente deve ser realizada quando houver certeza de alergia à oxacilina. A vancomicina é eficaz isolada ou combinada com um aminoglicosídeo na endocardite causada por *Streptococcus viridans* ou *Streptococcus bovis*. Para endocardite causada por *Enterococcus faecalis*, a vancomicina é eficaz somente em combinação com um aminoglicosídeo. Nas infecções causadas por *Staphylococcus epidermidis*, a vancomicina pode ser empregada em associação com rifampicina.

Tem sido sugerido o uso da vancomicina intravenosa como profilaxia contra endocardite bacteriana em pacientes alérgicos à penicilina e portadores de doença cardíaca congênita, doença reumática ou outra doença valvular adquirida quando são submetidos a procedimentos dentários ou cirúrgicos do trato respiratório superior. Quando esses pacientes são submetidos a procedimentos cirúrgicos do trato gastrintestinal ou geniturinário, a vancomicina pode ou não estar associada à gentamicina.

Embora pouco absorvida via oral, a vancomicina pode ser usada por essa via no tratamento da enterocolite pseudomembranosa induzida pela *C. difficile*, relacionada com o uso de outros antibióticos. Nesse caso, o que se espera é o efeito local do antibiótico. Entretanto, com o aparecimento de enterococos resistentes à vancomicina, esta pode ser substituída pelo metronidazol.

Teicoplanina

Mecanismo de ação

A teicoplanina, um glicopeptídio produzido pela *Actinoplanes teichomyetius*, atua inibindo a síntese da parede celular bacteriana do mesmo modo que a vancomicina (ver anteriormente).

Farmacocinética

A teicoplanina é administrada por via parenteral, podendo ser usada por via intramuscular. O antibiótico liga-se extensivamente às proteínas plasmáticas (90%), e sua meia-vida é extremamente longa, em torno de 100 h. A excreção também é renal, o que exige ajustes de dose em pacientes com insuficiência renal.

Reações adversas e interações medicamentosas

Neutropenia
Queda no número de neutrófilos no sangue. Quando uma pessoa neutropênica apresenta febre, constitui-se situação de emergência infecciosa

Ototóxico
Que tem efeito tóxico sobre o sistema auditivo

Osteomielite
Infecção óssea causada por bactéria e, mais raramente, por fungo

A principal reação é exantema cutâneo, principalmente quando são administradas doses altas. Têm sido descritas reações de hipersensibilidade, febre e neutropenia. Pode haver hipersensibilidade cruzada com a vancomicina. Foram relatados casos de toxicidade hematológica, auditiva, hepática e renal com teicoplanina. Portanto, recomenda-se cautela em pacientes com insuficiência renal, ou sob tratamento prolongado, e em pacientes que necessitam de uso concomitante de medicamentos que possam ter efeitos ototóxicos e nefrotóxicos.

Usos clínicos

A teicoplanina tem sido utilizada no tratamento de infecções como osteomielite e endocardites causadas por estafilococos resistentes e não resistentes à meticilina e nas induzidas por estreptococos. Entretanto, a teicoplanina não é tão eficaz quanto às penicilinas antiestafilocócicas nas endocardites causadas por *S. aureus* sensível à meticilina. Contudo, sua eficácia pode ser aprimorada com a associação de um aminoglicosídeo, a qual exige cautela, pois os antimicrobianos aminoglicosídeos são ototóxicos e nefrotóxicos (ver adiante).

O antibiótico tem ação contra enterococos, mas, para se obter efeito bactericida na endocardite enterocócica, a teicoplanina também pode ser associada a um aminoglicosídeo. A teicoplanina também pode ser administrada por vial oral no tratamento de diarreia, associada ao uso de antibiótico, incluindo a enterocolite pseudomembranosa causada por *Clostridium difficile*.

Antibióticos polipeptídicos

As bacitracinas formam um grupo de antibióticos polipeptídios, cujo constituinte principal é a bacitracina A, produzida pela cepa Tracy-I do *Bacillus subtilis*.

Mecanismo de ação

A bacitracina inibe a síntese da parede celular bacteriana ao impedir a regeneração do carreador lipídico pelo bloqueio da desfosforilação. Na Figura 6.4, o carreador lipídico tem fósforo associado. Ao "descarregar" a unidade de construção do peptideoglicano, o carreador sofre desfosforilação (perde fósforo) e retorna, pela membrana celular, para buscar mais uma unidade do peptideoglicano. Se o carreador lipídico não sofrer desfosforilação, este não consegue retornar pela membrana celular e não há como carregar mais uma unidade para o polímero de peptideoglicano.

Farmacocinética

O uso da bacitracina, atualmente, está restrito à aplicação tópica, e é muito comum sua associação com neomicina (aminoglicosídeo). Algumas vezes também pode vir associada à polimixina B. A aplicação tópica raramente causa absorção sistêmica do fármaco.

Reações adversas

Prurido
Sensação de coceira intensa

A aplicação tópica raramente provoca reações adversas ou de hipersensibilidade. Em alguns casos pode ocorrer prurido, inchaço, vermelhidão ou outros sinais de irritação local.

Usos clínicos

A bacitracina associada é extensamente usada, na maioria das vezes sem prescrição médica. Tem ação no tratamento de infecções bacterianas da pele e das mucosas, causadas por microrganismos sensíveis (Gram-positivos), na profilaxia de infecções decorrentes de cortes (inclusive de origem cirúrgica) e em queimaduras pouco extensas. Também tem sido prescrita em infecções nasais e do ouvido externo, causadas por microrganismos sensíveis.

■ Antibióticos que atuam diretamente sobre a membrana celular

Polimixinas

As polimixinas, sintetizadas por cepas de *Bacillus polymyxa*, foram descobertas em 1940. Já a colistina (polimixina E) é produzida pelo *Bacillus colistinus*.

Mecanismo de ação

As polimixinas são agentes anfipáticos tensoativos, ou seja, interagem com os fosfolipídios e desorganizam a estrutura da membrana celular. Assim, a permeabilidade da membrana modifica-se em contato com o fármaco, possibilitando o extravasamento de componentes intracelulares. Também podem ligar-se às endotoxinas e inativá-las.

Farmacocinética

A polimixina B e a colistina não são absorvidas quando administradas por via oral e são pouco absorvidas pelas mucosas e superfície de grandes queimaduras. A polimixina B administrada por via parenteral tem meia-vida em torno de 4 a 6 h; a ligação às proteínas plasmáticas é de 70%, e a depuração é renal, exigindo cautela em pacientes com comprometimento renal.

Reações adversas e interações medicamentosas

Aplicada à pele intacta ou lesada, ou em mucosas, a polimixina B não provoca reações sistêmicas em razão da ausência de absorção. Reações de hipersensibilidade também são raras. Entretanto, pode ocorrer nefrotoxicidade, principalmente após administração parenteral, devendo-se evitar a administração concomitante com aminoglicosídeos. Além disso, as polimixinas podem interferir na neurotrasmissão da junção neuromuscular, levando a fraqueza muscular e apneia, ou induzir parestesias, vertigem e fala arrastada.

Apneia
Parada ou suspensão transitória dos movimentos respiratórios

Parestesias
São sensações cutâneas como frio, calor ou formigamento, vivenciadas na ausência de estímulos

Usos clínicos

A polimixina B é muito empregada em cremes, pomadas e soluções tópicas, geralmente associada a outros antimicrobianos.

A polimixina B parenteral voltou a ser usada, nos últimos anos, para o tratamento de infecções graves causadas por bacilos Gram-negativos multirresistentes como *Pseudomonas aeruginosa*, *Acinetobacter baumannii* e *Klebsiella pneumoniae*, mas o uso exige cautela devido às reações adversas.

■ Antibióticos antimetabólitos

Sulfonamidas

Mecanismo de ação

O ácido *para*-aminobenzoico (PABA) é um precursor na síntese de folato, via essencial na produção de purinas e ácidos nucleicos pelas bactérias que precisam sintetizar seu próprio ácido fólico. As sulfonamidas são análogos estruturais do PABA; portanto, inibem a enzima di-hidropteroato sintase e a produção de folato (Figura 6.5). Já a trimetoprima não é uma sulfonamida, e sim uma diaminopirimidina, mas esta é descrita aqui em razão de sua associação, comercialmente comum, com o sulfametoxazol. A trimetoprima atua inibindo a enzima di-hidrofolato redutase, atuando, portanto, de maneira sinérgica com o sulfametoxazol (Figura 6.5).

A associação de sulfametoxazol e trimetoprima promove interação sinérgica de inibição na síntese de ácido fólico. Essa associação é conhecida como *cotrimoxazol*.

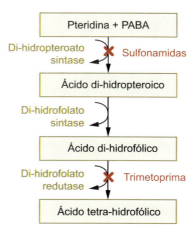

Figura 6.5 Etapas da síntese de folato pelas bactérias. Observe que as sulfonamidas inibem a enzima di-hidropteroato sintase, ao passo que a trimetoprima inibe a di-hidrofolato redutase. PABA: ácido para-aminobenzoico.

Mecanismos de resistência bacteriana

A resistência às sulfonamidas pode ocorrer devido a menor afinidade da di-hidropteroato sintase pelas sulfonamidas, redução da permeabilidade bacteriana ao fármaco ou efluxo do antimicrobiano, aparecimento de uma via metabólica alternativa para síntese de folato, produção aumentada de PABA pelas bactérias, o que levaria a uma competição pela enzima.

Farmacocinética

As sulfonamidas de ação sistêmica são rapidamente absorvidas pelo estômago e pelo intestino delgado e distribuem-se amplamente pelos tecidos e líquidos corporais, incluindo o líquido cefalorraquidiano, o SNC, a placenta e o feto. Os níveis plasmáticos máximos são alcançados em torno de 2 a 6 h após a administração oral. As sulfonamidas de ação sistêmica podem ser classificadas, de acordo com o tempo de meia-vida, em: curta duração, duração intermediária e longa duração (Tabela 6.3). Ligam-se às proteínas plasmáticas, principalmente à albumina. As sulfonamidas são metabolizadas no fígado, principalmente por acetilação, gerando metabólitos que carecem de atividade antibacteriana. A principal via de excreção das sulfonamidas é renal; uma parte é excretada de modo inalterado, e o restante, como produtos da metabolização. Portanto, é necessário cautela em pacientes com disfunção renal. Algumas sulfonamidas podem se precipitar em urina ácida, formando depósitos cristalinos que causam obstrução urinária. Uma pequena fração das sulfonamidas pode ser detectada em fezes, bile, leite e outras secreções.

A absorção das sulfonamidas de ação local e tópica (Tabela 6.3) é variável, podendo ocorrer reações tóxicas ou de sensibilização em indivíduos suscetíveis.

Os perfis farmacocinéticos da trimetoprima e do sulfametoxazol estão estreitamente interligados. Após administração oral, a trimetoprima é absorvida mais rapidamente que o sulfametoxazol e retarda a absorção deste. O pico plasmático da trimetoprima é alcançado em 2 h, ao passo que o do sulfametoxazol em 4 h, aproximadamente. A meia-vida da trimetoprima varia em torno de 11 h. Cerca de 40% de trimetoprima liga-se às proteínas plasmáticas se comparado a 65% de ligação para o sulfametoxazol. A trimetoprima distribui-se amplamente nos tecidos em torno de 9 vezes mais que o sulfametoxazol, penetrando no líquido cefalorraquidiano e no escarro. Em torno de 60% da trimetoprima administrada e de 25 a 50% do sulfametoxazol são excretados na urina em 24 h. Os metabólitos da trimetoprima também são excretados na urina. É necessário cautela na administração dessa associação em pacientes com disfunção renal.

Tabela 6.3 Classificação das sulfonamidas de acordo com o local de ação e a meia-vida.

Classe	Sulfonamida	Meia-vida (horas)
Curta duração	Sulfisoxazol	5 a 6
Duração intermediária	Sulfadiazina	10
	Sulfametoxazol	11
Longa duração	Sulfadoxina	100 a 230
Ação intestinal local	Sulfassalazina	–
Uso tópico	Sulfadiazina de prata	–
	Sulfacetamida	

Reações adversas e interações medicamentosas

São descritas reações de hipersensibilidade que variam de manifestações na pele e nas mucosas, com ocorrência de febre, mal-estar e pruridos, até reações semelhantes à doença do soro. A síndrome de Stevens-Johnson também tem sido descrita com o uso de sulfonamidas.

Pode ocorrer reatividade cruzada entre sulfonamidas antimicrobianas, diuréticos (grande parte são sulfas) e sulfonilureias hipoglicemiantes.

Anorexia, vômito e diarreia também são descritos com o uso de sulfonamidas.

As sulfonamidas podem precipitar na urina, principalmente em pH neutro ou ácido. Essa precipitação pode levar a cristalúria, hematúria ou obstrução. A cristalúria pode ser tratada com a alcalinização da urina, por meio de bicarbonato de sódio e hidratação adequada.

Anemia hemolítica é outro efeito adverso descrito pelo uso de sulfonamidas. A hemólise pode ocorrer devido à deficiência na glicose-6-fosfato desidrogenase de eritrócitos. Embora mais rara, também pode ocorrer anemia aplásica (supressão da medula óssea) com granulocitopenia e trombocitopenia.

Pode ocorrer necrose focal ou difusa do fígado, resultado da toxicidade direta das sulfonamidas ou da sensibilização do paciente, mas é uma reação mais rara.

Em recém-nascidos, as sulfonamidas podem deslocar a bilirrubina da albumina plasmática. A bilirrubina livre deposita-se no cérebro, nos gânglios basais e nos núcleos subtalâmicos; é tóxica e, portanto, causa uma encefalopatia conhecida como *kernicterus* ou icterícia nuclear.

As sulfonamidas podem potencializar os efeitos de alguns fármacos (anticoagulantes orais, sulfonilureias hipoglicemiantes, entre outros) por inibição do metabolismo ou deslocamento do fármaco da albumina.

O cotrimoxazol induz a efeitos semelhantes aos descritos. Em pacientes com AIDS, a frequência de efeitos adversos é maior, particularmente erupções cutâneas, hepatotoxicidade e depressão da medula óssea. Outros efeitos adversos descritos na literatura são estomatite, alteração no sabor dos alimentos, cefaleia, confusão mental, neuropatia periférica, pancreatite, flebite e glomerulonefrite.

Usos clínicos

As sulfonamidas já foram muito empregadas nas infecções do trato urinário, mas atualmente existem muitos microrganismos resistentes. No caso de prostatite aguda, o cotrimoxazol, administrado via oral, alcança concentrações terapêuticas efetivas.

A sulfassalazina tem sido amplamente utilizada em doenças inflamatórias intestinais.

A associação de pirimetamina (outro inibidor da di-hidrofolato redutase) à sulfadiazina é usada no tratamento da toxoplasmose. As sulfonamidas também têm sido empregadas no tratamento de infecções causadas por *Nocardia* sp. Nos casos mais avançados, é sugerida a associação a ampicilina, eritromicina ou estreptomicina. O cotrimoxazol também tem sido eficaz e considerado até fármaco de primeira escolha para nocardiose.

Síndrome de Stevens-Johnson
Constitui um tipo particularmente grave e, algumas vezes, fatal de erupção cutânea e das mucosas, associada ao uso de fármacos

Glicose-6-fosfato desidrogenase
É uma enzima que protege os eritrócitos do estresse oxidativo. A deficiência dessa enzima pode causar lise das hemácias (hemólise)

Granulocitopenia
Queda de leucócitos granulares (neutrófilos, basófilos e eosinófilos)

Trombocitopenia
Redução no número de plaquetas

Neuropatia periférica
Ocorre em decorrência de lesão ou destruição de nervos periféricos

> **Febre tifoide**
> Infecção aguda sistêmica febril causada por *Salmonella typhi*. É transmitida por ingestão de alimentos, água contaminada ou contato direto com os portadores

> **Febre paratifoide**
> Infecção semelhante à febre tifoide, mas causada por *Salmonella enterica paratyphi*

> **Brucelose**
> Infecção causada por bactérias do gênero *Brucella*. Pode ser transmitida pelo leite não pasteurizado e seus derivados ou por contato direto com animais infectados

> **Doença de Whipple**
> Infecção causada pelo bacilo gram-positivo *Tropheryma whipplei*. Causa principalmente má-absorção intestinal, mas pode afetar qualquer parte do corpo, inclusive coração, pulmões, cérebro, articulações e olhos

No Brasil, o cotrimoxazol e a sulfadiazina são empregados na paracoccidioidomicose. Do mesmo modo, na pneumonia por *Pneumocystis jiroveci* (*carinii*) em pacientes com AIDS, o cotrimoxazol também é bastante administrado. Na febre tifoide e paratifoide, o cotrimoxazol constitui alternativa terapêutica. Além disso, ele pode ser usado no tratamento de doenças diarreicas ou disentéricas causadas por bactérias sensíveis como *Salmonella* sp., *Shigella* sp., *E. coli*, *Vibrio cholerae*, entre outras. A pirimetamina associada ao cotrimoxazol pode ser prescrita na infecção intestinal pelo protozoário *Isospora belli*. Nas meningites causadas por *Listeria monocytogenes*, *H. influenzae*, *Neisseria meningitidis* e *Streptococcus pneumoniae*, o cotrimoxazol pode ser uma alternativa; entretanto, o fármaco deve ser administrado em altas doses.

Nas infecções do trato respiratório, o cotrimoxazol pode ser adotado nas exacerbações de bronquite crônica. Além disso, o fármaco pode ser eficaz no tratamento da otite média aguda em crianças e sinusite aguda em adultos, causadas por cepas sensíveis.

No tratamento da brucelose, é possível substituir a estreptomicina ou gentamicina mais rifampicina pela associação cotrimoxazol mais rifampicina. Alguns autores também sugerem a associação cotrimoxazol mais doxiciclina para brucelose.

O cotrimoxazol também pode ser utilizado para tratar a doença de Whipple, principalmente se há comprometimento do SNC.

As sulfonamidas de uso tópico incluem a sulfacetamida e a sulfadiazina de prata. A sulfacetamida sódica em solução ou pomada pode ser empregada nas infecções oftálmicas. Embora as concentrações altas não sejam irritantes para os olhos e o fármaco seja eficaz contra microrganismos sensíveis, muitas cepas já são resistentes. A sulfacetamida sódica não deve ser utilizada em pacientes com hipersensibilidade às sulfonamidas. Já a sulfadiazina de prata é muito empregada em feridas decorrentes de queimaduras. A prata liberada da preparação também é tóxica aos microrganismos e não deve ser utilizada em infecções graves estabelecidas em razão das cepas resistentes. Aplicada em grandes áreas, pode haver absorção da sulfadiazina e da prata.

■ Antibióticos que afetam o metabolismo dos ácidos nucleicos

Quinolonas

As quinolonas são análogos fluorados sintéticos do ácido nalidíxico, também chamadas de fluoroquinolonas. Alguns autores dividem esses antimicrobianos em quinolonas de primeira, segunda e terceira geração. As quinolonas de primeira geração tiveram uso clínico limitado em razão de baixos níveis séricos, resistência bacteriana e efeitos adversos. No fim dos anos 1970 e início dos anos 1980, surgiram as quinolonas de segunda geração: norfloxacino, ofloxacino, ciprofloxacino, pefloxacino e lomefloxacino. Na década de 1990, novos compostos foram sintetizados representando as quinolonas de terceira geração: levofloxacino, gatifloxacino, moxifloxacino, gemifloxacino e esparfloxacino.

Mecanismo de ação

Esses antimicrobianos atuam inibindo a DNA girase e a topoisomerase IV bacterianas. A DNA girase atua relaxando o DNA superespiralado, processo necessário para que ocorra a transcrição e a replicação do DNA. Já a topoisomerase IV é necessária para separação do DNA cromossômico replicado durante a divisão celular (Figura 6.6).

Mecanismos de resistência bacteriana

A resistência pode ocorrer em razão de uma mutação na região de ligação da quinolona na enzima-alvo ou de uma queda na concentração intracelular do fármaco, em razão da redução na permeabilidade do antimicrobiano pela bactéria ou, ainda, por ação de bombas de efluxo.

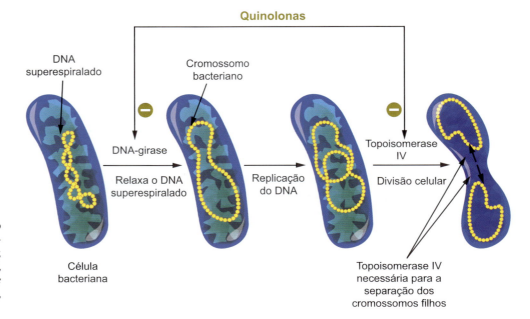

Figura 6.6 Esquema ilustrando o mecanismo de ação das quinolonas. Adaptada de RAFFA, R.B.; RAWLS, S.M.; BEYZAROV, E.P. *Atlas de farmacologia de Netter*. Porto Alegre: Artmed, 2006.

Farmacocinética

As quinolonas são bem absorvidas após administração oral. A injestão concomitante com alimentos não interfere na absorção, mas pode retardar o alcance das concentrações séricas máximas. A absorção oral das quinolonas também pode ser comprometida por cátions divalentes, incluindo os presentes em antiácidos.

A meia-vida sérica varia de 3 a 12 h, dependendo da quinolona. Elas distribuem-se amplamente nos tecidos e líquidos corporais. As concentrações de quinolonas em urina, rim, pulmão, tecido prostático, bile, macrófagos, neutrófilos e até nas fezes são maiores que os níveis séricos destas; em ossos, líquido cefalorraquidiano e líquido prostático, as concentrações de quinolonas são menores que os níveis séricos. Também foi detectada presença de ciprofloxacino, ofloxacino e pefloxacino no leite humano.

As quinolonas, em geral, são excretadas pelos rins, devendo a dose ser ajustada em pacientes com insuficiência renal. Algumas quinolonas, como o pefloxacino e o moxifloxacino, são metabolizadas pelo fígado e não devem ser administradas em pacientes com insuficiência hepática.

Reações adversas e interações medicamentosas

Os efeitos mais comuns são náuseas, vômitos e diarreia. Colite e hepatotoxicidade são mais raras. Também podem ocorrer cefaleia, tontura e insônia e, mais raramente, alucinações, delírio e convulsões. Reações de pele como exantema cutâneo e fotossensibilidade também são descritos.

Intervalo QT
É a duração do potencial de ação ventricular observado no eletrocardiograma. O prolongamento do intervalo QT pode induzir arritmia

Artropatia
Doença articular

Pode ocorrer prolongamento do intervalo QT com gatifloxacino, levofloxacino, gemifloxacino e moxifloxacino. Assim, as quinolonas devem ser utilizadas com cautela em pacientes tratados com antiarrítmicos de classe III e IA (Capítulo 8).

As quinolonas podem causar lesão de cartilagem em crescimento e artropatia. Por causa desses efeitos, esses antimicrobianos não são usados rotineiramente em pacientes com menos de 18 anos. Entretanto, a artropatia é reversível; assim, em alguns casos, defende-se o uso das quinolonas, como na fibrose cística em crianças. Em adultos, pode ocorrer tendinite, que é mais rara, mas também mais grave, pois pode romper o tendão.

Como citado anteriormente, deve-se evitar o uso concomitante de quinolonas com antiácidos, já que cátions divalentes formam complexos estáveis, insolúveis e não absorvíveis com as quinolonas.

O uso das quinolonas também deve ser evitado na gravidez por falta de dados documentando sua segurança.

Usos clínicos

Nas infecções urinárias, as quinolonas são efetivas e apresentam amplo espectro de atividade antimicrobiana. No tratamento da diarreia bacteriana causada por *Salmonella* sp., *Shigella* sp., *E. coli*, entre outras, ciprofloxacino, norfloxacino e ofloxacino são eficazes. O tratamento com ciprofloxacino e ofloxacino é bastante eficaz em pacientes com febre entérica causada por *S. typhi*, bem como em pacientes com AIDS que apresentam infecções bacteriêmicas não tifoides.

O ofloxacino e ciprofloxacino podem ser utilizados no tratamento de cepas sensíveis de *N. gonorrhoeae*, embora a resistência crescente dessas cepas contra as fluoroquinolonas torne a ceftriaxona um agente de primeira linha para essa infecção. Já nas infecções induzidas por clamídias, o ofloxacino e o esparfloxacino constituem alternativa para o uso de doxiciclina ou azitromicina.

Nas infecções do trato respiratório, as quinolonas mais recentes, como o gatifloxacino e o moxifloxacino, têm excelente atividade contra *S. pneumoniae*. As quinolonas também são eficazes na erradicação de *H. influenzae* e *M. catarrhalis*. Nas exarcebações respiratórias causadas por *P. aeruginosa* em pacientes com fibrose cística, a terapia com fluoroquinolonas por via oral pode ser eficaz. Entretanto, a resistência contra as quinolonas tem aumentado em pseudomonas. As novas fluoroquinolonas também são consideradas promissoras no tratamento da pneumonia adquirida na comunidade, embora o aparecimento de cepas menos sensíveis de *S. pneumoniae* possa ser preocupante. *In vitro*, as fluoroquinolonas mais recentes exibem atividade contra *Chlamydia pneumoniae*, *Legionella pneumophila*, *M. pneumoniae*, *S. aureus*, *H. influenzae* e *M. catarrhalis*.

As fluoroquinolonas podem ser utilizadas, em alguns casos, no tratamento da osteomielite crônica, que exige terapia em longo prazo em combinação contra *S. aureus*, ou quando há predomínio de bastonetes Gram-negativos. Nas infecções dos pés em diabéticos, decorrentes de bactérias como bastonetes Gram-negativos, anaeróbios, estreptococos e estafilococos, as fluoroquinolonas em combinação com outros antimicrobianos constituem escolha razoável.

O ciprofloxacino tem sido usado para profilaxia do antraz. Além disso, as fluoroquinolonas podem ser utilizadas em esquemas múltiplos para o tratamento de tuberculose resistente, infecções micobacterianas e infecções pelo complexo *M. avium* na AIDS.

Em pacientes neutropênicos com câncer que apresentam febre, a combinação de uma fluoroquinolona com aminoglicosídeo é tão eficaz quanto um β-lactâmico mais aminoglicosídeo.

Antraz
Infecção bacteriana aguda causada por *Bacillus anthracis*. A infecção pode ocorrer pela ingestão de carne contaminada, pela aspiração dos esporos ou pela pele

Tuberculose
Doença infecciosa causada por *Mycobacterium tuberculosis*. A infecção se inicia nos pulmões, podendo se espalhar para outras regiões do corpo

■ Antibióticos que inibem a síntese de proteínas

Tetraciclinas

Mecanismo de ação

As tetraciclinas inibem a síntese de proteínas bacterianas por meio de sua ligação à subunidade 30S do ribossomo. Ao se ligarem à subunidade 30S, as tetraciclinas impedem o acesso do aminoacil-tRNA (RNA transportador) ao local aceptor (A) no ribossomo (Figura 6.7).

Mecanismos de resistência bacteriana

Pode ocorrer queda na concentração intracelular das tetraciclinas em razão da diminuição do influxo (entrada) ou do aumento do efluxo por meio de uma bomba de transporte ativo de proteínas. Outros mecanismos de resistência seriam a inativação enzimática das tetraciclinas ou a produção de uma proteína que interfere na ligação das tetraciclinas com o ribossomo.

Farmacocinética

As tetraciclinas podem se administradas por via oral, parenteral e tópica. A absorção oral da maioria delas é variável. A porcentagem de absorção de uma dose oral para oxitetraciclina e tetraciclina é em torno de 60 a 80%. Enquanto isso, a absorção da doxiciclina e da minociclina

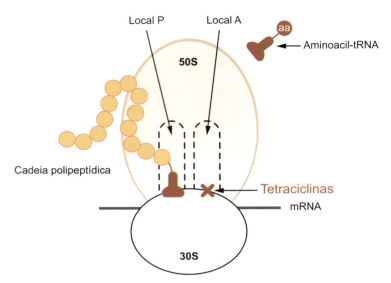

Figura 6.7 Esquema ilustrando a ação das tetraciclinas na síntese proteica bacteriana. O RNA mensageiro (mRNA) fixa-se à subunidade 30S do ribossomo. O local P (peptidil) da subunidade 50S contém a cadeia polipeptídica em crescimento. O aminoacil-tRNA carrega o aminoácido (aa) seguinte que será adicionado à cadeia polipeptídica. Para isso, o aminoacil-tRNA liga-se ao local A (aceptor) da subunidade 50S. As tetraciclinas impedem a ligação do aminoacil-tRNA ao local A. Adaptada de BRUNTON, L.L. *et al. As bases farmacológicas da terapêutica de Goodman & Gilman.* 11. ed. Porto Alegre: McGraw-Hill, 2006.

varia de 95 a 100%, respectivamente. A absorção ocorre, principalmente, no estômago e na parte superior do intestino delgado, e é maior em jejum. A ingestão concomitante de leite, laticínios, antiácidos, subsalicilato de bismuto e suplementos dietéticos de ferro e zinco interferem na absorção das tetraciclinas. A redução na absorção ocorre pela quelação de cátions divalentes e trivalentes, formando complexos não absorvíveis.

A oxitetraciclina e a tetraciclina têm meia-vida em torno de 6 a 12 h e são administradas de 2 a 4 vezes/dia. A doxiciclina e a minociclina têm meia-vida na faixa de 16 a 18 h, o que exige menor número de administrações ao dia.

As tetraciclinas distribuem-se amplamente pelos tecidos e líquidos corporais, exceto para o liquor, cujas concentrações são de 10 a 25% daquelas do soro. A minociclina alcança concentrações elevadas nas lágrimas e na saliva, o que é útil na erradicação do estado de transmissão dos meningococos. As tetraciclinas atravessam a placenta, alcançam o feto e são excretadas no leite. Por formarem complexos não absorvíveis com o cálcio, elas se depositam nos ossos e dentes em crescimento.

As tetraciclinas são excretadas principalmente na bile e na urina. Parte do antibiótico, excretado na bile é reabsorvido pelo intestino (circulação êntero-hepática), o que contribui para a manutenção dos níveis séricos. Em contraste com as outras tetraciclinas, a doxiciclina não se acumula em pacientes com insuficiência renal. O fármaco é excretado nas fezes, e sua meia-vida pode ser reduzida pela associação com barbitúricos, fenitoína, rifampicina, ingestão crônica de álcool e outros indutores de enzimas hepáticas metabolizadoras do antimicrobiano. A minociclina também parece ser metabolizada em grau variável, já que quantidades significativamente menores do fármaco inalterado são recuperadas na urina e nas fezes. Deposita-se em tecido adiposo, o que mantém a minociclina no organismo por um longo período, mesmo após a interrupção da administração.

Reações adversas e interações medicamentosas

Todas as tetraciclinas administradas por via oral podem provocar irritação gastrintestinal, desconforto abdominal, náuseas, vômitos e diarreia. Esofagite, úlceras esofágicas, pancreatite e colite pseudomembranosa por *Clostridium difficile* também têm sido associadas ao uso de tetraciclinas, que, além disso, podem produzir reações de fotossensibilidade leves ou graves na pele exposta à luz solar.

> Em razão da ligação ao cálcio, as tetraciclinas se depositam nos ossos e dentes. Ao se depositarem nos dentes, as tetraciclinas podem causar descoloração, fluorescência e displasia do esmalte. Nos ossos, podem ocasionar deformidade ou incapacidade de crescimento.
>
> A administração de tetraciclinas fora do prazo de validade pode causar acidose tubular renal e outras lesões resultantes da retenção de nitrogênio.
>
> A associação com diuréticos também pode levar à retenção de nitrogênio. As tetraciclinas de uma forma geral, com exceção da doxiciclina, podem se acumular até alcançarem níveis tóxicos em pacientes com insuficiência renal.

As tetraciclinas podem causar hepatotoxicidade, principalmente em pacientes que receberam 2 g ou mais do fármaco ao dia, por via parenteral. Entretanto, esse efeito também pode ocorrer em grandes doses administradas por via oral. As gestantes também são suscetíveis a lesão hepática induzida pelas tetraciclinas.

Pode ocorrer toxicidade vestibular com o uso de minociclina ou doxiciclina, que leva a reações como tontura, vertigem, náuseas e vômitos. A administração intramuscular de tetraciclinas deve ser evitada em razão de irritação, dor e inflamação no local.

As reações de hipersensibilidade são raras e, quando ocorrem, as mais graves são **angioedema** e anafilaxia.

Outras reações observadas são prurido anal ou vulvar, **vaginite**, queimação dos olhos, inflamação labial e da língua, entre outras. Essas reações podem persistir após semanas ou meses da interrupção da terapia com tetraciclinas. Febre e asma também foram observadas com o uso das tetraciclinas. É importante citar que pode haver sensibilização cruzada entre as tetraciclinas.

Usos clínicos

As tetraciclinas são úteis no tratamento de infecções causadas por riquétsias, micoplasmas e clamídias. O *Mycoplasma pneumoniae* é sensível às tetraciclinas. Já no linfogranuloma venéreo por clamídias, a doxiciclina constitui terapia de primeira escolha. Bronquite, sinusite ou pneumonia causada pela *Chlamydia pneumoniae* também podem ser tratadas com tetraciclinas. O tracoma causado por *C. trachomatis* pode ser tratado com doxiciclina; entretanto, essa doença pode aparecer no início da infância, de modo que as tetraciclinas estão contraindicadas, sendo substituídas pela azitromicina. Nas infecções gonocócicas, a doxiciclina não é recomendada, dado o aparecimento de resistência. Se houver a possibilidade de uma coinfecção por *C. trachomatis*, deve-se administrar doxiciclina ou azitromicina em associação com um agente eficaz contra a uretrite gonocócica.

A doxiciclina também pode ser usada na prevenção ou no tratamento do antraz; em alguns casos, a combinação com outro agente é recomendável. No tratamento da acne, as tetraciclinas também são eficazes, podendo ser administradas em doses baixas, o que evita o aparecimento de reações adversas.

> O cloridrato de tetraciclina ou a doxiciclina são utilizados em esquemas de associação para tratar úlceras gástricas e duodenais induzidas por *Helicobacter pylori* (Capítulo 9).

A doxiciclina também pode ser utilizada para erradicar o *Vibrio cholerae*, embora já ocorra a existência de cepas resistentes. Na brucelose, as tetraciclinas em combinação com rifampicina ou estreptomicina, e até mesmo com cotrimoxazol, mostram-se eficazes nas infecções crônicas e agudas. As infecções por *Borrelia* ssp. também respondem à terapia com tetraciclinas. As tetraciclinas ainda são úteis nas infecções causadas pelo *Mycobacterium marinum* e no tratamento e profilaxia da leptospirose (*Leptospira* sp.).

Algumas vezes, as tetraciclinas podem ser utilizadas nas infecções por protozoários como *Entamoeba histolytica* ou *Plasmodium falciparum*.

Embora tenha ocorrido o desenvolvimento de resistência às tetraciclinas por cepas de estafilococos, estreptococos ou meningococos, algumas cepas de *S. aureus* resistentes à meticilina, adquiridas na comunidade, são sensíveis a tetraciclina, doxiciclina ou minociclina. Cepas de *S. pneumoniae* são também sensíveis às tetraciclinas, e a doxiciclina ainda é um agente eficaz no tratamento empírico da pneumonia adquirida na comunidade.

Angioedema
Edema de pele, mucosas ou vísceras, acompanhado de urticárias, decorrente de sensibilidade a medicamentos, alimentos, insetos entre outros

Vaginite
Inflamação vaginal que pode ser causada por microrganismos

Cloranfenicol

Mecanismo de ação

O cloranfenicol, antibiótico produzido pelo *Streptomyces venezuelae*, inibe a síntese de proteínas nas bactérias. A inibição ocorre porque o cloranfenicol liga-se à subunidade 50S do ribossomo, no local da peptiltransferase, impedindo a reação de transpeptidação (Figura 6.8).

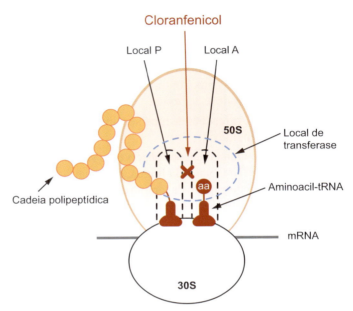

Figura 6.8 Esquema ilustrando a ação do cloranfenicol na síntese proteica bacteriana. O RNA mensageiro fixa-se à subunidade 30S do ribossomo. O local P (peptidil) da subunidade 50S contém a cadeia polipeptídica em crescimento. O aminoacil-tRNA (RNA transportador) carrega o aminoácido (aa) seguinte que será adicionado à cadeia polipeptídica. O cloranfenicol liga-se à subunidade 50S e inibe a reação de transpeptidação, ou seja, impede a transferência da cadeia polipeptídica do local P para o aminoácido que foi trazido pelo tRNA no local A (aceptor). Adaptada de BRUNTON, L.L. et al. *As bases farmacológicas da terapêutica de Goodman & Gilman*. 11. ed. Porto Alegre: McGraw-Hill, 2006.

Mecanismos de resistência bacteriana

A resistência ao cloranfenicol pode acontecer quando a bactéria produz uma acetiltransferase que inativa o antibiótico. Os derivados acetilados do cloranfenicol não conseguem ligar-se ao ribossomo bacteriano. A resistência pode resultar, também, de uma redução na permeabilidade do ribossomo.

Farmacocinética

O cloranfenicol é rapidamente absorvido pelo trato gastrintestinal. O palmitato de cloranfenicol é um produto que é hidrolisado no intestino, liberando o cloranfenicol livre. A formulação parenteral é um pró-fármaco, o succinato sódico de cloranfenicol. Ocorre hidrólise do succinato de cloranfenicol *in vivo* por esterases. Entretanto, o succinato de cloranfenicol pode ser rapidamente depurado do plasma pelos rins, o que pode reduzir sua biodisponibilidade, visto que 30% da dose podem ser excretados antes da ocorrência de hidrólise. A função renal deficiente pode resultar em aumento nas concentrações plasmáticas do succinato de cloranfenicol. O cloranfenicol tem grande lipossolubilidade e distribui-se amplamente pelos tecidos e líquidos corporais, incluindo SNC, liquor, bile, leite e líquido amniótico. A meia-vida sérica pode variar em torno de 4 h em adultos e 3 a 5 vezes mais em recém-nascidos.

> A maior parte do cloranfenicol é metabolizada por conjugação com ácido glicurônico. O glicuronídio inativo e o próprio cloranfenicol são excretados na urina após filtração e secreção.

Pacientes com disfunção hepática podem ter redução na depuração metabólica, e é importante ajustar a dose do antibiótico nesses indivíduos. Cerca de 50% do cloranfenicol ligam-se às proteínas plasmáticas; portanto, em pacientes cirróticos ou recém-nascidos, essa ligação encontra-se diminuída.

Reações adversas e interações medicamentosas

Ocasionalmente podem ocorrer náuseas, vômitos e diarreia. Isso é mais raro nas crianças. Candidíases oral ou vaginal também são observadas, dadas as alterações na flora microbiana normal.

> O efeito adverso mais importante do cloranfenicol ocorre na medula óssea. O fármaco pode causar anemia, leucopenia ou trombocitopenia, que são efeitos relacionados com a dose e a toxicidade.

Além disso, o cloranfenicol pode levar à anemia aplásica, uma reação idiossincrásica não relacionada com a dose, embora possa ocorrer mais frequentemente com o uso prolongado. Essa reação tende a ser irreversível e pode ser fatal.

> Em recém-nascidos, o uso de cloranfenicol pode causar a síndrome do bebê cinzento. Ela surge em 2 a 9 dias após o início do tratamento. Nas primeiras 24 h ocorrem vômitos, distensão abdominal, evacuação de fezes moles e esverdeadas, recusa em mamar, respiração irregular e períodos de cianose. No fim do primeiro dia e nas 24 h seguintes, as crianças mostram-se doentes, flácidas e hipotérmicas, e também adquirem cor acinzentada.

> A síndrome do bebê cinzento ocorre, provavelmente, por causa da deficiência na metabolização hepática do cloranfenicol e da excreção renal inadequada do fármaco em recém-nascidos.

Em adultos, uma síndrome semelhante pode ocorrer se houver superdosagem do fármaco. A síndrome pode ser fatal, ocorrendo mortes em 2 dias após o aparecimento dos sintomas. Em geral, quando há recuperação, não ocorrem sequelas.

Embora incomuns, reações de hipersensibilidade ao cloranfenicol, como exantema cutâneo, febre e angioedema, são descritas na literatura.

O cloranfenicol inibe algumas CYP, o que pode prolongar a meia-vida de alguns fármacos como varfarina, fenitoína, tolbutamida, entre outros. Por outro lado, fármacos que induzem a atividade de algumas CYP como o fenobarbital e a rifampicina, podem reduzir a meia-vida do cloranfenicol e levar a concentrações plasmáticas subterapêuticas do antibiótico. Outra interação relacionada com o mecanismo de ação do cloranfenicol ocorre com a clindamicina e os macrolídios. Esses antimicrobianos interferem na ligação do cloranfenicol na subunidade 50S do ribossomo bacteriano, por atuarem de modo semelhante ao cloranfenicol.

Usos clínicos

Embora o cloranfenicol tenha sido substituído pelas cefalosporinas de terceira geração na terapia da meningite bacteriana, a associação dele com ampicilina ainda é empregada para o tratamento de meningites purulentas em crianças com 2 meses a 10 anos, causadas por meningococo, pneumococo ou *Haemophilus influenzae*. Entretanto, a utilização do cloranfenicol para o tratamento da meningite pneumocócica pode não ser eficaz. Além disso, as cepas que são resistentes aos β-lactâmicos também o são ao cloranfenicol.

O cloranfenicol pode ser usado no tratamento de infecções causadas por riquétsias em pacientes que são alérgicos às tetraciclinas, em crianças com menos de 8 anos e em gestantes, apesar da toxicidade. Na brucelose, o cloranfenicol também pode ser administrado, embora as tetraciclinas sejam mais eficazes. O cloranfenicol ainda pode ser utilizado no tratamento da febre tifoide e paratifoide, embora o cotrimoxazol e as quinolonas sejam alternativas melhores. Além disso, já existem cepas de *Salmonella typhi* resistentes ao cloranfenicol. No tratamento de sífilis, doença de Lyme (em pacientes alérgicos à penicilina) e peste, o cloranfenicol pode ser administrado como alternativa.

Reação idiossincrásica
É uma reação nociva, às vezes fatal, que ocorre em certos indivíduos. Definida como sensibilidade peculiar ou inata a determinada substância, em geral, considera-se que a resposta idiossincrásica se deve ao polimorfismo genético

Cianose
Coloração azul-arroxeada da pele e das mucosas em razão do aumento de hemoglobina desoxigenada (desoxi-hemoglobina)

Peste
Infecção grave causada pela bactéria *Yersinia pestis*, transmitida, principalmente, por meio da pulga de determinados roedores

Macrolídeos

A eritromicina, sintetizada pela cepa *Streptomyces erytheus*, foi descoberta em 1952. A claritromicina e a azitromicina são derivados semissintéticos dela.

Mecanismo de ação

Os macrolídeos atuam no mesmo local de ação do cloranfenicol, ou muito próximo dele. Entretanto, os macrolídeos não impedem o crescimento da cadeia polipeptídica em si, mas inibem seu deslocamento do local A (aceptor) para o local P (doador peptidil) (Figura 6.9).

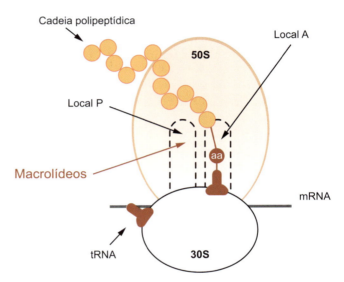

Figura 6.9 Esquema ilustrando a ação dos macrolídeos na síntese proteica bacteriana. Eles impedem o deslocamento da cadeia polipeptídica do local A (aceptor) para o local P (peptidil). tRNA: RNA transportador, mRNA: RNA mensageiro. Adaptada de BRUNTON, L.L. *et al. As bases farmacológicas da terapêutica de Goodman & Gilman*. 11. ed. Porto Alegre: McGraw-Hill, 2006.

Mecanismos de resistência bacteriana

A resistência aos macrolídeos pode acontecer por efluxo do fármaco, produção de esterases que promovem hidrólise dos macrolídeos, proteção ribossômica por meio de enzimas metilases que modificam o alvo e diminuem a ligação do fármaco ou mutações que alteram a proteína ribossômica.

Farmacocinética

Por causa da inativação pelo suco gástrico, a eritromicina é administrada principalmente com revestimento entérico como estolato de eritromicina. A eritromicina também é comercializada para administração parenteral como estearato de eritromicina ou ainda para uso tópico. A presença de alimentos pode retardar a absorção do fármaco. A eritromicina distribui-se amplamente nos tecidos, exceto no cérebro e no líquido cefalorraquidiano. O fármaco atravessa a placenta e pode ser excretado no leite. Apenas 2 a 5% da eritromicina são excretados na forma inalterada na urina. Grande parte do antibiótico concentra-se no fígado e é excretado na bile. A meia-vida da eritromicina é de, aproximadamente, 1,6 h.

A claritromicina é rapidamente absorvida após administração por via oral; porém, o metabolismo de primeira passagem diminui sua biodisponibilidade. A meia-vida da claritromicina é em torno de 4 a 6 h, e sua metabolização hepática gera um metabólito também ativo. Ambos, claritromicina e o seu metabólito ativo, distribuem-se amplamente nos tecidos, e as concentrações teciduais podem exceder as concentrações séricas. Parte do fármaco ativo e seu principal metabólito são excretados na urina. Em pacientes com depuração de creatinina inferior a 30 mℓ/min, é necessária redução da dose.

A azitromicina também é absorvida rapidamente após administração oral. Entretanto, não deve ser administrada junto com alimentos. Além disso, a administração concomitante com antiácidos contento alumínio ou magnésio reduz as concentrações séricas máximas do fármaco. A azitromicina distribui-se amplamente nos tecidos (incluindo células fagocitárias), com exceção do cérebro e do líquido cefalorraquidiano. As concentrações teciduais excedem as concentrações séricas do fármaco. A azitromicina é lentamente liberada dos tecidos, o que prolonga a meia-vida do fármaco (aproximadamente 3 dias) e possibilita um esquema posológico de uma única dose diária com períodos de tratamento mais curtos. A azitromicina é principalmente excretada na bile, mas pequena parte do fármaco pode ser excretada na forma inalterada na urina.

Reações adversas e interações medicamentosas

A administração por via oral de eritromicina pode causar anorexia, náuseas, vômitos e diarreia. Essas reações podem ocorrer pelo estímulo direto na motilidade gastrintestinal, pela ação da eritromicina em receptores de motilina. A eritromicina, em geral o estolato de eritromicina, pode induzir hepatite colestática aguda (febre, icterícia e função hepática diminuída). Geralmente esse efeito aparece 10 a 20 dias após o tratamento.

Reações alérgicas como febre, eosinofilia e erupções cutâneas também são descritas com o uso da eritromicina.

> Em geral, claritromicina e azitromicina têm menor incidência de intolerância gastrintestinal e, em razão de sua farmacocinética, a posologia diária é menos frequente.

A eritromicina e a claritromicina inibem a CYP3A4, o que pode provocar interações medicamentosas significativas, como aumento das concentrações séricas de varfarina, digoxina, teofilina, metilprednisolona, entre outros. Entretanto, a azitromicina difere da claritromicina e da eritromicina em razão de sua estrutura; além disso, parece não inibir as enzimas do citocromo P450. Assim, a azitromicina parece não causar as interações medicamentosas descritas com a eritromicina e a claritromicina.

Usos clínicos

Os macrolídeos podem ser usados no tratamento de infecções induzidas por estafilococos, estreptococos ou pneumococos em pacientes alérgicos à penicilina. Entretanto, o surgimento de cepas resistentes aos macrolídeos tem tornado o uso desses antibióticos menos atrativo. A eritromicina é ativa contra *Corynebacterium diphtheriae*, responsável pela difteria. Entretanto, é importante lembrar que o antibiótico não neutraliza a toxina produzida pelo bacilo da difteria. A eritromicina também é ativa contra *Bordetella pertussis*, causadora da coqueluche. Porém, a eritromicina parece ser mais eficaz, nesse caso, quando administrada no início da doença.

Nas infecções causadas por clamídias, micoplasmas ou legionelas, os macrolídeos também podem ser utilizados. No entanto, a azitromicina, assim como as fluoroquinolonas, está substituindo a eritromicina no tratamento da legionelose, em razão de facilidade do esquema posológico e maior tolerabilidade. A azitromicina ou claritromicina é indicada na profilaxia da infecção caudada pelo *M. avium-intracellulare* em pacientes com AIDS. A associação de claritromicina, etambutol e rifabutina é indicada no tratamento dessa infecção. Em infecções genitais não complicadas provocadas por *Chlamydia trachomatis* ou *Neisseria gonorrhoeae*, e cancro, por *Haemophilus ducreyi*, a azitromicina tem sido amplamente utilizada.

> A claritromicina é usada para erradicar a *Helicobacter pylori*, e o esquema mais conhecido é a combinação de omeprazol, amoxicilina e claritromicina (Capítulo 9).

Anorexia
Falta de apetite, inabilidade em comer, inapetência

Motilina
Peptídio endógeno relacionado com a motilidade do trato gastrintestinal

Coqueluche
Infecção respiratória caracterizada por tosse paroxística seguida de inspiração com som característico, tipo silvo (mais conhecido como "guincho")

Legionelose
Doença que acomete o aparelho respiratório, causada pela bactéria do gênero *Legionella*, frequentemente encontrada em aparelhos de ar condicionado

Aminoglicosídeos

Os aminoglicosídeos são produtos naturais ou derivados semissintéticos de compostos produzidos por actinomicetos do solo. Esse grupo de antibióticos inclui estreptomicina, gentamicina, tobramicina, amicacina, canamicina, neomicina e netilmicina.

Mecanismo de ação

Os aminoglicosídeos são inibidores irreversíveis da síntese proteica, mas o mecanismo exato ainda não está totalmente esclarecido. Supostos mecanismos de ação são ilustrados na Figura 6.10. Pode ocorrer bloqueio da formação do complexo de iniciação, codificação errônea dos aminoácidos na cadeia peptídica emergente e bloqueio da translocação sobre o mRNA.

O antibiótico precisa ser transportado pela membrana celular para exercer seu efeito. Esse transporte é dependente de oxigênio e é acoplado a uma bomba de prótons; portanto, condições anaeróbicas e baixo pH extracelular inibem o transporte. A presença de íons divalentes (Ca^{2+}, Mg^{2+}, entre outros) também pode bloquear ou inibir o transporte do antibiótico pela membrana.

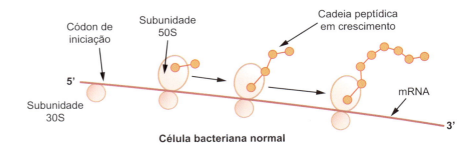

Célula bacteriana normal

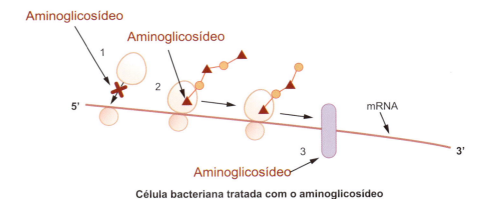

Célula bacteriana tratada com o aminoglicosídeo

Figura 6.10 Esquema ilustrando os possíveis mecanismos de ação dos aminoglicosídeos sobre a síntese bacteriana. Na *parte superior*, observa-se a síntese proteica em condições normais. Na *parte inferior*, a figura ilustra possíveis ações dos aminoglicosídeos na síntese proteica bacteriana: (1) ocorre bloqueio do complexo de iniciação; (2) erro na codificação da cadeia peptídica resultante de leitura errônea do mRNA (RNA mensageiro); (3) bloqueio da translocação sobre o mRNA. Adaptada de KATZUNG, B.G.; MASTERS, S.B.; TREVOR, A.J. *Farmacologia básica e clínica*. 12. ed. Porto Alegre: McGraw-Hill, 2014.

Mecanismos de resistência bacteriana

A resistência aos aminoglicosídeos pode acontecer por incapacidade de o antibiótico penetrar no interior da bactéria, baixa afinidade do fármaco pelo ribossomo bacteriano ou inativação por enzimas bacterianas. Clinicamente, a inativação pelas enzimas microbianas é a principal manifestação de resistência. Bactérias anaeróbias são mais resistentes a esses antibióticos, já que o transporte deles pela membrana citoplasmática depende de oxigênio. Da mesma maneira, bactérias facultativas que crescem em condições anaeróbias também são mais resistentes.

Farmacocinética

Os aminoglicosídeos são cátions polares; portanto, menos de 1% de uma dose é absorvida pelo trato gastrintestinal. A administração tópica é comumente utilizada, mas, em grandes áreas de queimaduras ou úlceras por longos períodos, pode gerar toxicidade. Por outro lado, a administração intramuscular provoca boa absorção, com concentrações séricas máximas após 30 a 90 min. Os aminoglicosídeos também são administrados sob infusão em períodos de 30 a 60 min. As concentrações de aminoglicosídeos nas secreções e nos tecidos são baixas, com exceção do córtex renal e da orelha interna, regiões em que esses antibióticos se acumulam. Com relação à eliminação, os aminoglicosídeos são excretados por filtração glomerular, e grande parte da dose administrada é excretada na forma inalterada após administração por via parenteral. A meia-vida desses antibióticos varia em torno de 2 a 3 h em pacientes com função renal normal.

> Os aminoglicosídeos apresentam atividade bactericida dependente da concentração e significativo efeito pós-antibiótico, o que leva a uma atividade antibacteriana além do tempo durante o qual o antibiótico mensurável está presente.

Como resultado dessas propriedades, a literatura tem discutido a administração de uma única dose diária de aminoglicosídeos em substituição a doses diárias fracionadas. A administração de uma única dose diária leva a concentrações mais elevadas, o que aumenta a eficácia do aminoglicosídeo, mas também proporciona períodos mais longos durante os quais as concentrações caem abaixo do limiar tóxico. Como citado anteriormente, mesmo que as concentrações caiam, o efeito pós-antibiótico dos aminoglicosídeos é mantido por várias horas. Além disso, a administração em múltiplas doses parece atingir mais facilmente o limiar tóxico, mantendo-o assim, do que com uma única dose diária.

Efeitos adversos e interações medicamentosas

Todos os aminoglicosídeos são ototóxicos e nefrotóxicos, podendo provocar lesões reversíveis e irreversíveis; portanto, o ideal é que o tratamento seja mantido em curtos períodos de tempo. Com relação à ototoxicidade, pode ocorrer disfunção vestibular e auditiva. A disfunção vestibular se manifesta por meio de cefaleia, vertigem, náuseas, vômitos e, posteriormente, ataxia.

Ataxia
Dificuldade em desempenhar movimentos voluntários coordenados suaves

O primeiro sintoma da disfunção auditiva ou coclear é um zumbido alto, que pode persistir por alguns dias ou semanas após a interrupção do tratamento. Além disso, ocorre a redução da percepção do som na faixa de alta frequência (fora da faixa de conversação), o que inicialmente não é percebido pelo paciente. Posteriormente, a perda auditiva pode progredir para faixas de som mais baixas.

A nefrotoxicidade pode causar proteinúria e queda da taxa de filtração glomerular. Também pode ocorrer necrose tubular aguda e aumento da creatinina plasmática. O comprometimento renal tem mais chances de ser reversível, já que as células tubulares proximais têm grande capacidade de regeneração.

> Alguns fármacos, como os diuréticos de alça e alguns antimicrobianos (anfotericina B, vancomicina), podem potencializar a ação nefrotóxica dos aminoglicosídeos.

A administração em mulheres no final da gravidez pode resultar em acúmulo do fármaco no plasma fetal e no líquido amniótico. A estreptomicina e a tobramicina podem causar perda auditiva em crianças nas quais as mulheres receberam o fármaco durante a gravidez.

Outra reação tóxica dos aminoglicosídeos é o bloqueio neuromuscular. É uma reação incomum, que pode ocorrer principalmente em associação com anestesia ou administração de outros agentes bloqueadores neuromusculares.

Usos clínicos

Os aminoglicosídeos têm atividade mais restrita para bactérias Gram-negativas aeróbicas e são usados frequentemente em associação com outros antimicrobianos. No tratamento das infecções graves por *Pseudomonas aeruginosa*, aminoglicosídeos como amicacina ou gentamicina podem ser usados em associação com penicilinas ou cefalosporinas. A gentamicina pode ser utilizada no tratamento de infecções graves do trato urinário, induzidas por microrganismos entéricos resistentes a sulfonamidas, penicilinas, cefalosporinas ou fluoroquinolonas. A associação de aminoglicosídeos a penicilinas, cefalosporinas, vancomicina ou teicoplanina também pode ser utilizada no tratamento de infecções graves por estafilococos, endocardite causada por enterococos e no tratamento da pneumonia por *Klebsiella pneumoniae*. A estreptomicina, atualmente, tem seu uso limitado no tratamento de alguns casos de tuberculose, peste e brucelose, muitas vezes em associação com tetraciclina.

Quinupristina/dalfopristina

A quinupristina, uma estreptogramina B, é combinada com a dalfopristina, uma estreptogramina A, em proporção 30:70, respectivamente.

Mecanismo de ação

A quinupristina liga-se ao mesmo local de ação dos macrolídeos (Figura 6.9) na subunidade 50S do ribossomo. A dalfopristina liga-se a um local próximo, alterando a configuração na subunidade 50S do ribossomo. Essa alteração leva a um aumento da ligação da quinupristina no ribossomo. Além disso, a dalfopristina interfere diretamente na formação da cadeia polipeptídica. O resultado final da combinação é um efeito sinérgico.

Mecanismos de resistência bacteriana

Pode ocorrer a produção de enzimas bacterianas que inativam estreptograminas do tipo A (dalfopristina), ou a produção de proteínas de efluxo que bombeiam as estreptograminas do tipo A para fora da célula. Com relação à quinupristina, pode haver a produção de uma metilase ribossômica que impede a ligação do antibiótico ao ribossomo. De modo geral, a resistência à combinação quinupristina/dalfopristina está sempre associada a genes de resistência para dalfopristina. Entretanto, a resistência à quinupristina pode tornar o antibiótico bacteriostático em vez de bactericida.

Bacteriostático
Substância que inibe ou impede a proliferação de microrganismos

Bactericida
Substância que destrói o microrganismo, ou seja, promove lise celular

Farmacocinética

A combinação quinupristina/dalfopristina é administrada somente por meio de infusão intravenosa. A metabolização é hepática, e 80 % da dose administrada são excretados na bile; o restante é eliminado na urina. Não há necessidade de ajuste de dose na insuficiência renal, mas na insuficiência hepática pode ser necessária uma redução.

Reações adversas e interações medicamentosas

Efeitos colaterais como dor e flebite no local da administração podem ser evitados pela infusão do fármaco por meio de um cateter venoso central. Também podem ocorrer artralgias e mialgias, principalmente em pacientes com insuficiência hepática, nos quais pode haver acúmulo do fármaco ou de seus metabólitos.

A combinação quinupristina/dalfopristina inibe a CYP3A4, o que pode levar ao acúmulo e à possível toxicidade de fármacos administrados concomitantemente, como algumas fluoroquinolonas, anti-histamínicos, antibióticos macrolídeos, entre outros. Portanto, deve-se ter muito cuidado com fármacos cuja janela terapêutica seja estreita.

Artralgia
Dor nas articulações

Mialgia
Dor muscular, pode ou não ser localizada

Usos clínicos

A combinação quinupristina/dalfopristina pode ser usada em infecções graves causadas por *Enterococcus faecium* vancomicina-resistentes e nas infecções complicadas causadas por *Staphylococcus aureus* e *Streptococcus pyogenes*. É importante ressaltar que a combinação quinupristina/dalfopristina deve ser reservada para o tratamento de infecções graves causadas por cocos Gram-positivos resistentes a múltiplos fármacos.

Linezolida

A linezolida é um antimicrobiano sintético da classe das oxazolidinonas.

Mecanismo de ação

A linezolida inibe a síntese proteica ao ligar-se ao local P da subunidade 50S do ribossomo bacteriano. Não há resistência cruzada entre a linezolida e outras classes de antimicrobianos. A resistência pode ser causada quando há mutação no local de ligação da linezolida.

Farmacocinética

A linezolida está disponível para administração oral e intravenosa. A biodisponibilidade oral é quase 100%, e sua interação com alimentos é pequena. As preparações orais e intravenosas têm doses semelhantes. A meia-vida do fármaco é de 4 a 6 h, e uma fração do antimicrobiano, em torno de 30%, liga-se às proteínas plasmáticas. O antimicrobiano distribui-se amplamente pelos tecidos. A linezolida é metabolizada por oxidação não enzimática, resultando em dois metabólitos primários. Sua eliminação ocorre, principalmente, pela via renal: 30% inalterado e 50% como metabólitos. Em torno de 10% dos metabólitos podem ser eliminados pelas fezes. Embora a presença de insuficiência renal não leve a alterações significativas na meia-vida e nas concentrações séricas da linezolida, os produtos da oxidação podem acumular-se nesse caso. Entretanto, a importância clínica disso ainda não está totalmente esclarecida e, de forma geral, não se recomenda o ajuste de dose em pacientes com insuficiência renal.

Reações adversas e interações medicamentosas

Podem ocorrer náuseas, vômito, diarreia e cefaleia. Um efeito adverso bastante importante é a mielotoxicidade, que leva à depressão medular (trombocitopenia, leucopenia, anemia ou pancitopenia). Esse efeito está relacionado com a duração do tratamento; assim, ciclos de terapia superiores a 2 semanas devem ser monitorados por meio de hemograma e contagem de plaquetas. É também recomendado o monitoramento do tratamento em pacientes com risco de sangramento, trombocitopenia preexistente ou distúrbios intrínsecos e adquiridos da função plaquetária (incluindo os adquiridos por medicação concomitante).

A linezolida pode inibir a monoamina oxidase; assim, recomenda-se cautela em pacientes que recebem terapia concomitante com agentes serotoninérgicos ou adrenérgicos, pois estes podem apresentar palpitações, cefaleia e hipertensão.

Mielotoxicidade
Capacidade de algumas substâncias promoverem efeitos tóxicos na medula óssea

Pancitopenia
Decréscimo dos elementos figurados do sangue, como eritrócitos, leucócitos e plaquetas

Usos clínicos

A linezolida tem sido usada em infecções potencialmente graves, induzidas por bactérias frequentemente resistentes a outros antibióticos, como infecções causadas por estafilococos meticilina-resistentes, estafilococos coagulase-negativos meticilina-resistentes, enterococos vancomicina-resistentes, pneumococos penicilina-resistentes e pneumococos multirresistentes. Assim, a linezolida pode ser eficaz na pneumonia adquirida na comunidade por cepas de *S. pneumoniae*, na pneumonia hospitalar e nas infecções de pele e estruturas cutâneas causadas por cepas de *S. aureus* sensíveis ou resistentes à meticilina. A linezolida também tem sido usada em uma variedade de infecções induzidas por *E. faecium* resistente à vancomicina e pode constituir alternativa para pacientes com infecções causadas por *S. aureus* resistentes à meticilina que não respondem à terapia com vancomicina. É importante ressaltar que a linezolida deve ser reservada como alternativa em infecções induzidas por cepas resistentes a múltiplos fármacos, não devendo ser empregada quando houver outros antimicrobianos eficazes.

Clindamicina

A clindamicina é um derivado da lincomicina, antibiótico sintetizado pela *Streptomyces lincolnensis*.

Mecanismo de ação

A clindamicina inibe a síntese proteica, ligando-se à subunidade 50S do ribossomo bacteriano, próximo ao local de ação do cloranfenicol e da eritromicina (Figuras 6.8 e 6.9). Assim, a ligação de um desses antibióticos no ribossomo pode inibir a ação dos outros antimicrobianos.

Mecanismo de resistência bacteriana

A resistência à clindamicina pode ocorrer por mutação do local receptor do antimicrobiano, no ribossomo bacteriano ou pela modificação do próprio receptor por metilases naturalmente expressas na bactéria. Além disso, pode ocorrer inativação da clindamicina por enzimas presentes na bactéria.

Farmacocinética

A clindamicina tem ótima biodisponibilidade quando administrada por via oral, mesmo na presença de alimentos. O antimicrobiano também é administrado por via parenteral e tópica. Depois de sofrer hidrólise, os sais (cloridrato, fosfato ou palmitato) de clindamicina liberam a substância ativa na circulação sanguínea. A meia-vida da clindamicina oscila em torno de 2 h e meia a 3 h e pode aumentar em pacientes com anúria.

A clindamicina tem índice de ligação às proteínas plasmáticas de aproximadamente 90% ou mais. Entretanto, distribui-se amplamente pelos líquidos e tecidos, incluindo ossos. Apenas 10% do fármaco inalterado são excretados na urina; o restante é metabolizado, principalmente no fígado, e metabólitos com atividade antimicrobiana são encontrados na bile. É necessário cautela em pacientes com insuficiência hepática.

Reações adversas e interações medicamentosas

Diarreia é um efeito adverso comum com o uso da clindamicina. Alguns pacientes podem apresentar colite ou enterocolite pseudomembranosa causada pela toxina do *Clostridium difficile*. Essa colite, já descrita anteriormente, apresenta sintomas como febre, dor abdominal, diarreia e presença de muco e sangue nas fezes. Algumas vezes, a enterocolite pseudomembranosa pode ser fatal. Agentes que inibem o peristaltismo, como os opioides, descritos no Capítulo 9, podem agravar o quadro. A interrupção do fármaco e a administração de metronidazol podem amenizar a colite. A vancomicina, apesar do aparecimento de resistência, também pode ser usada para tratar a colite pseudomembranosa assim como a teicoplanina (ver anteriormente, em antibióticos que inibem a síntese da parede celular). Pode ocorrer aparecimento de erupções cutâneas e reações mais raras, como síndrome de Stevens-Johnson, granulocitopenia, trombocitopenia e reações anafiláticas. Também tem sido descrita uma redução da função hepática.

Usos clínicos

A clindamicina mostra-se útil em infecções graves causadas por cocos Gram-positivos aeróbicos e anaeróbicos mais sensíveis. É particularmente valiosa no tratamento de infecções por anaeróbios como o *Bacteroides fragilis*, apesar da crescente resistência desenvolvida por essa cepa. Também pode ser usada no tratamento de abscessos pulmonares e infecções pulmonares e pleurais induzidas por microrganismos anaeróbios. Evita-se usar a clindamicina em infecções anaeróbias que se localizam no SNC porque a concentração do antimicrobiano no liquor é subterapêutica. Entretanto, a associação de clindamicina à primaquina tem sido descrita no tratamento da toxoplasmose cerebral em pacientes com AIDS. Talvez seja possível obter concentrações suficientes para tratar a toxoplasmose cerebral nesse caso.

Com relação às bactérias Gram-positivas aeróbicas, a clindamicina pode ser útil no tratamento da osteomielite estafilocócica crônica, já que alcança elevada concentração óssea. Associada a uma cefalosporina ou um aminoglicosídeo, a clindamincina também pode ser usada no tratamento de feridas penetrantes do abdome e do intestino.

Anúria
Débito urinário acentuadamente reduzido ou cessação total deste

Reação anafilática
É uma reação alérgica que pode ocasionar broncoconstrição, vasodilatação, edema, urticária, hipotensão e comprometimento cardíaco, podendo levar o indivíduo a choque anafilático

No tratamento de casos leves e moderados de pneumonia por *Pneumocystis jiroveci*, a clindamicina associada à piremetamina pode ser usada em pacientes com AIDS. Associada ao quinino, a clindamicina também pode ser usada na malária por *Plasmodium falciparum*. A forma tópica de clindamicina é eficaz no tratamento da acne vulgar e da vaginose bacteriana.

■ Antifúngicos

Introdução

A incidência e a gravidade das infecções fúngicas aumentaram de modo significativo, principalmente em razão do intenso uso de antimicrobianos de amplo espectro, fármacos imunossupressores ou quimioterápicos, e da epidemia de HIV. Esses fatores deprimem o sistema imunológico e contribuem para eliminação ou redução de populações bacterianas não patogênicas que podem competir com os fungos. Os agentes antifúngicos podem ser administrados por via sistêmica (orais e parenterais) e por via tópica.

Anfotericina B

A anfotericina é um antifúngico derivado de culturas de *Streptomyces*. Estruturalmente é um macrolídeo poliênico anfotérico (Figura 6.11), praticamente insolúvel em água.

Macrolídeo
Que contém um grande anel de lactona de 12 ou mais átomos

Poliênico
Que contém muitas ligações duplas

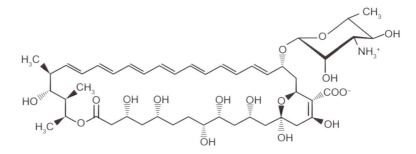

Figura 6.11 Estrutura química da anfotericina B.

Mecanismo de ação

A anfotericina B liga-se a grupos esteróis de membrana celular, principalmente ao ergosterol, presente na membrana dos fungos sensíveis. Ao ligar-se ao ergosterol, a anfotericina B altera a permeabilidade da célula pela formação de poros na membrana celular (Figura 6.12). Estes possibilitam o extravasamento de íons e macromoléculas intracelulares, levando à morte celular. O colesterol também é um esterol de membrana, predominante em células de mamíferos. Embora a anfotericina B seja mais seletiva para o ergosterol, pode ocorrer ligação ao colesterol, o que pode explicar alguns dos efeitos tóxicos desse antifúngico.

Farmacocinética

Como citado, a anfotericina B é insolúvel em água; portanto, a formulação convencional é preparada por meio de um complexo com desoxicolato (sal biliar) para administração intravenosa. O complexo é comercializado em pó liofilizado, que, ao ser solubilizado, forma uma suspensão coloidal. A anfotericina B é pouco absorvida pelo trato gastrintestinal. Assim, sua administração por via oral é efetiva apenas se o objetivo é um efeito local no trato gastrintestinal. Após administração, o fármaco é liberado do complexo com desoxicolato na corrente sanguínea. Aproximadamente 90% da anfotericina B que permanece no plasma ligam-se às proteínas plasmáticas. O fármaco distribui-se pelos tecidos; porém, apenas 2 a 3% dos níveis sanguíneos são alcançados no líquido cefalorraquidiano. Assim,

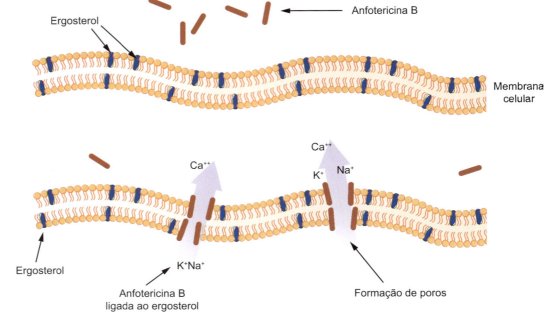

Figura 6.12 Mecanismo de ação da anfotericina B. Adaptada de www.doctorfungus.org. Acessada em março de 2014.

Administração intratecal
O fármaco é introduzido no espaço subaracnóideo. É uma via útil para obter efeitos rápidos nas meninges ou no eixo cerebrospinal

em certas ocasiões, como no tratamento de alguns tipos de meningite fúngica, é necessária a **administração intratecal** de anfotericina B. Cerca de 2 a 5% de anfotericina B são excretados lentamente na urina, o restante é metabolizado. Em razão da ligação aos tecidos, verifica-se uma fase terminal de eliminação com meia-vida de aproximadamente 15 dias. A eliminação do fármaco, aparentemente, não está alterada em pacientes submetidos a hemodiálise e com comprometimento renal ou hepático.

Reações adversas e interações medicamentosas

A anfotericina B pode causar reações adversas imediatas ou toxicidade lenta e cumulativa. As reações imediatas estão relacionadas com a infusão e consistem em febre, calafrios, espasmos musculares, vômitos, cefaleia e hipotensão. Esses efeitos podem ser aliviados por meio da redução na velocidade de infusão ou na dose diária. A pré-medicação com antipiréticos, anti-histamínicos, meperidina ou corticosteroides pode reduzir esses efeitos.

Antipirético
Fármaco que reduz a febre, também pode ser chamado de antitérmico

---

F·F Farmacologia em Foco

Diferentes formulações de anfotericina B

Dada a toxicidade da formulação convencional de anfotericina B, formulações lipídicas foram desenvolvidas na tentativa de reduzir os efeitos adversos e melhorar a eficácia do antifúngico. Atualmente, dispõe-se de três formulações lipídicas: a dispersão coloidal de anfotericina B (contêm quantidades equimolares de anfotericina B e sulfato de colesteril), complexo lipídico de anfotericina B (anfotericina B combinada com dimiristoilfosfolipídicos) e anfotericina lipossômica (anfotericina B combinada com lipossomos formados por lecitina e outros fosfolipídeos biodegradáveis). Estudos mostram diferentes toxicidades entre as formulações, assim como variações na distribuição tecidual. Entretanto, as formulações lipídicas parecem ser menos nefrotóxicas quando comparadas com a anfotericina B convencional. As preparações lipídicas de anfotericina B têm custo bem mais elevado quando comparadas à formulação convencional.

Capítulo 6 ■ Farmacologia das Infecções Microbianas e Virais

Uremia
Presença de produtos nitrogenados no sangue, como ureia e creatinina

Aracnoidite
Inflamação aguda ou crônica da membrana aracnoide das meninges, geralmente envolvendo a medula espinal ou a base do cérebro

Histoplasmose
Infecção causada principalmente pela inalação de esporos do fungo *Histoplasma capsulatum*. Além dos pulmões, pode atingir outros órgãos

Blastomicose
Infecção causada pelo fungo *Blastomyces dermatitidis*. Atinge, principalmente, os pulmões por meio de esporos

Coccidioidomicose
Infecção causada pela inalação de esporos do fungo *Coccidioides immitis*, presentes no solo seco

Paracoccidiodomicose
Infecção causada pela inalação de esporos do fungo *Paracoccidioides brasiliensis*, presente no solo, principalmente em zonas rurais

Aspergilose
Infecção causada por fungos do gênero *Aspergillus*. Atinge, principalmente, os pulmões e tem grande importância clínica em pacientes imunodeprimidos

Sepse
É a resposta inflamatória sistêmica do organismo diante do estímulo infeccioso

Queratite
Inflamação da córnea que pode ser causada por microrganismos

Artrite
Inflamação articular com sintomas como dor, vermelhidão, inchaço e redução da mobilidade

Cistite
Inflamação da bexiga que pode ser induzida por microrganismos

Na toxicidade lenta ou cumulativa, a lesão renal é a reação mais significativa, podendo levar à uremia. O grau de uremia é variável, podendo estabilizar-se durante a terapia ou tornar-se grave o suficiente para exigir diálise. Também pode ocorrer redução na perfusão renal, que leva à insuficiência pré-renal reversível. A insuficiência pré-renal pode ser melhorada por meio de infusões de soro fisiológico com as doses diárias de anfotericina B. Também pode ocorrer lesão tubular renal irreversível. Além disso, pode-se observar acidose tubular aguda e perda pronunciada de potássio e magnésio, o que torna necessária, em alguns casos, a suplementação de potássio. Também são observadas anormalidades nos testes de função hepática e um grau variável de anemia. Esta parece estar relacionada com a redução na síntese de eritropoetina pelas células tubulares renais lesadas.

A terapia intratecal com anfotericina B pode levar a convulsões e a uma aracnoidite química com sequelas neurológicas.

A administração concomitante com outros fármacos nefrotóxicos, como os aminoglicosídeos, pode agravar a nefrotoxicidade.

Usos clínicos

Devido ao amplo espectro de ação, a anfotericina B é utilizada no tratamento de infecções fúngicas potencialmente fatais. A administração intravenosa é a terapia de escolha para mucormicose e terapia inicial para meningite criptocócica, podendo também ser empregada em histoplasmose progressiva, blastomicose, coccidioidomicose, paracoccidioidomicoses, candidíase invasiva, entre outros, incluindo pacientes com infecções fúngicas como aspergilose, que não respondem aos azóis.

Alguns esquemas incluem a administração ou indução inicial com anfotericina B e, em seguida, sua substituição por um antifúngico azólico para o tratamento crônico. Esse esquema é particularmente importante para pacientes imunossuprimidos, aqueles com pneumonia fúngica grave, meningite criptocócica com alteração do estado mental ou sepse causada por infecção fúngica. Portanto, obtendo-se a resposta clínica desejada, esses pacientes continuam a terapia com um antifúngico azólico. Algumas vezes, a terapia de manutenção com o antifúngico azólico pode ser permanente em pacientes com alto risco de recidiva da doença. Pacientes com câncer que apresentam neutropenia e febre, apesar do uso de antibióticos de amplo espectro, também podem se beneficiar do tratamento com anfotericina B. A administração de anfotericina B tem sido utilizada para prevenir recidivas em pacientes com AIDS submetidos a tratamento bem-sucedido para criptococose ou histoplasmose.

A administração intratecal de anfotericina B não é bem tolerada e, além disso, há a dificuldade de acesso ao líquido cefalorraquidiano. Assim, a anfotericina B vem sendo substituída por outros tratamentos. Entretanto, a administração intratecal de anfotericina B pode ser uma opção em casos de infecções fúngicas do SNC que não responderam a outros fármacos.

A anfotericina B também pode ser administrada localmente. Assim, úlceras de córnea e queratites micóticas podem ser tratadas com gotas tópicas ou injeção subconjuntival direta de anfotericina B. A artrite fúngica pode ser tratada com injeção local de anfotericina B na articulação. A irrigação da bexiga com anfotericina B pode ser eficaz no tratamento da cistite causada por *Candida*, assim como a administração tópica de anfotericina B é eficaz na candidíase cutânea.

Flucitosina

Embora a flucitosina tenha sido descoberta em 1957 durante a pesquisa de novos agentes antineoplásicos, observou-se que tinha potente ação antifúngica e nenhum efeito antineoplásico.

Mecanismo de ação

A flucitosina é captada pelas células fúngicas pela enzima citosina permease. Em seguida, é convertida no interior da célula em 5-fluoruracila e, posteriormente, em monofosfato de 5-fluordesoxiuridina (5-FdUMP), que inibe a síntese de DNA, e trifosfato de fluoruridina (5-FUTP), que inibe a síntese de RNA.

Farmacocinética

A flucitosina é administrada pela via oral com uma absorção quase completa (90%) e atinge concentrações plasmáticas máximas em 1 a 2 h após a administração. O fármaco tem pouca afinidade às proteínas plasmáticas e penetra amplamente nos tecidos e líquidos, incluindo o líquido cefalorraquidiano. A flucitosina é eliminada por filtração glomerular e tem uma meia-vida de 3 a 4 h. Em pacientes com comprometimento renal, os níveis do antifúngico aumentam, podendo causar toxicidade. Também pode ocorrer toxicidade em pacientes com AIDS. Assim, em alguns casos, é recomendado avaliar as concentrações séricas máximas periodicamente.

Reações adversas e interações medicamentosas

A toxicidade da flucitosina pode resultar da sua conversão em 5-fluoruracila pela flora microbiana do trato intestinal. Entre as reações adversas, pode ocorrer depressão da medula óssea com anemia, leucopenia e trombocitopenia. Exantemas, náuseas, vômitos, diarreia e enterocolite também são reações observadas com o uso da flucitosina. Embora menos frequente, também pode ocorrer alteração das enzimas hepáticas. Níveis elevados do fármaco levam a reações tóxicas, ao passo que concentrações subterapêuticas podem induzir o aparecimento de resistência.

Usos clínicos

O espectro de ação da flucitosina se restringe ao *Cryptococcus neofarmans*, algumas espécies de *Candida* e a fungos que provocam a cromoblastomicose. Evita-se o uso isolado da flucitosina para não ocorrer o aparecimento de resistência secundária e porque ela apresenta sinergia ao ser associada a outros antifúngicos. Assim, a flucitosina é usada, principalmente, em associação com anfotericina B no tratamento da meningite criptocócica, ou com itraconazol no tratamento da cromoblastomicose.

> **Cromoblastomicose**
> Infecção fúngica que ocorre na pele e no tecido subcutâneo. Caracteriza-se por lesões verrucosas, geralmente nos membros inferiores. Os agentes causadores encontram-se principalmente no solo e na vegetação em decomposição

Azóis

Os antifúngicos azóis podem ser classificados em imidazóis e triazóis. Os triazóis são metabolizados de maneira mais lenta e exercem menos efeitos sobre as enzimas do citocromo P450 em seres humanos quando comparados aos imidazóis (ver mecanismo de ação). Portanto, os triazóis exercem menos efeitos adversos que os imidazóis.

Mecanismo de ação

Os azóis atuam inibindo uma enzima do citocromo P450 (14-α-esterol desmetilase) responsável pela síntese de ergosterol (Figura 6.13). Desse modo, os azóis comprometem a biossíntese de ergosterol na membrana citoplasmática, além de causar o acúmulo de metilesteróis. Estes desorganizam o arranjo compacto dos fosfolipídios, comprometendo as funções de determinados sistemas enzimáticos ligados à membrana, o que resulta em inibição do crescimento dos fungos. A especificidade dos azóis depende de sua maior afinidade pelas enzimas do citocromo P450 de fungos que pelas enzimas de seres humanos.

Farmacocinética

Imidazóis

Clotrimazol, miconazol, econazol, butoconazol, oxiconazol, isoconazol, sertaconazol e tioconazol são imidazóis de uso tópico. O cetoconazol é o único imidazol administrado tanto pela via tópica quanto pela via oral. Após administração oral, ele é amplamente distribuído pelos tecidos, com exceção do SNC. O cetoconazol é metabolizado no fígado, e sua principal via de excreção é a bile. Contudo, pequena porcentagem do fármaco inalterado, ou seus metabólitos, é excretada na urina. A depuração do cetoconazol é bifásica, e sua meia-vida inicial é de 2 h e, posteriormente, 8 h.

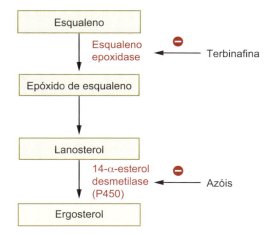

Figura 6.13 Mecanismo de ação dos azóis e da terbinafina.

Triazóis

Terconazol é um triazol de uso tópico. O itraconazol pode ser administrado por via oral ou intravenosa. As cápsulas são mais bem absorvidas na presença de alimentos e pH gástrico baixo, ao passo que o tipo líquido sofre melhor absorção em jejum. O antifúngico sofre extenso metabolismo hepático, principalmente pela CYP3A4, e o hidroxi-itraconazol é o principal metabólito ativo. A meia-vida do itraconazol no estado de equilíbrio dinâmico é em torno de 30 a 40 h, e os níveis máximos são alcançados em torno de 4 dias, ao passo que os do hidroxi-itraconazol, em 7 dias. Assim, são recomendadas doses de ataque nas micoses profundas. Em torno de 99% do itraconazol e seu metabólito encontram-se ligados às proteínas plasmáticas e ele não alcança o líquido cefalorraquidiano. Entretanto, a captação do fármaco nos tecidos queratinizados, particularmente na pele, mostrou ser até 4 vezes maior que no plasma. Parte do fármaco é excretada na urina, por meio de metabólitos inativos, e parte é excretada nas fezes. A eliminação do itraconazol dos tecidos queratinizados está relacionada com a regeneração epidérmica. Assim, ao contrário do plasma, a concentração na pele permanece por 2 a 4 semanas após o término de um tratamento de 4 semanas. Na queratina das unhas, o itraconazol pode ser detectado 6 meses após o final de um tratamento de 3 meses. A administração de itraconazol em pacientes com insuficiência renal ou hepática requer cautela. A hidroxipropil-β-ciclodextrina, presente em algumas formulações de itraconazol, pode se acumular na presença de azotemia.

O fluconazol pode ser administrado por via intravenosa ou oral, e sua absorção é quase completa pelo trato gastrintestinal. As concentrações plasmáticas são semelhantes tanto pela via oral quanto pela via intravenosa, e sua biodisponibilidade não é afetada pela presença de alimentos ou pelo pH gástrico. A meia-vida é em torno de 25 a 30 h, e 90% de sua excreção é renal. Se a depuração de creatinina estiver reduzida, o intervalo entre as doses de fluconazol deve ser aumentado, de maneira a reduzir a quantidade de fármaco administrada diariamente. O fluconazol difunde-se rapidamente pelos líquidos corporais, incluindo leite, escarro, saliva e líquido cefalorraquidiano. A ligação a proteínas plasmáticas é baixa (11 a 12%). Altas concentrações de fluconazol foram obtidas no estrato córneo, na derme e na epiderme. No extrato córneo e nas unhas, foram detectadas amostras de fluconazol 6 meses após o término do tratamento.

O voriconazol pode ser administrado por via intravenosa ou oral. Pela via oral, ele é rapidamente absorvido, atingindo concentrações plasmáticas máximas em 1 a 2 h. A biodisponibilidade oral do voriconazol é de aproximadamente 96%, e sua absorção não é afetada por mudanças no pH gástrico. O volume de distribuição do voriconazol é elevado, sugerindo extensa distribuição nos tecidos, e a ligação às proteínas plasmáticas é estimada em 58%. O voriconazol é extensamente metabolizado, principalmente por meio da CYP2C19, e, em menor grau, da CYP2C9 e da CYP3A4.

A CYP2C19 exibe polimorfismo genético. Espera-se que de 15 a 20% da população asiática apresente baixos níveis de metabolização. Para caucasianos e negros, a prevalência de indivíduos com baixos níveis de metabolização é de 3 a 5%.

Azotemia
Elevação acentuada de produtos azotados no sangue, ou seja, ureia e creatinina

Estrato córneo
Camada mais superior da pele ou camada de queratina

Polimorfismos genéticos
Alterações genéticas que acometem uma pequena parcela da população, resultando em proteínas com estrutura e atividades alteradas, o que ocasiona fenótipos diferentes em uma população

A meia-vida de eliminação do voriconazol é de 6 h, e sua excreção é principalmente renal, por meio de seus metabólitos inativos. A formulação intravenosa de voriconazol contém sulfobutil éter β-ciclodextrina (SBECD), que é totalmente excretado pelo rim. Desse modo, pode ocorrer acúmulo de SBECD se houver redução na função renal. A farmacocinética do voriconazol é não linear em razão da saturação de seu metabolismo. Assim, observa-se aumento proporcionalmente maior na exposição com o aumento da dose. Em pacientes com insuficiência hepática ou cirrose, deve-se reduzir a dose de manutenção do voriconazol, mas a dose de ataque pode ser mantida.

Reações adversas e interações medicamentosas

Imidazóis

A administração por via oral de cetoconazol pode promover distúrbios gastrintestinais como náuseas, vômitos e diarreia. Além disso, são relatados sonolência, dor de cabeça, tontura, prurido e *rash*. Outros eventos adversos como trombocitopenia, hepatotoxicidade, fotofobia, alopecia, reações alérgicas e edema angioneurótico também são descritos na literatura.

O cetoconazol também pode inibir a síntese de esteroides adrenocorticais e de testosterona, podendo resultar, no caso da queda nos níveis de testosterona, em ginecomastia nos homens. Esse efeito, geralmente, ocorre em doses elevadas de cetoconazol. Também foram relatados casos de disfunção erétil e distúrbios menstruais após a administração de doses acima da faixa terapêutica. Fármacos que reduzem a acidez gástrica dificultam a absorção de cetoconazol.

> O cetoconazol sofre metabolização hepática, e a CYP3A4 é a principal enzima envolvida no seu metabolismo, o que pode levar a interações medicamentosas.

Assim, fármacos indutores de CYP, como rifampicina, rifabutina, carbamazepina, isoniazida, fenitoína, entre outros, reduzem a biodisponibilidade do cetoconazol. O ritonavir aumenta a biodisponibilidade de cetoconazol. Reações do tipo dissulfiram, caracterizadas por rubor, *rash*, edema periférico, náuseas e cefaleia, foram descritas após ingestão concomitante com bebidas alcoólicas. Além disso, o próprio cetoconazol pode reduzir o metabolismo de alguns fármacos, pela inibição da atividade da CYP3A4. Assim, a lista de fármacos que podem levar a interações medicamentosas quando coadministrados com cetoconazol é extensa. Seguem alguns exemplos, mas, em caso de dúvidas, convém ao leitor buscar literatura adicional.

F·F Farmacologia em Foco

Interações medicamentosas com o cetoconazol

O uso de anticoagulantes orais, inibidores da protease do HIV (indinavir e saquinavir), agentes neoplásicos (alcaloides da vinca e docetaxel), di-idropiridinas, verapamil, digoxina, agentes imunossupressores como ciclosporina, tacrolimus, rapamicina (sirolimus), estatinas (atorvastatina, sinvastatina e rosuvastatina), glicocorticoides (budesonida, dexametasona e metilprednisolona), alcaloides de ergot, alprazolam, midazolam, triazolam, carbamazepina, buspirona e sildenafila requerem cautela quando coadministrados com cetoconazol. A coadministração de cetoconazol com disopiramida, dofetilida, quinidina, terfenadina e domperidona é contraindicada, uma vez que o aumento das concentrações plasmáticas desses medicamentos pode levar ao prolongamento do intervalo QT e à ocorrência de *torsade de pointes*.

Triazóis

Após o uso oral de itraconazol, distúrbios do trato gastrintestinal, como náuseas, vômito, diarreia e flatulência, são descritos na literatura. Hipertrigliceridemia, hipopotassemia, aumento nos níveis séricos de aminotransferase e exantema também são efeitos adversos observados com o uso de itraconazol. A hipopotassemia pode ser intensa, principalmente em pacientes que fizeram uso da anfotericina B. O itraconazol pode levar à insuficiência cardíaca congestiva

---

Rash
Erupção cutânea que ocorre em doenças febris de origem infecciosa ou parasitária, ou ainda em intoxicações medicamentosas

Alopecia
Perda total ou parcial de cabelos e pelos que pode estender-se ao resto do corpo

Edema angioneurótico
Edema de pele, mucosas ou vísceras, acompanhado de urticárias, decorrente de sensibilidade a medicamentos, alimentos, insetos, entre outros

Torsade de pointes
Taquicardia ventricular associada principalmente a um prolongamento do intervalo QT no eletrocardiograma

em pacientes com comprometimento da função ventricular. Esse efeito parece ser dependente da dose administrada. A hepatotoxicidade grave também é descrita, exigindo a interrupção do tratamento caso apareçam sintomas. O itraconazol é contraindicado na gravidez ou em mulheres que pretendem engravidar (categoria C).

O itraconazol também pode causar efeitos adversos decorrentes de interações com outros fármacos.

Rifampicina, rifabutina e fenitoína são indutores enzimáticos da CYP3A4 e, portanto, reduzem a biodisponibilidade do itraconazol. Resultados similares podem ocorrer com outros indutores enzimáticos, como carbamazepina, fenobarbital e isoniazida. Já inibidores potentes da CYP3A4, como ritonavir, indinavir, claritromicina e eritromicina, podem aumentar a biodisponibilidade do itraconazol.

Assim como o cetoconazol, o itraconazol também pode reduzir o metabolismo de outros fármacos pela inibição da atividade de enzimas do citocromo P450, especialmente CYP3A4.

O fluconazol pode causar distúrbios do trato gastrintestinal, como náuseas, vômitos e diarreia. Tratamentos mais prolongados, acima de 7 dias, podem levar ao aparecimento de cefaleia, exantema e dor abdominal, além dos distúrbios gastrintestinais já citados.

O fluconazol também é um inibidor da CYP3A4 e da CYP2C9, o que pode acarretar interações medicamentosas.

Assim, o fluconazol pode aumentar a concentração plasmática de fármacos como anticoagulantes orais, midazolam, ciclosporina, fenitoína, rifabutina, sulfonilureias, tacrolimus, teofilina e zidovudina, entre outros. A administração concomitante de terfenadina com fluconazol pode causar prolongamento do intervalo QT e *torsade de pointes*. A hidroclorotiazida pode aumentar as concentrações plasmáticas de fluconazol, ao passo que a rifampicina reduz suas concentrações plasmáticas.

O voriconazol pode induzir prolongamento do intervalo QT, levando a *torsade de pointes* em pacientes com fatores de risco. Alterações visuais, como visão embaçada, fotofobia e mudanças na percepção de cores, foram relatadas após o uso de voriconazol. Embora mais rara, a hepatotoxicidade também é descrita. O voriconazol é teratogênico, e seu uso é contraindicado na gravidez (classe D). Pacientes que receberam a primeira infusão intravenosa apresentaram reações como desmaio, náuseas, rubor, febre e exantema.

Teratogênico
Capacidade de produzir malformações em estágios definidos do desenvolvimento fetal

Do mesmo modo que os outros azóis, o voriconazol também apresenta interações medicamentosas significantes em razão do envolvimento das enzimas do citocromo P450.

O voriconazol inibe a atividade da CYP2C19, da CYP2C9 e da CYP3A4. Seguem alguns exemplos, mas, novamente, é importante que o leitor consulte literatura adicional em caso de dúvidas.

F•F Farmacologia em Foco

Interações medicamentosas com o itraconazol

Deve-se ter cautela na administração concomitante de itraconazol com bloqueadores dos canais de cálcio em razão do aumento do risco de insuficiência cardíaca congestiva, além das interações envolvendo as enzimas do citocromo P450. Dofetilida, quinidina, terfenadina, entre outros, são contraindicados com intraconazol, uma vez que a administração concomitante pode resultar no aumento das concentrações plasmáticas dos fármacos e levar ao prolongamento do intervalo QT e a ocorrências de *torsade de pointes*. Outras associações que exigem cautela e podem ser contraindicadas são aquelas com estatinas (atorvastatina, rosuvastatina e sinvastatina), alcaloides derivados do ergot, anticoagulantes orais, inibidores da protease do HIV (ritonavir, indinavir e saquinavir), certos agentes antineoplásicos (alcaloides da vinca, bussulfano, docetaxel e trimetrexato), agentes imunossupressores (ciclosporina, tacrolimo, rapamicina, também conhecida como sirolimo), glicocorticoides (budesonida, dexametasona e metilprednisolona), alprazolam, triazolam, midazolam, disopiramida, carbamazepina, buspirona, digoxina, entre outros.

> **F·F Farmacologia em Foco**
>
> **Interações medicamentosas com o voriconazol**
>
> A coadministração de rifampicina, rifabutina, ritonavir, efavirenz e fenitoína pode induzir o metabolismo do voriconazol. Outros fármacos podem sofrer acúmulo quando administrados em associação ao voriconazol, dentre os quais, ciclosporina, anticoagulantes orais, sirolimus, fenitoína, efavirenz, rifabutina, metadona e omeprazol. A administração concomitante de voriconazol com fármacos que podem prolongar o intervalo QT é contraindicada, e entre estes podemos citar terfenadina, astemizol e quinidina. Outros fármacos como alcaloides do ergot, alcaloides da vinca, benzodiazepínicos, opioides de ação curta, estatinas, sulfoniloreias e anti-inflamatórios não esteroidais também não devem ser administrados em associação com voriconazol em razão de possíveis interações medicamentosas.

Usos clínicos

Os azóis têm espectro de ação que inclui espécies de *Candida*, *Cryptococcus neofarmans*, dermatófitos e micoses endêmicas como blastomicose, coccidioidomicose, paracoccidioidomicose e histoplasmose. O itraconazol e o voriconazol também têm ação contra *Aspergillus*. Além disso, tem sido descrita a ação do intraconazol na esporotricose. Os azóis também têm ação contra *Pseudallescheria boydii*, um fungo intrinsecamente resistente à anfotericina B.

Griseofulvina

Mecanismo de ação

A griseofulvina inibe a mitose do fungo por meio do rompimento do fuso mitótico, produzindo células multinucleadas.

Farmacocinética

Após administração oral, a griseofulvina atinge concentrações plasmáticas em torno de 4 h e é detectada no extrato córneo em torno de 4 a 8 h. A absorção do antifúngico melhora na presença de alimentos gordurosos e pode ser reduzida se associada a barbitúricos. As taxas de dissolução e desagregação limitam a biodisponibilidade da griseofulvina; portanto, atualmente foi desenvolvida uma formulação em pó de dimensões ultramicroscópicas, a griseofulvina ultrafina, em uma tentativa de melhorar a absorção do fármaco. A meia-vida da griseofulvina é de cerca de 1 dia e, após 5 dias, é possível detectar 50% da dose administrada na urina, principalmente na forma de metabólitos. A griseofulvina deposita-se nas células precursoras da queratina da pele, dos cabelos e das unhas, tornando a queratina resistente à invasão fúngica. À medida que a queratina infectada é liberada, ela é substituída por tecido saudável. Assim, cabelos ou unhas em crescimento recente são os primeiros a ficar livres da infecção.

Reações adversas e interações medicamentosas

Um dos efeitos descritos com uso da griseofulvina é cefaleia, com incidência de 15%, mas que desaparece com a continuação do tratamento. Tontura e fadiga também são descritos. Alterações no trato gastrintestinal, como náuseas, vômitos, diarreia, flatulência, ressecamento da boca e estomatite, também são efeitos relatados que desaparecem com a continuação do tratamento. Alterações hematológicas como granulocitopenia e leucopenia podem ocorrer, mas também tendem a desaparecer com o tratamento contínuo. Reações de urticária, exantema, eritema multiforme e fotossensibilidade foram notadas em alguns casos. Ocorrências de hepatotoxicidade e albuminúria também foram observadas.

Pode ocorrer aumento dos efeitos do álcool com o uso concomitante de griseofulvina.

Estomatite
Inflamação da mucosa oral produzida por infecção viral, bacteriana, micótica ou por doença autoimune

Eritema multiforme
Condição cutânea aguda, autolimitada e, às vezes, recorrente; tipo IV de reação de hipersensibilidade, caracterizada por erupções de máculas, pápulas, nódulos, vesículas ou bolhas

A indução da atividade de enzimas do citocromo P450 pela griseofulvina pode levar a interações medicamentosas. Alguns exemplos são o aumento do metabolismo de varfarina e a redução da eficácia de anticoncepcionais orais. Além disso, a griseofulvina não é indicada na gravidez e é recomendado às mulheres não engravidar até 1 mês após o término do tratamento.

Usos clínicos

As dermatofitoses induzidas por *Microsporum*, *Tricophyton* ou *Epidermophyton* podem ser tratadas com griseofulvina. O tratamento deve ser mantido até que o tecido infectado seja substituído por tecido saudável, o que pode levar 1 mês para as dermatofitoses do couro cabeludo e dos cabelos, 6 a 9 meses para as unhas das mãos e 1 ano para as unhas dos pés. Em micoses subcutâneas ou profundas, a griseofulvina não é eficaz.

Terbinafina

Mecanismo de ação

A terbinafina inibe uma enzima fúngica conhecida como esqualeno epoxidase (Figura 6.13). Essa inibição interfere na síntese de ergosterol, provocando a desorganização da membrana celular.

Farmacocinética

A terbinafina é bem absorvida após administração oral, mas sua biodisponibilidade é estimada em torno de 40% em razão do metabolismo de primeira passagem. O fármaco liga-se extensivamente às proteínas plasmáticas (99%) e se deposita na pele, nas unhas e na gordura. A meia-vida inicial é de 12 h, mas pode alcançar 200 a 400 h no estado de equilíbrio dinâmico. O metabolismo é hepático e a terbinafina pode ser encontrada no plasma 4 a 8 semanas após terapia prolongada. É contraindicado o uso de terbinafina em pacientes com uremia ou na insuficiência hepática, em razão de possíveis alterações nas concentrações plasmáticas do antifúngico. A terbinafina também está disponível em formulações para uso tópico, como cremes, spray ou gel.

Reações adversas e interações medicamentosas

A terbinafina é bem tolerada, podendo ocorrer desconforto gastrintestinal, cefaleia ou exantema. Hepatotoxicidade, neutropenia, síndrome de Stevens-Johnson ou necrólise epidérmica tóxica também são reações descritas, mas são raras. O uso da terbinafina na gravidez requer cautela (categoria B).

A rifampicina pode diminuir as concentrações plasmáticas de terbinafina, ao passo que a cimetidina pode aumentar.

A terbinafina pode aumentar o efeito ou a concentração plasmática de fármacos metabolizados pela CYP2D6.

Usos clínicos

A terbinafina oral é utilizada no tratamento de onicomicoses e dermatofitoses como tinea corporis, tinea cruris e tinea pedis, causadas por *Trychophyton*, *Microsporum* e *Epidermophyton*. Entretanto, o uso oral de terbinafina não é eficaz na pitiríase versicolor. Já a terbinafina tópica pode ser empregada nas dermatofitoses citadas e na pitiríase versicolor. Embora possa ser empregada também nas infecções cutâneas induzidas por fungos do gênero *Candida*, a terbinafina parece ser menos ativa.

Caspofungina

Mecanismo de ação

A caspofungina inibe a síntese do β(1,3)-D-glicana, um componente essencial da parede celular de fungos filamentosos e leveduras, que não faz parte das células dos mamíferos (Figura 6.14).

Dermatofitoses
São doenças micóticas da pele, cabelo e unhas induzidas por fungos denominados dermatófitos, como *Microsporum*, *Tricophyton* ou *Epidermophyton*

Necrólise epidérmica tóxica
Caracteriza-se por bolhas flácidas e eritemas. A pele adquire a aparência de ter sido queimada, podendo resultar de reação tóxica a fármacos

Onicomicose
Micose (tinea) ou infecção fúngica que compromete as unhas

Tinea
Infecção cutânea superficial fúngica (dermatofitoses), cujo tipo está relacionado com o agente causador e o local da infecção. Assim, a tinea pedis significa que a lesão ou micose está nos pés; na tinea cruris, a lesão é inguinal; e na tinea corporis as lesões localizam-se, principalmente, no pescoço, nos braços e na face

Pitiríase versicolor
Dermatofitose provocada pelo fungo *Malassezia furfur*, caracterizada por máculas escamosas

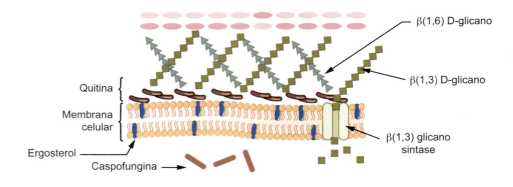

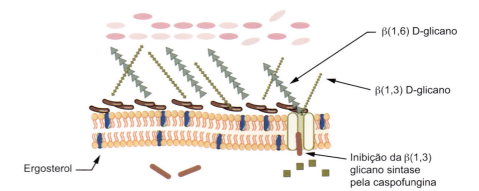

Figura 6.14 Mecanismo de ação da caspofungina. Adaptada de www.doctorfungus.org. Acessada em março de 2014.

Farmacocinética

A caspofungina é administrada pela via intravenosa e apresenta meia-vida de 9 a 11 h. O metabolismo ocorre, principalmente, por hidrólise e *N*-acetilação, e os metabólitos são excretados na urina e nas fezes. Aproximadamente 97% da caspofungina circulante estão ligados à albumina. Quantidades insignificantes do antifúngico inalterado são excretadas na urina, não havendo necessidade de ajuste de dose na insuficiência renal.

Reações adversas e interações medicamentosas

Durante a infusão com caspofungina, podem ocorrer reações de hipersensibilidade, como *rash*, prurido, vermelhidão, edema facial e flebite no local. Reações como calafrio, febre, cefaleia, edema periférico, insônia e elevação da creatinina também são descritas. Também foram observados distúrbios do trato gastrintestinal, como náuseas, vômito, diarreia e dor abdominal. Outros efeitos adversos como anemia, eosinofilia, neutropenia, parestesias, mialgias, proteinúria e hematúria também podem ocorrer.

A administração concomitante de caspofungina com ciclosporina pode aumentar a biodisponibilidade da primeira. Esse efeito parece ocorrer por redução da captação hepática de caspofungina. Outro efeito observado com essa associação é um aumento transitório das aminotransferases, enzimas relacionadas com a função hepática.

Usos clínicos

A caspofungina pode ser usada em pacientes com aspergilose invasiva que não respondem ou não toleram outros fármacos aprovados, como a anfotericina B ou o voriconazol. Na candidíase esofágica ou profundamente invasiva, a caspofungina também pode ser usada. Não há resistência cruzada com o fluconazol; portanto, é de se esperar que a caspofungina possa substituir o fluconazol em casos nos quais este não tinha sido eficaz. A caspofungina também foi aprovada para o tratamento de pacientes neutropênicos e febris, com suspeita de infecções fúngicas.

Ciclopirox

O ciclopirox olamina é um antifúngico sintético de amplo espectro que parece inibir a síntese ou captação de precursores da membrana da célula fúngica. Comercializado na forma de solução, creme dermatológico, vaginal e esmalte, seu uso é tópico. Após a aplicação, menos de 1,5% atinge a circulação sistêmica. A meia-vida do antifúngico é em torno de 1,7 h, não havendo acúmulo sistêmico do fármaco. Há relatos de reações de hipersensibilidade, como irritação, vermelhidão, dor, queimação e coceira no local da aplicação. O ciclopirox é usado em: onicomicoses e dermatofitoses, como tinea pedis, tinea cruris, tinea corporis e em razão de *Trichophyton rubrum*, *Trichophyton mentagrophytes*, *Epidermophyton floccosum* e *Microsporum canis*; candidíase por *Candida albicans* e pitiríase versicolor por *Malassezia furfur*.

Nistatina

A nistatina assemelha-se estruturalmente à anfotericina B e tem o mesmo mecanismo de ação (Figura 6.12). Assim, ela se liga aos esteroides existentes na membrana celular dos fungos suscetíveis, alterando a permeabilidade pela formação de poros na membrana celular. Esses poros possibitam o extravasamento de íons e as macromoléculas intracelulares, levando à morte celular. A nistatina é eficaz apenas para a candidíase, e seu uso é tópico ou local. Por isso, ela é comercializada em preparações cutânea, vaginal ou oral.

> A administração oral de nistatina é por meio de drágeas, pastilhas ou suspensão, com efeito local, já que ela não é absorvida pelo trato gastrintestinal.

Assim, no caso da suspensão, os pacientes devem ser orientados a fazer bochechos e depois deglutir o medicamento. Dessa forma, o antifúngico alcança a mucosa infectada na parte posterior da faringe e do esôfago. A drágea é usada para tratar a candidíase gastrintestinal da membrana não esofágica, e as pastilhas são úteis para candidíase oral. As preparações tópicas incluem pomadas e cremes vaginais. A nistatina também está disponível associada à neomicina e a corticosteroides, principalmente na forma de pomadas ou creme vaginal. A nistatina é geralmente bem tolerada; entretanto, grandes doses orais podem provocar distúrbios gastrintestinais como diarreia, náuseas e vômitos. Raramente ocorrem erupções cutâneas e urticária. Há relatos de síndrome de Stevens-Johnson, mas também são raros.

Tolnaftato

O tolnaftato é um antifúngico sintético, cujo mecanismo de ação é semelhante ao da terbinafina, ou seja, inibição da enzima esqualeno epoxidase, responsável pela síntese do ergosterol de membrana da célula fúngica. O antifúngico é eficaz em micoses cutâneas ou dermatofitoses, como as induzidas por *Trichophyton rubrum*, *Trichophyton mentagrophytes*, *Epidermophyton floccosum*, *Microsporum canis* e *Malassezia furfur*, entre outros. É ineficaz, porém, para *Candida*. O tolnaftato está disponível comercialmente em associação a betametasona, gentamicina e clioquinol na forma de pomada ou creme.

> O clioquinol, ou viofórmio, é uma 8-hidroquinolona com ação amebicida. Quando aplicado topicamente, tem ação bacteriana e antifúngica limitada.

Butenafina

A butenafina é um antifúngico cujo mecanismo de ação também é a inibição da enzima esqualeno epoxidase, responsável pela síntese de ergosterol da membrana plasmática fúngica. As reações adversas mais relatadas com o uso tópico de butenafina foram dermatite de contato, eritema, irritação e prurido. As mães em aleitamento devem evitar a aplicação de butenafina nas mamas. Embora seu uso seja tópico na forma de creme, é considerada categoria B para a gravidez segundo a Food and Drug Administration (FDA). A butenafina é indicada para micoses superficiais da pele ou dermatofitoses, como pitiríase versicolor, tinea pedis, tinea corporis e tinea cruris, induzidas por microrganismos como *Trichophyton rubrum*, *Trichophyton mentagrophytes*, *Trichophyton tonsuras*, *Epidermophyton floccosum* e *Malassezia furfur*.

Antivirais

Introdução

Vírus é um agente infeccioso formado por material genômico envolto por uma camada proteica denominada capsídio. Em alguns vírus, o capsídio é circundado por uma membrana fosfolipídica denominada envelope. Para se reproduzir, o vírus utiliza os mecanismos de replicação gênica e de síntese proteica da célula do hospedeiro (Tabela 6.4). Isso dificulta o desenvolvimento de novos fármacos antivirais, já que, para inibir o processo de replicação viral, é necessário alterar todo o mecanismo metabólico da célula do hospedeiro, o que provoca reações adversas inaceitáveis. Por outro lado, os vírus codificam proteínas que diferem das proteínas da célula hospedeira. Essas proteínas virais são, em grande parte, enzimas envolvidas na síntese do DNA ou do RNA viral (polimerases ou transcriptase), ou no processamento viral (proteases). Como consequência, a inibição dessas enzimas tem sido o grande foco dos agentes antivirais.

> Alguns vírus, entre eles o HIV, inserem cópia de seu material genético em cromossomos dos hospedeiros, ficando em latência viral. Isso possibilita o reaparecimento de doenças clínicas sem a reexposição ao vírus.

F-F Farmacologia em Foco

Etapas do processo de replicação viral

Para a melhor compreensão sobre o mecanismo de ação dos fármacos antivirais, é essencial relembrar as etapas do processo de replicação viral: (1) fixação do vírus à célula hospedeira; (2) entrada do vírus pela membrana celular do hospedeiro; (3) desnudamento do ácido nucleico viral; (4) síntese de RNA ou de DNA; (5) síntese de proteínas; (6) modificações pós-tradução; (7) montagem de partículas virais; (8) maturação de partículas virais; (9) liberação do vírus da célula para o líquido extracelular. Os agentes antivirais podem atuar potencialmente em qualquer uma dessas etapas.

Tabela 6.4 Estágios de replicação viral e possíveis modulações farmacológicas.

Estágio da replicação	Mecanismo	Classe de fármacos
Fixação	Proteínas da superfície do vírus se ligam de forma específica aos receptores da célula hospedeira	Anticorpos antirreceptores da célula hospedeira
Entrada	O vírus atravessa a membrana da célula hospedeira	Inibidores das proteínas de fusão
Desnudamento	Ocorre o rompimento do envelope e do capsídio, disponibilizando o ácido nucleico para a replicação	Bloqueadores de canais iônicos, estabilizadores dos capsídios
Replicação	Suprimento de ribonucleosídios trifosfatos para os vírus de RNA e desoxirribonucleosídios trifosfato para os vírus de DNA	Inibidores da DNA-polimerase, RNA-polimerase, transcriptase reversa, helicase ou primase viral
Tradução	Síntese de proteínas virais precoces (em geral, enzimas) e proteínas virais tardias (em geral, proteínas estruturais)	Inibidores das proteínas reguladoras
Montagem	Proteínas virais organizam-se com o genoma viral dentro da célula do hospedeiro	Interferonas, inibidores das proteínas de montagem
Maturação	Clivagem proteolítica, glicosilação	Inibidores da protease
Liberação	Brotamento ou lise celular	Inibidores da neuraminidase

> No caso do HIV, ocorre uma etapa adicional logo após a replicação, conhecida como integração. Nessa fase, o genoma viral é incorporado ao genoma do hospedeiro por meio da ação de enzimas integrases.

Fármacos que atuam na inibição da fixação e na entrada viral

O único agente antiviral aprovado pela Anvisa que utiliza esse mecanismo é a enfuvirtida (anteriormente denominada T-20), um peptídio anti-HIV sintético de 36 aminoácidos que inibe a entrada do vírus.

Mecanismo de ação

Inicialmente, o HIV aproxima-se das células pela interação da gp120 com os receptores CD4 dos linfócitos T ou CCR5 das quimiocininas. Essa interação promove uma alteração na conformação da gp41, expondo um segmento ativo de fusão composto por dois segmentos de repetição heptada. Logo em seguida, esses dois componentes se fundem, ocorrendo um novo dobramento da gp41. Esse novo dobramento promove a fusão da membrana do HIV com a membrana celular. A enfuvirtida é semelhante estruturalmente a um dos segmentos de repetição heptada. Assim, ela se interpõe e inibe a fusão desses segmentos, impedindo o novo dobramento da gp41e a fusão da membrana do HIV com a membrana celular (Figura 6.15).

A gp41 do HIV-1 é diferente da gp41 do HIV-2. A enfuvirtida se assemelha estruturalmente com a gp41 do HIV-1; portanto, não é ativa contra o HIV-2.

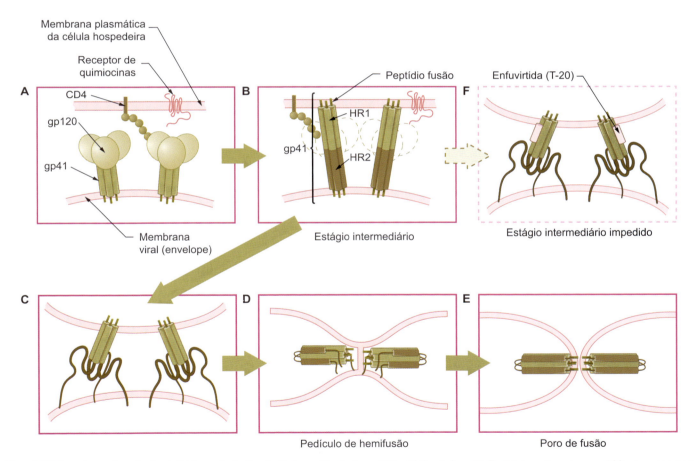

Figura 6.15 Mecanismo de ação dos inibidores de fusão. **A.** Cada molécula de gp120 está ligada à gp41. **B.** A interação entre a gp120 e seu receptor CD4 altera a conformação da gp41, expondo o peptídio de fusão (formado pelas porções HR1 e HR2). Após a exposição, o peptídio é inserido na membrana da célula hospedeira. **C.** Ocorre nova alteração na conformação da gp41, com o desdobramento e redobramento das porções HR2. **D.** O redobramento completo promove uma fusão entre a membrana viral e a da célula hospedeira. **E.** O processo de fusão cria um poro pelo qual o vírus penetra na célula hospedeira. **F.** A enfuvirtida, por ser um peptídio sintético similar a HR2, impede a interação entre HR1 e HR2 (seta tracejada). Adaptada de GOLAN, D.E. *Princípios de farmacologia: a base fisiopatológica da farmacoterapia.* 2. ed. Rio de Janeiro: Guanabara Koogan, 2009.

Mecanismo de resistência viral

O mecanismo de resistência viral está associado às mutações específicas nos locais de ligação da gp41 com a enfuvirtida. Substituições de um único aminoácido promovem resistência *in vitro*. No entanto, a resistência clínica geralmente está associada às alterações de mais que dois aminoácidos. Além disso, não existem relatos de resistência cruzada com outras classes de agentes antirretrovirais.

Farmacocinética

Como a enfuvirtida é um peptídio, deve ser administrada por via subcutânea. O local de injeção não afeta significativamente a sua farmacocinética. O fármaco apresenta alta taxa de ligação às proteínas plasmáticas (sobretudo à albumina) e seu metabolismo se dá por hidrólise proteolítica, sem a participação da CYP450. Sua baixa meia-vida de eliminação resulta na necessidade de duas injeções diárias de enfuvirtida.

Reações adversas e interações medicamentosas

São comuns reações no local da injeção, tais como dor, eritema, endurecimento e formação de nódulos ou cistos. Podem ocorrer sintomas similares aos da gripe, efeitos gastrintestinais e de origem central, como cefaleia, tonturas e alterações do humor.

Eritema
Reação cutânea caracterizada por vermelhidão em decorrência de vasodilatação capilar. Em geral, resulta de um processo de inflamação local

Usos clínicos

A enfuvirtida é aprovada somente para uso em adultos que apresentam falha aos outros esquemas de associação entre antirretrovirais. A resposta ao tratamento é mais evidente em pacientes nos quais a enfuvirtida é associada a pelo menos dois outros agentes antirretrovirais ativos.

Fármacos que inibem o desnudamento viral

Amantadina e arimantadina são inibidores do desnudamento viral, com ação exclusiva para o vírus da *influenza* A (não atuam nos vírus da *influenza* B ou C).

Mecanismo de ação

O vírus da *influenza* penetra na célula por um processo de endocitose mediado por internalização de receptores específicos. Em princípio, ocorre a acidificação dos endossomos, via ativação de bomba de prótons endossômicas. Isso promove mudança na conformação da proteína do envelope viral (hemaglutinina), tornando possível a fusão do envelope viral com a membrana do endossomo. A seguir, ocorre influxo de prótons por um canal de prótons contido no envelope viral, denominado M2. O influxo de prótons, por sua vez, desconecta a proteína de matriz das ribonucleoproteínas dos endossomos, possibilitando o desnudamento viral no interior da célula hospedeira. A amantadina e a rimantadina inibem o influxo de prótons pelo canal M2 (provavelmente por oclusão física do canal) e, portanto, a dissociação entre o envelope viral e a membrana endossômica (Figura 6.16).

Endossomos
Organelas localizadas entre o complexo de Golgi e a membrana celular. São responsáveis pelo transporte e digestão de partículas captadas por endocitose

Para algumas cepas, a amantadina e a rimantadina também alteram o processo de montagem viral, provavelmente por alterações no processamento da hemaglutinina.

Mecanismo de resistência viral

A resistência do vírus *influenza* a esses agentes envolve alterações em um único nucleotídio, por meio de substituições de aminoácidos na região transmembrana do canal M2. Além disso, a amantadina e a rimantadina compartilham sensibilidade e resistência cruzadas.

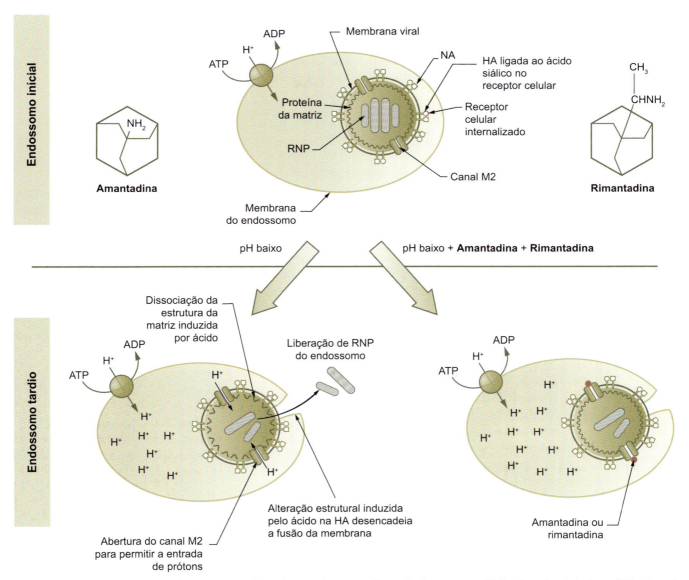

Figura 6.16 Desnudamento do vírus *influenza* e mecanismo de ação da amantadina e da rimantadina. ADP: adenosina difosfato, ATP: adenosina trifosfato, HA: hemaglutinina, NA: neuraminidase. RNP: partícula de ribonucleoproteína do vírus. Adaptada de GOLAN, D.E. *Princípios de farmacologia: a base fisiopatológica da farmacoterapia*. 2. ed. Rio de Janeiro: Guanabara Koogan, 2009.

Farmacocinética

As características farmacocinéticas da amantadina e da rimantadina estão apresentadas na Tabela 6.5. Grande parte da amantadina é eliminada em sua forma inalterada por excreção renal. Assim, sua eliminação é altamente dependente da função dos rins, mais especificamente dos processos de filtração glomerular e secreção tubular. Isso faz com que a meia-vida de eliminação da amantadina aumente até 2 vezes em indivíduos idosos e ainda mais em indivíduos com comprometimento renal. Nesse caso, faz-se necessário o ajuste da dose de amantadina. Por outro lado, como a rimantadina é extensamente metabolizada por hidroxilação, conjugação e glicuronidação, grande parte do fármaco é eliminada pela urina sob a forma de metabólitos inativos.

Reações adversas e interações medicamentosas

As reações adversas são muito mais comuns com amantadina que com rimantadina. Pode ocorrer desconforto gastrintestinal e sintomas relacionados com o SNC, como nervosismo, tontura, dificuldade de concentração, insônia, anorexia, náuseas e tontura. Esses efeitos são

Tabela 6.5 Características farmacocinéticas dos inibidores do desnudamento viral.

Características	Amantadina	Rimantadina
Biodisponibilidade oral (%)	> 90	> 90
Meia-vida de eliminação (h)	12 a 18	24 a 36
Ligação às proteínas plasmáticas (%)	67	40
Metabolismo (%)	< 10	75
Excreção renal (% do fármaco original)	> 90	25

decorrentes do bloqueio de canais iônicos presentes na célula hospedeira e mais evidentes durante a primeira semana de tratamento, já que tendem a diminuir com o tempo. Além disso, a ação anticolinérgica da amantadina é responsável por constipação intestinal, retenção urinária, arritmias cardíacas, dilatação pupilar e psicoses.

Psicose
Estado psíquico no qual se verifica, em graus variados, a perda de contato com a realidade

Usos clínicos

Tanto a amantadina quanto a rimantadina são eficazes na prevenção e no tratamento das infecções pelo vírus da *influenza* A. A rimantadina é utilizada como agente profilático sazonal em pacientes de alto risco, principalmente quando a vacina anti-*influenza* não pode ser administrada ou é ineficaz devido ao comprometimento da imunidade.

Fármacos que inibem a replicação viral

Essa classe é sem dúvida a que compreende a maior parte dos agentes antivirais. Esses fármacos inibem a DNA polimerase ou a transcriptase reversa, enzimas cruciais para o processo de replicação viral. Eles são divididos em dois grandes subgrupos: os análogos nucleosídios e os inibidores não nucleosídios.

Análogos nucleosídios e nucleotídios

Mecanismo de ação

Os análogos nucleosídios e nucleotídios precisam entrar na célula hospedeira e sofrer seguidas fosforilações para se transformarem em substratos sintéticos de enzimas envolvidas no processo de replicação. Em sua forma trifosforada, esses agentes bloqueiam a replicação do genoma viral ao inibir competitivamente a incorporação do nucleotídio nativo da célula hospedeira e interromper o alongamento do DNA pró-viral. O primeiro processo de fosforilação se dá por quinases do próprio vírus (exceto para a zidovudina). Assim, o fármaco é seletivamente ativado e seu metabólito ativo (forma trifosforada) só se acumula nas células infectadas.

Mecanismo de resistência viral

O mecanismo de resistência viral envolve a mutação nos códons da DNA polimerase ou transcriptase reversa. Os códons que são modificados variam de fármaco para fármaco. Pode ocorrer resistência cruzada entre fármacos de estrutura química similares. Por exemplo, entre os inibidores nucleosídios anti-HIV, existe resistência cruzada entre a zidovudina e a estavudina (ambos análogos de timidina) e entre zalcitabina, lamivudina e entricitabina (todos análogos da citosina).

Códons
Sequência de três bases nitrogenadas de RNA mensageiro que codificam determinado aminoácido ou que indicam o ponto de início ou fim de transcrição da cadeia de RNA mensageiro

Farmacocinética

A Tabela 6.6 apresenta algumas características farmacocinéticas dos inibidores nucleotídios e do nucleosídio anti-HIV. Esses agentes são geralmente eliminados por excreção renal, embora alguns possam ser depurados por glicuronização hepática. A maioria tem meia-vida curta; no entanto, seus tipos trifosforados são eliminados mais lentamente.

Tabela 6.6 Aspectos farmacocinéticos dos inibidores nucleotídios e nucleosídios da transcriptase reversa.

Fármaco	Biodisponibilidade oral (%)	Refeições e ASC	Meia-vida de eliminação (h)	Meia-vida de eliminação metabolismo ativo (h)	Ligação às proteínas plasmáticas (%)	Metabolismo (%)	Excreção renal do fármaco original (%)
Zidovudina	64	↓ 24% (gordura)	1	3 a 4	20 a 38	60 a 80 (glicuronidação)	14
Lamivudina	86	–	5 a 7	12 a 18	< 35	< 36	71
Estavudina	86	–	1,1 a 1,4	3,5	< 5	ND	39
Didanosina	42	↓ 55% (acidez)	1,5	25 a 40	< 5	50 (metabolismo da purina)	18 a 36
Abacavir	83	–	0,8 a 1,5	21	50	> 80 (desidrogenação e glicuronidação)	< 5
Zalcitabina	88	↓ 14%	1 a 2	2 a 3	< 5	20	60 a 80
Tenofovir	25	↑ 40% (gordura)	14 a 17	10 a 50	< 8	ND	70 a 80
Entricitabina	93	–	10	39	< 4	13	86

ND: não determinado, ASC: área sob a curva.

Reações adversas e interações medicamentosas

Quanto mais eficiente for a fosforilação do análogo nucleosídio pelas enzimas celulares, e quanto mais potentes forem os tipos fosforilados contra as enzimas celulares, mais tóxico será o análogo nucleosídio. Assim, a seletividade depende do quanto as enzimas virais são mais eficazes que as enzimas da célula do hospedeiro na fosforilação desses agentes.

Outro fator importante para a seletividade diz respeito a quanto da inibição da síntese de material genômico viral transcorre com inibição das funções celulares do hospedeiro. Assim, os efeitos colaterais são variáveis de fármaco para fármaco.

Os efeitos colaterais característicos da classe são decorrentes da toxicidade da forma trifosfatada sobre a atividade mitocondrial celular, já que elas inibem em certo grau a DNA gamapolimerase mitocondrial. Como consequência, pode ocorrer anemia, granulocitopenia, miopatia, neuropatia periférica e pancreatite.

Miopatia
Afecção do sistema muscular que pode ser de origem inflamatória ou medicamentosa. Em alguns casos, ocorre processo degenerativo das fibras musculares

Usos clínicos

Os análogos nucleosídios e nucleotídios são utilizados nas infecções por herpes-vírus simples, varicela-zóster, HIV e hepadnavírus (vírus da hepatite B).

Inibidores não nucleosídios

Os análogos não nucleosídios são compostos quimicamente diversos que se ligam em locais próximos ao sítio catalítico da DNA polimerase ou transcriptase reversa. Uma vez que esses locais diferem dos utilizados pelos análogos nucleosídios e nucleotídios, a associação entre essas classes é extremamente eficaz do ponto de vista terapêutico, resultando em uma supressão enzimática acentuada.

Mecanismo de ação

Ao contrário dos análogos nucleosídios e nucleotídios, esses agentes não competem com os nucleosídios nativos e também não necessitam de fosforilação intracelular para serem ativados. Em vez disso, a ligação dos análogos não nucleosídios ao sítio enzimático altera a conformação tridimensional da enzima, inativando-a (Figura 6.17).

Como o sítio de ligação é específico para determinado local da enzima, os análogos não nucleosídios anti-HIV impedem a replicação somente do HIV-1 (não têm ação sobre o HIV-2).

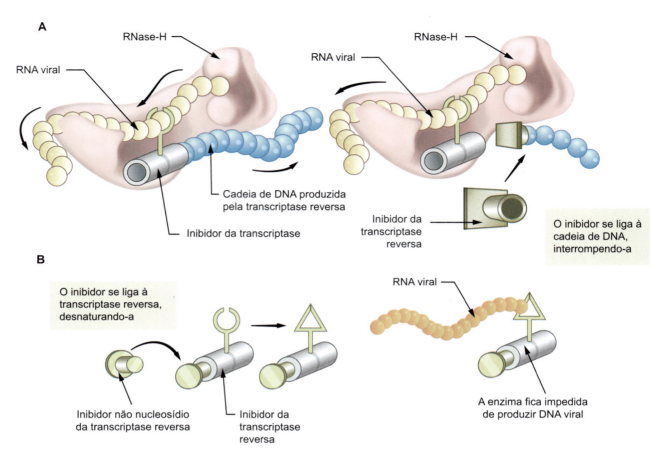

Figura 6.17 Mecanismos de ação dos inibidores da transcriptase reversa. A. Inibidores nucleosídios e nucleotídios. B. Inibidores não nucleosídios. Adaptada de RICHMAN, D.D. Review article HIV chemotherapy. *Nature*. 2001; 410:995-1001. DOI 10.1038/35073673.

Mecanismo de resistência viral

Esses agentes são mais suscetíveis a resistência, visto que a alteração em um único aminoácido no sítio de ligação à enzima torna o vírus resistente. Além disso, depois de instaurada, a resistência se estende a todos os fármacos da classe. Assim, não é aconselhada a troca por fármacos da mesma classe.

Farmacocinética

A Tabela 6.7 mostra as características farmacocinéticas dos três principais anti-HIV análogos não nucleosídios e nucleotídios.

Reações adversas e interações medicamentosas

Exantema cutâneo, principalmente no início do tratamento, e intolerância gastrintestinal são algumas reações adversas. Embora não seja tão comum, é possível a ocorrência de lipodistrofia. O efavirenz (anti-HIV) pode promover efeitos colaterais relacionados com o SNC, como: tontura, cefaleia, confusão, agitação, euforia, delírios, depressão, distúrbios do sono (pesadelos, insônia ou sonolência) e amnésia.

Lipodistrofia
Alteração na distribuição de gordura pelo corpo. Em geral, cursa com perda de gordura nos membros e na face em detrimento ao acúmulo de gordura no abdome, pescoço e tórax

■ **Tabela 6.7** Aspectos farmacocinéticos dos inibidores não nucleosídios da transcriptase reversa.

Fármaco	Biodisponibilidade oral (%)	Refeições e ASC	Meia-vida de eliminação (h)	Ligação às proteínas plasmáticas (%)	Metabolismo	Excreção renal do fármaco original (%)	Autoindução do metabolismo	Inibição da CYP3A
Nevirapina	90 a 93	–	25 a 30	60	CYP3A4>CYP2B6	< 3	Sim	Não
Efavirenz	50	↑ 17 a 22%	40 a 55	99	CYP2B6>CYP3A4	< 3	Sim	Sim
Delaverdina	85	–	2 a 11	98	CYP3A4	< 5	Não	Sim

ASC: área sob a curva.

São indutores, substratos ou inibidores, em graus variados, das enzimas hepáticas do citocromo P450. Como consequência, esses agentes estão associados a interações medicamentosas com outros fármacos.

Usos clínicos

Em geral, são utilizados nas infecções pelo HIV. Embora esses agentes sejam potentes e efetivos, devem ser combinados com pelo menos dois outros fármacos ativos para evitar o desenvolvimento de resistência. O forscanet, um inibidor não nucleosídio da transcriptase reversa, é útil em infecções por herpes-vírus e citomegalovírus, quando a terapia com aciclovir ou ganciclovir não é bem-sucedida.

Inibidores da maturação

Nas infecções pelo HIV e outras infecções virais, o RNA mensageiro que foi transcrito do pró-vírus é traduzido em duas poliproteínas inertes do ponto de vista bioquímico. Elas precisam ser clivadas em proteínas para que o vírus torne-se maduro e infeccioso. Os inibidores da protease são agentes anti-HIV que inibem esse processo de maturação.

Mecanismo de ação

Os inibidores da protease do HIV são agentes semelhantes a peptídios, que inibem competitivamente a ação da protease viral. Esses fármacos impedem a clivagem proteolítica das poliproteínas gap e pol do HIV. Sem a clivagem dessas poliproteínas, não são formadas proteínas estruturais e enzimáticas (transcriptase reversa, protease e integrase) essenciais para que a partícula viral do HIV se transforme em forma infecciosa madura. Assim, as partículas virais continuam sofrendo brotamento a partir das células infectadas. No entanto, essas partículas são imaturas e não infecciosas (Figura 6.18).

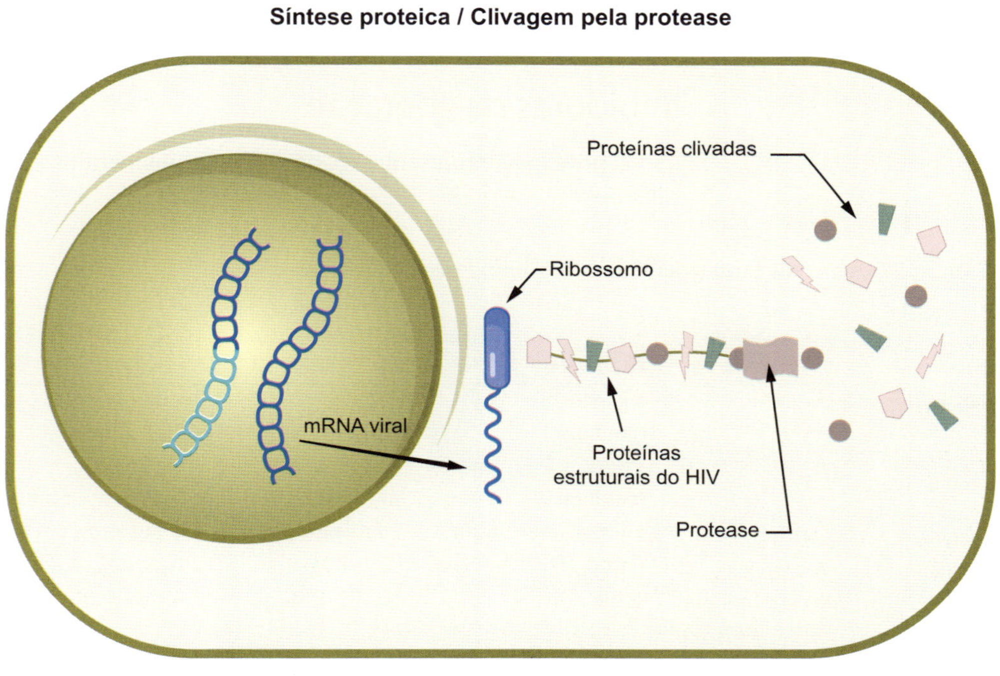

Síntese proteica / Clivagem pela protease

Figura 6.18 Mecanismo de ação dos inibidores da protease. Adaptada de www.thebody.com/content/art14193.htm. Acessada em março de 2014.

Mecanismo de resistência viral

A velocidade com que ocorre a resistência é intermediária entre as dos análogos nucleosídios e dos inibidores não nucleosídios da transcriptase reversa. Mutações de resistências iniciais no local ativo da enzima em geral não apresentam repercussões clínicas. No entanto, essas mutações são seguidas por mutações secundárias frequentemente distantes do local ativo da enzima. Embora a resistência cruzada a todos os inibidores da protease não seja comum, o acúmulo de mutações secundárias prejudica a duração da resposta do novo inibidor de protease introduzido no esquema terapêutico.

Farmacocinética

A depuração dos inibidores da protease ocorre principalmente por metabolismo oxidativo hepático. Em relação à biodisponibilidade, vale ressaltar que eles não conseguem ultrapassar de forma eficiente a barreira hematencefálica. Os principais parâmetros farmacocinéticos dos diferentes inibidores da protease encontram-se na Tabela 6.8.

Reações adversas e interações medicamentosas

Os inibidores de protease provocam lipodistrofia, dislipidemias e intolerância insulínica. Embora comuns, os efeitos relacionados com o trato gastrintestinal (como dispepsia, náuseas, vômito e diarreia) tendem a diminuir de intensidade após algumas semanas de tratamento. Esses agentes também apresentam grande potencial de interação medicamentosa, já que alteram as izoenzimas hepáticas CYP3A4 e glicuronil S-transferase.

> Em muitos casos, a interação medicamentosa proporciona benefícios terapêuticos. O ritonavir inibe o metabolismo de primeira passagem e a depuração sistêmica de outros inibidores da protease, melhorando suas biodisponibilidades por via oral.

Usos clínicos

Quando associados a outros agentes anti-HIV, os inibidores da protease produzem supressão agressiva e de longo prazo da viremia, bem como da progressão da doença. Em decorrência de sua potência antirretroviral e seu perfil favorável de resistência, os inibidores de protease são componentes comuns nos esquemas de tratamento de pacientes "não virgens" de tratamento.

Inibidores da liberação

Os principais representantes dessa classe incluem os agentes anti-*influenza* oseltamivir e zanamivir.

■ **Tabela 6.8** Aspectos farmacocinéticos dos inibidores da protease.

Fármaco	Biodisponibilidade oral (%)	Refeições e ASC	Meia-vida de eliminação (h)	Ligação às proteínas plasmáticas (%)	Metabolismo	Excreção renal do fármaco original (%)	Autoindução do metabolismo	Inibição CYP3A
Saquinavir	13	↑ 570% (gordura)	1 a 2	98	CYP3A4	< 3	Não	+
Indinavir	60 a 65	↓ 77% (gordura)	1,8	60	CYP3A4	9 a 12	Não	++
Ritonavir	> 60	↑ 13%	3 a 5	98 a 99	CYP3A4>CYP2D6	3,5	Sim	+++
Nelfinavir	20 a 80 (de acordo com formulação e alimentos)	↑ 100 a 200%	3,5 a 5	> 98	CYP2C19>CYP3A4	1 a 2	Sim	++
Amprenavir	35 a 90 (dose dependente)	↓ 21% (gordura)	7,1 a 10,6	90	CYP3A4	< 3	Não	++
Fosamprenavir	ND	–	7,7	90	CYP3A4	1	Não	++
Lopinavir	ND	↑ 48% (gordura)	5 a 6	98 a 99	CYP3A4	< 3	Sim	+++
Atazanavir	ND	↑ 70% (refeição leve)	6,5 a 7,9	86	CYP3A4	7	Não	++

ND: não definido, ASC: área sob a curva.

Mecanismo de ação

O vírus da *influenza* fixa-se às células por meio de interações entre a hemaglutinina (proteína presente no envelope viral) e componentes de ácido siálico (presentes em glicoproteínas e glicolipídios da membrana celular). Após a formação do vírus, a hemaglutinina viral se liga ao ácido siálico celular. Isso faz com que o vírus fique preso na membrana celular, o que impede sua liberação. No entanto, o vírus inibe esse processo de fixação ao produzir a neuraminidase, uma enzima do envelope viral que cliva o ácido siálico da membrana celular.

O oseltamivir e o zanamivir são análogos do ácido siálico. Desse modo, se ligam em locais próximos ao sítio ativo da neuraminidase. Essa ligação promove uma alteração na conformação da enzima, inativando-a (Figura 6.19). Como consequência, os vírus se agregam na superfície celular e não são liberados para o trato respiratório.

Mecanismo de resistência viral

O mecanismo de resistência viral está associado às mutações em sítios de ligação da neuraminidase e na hemaglutinina. Existe resistência cruzada entre o oseltamivir e o zanamivir.

Farmacocinética

O oseltamivir é um pró-fármaco que é clivado por esterases no trato gastrintestinal e no fígado em carboxilato ativo. Apresenta boa biodisponibilidade via oral, e tanto o pró-fármaco quanto o metabólito ativo são eliminados em grande parte de modo inalterado por secreção tubular. Já o zanamivir apresenta baixa biodisponibilidade via oral, por isso sua forma de apresentação é administrada por inalação oral do pó seco em carreador de lactose. Assim como o oseltamivir, este também é eliminado de modo inalterado na urina.

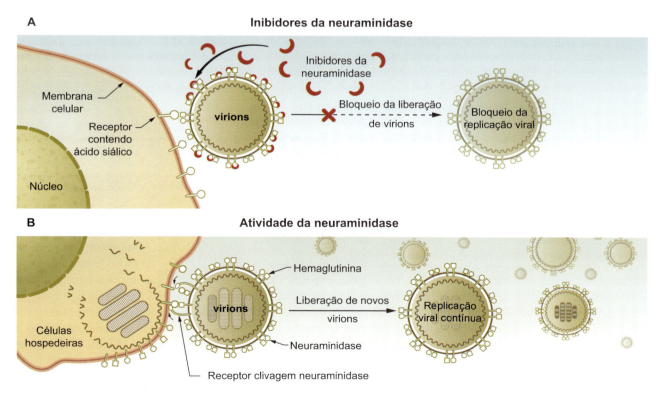

Figura 6.19 A. Mecanismo de ação do olsetamivir e zanamivir. **B.** Atividade da neuraminidase. Adaptada de MOSCONA, A. Neuraminidase inhibitors for influenza. *N Engl J Med*. 2005; 353:1363-73.

Reações adversas e interações medicamentosas

Apresentam poucas reações adversas e interações. Para o oseltamivir, é comum a incidência de queixas gastrintestinais de leve a moderada, que tendem a diminuir já nos primeiros dias de tratamento. Além disso, estas são amenizadas pela administração do fármaco junto com alimento.

Usos clínicos

Seu uso de modo profilático diminui a incidência de *influenza* em populações suscetíveis. Ambos diminuem a duração dos sintomas virais, mas o efeito é modesto.

Moduladores biológicos

Nesta classe se enquadram as imunoglobulinas e interferonas.

Imunoglobulinas

As imunoglobulinas são utilizadas principalmente como agentes profiláticos e contêm anticorpos que são direcionados contra as proteínas do envelope viral, podendo evitar a ligação do vírus à célula hospedeira. Algumas preparações de imunoglobulina com alta titulação podem ser utilizadas tanto na profilaxia quanto como tratamento (p. ex., hepatite B e raiva). Como terapia antiviral, as imunoglobulinas são aplicadas por via subcutânea, intramuscular e intravenosa. Após a injeção intramuscular, o pico sanguíneo máximo se dá entre 4 e 6 dias, com meia-vida em torno de 20 a 30 dias. Assim, é recomendável repetir o processo de imunização a cada 3 a 6 meses. Apresentam poucos efeitos colaterais (dor no local da injeção e febre baixa são os mais relatados). As infecções virais suscetíveis ao tratamento com imunoglobulina incluem citomegalovírus, hepatite A e B, raiva, varicela e sarampo.

Interferonas

As interferonas são glicoproteínas produzidas pelas células do hospedeiro. Em decorrência de sua importante ação antiviral, atualmente elas podem ser produzidas comercialmente. As interferonas fazem uso da resposta imune inata e não são diretamente dirigidas para produtos gênicos virais. Há pelo menos três tipos de interferonas: alfa, beta e gama. A interação das interferonas com receptores gangliosídicos específicos nas membranas celulares do hospedeiro ativa enzimas que inibem o processo de síntese de ácidos nucleicos e a tradução de proteínas virais. Além disso, as interferonas participam dos processos de penetração do vírus na célula hospedeira, montagem e brotamento.

F·F Farmacologia em Foco

Terapia antirretroviral intensamente ativa

Ainda não existe a possibilidade de erradicar totalmente o vírus HIV, já que há um reservatório de células T quiescentes que abrigam o DNA do vírus incorporado ao DNA celular. Assim, o objetivo principal da terapia anti-HIV é inibir de modo potente e constante a replicação viral. No entanto, existe um sério problema de resistência aos fármacos quando estes são administrados isoladamente ou quando são suspensos intencionalmente. A fim de impedir o desenvolvimento de resistência, se faz necessária a exposição ininterrupta a uma combinação de agentes antirretrovirais. A abordagem padrão consiste em utilizar pelo menos três fármacos simultaneamente e ficou conhecida como TARIA. A combinação típica de TARIA envolveria dois inibidores nucleosídios com um inibidor não nucleosídio da transcriptase reversa, ou então um (ou dois) inibidor da protease. Vale ressaltar que a escolha dos fármacos deve levar em consideração tanto seus mecanismos de ação quanto as possíveis reações adversas provenientes dessas associações.

Como as interferonas são glicoproteínas, sua farmacocinética é difícil de avaliar. Elas são administradas por via subcutânea ou intramuscular. Sua ação começa até 1 hora após a injeção, atinge o pico em 24 h e diminui ao longo de 4 a 6 dias. Sua eliminação é complexa, podendo ser desativada no fígado, pulmão, rim, coração e músculo esquelético. Não existe relação entre os níveis plasmáticos de interferonas e a resposta clínica, já que a ligação das interferonas ao receptor e um sistema imunológico intacto são características essenciais para se obter a resposta máxima. Além disso, a atividade biológica das interferonas pode durar dias, mesmo após a eliminação total do plasma.

Efeitos adversos são comuns, incluindo: febre, cefaleia, mialgia, mielossupressão, erupções cutâneas, alopecia, disfunção tireoidiana e hepática, distúrbios cardiovasculares e do humor.

São utilizadas para a infecção por hepatite B e C e infecções por papilomavírus.

F·F Farmacologia em Foco

Importância dos parâmetros farmacocinéticos no tratamento da síndrome da imunodeficiência adquirida – AIDS

Além da TARIA, a profilaxia e o tratamento de infecções oportunistas, bem como o uso de fármacos para controlar os efeitos colaterais da TARIA, fazem com que o paciente com AIDS seja submetido ao uso concomitante de várias medicações. Assim, é essencial o conhecimento das interações farmacocinéticas e farmacodinâmicas.

Quanto aos aspectos farmacocinéticos, a interação mais importante se dá entre os inibidores não nucleosídios e os inibidores da protease quanto ao metabolismo pela isoenzima CYP450, principalmente a CYP3A4. Grande parte dos fármacos dessa classe são indutores ou inibidores da CYP3A, e a repercussão clínica vai depender da associação em questão. É claro que muitas das interações promovem diminuição no efeito farmacológico de um ou ambos os fármacos, ou, então, podem agravar os efeitos colaterais destes.

Por outro lado, a exploração racional dessas interações pode resultar em benefício terapêutico. Um exemplo clássico é o uso em esquema duplo de inibidores de protease, em que o ritonavir é utilizado em baixas doses a fim de aumentar a concentração plasmática de outro inibidor de protease (p. ex., lopinavir e saquinavir). Esse esquema aumenta a potência antiviral, possibilitando a diminuição da dose do segundo inibidor de protease. Como consequência, é possível melhorar o esquema posológico e a adesão do paciente ao tratamento.

RESUMO

Antimicrobianos

- Os antibióticos β-lactâmicos incluem penicilinas, cefalosporinas, monobactâmicos, carbapenêmicos e inibidores de β-lactamases. Esses compostos recebem essa designação geral por terem em sua estrutura um anel β-lactâmico. Os antibióticos β-lactâmicos atuam interferindo na síntese de peptideoglicanos da parede celular bacteriana e na ativação de autolisinas, que levam a ruptura da parede celular e lise bacteriana

- A vancomicina e a teicoplanina são antimicrobianos glicopeptídios que atuam impedindo o crescimento do peptideoglicano na parede celular bacteriana. A vancomicina não é absorvida por via oral e é administrada por via parenteral, preferencialmente infusão. A vancomicina somente é administrada por via oral quando se deseja um efeito local no trato gastrintestinal, como no tratamento de *enterocolite pseudomembranosa* causada por *C. difficile* e *enterocolite* estafilocócica, ambas relacionadas com o uso de antibióticos

- As bacitracinas formam um grupo de antibióticos polipeptídios cujo constituinte principal é a bacitracina A. A bacitracina também inibe a síntese da parede celular bacteriana. O uso da bacitracina atualmente está restrito à aplicação tópica, e é muito comum sua associação com neomicina (aminoglicosídeo); algumas vezes também pode vir associada à polimixina B. A aplicação tópica raramente causa absorção sistêmica do fármaco

- As polimixinas interagem com os fosfolipídios e desorganizam a estrutura da membrana celular. Assim, a permeabilidade da membrana modifica-se em contato com o fármaco e possibilita o extravasamento de componentes intracelulares. A polimixina B e a colistina (polimixina E) não são absorvidas quando administradas por via oral e são pouco absorvidas pelas mucosas e pela superfície de grandes queimaduras. Entretanto, pode ocorrer nefrotoxicidade, principalmente associada à administração parenteral, devendo-se evitar a administração concomitante com aminoglicosídeos

- As sulfonamidas são análogos estruturais do PABA; portanto, interferem na síntese de folato. A trimetoprima, embora não seja uma sulfonamida, atua inibindo a enzima di-hidrofolato redutase; logo, tem um efeito sinérgico quando associada a uma sulfonamida. A trimetoprima é comercialmente associada ao sulfametoxazol. Essa associação também é conhecida como *cotrimoxazol*
- As quinolonas são análogas fluoradas sintéticas do ácido nalidíxico, também chamadas de fluoroquinolonas. As quinolonas afetam o metabolismo dos ácidos nucleicos ao inibir a DNA girase e a topoisomerase IV bacterianas, necessárias para transcrição e replicação do DNA na divisão celular. Deve-se evitar o uso concomitante de quinolonas com antiácidos, já que cátions divalentes formam complexos estáveis, insolúveis e não absorvíveis com as quinolonas
- Os antimicrobianos que atuam inibindo a síntese proteica no ribossomo bacteriano incluem tetraciclinas, cloranfenicol, macrolídeos, aminoglicosídeos, quinupristina/dalfopristina, linezolida e clindamicina
- As tetraciclinas ligam-se ao cálcio e, portanto, se depositam nos ossos e dentes. Durante a gravidez, podem causar deformidades ou incapacidade de crescimento. Caso o antimicrobiano seja administrado por longos períodos em crianças menores de 8 anos, podem ocorrer alterações semelhantes. A administração de tetraciclinas fora do prazo de validade pode causar acidose tubular renal e outras lesões resultantes da retenção de nitrogênio. É importante citar que pode haver sensibilização cruzada entre as tetraciclinas
- Em recém-nascidos, o uso de cloranfenicol pode causar a síndrome do bebê cinzento, que pode ser fatal, ocorrendo mortes dentro de 2 dias após o aparecimento dos sintomas. A síndrome do bebê cinzento ocorre, provavelmente, por causa da deficiência na metabolização hepática do cloranfenicol e da excreção renal inadequada do fármaco em recém-nascidos. O cloranfenicol também pode causar anemia, leucopenia ou trombocitopenia, que são efeitos relacionados com a dose e a toxicidade do fármaco. Além disso, o cloranfenicol pode levar à anemia aplásica, uma reação idiossincrásica não relacionada com a dose, embora possa ocorrer mais frequentemente com o uso prolongado
- Os macrolídeos incluem eritromicina, claritromicina e azitromicina. Esses antimicrobianos atuam no mesmo local de ação do cloranfenicol ou muito próximo deste. A eritromicina tem efeito direto na motilidade gastrintestinal, dada sua ação em receptores de motilina. Em geral, a claritromicina e a azitromicina têm menor incidência de intolerância gastrintestinal, e, devido a sua farmacocinética, a posologia diária é menos frequente. A claritromicina é usada para erradicar a *Helicobacter pylori*, e o esquema mais conhecido é a combinação de omeprazol, amoxicilina e claritromicina. A azitromicina ou a claritromicina são indicadas na profilaxia da infecção causada pelo *M. avium-intracellulare* em pacientes com AIDS
- Os aminoglicosídeos, estreptomicina, gentamicina, tobramicina, amicacina, canamicina, neomicina e metilmicina, atuam inibindo a síntese proteica. Os aminoglicosídeos apresentam *atividade bactericida dependente da concentração* e um significativo *efeito pós-antibiótico*, o que leva a uma atividade antibacteriana além do tempo durante o qual o antibiótico mensurável está presente. A administração de uma única dose diária leva a concentrações mais elevadas, o que aumenta a eficácia do aminoglicosídeo e proporciona períodos mais longos durante os quais as concentrações caem abaixo do limiar tóxico. Todos os aminoglicosídeos são ototóxicos e nefrotóxicos e podem provocar lesões reversíveis e irreversíveis; portanto, o ideal é que o tratamento seja mantido em curtos períodos de tempo
- A quinupristina, uma estreptogramina B, é combinada com a dalfopristina, uma estreptogramina A, na proporção 30:70, respectivamente. Essa combinação reduz a síntese proteica bacteriana. A combinação quinupristina/dalfopristina é administrada somente por infusão intravenosa. É importante ressaltar que a combinação quinupristina/dalfopristina deve ser reservada para o tratamento de infecções graves causadas por cocos Gram-positivos resistentes a múltiplos fármacos
- A linezolida é um antimicrobiano sintético da classe das oxazolidonas, que inibe a síntese proteica. Um efeito adverso bastante importante da linezolida é a mielotoxicidade, que leva à depressão medular (trombocitopenia, leucopenia, anemia ou pancitopenia). Esse efeito está relacionado com a duração do tratamento; assim, ciclos de terapia superiores a 2 semanas devem ser monitorados por meio de hemograma e contagem de plaquetas. A linezolida deve ser reservada como alternativa em infecções induzidas por cepas resistentes a múltiplos fármacos, não devendo ser empregada quando houver outros antimicrobianos eficazes
- A clindamicina é um derivado da lincomicina que atua inibindo a síntese proteica no ribossomo bacteriano. Seu local de ação é próximo ao local da eritromicina e do cloranfenicol. Assim, a ligação de um desses antibióticos no ribossomo pode inibir a ação dos outros antimicrobianos. Diarreia é um efeito adverso comum com o uso da clindamicina. Alguns pacientes podem apresentar colite ou enterocolite pseudomembranosa causada pela toxina do *Clostridium difficile*. A clindamicina mostra-se útil em infecções graves causadas por cocos Gram-positivos aeróbicos e anaeróbicos mais sensíveis.

Antifúngicos

- A anfotericina B liga-se ao ergosterol presente na membrana dos fungos sensíveis, formando poros que alteram a permeabilidade da célula. Esses poros possibilitam o extravasamento de íons e macromoléculas intracelulares, levando à morte celular. Em virtude do amplo espectro de ação, a anfotericina B é utilizada no tratamento de infecções fúngicas potencialmente fatais. Alguns esquemas incluem a administração ou indução inicial com anfotericina B e, a seguir, sua substituição por um antifúngico azólico para o tratamento crônico. A administração local ou tópica de anfotericina B também é eficaz em algumas infecções micóticas. A anfotericina B pode causar reações adversas imediatas relacionadas com a infusão (febre, calafrios, espasmos musculares, vômitos, cefaleia e hipotensão) ou toxicidade lenta e cumulativa, e a lesão renal é a reação mais significativa, podendo ser reversível ou irreversível. Por causa da toxicidade da formulação convencional de anfotericina B, formulações lipídicas foram desenvolvidas na tentativa de reduzir os efeitos adversos e melhorar a eficácia do antifúngico. Atualmente dispõe-se de três formulações lipídicas: a dispersão coloidal de anfotericina, o complexo lipídico de anfotericina e a anfotericina lipossômica.
- Os antifúngicos azóis inibem a enzima do citocromo P450 (14-α-esterol desmetilase), a qual é responsável pela síntese de ergosterol. É importante ressaltar que os azóis podem inibir enzimas do citocromo P450 em seres humanos, o que ocasiona reações adversas e importantes interações medicamentosas.

Os azóis podem ser classificados em imidazóis e triazóis. Os triazóis exercem menos efeitos sobre as enzimas do citocromo P450 em seres humanos, quando comparados aos imidazóis; portanto, os triazóis causam menos interações medicamentosas que os imidazóis. O cetoconazol, um imidazol, também pode inibir a síntese de esteroides adrenocorticais e de testosterona, podendo resultar, no caso da queda nos níveis de testosterona, em ginecomastia nos homens. Esse efeito geralmente ocorre em doses elevadas de cetoconazol. Também foram relatados casos de disfunção erétil e distúrbios menstruais após a administração de doses acima da faixa terapêutica.

- A griseofulvina inibe a mitose do fungo pelo rompimento do fuso mitótico, produzindo células multinucleadas. Ela deposita-se nas células precursoras da queratina da pele, dos cabelos e das unhas, tornando a queratina resistente à invasão fúngica. À medida que a queratina infectada é liberada, é substituída por tecido saudável. As dermatofitoses ou doenças micóticas de pele, cabelo e unhas podem ser tratadas com griseofulvina. O tratamento deve ser mantido até que o tecido infectado seja substituído por tecido saudável. Pode ocorrer aumento dos efeitos do álcool com o uso concomitante de griseofulvina, que também induz à atividade de CYP, o que leva a interações medicamentosas como aumento do metabolismo de varfarina e redução da eficácia de anticoncepcionais orais. Além disso, a griseofulvina não é indicada na gravidez, e é recomendado às mulheres não engravidar até 1 mês após o término do tratamento.

- A terbinafina inibe uma enzima fúngica conhecida como esqualeno epoxidase. Essa inibição interfere na síntese de ergosterol e causa o acúmulo do esterol esqualeno, que é tóxico para o fungo. A terbinafina se deposita em pele, unhas e gordura e também está disponível em formulações para uso tópico, como cremes, spray ou gel. O uso de terbinafina na gravidez requer cautela (categoria B). A rifampicina pode diminuir as concentrações plasmáticas de terbinafina, enquanto a cimetidina pode aumentar. Além disso, a terbinafina pode aumentar o efeito ou a concentração plasmática de fármacos metabolizados pela CYP2D6. A terbinafina oral é utilizada no tratamento de onicomicoses e dermatofitoses. Entretanto, ela não é eficaz na pitiríase versicolor, sendo recomendado, nesse caso, o uso tópico.

- A caspofungina inibe a síntese do β(1,3)-D-glicana, um componente da parede celular de fungos, que não faz parte das células dos mamíferos. É administrada por via intravenosa e apresenta meia-vida de 9 a 11 h. A administração concomitante de caspofungina com ciclosporina pode aumentar a biodiponibilidade da primeira. Esse efeito parece ocorrer por redução da captação hepática de caspofungina. Outro efeito observado com essa associação é um aumento transitório das aminotransferases, enzimas relacionadas com a função hepática. A caspofungina pode ser usada em pacientes com aspergilose invasiva que não respondem ou não toleram outros fármacos aprovados, como a anfotericina B ou o voriconazol. Na candidíase esofágica ou profundamente invasiva, assim como em pacientes neutropênicos e febris com suspeita de infecções fúngicas, a caspofungina pode ser usada.

- O ciclopirox olamina é um antifúngico sintético de amplo espectro que parece inibir a síntese ou a captação de precursores da membrana celular fúngica. Seu uso é tópico, comercializado na forma de solução, creme dermatológico e vaginal e esmalte. O ciclopirox é usado em onicomicoses, dermatofitoses, candidíase e pitiríase versicolor.

- A nistatina assemelha-se estruturalmente à anfotericina B e também se liga aos esteroides existentes na membrana celular dos fungos, alterando a permeabilidade pela formação de poros. A nistatina é eficaz apenas para a candidíase, e seu uso é tópico ou local. Assim, ela é comercializada em preparação cutânea, vaginal ou oral. A administração por via oral é feita com drágeas ou suspensão. O efeito é local, já que ela não é absorvida pelo trato gastrintestinal. A nistatina também está disponível associada a neomicina e corticosteroides, na forma de pomadas ou creme vaginal.

- O tolnaftato é um antifúngico sintético que inibe a enzima esqualeno epoxidase, responsável pela síntese do ergosterol da membrana plasmática fúngica. O antifúngico é eficaz em micoses cutâneas ou dermatofitoses, mas é ineficaz para *Candida*. O tolnaftato está disponível comercialmente em associação com betametasona, gentamicina e clioquinol na forma de pomada ou creme.

- A butenafina é um antifúngico que também inibe a esqualeno epoxidase, enzima responsável pela síntese de ergosterol da membrana plasmática fúngica. A butenafina é indicada para micoses superficiais da pele ou dermatofitoses. As reações adversas mais relatadas com o uso tópico de butenafina foram dermatite de contato, eritema, irritação e prurido. As mães em aleitamento devem evitar a aplicação de butenafina nas mamas. Embora seu uso seja tópico como creme, é considerada categoria B para a gravidez, segundo a FDA.

Antivirais

- Para se reproduzir, o vírus utiliza os mecanismos de replicação gênica e de síntese proteica da célula do hospedeiro. Além disso, eles codificam proteínas virais como enzimas envolvidas na síntese do DNA ou RNA viral (polimerases ou transcriptase) ou no processamento viral (proteases). A inibição dessas enzimas tem sido o grande foco dos agentes antivirais

- Os agentes antivirais podem atuar em todas as etapas do processo de replicação viral, a saber: (1) fixação do vírus à célula hospedeira; (2) entrada do vírus pela membrana celular do hospedeiro; (3) desnudamento do ácido nucleico viral; (4) síntese de RNA ou de DNA; (5) síntese de proteínas; (6) modificações pós-tradução; (7) montagem de partículas virais; (8) maturação de partículas virais; (9) liberação do vírus da célula para o líquido extracelular

- Inibidores da fusão: A enfuvirtida é um peptídio anti-HIV sintético que inibe a entrada do vírus por interromper o processo de fusão entre a membrana do vírus e a da célula hospedeira. O mecanismo de resistência viral está associado às mutações específicas nos sítios de ligação da gp41 com a enfuvirtida. Não existem relatos de resistência cruzada com outras classes de agentes antirretrovirais. Ela deve ser administrada por via subcutânea, e sua baixa meia-vida de eliminação resulta na necessidade de duas injeções diárias. Por conta disso, são comuns reações no local da injeção. A enfuvirtida é aprovada somente para uso em adultos que apresentam falha nos outros esquemas de associação entre antirretrovirais, devendo ser associada a pelo menos dois outros agentes antirretrovirais ativos

- A amantadina e a rimantadina são inibidores do desnudamento viral, com ação exclusiva para o vírus da *influenza* A. Elas inibem o influxo de prótons pelos canais (M2) formados da fusão entre a membrana viral e celular, e consequentemente o desnudamento viral. Ocorre desenvolvimento de resistência cruzada entre esses fármacos, que envolvem alterações em um único nucleotídio do canal M2. As reações adversas são muito mais comuns com amantadina que com rimantadina. Pode ocorrer desconforto gastrintestinal e sintomas relacionados com o SNC, como nervosismo, tontura, dificuldade de concentração, insônia, anorexia, náuseas e tontura. Além disso, a ação anticolinérgica da amantadina é responsável por constipação intestinal, retenção urinária, arritmias cardíacas, dilatação pupilar e psicoses. Tanto a amantadina quanto a rimantadina são eficazes na prevenção e no tratamento das infecções pelo vírus da *influenza A*

- Inibidores da replicação viral: esses fármacos inibem a DNA polimerase ou a transcriptase reversa, enzimas cruciais para o processo de replicação viral. Eles são divididos em dois grandes subgrupos, os análogos nucleosídios e os inibidores não nucleosídios

- Os análogos nucleosídios e nucleotídios precisam entrar na célula hospedeira e sofrer seguidas fosforilações para se transformarem em substratos sintéticos de enzimas envolvidas no processo de replicação. Eles bloqueiam a replicação do genoma viral ao inibir competitivamente a incorporação do nucleotídio nativo da célula hospedeira e interromper o alongamento do DNA pró-viral. O mecanismo de resistência viral envolve a mutação nos códons da enzima e pode haver resistência cruzada entre fármacos de estrutura química similares. Os efeitos colaterais característicos da classe são decorrentes da toxicidade da forma trifosfatada sobre a atividade mitocondrial celular e incluem anemia, granulocitopenia, miopatia, neuropatia periférica e pancreatite. Os análogos nucleosídios e nucleotídios são utilizados nas infecções por herpes-vírus simples, varicela-zóster, HIV e vírus da hepatite B

- Os análogos não nucleosídios se ligam em locais próximos ao sítio catalítico da DNA polimerase ou transcriptase reversa, inativando-as por alterar suas conformações tridimensionais. Uma vez que esses locais diferem dos utilizados pelos análogos nucleosídios e nucleotídios, a associação entre essas classes é extremamente eficaz do ponto de vista terapêutico, resultando em supressão enzimática acentuada. Os análogos não nucleosídios são mais suscetíveis à resistência, visto que a alteração em um único aminoácido no sítio de ligação à enzima torna o vírus resistente. Além disso, a resistência se estende a todos os fármacos da classe. Exantema cutâneo e intolerância gastrintestinal são os efeitos colaterais mais comuns dessa classe. São indutores, substratos ou inibidores, em graus variados, das enzimas hepáticas do citocromo P450. Assim, são comuns interações medicamentosas com outros fármacos. Em geral, são utilizados nas infecções pelo HIV, sempre associados aos inibidores nucleosídios

- Inibidores da maturação: após sua formação, o pró-vírus precisa ser clivado em diversas proteínas para que se torne maduro e infeccioso. Tal processo é realizado pelas proteases. Os inibidores da protease são agentes anti-HIV que inibem competitivamente a ação da protease viral e, consequentemente, o processo de maturação viral. A velocidade com que ocorre a resistência é intermediária entre a dos análogos nucleosídios e dos inibidores não nucleosídios da transcriptase reversa. Embora a resistência cruzada a todos os inibidores da protease não seja comum, o acúmulo de mutações secundárias prejudica a duração da resposta do novo inibidor de protease introduzido no esquema terapêutico. Os inibidores de protease provocam lipodistrofia, dislipidemias e intolerância insulínica. Embora comuns, os efeitos relacionados com o trato gastrintestinal (como dispepsia, náuseas, vômito e diarreia) tendem a diminuir de intensidade após algumas semanas de tratamento. Esses agentes também apresentam grande potencial de interação medicamentosa, já que alteram as izoenzimas hepáticas CYP3A4 e glicuronil *S*-transferase. São utilizados em associação com os inibidores da transcriptase reversa no tratamento contra o HIV

- Inibidores da liberação: os principais representantes dessa classe incluem os agentes anti-*influenza* seltamivir e zanamivir. Após sua formação, o vírus fica retido na membrana celular. Para se liberar, ele produz a enzima neuraminidase, que rompe a ligação entre o envelope viral e membrana celular. Os inibidores da liberação inibem a neuraminidase. Como consequência, os vírus se agregam na superfície celular e não são liberados. O mecanismo de resistência viral está associado às mutações em sítios de ligação da neuraminidase e na proteína do envelope viral. Existe resistência cruzada entre o oseltamivir e o zanamivir. Seu uso de modo profilático diminui a incidência de *influenza* em populações suscetíveis. Ambos diminuem a duração dos sintomas virais, mas o efeito é modesto

- As imunoglobulinas são moduladores biológicos utilizados principalmente como agentes profiláticos. Elas contêm anticorpos que são direcionados contra as proteínas do envelope viral, podendo evitar a ligação do vírus à célula hospedeira. Como terapia antiviral, as imunoglobulinas são aplicadas por via subcutânea, intramuscular e intravenosa. Apresentam meia-vida em torno de 20 a 30 dias. Por isso, é recomendável repetir o processo de imunização a cada 3 a 6 meses. Apresentam poucos efeitos colaterais, e a dor no local da injeção e a febre baixa são os mais relatados. São utilizadas nas infecções por citomegalovírus, hepatite A e B, raiva, varicela e sarampo

- As interferonas são moduladores glicoproteícos que fazem uso da resposta imune inata e não são diretamente dirigidos para produtos gênicos virais. As interferonas interagem com receptores gangliosídicos das membranas celulares do hospedeiro. Como consequência, ocorre inibição da síntese de ácidos nucleicos e a tradução de proteínas virais, bem como dos processos de penetração do vírus na célula hospedeira, montagem e brotamento. Não existe relação entre os níveis plasmáticos de interferonas e a resposta clínica, já que a ligação das interferonas ao receptor e um sistema imunológico intacto são características essenciais para se obter a resposta máxima. Efeitos adversos são comuns, incluindo febre, cefaleia, mialgia, mielossupressão, erupções cutâneas, alopecia, disfunção tireoidiana e hepática, distúrbios cardiovasculares e do humor. São utilizadas para a infecção por hepatite B e C e infecções por papilomavírus.

AUTOAVALIAÇÃO

Antimicrobianos

6.1 A amoxicilina pode ser comercializada em associação com ácido clavulânico. Explique, por meio do mecanismo de ação de ambos, a vantagem dessa associação.

6.2 Qual é o principal efeito adverso das polimixinas que restringe seu uso por outras vias que não a tópica? Qual é o antimicrobiano que pode agravar essa reação adversa e, por isso, não deve ser associado às polimixinas?

6.3 A associação fixa de sulfametoxazol e trimetoprima está disponível comercialmente no Brasil. Explique a principal vantagem dessa associação.

6.4 Explique o mecanismo de ação das quinolonas. Por que esses antimicrobianos não são usados rotineiramente em pacientes com menos de 18 anos? Por que se deve evitar o uso concomitante de quinolonas com antiácidos? Explique.

6.5 Pode haver redução na absorção das tetraciclinas pela quelação de cátions divalentes e trivalentes, formando complexos não absorvíveis. Além dessa interação que impede a absorção das tetraciclinas, explique o principal efeito adverso proveniente dessa propriedade.

6.6 Por que o cloranfenicol pode causar a síndrome do bebê cinzento? Fale sobre esse efeito adverso.

6.7 Explique as vantagens de esquemas posológicos em dose única diária para os aminoglicosídeos. Quais são as principais reações adversas provenientes do uso irracional dessa classe de antimicrobianos?

6.8 Por que a azitromicina é administrada em dose única diária com períodos de tratamento mais curtos? Qual dos macrolídeos é usado comumente nos esquemas de tratamento para *Helicobacter pylori*? Por que a intolerância gastrintestinal é maior com o uso da eritromicina?

Antifúngicos

6.9 Explique o mecanismo de ação da anfotericina B. Por que alguns dos efeitos tóxicos do fármaco podem estar relacionados com seu mecanismo de ação? Descreva a toxicidade cumulativa da anfotericina B.

6.10 Explique por que a flucitosina tem seu uso isolado restrito. Cite dois antifúngicos que podem ser utilizados em associação a ela.

6.11 Descreva o mecanismo de ação dos azóis. Explique por que esses fármacos causam inúmeras interações medicamentosas. Por que os triazóis têm menos efeitos adversos que os imidazóis?

6.12 Por que o tratamento com griseofulvina pode chegar ao período de 1 ano?

6.13 Fale sobre o mecanismo de ação da terbinafina. Com relação à eficácia, qual é a principal diferença entre a formulação oral e a tópica?

6.14 Descreva os usos clínicos da caspofungina.

6.15 Explique o mecanismo de ação da nistatina. Ela tem seu uso restrito à via tópica ou local; entretanto, também é comercializada em drágeas ou suspensão. Explique.

Antivirais

6.16 Explique o mecanismo da ação antiviral e da resistência viral aos inibidores de fusão.

6.17 Explique o mecanismo da ação antiviral e da resistência viral aos inibidores do desnudamento viral.

6.18 Diferencie os inibidores nucleosídios dos não nucleosídios da transcriptase reversa quanto ao mecanismo da ação antiviral e ao mecanismo da resistência viral.

6.19 Explique o mecanismo da ação antiviral e da resistência viral aos inibidores da protease.

6.20 Diferencie os anti-HIV quanto aos efeitos colaterais peculiares de cada classe.

6.21 Descreva a TARIA.

6.22 Explique o mecanismo da ação antiviral e da resistência viral aos inibidores da liberação.

6.23 Faça um comparativo entre os dois principais neuromoduladores: imunoglobulinas e interferonas.

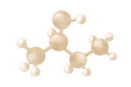

7

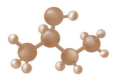

Antineoplásicos

Wagner Ricardo Montor

Objetivos de estudo, *186*
Conceitos-chave, *186*
Introdução, *186*
Agentes alquilantes, *190*
Antimetabólitos, *194*
Alcaloides e outras moléculas naturais citotóxicas, *196*
Antibióticos antitumorais, *197*
Enzimas com ação antitumoral, *197*
Indutores de diferenciação, *198*
Terapia-alvo, *198*
Resumo, *200*
Autoavaliação, *200*

■ Objetivos de estudo

Definir tumor e assuntos relacionados, como benignidade, malignidade, invasão e metástase

Compreender a biologia dos tumores, abordando os mecanismos gerais que levam à perda do controle da proliferação celular, de modo a evidenciar os alvos para o tratamento quimioterápico

Compreender os mecanismos de ação dos principais fármacos antineoplásicos, subdivididos nas grandes classes de alquilantes, antimetabólitos, alcaloides e outras moléculas naturais citotóxicas, antibióticos antitumorais, enzimas, indutores de diferenciação celular, inibidores específicos de vias de transdução de sinal, anticorpos monoclonais e hormônios

■ Conceitos-chave

Adjuvante	Antineoplásicos	Neoadjuvante
Alcaloides	Câncer	Neoplasia
Alquilantes	Citotoxicidade	Oncogenes
Angiogênese	Diferenciação	Terapia hormonal
Antibióticos antitumorais	Gene supressor de tumor	Transdução de sinal
Anticorpos monoclonais	Invasão	Tumor benigno
Antimetabólitos	Metástase	Tumor maligno

■ Introdução

Quimioterapia
Tratamento utilizando quimioterápicos

Terapia-alvo
Tratamento mais específico, que atinge principalmente as células tumorais

Quimioterápico
Composto químico utilizado como fármaco. Aqui no caso, sinônimo de antineoplásico, ou seja, agente antitumoral

Tumorigênese
Conjunto de alterações moleculares que levam à formação do tumor

Tumor
Acúmulo de células ocasionado pelo descontrole da proliferação celular, podendo ser benigno ou maligno. Termo usado como sinônimo de neoplasia

Neoplasia
Novo crescimento, podendo ser benigno ou maligno, sinônimo de tumor, apesar de nem sempre apresentar acúmulo de células. Sinônimo de lesão maligna

Câncer
Tumor, neoplasia ou lesão maligna

Hiperproliferativo
Tecido cujas células proliferam mais que o esperado

Nos últimos anos, houve grande evolução na área de quimioterapia contra o câncer, além de inúmeros fármacos de ação direcionada ao tumor terem surgido, na chamada terapia-alvo. No entanto, os quimioterápicos mais antigos continuam sendo utilizados. Essa coexistência de quimioterápicos mais antigos e mais modernos é reflexo da enorme variedade de tumores e do conhecimento não uniforme que se tem acerca desses diversos tipos.

Neste capítulo, não se pretende aprofundar os mecanismos de tumorigênese ou os aspectos biológicos e clínicos dos tumores; porém, alguns conceitos sobre o assunto são necessários para que se possa compreender o mecanismo de ação dos diversos quimioterápicos antineoplásicos que serão descritos.

Para iniciar, é interessante que as diferenças entre os termos tumor, neoplasia e câncer estejam claras.

Os tumores se originam de células que proliferam em demasia.

F·F Farmacologia em Foco

Tumor ou neoplasia?

De acordo com a origem da palavra, tumor significa inchaço, tumefação, o que pode ser consequência natural da proliferação celular descontrolada, mas não exclusivamente. Uma exceção, por exemplo, vem do uso original do termo para a descrição de sítios inflamatórios em que o inchaço nada tem a ver com o que chamamos atualmente de tumor. Entretanto, há casos em que o tecido hiperproliferativo não culmina com uma massa palpável, uma tumefação, como é o caso de algumas lesões cancerosas que apresentam características erosivas, especialmente em mucosas. Nesses casos, o termo tumor não seria o mais adequado, embora a falta de aumento de massa celular não signifique que não haja descontrole de proliferação. Assim, em vez de tumor, é mais correto se referir às lesões, sejam tumorais ou erosivas, pelo termo neoplasia, que significa *novo crescimento*, embora, na prática, tumor e neoplasia sejam utilizados indistintamente, como será feito neste capítulo.

Os tumores podem ser classificados como benignos ou malignos, e os malignos são indiscriminadamente chamados de câncer. O câncer é o alvo do tratamento quimioterápico antineoplásico.

Tumor benigno
É aquele que não causa comprometimento sistêmico do indivíduo e não coloca em risco a vida do paciente

Metastatização
Processo pelo qual as células do tumor primário se espalham pelo organismo, formando tumores secundários chamados de metástases

Tumor maligno
É aquele que compromete sistemicamente o paciente, colocando em risco sua vida

Quimioterapia adjuvante
É aquela realizada após a cirurgia quando não é possível remover toda a massa tumoral ou há suspeita de metástases

Quimioterapia neoadjuvante
É realizada antes da cirurgia e tem a função de reduzir a massa tumoral a ser removida cirurgicamente, diminuindo o impacto do procedimento

Micrometástases
Metástases originadas do tumor primário, que ainda não apresentam celularidade suficiente para serem detectadas

Predisposição genética
Ocorre quando o indivíduo herda dos pais alterações em seus genes que o deixam mais suscetível ao desenvolvimento de uma doença

Agente cancerígeno
Substância química ou agente físico, como a radiação, que induz alterações moleculares nas células e predispõe o indivíduo ao câncer

O que diferencia um tumor benigno de um maligno é o grau de agressividade deste e a gravidade da lesão potencialmente causada por este em nível sistêmico. Assim, um tumor que tende a crescer de forma circunscrita, apenas localmente, a uma velocidade que não interfere no metabolismo basal do indivíduo e que atinge um tamanho limitado, não comprometendo o parênquima normal do tecido em que se encontra nem por compressão nem por alteração de estrutura e função, é geralmente classificado como benigno. Já os tumores que proliferam desenfreadamente, substituindo o parênquima normal, invadindo estruturas adjacentes e apresentando o potencial de migrar para estruturas distantes, no chamado processo de metastatização, são geralmente classificados como tumores malignos. Essa é uma definição geral, com diversas exceções, e existem classificações específicas para cada tecido, a fim de que se possa definir os tumores como benignos ou malignos.

Os tumores benignos, por se apresentarem de forma mais limitada e circunscrita, quando necessário, são muito mais facilmente removíveis cirurgicamente, embora alguns sejam tão limitados que podem ser mantidos sem nenhum tratamento específico, sendo apenas acompanhados periodicamente. Já os tumores malignos, por suas características invasivas, localmente ou a distância, raramente são tratados exclusivamente por cirurgia, a menos que sejam detectados muito precocemente e sem risco de ter havido comprometimento sistêmico. Para os tumores malignos mais avançados, utiliza-se também a radioterapia e a quimioterapia adjuvante ou a quimioterapia neoadjuvante.

A quimioterapia adjuvante é aquela realizada após a cirurgia. Nesse momento, respeitando o intervalo de tempo necessário para o restabelecimento do paciente, são realizados ciclos de quimioterapia para eliminar massa tumoral que não tenha sido removida cirurgicamente, por risco de comprometimento de estruturas, ou então de forma preventiva, para eliminar possíveis células não visualizáveis no procedimento cirúrgico, mas que possam ter se espalhado pelo organismo, as chamadas micrometástases. Já a quimioterapia neoadjuvante é utilizada antes da cirurgia, com o objetivo de diminuir a massa tumoral e tornar o procedimento cirúrgico o menos invasivo possível. Os agentes antineoplásicos que serão estudados neste capítulo são utilizados tanto na adjuvância quanto na neoadjuvância, apenas em doses e combinações diferentes.

Como mencionado, os tumores são originados de alterações nos mecanismos moleculares que controlam a proliferação ou morte celular. Esses mecanismos são complexos e regulados em diversos pontos, por diversos genes. Para que uma neoplasia se origine, é necessário que haja alteração, por mutação, por exemplo, em mais de um desses pontos de controle, que, no geral, atuam de forma compensatória caso um deles não esteja funcionando bem. Um tumor nunca vai se originar como resultado de uma única mutação em um único sistema de controle da proliferação e morte celular. Para um tumor surgir, é necessário que haja um acúmulo de mutações em uma mesma célula, lesando diversos sistemas, como o de reparo de DNA, o de apoptose, fatores supressores de tumor, além de, concomitantemente, mutações que ativem agentes indutores de proliferação. Assim, o indivíduo pode nascer com uma predisposição genética para o desenvolvimento de algum tipo de tumor, ou seja, herdar dos pais uma ou mais das mutações que são necessárias, mas não suficientes para gerar o tumor, e acumular mais mutações ao longo da vida por meio da exposição a agentes potencialmente cancerígenos. Alguns agentes cancerígenos são fumo, álcool, radiações de diversas naturezas e outros fatores. Outra possibilidade é o indivíduo nascer sem nenhuma predisposição e acumular todas as mutações necessárias ao longo da sua existência.

Os tumores são originados por alterações nos mecanismos moleculares que controlam a proliferação ou morte celular.

Estatisticamente, a necessidade do acúmulo de mutações explica o fato de geralmente indivíduos com predisposição genética desenvolverem tumores mais precocemente, quando ainda jovens, o que poderia, em alguns casos, ser evitado ou ao menos adiado pelo estilo de vida, que determina a forma como o indivíduo interage com o ambiente. Da mesma maneira, fica

Margem (glossário)

Genoma
Conjunto de genes de uma célula ou organismo

Reparo do DNA
Processo natural e fisiológico que ocorre nas células para corrigir erros que tenham sido introduzidos na sequência de nucleotídios do genoma

Apoptose
Processo natural de eliminação de células que não estão aptas a sobreviver por apresentarem defeitos irreparáveis, por exemplo

Microambiente
Ambiente no qual está inserida a célula e sua vizinhança celular e molecular

Estímulos proliferativos
Sinais químicos desencadeados por hormônios e fatores de crescimento que informam a célula de que há necessidade e condições para proliferação

Alça autócrina
É quando a célula tumoral produz tanto o fator de crescimento quanto o receptor para o fator de crescimento, tornando-se independente de estímulos externos

Regiões regulatórias de genes
Regiões geralmente anteriores à que contém a sequência de nucleotídios que codifica a proteína, à que se ligam fatores que determinam a produção ou não desta

Regiões estruturais de genes
Regiões que contêm a sequência de nucleotídios que será transcrita e traduzida em proteína, excluindo as regiões regulatórias

Proto-oncogenes
Genes normais que controlam a proliferação celular e que, quando mutados, estão envolvidos no surgimento dos tumores

Oncogenes
Proto-oncogenes mutados

Genes supressores de tumor
É um gene que bloqueia a proliferação celular em momentos específicos, em um processo fisiológico e natural

---

evidente o motivo pelo qual geralmente aumenta a frequência de tumores conforme aumenta a idade da população, já que esses indivíduos de idade mais avançada tiveram mais tempo de acumular mutações em seu genoma ao longo da vida.

Os mecanismos moleculares envolvidos na formação dos tumores são aqueles responsáveis pelo reparo do ácido dosoxirribonucleico (DNA); os envolvidos com a resposta celular a estímulos pró e antiproliferativos externos; os envolvidos com a morte celular por apoptose (ou morte celular programada) e outros processos.

Embora todas as células de um mesmo indivíduo tenham o mesmo genoma, ou seja, o mesmo conjunto de genes no núcleo, é evidente que as células dos diferentes tecidos são diferentes, pois produzem proteínas diferentes. Por exemplo, as células β das ilhotas pancreáticas de um indivíduo produzem insulina, enquanto as células musculares produzem significativa quantidade de proteínas estruturais. Do mesmo modo, cada tipo celular desse indivíduo apresenta um ritmo de crescimento característico. As células epiteliais presentes nas mucosas, por exemplo, apresentam taxa de proliferação muito mais intensa que células terminalmente diferenciadas, como os neurônios. Contudo, mesmo sendo mais intensa, a proliferação dessas células epiteliais é rigidamente controlada por sinais intra e extracelulares.

Mesmo quando submetidas ao mesmo microambiente, células diferentes podem responder de forma diferente aos estímulos proliferativos, diferença que pode ser mediada pela presença de quantidades e tipos diferentes de receptores em sua superfície. Algumas células respondem bem a um dado fator de crescimento, já outras não, enquanto alguns fatores de crescimento são indutores de proliferação para a vasta maioria dos tipos celulares.

Muitos tumores apresentam o que chamamos de alças autócrinas, ou seja, a superprodução tanto de receptores para fatores de crescimento quanto a superprodução do próprio fator de crescimento que é secretado e atua sobre os receptores das próprias células produtoras, como ocorre para o fator de crescimento derivado de plaquetas (PDGF, do inglês *platelet derived growth factor*) e seu receptor PDGFR (*platelet derived growth factor receptor*), um fator de crescimento que encontra alças autócrinas em alguns tumores cerebrais do tipo glioma, tornando, portanto, o tumor relativamente independente de estímulos do microambiente para proliferar.

Alguns tumores sofrem mutações em regiões regulatórias, ou em regiões estruturais de genes envolvidos com a proliferação celular normal e, que após a mutação, passam a se apresentar de modo constantemente ativado, independente de estímulos externos, como pode ocorrer com os genes *ras*, *fos*, *jun*, *myc* e outros. Esses genes regulatórios do processo de proliferação fisiológico, quando normais, são chamados de proto-oncogenes; quando mutados, são chamados de oncogenes. Alguns tumores podem ainda apresentar inibição de genes chamados de supressores de tumor, que são justamente os responsáveis pela parada do crescimento em condições adversas, como o bem conhecido p53 e vários outros, como p16 e PTEN, apenas para citar alguns.

Quando há alteração em genes como os citados, a célula tem comprometida a capacidade de regular a própria proliferação, mas resta ainda a chance de ela ser eliminada por apoptose, o processo de morte celular programada. Diversos mecanismos moleculares estão envolvidos na destinação da célula para apoptose, havendo fatores pró-apoptóticos e antiapoptóticos, os quais muitas vezes estão em desequilíbrio nos tumores, impedindo que as células alteradas sejam eliminadas por esse mecanismo.

Em última instância, quando há ativação dos oncogenes, inibição dos supressores de tumor e inibição dos mecanismos de apoptose, resta ainda ao indivíduo a chance de que seu sistema imune reconheça essas células como alteradas e as elimine do organismo. Assim, por mais que a frequência de tumores seja alta na população, vê-se que o processo de tumorigênese não ocorre tão facilmente e necessita de várias falhas.

Com base nesses mecanismos gerais, observa-se que a característica principal dos tumores é a elevada taxa de proliferação; portanto, é intuitivo pensar que os quimioterápicos antineoplásicos visam, primordialmente, bloquear ou, ao menos, inibir a proliferação celular ou induzir o processo de apoptose em células cujo controle da proliferação não pode ser retomado. Analisando esse objetivo de maneira isolada, com foco apenas no tumor, esta seria uma tarefa relativamente simples, pois diversas moléculas conhecidas apresentam a ação de impedir a proliferação celular. Contudo, quando esse tumor é pensado no contexto do organismo, como parte do indivíduo acometido, surge o principal problema na área de desenvolvimento de quimioterápicos antineoplásicos: como inibir o crescimento tumoral sem alterar a proliferação das células normais. Não se pode esquecer de que algumas células, como as epiteliais das mucosas, dos folículos capilares e do sangue, apresentam elevada taxa de proliferação em condições normais, fisiológicas, já que estamos constantemente renovando esses tecidos. Essa dificuldade de encontrar moléculas específicas que atuem exclusivamente sobre os tumores é o que move as pesquisas que visam à caracterização molecular dos tumores e é a origem dos diversos efeitos adversos associados ao uso desses quimioterápicos.

> Os quimioterápicos antineoplásicos visam primordialmente bloquear ou, ao menos, inibir a proliferação celular ou induzir o processo de apoptose em células cujo controle da proliferação não pode ser retomado.

Os antibióticos antimicrobianos apresentariam o mesmo problema não fosse a notável e bem descrita diferença entre as células humanas e dos patógenos. Diversas enzimas são exclusivas das bactérias e dos fungos, podendo ser inibidas, levando o patógeno à morte sem que o hospedeiro humano sofra nenhuma influência. No entanto, as células tumorais são, na maioria das vezes, muito semelhantes às células normais do tecido que as originou, com apenas elevada taxa de proliferação.

À medida que mais se conhece sobre a biologia dos tumores, mais características específicas são encontradas, o que possibilita o desenvolvimento de quimioterápicos de ação bastante direcionada. A análise mais detalhada das células neoplásicas na leucemia mieloide crônica torna possível observar que é comum haver translocação cromossômica específica nessas células: a primeira evidência de anormalidade genética associada a uma malignidade. Essa translocação ocorre entre os cromossomos 9 e 22, gerando a fusão dos genes *bcr* e *abl* no chamado cromossomo Philadelphia. A fusão desses genes origina uma proteína constitutivamente ativa e que tem atividade de tirosinoquinase, como um indutor de proliferação. Nesse caso, o conhecimento do problema molecular associado a esses tumores possibilitou o desenvolvimento de um quimioterápico que inibe especificamente essa atividade enzimática de *bcr-abl*, o chamado imatinibe, que promove remissão significativa da doença nos pacientes tratados.

Do mesmo modo, a caracterização molecular de tumores de mama possibilita saber se essas células expressam em sua superfície uma subclasse específica do receptor do fator de crescimento epidérmico, chamada de HER-2/neu. Esses receptores garantem ao tumor vantagens proliferativas em microambientes ricos em fator de crescimento epidérmico e, em casos positivos, as pacientes podem ser tratadas especificamente com um **anticorpo monoclonal** denominado trastuzumabe, que inibe a ação desse receptor.

É também rotineiro verificar a presença de receptores hormonais na superfície dessas células tumorais; assim, as pacientes portadoras de tumores com células positivas para o receptor de estrógeno, por exemplo, podem ser tratadas com tamoxifeno, um inibidor do receptor de estrógeno, ou, ainda, a síntese extraovariana de estrógeno pode ser inibida em mulheres menopausadas por meio do uso de inibidores de aromatase, como o exemestano e o anastrozol. Esse tipo de terapia é chamado de terapia hormonal, e o nível de conhecimento desses tumores e moléculas é tal que, atualmente, pode-se inclusive fazer um teste para saber se a paciente é boa metabolizadora do tamoxifeno, já que é apenas o endoxifeno, seu metabólito ativo, que apresenta ação antitumoral.

Em alguns outros tipos de câncer, o tratamento não é tão específico, mas apresenta ainda algum grau de especificidade. É o caso da leucemia pró-mielocítica aguda, que, por apresentar células pouco diferenciadas, pode ser significativamente revertida pelo uso de indutores de diferenciação, como os retinoides.

Entretanto, existem tumores molecularmente pouco caracterizados, não havendo possibilidade de desenvolvimento de fármacos específicos, do mesmo modo como nem todas as células de um tumor apresentam as mesmas alterações genéticas, restando apenas a alternativa do bloqueio da proliferação celular indiscriminada. É por causa desses tumores que os quimioterápicos mais antigos e menos específicos continuam em utilização.

Anticorpo monoclonal
Aquele produzido por técnicas avançadas de biologia celular e molecular e direcionado a um único epítopo específico do antígeno

Origem monoclonal
É observada quando um conjunto de células se origina de uma única célula inicial

Biomarcadores
Moléculas secretadas por tecido lesado e que, ao serem liberadas na circulação ou em outros compartimentos, podem ser utilizadas para diagnóstico da lesão

Mielossupressão
Inibição da proliferação de precursores medulares das células sanguíneas

Leucopenia
Diminuição do número de leucócitos circulantes

Eritropoetina
Hormônio estimulador da produção de eritrócitos

Neoangiogênese
Formação de novos vasos, típica de alguns tumores

Alquilante
Molécula capaz de transferir grupos alquila a outra molécula. Um grupo alquila apresenta carbonos em ligações simples com outros carbonos

Ao pensar no tumor desde sua origem, embora haja controvérsias e teorias distintas, a mais aceita é a de que ele é de origem monoclonal, ou seja, originado de uma célula primordial. Entretanto, essa célula que perde o controle da proliferação e consegue evadir mecanismos de apoptose e eliminação pelo sistema imune tem tendência a acumular mais mutações pela proliferação desenfreada e pela falta de controle dos pontos de verificação da qualidade do genoma. Isso faz com que rapidamente, ao longo da expansão, haja o surgimento de uma população distinta de células tumorais, cada uma com suas características específicas.

Se todas as células em um tumor apresentarem as mesmas condições de manutenção, provavelmente o caráter misto do tumor será mantido; porém, se alguma célula naturalmente passar a apresentar vantagens de proliferação e manutenção dentro da massa tumoral, esta poderá voltar a dominar a massa e, por competição, se sobressair perante as outras. Isso faz com que o tumor possa apresentar fases em que sua massa celular é mais ou menos heterogênea.

Esse é um dos motivos para o maior sucesso do tratamento nas fases iniciais do tumor e para a ênfase dada à importância do diagnóstico precoce do câncer. Essas células diferentes originadas ao longo da expansão da massa tumoral são também as responsáveis pela resistência do tumor aos quimioterápicos. A maior parte das células em um tumor específico pode ser responsiva a um tratamento específico, mas as poucas células não responsivas voltam a proliferar e reconstituir a massa tumoral. Essa é a razão também para a comum combinação de quimioterápicos nos regimes de tratamento. Procura-se sempre utilizar combinações de moléculas que apresentem mecanismos de ação diferentes e cujos efeitos adversos sejam distintos, para que não haja potencialização destes.

Os tratamentos são feitos em ciclos para eliminar a sobra de células com potencial de formação de tumor. Levando-se em consideração que um tumor apresenta massa detectável quando já é composto por cerca de 10^9 células e que, por mais eficiente que seja um ciclo de quimioterapia, na sua dose máxima não elimine mais que 99% das células tumorais, por menor que seja o tumor, sobram células após cada ciclo, que devem ser eliminadas em ciclos seguintes.

É pensando nesse aspecto que cada vez mais vêm sendo investidos recursos no desenvolvimento de métodos diagnósticos que detectem os tumores antes mesmo de apresentarem massa detectável pelos métodos tradicionais, por meio dos chamados biomarcadores. Estes são moléculas secretadas pelos tumores que acabam se apresentando em fluidos biológicos de fácil acesso, como sangue, urina, liquor, líquidos cavitários ou outros, e que podem ser detectadas em concentrações muito baixas, indicando a presença de um tumor ou lesão pré-tumoral no organismo, possibilitando tratamento precoce.

Ao mesmo tempo que se desenvolvem tratamentos altamente específicos, com base na biologia dos tumores, sabendo-se que estes não podem ser aplicados a todos os casos e que os quimioterápicos de ação geral são uma realidade, busca-se também tratamentos que visam sanar os problemas causados por esses quimioterápicos gerais. Um dos problemas mais comuns dos pacientes submetidos a certos tratamentos quimioterápicos é a falência ou quase falência da medula óssea, mielossupressão, levando o indivíduo à anemia e à leucopenia, já que os precursores medulares das células sanguíneas apresentam, assim como os tumores, altas taxas de proliferação. Atualmente, isso pode ser contornado com o uso de estimuladores medulares da proliferação de precursores de granulócitos e monócitos, como os GM-CSF (*granulocyte monocyte – colony stimulating factor*) e também de células da série vermelha, como a eritropoetina.

Terapias que visam inibir neoangiogênese ou formação de novos vasos pelos tumores, uma necessidade para nutrição e oxigenação de suas células, e terapias que têm como objetivo estimular o sistema imune a reconhecer e atacar os tumores também vêm recebendo muita atenção nos últimos anos.

A seguir, serão descritos os vários tipos de quimioterápicos antineoplásicos existentes.

■ Agentes alquilantes

Os agentes alquilantes têm esse nome em virtude da capacidade de alquilar, ou seja, de formar ligações covalentes ao transferir grupos alquila (cadeias carbônicas simples) para moléculas biológicas importantes, inativando-as (Figura 7.1). Todos os alquilantes são ou originam fortes

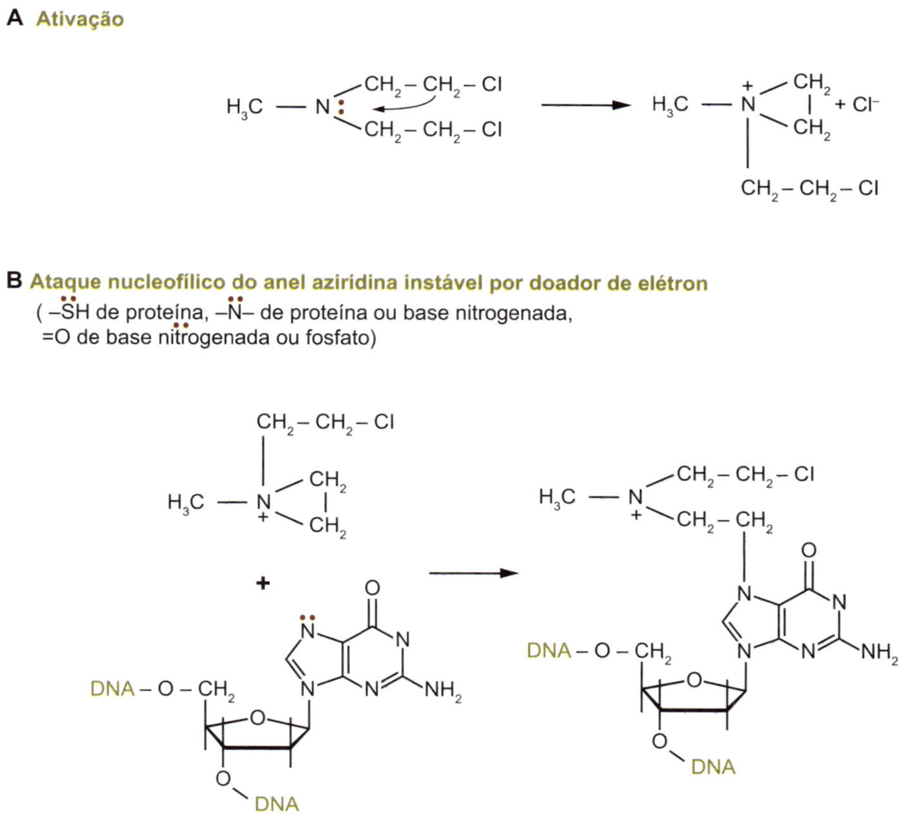

A Ativação

B Ataque nucleofílico do anel aziridina instável por doador de elétron
(–S̈H de proteína, –N̈– de proteína ou base nitrogenada,
=O de base nitrogenada ou fosfato)

Figura 7.1 Mecanismo geral de ativação de alguns alquilantes e alquilação. Em (**A**) vê-se a estrutura de uma mostarda nitrogenada chamada de mustina. Ela sofre reação intramolecular, formando o composto ativado que vai se ligar ao DNA em (**B**), deixando-o alquilado. Adaptada de HILAL-DANDAN, R.; BRUNTON L.L. *Goodman & Gilman's manual of pharmacology and therapeutics*. Portable Guide, 2008.

Eletrófilos
Moléculas que, por apresentarem carga total ou parcial positiva, têm afinidade por moléculas, apresentando cargas negativas

Nucleófilos
São o oposto dos eletrófilos

Vesicante
Substância que promove a formação de bolhas

Aplasia
Perda da capacidade proliferativa, parada do crescimento celular

---

eletrófilos; portanto, as ligações covalentes do processo de alquilação se formam entre estes e o nucleófilos. Como exemplos de nucleófilos, podem ser citados os grupos fosfato, hidroxila, sulfidrila, carboxila e imidazol, presentes em DNA e proteínas. As alquilações podem ocorrer nos anéis das bases púricas e pirimídicas, alterando significativamente todos os processos que envolvem o DNA, como replicação, transcrição e reparo. Alguns agentes alquilantes são bifuncionais, ou seja, apresentam a capacidade de se ligar a duas moléculas ou dois locais diferentes da mesma molécula por meio de alquilação e da ligação cruzada (*cross-linking*) entre estas.

Os agentes alquilantes formam ligações covalentes ao transferirem cadeias carbônicas simples para moléculas biológicas importantes, inativando-as.

Uma ligação única já seria capaz de induzir mutação por erro de leitura e uma série de processos aberrantes que envolvem o DNA, mas duas inutilizam a molécula. Pode haver ligação cruzada entre DNA-DNA, DNA-proteína, proteína-proteína etc. Desse modo, os agentes alquilantes eliminam o tumor por induzir nestas situações moleculares mais aberrantes que as já induzidas no próprio processo tumoral, levando as células à morte por apoptose. O sucesso do tratamento com alquilantes, portanto, depende da integridade das vias que garantem o mecanismo de apoptose. É fato que tumores que apresentam mutações em p53 podem ser resistentes a esses agentes.

Historicamente, os efeitos dos primeiros agentes alquilantes foram vistos na Primeira Guerra Mundial, quando gás mostarda foi utilizado como arma química. Esse gás provoca queimaduras na pele e nas mucosas, e é uma substância vesicante. Após exposição significativa, observou-se que aqueles que entravam em contato com o gás apresentavam aplasia de medula e ulcerações do trato gastrintestinal (TGI) em razão da inibição da proliferação dessas células que especificamente têm velocidade de proliferação mais acentuada. Os primeiros testes clínicos foram com o uso tópico das mostardas em tumores de pênis. Seu efeito antitumoral também foi confirmado em experimentos que envolvem linfossarcomas murinos. Na década de 1940, várias mostardas entraram em testes clínicos para linfoma, iniciando a então chamada era moderna da quimioterapia.

Atualmente, há cinco classes de agentes alquilantes: mostardas nitrogenadas, etilenoiminas, alquilsulfonatos, nitrosureias e triazenos. Apesar dessa subclassificação dos alquilantes, o mecanismo geral de alquilação, com algumas exceções, é muito semelhante, resumindo-se a um ataque nucleofílico.

Outros agentes como os complexos de platina não são alquilantes por definição, já que não têm grupos alquila para transferir, mas estão nessa categoria por induzirem a formação de ligação cruzada entre biomoléculas. Entre as mostardas nitrogenadas destacam-se a mecloretamina, a ciclofosfamida, a ifosfamida, o melfalano e a clorambucila. Assim como o gás mostarda, a mecloretamina, o agente mais reativo dessa classe, pode apresentar significativas reações locais por ser também vesicante. Extravasamento desse fármaco deve ser imediatamente controlado com o uso de tiossulfato de sódio e gelo. Os outros agentes dessa classe, por não serem vesicantes, não apresentam esse tipo de reação local.

Na Figura 7.1, pode ser observada a forma ativa do eletrófilo formado da mostarda nitrogenada. Quimicamente, essa estrutura é uma etilenoimina. Logo, fármacos que apresentam essa estrutura, sem a necessidade de ativação, como é o caso da trietilenomelamina (TEM) e da tiotepa (trietilenotiofosforamida), também atuam pelo mesmo mecanismo das mostardas nitrogenadas.

Os ésteres de ácido alcanosulfônico (alquilsulfonatos) alquilam DNA porque liberam radicais metila. O exemplo principal dessa classe é o bussulfano.

As nitrosureias são substâncias que espontaneamente originam agentes alquilantes. Os principais exemplos são a carmustina (BCNU) e a lomustina (CCNU), havendo outros, como a estreptozootocina, um antibiótico com domínio de metilnitrosureia ligado à glicose.

Com as nitrosureias, a formação da ligação cruzada é lenta e pode dar tempo de as enzimas de reparo agirem. Um exemplo de enzima de reparo que desfaz a alquilação é a *alquilguanina transferase* (AGT), a qual, como o nome diz, remove o grupo alquila da guanina. Quando essa enzima é induzida em gliomas, estes se tornam resistentes a nitrosureias e também a outros agentes alquilantes, como dacarbazina, temozolomida e procarbazina.

Antes classificada como um antimetabólito, hoje sabe-se que a dacarbazina, estruturalmente um triazeno, gera agentes alquilantes *in vivo*. A temozolamida, muito utilizada no tratamento dos gliomas, age da mesma maneira. A estrutura geral dos triazenos é N-N=N.

Os complexos de platina foram identificados, em 1965, como inibidores de proliferação bacteriana. Entram nas células por difusão e por meio de transportadores ativos de cobre. O medicamento reage com nucleólifos como DNA, RNA e proteínas, formando adutos; portanto, pode ser inativado por tióis que passam a formar adutos com este no lugar das biomoléculas. Geralmente esses adutos G-G ou G-A formam ligação cruzada intrafita, e não interfita.

Ao longo dos anos, diversos alquilantes diferentes foram desenvolvidos, com algumas alterações-chave em suas estruturas, a fim de possibilitar a modulação de sua farmacocinética. Dessa forma, há alquilantes, como a ciclofosfamida, que precisam ser metabolizados pelo fígado para se tornarem ativos; já outros, como a clorambucila e o melfalano, são conjugados a aminoácidos para que possam ser administrados oralmente (Figura 7.2).

A vantagem da ativação por metabolização é haver um nível a mais de controle da atividade do fármaco, dado que este geralmente apresenta alto nível de toxicidade. Por outro lado, quando há comprometimento hepático, o paciente não consegue ativar o fármaco. A ciclofosfamida também é inativada por metabolização, porém não hepática. Isso provoca certa seletividade do fármaco ativo pelo tumor, pois as enzimas que inativam o fármaco (aldeído desidrogenase ou glutationa transferase, por exemplo) são mais abundantes nos tecidos não tumorais, nos quais a maquinaria de transcrição e tradução não está comprometida com a produção de proteínas para o processo de proliferação e pode produzir as enzimas inativadoras.

Os agentes alquilantes monofuncionais não são tão eficientes quanto os bifuncionais porque não fazem ligação cruzada, que é a grande responsável por indução de morte celular. Desse modo, agentes monofuncionais como a procarbazina e a temozolomida podem não ser capazes de induzir morte e simplesmente provocar mais mutações e cânceres secundários.

Ataque nucleofílico
Ataque de um eletrófilo a um centro positivamente carregado

Glioma
Nome genérico para tumores originados de células da glia

Antimetabólito
Molécula que impede proliferação por ocupar o lugar de um metabólito natural necessário para o processo proliferativo, ou impedir a formação deste

Adutos
Tipo de ligações entre moléculas

Alquilantes monofuncionais
Alquilam as moléculas em um único ponto, não tornando possível, portanto, a formação de ligação cruzada entre biomoléculas

Alquilantes bifuncionais
Alquilam as moléculas em dois pontos distintos, favorecendo a ligação cruzada entre biomoléculas

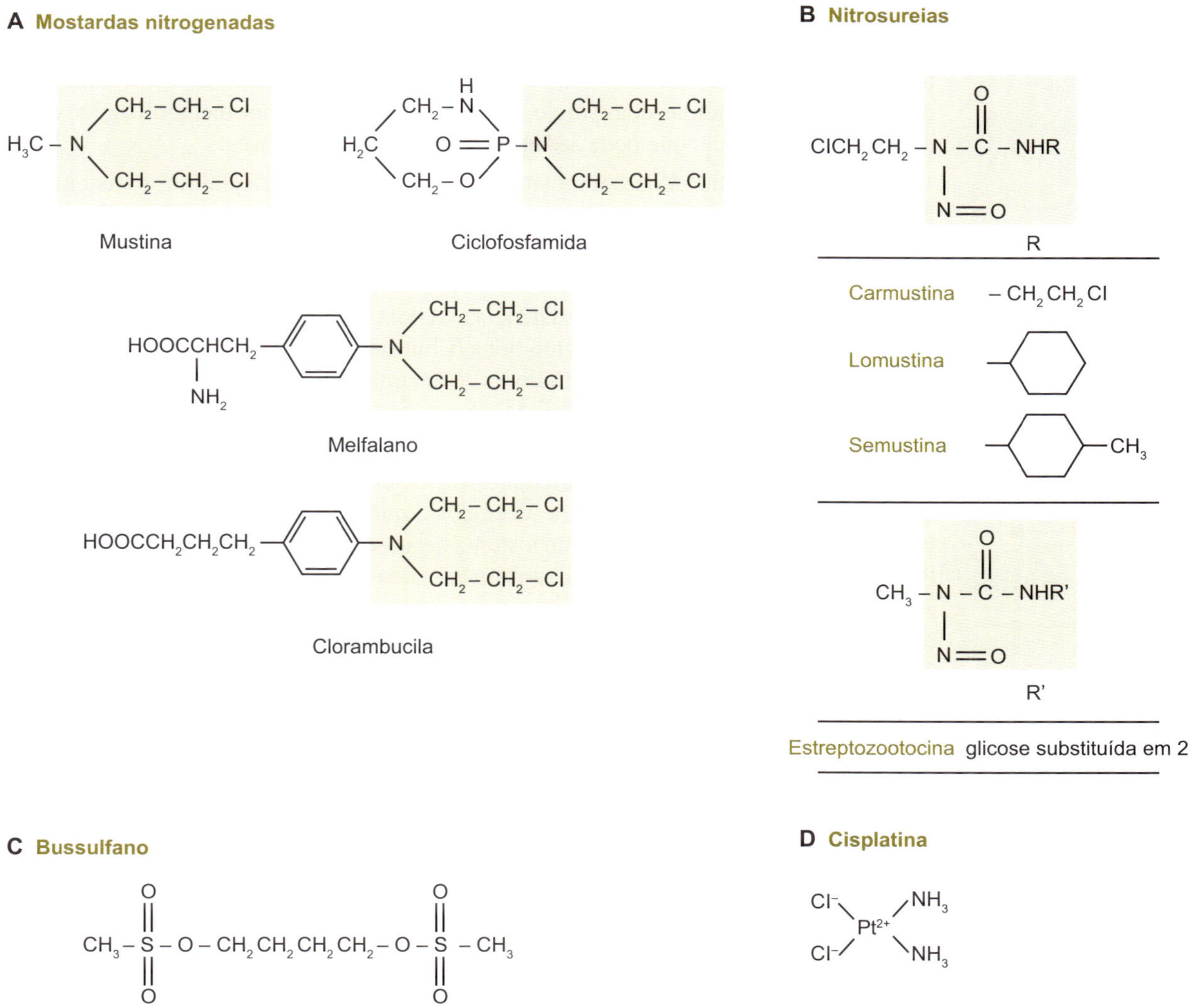

Figura 7.2 Agentes alquilantes e moléculas relacionadas utilizadas no tratamento do câncer. **A.** Apesar de serem moléculas diferentes, a ciclofosfamida, o melfalano e a clorambucila apresentam uma região comum às três moléculas, capaz de alquilar o DNA como a mustina na Figura 7.1. **B.** As nitrosureias também apresentam um radical comum a todas. **C.** Exemplo de um alquilsulfonato. **D.** Molécula de cisplatina. Adaptada de RANG, H.P.; DALE, M.M. *et al. Farmacologia.* 7. ed. Rio de Janeiro: Elsevier, 2012.

Após infusão dos fármacos em humanos, as monoalquilações têm pico de ocorrência em 2 h e as ligações cruzadas em 8 h. O tempo de meia-vida para reparo dessas monoalquilações varia com o tecido e se o tecido é normal ou tumoral. São vários os sistemas de reparo envolvidos, como os mediados por p53, *ataxia-telangiectasia-mutated* (ATM), *ataxia-telangiectasia and rad related* (ATR), e o sistema de reparo por proteínas envolvidas com anemia de Fanconi, BRCA, AGT etc.

Os portadores de anomalias como anemia de Fanconi ou telangiectasia, que apresentam mutações em proteínas de sistemas de reparo, são super-responsivos ao tratamento com agentes alquilantes.

São vários os mecanismos de resistência aos agentes alquilantes, os quais podem ser intrínsecos dos tumores ou desenvolvidos por estes, à medida que a doença progride e ocorre seleção das células mais resistentes. A resistência se dá em diversos níveis. Por exemplo, pode haver diminuição de transportadores específicos. A mecloretamina entra nas células por transporte ativo utilizando o transportador de colina. O melfalano, como esperado, é incorporado por sistemas de transporte de aminoácidos. As nitrosureias não são suscetíveis a esses mecanismos de resistência, pois, por serem lipofílicas, entram diretamente nas células por difusão passiva.

Outro mecanismo de resistência comum é o aumento da concentração intracelular de nucleófilos neutralizantes, como a glutationa, que reagem com o alquilante (eletrófilo) e impedem o ataque a estruturas biológicas como DNA e proteínas. Pode haver também aumento de atividade dos sistemas de reparo e aumento de inativação por metabolização, como ocorre com a ciclofosfamida, que pode ser inativada por desidrogenases.

No caso específico dos compostos de platina, como a cisplatina, o sistema de reparo *Nucleotide Excision Repair* (NER) é responsável por sua resistência. Sem ele, e na presença da cisplatina, ocorre ativação de p53 e apoptose. *Mismatch-Repair Proteins* (MMR), como MLH1, 2 ou MSH6, reconhecem adutos Pt-DNA e também iniciam apoptose.

Para resolver o problema da resistência, existem compostos específicos que estão em teste ou já em uso, como depletores de glutationa (l-butionina-sulfoximina), inativadores de sistema de reparo (O-6-benzilguanina), inibidores de enzimas que conjugam tiol a agentes alquilantes (ácido etacrínico) etc. A ideia é a utilização desses fármacos em conjunto com os alquilantes.

Em relação aos efeitos adversos, o mais marcante para os alquilantes é a mielossupressão, que funciona como ponto de referência para determinação de dose máxima. Podem ainda causar lesão na mucosa, levando a ulcerações, que podem evoluir para sepse mediada por bactérias do TGI. Sua ação direta no sistema nervoso central (SNC), principalmente dos mais lipofílicos, capazes de atravessar a barreira hematencefálica, pode provocar náuseas e vômito, ou mesmo eventos mais graves, como crises epilépticas, confusão mental, ataxia cerebelar e coma. Além dos efeitos agudos, alguns efeitos adversos podem ocorrer após meses ou anos do uso do medicamento, de modo irreversível e letal.

Todos os alquilantes têm o potencial de causar fibrose pulmonar após meses do término do uso. Altas doses, especialmente de nitrosureias, lesam o endotélio vascular, provocando doença veno-oclusiva (VOD) principalmente do fígado, que pode ser fatal, mas é reversível com o uso de anticoagulantes específicos.

A ciclofosfamida merece atenção especial quando se fala em efeitos adversos dos alquilantes, porque, diferentemente dos outros, ela libera acroleína, uma molécula nefrotóxica e que pode causar cistite e hematúria irreversíveis. A toxicidade da acroleína pode ser controlada pela coadministração de 2-mercaptoetanosulfonato, um agente capaz de conjugar a acroleína e inativá-la.

A maioria dos alquilantes causa alopecia; o bussulfano pode causá-la de forma permanente. Todos são tóxicos para o sistema reprodutivo e podem provocar amenorreia permanente em mulheres perimenopáusicas e azoospermia irreversível em homens.

Uma fração dos pacientes tratados com alquilantes desenvolve leucemia alguns anos depois do término do tratamento pelo mecanismo de lesão no DNA descrito, sem intensidade suficiente para induzir apoptose ou por haver algum problema nas vias de apoptose. As nitrosureias e a procarbazina são os agentes que mais frequentemente levam a esse quadro. Do ponto de vista da leucemogênese, a ciclofosfamida é o mais seguro.

A amifostina é um citoprotetor que inibe o efeito citotóxico renal da cisplatina. A amifostina também diminui a incidência e a intensidade da xerostomia em pacientes em radioterapia para câncer de cabeça e pescoço, pelo ataque às glândulas salivares.

Para os agentes alquilantes e para a maioria dos antineoplásicos, as doses são geralmente determinadas em relação à área da superfície corporal, pois acredita-se que esta seja a melhor estimativa da massa metabolicamente ativa, não tão influenciada por depósitos de gordura.

A fórmula geral para o cálculo da área da superfície corporal, de acordo com DuBois, é:

$$SC\ (m^2) = 0{,}007184 \times h\ (cm)^{0{,}725} \times peso\ (kg)^{0{,}425}$$

■ Antimetabólitos

Os antimetabólitos são moléculas que, de alguma forma, bloqueiam vias biossintéticas importantes para o processo de proliferação celular. Desse modo, comumente encontramos análogos de bases púricas ou pirimídicas que competem com as bases normais ou os inibidores de síntese de seus precursores. Sugere-se a recapitulação das vias de síntese de purinas e pirimidinas, facilmente encontradas nos livros de bioquímica.

Nefrotóxica
Tóxica para os rins

Cistite
Inflamação da bexiga urinária

Hematúria
Presença de sangue na urina

Alopecia
Perda dos cabelos

Amenorreia
Ausência de menstruação

Perimenopáusica
Mulher que se encontra no período próximo da menopausa

Azoospermia
Ausência de espermatozoides no sêmen

Leucemogênese
Origem da leucemia

Xerostomia
Termo técnico para descrever boca seca

Via biossintética
Sequência de reações que têm por objetivo sintetizar uma biomolécula, ou seja, sintetizar uma molécula de importância biológica fisiologicamente

Capítulo 7 ■ Antineoplásicos

Os antimetabólitos são moléculas que bloqueiam vias biossintéticas importantes para a proliferação celular.

O principal representante dessa classe de fármacos é o metotrexato, um inibidor da enzima di-hidrofolato redutase (DHFR), responsável pela redução do di-hidrofolato para tetra-hidrofolato. O tetra-hidrofolato é importante fonte doadora de carbonos na via biossintética das purinas (em dois pontos) e pirimidinas. No caso das pirimidinas, o metotrexato inibe a conversão do monofosfato de desoxiuridina (dUMP) em monofosfato de timidina (TMP), por meio da enzima timidilato sintase. Esse mecanismo evidencia que o metotrexato, assim como outros antimetabólitos, não é específico para as células tumorais, sendo um fármaco tóxico para o indivíduo caso as doses não sejam controladas, afetando principalmente as células que se dividem mais rapidamente. Em casos de excesso de metotrexato, seu efeito pode ser revertido pela administração de um folato totalmente reduzido, na chamada terapia de resgate. Muitas vezes esta é até preconizada, no regime terapêutico HDM-L (do inglês *high dose methotrexate with leucovorin rescue*, que significa "alta dose de metotrexato com resgate por leucovorin, o folato reduzido). Outra maneira de resgatar o paciente do excesso de metotrexato é administrar carboxipeptidase G2, a qual cliva essa molécula, inativando-a.

Assim como ocorre com os agentes alquilantes, para os antimetabólitos também existem mecanismos de resistência, que podem se dar por transporte insuficiente do fármaco para o interior da célula, produção de DHFRs variantes com menor afinidade pelo inibidor, amplificação de DHFR, aumento do efluxo de metotrexato, entre outros. Observa-se que o tratamento dos pacientes com metotrexato é suficiente para induzir a expressão da enzima DHFR em poucas horas.

Podem ser administrados por via oral até certa dose; além desta, apenas utiliza-se a forma injetável.

Entre os análogos de bases nitrogenadas, encontramos análogos tanto de purina (A e G) quanto de pirimidinas (C e T). Alguns são somente a base nitrogenada modificada, como é o caso da 5-fluoruracila (5-FU). Já outros consistem na base nitrogenada modificada, acoplada à ribose ou desoxirribose, formando um nucleosídeo, como é o caso da citarabina e da gencitabina. Isso varia porque, no caso de uridina (U) e guanosina (G), as células absorvem as bases nitrogenadas e depois adicionam a pentose. Já no caso de citidina (C) e adenosina (A), o nucleosídeo deve ser absorvido apenas para ser fosforilado pela célula, formando o nucleotídeo. Lembre-se de que o nucleotídeo é o nucleosídeo fosforilado, e o nucleosídeo é formado pela base nitrogenada mais o açúcar.

Exemplos de análogos de citidina são a citarabina (AraC), a azacitidina e a gencitabina. A citarabina é um análogo que é normalmente incorporado ao DNA, mas impede a extensão da fita durante a replicação, inibindo a DNA polimerase e bloqueando esse processo, levando as células à morte por apoptose.

Existem enzimas capazes de inativar a citarabina por desaminação e podem estar superexpressas em tumores. Essa desaminase existe no TGI, motivo pelo qual esse medicamento é de uso intravenoso.

A gencitabina tem mecanismo semelhante ao da citarabina. A azacitidina é incorporada ao DNA e impede metilação, o que leva à ativação de genes silenciados. Acredita-se ter papel importante ao desativar o silenciamento de genes importantes para o controle do ciclo celular.

A 5-FU compete com a uridina na reação de síntese de timidina catalisada pela timidilato sintase, inibindo essa enzima. A capecitabina é um precursor de 5-FU, mas a conversão a este somente ocorre pelo processamento enzimático no tumor. Um dos mecanismos de resistência à 5-FU é a mutação de timidilato sintase, tornando-a insensível à presença do análogo inibidor. A 5-FU é inativada *in vivo* pela di-hidropirimidina desidrogenase, levando pacientes que não têm atividade suficiente dessa enzima a apresentarem quadros de toxicidade aguda quando submetidos a tratamentos com 5-FU.

Os análogos de purina, como a mercaptopurina e a tioguanina, são incorporados no DNA, no lugar dos nucleotídios naturais, e também induzem morte celular. A fludarabina e a cladribina são análogos de purina resistentes à desaminação enzimática.

Purinas
Bases nitrogenadas que compõem os nucleotídios, podendo ser do tipo adenosina ou guanosina. Os nucleotídios que as contêm são a adenina (A) e a guanina (G)

Pirimidinas
Bases nitrogenadas que compõem os nucleotídios, podendo ser do tipo citidina ou timidina, e os nucleotídios aqueles que contêm a citosina (C) e a timina (T)

Amplificação
Aumento do número de cópias de um gene no genoma da célula

Efluxo
Eliminação de uma molécula pela célula, saída da molécula

Ribose e desoxirribose
Açúcares que compõem os nucleotídios do RNA e do DNA, respectivamente

Nucleosídeo
Nucleotídio sem o grupo fosfato

Base nitrogenada
Um dos componentes dos nucleotídios, podendo ser do tipo purina ou pirimidina. O nucleotídio é formado pela base nitrogenada, açúcar e fosfato

Desaminação
Remoção do grupamento amina

Superexpressa
Proteínas cuja produção está aumentada. Expressar uma proteína significa produzi-la a partir da informação contida no material genômico

Genes silenciados
Genes que estão presentes no genoma, mas não são expressos, ou seja, as proteínas correspondentes não são produzidas. Metilação pode silenciar alguns genes

Uridina
Base nitrogenada que dá origem ao nucleotídio de RNA uracila (U)

Outra molécula classificada como antimetabólito é a pentostatina, um inibidor da adenosina desaminase (ADA). Na ausência dessa enzima, acumula-se adenosina, o que pode levar à hiperuricemia e promover uma inibição da biossíntese das purinas, além de inibição da ribonucleotídio redutase.

Embora geralmente não seja classificada como antimetabólito, em razão de seu efeito, vamos colocar a hidroxiureia nessa classe. A hidroxiureia, assim como a pentostatina, é um inibidor da enzima ribonucleotídio difosfato redutase, enzima responsável pela conversão de ribonucleotídios em desoxirribonucleotídios. Essa inibição compromete o *pool* de moléculas de desoxirribonucleotídios, que potencializa o efeito de agentes antineoplásicos que lesam o DNA, pela falta de substrato para as enzimas de reparo (Figura 7.3).

Pool de moléculas
Conjunto de moléculas disponíveis na célula em dado momento e contexto

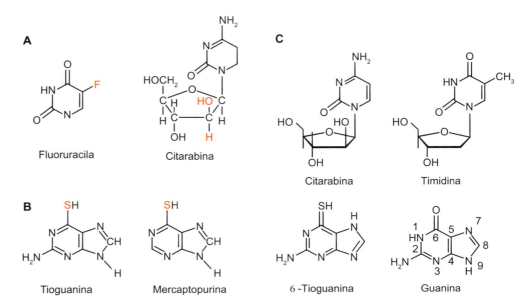

Figura 7.3 Fórmulas estruturais de alguns antimetabólitos citotóxicos. Em (**A**) vemos análogos de pirimidina e em (**B**), análogos de purina. Em (**A**) e (**B**), os pontos cujas moléculas diferem dos compostos endógenos estão marcados em vermelho. Em (**C**), vê-se a semelhança estrutural entre a citarabina e a timidina, e entre a tioguanina e a guanina. Adaptada de RANG, H.P.; DALE, M.M. *et al. Farmacologia*, 7. ed, Rio de Janeiro: Elsevier, 2012.

■ Alcaloides e outras moléculas naturais citotóxicas

Citotóxica
Molécula tóxica para a célula, que a leva à morte

Microtúbulos
Estruturas proteicas que fazem parte do citoesqueleto

Mitose
Processo de divisão celular em que uma célula-mãe dá origem a duas células-filhas idênticas

Os alcaloides e outras moléculas naturais citotóxicas, em geral extraídos de plantas, são inibidores da mitose por dois processos diferentes e opostos: impedimento ou favorecimento da formação de microtúbulos. Os alcaloides da vinca impedem a formação dos microtúbulos, ao passo que os taxanos aceleram a formação destes, ambos eventos induzindo morte celular por apoptose, pois, com alteração nos microtúbulos, não é possível realizar o processo de mitose. Para que esses agentes funcionem como citotóxicos, é necessário que o mecanismo de apoptose esteja funcionando adequadamente, como para a maioria dos quimioterápicos.

Os alcaloides e moléculas naturais são inibidores da mitose por interferirem na dinâmica de microtúbulos.

A vinca é uma planta (*Catharanthus roseus*) cujo extrato tem efeito mielossupressor. Quando estudado quimicamente, descobriu-se que quatro alcaloides fazem parte do extrato, e os principais são a vimblastina e a vincristina. Esses alcaloides se ligam na proporção 1:1 com a β-tubulina, dissolvendo os microtúbulos. Considerando-se que microtúbulos também são encontrados no SNC, responsáveis por transporte axonal, por exemplo, compreende-se a neurotoxicidade de tais medicamentos. O mecanismo de resistência associado a essas moléculas se dá pelo efluxo aumentado do fármaco ou por variações da estrutura da tubulina.

No caso dos taxanos, que foram inicialmente extraídos do tronco do teixo (*Taxus brevifolia*), ocorre o favorecimento da formação dos microtúbulos, que, quando em excesso, provoca um fenômeno igualmente bloqueador de mitoses e indutor de apoptose. O membro mais conhecido dessa família é o paclitaxel. O taxano docetaxel é um fármaco semissintético mais solúvel do que o paclitaxel, facilitando a administração intravenosa.

Além desses, existem outros compostos extraídos de plantas com ação antitumoral, como é o caso dos alcaloides da *Camptotheca acuminata*, inibidores da topoisomerase I, impedindo os processos de replicação, transcrição e reparo que envolvem essa enzima. Exemplos dessa classe são a topotecana, o irinotecano e a camptotecina. O irinotecano, isolado ou em associações, vem sendo bastante testado em estudos clínicos para gliomas.

Ainda falando em agentes citotóxicos derivados de vegetais, não se pode deixar de citar as epipodofilotoxinas e seus derivados sintéticos, etoposídeo e teniposídeo. A podofilotoxina é extraída da mandrágora americana (*Podophyllum peltatum*). Esses agentes são citotóxicos por se ligarem ao complexo DNA-topoisomerase II, desestabilizando a molécula de DNA na fase S do ciclo celular.

Antibióticos antitumorais

Em 1940, uma série de antibióticos com ação antitumoral foi descoberta da análise de culturas de Streptomyces. Em razão da fonte, eles foram chamados de actinomicinas, e a D é a mais importante por sua atividade antitumoral. Essa actinomicina, que também recebe o nome de dactinomicina, intercala DNA dupla-fita e impede a ação da RNA polimerase. Sua capacidade de interação com o DNA se deve a sua estrutura planar com anéis e aminoácidos.

> A actinomicina, também chamada de dactinomicina, intercala DNA dupla-fita e impede a ação da RNA polimerase.

Outros antibióticos, do tipo antraciclina, apresentando um anel tetracíclico, como a daunorrubicina, a doxorrubicina (adriamicina), a epirrubicina, a idarrubicina e a mitoxantrona, são derivados de culturas de *Streptococcus peucetius var. caesius*. Dada a presença do grupo quinona nessas moléculas, ocorre a formação de radicais livres tanto nos tumores quanto nos tecidos normais que entram em contato com esse fármaco. São capazes de intercalar o DNA, impedindo os processos de replicação e transcrição, além da atividade da enzima topoisomerase II. O processo oxidativo que ocorre nos tecidos é o responsável pela indução da morte celular. Esse mecanismo geral que não distingue tumor de tecido normal leva a um significativo grau de cardiotoxicidade, que pode ser aguda ou crônica, o que pode ser diminuído com o uso de antioxidantes como vitamina E e quelantes de ferro. No entanto, o efeito desses antioxidantes sobre a ação do antibiótico no tumor ainda é questionável, mas parece diminuir sua potência.

Outro importante antibiótico antitumoral é a bleomicina, produto de fermentação de *Streptococcus verticillus*. Não é mielossupressor, mas tem efeito citotóxico na pele e nos pulmões, nos quais existe baixa expressão de uma hidrolase específica que a inativa. Trata-se de um antibiótico muito importante em terapia combinada, pela baixa toxicidade cruzada e exclusivo mecanismo de ação. Causa dano oxidativo no açúcar dos nucleotídios, rompendo a fita de DNA e fazendo com que as células parem de ciclar em G2.

Enzimas com ação antitumoral

A L-asparaginase é uma enzima utilizada para tratar principalmente casos de leucemia linfoide, tanto crônica quanto aguda. Sua função é destruir a asparagina livre no plasma, impedindo sua captação pelo tumor. Os tecidos normais não são afetados, pois são capazes de produzir a asparagina necessária para sua síntese proteica; porém, as malignidades linfoides necessitam obter tal aminoácido do plasma. Por se tratar de uma proteína, alguns pacientes desenvolvem reação anafilática quando expostos a L-asparaginase. Embora haja especificidade, pode haver também comprometimento da síntese proteica em alguns tecidos.

Indutores de diferenciação

De modo simplificado e geral, costuma-se dizer que, quanto mais diferenciada é uma célula, menor é sua capacidade de proliferação e vice-versa. Portanto, agentes que induzem diferenciação, como os retinoides e seus derivados, apresentam a capacidade de controlar a proliferação de alguns tipos de tumores, especialmente os não sólidos, como algumas leucemias. Outro indutor de diferenciação em uso na clínica ou em testes além dos retinoides é a vitamina D e seus derivados.

Terapia-alvo

Inibidores específicos de receptores e vias de transdução de sinal

Com o melhor conhecimento dos receptores, ligantes e vias de transdução de sinal envolvidos na perda de controle da proliferação celular em tumores, um grande arsenal de inibidores específicos vem sendo desenvolvido e testado, na chamada terapia-alvo. Por seu frequente envolvimento na oncogênese e na progressão dos tumores, as quinases ganham importante destaque. O imatinibe é um inibidor específico da atividade de tirosinoquinase da proteína ABL (v-abl, BCR-abl), PDGF-R e kit, capaz de inibir a proliferação de diversos tumores diferentes, especialmente os hematológicos. Alguns tumores gastrintestinais que apresentam mutação em kit também respondem bem a esse inibidor.

> Com o melhor conhecimento dos receptores, um grande arsenal de inibidores específicos vem sendo desenvolvido e testado.

Alguns glioblastomas apresentam o receptor Her-1 (EGFR) constitutivamente ativado. O gefitinibe é um medicamento que inibe especificamente a atividade de tirosinoquinase desse receptor. Entretanto, apesar da alta especificidade, os mesmos problemas de cruzamento da barreira hematencefálica que são observados para os fármacos menos específicos permanecem presentes. Outro inibidor de Her-1 desenvolvido é o erlotinibe, usado principalmente em alguns tipos de câncer de pulmão Her-1 positivos.

Há inibidores específicos de vias associadas à inflamação, o que pode contribuir para a progressão tumoral, como é o caso do bortezomibe, inibidor de proteassomo que silencia NFκB, um importante mediador inflamatório.

É importante lembrar que, apesar da especificidade farmacológica, a maioria desses receptores e moléculas adaptadoras em transdução de sinal tem papel fisiológico em tecidos não tumorais, responsáveis pela toxicidade associada a esses fármacos também. A heterogeneidade dos tumores, condição intrínseca da lesão, também é um impedimento para o sucesso absoluto desse tipo de tratamento.

> A toxicidade dos inibidores específicos ocorre principalmente porque seus alvos também têm papel fisiológico em tecidos não tumorais.

Anticorpos monoclonais direcionados ao tumor

Diversos anticorpos monoclonais direcionados a proteínas abundantemente expressas nas células tumorais vêm sendo desenvolvidos. Como exemplos, podem ser citados o rituximabe, anti-CD20, uma proteína expressa em linfócitos pré-B e tumores de células B; o alentuzumabe, anti-CD52, também expresso em células do sistema imune; o trastuzumabe, anti-Her-2, talvez o mais conhecido pela ampla utilização em câncer de mama Her-2 positivo; o cetuximabe, anti-Her-1; o bevacizumabe, anti-VEGF (Figura 7.4); e diversos outros anticorpos específicos.

> Os anticorpos monoclonais são direcionados a proteínas abundantemente expressas nas células tumorais.

Terapia hormonal

Ainda na linha de terapia específica e sítio-dirigida, há os inibidores hormonais, como os moduladores seletivos do receptor de estrógeno (SERMs), que têm importante papel no controle de cânceres como o de mama, quando o tumor se mostra positivo para o receptor

---

Transdução de sinal
Processo coordenado por moléculas adaptadoras no citoplasma que possibilitam que o sinal químico iniciado no receptor de membrana chegue ao núcleo

Quinase
Nome genérico para um conjunto de enzimas que transferem grupos fosfato entre moléculas

Constitutivamente
Significa que a expressão dessa proteína não é modulada ou regulada, mas é constante na célula

Barreira hematencefálica
Barreira que existe entre o conteúdo sanguíneo e o tecido cerebral, impedindo que muitas moléculas cheguem a esse tecido

Proteassomo
Conjunto de moléculas responsáveis pela degradação proteica coordenada

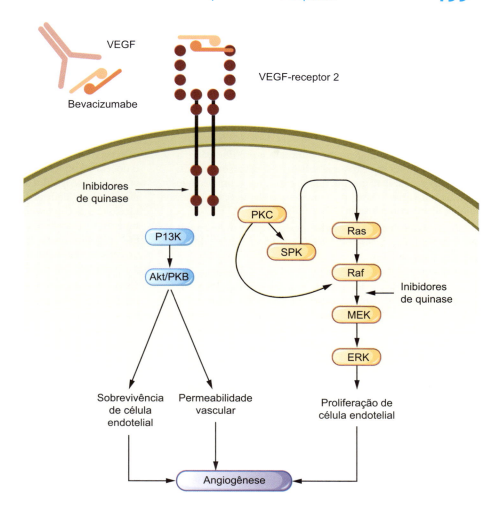

Figura 7.4 Bloqueio farmacológico específico em uma via de transdução de sinal. Quando a biologia do tumor é conhecida e sabe-se que sua manutenção é dependente de uma sinalização molecular específica, esta pode ser bloqueada farmacologicamente. Na figura, observa-se a cascata de sinalização do fator de crescimento do endotélio vascular (VEGF), que promove a angiogênese, e o bloqueador específico bevacizumabe, que impede a ligação do VEGF ao receptor. Pode-se ainda utilizar inibidores específicos de quinases, que bloqueiam a cascata de transdução de sinal em outros pontos. Caso o tumor apresente uma mutação ativadora em RAS, por exemplo, não há vantagem terapêutica no bloqueio do receptor de membrana. Adaptada de Rini BI. *Clin Cancer Research*; 2007, 13:1098-1106.

de estrógeno na análise molecular. O principal exemplo de SERM é o tamoxifeno. Além da produção ovariana de estrógeno, é possível haver produção tecidual local ao redor do tumor, o que contribui para a proliferação desses tumores positivos para o receptor hormonal. Essa produção local é mediada por uma enzima chamada aromatase. Logo, assim como foram desenvolvidos os SERMs para inibir a ação do estrógeno, foram desenvolvidos os inibidores de aromatase, como o exemestano e o anastrozol, para bloquear essa produção local do hormônio.

A terapia hormonal também ganhou bastante importância no tratamento do câncer de próstata. Antes da possibilidade da castração química, feita com inibidores hormonais específicos, a castração cirúrgica para eliminação da fonte de produção hormonal era utilizada.

> Os inibidores hormonais têm importante papel no tratamento de tumores como os de mama e próstata, que expressam receptores de hormônios sexuais.

Muito frequentemente encontramos glicocorticoides associados ao regime terapêutico do paciente com câncer. Estes, como imunossupressores, apresentam papel importante na inibição de linfoproliferações; porém, muitas vezes são utilizados por diminuir edema e auxiliar no controle dos efeitos adversos de vários quimioterápicos.

Resumo

- Os tumores se originam de células que perderam o controle da proliferação celular. Neoplasias e tumores são termos sinônimos, podendo ser benignos ou malignos. As neoplasias malignas ou tumores malignos são genericamente chamados de câncer
- Os tumores malignos são o alvo do tratamento quimioterápico com antineoplásicos
- Os mecanismos moleculares que controlam a proliferação e a morte celular são complexos e regulados em diversos pontos, por diversos genes. Para que um tumor se origine, é preciso que haja falha em vários desses pontos de controle, que, no geral, atuam de forma compensatória
- Indivíduos podem apresentar predisposição para o desenvolvimento de tumores, caso herdem de seus progenitores alguns desses genes já mutados
- Os mecanismos moleculares envolvidos com a formação dos tumores são: aqueles responsáveis pelo reparo do DNA; os envolvidos com a resposta celular a estímulos pró e antiproliferativos externos; os envolvidos com a morte celular por apoptose ou outro processo, quando essas células são lesadas e não têm condições de proliferar, além de outros
- O melhor conhecimento da biologia dos tumores possibilita o desenvolvimento de antineoplásicos mais específicos, que apresentam menor incidência de efeitos adversos. Esse conhecimento torna possível ainda a escolha mais acertada do antineoplásico ou conjunto de antineoplásicos a serem utilizados, possibilitando individualizar o tratamento
- Para os tumores menos caracterizados ou menos diferenciados, utilizam-se os antineoplásicos mais antigos, de ação mais geral
- Os agentes alquilantes induzem mais lesão no DNA das células tumorais, com o objetivo de exacerbar a resposta apoptótica. Exemplos de agentes alquilantes são as mostardas nitrogenadas, as etilenoiminas, os alquilsulfonatos, as nitrosureias e os triazenos. Os complexos de platina também estão incluídos nessa classificação
- Por serem pouco específicos, no geral, os alquilantes estão associados a um alto índice de efeitos adversos, alguns bastante graves se não controlados, como a mielossupressão
- Os antimetabólitos são fármacos que bloqueiam vias biossintéticas que produzem precursores importantes para o processo de proliferação celular. Os exemplos clássicos são o metotrexato, inibidor da via de biossíntese de bases púricas e pirimídicas, a 5-fluoruracila e outros análogos de bases nitrogenadas
- Alguns agentes extraídos de plantas interferem na formação do fuso mitótico, bloqueando a proliferação celular. Os alcaloides da vinca, cujos principais representantes são a vincristina e a vimblastina, o fazem bloqueando a formação dos microtúbulos, e os taxanos, cujos principais representantes são o paclitaxel e o docetaxel, favorecem a formação destes, que passa a ocorrer em excesso. Algumas moléculas extraídas de plantas apresentam ainda a capacidade de inibir a topoisomerase, como é o caso dos alcaloides da *Camptotheca acuminata*, como a topotecana, o irinotecano e a camptotecina. Existem ainda os derivados sintéticos das epipodofilotoxinas, como o etoposídeo e o teniposídeo, de origem na mandrágora americana (*Podophyllum peltatum*), que são inibidores da topoisomerase II
- Uma série de antibióticos, portanto, extraídos de culturas de microrganismos, apresentam atividade antitumoral, como é o caso da actinomicina, da daunorrubicina, da doxorrubicina, da epirrubicina e de outros. Os mecanismos de ação são variados; alguns são agentes alquilantes, e outros, indutores de processos de oxidorredução
- É possível controlar a taxa de proliferação de alguns tumores, principalmente os de pele e algumas leucemias, induzindo diferenciação, pela utilização de agentes como os retinoides e derivados de vitamina D
- Os agentes antineoplásicos mais modernos são aqueles que inibem especificamente moléculas e vias de transdução de sinal que estão alteradas em tumores. Há inibidores específicos de tirosinoquinase (imatinibe), de Her-1 (gefitinibe, erlotinibe), de NFκ-B (bortezomibe) e outros.
- Outra maneira de se conseguir especificidade na inibição de biomoléculas é por meio do uso de anticorpos monoclonais, como é o caso do inibidor de CD20 (rituximabe), de CD-52 (alentuzumabe), de Her-2 (trastuzumabe), de Her-1 (cetuximabe), de VEGF (bevacizumabe) e outros
- A terapia hormonal, geralmente utilizando inibidores de receptores hormonais cuja resposta exacerbada leva ao câncer, também tem sido desenvolvida e utilizada. Seu destaque é o papel do tamoxifeno como inibidor do receptor de estrógeno em tumores de mama positivos para tal receptor.

Autoavaliação

7.1 Contra quais tipos de tumores são utilizados os agentes antineoplásicos?
7.2 O que diferencia um tumor benigno de um maligno?
7.3 Quais são as principais classes de agentes antineoplásicos?
7.4 Quais são os principais efeitos adversos associados à maioria dessas classes? É possível amenizar farmacologicamente alguns desses efeitos?
7.5 Por que se utiliza geralmente um regime combinado de antineoplásicos e raramente um deles isolado?
7.6 De que maneira os agentes alquilantes induzem a morte celular, e que tipos de tumores apresentam resistência a eles?
7.7 Qual é o mecanismo e a ação geral dos antimetabólitos? Quais são os principais representantes dessa classe?
7.8 Quais são as principais diferenças entre os agentes antineoplásicos inicialmente descobertos e os que são desenvolvidos atualmente? Por que ambos continuam sendo utilizados amplamente?
7.9 O que são antibióticos antitumorais? Dê exemplos.
7.10 Quais são as principais moléculas utilizadas como antineoplásicos extraídas ou derivadas de plantas?

8

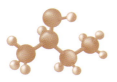

Fármacos que Afetam as Funções Renal e Cardiovascular

Alessandra Linardi ▪ Thomaz Augusto Alves da Rocha e Silva

Objetivos de estudo, *202*
Conceitos-chave, *202*
Diuréticos, *202*
Fármacos que atuam no sistema renina-angiotensina, *212*
Fármacos que atuam no sistema nervoso simpático, *218*
Bloqueadores de canais de cálcio, *224*
Nitratos orgânicos e nitroprussiato de sódio, *226*
Vasodilatadores diretos, *229*
Fármacos inotrópicos positivos, *231*
Fármacos antiarrítmicos, *235*
Fármacos que atuam na coagulação, *240*
Resumo, *248*
Autoavaliação, *249*

■ Objetivos de estudo

Compreender o mecanismo de ação de cada classe de fármacos que atua nos sistemas cardiovascular e renal

Relembrar os mecanismos de coagulação e sua importância na farmacologia cardiovascular

Conhecer os diferentes mecanismos de ação dos fármacos anticoagulantes e fibrinolíticos

Pelo conhecimento do mecanismo de ação e da farmacocinética, saber estabelecer um raciocínio lógico sobre as principais reações adversas e interações medicamentosas entre as classes de fármacos

Conhecer as principais aplicações clínicas para o uso dos fármacos que atuam nos sistemas cardiovascular e renal

■ Conceitos-chave

Angina
Antiarrítmicos
Anticoagulantes orais
Ativadores de antitrombina
Ativadores de plasmina
Bloqueadores adrenérgicos
Bloqueadores AT₁
Bloqueadores de canais de cálcio
Diuréticos de alça
Diuréticos poupadores de potássio
Diuréticos tiazídicos
Fármacos antiplaquetários
Fármacos inotrópicos positivos
Hipertensão
Inibidores da enzima conversora de angiotensina
Insuficiência cardíaca
Isquemia
Nitrovasodilatadores
Vasodilatadores diretos

■ Diuréticos

Introdução

Tecnicamente, o termo *diurese* significa aumento no volume de urina, ao passo que *natriurese* refere-se a aumento na excreção renal de sódio. Como os fármacos natriuréticos, em sua maioria, aumentam a excreção de água, passaram a ser denominados diuréticos. Estes aumentam o fluxo urinário e a excreção de sódio e são usados em uma variedade de situações clínicas, como hipertensão, insuficiência cardíaca e renal, cirrose, entre outras.

Inibidores da anidrase carbônica

Bacteriostático
Substância que impede a proliferação ou o crescimento de microrganismos

Os inibidores da anidrase carbônica foram descobertos quando se constatou que sulfonamidas bacteriostáticas causavam diurese e acidose metabólica. Embora hoje raramente sejam utilizados como diuréticos, os inibidores da anidrase carbônica foram os precursores dos diuréticos modernos. A acetazolamida é o protótipo desse grupo e é administrada por via oral. Já a brinzolamida e a dorzolamida são de uso tópico oftálmico. Acetazolamida, brinzolamida e dorzolamida estão incluídas na lista de medicamentos de referência da Agência Nacional de Vigilância Sanitária (Anvisa).

Mecanismo de ação

Metaloenzima
Enzima que contém um ou mais íons metais em sua estrutura

Para entender melhor o mecanismo de ação dos inibidores da anidrase carbônica, veja a Figura 8.1. As células epiteliais do túbulo proximal contêm uma metaloenzima chamada de anidrase carbônica, que pode estar no citoplasma ou ancorada na membrana plasmática.

A ação final da anidrase carbônica leva à formação intracelular de H_2CO_3, com consequente ionização deste em H^+ e HCO_3^-. Assim, há um gradiente eletroquímico para a passagem de HCO_3^- pela membrana basolateral juntamente com Na^+ (cotransportador NBC). Além disso, a ionização do H_2CO_3 fornece H^+ para o trocador Na^+/H^+ (NHE3), tornando possível a reabsorção de Na^+. A reabsorção de $NaHCO_3$ estimula a remoção de água do lúmen tubular e concentra Cl^-,

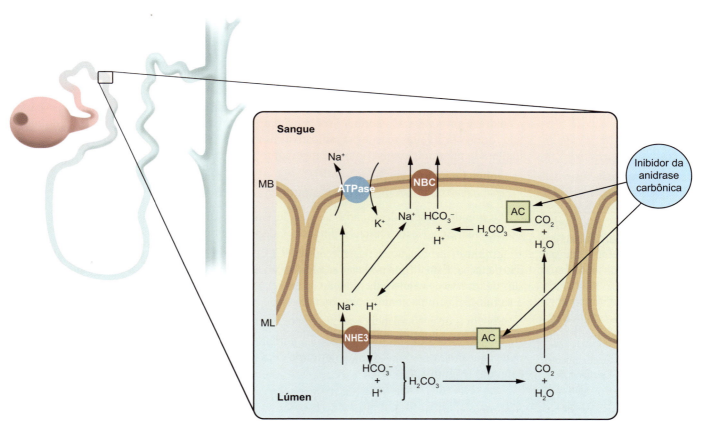

Figura 8.1 Reabsorção de NaHCO$_3$ no túbulo proximal e mecanismo de ação dos inibidores da anidrase carbônica. A anidrase carbônica membranal catalisa a dissociação de H$_2$CO$_3$ em CO$_2$ e H$_2$O. O CO$_2$ é extremamente lipofílico e penetra na célula por difusão. No interior da célula, o CO$_2$ reage com a H$_2$O em uma reação catalisada pela anidrase carbônica do citoplasma, resultando em H$_2$CO$_3$, o qual se dissocia, fornecendo H$^+$ para o trocador H$^+$/Na$^+$ (NHE3) e HCO$_3^-$ que juntamente com o Na$^+$ é reabsorvido por meio do cotransportador NBC. AC: anidrase carbônica, MB: membrana basolateral, ML: membrana luminal.

o que resulta em difusão do Cl$^-$ do lúmen para o interstício. Assim, a anidrase carbônica desempenha papel fundamental na reabsorção de NaHCO$_3$ e na secreção de ácido. A inibição desta reduz a reabsorção de HCO$_3^-$, com consequente queda na reabsorção de Na$^+$ e Cl$^-$. Embora a maior porcentagem de reabsorção de Na$^+$ ocorra no túbulo proximal (Tabela 8.1), a inibição da anidrase carbônica leva a um maior aporte de NaCl para segmentos posteriores do néfron. A maior oferta de Na$^+$ nesses segmentos induz aumento em sua reabsorção; portanto, esses diuréticos não são considerados eficazes.

■ **Tabela 8.1** Reabsorção aproximada de sódio ao longo do néfron.

Segmento tubular	Reabsorção de Na$^+$(%)	Mecanismo tubular de reabsorção de Na$^+$
Túbulo proximal	65	Trocador Na$^+$/H$^+$ (NHE3)
Alça de Henle (ramo ascendente espesso)	20	Cotransporte Na$^+$/K$^+$/2Cl$^-$ (NKCC$_2$)
Túbulo distal	10	Cotransporte Na$^+$/Cl$^-$ (NCC)
Ducto coletor	5	Canais iônicos de Na$^+$ (ENaC)

Farmacocinética

Quando administrada por via tópica (solução oftálmica), a dorzolamida pode atingir a circulação sistêmica. A administração crônica pode provocar acúmulo da dorzolamida nas hemácias, assim como de seu metabólito *N*-desetila. Entretanto, não foram observadas reações adversas significativas. A dorzolamida é excretada de maneira inalterada na urina, assim como seu metabólito. A acetazolamida é administrada por via oral, e sua biodisponibilidade é praticamente 100%. Verifica-se aumento do pH urinário em razão da eliminação de HCO_3^- dentro de 30 min. Esse aumento torna-se máximo em 2 h e persiste por 12 h após uma única administração. Já a brinzolamida também é administrada na forma de solução oftálmica e, de modo semelhante à dorzolamida, atinge a circulação sistêmica e inibe a anidrase carbônica das hemácias. Igualmente provoca um metabólito *N*-desetila que se acumula nas hemácias e inibe a anidrase carbônica. O acúmulo nas hemácias prolonga a meia-vida do fármaco; entretanto, não foram observadas reações significativas associadas a esse acúmulo. É eliminada de modo inalterado na urina, assim como seu metabólito *N*-desetila.

Reações adversas e interações medicamentosas

Os inibidores da anidrase carbônica são derivados da sulfonamida e, portanto, podem induzir reações alérgicas, lesões renais e cutâneas e depressão da medula óssea.

Em razão da redução na reabsorção de HCO_3^-, pode ocorrer acidose metabólica e alcalinização da urina. Esta última pode levar à formação de cálculos renais por causa da precipitação de sais de fosfato de cálcio e da redução na excreção de NH_4^+. O acúmulo de NH_4^+ pode acarretar encefalopatia em pacientes com cirrose hepática.

Podem ocorrer sonolência e parestesias após a administração de grandes doses de acetazolamida.

Os inibidores da anidrase carbônica aumentam o aporte de Na^+ no ducto coletor, e isso pode causar aumento na excreção urinária de K^+, o que pode induzir a hipopotassemia (ou hipocalemia) (Figura 8.4).

Usos clínicos

A regulação do humor aquoso nos olhos se dá por meio da anidrase carbônica presente nos processos ciliares; portanto, sua inibição reduz a pressão intraocular. Assim, um dos usos dos inibidores da anidrase carbônica é no tratamento de glaucoma, principalmente os de aplicação tópica como brinzolamida e dorzolamida.

A acetazolamida é útil para corrigir a alcalose metabólica, em particular a causada por aumento na excreção de H^+ induzido por outros diuréticos (ver adiante). Além disso, a acetazolamida também pode ser usada para alcalinização da urina, quando é necessário aumentar a excreção de ácidos fracos como ácido úrico, cistina ou salicilato. Entretanto, a terapia prolongada exige a administração de bicarbonato. Outra indicação é no mal das montanhas: ao inibir a anidrase carbônica no cérebro, a acetazolamida reduz a formação e o pH do líquido cefalorraquidiano, o que promove a melhora de sintomas como fraqueza, tontura, insônia, cefaleia e náuseas, descritos em pessoas que ascendem rapidamente a grandes altitudes.

Diuréticos de alça

Os dois protótipos desse grupo são a furosemida e o ácido etacrínico. Além desses, podemos incluir nesse grupo a bumetanida, a torsemida e a piretanida, que são derivados de sulfonamidas. No Brasil, segundo a VI Diretriz Brasileira de Hipertensão Arterial (2010), os diuréticos de alça disponíveis são bumetanida, furosemida e piretanida.

Mecanismo de ação

Os diuréticos de alça inibem o transportador luminal $Na^+/K^+/2Cl^-$ ($NKCC_2$) no ramo ascendente espesso da alça de Henle (Figura 8.2). O transportador torna possível a entrada de Na^+, K^+ e Cl^- do lúmen para o interior da célula. Na membrana luminal dessas células, há um canal de K^+ (denominado *ROMK*) que possibilita a reciclagem apical, ou seja, a saída de K^+ para o lúmen tubular, ao passo que a presença de canais basolaterais de Cl^- (*CLC-Kb*) proporcionam a reabsorção deste para o sangue. Dessa maneira, há um potencial positivo no lúmen em razão da reciclagem de K^+ e um potencial negativo na membrana basolateral com

---

Cirrose hepática
Pode ser definida, anatomicamente, como um processo difuso de fibrose com formação de nódulos, que pode levar à necrose celular

Parestesias
Sensações cutâneas como frio, calor ou formigamento, vivenciadas na ausência de estímulos

Hipopotassemia
Redução do K^+ sérico ou plasmático

Glaucoma
Doença que induz, principalmente, o aumento da pressão intraocular, podendo causar danos à estrutura ocular

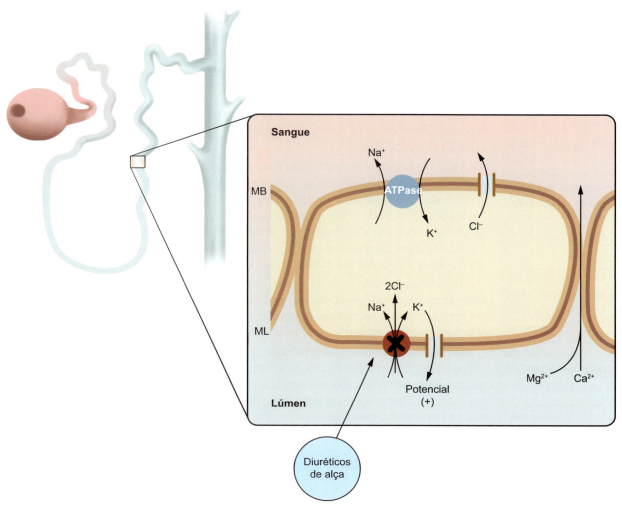

Figura 8.2 Reabsorção de NaCl no ramo ascendente espesso da alça de Henle e mecanismo de ação dos diuréticos de alça. O potencial elétrico positivo no lúmen, criado pela reciclagem de K^+ para o lúmen tubular (canais *ROMK*) e saída de Cl^- pela membrana basolateral (canais *CLC-Kb*), promove a reabsorção de Ca^{2+} e Mg^{2+}. Os diuréticos de alça bloqueiam o transportador luminal $Na^+/K^+/2Cl^-$ ($NKCl_2$). ML: membrana luminal, MB: membrana basolateral.

Paracelular
Transporte ou passagem pelos espaços juncionais entre as células

a reabsorção de Cl^- para o sangue. Isso estimula a reabsorção paracelular de Ca^{2+} e Mg^{2+} no ramo ascendente espesso da alça de Henle. Ao inibir o transportador $Na^+/K^+/2Cl^-$, os diuréticos de alça promovem queda na reabsorção de NaCl e reduzem o potencial transepitelial, o que leva a uma queda também na reabsorção **paracelular** de Ca^{2+} e Mg^{2+}.

É importante ressaltar que aproximadamente 20 a 25% da carga filtrada de Na^+ são reabsorvidos pelo ramo ascendente espesso da alça de Henle (Tabela 8.1) e que os segmentos posteriores não têm capacidade de reabsorção para recuperar o fluxo de produtos rejeitados que saem do ramo ascendente; assim, os diuréticos de alça são altamente potentes em promover diurese.

Farmacocinética

Os diuréticos de alça são absorvidos rapidamente após administração oral, e a biodisponibilidade por essa via varia de 60 a 80%. Entretanto, a furosemida pode ter absorção mais irregular. A eliminação ocorre por via renal, com eficiente excreção pelo sistema de transporte de ácidos orgânicos no túbulo proximal, atingindo, assim, seu local de ação no ramo ascendente espesso da alça de Henle. Aproximadamente 65% da furosemida são excretados de maneira inalterada na urina; portanto, em pacientes com doença renal, a meia-vida pode ser prolongada. Já a bumetanida sofre metabolismo hepático e, por isso, hepatopatias podem prolongar a meia-vida de eliminação desta.

A meia-vida dos diuréticos de alça é curta e não há preparações de liberação prolongada (1 a 3,5 h); assim à medida que a concentração do fármaco declina no lúmen tubular, os néfrons começam a reabsorver Na$^+$, o que leva a uma retenção que anula o efeito do diurético. Esse efeito pode ser amenizado pela restrição do consumo de Na$^+$ e de esquemas posológicos adequados.

Reações adversas e interações medicamentosas

Como citado, os diuréticos de alça reduzem a reabsorção de Mg^{2+} e Ca^{2+}, podendo causar hipomagnesemia e, mais raramente, hipocalcemia, já que o Ca^{2+} é reabsorvido também no túbulo distal de maneira ativa.

Ao inibir a reabsorção de Na$^+$ no ramo ascendente espesso da alça de Henle, os diuréticos de alça aumentam o aporte de Na$^+$ no ducto coletor e isso pode causar o aumento na excreção urinária de K$^+$ e H$^+$, provocando alcalose metabólica hipopotassêmica (Figura 8.4). A hipopotassemia (ou hipocalemia) pode induzir arritmias cardíacas, principalmente em pacientes que fazem uso de glicosídios como a digoxina (ver, a seguir, fármacos inotrópicos positivos). Em razão de sua ação no ramo ascendente espesso, cuja reabsorção de Na$^+$ é significativa, esses diuréticos podem levar a uma intensa diurese, resultando em hipovolemia e hipotensão.

Além disso, os diuréticos de alça podem causar hiperuricemia em razão da maior retenção de ácido úrico no túbulo proximal, que pode ocorrer como resultado da competição pelos carreadores ou da maior reabsorção deste, que está associada à hipovolemia. Outro efeito adverso relacionado com a dose é a ototoxicidade, que pode ou não ser reversível.

Também há relatos de hiperglicemia. O mecanismo de comprometimento da intolerância à glicose ainda não está totalmente descrito, mas parece estar relacionado com a perda de K$^+$, já que sua administração reduz a hiperglicemia. Além disso, parece ocorrer redução na secreção de insulina e alterações no metabolismo da glicose. Os diuréticos de alça também podem induzir a hiperlipidemia, com aumento nos níveis totais de colesterol, triglicerídeos e lipoproteínas de baixa densidade (LDL).

Os diuréticos de alça são contraindicados em pacientes com hipersensibilidade às sulfonamidas, já que são derivados de sulfas. A administração em pacientes com anúria também não é indicada.

Não é recomendada a associação a outros fármacos ototóxicos como os antimicrobianos aminoglicosídios. Também não é recomendado o uso concomitante com glicosídios cardíacos, dada a perda de K$^+$ induzida por esses diuréticos. A associação a anti-inflamatórios não esteroidais (AINEs) e a inibidores da ciclo-oxigenase 2 (COX-2) pode reduzir a eficácia dos diuréticos de alça, já que estes inibem a síntese de prostaglandinas renais que parecem participar das ações desses diuréticos.

Usos clínicos

Os diuréticos de alça são amplamente utilizados na insuficiência cardíaca congestiva crônica, quando é necessária redução do volume de líquido extracelular para minimizar a congestão venosa e pulmonar. Do mesmo modo, são eficazes no tratamento do edema pulmonar agudo. Em razão da intensa diurese induzida por eles, ocorre redução na pressão de enchimento do ventrículo esquerdo e consequente redução do edema pulmonar. Na insuficiência renal aguda (IRA), os diuréticos de alça são empregados em uma tentativa de converter a IRA de oligúrica em não oligúrica. Na hiperpotassemia os diuréticos podem aumentar a excreção de K$^+$ e amenizar o quadro.

Apesar de serem os mais potentes, os diuréticos de alça são menos eficazes que os diuréticos tiazídicos no tratamento da hipertensão, em razão da meia-vida curta. Como citado, quando a concentração do fármaco declina no lúmen tubular, ocorre intensa reabsorção de sódio, o que leva à retenção de líquidos e pode induzir a uma elevação da pressão arterial.

Diuréticos tiazídicos

Os diuréticos tiazídicos foram sintetizados com o propósito de se obterem fármacos mais potentes que os inibidores da anidrase carbônica. Essa classe recebe essa denominação porque os inibidores originais eram tiazidas, e a hidroclorotiazida, o protótipo da classe. Posteriormente,

---

Hipocalcemia
Redução na concentração sérica de cálcio

Alcalose metabólica hipopotassêmica
Aumento do pH sanguíneo associado a uma redução no K$^+$ sérico

Hiperuricemia
Aumento na concentração sérica de ácido úrico

Ototoxicidade
Efeito tóxico ou pernicioso ao ouvido

Hiperlipidemia
Aumento de lipídios no sangue

Anúria
Débito urinário acentuadamente reduzido ou cessação total deste

Oligúria
Redução do débito urinário a um nível abaixo da ingestão de água e solutos

foram desenvolvidos agentes farmacologicamente semelhantes aos diuréticos tiazídicos, mas que não eram tiazidas, os quais também acabaram incluídos no grupo. Atualmente, no Brasil, os diuréticos tiazídicos disponíveis são a clortalidona, a hidroclorotiazida e a indapamida (VI Diretriz Brasileira de Hipertensão, 2010).

Mecanismo de ação

Os diuréticos tiazídicos atuam no túbulo contornado distal bloqueando o transportador Na^+/Cl^- (NCC) e, consequentemente, inibindo a reabsorção de NaCl. A redução na concentração intracelular de Na^+, dado esse bloqueio, intensifica a troca Na^+/Ca^{2+} na membrana basolateral do túbulo contornado distal, o que leva à maior reabsorção de Ca^{2+} (Figura 8.3).

Farmacocinética

Os diuréticos tiazídicos podem ser administrados por via oral, com uma biodisponibilidade que varia em torno de 65 a 95%. A clortalidona é absorvida lentamente, e sua meia-vida é bastante longa (aproximadamente 47 h). A hidroclorotiazida é totalmente excretada na urina de maneira inalterada, e a indapamida sofre metabolismo hepático. Cerca de 65% da clortalidona são excretados de modo inalterado na urina, e uma pequena parte é excretada, também de maneira inalterada, na bile.

Todos os diuréticos tiazídicos são secretados pelo sistema secretor de ácidos orgânicos no túbulo proximal, atingindo o lúmen tubular e seu local de ação na forma inalterada.

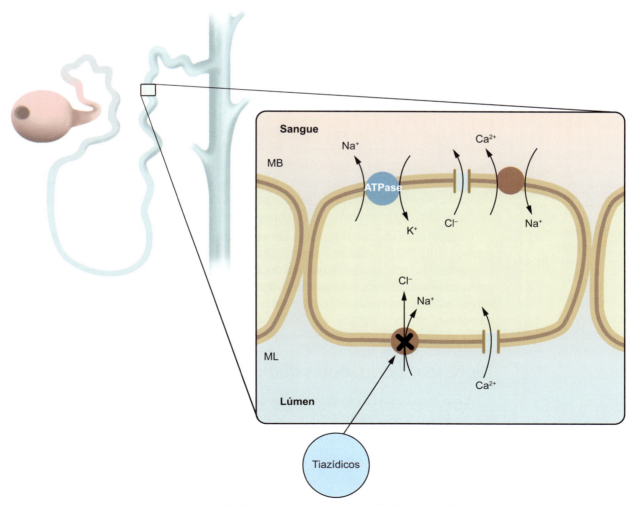

Figura 8.3 Reabsorção de NaCl no túbulo contornado distal e mecanismo de ação dos diuréticos tiazídicos. A redução de Na^+ intracelular pelo bloqueio do transportador Na^+/Cl^- (NCC) estimula a troca Na^+/Ca^{2+} na membrana basolateral. Como em todas as células tubulares, a Na^+/K^+ATPase está presente na membrana basolateral. ML: membrana luminal, MB: membrana basolateral.

Reações adversas e interações medicamentosas

Os efeitos adversos mais graves dos tiazídicos estão relacionados com anormalidades do equilíbrio hidreletrolítico. Assim, da mesma maneira que os diuréticos de alça, pode haver alcalose metabólica hipopotassêmica em razão do maior aporte de Na⁺ no ducto coletor, o que induz maior excreção de K⁺ e H⁺ (Figura 8.4). Como citado, os diuréticos tiazídicos aumentam a reabsorção de Ca^{2+}, o que pode acarretar hipercalcemia.

Além disso, pode ocorrer hipotensão, hipovolemia, hiponatremia e hipocloremia. A hiponatremia é mais significativa com essa classe e pode ser amenizada evitando-se a ingestão de grandes quantidades de água que ocorre em razão do aumento da sede induzida pelos diuréticos.

A hiperuricemia também é relatada com essa classe de fármacos. Isso ocorre em razão da competição pelos transportadores de ácidos orgânicos no túbulo proximal que excretam ácido úrico, o que leva à maior retenção deste, como ocorre com os diuréticos de alça.

Há relatos significativos de disfunção erétil com o uso de tiazídicos quando comparado a outros fármacos anti-hipertensivos. Os diuréticos tiazídicos também podem afetar o metabolismo de glicose, levando a uma hiperglicemia. Da mesma maneira como descrito para os diuréticos de alça, essa hiperglicemia pode estar relacionada com a perda de K⁺ (ver anteriormente). Também induzem a uma hiperlipidemia, que tende a retornar aos valores basais com o uso prolongado.

Os tiazídicos são contraindicados em pacientes hipersensíveis às sulfas, já que também são derivados de sulfonamidas. A associação a AINEs e inibidores seletivos da COX-2 também reduz a eficácia dos diuréticos tiazídicos. Também não é recomendado o uso dos diuréticos tiazídicos concomitantemente com glicosídios cardíacos, dado o potencial arritmogênico induzido pela perda de K⁺.

Usos clínicos

Além da meia-vida mais longa, os tiazídicos têm ações diuréticas e vasodilatadoras leves que os tornam eficazes para o tratamento da hipertensão essencial tanto na monoterapia quanto em associação a outros anti-hipertensivos (VI Diretriz Brasileira de Hipertensão). Também são úteis no tratamento do edema associado à insuficiência cardíaca congestiva. Por reduzirem a excreção renal de Ca^{2+}, podem ser úteis no tratamento da nefrolitíase e como coadjuvantes na osteoporose. Na insuficiência renal, os diuréticos tiazídicos são, em sua maioria, ineficazes quando a taxa de filtração glomerular é menor que 30 mℓ/min.

Os diuréticos tiazídicos também são utilizados no tratamento do diabetes insípido nefrogênico, reduzindo o volume urinário. O mecanismo desse efeito tão paradoxal permanece desconhecido, mas sugere-se que a redução do volume plasmático induzida pelos tiazídicos cause queda na taxa de filtração glomerular. Essa queda pode levar a um aumento da reabsorção tubular proximal de NaCl e água e menor aporte de líquido nos segmentos distais do néfron.

Diuréticos poupadores de potássio

A hipopotassemia é um efeito comum dos diuréticos de alça e tiazídicos; porém, em geral, ela pode ser controlada pela restrição de NaCl na dieta ou por suplementos alimentares contendo potássio. Outra abordagem bastante eficaz é a associação de um diurético poupador de potássio. A amilorida, o triantereno e a espironolactona são os diuréticos poupadores de potássio disponíveis no Brasil; entretanto, a amilorida e o triantereno são comercializados apenas em associações fixas com diuréticos de alça ou tiazídicos (VI Diretriz Brasileira de Hipertensão, 2010).

Hipercalcemia
Aumento na concentração sérica de cálcio

Hiponatremia
Redução na concentração sérica de sódio

Hipocloremia
Redução na concentração sérica de cloro

Nefrolitíase
Formação de cálculos renais

Osteoporose
Redução da massa óssea, tornando os ossos suscetíveis a fraturas

Capítulo 8 ■ Fármacos que Afetam as Funções Renal e Cardiovascular

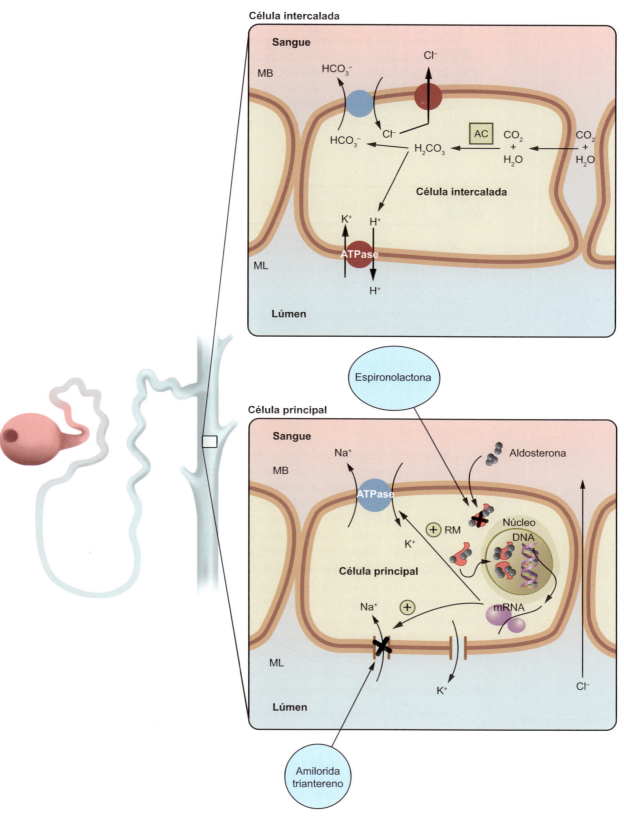

Figura 8.4 Reabsorção de Na⁺ na porção terminal do túbulo distal e no ducto coletor, e mecanismo de ação dos diuréticos poupadores de potássio. Na célula principal, o maior aporte de Na⁺ para o lúmen tubular induz uma maior entrada de sódio na célula e leva a uma maior excreção de K⁺. Entretanto, o bloqueio do canal iônico de Na⁺ (ENaC) inibe a saída de K⁺ para o lúmen, reduzindo sua excreção. O bloqueio de receptores de mineralocorticoides (RM) pela espironolactona impede a ação da aldosterona que estimula a síntese e atividade dos canais de Na⁺ (ENaC) e da bomba Na⁺/K⁺ ATPase. AC: anidrase carbônica, MB: membrana basolateral, DNA: ácido desoxirribonucleico, ML: membrana luminal, mRNA: ácido ribonucleico mensageiro.

Mecanismo de ação

A amilorida e o triantereno bloqueiam os canais epiteliais de Na⁺ (ENaC) na membrana luminal das células principais do ducto coletor. Já a espironolactona é um antagonista de receptores intracelulares de mineralocorticoides, que bloqueia as ações da aldosterona no ducto coletor (Figura 8.4). Entre os efeitos da aldosterona, podem ser citados o estímulo na síntese e ativação das bombas Na⁺/K⁺ATPase, assim como dos canais de Na⁺ (ENaC). Ao impedir a entrada de Na⁺ na célula principal do ducto coletor, esses diuréticos causam a retenção de K⁺ e H⁺ (Figura 8.4).

F·F Farmacologia em Foco

A reabsorção de Na⁺ no ducto coletor não ocorre por meio dos transportadores como nos outros segmentos, mas, sim, por meio de um canal iônico na membrana apical (lúmen) da célula principal. Isso também ocorre para saída de K⁺. Assim, o Na⁺ que penetra na célula é transportado para o sangue pela bomba Na⁺/K⁺ATPase basolateral, que troca Na⁺ por K⁺. A entrada de Na⁺ no interior da célula predomina e ocasiona um potencial elétrico negativo no lúmen tubular. Esse potencial impulsiona a entrada de Cl⁻ pela via paracelular e a saída de K⁺ para o lúmen, por canais iônicos na célula principal. Além disso, o potencial negativo gerado no lúmen também ativa a bomba H⁺ATPase da célula intercalada e provoca a saída de H⁺ para o lúmen.

Farmacocinética

A amilorida tem biodisponibilidade oral relativamente baixa, em torno de 15 a 25%; porém, sua meia-vida é longa (21 h), e ela é eliminada na urina na forma inalterada. Já o triantereno sofre extenso metabolismo hepático, o que acarreta uma meia-vida mais curta (aproximadamente 4 h), mas tem uma biodisponibilidade oral maior (50%). Além disso, ao ser metabolizado, ele é convertido em 4-hidroxitriantereno, o qual tem atividade farmacológica comparável ao fármaco original. A excreção renal é uma importante via de eliminação para o fármaco original e seus metabólitos. Entretanto, na presença de hepatopatias e insuficiência renal, podem ocorrer manifestações tóxicas com a administração do triantereno.

A espironolactona sofre extenso metabolismo hepático de primeira passagem, e sua biodisponibilidade oral é em torno de 65%. Apresenta meia-vida curta (1 h e meia), mas seu metabólito ativo, a canrenona, tem meia-vida longa (16 h e meia), prolongando os efeitos do fármaco. Entretanto, é importante ressaltar que o início e a duração da ação da espironolactona são determinados pela cinética da aldosterona.

Reações adversas e interações medicamentosas

O efeito adverso mais frequente dessa classe é a retenção de K⁺, que leva a um quadro de hiperpotassemia. O risco é maior em pacientes com doença renal, em que a excreção de K⁺ pode estar prejudicada. Além disso, ao inibir a secreção de K⁺, pode ocorrer redução na secreção de H⁺, o que leva a uma acidose metabólica. O triantereno pode precipitar na urina e levar à formação de cálculos renais. Por ser um antagonista fraco de ácido fólico, o triantereno pode induzir a megaloblastose em pacientes propensos. Além disso, tanto a amilorida quando o triantereno podem causar alterações no trato gastrintestinal, como náuseas e vômito, e efeitos no sistema nervoso central (SNC), como tontura e cefaleia.

Além da hiperpotassemia, a espironolactona pode causar efeitos adversos relacionados com sua afinidade por outros receptores de esteroides, entre eles ginecomastia, impotência, diminuição da libido e alterações no ciclo menstrual.

Megaloblastose
Transformação megaloblástica de células precursoras eritroides na medula óssea; típica de anemia por deficiência de folato e vitamina B₁₂

Ginecomastia
Crescimento excessivo de glândulas mamárias no homem

Os diuréticos poupadores de potássio são contraindicados em pacientes com hiperpotassemia ou com risco para desenvolvê-la, como na insuficiência renal crônica, associada a suplementos de K⁺, inibidores da enzima conversora de angiotensina (IECAs) ou bloqueadores dos receptores AT₁ de angiotensina II (BRAs), betabloqueadores e até mesmo AINEs, já que podem causar retenção de K⁺.

Usos clínicos

Os diuréticos poupadores de K⁺ têm eficácia pequena em promover diurese. Entretanto, a amilorida e o triantereno são comercializados em associação a diuréticos de alça e tiazídicos, e são eficazes em reduzir a excreção de K⁺ induzida por essas classes. Já a espironolactona é bastante útil no hiperaldosteronismo primário (produzido por tumor secretor de aldosterona) e secundário (produzido por insuficiência cardíaca, cirrose hepática ou outras afecções associadas).

Hiperaldosteronismo
Aumento excessivo na secreção de aldosterona pela glândula suprarrenal

Diuréticos osmóticos

Os diuréticos osmóticos são livremente filtrados pelo glomérulo e sofrem pouca reabsorção pelo túbulo renal. Assim, ao atingirem o túbulo proximal e o ramo descendente delgado da alça de Henle, provocam retenção de água, promovendo diurese. São considerados inertes em termos farmacológicos. Glicose, ureia, manitol, glicerina e isossorbida são capazes de causar diurese osmótica; no entanto, apenas o manitol tem sido usado com essa finalidade.

Mecanismo de ação

A presença de um soluto não reabsorvível como o manitol impede a reabsorção de água ao exercer força osmótica contrária no túbulo proximal e no ramo descendente delgado da alça de Henle. Assim, ocorre um aumento da diurese.

Farmacocinética

Além de não ser absorvido por via oral, o manitol pode causar diarreia osmótica se for administrado por essa via; portanto, sua administração é intravenosa. Aproximadamente 80% do manitol são excretados por via renal, sem sofrer reabsorção ou secreção ao longo do túbulo. O restante é metabolizado ou excretado na bile de forma inalterada.

Reações adversas e interações medicamentosas

Ao distribuir-se pelos compartimentos extracelulares, o manitol retira água das células. Assim, antes que ocorra o efeito diurético, essa ação leva a expansão de volume extracelular e hiponatremia. Em pacientes com insuficiência cardíaca, o aumento do volume extracelular pode causar edema pulmonar. Já a hiponatremia pode ocasionar náuseas, vômito e cefaleia. Entretanto, quando o efeito diurético começa a predominar, a perda excessiva de água pode causar desidratação e hipernatremia. Em geral, diuréticos osmóticos são contraindicados em pacientes com anúria ou insuficiência renal que não respondem às doses-teste do mesmo.

Rabdomiólise
Necrose ou degeneração do músculo esquelético, que pode levar à descamação de células epiteliais tubulares ao longo do néfron

Hemólise
Ruptura do glóbulo vermelho (eritrócito), causando liberação de hemoglobina

Usos clínicos

O manitol pode ser utilizado para reduzir a pressão intracraniana ou intraocular, já que reduz o volume intracelular, conforme mencionado. Além disso, a grande excreção de água promovida pelo diurético osmótico impede a anúria ou mantém o volume urinário em casos em que há acúmulo de pigmentos ou cilindros tubulares no rim (rabdomiólise ou hemólise, nefrotoxinas). Entretanto, quando a anúria já está estabelecida ou quando o paciente com insuficiência renal não responde ao diurético osmótico, não deve ser utilizado.

Fármacos que atuam no sistema renina-angiotensina

Introdução

A renina, a angiotensina e a aldosterona participam de modo significativo na fisiopatologia da hipertensão, na insuficiência cardíaca e até mesmo no infarto do miocárdio e na **nefropatia** diabética. A compreensão da importância do sistema renina-angiotensina (SRA) levou a uma intensa investigação e ao desenvolvimento de fármacos para inibir as ações desse sistema. Atualmente existem três classes de fármacos que atuam no SRA: IECA, BRAs e o inibidor direto de renina (Tabela 8.2).

Nefropatia
Designação genérica de patologia (doença) relacionada com o rim

■ **Tabela 8.2** Fármacos IECA e BRA disponíveis no Brasil segundo a VI Diretriz Brasileira de Hipertensão (2010).

Inibidores da enzima conversora de angiotensina	
	Benazepril
	Captopril
	Cilazapril
	Delapril
	Enalapril
	Fosinopril
	Lisinopril
	Perindopril
	Quinapril
	Ramipril
	Trandolapril
Bloqueadores dos receptores AT$_1$ de angiotensina II	Candersatana
	Irbersatana
	Losartana
	Olmesartana
	Telmisartana
	Valsartana

Inibidores da enzima conversora de angiotensina

É interessante frisar que a descoberta dos IECAs remete à década de 1960, quando Ferreira e colaboradores, pesquisadores brasileiros, descobriram que o veneno de *Bothrops jararaca* (nova nomenclatura: *Bothropoides jararaca*), comumente conhecida como jararaca, continha peptídios que potencializavam os efeitos da bradicinina. Posteriormente, foi observado que a conversão de angiotensina I para angiotensina II era inibida por um desses peptídios potencializadores da bradicinina. Por meio desses trabalhos, descobriu-se que a enzima que degradava a bradicinina era a mesma que convertia a angiotensina I em angiotensina II, hoje conhecida como enzima conversora de angiotensina (ECA) ou cininase II (Figura 8.5). O captopril, primeiro inibidor da ECA a ser aprovado para uso clínico, foi desenvolvido com base nesse peptídio potencializador da bradicinina.

Mecanismo de ação

Os IECAs atuam inibindo a ECA. Assim, não há a formação de angiotensina II e, portanto, não há vasoconstrição nem retenção de Na$^+$ e água. O resultado é a redução da pressão arterial. Como será explicado a seguir, a ECA também degrada a bradicinina; portanto, quando ocorre sua inibição pelos IECAs, há acúmulo de bradicinina. Como ela é um peptídio com potente ação vasodilatadora, seu aumento colabora para redução da pressão arterial.

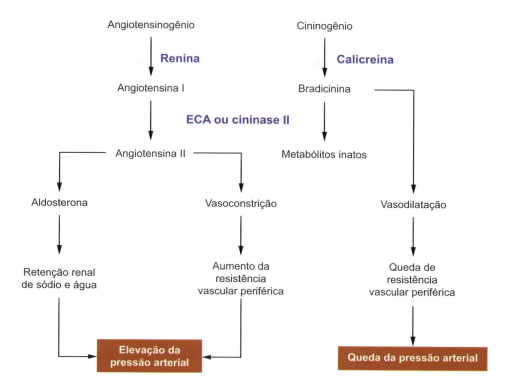

Figura 8.5 Esquema ilustrando a interação do sistema renina-angiotensina (SRA) com o sistema das cininas. Observe que a ECA, também conhecida como cininase II, atua clivando a angiotensina I em angiotensina II e degrada a bradicinina em metabólitos inativos. ECA: enzima conversora de angiotensina.

F·F Farmacologia em Foco

Sistema renina-angiotensina-aldosterona

Para compreender o texto a seguir, observe a Figura 8.6. A renina é uma enzima liberada pelas células justaglomerulares que se localizam nas arteríolas aferentes no rim. A liberação de renina é estimulada por fatores como queda da pressão arterial, ativação do sistema nervoso simpático (SNS) ou redução da concentração de sódio no túbulo distal do néfron. Quando liberada, a renina converte o angiotensinogênio em angiotensina I, que em seguida, é convertida em angiotensina II pela ECA. A angiotensina II atua em receptores AT_1, que, nos vasos, promove vasoconstrição e, nos rins, leva à retenção de sódio e água. Além disso, a angiotensina II também estimula a liberação de aldosterona na medula das suprarrenais e potencializa a atividade simpática. Como descrito anteriormente, a aldosterona também atua nos rins, promovendo a reabsorção de sódio e, consequentemente, de água.

Farmacocinética

De modo geral, não existe condição que favoreça o uso de um inibidor de ECA sobre outro. Em geral, eles diferem entre si apenas em alguns fatores, como: farmacocinética (extensão da absorção e do efeito do alimento sobre esta, distribuição tecidual e eliminação) ou o fato de a inibição da ECA ser um efeito direto do fármaco ou de seu metabólito. Assim, o captopril tem ótima biodisponibilidade via oral (75%); entretanto, a presença de alimentos diminui sua absorção, devendo o fármaco ser administrado longe das refeições. O captopril também tem meia-vida mais curta, exigindo mais tomadas diárias (2 a 3 vezes/dia). Já o enalapril sofre rápida absorção por via oral (biodisponibilidade de cerca de 60%), que não é alterada pela presença de alimentos. O enalapril é um pró-fármaco, metabolizado no fígado, que libera o enalaprilato, cuja meia-vida plasmática é em torno de 11 h. Desse modo, o enalapril exige

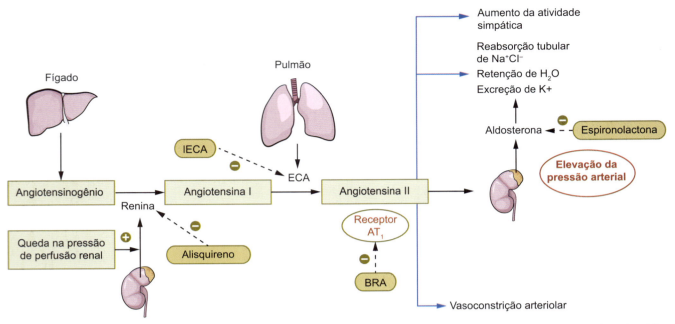

Figura 8.6 Esquema ilustrando o sistema renina-angiotensina (SRA) e mecanismo de ação dos IECAs, BRAs e do inibidor direto da renina (alisquireno). O angiotensinogênio, sintetizado principalmente no fígado, é convertido em angiotensina I pela renina. A liberação de renina nas células justaglomerulares do rim é estimulada quando há queda na pressão de perfusão renal. A angiotensina I é clivada em angiotensina II pela ECA produzida principalmente no pulmão. A angiotensina II atua em receptores AT_1, promovendo efeitos como vasoconstrição, aumento da reabsorção de sódio e água, secreção de aldosterona e aumento da atividade simpática. Todos esses efeitos em conjunto provocam aumento da pressão arterial, que eleva a perfusão renal, inibindo a liberação de renina. ECA: enzima conversora de angiotensina, IECA: inibidor da ECA. Adaptada de https://commons.wikimedia.org/wiki/File:Renin-angiotensin-aldosterone_system.png (Rad A, 2006).

Depuração plasmática ou *clearance*
Capacidade de retirada, em geral pelos rins, de alguma substância da corrente sanguínea

menos tomadas ao dia (1 a 2 vezes/dia). Outra característica desses fármacos é que, em razão da distribuição tecidual ou da afinidade pela ECA, alguns IECAs podem apresentar cinética de eliminação bifásica, como o trandolapril, ou trifásica, como o ramipril, exigindo apenas uma única dose ao dia.

É importante ressaltar que, com exceção do fosinopril e do quinapril, os quais têm eliminação hepática e renal, os IECAs são depurados principalmente pelo rim. Portanto, o comprometimento da função renal diminui a **depuração plasmática** dos IECAs, sendo recomendada redução da dose em pacientes com comprometimento renal. Para maiores detalhes a respeito da farmacocinética de cada IECA, o leitor pode consultar o livro-texto de Goodman & Gilman, 12ª edição, citado nas bibliografias.

F·F Farmacologia em Foco

De modo geral, os IECAs, assim como a maioria dos anti-hipertensivos, foram desenvolvidos para terem ótima biodisponibilidade por via oral. É preciso entender que a hipertensão é uma patologia que exige tratamento crônico e que o menor número de tomadas ao dia e a via de administração oral facilitam a adesão do paciente ao esquema terapêutico.

Reações adversas e interações medicamentosas

Pode ocorrer hipotensão grave após a primeira dose do IECA, principalmente em pacientes com renina plasmática elevada. Portanto, é recomendado que o tratamento seja iniciado com as menores doses possíveis em pacientes com insuficiência cardíaca, depleção de sal ou em uso de diuréticos, os quais tendem a ter elevação da renina. Em 5 a 20% dos pacientes, os IECAs induzem tosse seca, que pode ocorrer na primeira semana e 6 meses após o início da terapia. Esse efeito parece acontecer em razão do acúmulo de bradicinina nos pulmões (Figura 8.5) e é revertido com a interrupção do tratamento.

F·F Farmacologia em Foco

A associação de IECA a diuréticos poupadores de K^+ pode agravar o quadro de hiperpotassemia. Os IECAs reduzem a liberação de aldosterona (Figura 8.6) e, consequentemente, menos Na^+ é absorvido no ducto coletor e menos K^+ é excretado (Figura 8.4). Da mesma maneira, a associação dos IECAs a suplementos de K^+ ou betabloqueadores também agrava a hiperpotassemia. Nesse caso, os betabloqueadores atuam antagonizando os receptores β_1 nas células justaglomerulares, impedindo a liberação de renina induzida pelas catecolaminas.

Pode haver também redução da eficácia dos IECAs quando associados a AINEs. Isso ocorre, provavelmente, porque a bradicinina produz vasodilatação, que, em parte, ocorre em razão da liberação de prostaglandinas.

Embora os IECAs sejam tidos como renoprotetores e indicados na terapia da nefropatia diabética e não diabética, quando há estenose bilateral da artéria renal ou estenose arterial em um único rim remanescente, os IECAs podem causar IRA.

Para entender esse efeito, que, em princípio, parece ser paradoxal, é importante lembrar que a angiotensina II é um potente vasoconstritor. No rim, ela promove constrição da arteríola eferente, efeito que ajuda a manter a taxa de filtração glomerular (TFG) quando a pressão de perfusão renal é baixa. Quando ocorre estenose da artéria renal, como citado, ou na insuficiência cardíaca, a pressão de perfusão renal diminui e o rim, então, passa a liberar renina (Figura 8.6), ativando todo o SRA com consequente síntese de angiotensina II. A liberação de angiotensina II é uma tentativa de elevar a pressão de perfusão renal e manter a TFG. Assim, nesses casos, o uso dos IECAs requer cuidado (Figura 8.7).

Os IECAs são contraindicados no segundo e no terceiro trimestre da gravidez, por induzirem oligoidrâmnio, hipoplasia pulmonar e da calota craniana, atraso do crescimento fetal, morte do feto, anúria neonatal e morte neonatal. Esses efeitos podem ser causados, em parte, por hipotensão fetal. Apesar de eles ocorrerem principalmente no segundo e terceiro trimestres da gravidez, é aconselhável interromper o tratamento com IECA o mais rápido possível. Outros efeitos observados são alteração do paladar, exantema cutâneo alérgico, angioedema e febre medicamentosa.

Usos clínicos

Os IECAs reduzem a pressão arterial, mas não causam ativação reflexa do SNS. Portanto, normalmente, não ocorre taquicardia reflexa e não há alteração na frequência cardíaca. Desse modo, os IECAs podem ser utilizados com mais segurança em pacientes portadores de cardiopatias isquêmicas. É importante ressaltar que a elevação da atividade de renina plasmática torna os pacientes hiper-responsivos à hipotensão induzida pelos IECAs. Assim, as doses iniciais dos IECAs devem ser reduzidas em pacientes com insuficiência cardíaca e com depleção de sal, condições que normalmente apresentam elevação nos níveis de renina.

Na nefropatia diabética e não diabética, os IECAs reduzem a pressão no capilar glomerular ao promover vasodilatação nas arteríolas eferentes. Além disso, melhoram a permeabilidade da membrana de filtração, diminuindo, assim, a proteinúria. A angiotensina II é um fator de crescimento; portanto, sua redução atenua o depósito de matriz extracelular nos rins e no coração. Desse modo, os IECAs estabilizam a função renal, atuando como renoprotetores, e também são cardioprotetores ao melhorarem o quadro de hipertrofia ventricular e vascular.

Estenose
Nesse contexto, refere-se a um estreitamento ou constrição de um vaso.

Oligoidrâmnio
Presença de menos que 300 mℓ de líquido amniótico no prazo.

Hipoplasia pulmonar
Redução ou desenvolvimento incompleto do parênquima pulmonar, com diminuição do tamanho e do número de alvéolos. Pode ocorrer em razão de queda no número de células que compõem o tecido.

Exantema
Erupções cutâneas (pápulas, vesículas).

Angioedema
Edema de pele, mucosas ou vísceras acompanhadas de urticárias. Decorrente de sensibilidade a medicamentos, alimentos, insetos, entre outros.

Hipertrofia ventricular
Caracteriza-se pelo espessamento anormal da parede do ventrículo. Ocorre, basicamente, em razão do aumento das dimensões dos cardiomiócitos, podendo haver, adicionalmente, proliferação de tecido conjuntivo.

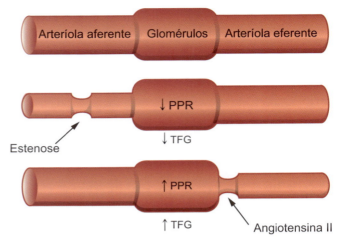

Figura 8.7 Esquema ilustrando a relação entre as mudanças na resistência da arteríola aferente e eferente e a taxa de filtração glomerular (TFG). Observe que, na estenose da artéria renal, o fluxo sanguíneo que chega ao glomérulo pela arteríola aferente está reduzido. Por conseguinte, a pressão de perfusão renal (PPR) e a TFG diminuem. O rim passa a liberar renina, causando aumento final de angiotensina II, que promove vasoconstrição da arteríola eferente. Esse efeito aumenta a pressão de perfusão renal, ou seja, a pressão glomerular, e eleva a TFG. Adaptada de BERNE, R.M.; LEVY, M.N.; KOEPPEN, B.M.; STANTON, B.A. *Fisiologia*. 5. ed. Rio de Janeiro: Elsevier, 2004.

Bloqueadores dos receptores da angiotensina II

Mecanismo de ação

É interessante destacar que os efeitos das angiotensinas são mediados por dois subtipos de receptores: o AT_1 e o AT_2. O papel funcional dos receptores AT_2 não está bem esclarecido. Sabe-se que esse receptor pode exercer efeitos antiproliferativos, **pró-apoptóticos**, vasodilatadores e anti-hipertensivos. Além disso, a distribuição dos receptores AT_2 é significativa no tecido fetal, ao passo que no adulto é mais restrita. Já os principais efeitos biológicos da angiotensina II, como vasoconstrição, liberação de aldosterona, aumento na reabsorção de sódio e água, ativação simpática e proliferação celular, são mediados pelo receptor AT_1. Os BRAs atuam bloqueando seletivamente o receptor AT_1, o qual se encontra amplamente distribuído nos tecidos.

Farmacocinética

Os BRAs, em geral, têm baixa biodisponibilidade oral (< 50%), ao passo que a ligação às proteínas plasmáticas é em torno de 90%. A losartana, o protótipo do grupo, é um pró-fármaco metabolizado pela CYP2C9 e pela CYP3A4 em ácido carboxílico (EXP 3174). O EXP 3174 é um metabólito ativo que também atua antagonizando os receptores AT_1. Além disso, a meia-vida plasmática do EXP 3174 é maior (6 a 9 h) quando comparado com a losartana (2 h e meia). A losartana e seu metabólito sofrem depuração hepática e renal. A candesartana e a olmesartana são pró-fármacos inativos que, ao serem metabolizados, liberam metabólitos ativos. A valsartana tem sua absorção reduzida na presença de alimentos. De modo geral, os BRAs são depurados do plasma pela via renal e hepática.

Reações adversas e interações medicamentosas

Os BRAs, ao contrário dos IECAs, não causam tosse. É importante lembrar que a ECA também degrada a bradicinina. A tosse, observada com os IECAs, ocorre em razão do acúmulo de bradicinina pela inibição da ECA. Esse efeito não é observado com os BRAs porque a ECA não está inibida. A incidência de angioedema com o uso de BRAs é bem menor que a observada com os IECAs. Os BRAs também podem causar hiperpotassemia, principalmente associados a suplementos vitamínicos contendo potássio ou diuréticos poupadores de potássio. Esse efeito ocorre pela redução na liberação de aldosterona (verifique reações adversas dos IECAs).

Pró-apoptótico
Capaz de induzir apoptose. Apoptose é um mecanismo de morte celular programada, que pode ou não ser benéfico ao indivíduo, dependendo da situação

Os BRAs também são contraindicados na gravidez, dado o potencial teratogênico. Além disso, embora eles sejam renoprotetores, também podem induzir a IRA em pacientes com estenose da artéria renal ou na insuficiência cardíaca. Vale lembrar que, nesses casos, a função renal é altamente dependente do SRA (ver reações adversas dos IECAs).

Usos clínicos

As aplicações clínicas para os BRAs são as mesmas citadas para os IECAs. Assim, os BRAs também são altamente eficazes como anti-hipertensivos e têm ação renoprotetora na nefropatia diabética e não diabética. Além disso, também não induzem taquicardia e são cardioprotetores na hipertrofia ventricular e vascular ao reduzirem a ação proliferativa da angiotensina II.

É importante destacar que a tosse é um efeito adverso limitante para o uso dos IECAs. Assim, os BRAs podem substituir os IECAs quando esse efeito se manifesta no paciente.

Inibidor direto de renina

O único inibidor direto de renina disponível no mercado é o alisquireno.

Mecanismo de ação

O alisquireno é um inibidor competitivo não peptídico de renina. Atua inibindo a atividade da renina plasmática e reduzindo a formação de angiotensina I e, consequentemente, de angiotensina II. Pelo fato de não ocorrer a conversão de angiotensina I a partir do angiotensinogênio, o alisquireno parece inibir também a formação de angiotensina II por vias independentes da ECA.

Farmacocinética

A biodisponibilidade oral do alisquireno é de aproximadamente 2,6%. Entretanto, o fármaco é um potente inibidor da renina; logo, a baixa biodisponibilidade não interfere em sua eficácia. A meia-vida de eliminação do alisquireno é em torno de 40 h. Concentrações plasmáticas do fármaco no estado de equilíbrio são atingidas em 5 a 7 dias, após uma administração ao dia. Embora os estudos não tenham sido específicos com relação à ingestão em jejum ou na presença de alimentos, a absorção do alisquireno pode ser significativamente diminuída com refeições ricas em gordura.

O fármaco é excretado nas fezes na forma inalterada, e apenas 1,4% da dose oral total é metabolizada. Além disso, o metabolismo de primeira passagem hepática parece não estar envolvido com a baixa biodisponibilidade ou com a eliminação do fármaco, já que é mínimo para ele.

Não é necessário ajuste de dose, no início do tratamento, em idosos, pacientes com insuficiência hepática moderada a grave ou, ainda, na presença de insuficiência renal moderada a grave. Entretanto, deve-se ter cautela na insuficiência renal grave.

Reações adversas e interações medicamentosas

As reações adversas mais comuns incluem vertigem, fadiga, sintomas semelhantes à gripe e dores nas costas. *Rash* cutâneo foi descrito, mas parece ser uma reação mais rara. Diarreia também foi relatada, mas ocorreu em pacientes idosos com baixas doses e em adultos jovens com doses mais elevadas. Também são descritos hiperpotassemia e tosse, mas a incidência é baixa quando comparada aos IECAs. Entretanto, a associação ao IECA pode agravar a hiperpotassemia (verifique reações adversas dos IECAs), assim como o uso concomitante com diuréticos poupadores de potássio e suplementos vitamínicos contendo potássio. Angioedema é outra reação adversa relatada; porém, quando comparada aos IECAs, a incidência de angioedema é mais baixa com o alisquireno. Entretanto, é importante ressaltar que o angioedema pode ocorrer em qualquer momento do tratamento. Também foi observado aumento nos níveis séricos de ácido úrico, mas esse efeito parece ser mais proeminente quando o alisquireno é associado à hidroclorotiazida.

Teratogênico
Agente capaz de produzir malformações em estágios definidos do desenvolvimento fetal

Rash
Erupção cutânea de curta duração que pode ocorrer em doenças febris de origem infecciosa ou por intoxicação medicamentosa

O uso concomitante de alisquireno com furosemida reduz a biodisponibilidade da furosemida e, consequentemente, seu efeito natriurético. A associação à ciclosporina, ao cetoconazol ou à atorvastatina aumenta a concentração plasmática do alisquireno. Esse efeito não está relacionado com a metabolização do alisquiremo, mas, sim, com o aumento de sua absorção.

Assim como os IECAs e BRAs, o alisquireno também é contraindicado na gravidez (verifique reações adversas dos IECAs).

Usos clínicos

O alisquireno é indicado para o tratamento da hipertensão em monoterapia ou associado a outros fármacos anti-hipertensivos. Estudos têm mostrado que associações a fármacos como ramipril, anlodipino ou hidroclorotiazida parecem ser aditivas e benéficas. Além do alisquireno sozinho, no Brasil já existe comercialmente disponível a associação fixa de alisquireno e hidroclorotiazida (VI Diretriz Brasileira de Hipertensão, 2010).

Estudos clínicos de curta duração mostraram o efeito benéfico do alisquireno em reduzir morbidade cardiovascular e renal, hipertrofia de ventrículo esquerdo e proteinúria. Entretanto, por ser um fármaco relativamente novo, não há resultados conclusivos sobre o impacto desse medicamento na mortalidade e morbidade cardiovascular e renal.

> **Morbidade**
> Pode ser definida como a taxa de portadores de determinada doença em relação à população total estudada em local e em certo momento. No caso desse texto, refere-se às doenças cardiovasculares e renais.

■ Fármacos que atuam no sistema nervoso simpático

Introdução

Neste item, serão abordados fármacos que reduzem o tônus simpático, assim como antagonistas dos receptores adrenérgicos, que inibem a interação da epinefrina e da norepinefrina nos receptores α e β, e agonistas de receptores $α_2$ centrais. Portanto, o conhecimento mais detalhado do SNS e, principalmente, dos receptores adrenérgicos é essencial para compreender as propriedades farmacológicas dessa classe de medicamentos.

Reserpina

A reserpina é um alcaloide extraído da raiz de *Rauwolfia serpentina*, planta proveniente da Índia, a qual os antigos escritos ayurvêdicos já citavam.

Mecanismo de ação

A reserpina liga-se às vesículas de armazenamento adrenérgicas nos neurônios centrais e periféricos, bloqueando a capacidade de captação e armazenamento de norepinefrina, dopamina e até mesmo serotonina. As catecolaminas extravasam no citoplasma e são metabolizadas pela monoaminoxidase, levando a pouca ou nenhuma liberação dos neurotransmissores pela terminação nervosa.

O bloqueio das vesículas é irreversível, o que requer a síntese de novas vesículas de armazenamento, um processo que pode levar dias a semanas após a interrupção da reserpina. A administração prolongada de reserpina leva à redução do débito cardíaco e da resistência vascular periférica.

> **Débito cardíaco**
> Quantidade de sangue ejetado em um minuto pelo coração

Farmacocinética

A reserpina é bem absorvida via oral e, em razão de seu mecanismo de ação, requer de 2 a 3 semanas para exibir efeito anti-hipertensivo máximo. Dada a ligação irreversível do fármaco nas vesículas, a concentração de reserpina no plasma não tem relação consistente com seu efeito terapêutico.

Reações adversas e interações medicamentosas

Alguns dos efeitos adversos observados com a reserpina são decorrentes de sua ação no SNC. Assim, a reserpina pode induzir sedação e incapacidade de concentração ou execução de tarefas complexas. A depressão também é um efeito adverso bastante descrito com uso de reserpina, podendo levar ao suicídio. Infelizmente, a depressão pode aparecer após semanas ou meses do uso de reserpina e, em razão do início tardio, pode não ser atribuída ao fármaco. Após a interrupção do tratamento, a depressão induzida pela reserpina pode durar meses; portanto, o fármaco nunca deve ser administrado em pacientes com histórico da doença. Outros efeitos adversos, como obstrução nasal, impotência sexual, pesadelos, diarreia e aumento da secreção gástrica, também são descritos. A retenção de sal e água pode ocorrer com uso da reserpina, resultando em **pseudotolerância**. Portanto, o efeito anti-hipertensivo da reserpina pode ser acentuado com o uso de diuréticos. Crises hipertensivas podem ocorrer em razão da associação de reserpina a inibidores da monoaminoxidase.

> **Pseudotolerância**
> Pode ser definida como a redução do efeito terapêutico do fármaco. Nesse caso, ocorre de maneira indireta, pelo aumento na reabsorção de sódio e água em razão da queda de pressão arterial induzida pela reserpina, daí o termo *pseudotolerância*

Usos clínicos

Em razão dos efeitos adversos induzidos pela reserpina e do fato de que atualmente existem disponíveis fármacos mais seguros, o uso do fármaco permanece restrito à hipertensão resistente a outros tratamentos farmacológicos. Atualmente, a reserpina é comercializada no Brasil associada ao diurético clortalidona (VI Diretriz Brasileira de Hipertensão, 2010).

Fármacos antagonistas dos receptores β adrenérgicos

No final da década de 1950, teve início uma intensa busca por agentes bloqueadores dos receptores β. Assim surgiu o pronetalol, que embora fosse efetivo em reduzir a pressão arterial, não foi comercializado em razão dos efeitos adversos. Contudo, o pronetalol propiciou o desenvolvimento do propranolol, considerado o protótipo da classe e de grande uso clínico atualmente.

Mecanismo de ação

Os antagonistas β adrenérgicos atuam reduzindo competitivamente a ocupação dos receptores β pelas catecolaminas (epinefrina e norepinefrina). Alguns desses antagonistas têm afinidade maior pelos receptores $β_1$ que pelos receptores $β_2$; outros já não são tão seletivos, atuando em ambos os receptores de forma indistinta. Além disso, alguns desses fármacos também podem atuar como agonistas parciais, ou seja, causam ativação parcial do receptor, mas menos que a induzida pelos agonistas totais (catecolaminas), efeito denominado como atividade simpaticomimética intrínseca (Tabela 8.3). Também foi observado que alguns antagonistas β podem induzir a liberação de prostaciclina (uma prostaglandina vasodilatadora), causar relaxamento vascular direto por meio de óxido nítrico (NO) ou, ainda, deter uma ação estabilizadora de membrana. É importante ressaltar que muitas ações dessa classe ainda estão sendo investigadas e compreendidas.

■ **Tabela 8.3** Resumo dos principais antagonistas dos receptores β.

Fármaco	Receptores $β_1$	Receptores $β_2$	Receptores $α_1$	Atividade simpaticomimética intrínseca
Atenolol	+	–	–	–
Bisoprolol	+	–	–	–
Carvedilol	+	+	+	–
Metoprolol	+	–	–	–
Nadolol	+	+	–	–
Nebivolol	+	–	–	–
Pindolol	+	+	–	+
Propranolol	+	+	–	–

Esses fármacos afetam a pressão arterial por meio de diversos mecanismos, como redução da contratilidade e frequência cardíacas, o que diminui o débito cardíaco. Além disso, ao bloquearem os receptores β_1 nas células justaglomerulares do rim, reduzem a secreção de renina e, portanto, a produção de angiotensina II (ver IECA).

Farmacocinética

A maioria dos antagonistas β é bem absorvida por via oral. Entretanto, o propranolol e o metoprolol sofrem extenso metabolismo de primeira passagem, o que pode acarretar variabilidade em suas concentrações plasmáticas. O atenolol e o nadolol são excretados, em grande parte, de forma inalterada na urina; portanto, podem sofrer acúmulo em pacientes com insuficiência renal. Já o bisoprolol e o pindolol têm alta biodisponibilidade oral e são eliminados por excreção renal e metabolismo hepático. O carvedilol é absorvido rapidamente após administração oral, distribui-se amplamente nos tecidos e sofre extenso metabolismo hepático. Com relação à solubilidade, o carvedilol e o propranolol têm alta lipossolubilidade, enquanto o atenolol, o bisoprolol e o nadolol são mais hidrossolúveis. Já o metoprolol e o pindolol são moderadamente lipossolúveis. A maioria dos β-antagonistas tem meia-vida em torno de 3 a 10 h, com exceção do nadolol, o qual tem meia-vida em torno de 24 h.

Reações adversas e interações medicamentosas

A interrupção súbita dos antagonistas β adrenérgicos pode induzir síndrome de abstinência, ocasionando hipertensão de rebote. Isso se deve, provavelmente, a uma suprarregulação de receptores β durante o bloqueio, o que leva a maior resposta às catecolaminas endógenas. Assim, o fármaco deve ser retirado gradualmente quando necessário. Deve-se evitar a administração de antagonistas β em pacientes com asma, já que o bloqueio β_2 causa broncoconstrição. Embora os antagonistas β_1 seletivos tenham menos tendência a causar broconconstrição, eles também devem ser utilizados com cautela nesses pacientes. O uso de antagonistas β em pacientes diabéticos requer cuidado, já que esses fármacos atenuam a percepção de sintomas como tremor, taquicardia e nervosismo, comuns em uma crise hipoglicêmica. Além disso, os antagonistas β bloqueiam a glicogenólise que ocorre em resposta à liberação de catecolaminas.

Também deve-se evitar o uso de antagonistas β adrenérgicos em pacientes com bloqueio do nó atrioventricular ou em associação a fármacos que reduzam a condução atrioventricular, como o verapamil (bloqueador de canal de cálcio, ver a seguir).

Os AINEs podem atenuar o efeito anti-hipertensivo do propranolol e de outros fármacos da classe. Essa interação está relacionada com a liberação de prostaciclina que alguns antagonistas β adrenérgicos induzem.

Usos clínicos

Os antagonistas dos receptores β adrenérgicos são efetivos em reduzir a gravidade e a frequência dos ataques de angina de esforço e melhoram a sobrevida em pacientes que sofreram infarto do miocárdio. Provavelmente, a eficácia dos antagonistas β adrenérgicos no tratamento da angina de esforço é atribuível a uma queda do consumo de oxigênio e a uma tendência a aumentar o fluxo sanguíneo para regiões isquêmicas. Ambos os efeitos ocorrem em razão de uma ação cronotrópica negativa (redução da frequência cardíaca) e inotrópica negativa (redução da força de contração).

Os antagonistas β adrenérgicos também são efetivos como antiarrítmicos, ao reduzirem a frequência cardíaca, diminuir a concentração de cálcio intracelular e inibirem o automatismo. Além disso, eles são eficazes na insuficiência cardíaca.

Com relação à hipertensão, o mecanismo pelo qual os betabloqueadores reduzem a pressão arterial ainda não está totalmente esclarecido. Se for feita uma breve recordação da ação do SNS no controle da pressão arterial, será possível entender melhor por que isso permanece obscuro. Ao reduzir o débito cardíaco, em consequência do bloqueio β_1 no coração, a resistência periférica aumenta para manter a pressão arterial. Além disso, o bloqueio de receptores β_2

Glicogenólise
Degradação ou quebra de glicogênio, que apresenta como produto final a glicose

Nó ou nodo atrioventricular
Área de tecido especializado, situada na parte inferior do septo atrial, que conduz impulso elétrico do átrio em direção aos ventrículos

Angina
O termo refere-se a dor torácica ou desconforto compressivo e pesado que pode irradiar para o ombro esquerdo, maxilar ou a parte superior do abdome

> **F·F Farmacologia em Foco**
>
> Embora pareça paradoxal, a insuficiência cardíaca pode levar à estimulação excessiva do SNS, uma resposta compensatória à redução do débito cardíaco. Resultados clínicos mostraram redução de morte súbita e de remodelamento cardíaco, e também melhora da função ventricular após o uso de betabloqueadores em pacientes portadores de insuficiência cardíaca. Entretanto, é necessário cautela com a administração desses fármacos na insuficiência cardíaca. O tratamento deve ser iniciado com as menores doses, com aumento gradual a cada 1 ou 2 semanas, de acordo com a resposta clínica e a tolerância. Metoprolol, bisoprolol e carvedilol são os betabloqueadores que têm mostrado maior eficácia no tratamento da insuficiência cardíaca. Recentemente, o nebivolol foi acrescentado a essa lista, mostrando-se bastante eficaz no tratamento da insuficiência cardíaca com disfunção sistólica em idosos. Para mais informações, consultar a Atualização da Diretriz Brasileira de Insuficiência Cardíaca Crônica, publicada em 2012.

nos vasos causa vasoconstrição. Entretanto, com o uso prolongado dos antagonistas β adrenérgicos, a resistência periférica volta a seus valores iniciais ou diminui. Esse efeito, associado à redução do débito cardíaco, reduz a pressão arterial.

Como citado, essa classe de fármacos exerce outros efeitos além do bloqueio β, como liberação de prostaciclina e antagonismo α, além de uma ação estabilizadora de membrana, o que poderia contribuir para o efeito anti-hipertensivo.

Fármacos antagonistas dos receptores α_1 adrenérgicos

Mecanismo de ação

Os antagonistas α_1 seletivos bloqueiam os receptores α_1 nas arteríolas e vênulas, diminuindo a resistência arteriolar e aumentando a capacitância venosa. Os antagonistas α_1 adrenérgicos citados na VI Diretriz Brasileira de Hipertensão Arterial são doxazosina, prazosina e terazosina.

Farmacocinética

A prazosina é bem absorvida após administração oral, com biodisponibilidade em torno de 70%; é metabolizada pelo fígado, e sua meia-vida é de cerca de 2 a 3 h. Entretanto, a duração de sua ação na pressão arterial é de 7 a 10 h. A terazosina é mais hidrossolúvel, mas sofre pouco metabolismo de primeira passagem; portanto, sua biodisponibilidade é alta, em torno de 90%. A meia-vida é de 12 h, mas sua ação no tratamento da hipertensão pode ser superior a 18 h. Já a doxazosina tem biodisponibilidade e metabolismo semelhantes aos da prazosina; entretanto, a meia-vida da doxazosina é de cerca de 20 h, e sua ação pode estender-se por 36 h. O fato de o efeito anti-hipertensivo perdurar por mais tempo exige menos tomadas ao dia, o que é uma vantagem no esquema posológico; porém, já existem formulações de liberação prolongada para prazosina.

Reações adversas e interações medicamentosas

Ao diminuírem a resistência vascular periférica, os antagonistas α_1 adrenérgicos podem induzir taquicardia reflexa e aumento na liberação de renina. Entretanto, durante o tratamento prolongado, tanto a frequência cardíaca quanto a liberação de renina retornam a seus valores normais. Contudo, podem causar hipotensão postural e, consequentemente, induzir a retenção de sal e água na tentativa de atenuá-la. Além disso, podem promover efeito conhecido como fenômeno de primeira dose ou síncope da primeira dose, que consiste em uma **hipotensão ortostática** que ocorre em até 90 min após a administração da primeira dose. Essa reação pode ser atenuada ao se administrar a primeira dose ao deitar. Outros efeitos menos comuns são cefaleia, cansaço, tontura e palpitações.

Hipotensão ortostática
Queda súbita de pressão arterial quando um indivíduo assume a posição ereta

Usos clínicos

Os α₁ bloqueadores apresentam efeito hipotensor discreto em longo prazo. Além disso, o aparecimento de tolerância, talvez pela retenção de sal e água, exige o uso de doses gradativamente maiores. Assim, os antagonistas α₁ adrenérgicos devem ser associados a outros anti-hipertensivos. Esses fármacos têm a vantagem de propiciar melhora discreta no metabolismo lipídico e dos sintomas de pacientes com hipertrofia prostática benigna.

Fármacos agonistas dos receptores α₂ adrenérgicos

Metildopa

Mecanismo de ação

A metildopa é um análogo da L-DOPA que é convertida em α-metildopamina e, finalmente, em α-metilnorepinefrina (Figura 8.8). Assim, a metildopa é um pró-fármaco que segue a via de síntese de norepinefrina. A α-metilnorepinefrina é armazenada em vesículas, nas quais substitui a norepinefrina. Quando liberada, a α-metilnorepinefrina atua como agonista nos receptores α₂ adrenérgicos pré-sinápticos no tronco encefálico, reduzindo a descarga do SNS.

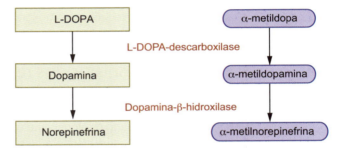

Figura 8.8 Metabolismo da metildopa nos neurônios adrenérgicos. A α-metilnorepinefrina atua como agonista nos receptores α₂.

Farmacocinética

A metildopa é rapidamente absorvida no cérebro e tem meia-vida em torno de 2 h. Entretanto, seu efeito máximo é observado em torno de 6 a 8 h, e a duração de ação de uma única dose é de 24 h. A discrepância entre os efeitos da metildopa e as concentrações plasmáticas do fármaco está relacionada com o tempo de absorção do fármaco no SNC, sua conversão no metabólito ativo e a posterior liberação das vesículas de armazenamento.

Reações adversas e interações medicamentosas

Ao atuar nos receptores α₂ adrenérgicos, a α-metilnorepinefrina inibe os centros responsáveis pela vigília e alerta induzindo sedação ou até mesmo depressão. Além disso, pode causar ressecamento da boca, redução da libido e sinais parkinsonianos.

A metildopa, ao ser metabolizada, é convertida em um metabólito intermediário, que é a metildopamina (Figura 8.8). Como a metildopa substitui a L-DOPA na síntese de norepinefrina, a metildopamina é sintetizada no lugar da dopamina. Sem a ação inibitória da dopamina na secreção de prolactina, ocorre hiperprolactinemia, que pode causar ginecomastia e galactorreia.

Pode ocorrer pseudotolerância com o uso prolongado de metildopa, e esse efeito se deve à retenção gradual de sal e água.

Sinais parkinsonianos
Os músculos ficam rijos e espasmódicos, podendo ocorrer tremores e redução ou lentidão dos movimentos

DOPA
Levodopa ou L-3,4-di-hidroxifenilalanina, substância intermediária na síntese de norepinefrina

Usos clínicos

A metildopa é um agente anti-hipertensivo de ação central. Atualmente tem seu uso restrito ao tratamento da hipertensão na gravidez, em virtude de sua segurança nessa condição.

Clonidina

Mecanismo de ação

A clonidina é um agonista direto dos receptores α_2 centrais no tronco encefálico, e o estímulo desses receptores resulta em redução da descarga simpática.

Farmacocinética

A clonidina é bem absorvida após administração oral, com biodisponibilidade de quase 100%. É altamente lipossolúvel, atravessando rapidamente a barreira hematencefálica. A concentração máxima do fármaco, assim como seu efeito anti-hipertensivo, é observada em torno de 1 a 3 h após a administração oral. Em virtude de sua meia-vida, a clonidina deve ser administrada de 2 a 3 vezes/dia. Parte de sua excreção ocorre na forma inalterada na urina; assim, se houver insuficiência renal, pode haver acúmulo do fármaco.

Reações adversas e interações medicamentosas

A clonidina também pode induzir sedação e ressecamento da boca. Hipotensão postural, depressão e pesadelos também são relatados, e é contraindicado seu uso em pacientes com histórico de depressão.

A interrupção de clonidina após uso prolongado pode causar síndrome de abstinência, com sintomas como cefaleia, tremores, taquicardia, sudorese e nervosismo. Também pode ocorrer crise hipertensiva após a interrupção do tratamento, em razão do aumento da atividade simpática. Se houver necessidade de interromper o uso da clonidina, a suspensão deverá ser feita de modo gradual, introduzindo-se outro agente anti-hipertensivo. No caso da síndrome de abstinência ou crise hipertensiva, uma opção seria administrar novamente a clonidina; porém, se for necessário resposta mais rápida, a associação de α e betabloqueadores adrenérgicos será bastante eficaz.

F·F Farmacologia em Foco

É interessante lembrar que, na crise hipertensiva após uso de clonidina, os betabloqueadores adrenérgicos não devem ser administrados isoladamente. Na ausência do efeito inibitório da clonidina (ver mecanismo de ação) ocorre uma descarga de catecolaminas e, se os receptores β adrenérgicos estiverem bloqueados, haverá mais catecolaminas para atuar nos receptores α adrenérgicos, promovendo vasoconstrição. Assim, no caso da interrupção da administração de clonidina, os betabloqueadores devem ser administrados apenas em associação com alfabloqueadores.

Usos clínicos

Embora seja eficaz em reduzir a pressão arterial, atualmente a clonidina não é utilizada como monoterapia na hipertensão. Entretanto, pode ser útil quando em associação a outras classes anti-hipertensivas, particularmente no caso de evidência de hiperatividade simpática.

Guanabenzo

O guanabenzo é um agonista direto dos receptores α_2 centrais no tronco encefálico, que reduz a pressão arterial de maneira semelhante à clonidina. Com meia-vida de 4 a 6 h, sofre intenso metabolismo hepático. Os efeitos adversos induzidos pelo guanabenzo são semelhantes aos da clonidina.

Fármacos que atuam em receptores imidazolínicos

A moxonidina e a rilmenidina estão disponíveis no Brasil de acordo com a VI Diretriz Brasileira de Hipertensão.

Mecanismo de ação

Atuam como agonistas parciais nos receptores imidazolínicos no tronco encefálico, diminuindo o tônus simpático e reduzindo a pressão arterial.

Farmacocinética

A moxonidina tem biodisponibilidade de quase 90% após administração oral, atingindo concentração plasmática máxima em 1 h. Entretanto, seu efeito hipotensor é observado após 2 a 4 h do seu pico plasmático e se prolonga até 12 h. A diferença entre os tempos de meia-vida e de ação da moxonidina pode ser resultado da lenta redução nos níveis plasmáticos de epinefrina, que ocorre após 4 a 6 h da administração do fármaco. A moxonidina sofre metabolismo hepático, mas a maior parte é excretada inalterada por via renal (58 a 60%). Com meia-vida em torno de 2 h e meia em pacientes com função renal normal, pode aumentar naqueles com insuficiência renal. Uma pequena fração do fármaco (7%) liga-se a proteínas plasmáticas.

A biodisponibilidade oral da rilmenidina é de quase 100%, atingindo pico plasmático máximo 1 a 3 h após a administração oral. A meia-vida do fármaco é de cerca de 8 h, mas o efeito terapêutico de uma simples dose pode durar 24 h. A principal via de excreção da rilmenidina é a renal; portanto, pacientes com insuficiência renal podem precisar de ajuste posológico.

Reações adversas e interações medicamentosas

A reação adversa mais comum é a xerostomia, mas também são descritas vertigem, cefaleia, sonolência, hipotensão postural, tosse, fraqueza e astenia.

> **Xerostomia**
> Redução do fluxo salivar

> **Astenia**
> Termo empregado para designar fraqueza ou cansaço, sem perda real da capacidade muscular

Usos clínicos

O efeito hipotensor como monoterapia é, em geral, discreto. Entretanto, os fármacos podem ser úteis em associação a outros grupos anti-hipertensivos, particularmente quando há evidência de hiperatividade simpática.

■ Bloqueadores de canais de cálcio

Introdução

O conhecimento de que é necessário influxo de cálcio para a contração dos músculos liso e cardíaco remonta ao final da década de 1800. A descoberta de canais de cálcio no músculo cardíaco e, posteriormente, em outros tecidos possibilitou o desenvolvimento de fármacos bloqueadores desses canais clinicamente úteis (Tabela 8.4).

Mecanismo de ação

Há vários tipos de canais de cálcio, e a localização deles varia de tecido para tecido. Os bloqueadores de canais de cálcio bloqueiam os canais do tipo L no músculo cardíaco e no músculo liso arterial, mas exercem pouco efeito sobre o leito venoso. Em geral, as di-hidropiridinas apresentam maior efeito sobre o músculo liso, ao passo que o verapamil e o diltiazem são mais seletivos para canais de cálcio no músculo cardíaco. Outros tipos de canais de cálcio são menos sensíveis à ação desses bloqueadores.

Tabela 8.4 Bloqueadores de canais de cálcio disponíveis no Brasil segundo a V Diretriz Brasileira de Hipertensão (2010).

Fenilalquilamina	Verapamil
Benzodiazepina	Diltiazem
Di-hidropiridinas	Anlodipino
	Felodipino
	Isradipino
	Lacidipino
	Nifedipino
	Nisoldipino
	Nitrendipino
	Lercamidipino
	Manidipino

Farmacocinética

Os bloqueadores de canais de cálcio são amplamente absorvidos por via oral. Entretanto, a biodisponibilidade é reduzida em razão do metabolismo hepático de primeira passagem. Em geral, após 30 a 60 min da administração oral, observam-se os efeitos desses fármacos, com exceção das formas farmacêuticas de absorção mais lenta e de longa ação, como o anlodipino, o isradipino, o felodipino ou o nifedipino Retard e nifedipino Oros. Os bloqueadores de canais de cálcio ligam-se extensamente às proteínas plasmáticas (70 a 98%), e a meia-vida de eliminação varia em torno de 1 h até 64 h. A administração oral repetida pode saturar o metabolismo hepático e aumentar a biodisponibilidade e a meia-vida dos bloqueadores de canais de cálcio.

Efeitos adversos e interações medicamentosas

Os efeitos adversos mais comuns ocorrem em razão do próprio mecanismo de ação desses fármacos, ou seja, inibição do influxo de cálcio. A redução excessiva no influxo de cálcio pode levar a uma intensa vasodilatação, com sintomas como tontura, hipotensão, cefaleia, rubor e náuseas. Também pode ocorrer prisão de ventre, edema periférico e edema pulmonar.

Isquemia
Redução do fluxo sanguíneo em um órgão ou tecido em razão da constrição ou obstrução dos vasos sanguíneos

Foi observado que o nifedipino pode agravar a isquemia miocárdica. Esse efeito pode ser resultado de hipotensão significante e redução da perfusão coronariana.

A queda na perfusão do miocárdio acontece se houver vasodilatação coronariana em regiões não isquêmicas do miocárdio. Esse efeito pode ocorrer porque os vasos que perfundem as regiões isquêmicas apresentam dilatação máxima; assim, se outros vasos dilatarem em razão do bloqueio dos canais de cálcio tipo L, poderá ocorrer "roubo" de sangue das regiões isquêmicas (Figura 8.9). Além disso, a hipotensão excessiva aumenta a descarga simpática, provocando taquicardia e elevando o consumo de oxigênio no músculo cardíaco.

Nó ou nodo sinoatrial
Área de tecido especializado localizada no átrio direito próximo à junção da veia cava superior. É a estrutura cardíaca com a maior frequência de despolarização, ou seja, com maior automatismo, exercendo a função de marca-passo

O uso do verapamil ou diltiazem com betabloqueadores está contraindicado, pois pode levar a bloqueio atrioventricular (AV) e disfunção ventricular. O verapamil e o diltiazem também estão contraindicados em pacientes que apresentam bloqueio AV ou distúrbios de condução do nó sinoatrial (SA). Recomenda-se cuidado ao associar verapamil à digoxina, pois ele pode elevar as concentrações plasmáticas da digoxina.

Na presença de insuficiência cardíaca, todos os bloqueadores de canais de cálcio podem agravar o quadro pelo efeito inotrópico negativo.

Usos clínicos

Os bloqueadores de canais de cálcio apresentam eficácia comprovada no tratamento de hipertensão, taquiarritmias e angina. Assim, nas taquiarritmias supraventriculares, o verapamil e o diltiazem apresentam vantagem, já que ambos têm maior seletividade pelos canais de cálcio do músculo cardíaco, o que justifica seus efeitos antiarrítmicos.

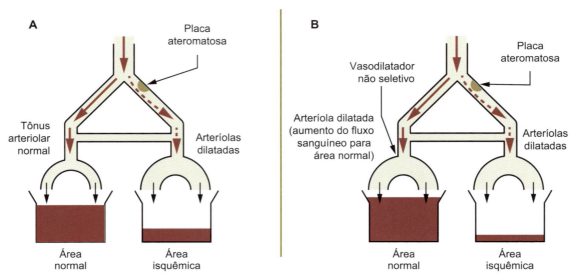

Figura 8.9 Esquema que ilustra o agravamento da área isquêmica no coração quando são administrados vasodilatadores que atuam preferencialmente em arteríolas em áreas não isquêmicas. Observe a área isquêmica que ocorre após redução do fluxo sanguíneo (**A**). Após o uso de um vasodilatador não seletivo (**B**), a dilatação das arteríolas em áreas não isquêmicas aumenta o fluxo sanguíneo na área normal e agrava a hipoperfusão (redução do fluxo sanguíneo) em áreas isquêmicas do coração. Adaptada de RANG, H.P.; DALE, M.M. *et al. Farmacologia*. 7. ed. Rio de Janeiro: Elsevier, 2012.

Na hipertensão, todos os bloqueadores de canais de cálcio são igualmente efetivos em reduzir a pressão arterial. O que influencia a escolha são as diferenças hemodinâmicas e o perfil farmacocinético dos mesmos. Assim, o nifedipino e outras di-hidropiridinas (Tabela 8.4) são mais seletivos como vasodilatadores e têm menos efeitos sobre o coração. Logo, a ativação simpática reflexa pode aumentar em pacientes que fazem uso das di-hidropiridinas. Já as di-hidropiridinas de ação curta estão contraindicadas na hipertensão, pois podem aumentar o risco de infarto do miocárdio. O verapamil tem efeito depressor sobre o coração, o que pode diminuir a frequência cardíaca e o débito cardíaco. Enquanto isso, o diltiazem tem ações intermediárias.

> No tratamento da angina, é importante ressaltar que bloqueadores de canais de cálcio de ação curta e liberação imediata são contraindicados, pois podem aumentar a descarga simpática e levar a eventos cardíacos adversos (ver efeitos adversos e interações medicamentosas).

Além disso, como citado, a associação de verapamil e diltiazem a um betabloqueador pode resultar em bradicardia, bloqueio cardíaco e insuficiência cardíaca. Entretanto, em pacientes tratados com di-hidropiridinas, como o nifedipino, as quais têm preferência pelos canais de cálcio do músculo liso arterial, a associação a um betabloqueador pode ser benéfica, já que impediria a taquicardia reflexa (como já apresentado).

■ Nitratos orgânicos e nitroprussiato de sódio

Introdução

O óxido nítrico (NO) exerce ampla variedade de respostas biológicas. No sistema cardiovascular, ele tem potente ação vasodilatadora e controla pelo menos parte da resposta hipotensora a acetilcolina, bradicinina e outros peptídios.

Mecanismo de ação

O nitroprussiato de sódio e os nitratos são também conhecidos como nitrovasodilatadores. Eles são pró-fármacos que, ao serem metabolizados, liberam NO. O NO liberado ativa a guanilciclase, com consequente aumento dos níveis intracelulares de GMP cíclico (cGMP).

O aumento nos níveis de cGMP causa desfosforilação da cadeia leve de miosina; quando isso ocorre, não há interação entre a miosina e a actina; portanto, o efeito final é o relaxamento do vaso (Figura 8.10).

Os nitratos em doses baixas dilatam preferencialmente as veias, reduzindo o retorno venoso ao coração, ao passo que, em doses mais elevadas, podem diminuir a resistência arteriolar. Esses efeitos resultam em menor consumo de oxigênio pelo músculo cardíaco, o que é benéfico no caso de isquemia e angina. Além disso, os nitratos dilatam preferencialmente as artérias coronárias de grande calibre, sem alterar os vasos de fino calibre. Essa ação resulta em aumento do fluxo colateral para regiões isquêmicas, que pode ser equilibrado por uma redução do fluxo nas áreas não isquêmicas (Figura 8.11).

Farmacocinética

A nitroglicerina atinge concentrações plasmáticas máximas em torno de 4 min após sua administração sublingual. Sua meia-vida é de 1 a 3 min, ao passo que seus metabólitos têm meia-vida de cerca de 40 min, mas com potência bem menor que o fármaco original. O dinitrato de isossorbida atinge concentrações plasmáticas máximas em 6 min, com base na administração sublingual. Tem meia-vida de aproximadamente 45 min, mas seus metabólitos, o 2-mononitrato de isossorbida e o 5-mononitrato de isossorbida, apresentam meia-vida mais longa (3 a 6 h) e colaboram para eficácia do fármaco original. O 5-mononitrato de isossorbida está disponível em comprimidos para administração por via oral; apresenta meia-vida maior e, por ser um metabólito, não sofre metabolismo de primeira passagem significativo, com ótima biodisponibilidade oral.

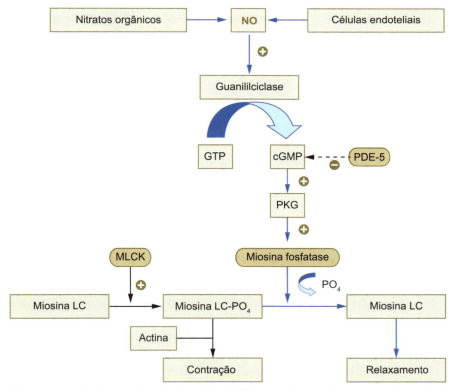

Figura 8.10 Esquema que ilustra a ação do óxido nítrico (NO) na célula muscular lisa. Os nitratos são doadores de NO, ao passo que o NO endógeno pode ser liberado das células endoteliais pelas enzimas NO sintases. Ao ser liberado, o NO ativa a guanililciclase, que, por sua vez, converte GTP em GMP cíclico (cGMP). O cGMP ativa a proteinoquinase G (PKG), que, por sua vez, ativa a miosina fosfatase, uma enzima que desfosforila a miosina de cadeia leve (miosina LC). O resultado é o relaxamento da célula muscular lisa, pois não há deslizamento entre as fibras de actina e miosina. As etapas que levam ao relaxamento estão indicadas pelas *setas azuis*. As *setas pretas* ilustram a fosforilação da miosina LC pela enzima miosina quinase de cadeia leve (MLCK), resultando em contração em razão do deslizamento das fibras de miosina e actina. GTP: guanosina trifosfato, GMP: guanosina monofosfato, PDE-5: fosfodiesterase-5.

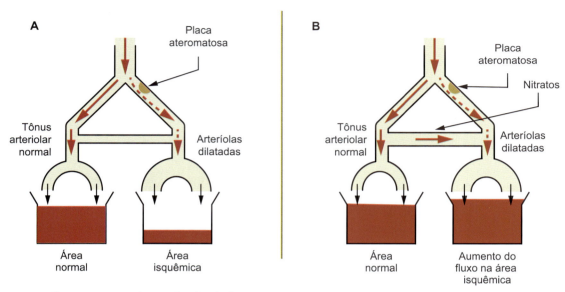

Figura 8.11 Esquema que ilustra a presença de uma área isquêmica no coração em razão da redução de fluxo causada por uma placa ateromatosa (**A**). Observe que a dilatação de vasos colaterais (**B**), que pode ser induzida com o uso de nitratos orgânicos, melhora o fluxo sanguíneo em áreas isquêmicas no coração. Adaptada de RANG, H.P.; DALE, M.M. *et al. Farmacologia.* 7. ed. Rio de Janeiro: Elsevier, 2012.

O nitroprussiato de sódio é administrado pela infusão contínua, e o início do efeito hipotensor é observado em 30 segundos e desaparece em 3 min. Ele é metabolizado liberando cianeto e NO no músculo liso. Em seguida, o cianeto pode ser metabolizado em tiocianato e eliminado na urina.

Efeitos adversos e interações medicamentosas

Os efeitos adversos descritos estão relacionados com a ação dos nitratos no sistema cardiovascular. Assim, pode ocorrer hipotensão ortostática, taquicardia e cefaleia, e algumas vezes pode haver síncope e perda da consciência. Já a infusão de nitroprussiato de sódio pode causar hipotensão rigorosa, que pode ser evitada com o controle da velocidade de infusão.

F-F Farmacologia em Foco

A exposição contínua aos nitratos orgânicos pode desenvolver tolerância. Ela pode ocorrer em razão da perda na capacidade de o músculo liso vascular converter os nitratos em NO ou pode ser decorrente da ativação de mecanismos extrínsecos ao vaso, como aumento da descarga simpática e retenção de sal e água. Interromper a terapia durante 8 a 12 h, diariamente, pode reduzir o fenômeno de tolerância. Entretanto, é importante ressaltar que as abordagens para se evitar a tolerância devem ser esquematizadas de acordo com o perfil do paciente, podendo variar significativamente.

Acidose láctica
Condição causada pelo acúmulo de ácido láctico no corpo, levando à acidificação do sangue

Anorexia
Disfunção alimentar que leva à perda de apetite; pode vir acompanhada de aversão à comida e inabilidade em comer

O nitroprussiato de sódio pode levar a uma toxicidade se houver acúmulo de tiocianato e cianeto. A toxicidade por cianeto pode causar acidose láctica grave, arritmias, hipotensão e morte. Já o tiocianato pode causar anorexia, náuseas, fadiga, desorientação e psicose.

Uma interação medicamentosa bastante importante é a decorrente do uso concomitante de nitratos orgânicos com inibidores da fosfodiesterase 5 (PDE5), como sildenafila, tadalafila e vardenafila. Como ilustrado na Figura 8.10, a PDE5 é uma enzima que degrada cGMP. Assim, quando há aumento de cGMP na célula, a PDE5 entra em ação, mantendo os níveis intracelulares de cGMP em condições fisiológicas. Os inibidores da PDE-5 são fármacos usados na terapia de disfunção erétil, que muitas vezes é um fator que acompanha algumas coronariopatias. Portanto, muitos homens que necessitam da terapia para disfunção erétil já estão recebendo terapia antianginosa. A combinação de nitratos orgânicos com inibidores da PDE5 pode causar hipotensão extrema.

Usos clínicos

A nitroglicerina administrada por via sublingual constitui um fármaco eficaz para alívio imediato da angina. Além disso, a dor anginosa pode ser evitada quando o fármaco é utilizado de modo profilático imediatamente antes de exercícios físicos ou situações de estresse. A administração oral dos nitratos (comprimidos de liberação lenta) é mais utilizada em pacientes que apresentam mais que ataques ocasionais de angina. Entretanto, pode ocorrer tolerância e maior frequência de efeitos adversos. A administração cutânea da nitroglicerina em adesivos possibilita absorção mais gradual e pode ser útil na angina noturna, mas também pode levar ao aparecimento de tolerância. A nitroglicerina intravenosa pode ser empregada no tratamento da insuficiência cardíaca isquêmica e não isquêmica. Em baixas taxas de infusão, a nitroglicerina é mais seletiva para os vasos venosos de capacitância. Em taxas mais altas, o fármaco também reduz a resistência arterial sistêmica.

O nitroprussiato de sódio é usado em terapia intensiva para controle da hipertensão grave e no tratamento da insuficiência cardíaca descompensada ou congestiva. Sua administração causa dilatação de arteríolas e vênulas.

É importante ressaltar que o principal objetivo do uso de nitratos na insuficiência cardíaca é a redução da pressão de enchimento ventricular esquerda (pré-carga), decorrente do aumento na dilatação venosa (aumento da capacitância venosa periférica).

Vasodilatadores diretos

Hidralazina

Mecanismo de ação

A hidralazina promove relaxamento do músculo liso arteriolar. O mecanismo de ação envolve queda na concentração intracelular de cálcio. Esse efeito parece ocorrer em razão da interferência na ação do trifosfato de inositol (IP$_3$) sobre a liberação do cálcio do retículo sarcoplasmático. O fármaco não induz relaxamento das artérias coronarianas epicárdicas, assim como não atua no leito venoso.

Farmacocinética

Embora a hidralazina seja bem absorvida pelo trato gastrintestinal, sofre intenso metabolismo de primeira passagem pelo fígado, o que reduz sua biodisponibilidade (25% em média). O fármaco é metabolizado principalmente por acetilação; consequentemente, nos acetiladores rápidos, a biodisponibilidade da hidralazina é menor. A meia-vida varia em torno de 1 a 4 h; porém, o efeito hipotensor parece persistir por mais tempo que as concentrações sanguíneas. O mecanismo pelo qual isso acontece ainda não está claro.

Reações adversas e interações medicamentosas

Os efeitos adversos mais comuns são cefaleia, náuseas, anorexia, palpitações, sudorese e rubor. Em pacientes com cardiopatia isquêmica, a taquicardia reflexa e o aumento da atividade do SNS, provenientes da vasodilatação periférica induzida pelo fármaco, aumentam o consumo de oxigênio e podem levar a quadros de angina e arritmias. Além disso, a vasodilatação arteriolar, induzida pela hidralazina, pode levar a "roubo" do fluxo sanguíneo da região isquêmica (Figura 8.9). O fármaco também pode causar a retenção de sódio como mecanismo compensatório para elevar a pressão arterial.

A administração de hidralazina também pode promover reações imunológicas, das quais a síndrome de lúpus induzido por fármacos é a mais comum (lúpus-like). O mecanismo não está totalmente elucidado, mas a síndrome lúpica ocorre em torno de pelo menos 6 meses de tratamento contínuo, e sua incidência está relacionada com dose, sexo, raça e perfil de metabolização. Assim, é mais comum ocorrer a síndrome lúpica com o uso de doses iguais ou superiores a 200 mg/dia. Da mesma maneira, a incidência da síndrome é maior entre mulheres e mais significativa entre caucasianos que em afro-americanos. Com relação à metabolização, observa-se que acetiladores lentos mostram-se mais suscetíveis a desenvolver a síndrome lúpica induzida pela hidralazina, sugerindo que o fármaco original ou um metabólito não acetilado possa estar envolvido no aparecimento da reação. A síndrome lúpica regride após a suspensão do fármaco.

Usos clínicos

Por causa dos efeitos adversos induzidos pela hidralazina, seu uso como monoterapia é contraindicado. Atualmente, a hidralazina é um fármaco usado como coadjuvante em algumas situações especiais como emergências hipertensivas, principalmente em grávidas, quando o quadro de pré-eclâmpsia progride para eclâmpsia. Em alguns casos, a hidralazina pode ser adicionada ao tratamento com betabloqueadores e diuréticos, mas é necessário cautela em razão do agravamento da isquemia.

Minoxidil

Mecanismo de ação

O mecanismo de ação do minoxidil parece envolver sua conversão em um metabólito ativo, o sulfato de minoxidil. A vasodilatação arteriolar induzida pelo sulfato de minoxidil parece envolver a abertura de canais de potássio no músculo liso. O efluxo de potássio proveniente dessa abertura causa hiperpolarização e consequente relaxamento da musculatura lisa. Assim como a hidralazina, o minoxidil não atua no leito venoso e em coronárias.

Farmacocinética

O minoxidil é bem absorvido pelo trato gastrintestinal. Atinge concentrações sanguíneas máximas em torno de 1 h, mas seu efeito hipotensor é observado mais tarde. Essa discrepância pode ser explicada pelo fato de o minoxidil ser convertido em um metabólito ativo, o sulfato de minoxidil. A meia-vida do fármaco fica em torno de 3 a 4 h, mas sua ação pode durar em torno de 24 h. O mecanismo pelo qual isso acontece ainda não está claro.

Reações adversas e interações medicamentosas

A vasodilatação arteriolar induzida pelo minoxidil, com consequente queda da pressão arterial, pode causar ativação do SNS. Portanto, o fármaco pode levar a aumento da frequência e contratilidade cardíacas e maior consumo de oxigênio pelo miocárdio, além de reduzir o fluxo sanguíneo de áreas isquêmicas. Essas ações podem agravar a isquemia miocárdica em pacientes com coronariopatia. Além disso, o minoxidil também pode induzir maior retenção de sódio e água, em razão da queda da pressão de perfusão renal.

O uso prolongado do minoxidil pode causar hirsutismo, com crescimento de pelos na face, nas costas, nos braços e nas pernas. Atualmente, o minoxidil tópico pode ser utilizado como estimulante do crescimento capilar para correção da calvície.

Lúpus induzido por fármacos
Síndrome com quadro clínico e imunológico semelhante ao lúpus eritematoso sistêmico. Normalmente, são necessários longos períodos (meses a anos) de tratamento com determinados fármacos para que ocorra o aparecimento da síndrome. A interrupção do tratamento regride a síndrome lúpica

Pré-eclâmpsia
Caracterizada pelo aparecimento de hipertensão e proteinúria (> 300 mg/24 h) após a vigésima semana de gestação em mulheres previamente normotensas

Eclâmpsia
Corresponde a pré-eclâmpsia complicada por convulsões que não podem ser atribuídas a outras causas

Hirsutismo
Pilosidade excessiva e de aspecto masculino em locais normalmente desprovidos de pelos

Usos clínicos

Assim como a hidralazina, o uso isolado do minoxidil é contraindicado em razão dos efeitos adversos induzidos pelo fármaco. Portanto, a administração do minoxidil restringe-se à associação a diuréticos, para evitar a retenção hídrica, e a betabloqueadores, para controlar os efeitos cardiovasculares reflexos.

■ Fármacos inotrópicos positivos

Introdução

Inotropismo é a propriedade cardíaca relacionada com a força de contração muscular. Os agentes inotrópicos aumentam a contratilidade miocárdica. Atingem esse objetivo promovendo elevação da concentração e da disponibilidade de cálcio intracelular ou aumentando a sensibilidade dos miofilamentos ao cálcio.

Digitálicos

Glicosídios cardíacos
Têm estrutura molecular contendo um núcleo de esteroide, uma lactona insaturada e um ou mais resíduos glicosídicos

Digitalis é o nome do gênero da família de plantas que fornece a maior parte dos **glicosídios cardíacos**. Contudo, apenas a digoxina obtida da *Digitalis lanata* (dedaleira branca) permanece em uso clínico.

Mecanismo de ação

A digoxina atua inibindo a bomba Na^+/K^+ ATPase ancorada na membrana celular. A ligação do glicosídio ocorre na subunidade α da bomba, no local de ligação do K^+. A inibição é reversível e competitiva, podendo ser influenciada pela concentração de K^+.

F-F Farmacologia em Foco

Para compreender como a inibição da bomba reflete na contração do músculo cardíaco, observar a Figura 8.12. O Ca^{2+} que entra na célula pelo canal de Ca^{2+} tipo L, durante a despolarização, induz a liberação de Ca^{2+} intracelular do retículo sarcoplasmático. Esse aumento do Ca^{2+} intracelular disponibiliza o íon para se ligar à troponina C e torna possível o deslizamento dos filamentos de actina e miosina, resultando na contração do músculo cardíaco. Durante a repolarização e o relaxamento do miócito, o Ca^{2+} pode ser armazenado novamente no retículo sarcoplasmático pela bomba Ca^{2+} ATPase. Além disso, o Ca^{2+} pode ser expulso do interior da célula pelo trocador Na^+/Ca^{2+}. A bomba Na^+/K^+ ATPase provoca um gradiente de Na^+ para que o trocador expulse o Ca^{2+}, ou seja, a bomba Na^+/K^+ ATPase arrasta K^+ para o interior da célula e joga Na^+ para fora da célula. Aqui entra a digoxina; ao inibir a bomba, o Na^+ fica retido no interior da célula. O aumento de Na^+ intracelular reduz a ação do trocador Na^+/Ca^{2+}. O resultado é o acúmulo de Ca^{2+} no interior da célula, disponibilizando mais Ca^{2+} para se ligar à troponina C.

Farmacocinética

A absorção da digoxina após administração oral oscila em torno de 65 a 80%. A eliminação do fármaco ocorre principalmente pela via renal de maneira inalterada (66%), e sua meia-vida de eliminação é de 36 a 48 h em pacientes com função renal normal. A depuração renal de digoxina é proporcional à depuração de creatinina. Além disso, uma vez no sangue, a digoxina se distribui amplamente para os tecidos, incluindo o SNC. Portanto, é importante ressaltar que, em pacientes idosos ou com disfunção renal avançada, a meia-vida do fármaco pode aumentar e levar a reações adversas.

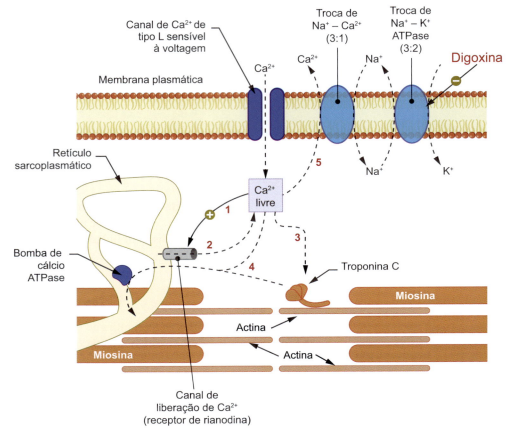

Figura 8.12 Esquema ilustrando os mecanismos responsáveis pela manutenção da concentração de Ca^{2+} intracelular no miócito. A abertura de canais de Ca^{2+} tipo L sensíveis à voltagem provoca a entrada de Ca^{2+} na célula. (1) O aumento de Ca^{2+} intracelular induz a (2) saída de mais Ca^{2+} do retículo sarcoplasmático. Assim, há Ca^{2+} disponível para se ligar à troponina C, possibilitando o deslizamento dos filamentos de actina e miosina (3). Após a contração e o início do relaxamento, o Ca^{2+} intracelular é captado pela Ca^{2+} ATPase para o interior do retículo sarcoplasmático (4) ou expulso da célula pelo trocador Na^+/Ca^{2+} (5). A digoxina atua inibindo a bomba Na^+/K^+ ATPase, retendo Na^+ na célula. A maior concentração de Na^+ intracelular reduz a ação do trocador Na^+/Ca^{2+} e retém o Ca^{2+} no interior da célula; portanto, há mais Ca^{2+} para se ligar à troponina C. Adaptada de BRUNTON, L.L. *et al.* As *bases farmacológicas da terapêutica de Goodman & Gilman*. 12. ed. Porto Alegre: McGraw-Hill, 2012.

Reações adversas e interações medicamentosas

A digoxina pode afetar outros tecidos excitáveis, como o músculo liso e o SNC. Os efeitos adversos incluem anorexia, náuseas, vômitos e diarreia; em idosos, podem ocorrer alucinações, desorientação e distúrbios visuais. Em concentrações altas, a digoxina pode aumentar a atividade simpática. Assim, a elevação do Ca^{2+} intracelular e do tônus simpático pode levar ao aparecimento de arritmias ventriculares graves, incluindo até mesmo uma fibrilação ventricular. Entretanto, a digoxina em doses mais baixas pode aumentar o tônus vagal e reduzir a atividade simpática. Esses efeitos podem causar bradicardia ou parada do nó sinuatrial e até mesmo um bloqueio da condução atrioventricular. Por outro lado, a ação da digoxina no tônus vagal também pode ser benéfica, como descrito a seguir em usos clínicos.

No início deste capítulo, foi estudado que os diuréticos afetam significativamente os níveis séricos de K^+. Portanto, pode-se concluir que os diuréticos de alça e tiazídicos, que causam hipopotassemia, podem aumentar a toxicidade da digoxina, assim como os diuréticos poupadores de K^+ podem amenizar os efeitos da digoxina.

Como já foi citado, recomenda-se cuidado ao associar verapamil à digoxina, pois este pode elevar as concentrações plasmáticas da digoxina.

Fibrilação ventricular
Resulta de impulsos cardíacos que circulam em todas as direções no ventrículo. Quando isso ocorre, algumas áreas estarão se contraindo, ao passo que outras estarão relaxando, não havendo contração coordenada do ventrículo

F·F Farmacologia em Foco

A hipopotassemia pode induzir o aparecimento de reações tóxicas causadas pela digoxina. Isso ocorre porque a digoxina liga-se à bomba Na$^+$/K$^+$ ATPase no mesmo local de ligação do K$^+$, como já foi explicado. Além disso, a inibição da bomba pela digoxina é reversível e competitiva. Assim, se as concentrações séricas de K$^+$ baixarem, não haverá K$^+$ para competir com a digoxina, o que causará efeitos tóxicos desta. A hiperpotassemia pode reduzir as ações da digoxina.

Usos clínicos

A digoxina apresenta propriedades singulares que a distingue de outros medicamentos inotrópicos positivos. Em doses baixas, reduz a atividade simpática e estimula a ação vagal, diminuindo a frequência cardíaca. Esse mecanismo leva à diminuição do consumo de oxigênio, o que talvez explique o fato de os digitálicos não agravarem a mortalidade quando utilizados cronicamente, ao contrário do observado com outros fármacos inotrópicos positivos. Em razão de todos esses efeitos, a digoxina também apresenta vantagem quando empregada em pacientes com insuficiência cardíaca e **fibrilação atrial**, já que o aumento do tônus vagal no coração reduz a automaticidade no tecido atrial.

Dobutamina

Mecanismo de ação

A dobutamina tem efeitos farmacológicos complexos. Isso ocorre porque a formulação clinicamente disponível é uma mistura de **enantiômeros**, que têm efeitos diferenciais sobre os receptores adrenérgicos. Assim, a dobutamina tem um enantiômero com ação agonista em receptores α_1, e o outro enantiômero é um antagonista α_1. Como a formulação contém ambos os enantiômeros, os efeitos se anulam. Além disso, ambos os enantiômeros da dobutamina são agonistas β_1 e β_2, mas a ação β_1 é mais significativa. Assim, ao se avaliarem todas as ações da dobutamina, o que predomina é o agonismo β_1 com alguns efeitos β_2.

Farmacocinética

A dobutamina é administrada na forma de infusão contínua. O início do efeito é rápido, e não é necessária dose de ataque. Por ser metabolizada rapidamente, sua meia-vida oscila em torno de 2 min. A velocidade e a duração da infusão são determinadas pelas respostas hemodinâmicas do paciente.

Reações adversas e interações medicamentosas

Em virtude de sua ação agonista β_1, a dobutamina pode causar taquicardia excessiva e arritmias, o que pode exigir redução da dose. Pode ocorrer tolerância após uso prolongado. Em pacientes que fazem uso de betabloqueadores, a resposta inicial à dobutamina pode ser reduzida.

Usos clínicos

A dobutamina pode ser empregada no paciente com insuficiência cardíaca congestiva que é internado com quadro de descompensação. Nesse caso, o fármaco é usado como terapia inotrópica intravenosa em curto prazo. O objetivo é atenuar danos teciduais e melhorar a

---

Fibrilação atrial
Resulta de impulsos cardíacos que circulam em todas as direções pelo átrio. Quando isso ocorre, algumas áreas estarão se contraindo, ao passo que outras estarão relaxando, não havendo contração coordenada do átrio.

Enantiômeros
Moléculas de fórmula estrutural igual, mas tridimensionalmente diferentes

perfusão renal. A ecocardiografia com baixas doses de dobutamina também pode ser útil na avaliação da viabilidade miocárdica (Atualização da Diretriz Brasileira de Insuficiência Cardíaca Crônica, 2012).

Inibidores de fosfodiesterases

Os inibidores de fosfodiesterases são empregados há muito tempo na terapia da insuficiência cardíaca. A teofilina e a cafeína são os mais antigos, mas hoje não são mais usados clinicamente, pois inibem as fosfodiesterases de maneira inespecífica. A inanrinona (previamente chamada de anrinona) e a milrinona são os fármacos disponíveis para uso clínico atualmente.

Mecanismo de ação

O monofosfato de adenosina cíclico (cAMP) e o cGMP são degradados pelas fosfodiesterases 3 e 5, respectivamente. A inanrinona e a milrinona inibem a fosfodiesterase 3 (PDE3), o que leva a um aumento de cAMP intracelular. No miócito, esse aumento de cAMP causa elevação do Ca^{2+} intracelular, aumentando a contratilidade cardíaca. Por outro lado, no músculo liso vascular, o aumento de cAMP reduz a concentração de Ca^{2+} intracelular e promove ativação da miosina fosfatase, o que induz a relaxamento e consequente vasodilatação.

Farmacocinética

A inanrinona e a milrinona estão disponíveis para administração em infusão intravenosa contínua, mas é necessária uma dose de ataque inicial. A meia-vida de eliminação varia de 2 a 3 h para inanrinona e de 0,5 a 1 h para a milrinona. Entretanto, em pacientes com insuficiência cardíaca grave, os valores de meia-vida podem chegar ao dobro.

Reações adversas e interações medicamentosas

Náuseas, vômitos, arritmias e trombocitopenia podem ocorrer com o uso da inanrinona. Além disso, há relatos de alterações nas enzimas hepáticas induzidas pelo fármaco. A milrinona apresenta menor probabilidade de efeitos tóxicos na medula óssea e no fígado, mas também pode causar arritmias. Entretanto, a milrinona é mais seletiva para PDE3 e, portanto, é o fármaco de escolha dessa classe.

> **Trombocitopenia**
> Redução no número de plaquetas

Usos clínicos

Com a difusão do uso de betabloqueadores no tratamento da insuficiência cardíaca, tem sido frequente a incidência de casos de descompensação. Quando há indicação de suporte inotrópico nessa situação, o emprego de agonistas β adrenérgicos, como a dobutamina, requer doses mais elevadas desses fármacos. Assim, agentes inotrópicos, cuja ação se faz por meio de mecanismos pós-receptor (milrinona), parecem ser mais eficazes na presença de betabloqueadores.

Levosimendana

Mecanismo de ação

A levosimendana, um fármaco sensibilizador de cálcio, facilita a ligação do cálcio à troponina C no miócito. Além disso, ela abre os canais de potássio sensíveis ao trifosfato de adenosina (ATP) no músculo liso vascular, induzindo, assim, a vasodilatação de vasos arteriais de resistência sistêmica e coronária, bem como de vasos de capacitância venosa sistêmica. Por meio desse mecanismo de ação, a levosimendana não aumenta a concentração intracelular de cálcio, apenas facilita sua ligação a troponina C (Figura 8.12) e não aumenta o consumo de oxigênio do miocárdio.

Farmacocinética

A meia-vida da levosimendana é de cerca de 1 h. A administração do fármaco é intravenosa, geralmente iniciada com uma dose de ataque durante 10 min, seguida por infusão contínua durante 24 h. A metabolização da levosimendana é hepática, formando dois metabólitos ativos, OR-1855 e OR-1896, os quais têm meia-vida longa de 75 a 78 h e são excretados pelos rins. Os metabólitos prolongam a duração dos efeitos hemodinâmicos do fármaco original. A meia-vida do fármaco pode aumentar em pacientes com insuficiência renal crônica grave ou doença renal terminal sob diálise, em comparação com indivíduos saudáveis.

Reações adversas e interações medicamentosas

Extrassístoles
São batimentos cardíacos que surgem pela descarga elétrica de células do coração, localizadas fora do marca-passo (nó sinusal). As extrassístoles podem ser atriais ou ventriculares

As reações adversas mais comuns são cefaleia, tontura, hipotensão, náuseas, vômito e taquicardia, podendo ocorrer fibrilação atrial, extrassístoles e palpitações, além de hipopotassemia.

Embora a levosimendana possa ser benéfica ao reduzir o consumo de oxigênio no miocárdio em pacientes com isquemia ativa ou coronariopatia obstrutiva, ela pode induzir hipotensão. Esse efeito pode causar taquicardia, agravar a isquemia e aumentar a lesão miocárdica, piorando o prognóstico em longo prazo. Portanto, pacientes hipotensos ou com isquemia ativa não são indicados à administração de levosimendana.

Por ser um fármaco relativamente novo, interações potenciais ainda não foram totalmente previstas. Entretanto, resultados de estudos, em seres humanos, com varfarina, felodipino e itraconazol confirmaram que a levosimendana não inibe CYP3A4 nem CYP2C9.

Usos clínicos

A levosimendana pode ser usada na insuficiência cardíaca descompensada, em tratamentos em curto prazo.

■ Fármacos antiarrítmicos

Introdução

É importante destacar que, para compreender melhor a farmacologia dos antiarrítmicos, é preciso recordar os elementos que atuam na regulação do potencial de ação cardíaco e os canais iônicos nele envolvidos.

A função dos canais iônicos pode ser perturbada por isquemia aguda, exacerbação da atividade simpática ou cicatrização do miocárdio, o que pode induzir alterações do ritmo cardíaco ou arritmias. Os antiarrítmicos suprimem as arritmias, bloqueando os canais iônicos ou alterando a função autonômica.

F·F Farmacologia em Foco

Os fármacos antiarrítmicos podem ser classificados em quatro classes:
- Classe I: bloqueadores dos canais de sódio voltagem-dependentes
- Classe II: betabloqueadores
- Classe III: fármacos que prolongam o potencial de ação, geralmente por bloqueio de canais de potássio
- Classe IV: bloqueadores dos canais de cálcio voltagem-dependentes

Embora a classificação possa ser útil para compreender as ações dos antiarrítmicos e suas propriedades farmacológicas, atualmente, estudos mostram que esses fármacos partilham mais de um mecanismo de ação, podendo reter as ações das várias classes.

Classe I | Bloqueadores de canais de sódio voltagem-dependentes

Os bloqueadores de canais de sódio podem ser subdivididos em três subgrupos de acordo com o tempo de dissociação e do subtipo de canal (Tabela 8.5).

■ **Tabela 8.5** Classificação dos bloqueadores de canais de sódio de acordo com o tempo de dissociação.

Subgrupo IA (dissociação intermediária)	Disopiramida
	Quinidina
	Procainamida
Subgrupo IB (dissociação rápida)	Lidocaína
	Mexiletina
Subgrupo IC (dissociação lenta)	Propafenona Flecainida

Mecanismo de ação

Os canais de sódio voltagem-dependentes são encontrados na membrana celular em três conformações diferentes (Figura 8.13). De acordo com o potencial de ação da membrana, o canal de Na⁺ está em determinada conformação ou estado. Os bloqueadores de canais de Na⁺ atuam bloqueando o canal no estado inativado ou ativado, de forma reversível. Assim, quanto mais canais no estado ativado ou inativado por unidade de tempo (como ocorre nas taquicardias), maior será a ligação do fármaco ao canal. Esse tipo de ação é denominado como dependente de uso ou dependente do estado.

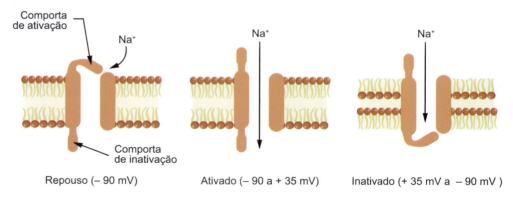

Figura 8.13 Representação do canal de Na⁺ em seus diferentes estados conformacionais. A transição entre os estados de repouso ativado e inativado depende do potencial da membrana. Adaptada de GUYTON A.C.; HALL J.E. *Tratado de fisiologia médica de Guyton & Hall*. 10. ed. Rio de Janeiro: Guanabara Koogan, 2002.

Farmacocinética

A quinidina é bem absorvida por via oral, liga-se à albumina e à glicoproteína α_1 ácida e sofre extenso metabolismo hepático. A meia-vida da quinidina varia em torno de 6 a 8 h, e ela é um potente inibidor da CYP2D6, podendo reduzir a depuração de digoxina. A disopiramida também é bem absorvida por via oral e sofre metabolismo hepático, mas uma parte do fármaco pode ser eliminada por via renal. Assim, em pacientes com insuficiência renal, a dosagem de disopiramida deve ser reduzida. A procainamida sofre extenso metabolismo hepático, liberando um metabólito ativo (*N*-acetilprocainamida, NAPA). Se o metabolismo da procainamida for reduzido, ocorrerá acúmulo, o que poderá causar a síndrome do lúpus induzido por fármacos (lúpus-like).

A lidocaína é administrada apenas por via parenteral, em razão do intenso metabolismo hepático. Além disso, sua eficácia depende da manutenção das concentrações plasmáticas, pois a lidocaína distribui-se rapidamente pelos tecidos. Assim, podem ser necessárias doses de ataque, seguidas de infusão para manter as concentrações plasmáticas adequadas. A mexiletina é um análogo da lidocaína, que foi desenvolvida para reduzir o metabolismo hepático e possibilitar a administração por via oral.

A propafenona também é bem absorvida por via oral e sofre metabolismo hepático pela CYP2D6. O metabolismo é saturável, o que significa que aumentos na dose podem elevar consideravelmente suas concentrações plasmáticas. A flecainida é bem absorvida por via oral. Seu metabolismo é hepático (CYP2D6) e a eliminação ocorre por excreção renal. A meia-vida da flecainida varia em torno de 10 a 20 h.

Reações adversas e interações medicamentosas

Ao bloquear os canais de Na$^+$, ocorre redução na velocidade de condução do potencial de ação. Esse efeito predispõe ao aparecimento de circuitos reentrantes.

No ritmo cardíaco normal, o impulso ou potencial de ação desaparece após ter ativado os ventrículos, e isso ocorre porque o tecido está refratário após a passagem do potencial de ação

A reentrada descreve a situação em que o impulso não cessa, causando circulação contínua de potencial de ação.

Isso ocorre porque pode haver redução na velocidade de condução do potencial de ação, o que daria tempo para o impulso reentrar no circuito sem cessar, pois o tecido não estaria mais refratário. Outra causa pode ser um período refratário mais curto. A reentrada pode ocorrer nos átrios, ventrículos ou no tecido nodal e pode ser consequência de lesão do miocárdio, intensa estimulação simpática, alterações anatômicas cardíacas ou toxicidade farmacológica, como ocorre com os bloqueadores de canais de Na$^+$. Além disso, quinidina, procainamida e disopiramida podem causar arritmia conhecida como *torsade de pointes*.

Circuitos reentrantes
São impulsos contráteis que circulam no músculo cardíaco de maneira contínua, independentemente do marca-passo, podendo ocasionar arritmia

Torsade de pointes
Taquicardia ventricular associada principalmente a um prolongamento do *intervalo QT* no eletrocardiograma

Intervalo QT
No eletrocardiograma, corresponde ao intervalo da duração do potencial de ação ventricular. Seu prolongamento pode levar a arritmias

F-F Farmacologia em Foco

Além do aparecimento de circuitos reentrantes, os bloqueadores de canais de Na$^+$ podem induzir taquiarritmias ventriculares no *flutter* atrial. Para entender melhor esse mecanismo, é importante recordar a eletrofisiologia cardíaca. No *flutter* atrial, o potencial de ação reentra pelo átrio (como um círculo constante nos átrios) aumentando a frequência atrial. Assim, supondo que o *flutter* atrial tenha uma condução de 300/min, mas, ao chegar ao nó AV, ocorra um retardo na condução e passam apenas 150/min para os ventrículos, a condução atrioventricular será 2:1. Isso provoca uma frequência (cardíaca) ventricular final de 150 bpm. Ao introduzirmos um bloqueador de canal de Na$^+$ nesse caso, ocorrerá redução na condução do potencial de ação nos átrios, ou seja, da reentrada no *flutter* atrial. Desse modo, o *flutter* cairá de 300/min para 200/min. Com essa redução na condução do potencial de ação nos átrios, a transmissão por meio do nó AV passará a ser 1:1, ou seja, exatamente 200/min. Então, de 150 bpm, agora a frequência nos ventrículos irá para 200 bpm, provocando taquicardia ventricular.

Outros efeitos relacionados com cada fármaco também são descritos. Assim, a quinidina também induz bloqueio α adrenérgico e inibição vagal. A diarreia também é um efeito comum e limitante com o uso da quinidina (30 a 50%). Também pode ocorrer cinchonismo (cefaleia, tontura e tinido) em doses tóxicas e reações imunológicas. A procainamida pode causar síndrome semelhante ao lúpus eritematoso, o que limita seu uso em longo prazo, e também pode induzir hipotensão quando administrada por via intravenosa. Já a disopiramida tem ações anticolinérgicas, o que pode causar glaucoma, prisão de ventre, boca seca e retenção urinária.

> **Dislalia**
> Perturbação na articulação das palavras

> **Nistagmo**
> Movimento involuntário do globo ocular

Além disso, a disopiramida pode reduzir a contratilidade cardíaca e provocar insuficiência cardíaca. A lidocaína, em grandes doses ou em pacientes com insuficiência cardíaca preexistente, pode induzir hipotensão e redução da contratilidade cardíaca. Se a administração intravenosa de grande dose for feita de forma rápida, a lidocaína poderá induzir convulsões. Outros efeitos relacionados com a lidocaína são confusão mental, dislalia e nistagmo.

A propafenona pode induzir bradicardia sinusal e broncospasmo por ter ação bloqueadora em receptores β adrenérgicos. A flecainida pode causar visão borrada, que está relacionada com a dose. Além disso, pode agravar a insuficiência cardíaca congestiva em pacientes com redução do desempenho ventricular esquerdo.

Usos clínicos

É importante o leitor ter em mente que as indicações clínicas para os fármacos bloqueadores de canais de Na^+ dependerá muito das propriedades farmacológicas de cada substância. Além disso, o próprio uso do fármaco antiarrítmico poderá induzir a arritmias. Esse efeito também dependerá das condições do paciente.

Classe II | Betabloqueadores

As propriedades farmacológicas dos bloqueadores β adrenérgicos já foram discutidas. Os betabloqueadores são especialmente eficazes nas arritmias desencadeadas por estresse emocional ou físico.

Um exemplo são as elevações de epinefrina plasmática no infarto agudo do miocárdio ou na reanimação de parada cardíaca. Entretanto, é importante lembrar que em alguns casos pode ocorrer elevação abrupta de catecolaminas, como na abstinência de clonidina (ver anteriormente). Quando isso ocorre, os betabloqueadores adrenérgicos não devem ser administrados isoladamente, pois, se os receptores β adrenérgicos estiverem bloqueados, haverá mais catecolaminas para atuar nos receptores α adrenérgicos, promovendo vasoconstrição. Assim, em tais pacientes, as arritmias devem ser tratadas com antagonistas α e β adrenérgicos.

Também é interessante relembrar que os betabloqueadores não devem ser administrados em associação com verapamil ou diltiazem (bloqueadores de canais de cálcio). A administração concomitante de ambas as classes de fármacos pode causar bloqueio do nó SA e AV, levando a uma parada cardíaca.

Classe III | Fármacos que prolongam o potencial de ação, geralmente por bloqueio de canais de potássio

Mecanismo de ação

A maioria dos fármacos que prolongam o potencial de ação atua pelo bloqueio de canais de K^+. Esse efeito aumenta o período refratário da célula. Inicialmente, a amiodarona e o sotalol foram incluídos nessa classe de antiarrítmicos. Entretanto, atualmente, sabe-se que tanto a amiodarona quanto o sotalol detêm outras propriedades além do bloqueio de canais de K^+. A amiodarona bloqueia canais de sódio e de cálcio, além de antagonizar receptores β adrenérgicos. O sotalol também é um bloqueador não seletivo dos receptores β adrenérgicos. Já a ibutilida e a dofetilida são bloqueadores "puros" dos canais de K^+.

Farmacocinética

A amiodarona pode ser administrada por via oral ou parenteral. Sua biodisponibilidade varia em torno de 30% e seu metabolismo é hepático. O fármaco distribui-se amplamente nos tecidos, principalmente nos lipídios; portanto, sua meia-vida de eliminação é bastante complexa. Em pacientes que recebem amiodarona em longo prazo, níveis do fármaco podem ser detectados de semanas a meses após a descontinuação do tratamento. Em decorrência de sua eliminação lenta, a omissão de algumas doses durante o tratamento no longo prazo raramente resulta em arritmia. Em razão do lento acúmulo nos tecidos, um regime de ataque com altas doses durante semanas é muitas vezes empregado. Entretanto, a dose de manutenção é ajustada de acordo com o aparecimento de efeitos adversos e da arritmia a ser tratada.

O sotalol tem biodisponibilidade de praticamente 100% por via oral. O fármaco não sofre metabolização hepática, não se liga às proteínas plasmáticas e é eliminado inalterado nos rins. Sua meia-vida é de aproximadamente 12 h.

A dofetilida é praticamente 100% biodisponível por via oral. A maior parte é eliminada pelos rins; portanto, em pacientes com insuficiência renal, a dose deve ser reduzida ou o fármaco deve ser suspenso, dependendo da gravidade. A ibutilida sofre extenso metabolismo de primeira passagem; logo é administrada apenas por infusão. Após administração intravenosa, a ibutilida é depurada do plasma por metabolismo hepático. Os metabólitos são excretados pelo rim e sua meia-vida é em torno de 6 h, mas pode variar de 2 a 12 h.

Efeitos adversos e interações medicamentosas

Em razão da grande distribuição e do acúmulo nos tecidos, a amiodarona pode causar vários efeitos adversos. Assim, depósitos de amiodarona na pele podem causar descoloração cinza-azulada nas áreas expostas ao sol. Pode ocorrer microdepósitos na córnea, geralmente assintomáticos. No pulmão, a amiodarona pode causar fibrose, que pode ser progressiva e fatal. Parece haver correlação com fatores de risco como doença pulmonar subjacente. Além disso, a amiodarona libera iodo e bloqueia a conversão periférica de tiroxina (T_4) em tri-iodotironina (T_3). Esses efeitos podem causar tanto hipertireoidismo quanto hipotireoidismo, respectivamente. Apesar da toxicidade citada, a amiodarona raramente causa *torsade de pointes* e outras taquiarritmias medicamentosas.

> A amiodarona inibe o metabolismo hepático e a eliminação de vários compostos. Assim, varfarina, alguns antiarrítmicos (flecainida, procainamida e quinidina) ou a digoxina devem ter suas doses reduzidas quando em associação a amiodarona.

O sotalol pode causar *torsade de pointes*, e esse efeito está diretamente relacionado com a dose do fármaco. Também pode causar depressão da função ventricular em pacientes com insuficiência cardíaca, em razão do bloqueio β adrenérgico.

A infusão de ibutilida pode causar *torsade de pointes* e é recomendado o monitoramento contínuo por eletrocardiograma (ECG) durante aproximadamente 4 h após a infusão. A dofetilida também causa *torsade de pointes*, um efeito adverso dependente da dose. Como sua depuração está diretamente relacionada com a função renal, a dosagem de dofetilida pode ser estimada pelo *clearance* de creatinina.

Usos clínicos

Como descrito, os circuitos reentrantes muitas vezes acontecem porque há redução do período refratário da célula. Assim, os antiarrítmicos que bloqueiam o canal de K^+ são mais eficazes em tratar as arritmias reentrantes.

Além disso, a amiodarona e o sotalol parecem ser eficazes para manter o ritmo sinusal normal na fibrilação atrial e prevenir taquicardias ventriculares recorrentes. A ibutilida é usada para conversão aguda da fibrilação ou *flutter* atrial em ritmo sinusal normal. A dofetilida também é eficaz para manter o ritmo sinusal em pacientes com fibrilação atrial.

Classe IV | Bloqueadores de canais de cálcio voltagem-dependentes

Os bloqueadores de canais de cálcio e suas propriedades farmacológicas também já foram descritos. O verapamil e o diltiazem são os fármacos dessa classe que podem ser usados como antiarrítmicos por causa da maior ação no miocárdio.

Hipertiroidismo
Atividade funcional excessiva da glândula tireoide. Os principais sintomas são sudorese, excitabilidade, perda de peso, intolerância ao calor, diarreia, fraqueza muscular, fadiga, insônia, tremor nas mãos e protrusão do globo ocular

Hipotireoidismo
Atividade funcional reduzida da glândula tireoide. Os principais sintomas são sonolência extrema, fadiga, lentidão, frequência e débito cardíacos reduzidos, lentidão mental, constipação intestinal, aumento de peso, entre outros

As di-hidropiridinas não são indicadas para esse fim, em razão do efeito preferencial no músculo liso vascular. O verapamil pode reduzir a taquicardia ventricular na fibrilação ou *flutter* atrial. Entretanto, o uso intravenoso de verapamil em pacientes com taquicardia ventricular sustentada não é mais indicado, pois pode causar hipotensão grave nesses pacientes. Como já foi citado, a associação de verapamil ou diltiazem a betabloqueadores não é indicada, em razão do bloqueio SA e AV.

Adenosina

A adenosina é um fármaco com ações antiarrítmicas que não se enquadra na classificação anterior.

Mecanismo de ação

A adenosina atua em receptores específicos acoplados à proteína G. Ao se ligar a esses receptores, a adenosina ativa canais de K^+ sensíveis à acetilcolina no átrio, nos nós SA e AV. O resultado é a hiperpolarização, o encurtamento do potencial de ação e a redução do automatismo. Além desses efeitos, a adenosina inibe as ações do aumento intracelular de cAMP, que costuma ocorrer com a ativação simpática. O aumento do cAMP resulta em aumento do Ca^{2+} intracelular no coração; portanto, a adenosina pode reduzir o Ca^{2+} intracelular.

Farmacocinética

A adenosina tem meia-vida de segundos e é depurada do sangue por captação pelos carreadores em vários tipos celulares, seguida de sua metabolização. Desse modo, é administrada *in bolus* pelos acessos intravenosos centrais para que possa chegar ao coração antes de ser eliminada. As metilxantinas, como cafeína ou teofilina, antagonizam os receptores de adenosina, exigindo doses maiores do fármaco para se obterem os efeitos antiarrítmicos.

Efeitos adversos e interações medicamentosas

A vantagem na administração de adenosina é que os efeitos adversos são de curta duração em razão da rápida depuração do sangue. A adenosina promove assistolia transitória (5 segundos), o que pode ser interessante para conversão ao ritmo sinusal normal. Além disso, há relatos de dispneia, desconforto torácico, rubor, cefaleia, parestesias e náuseas.

Usos clínicos

A adenosina é empregada para converter taquicardias supraventriculares paroxísticas em ritmo sinusal normal.

■ Fármacos que atuam na coagulação

Os fármacos que atuam nos processos de coagulação sanguínea são de especial importância na medicina cardiovascular por estarem diretamente relacionados com a terapêutica de doenças coronarianas, tromboses e embolias, entre outras. São fármacos que atuam em diversos níveis do processo de coagulação, como resultado de variados mecanismos de ação.

Introdução

A fluidez do sangue é resultante da ação de processos pró e anticoagulantes presentes em nosso organismo. Esse sistema é necessário para conter hemorragias em casos de lesões nos vasos sanguíneos, mas também para evitar coagulação indesejada, o que levaria à obstrução de veias e artérias. O desequilíbrio entre esses sistemas causa distúrbios que podem levar da coagulação insuficiente até a coagulação exacerbada.

Metilxantinas
Alcaloides encontrados em café, chás, chocolate, entre outros

Assistolia
Ausência de ritmo cardíaco

Taquicardias supraventriculares paroxísticas
Arritmias que se originam acima do feixe ou nó de His, de início súbito, intenso e rápido (paroxismos)

Componentes subendoteliais
Fatores que estão presentes no endotélio e são capazes de se ligar a receptores das plaquetas. São exemplos o fator tecidual e o colágeno

Resumidamente, os sistemas pró-coagulantes incluem a cascata de coagulação e as plaquetas ativadas, ao passo que os fatores endoteliais e sanguíneos são anticoagulantes endógenos que retardam a cascata de coagulação ou dissolvem os coágulos formados (Figura 8.14).

Na Figura 8.14, a ativação das plaquetas também é essencial ao processo de coagulação, pois alguns fatores da cascata estão presentes nelas e só estão disponíveis quando ativadas. A ativação plaquetária consiste em um processo que depende da ligação de seus receptores a **componentes subendoteliais** e/ou mediadores químicos, acarretando adesão ou agregação.

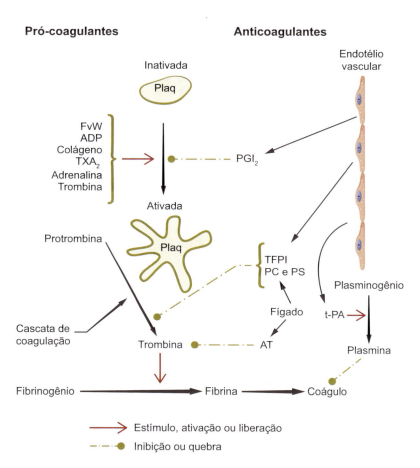

Figura 8.14 Esquema sintético dos processos pró-coagulantes e anticoagulantes endógenos. A cascata de coagulação consiste em uma cadeia de enzimas solúveis no plasma que tem como função formar o coágulo e interromper uma hemorragia causada por lesão. Essas enzimas solúveis trabalham em série para, no final, promover a conversão de protrombina em trombina. Esta, por sua vez, tem atividade enzimática que quebra o fibrinogênio solúvel em fibrina insolúvel. A fibrina forma uma rede que retém hemácias, leucócitos e plaquetas, formando, assim, o coágulo. ADP: adenosina difosfato, AT: antitrombina, FvW: fator de von Willebrand, PC e PS: proteína C e proteína S, PGI_2: prostaglandina I_2, Plaq: plaqueta, TFPI: inibidor da via do fator tecidual, t-PA: ativador do plasminogênio tecidual, TXA_2: tromboxano A_2.

Quando o fibrinogênio é quebrado em fibrina, esta é estabilizada e polimerizada por outros fatores sanguíneos não mencionados aqui.

Por sua vez, os anticoagulantes do nosso organismo são divididos em três: inibidores do fator tecidual, inibidores da trombina e sistema das proteínas C e S, que quebram os fatores Va e VIIIa. Além desses, ainda há o sistema fibrinolítico, que atua pela conversão de plasminogênio em plasmina, que promove a quebra da fibrina. Seus mecanismos de ação estão elucidados nas Figuras 8.14 e 8.15.

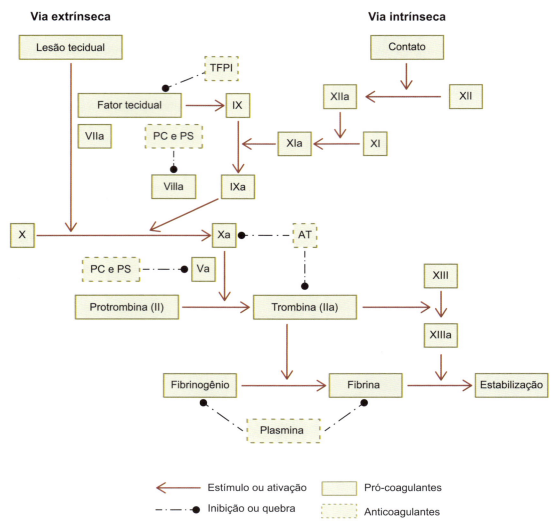

Figura 8.15 Esquema que demonstra a cascata de coagulação, com as vias intrínseca e extrínseca, juntamente com os anticoagulantes endógenos. Ambas as vias de coagulação convergem para a ativação do fator X em Xa, que atua convertendo protrombina em trombina. Os fatores de coagulação inativos são nomeados com algarismos romanos (II, V, X etc.) e, quando estão ativados, recebem a letra *a* (IIa, Va, Xa etc.). AT: antitrombina, PC e PS: proteína C e proteína S, TFPI: inibidor da via do fator tecidual.

Os fármacos que atuam nas vias de coagulação têm a finalidade de restabelecer o equilíbrio necessário para a fluidez ideal do sangue em caso de alguma anormalidade ou patologia, conforme será apresentado adiante.

F·F Farmacologia em Foco

Vias intrínseca e extrínseca da coagulação

As vias de coagulação podem ser classificadas em extrínseca ou intrínseca, de acordo com o processo de ativação. A coagulação que predomina quando há lesão dos vasos é a extrínseca, uma vez que é ativada por fatores teciduais que não pertencem ao sangue, por isso este nome. A via intrínseca predomina quando uma quantidade de sangue é colocada em um tubo de ensaio, por exemplo. Ela recebe esse nome porque todos os componentes necessários à coagulação estão presentes no sangue. As duas vias são capazes de se estimular mutuamente pela ativação dos fatores, fazendo com que, no final, ocorra trabalho conjunto de ambas. As vias de coagulação são dependentes de cálcio em diversos passos; por isso, quando adicionamos um **quelante** (citrato ou EDTA), a coagulação não ocorre.

Quelante
Substância que reage geralmente com íons, sequestrando-os

Inibidores indiretos de trombina

Heparina

A heparina é uma glicosaminoglicana composta por uma cadeia de açúcares sulfatados, com tamanhos variáveis, presente nas vesículas secretoras dos mastócitos. Seu mecanismo de ação consiste em catalisar a reação entre a antitrombina e a trombina, impedindo a formação de fibrina. Essa reação pode ser acelerada em até 1.000 vezes na presença da heparina. Comercialmente, a heparina é um preparado extraído da mucosa intestinal de suínos e dos pulmões de bovinos. Por ser uma grande molécula, não é absorvida pelo trato gastrintestinal e sua administração é restritamente hospitalar, intravenosa ou subcutânea.

A heparina é metabolizada principalmente pelo sistema reticuloendotelial, que é rapidamente saturável à medida que doses crescentes são administradas. Assim, esse sistema tem capacidade de metabolismo que é superada pelas doses terapêuticas de heparina. Isso faz com que a meia-vida do fármaco seja variável, ou seja, quanto maior a dose, maior a meia-vida.

> **F·F Farmacologia em Foco**
>
> **Sistema reticuloendotelial**
>
> É um sistema difuso no organismo, composto por macrófagos, células reticulares e endoteliais da medula óssea, baço e linfonodos, células de Küpfer do fígado, monócitos, macrófagos alveolares e micróglia. Tem como funções a regulação de produção de células sanguíneas, o combate a infecções e o metabolismo de xenobióticos, dentre outras.

Os usos clínicos da heparina no Brasil são para: profilaxia e tratamento da trombose venosa profunda em pacientes submetidos a cirurgia; tratamento de tromboembolismo pulmonar, angina instável, infarto agudo do miocárdio; e durante realização de angioplastia coronariana. O principal efeito colateral é o sangramento, que pode ser revertido pela interrupção do tratamento ou pela administração de sulfato de protamina, um neutralizador de heparina. Trombocitopenia também pode ser observada em usos prolongados da heparina, devendo o tratamento ser interrompido.

O danaparoide é uma glicosaminoglicana não heparínica isolada da mucosa intestinal suína, que promove a ligação da antitrombina principalmente com o fator Xa, impedindo a conversão da protrombina em trombina. É eficaz para pacientes com trombocitopenia induzida por heparina. É administrado por via subcutânea, e sua meia-vida é em torno de 24 h.

Heparinas de baixo peso molecular

Como mencionado anteriormente, a heparina presente em mastócitos pode variar no tamanho de sua molécula, e a apresentação é geralmente uma mistura. Pelo fracionamento bioquímico, é obtida apresentação de moléculas de heparina de baixo peso molecular que têm a mesma ação da heparina normal, mas com algumas vantagens: têm maior previsibilidade de efeitos e menores efeitos colaterais, podendo ser utilizadas em esquemas fixos com menor monitoramento. As heparinas de baixo peso molecular (HBPMs) disponíveis no Brasil são dalteparina, enoxaparina e nadroparina.

O fondaparinux é um derivado sintético da HBPM, mas ainda não está disponível no Brasil.

Inibidores diretos de trombina

Os inibidores diretos de trombina (IDT), como o próprio nome diz, atuam bloqueando diretamente a ação da trombina, impedindo que ela converta fibrinogênio em fibrina. O IDT mais antigo chama-se hirudina e é derivado da saliva da sanguessuga *Hirudo medicinalis*.

No entanto, esse fármaco não é mais utilizado no Brasil, e estão disponíveis apenas seus dois derivados semissintéticos, a bivalirudina e a lepirudina. Devem ser administrados somente de forma intravenosa, e a meia-vida deles é de 25 e 80 min, respectivamente. A excreção é principalmente renal e deve-se ter cautela ao se administrar o fármaco em pacientes com algum comprometimento renal.

Argatrobana e melagatrana são outros tipos de IDT, com um tipo de ligação à trombina que difere das hirudinas. Uma diferença importante é que sua excreção é pouco afetada em pacientes com comprometimento renal, mas isso depende da função hepática. A ximelagatrana é um pró-fármaco, ou seja, é convertido em melagatrana após ser metabolizado no fígado, o que confere a esse fármaco uma farmacocinética mais previsível. Ambos são administrados por via intravenosa com o objetivo de obter efeito coagulante imediato e de curta duração.

A rivaroxabana é um IDT para administração oral para uso de pacientes externos. Apresenta biodisponibilidade de 90% e meia vida longa de 9 a 15 horas. Apesar de ser uma alternativa de fármaco via oral que atue diretamente (e imediatamente) na cascata de coagulação, os eventos hemorrágicos relacionados à rivaroxabana são de difícil controle, uma vez que não há como reverter sua ação.

Anticoagulantes cumarínicos

Varfarina

Entre os anticoagulantes cumarínicos, a varfarina é o único medicamento realmente estabelecido com diversas aplicações que se ampliam desde sua introdução na década de 1950. Trata-se de uma molécula parecida com a vitamina K e, consequentemente, seu mecanismo de ação está ligado à importância dessa vitamina.

A vitamina K é essencial para a produção dos fatores de coagulação protrombina VII, IX e X, além das proteínas anticoagulantes C e S. A varfarina é capaz de interferir no processo de síntese desses fatores, promovendo a diminuição deles em até 50%, resultando em seu efeito anticoagulante. Por causa desse mecanismo de ação, um intervalo ocorre entre o início da terapia com varfarina e o início dos efeitos anticoagulantes, uma vez que o fármaco não bloqueia as proteínas já sintetizadas presentes no sangue. Esse intervalo leva geralmente 8 a 12 h, mas pode chegar a 36 h. Isso porque é necessário aguardar a degradação natural dos fatores (de 6 a 60 h, dependendo do fator) para que aqueles com síntese "defeituosa" atinjam níveis significativos.

A varfarina é completamente absorvida no trato gastrintestinal e 99% se ligam à albumina, conferindo a esse fármaco um pequeno volume de distribuição. A meia-vida é de 36 h, com metabolismo hepático via citocromo P450 e excreção urinária somente na forma de metabólitos inativos. Essas características de absorção, distribuição e metabolismo fazem com que a varfarina tenha potencial para interações medicamentosas com muitos fármacos, capazes de alterar sua concentração livre e, consequentemente, seus efeitos (Figura 8.16). Para mais detalhes, consulte o guia para uso de varfarina elaborado por Hirsh *et al.* (2003).

A dose terapêutica de varfarina é variável a cada paciente e deve ser estabelecida com base em ensaios de coagulação normalizados internacionalmente, o que resulta em uma dose entre 5 e 7 mg/dia. O ajuste é necessário, já que dose que provoque um efeito menor que o desejado expõe o paciente a eventos trombóticos e, por outro lado, um efeito maior pode levar a um quadro hemorrágico.

A reversão do efeito da varfarina pode ser obtida com suspensão do fármaco e administração de vitamina K. Assim como o início do efeito da varfarina pode levar poucos dias, a reversão ocorre da mesma maneira, e é necessário aguardar a síntese de novos fatores sanguíneos funcionais. Em casos mais graves, é recomendada a administração de plasma.

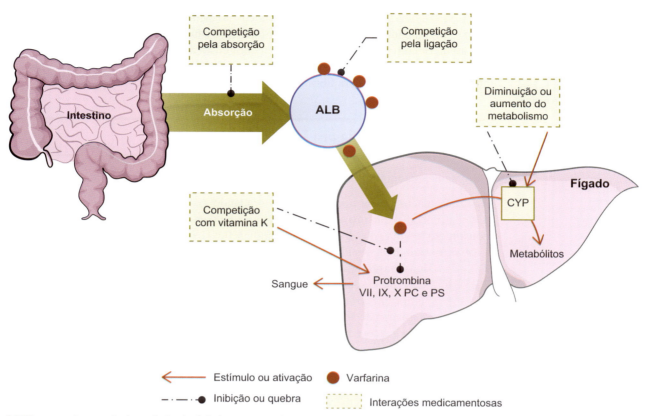

Figura 8.16 Esquema de atuação da varfarina incluindo seu mecanismo de ação e momentos de possíveis interações medicamentosas. Alb: albumina plasmática, CYP: isoforma do citocromo P450, PC e PS: anticoagulantes endógenos proteínas C e S.

Agentes fibrinolíticos

Como dito anteriormente, nosso organismo tem um sistema para quebra da fibrina e consequente degradação dos trombos que consiste na ativação da plasmina, uma enzima com essa função. Em situações em que pode haver interesse em degradar coágulos indesejados, como durante um infarto do miocárdio, uma estratégia é a utilização de fármacos que estimulam a fibrinólise.

Catalisadores da conversão do plasminogênio em plasmina

A estreptoquinase é uma proteína produzida por estreptococos que catalisa a ativação do plasminogênio. Pode ser usada em associação à uroquinase, uma enzima produzida pelos rins que converte diretamente o plasminogênio em plasmina. A estreptoquinase tem baixo custo e é o fibrinolítico mais utilizado nos hospitais do Brasil, sempre em associação ao ácido acetilsalicílico (ver a seguir). É indicada para tratamento do infarto do miocárdio com elevação do segmento ST e tromboembolismo pulmonar maciço.

A anistreplase é a associação do plasminogênio à estreptoquinase que possibilita uma injeção rápida com maior seletividade para ativação de plasminogênio ligado ao coágulo. Isso é importante, pois provoca efeito fibrinolítico apenas no local em que há o trombo, evitando uma ativação sistêmica.

Ativadores do plasminogênio teciduais

O plasminogênio é ativado endogenamente pelo ativador do plasminogênio tecidual (t-PA), secretado pelo endotélio. Esse ativador tem também um local de reconhecimento de fibrina, o que faz com que haja seletividade pelo plasminogênio ligado à fibrina. Como existe interesse terapêutico nesse ativador, foi desenvolvida a alteplase, um t-PA idêntico ao humano obtido

Tecnologia de DNA recombinante
Método em que se utilizam bactérias para expressar e produzir uma proteína ou polipeptídio expresso por células humanas

por **tecnologia de DNA recombinante**. Com os avanços no estudo da estrutura-função desse ativador, foram feitas mudanças na sequência de aminoácidos e obtidos dois novos fármacos: a reteplase é um ativador com sequência menor e de menor custo de produção, mas que tem seletividade para plasminogênio ligado à fibrina; e a tenecteplase, um t-PA com meia-vida mais longa, é um pouco mais seletiva para fibrina.

F·F Farmacologia em Foco

Contraindicações dos fármacos fibrinolíticos

Os fármacos fibrinolíticos atuam degradando coágulos e dificultando a formação de novos trombos, o que provoca uma situação anticoagulante geralmente sistêmica. Por isso, constituem terapia com diversas contraindicações, listadas a seguir:
- Contraindicações absolutas:
  - Hemorragia cerebral no passado
  - Acidente vascular encefálico no último ano
  - Tumor intracraniano
  - Dissecção de aorta
- Contraindicações relativas:
  - Cirurgia de grande porte ou trauma grave no último mês
  - Pericardite
  - Sangramento gastrintestinal ou geniturinário nos últimos 3 meses
  - Hipertensão
  - Neurocirurgia prévia
  - Distúrbios de coagulação
  - Gestação
  - Úlcera péptica ativa

Fármacos antiplaquetários

As plaquetas são essenciais para que a cascata de coagulação se concretize, mas, para participarem desse processo, precisam passar pelos processos de adesão, ativação e agregação. A adesão é iniciada com o contato das plaquetas com tecidos diferentes do endotélio, promovendo a ligação da plaqueta ao local da lesão no vaso sanguíneo, com a participação de fatores sanguíneos. Essa adesão faz com que as plaquetas se ativem, promovendo mudança em seu formato, e também liberem mediadores que irão ativar outras plaquetas (Tabela 8.6). No passo seguinte, as plaquetas começam a agregar-se, ou seja, aderir umas às outras por meio do fibrinogênio solúvel no plasma, participando, assim, da formação do coágulo. A agregação é fundamental para a amplificação do processo de coagulação, bem como para a composição do trombo.

■ **Tabela 8.6** Principais mediadores que atuam como ativadores plaquetários, seus respectivos receptores e mecanismos de transdução de sinal.

Mediador	Receptor	Efetor(es) intracelular
ADP	$P2Y_1$	Fosfolipase C
	$P2Y_{12}$	Diminui cAMP
Trombina	PAR1	Fosfolipase C, diminui cAMP
	PAR4	
Tromboxano	TP	Fosfolipase C, diminui cAMP
Epinefrina	α_2	Diminui cAMP

ADP: adenosina difosfato, cAMP: monofosfato de adenosina cíclico.

Subendotélio
Membrana basal que sustenta o endotélio, formada principalmente por proteínas de matriz extracelular

A adesão das plaquetas ocorre por meio da ligação com fatores como o de von Villebrand, fibronectina e colágeno, presentes no subendotélio exposto pela lesão.

Assim como existem processos pró-coagulação, existem também vias anticoagulantes: o endotélio produz uma prostaglandina, que atua como mediador antiagregante plaquetário e mantém o funcionamento normal das plaquetas em situações em que não é preciso promover a coagulação (Figura 8.14).

Os medicamentos antiplaquetários têm como função impedir a ativação e/ou a agregação plaquetária, retardando a coagulação do sangue. Esses fármacos, descritos a seguir, atuam como anticoagulantes e têm diferentes mecanismos de ação.

Ácido acetilsalicílico

O ácido acetilsalicílico (AAS) é descrito no Capítulo 4 como um agente anti-inflamatório. No entanto, tem importante efeito anticoagulante em doses menores, com o mecanismo a seguir.

A produção de tromboxano A_2 é fundamental para a ativação das plaquetas, assim como a produção do antiagregante endotelial PGI_2 é importante para evitar a agregação em condições normais. Entretanto, ambos dependem da atividade da enzima COX das plaquetas ou do endotélio, respectivamente. O AAS bloqueia irreversivelmente a COX, que faz com que os níveis de ambos os mediadores diminuam. No entanto, em baixas concentrações (próximo a 0,3 g/dia), o endotélio tem a capacidade de produzir novas enzimas, ao passo que as plaquetas não, já que não têm núcleo. Com isso, a produção de PGI_2 do endotélio é recuperada o suficiente para que funcione como anticoagulante, ao passo que as plaquetas não conseguem produzir o pró-agregante.

> O AAS é um bloqueador não seletivo da COX, ou seja, bloqueia tanto a COX-1, presente nos eventos de coagulação, quanto a COX-2. Como discutido no Capítulo 4, os inibidores seletivos da COX-2 não têm efeito anticoagulante.

O AAS é rotineiramente administrado por via oral e sua absorção é rápida no estômago e intestino, promovendo máxima concentração plasmática entre 1 e 2 h. Esse fármaco tem meia-vida de 15 min e é rapidamente metabolizado a salicilato, que se liga à albumina do plasma. No entanto, essa ligação é saturável, ou seja, se houver aumento da dose de AAS, a proporção de salicilato não ligado à albumina será maior. O salicilato também tem metabolismo saturável e, com isso, o tempo de meia-vida pode variar de acordo com a dose. Em concentrações em torno de 600 mg/dia, a meia-vida é de 3 a 5 h, mas, para concentrações de 3 a 5 g/dia, a meia-vida passa a ser de 12 a 16 h. Os efeitos colaterais do AAS são discutidos no Capítulo 4, em que a utilização desse fármaco requer doses mais elevadas.

> A meia-vida do AAS pode variar, pois as enzimas que degradam e auxiliam na excreção desse fármaco ficam sobrecarregadas quando altas doses são administradas, levando maior tempo para depuração do medicamento.

Dipiridamol e cilostazol

Claudicação intermitente
Sensação de cãibra que acomete principalmente membros inferiores durante exercício leve. Pode ser um sintoma de aterosclerose grave

Esses fármacos são vasodilatadores utilizados em associação à varfarina ou ao AAS. Sua ação nas plaquetas é inibir a fosfodiesterase e, assim, manter elevados níveis de cAMP. Por sua vez, o cAMP atua impedindo a ativação plaquetária e, assim, o processo de coagulação. No entanto, o dipiridamol tem benefícios discretos nessas associações e nenhum efeito quando administrado isoladamente. O cilostazol é utilizado no Brasil em casos de claudicação intermitente.

Clopidogrel e ticlopidina

Como visto, um dos principais ativadores plaquetários é a adenosina difosfato (ADP), que se liga aos receptores P2Y das plaquetas e desencadeia as reações de ativação e incentivo à coagulação. Uma das vias farmacológicas para retardar a formação do trombo é bloquear os receptores P2Y e impedir a ativação das plaquetas. Com esse mecanismo de ação, dois fármacos foram desenvolvidos: a ticlopidina e o clopidogrel, utilizados em associação ao AAS ou, mais raramente, em substituição a ele.

Leucopenia
Diminuição do número de leucócitos no sangue

A ticlopidina é anterior ao clopidogrel e apresenta altas taxas de efeitos adversos, como diarreias, náuseas e dispepsia em até 20% dos pacientes. Outro efeito importante é a leucopenia em aproximadamente 2% dos pacientes. Sua utilidade reside na administração em pacientes intolerantes ao AAS, com posologia de ataque de 500 mg e manutenção de 250 mg/dia.

O clopidogrel tem menos efeitos colaterais e menor dose de manutenção de 75 mg/dia, que alcança inibição plaquetária máxima. A dose de ataque pode variar de 300 a 600 mg, atingindo a inibição de até 80% da atividade plaquetária após 5 h. Em associação ao AAS, tem equivalência e efeitos colaterais bem mais brandos quando comparado à ticlopidina também associada ao AAS. Por conta desses fatores, o clopidogrel é preferido à ticlopidina. É indicado para prevenção da aterotrombose em pacientes que sofreram infarto agudo do miocárdio ou acidente vascular encefálico recentes, bem como após angioplastia com colocação de *stent* coronário.

Stent coronário
Pequena grade em forma de tubo que é colocada no interior da artéria coronariana para manter seu diâmetro e melhorar a irrigação do miocárdio

Inibidores dos receptores de fibrinogênio

Quando as plaquetas estão ativadas, são capazes de se ligar ao fibrinogênio solúvel no plasma por meio de um receptor chamado de glicoproteína IIb/IIIa. Esse evento é fundamental para haver a agregação das plaquetas, uma vez que estas se unem a diferentes extremidades de uma mesma molécula de fibrinogênio. Assim, o bloqueio da glicoproteína IIb/IIIa é um importante mecanismo farmacológico para inibição da agregação plaquetária e da coagulação.

A glicoproteína IIb/IIIa também atua como ligante à *fibronectina* e ao fator de von Willebrand na matriz subendotelial.

O primeiro fármaco com esse mecanismo é o abciximabe, um fragmento de anticorpo contra a glicoproteína IIb/IIIa. É utilizado em casos de prevenção de complicações em pacientes submetidos à angioplastia percutânea; no entanto, seu custo restringe consideravelmente a utilização.

A eptifibatida e a tirofibana são peptídios que atuam como análogos do local de ligação do fibrinogênio com a glicoproteína, ocupando o receptor. Isso impede a ligação com o fibrinogênio do plasma e, assim, a agregação plaquetária. No entanto, eles também têm custos elevados.

Resumo

- Os diuréticos de alça, tiazídicos e poupadores de potássio são empregados em uma variedade de situações clínicas, como hipertensão, insuficiência cardíaca e renal, cirrose, entre outras. O seu principal mecanismo de ação é o aumento do fluxo urinário pela inibição na reabsorção de sódio

- Os diuréticos poupadores de potássio são menos efetivos em promover diurese; entretanto, impedem a excreção de K+. Portanto, podem ser usados em conjunto com os diuréticos de alça e tiazídicos, que têm como principal efeito adverso a hipopotassemia

- A angiotensina II atua em receptores AT$_1$, levando a efeitos como vasoconstrição, liberação de aldosterona, retenção de sódio e água, e aumento da atividade simpática. Os IECAs atuam inibindo a ECA, impedindo a formação de angiotensina II. O resultado final é a redução da pressão arterial. Como explicado, a ECA também degrada a bradicinina; portanto, quando ocorre sua inibição pelos IECAs, há acúmulo de bradicinina, um peptídio com potente ação vasodilatadora. O acúmulo de bradicinina também pode ser responsável pela tosse, efeito adverso decorrente do uso de IECA, que limita o seu uso

- Outra classe de fármacos que atua no SRA são os bloqueadores AT$_1$. Ao bloquearem os receptores AT$_1$ de angiotensina II, esses fármacos também impedem as ações da angiotensina II e reduzem a pressão arterial. Como não inibem a ECA, ainda há a degradação da bradicinina. Assim, os bloqueadores AT$_1$ não causam tosse

- Os antagonistas β adrenérgicos reduzem a contratilidade (inotropismo) e frequência cardíacas (cronotropismo). Além disso, ao bloquearem os receptores β$_1$ nas células justaglomerulares do rim, reduzem a secreção de renina e, portanto, a produção de angiotensina II. Dessa forma, os antagonistas β adrenérgicos reduzem a pressão arterial e são efetivos como antiarrítmicos. Esses fármacos também são eficazes no tratamento da angina, pois diminuem o trabalho cardíaco e o consumo de oxigênio. Além disso, os betabloqueadores reduzem o remodelamento cardíaco e promovem melhora da função ventricular, o que pode ser benéfico na insuficiência cardíaca

- Os bloqueadores de canais de cálcio bloqueiam os canais do tipo L no músculo cardíaco e no músculo liso arterial. As di-hidropiridinas apresentam maior efeito sobre o músculo liso, ao passo que o verapamil e o diltiazem são mais seletivos para o músculo cardíaco. Portanto, a ativação simpática reflexa pode aumentar em pacientes que fazem uso das di-hidropiridinas, em razão da vasodilatação periférica, enquanto o verapamil e o diltiazem têm efeito depressor sobre o coração, o que pode diminuir a frequência e o débito cardíacos

- Os nitrovasodilatadores são pró-fármacos que, ao serem metabolizados, liberam NO. O NO aumenta os níveis intracelulares de cGMP e o efeito final é o relaxamento do vaso. Os nitratos em doses baixas dilatam veias, reduzindo o retorno venoso ao coração, ao passo que, em doses elevadas, diminuem a resistência arteriolar. Esses efeitos resultam em menor consumo de oxigênio pelo músculo cardíaco, o que é benéfico na isquemia e na angina
- Sildenafila, tadalafila e vardenafila, usados para tratar a disfunção erétil, inibem a PDE5. A PDE5 é uma enzima que degrada cGMP. Portanto, a combinação de nitratos orgânicos com inibidores da PDE5 pode causar hipotensão extrema
- Vasodilatadores diretos como a hidralazina e o minoxidil levam preferencialmente a uma vasodilatação arteriolar, com consequente queda da pressão arterial, podendo causar ativação reflexa do SNS. Portanto, ambos os fármacos podem aumentar a frequência e a contratilidade cardíacas, bem como o consumo de oxigênio pelo miocárdio, além de reduzir o fluxo sanguíneo de áreas isquêmicas. Essas ações podem agravar a isquemia miocárdica em pacientes com coronariopatia. Adicionalmente, o minoxidil e o hidralazina também podem induzir maior retenção de sódio e água, em razão de queda da pressão de perfusão renal. Dados os efeitos adversos induzidos pela hidralazina e pelo minoxidil, o uso de ambos como monoterapia é contraindicado
- A digoxina, um fármaco inotrópico positivo, atua inibindo a bomba Na^+/K^+ ATPase ancorada na membrana celular. Essa inibição induz a um aumento na concentração intracelular de Ca^{2+}. A inibição é reversível e competitiva, podendo ser influenciada pela concentração de K^+. Assim, pode-se concluir que os diuréticos de alça e tiazídicos, que causam hipopotassemia, podem aumentar a toxicidade da digoxina
- Os fármacos antiarrítmicos podem atuar pelo bloqueio de canais de Na^+, antagonismo β adrenérgico, prolongamento do potencial de ação (bloqueio de canais de K^+) e bloqueio dos canais de Ca^{2+}. Os bloqueadores de canais de Na^+ podem induzir ao aparecimento de circuitos reentrantes e agravar a taquicardia ventricular no *flutter* atrial. A amiodarona é um antiarrítmico que bloqueia canais de K^+, sódio e cálcio, além de antagonizar receptores β adrenérgicos. O fármaco se deposita amplamente nos tecidos. Em pacientes que recebem amiodarona em longo prazo, níveis do fármaco podem ser detectados de semanas a meses após a descontinuação do tratamento. Em decorrência de sua eliminação lenta, a omissão de algumas doses durante o tratamento em longo prazo raramente resulta em arritmia. Entretanto, pela grande distribuição, pode causar vários efeitos adversos, entre eles fibrose pulmonar, hipertiroidismo ou hipotiroidismo
- Os fármacos antiplaquetários atuam principalmente evitando a ativação ou a agregação plaquetária
- O AAS atua como anticoagulante somente em baixas doses por bloquear a formação de tromboxano A_2
- As heparinas apenas catalisam a ligação da antitrombina com a trombina, evitando a formação do coágulo de fibrina. As de baixo peso molecular têm farmacocinética mais previsível e, portanto, uso mais seguro
- A varfarina causa a produção de fatores de coagulação defeituosos; por isso, seu efeito demora dias para surgir, assim como para ser revertido.

AUTOAVALIAÇÃO

8.1 A associação fixa de hidroclorotiazida e trianereno está disponível comercialmente no Brasil. Explique a principal vantagem dessa associação.

8.2 Um dos efeitos adversos que limita o uso do captopril, um inibidor da ECA, é a tosse. Explique por que o captopril pode causar tosse. Cite um fármaco que poderia ser usado para substituir o captopril, que também atua no sistema renina-angiotensina.

8.3 Em um paciente em uso de digoxina, observou-se a necessidade de se introduzir um diurético. Qual dos diuréticos a seguir você usaria? Explique.
   a) Furosemida
   b) Hidroclorotiazida
   c) Espironolactona

8.4 Qual é o principal efeito adverso decorrente da associação de sildenafila e nitroglicerina? Explique com base no mecanismo de ação de ambos.

8.5 A meia-vida da metildopa é de aproximadamente 2 h. Entretanto, seu efeito máximo é observado em torno de 6 a 8 h. Explique a discrepância entre os efeitos da metildopa e as concentrações plasmáticas do fármaco.

8.6 Na insuficiência cardíaca, tem sido preconizada a associação de IECAs, espironolactona e betabloqueadores. Entretanto, é necessário cautela nessa associação em razão da ocorrência de um efeito adverso bastante importante. Pelo mecanismo de ação desses fármacos, explique o principal efeito adverso dessa associação.

8.7 Estudos recentes têm mostrado que a introdução de betabloqueadores na insuficiência cardíaca pode ser bastante eficaz. Entretanto, o uso de betabloqueadores requer cautela nesses pacientes. Quais betabloqueadores têm sido eficazes no tratamento da insuficiência cardíaca? Explique quais os benefícios do tratamento com betabloqueadores para esses pacientes. Qual é o principal efeito adverso proveniente do uso de betabloqueadores na insuficiência cardíaca? Como esse efeito pode ser evitado?

8.8 O uso de nifedipino na isquemia miocárdica é contraindicado. Explique. No Brasil, é comercializada a associação fixa de nifedipino e atenolol. Explique a vantagem dessa associação. Por que a associação de verapamil (fármaco da mesma classe do nifedipino) com atenolol é contraindicada?

8.9 Descreva o mecanismo de reentrada. Por que os bloqueadores de canais de Na^+ podem induzir a taquicardia ventricular no *flutter* atrial?

8.10 Por que, em pacientes tratados com amiodarona em longo prazo, a omissão de algumas doses raramente resulta em arritmia?

8.11 Quais são as diferenças da heparina para a heparina de baixo peso molecular? Relacione com as aplicações clínicas.

8.12 Por que é de se esperar sinergismo na associação do clopidogrel com o AAS?

8.13 Quanto tempo leva para a varfarina iniciar sua ação anticoagulante e por que isso é relevante para sua utilização clínica? Como deve ser feita a reversão dos efeitos desse fármaco?

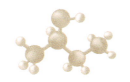

9

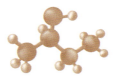

Fármacos Usados no Tratamento das Doenças Gastrintestinais

Alessandra Linardi

Objetivos de estudo, *252*
Conceitos-chave, *252*
Fármacos que atuam nas doenças acidopépticas, *252*
Fármacos que atuam na secreção de ácido clorídrico, *252*
Fármacos citoprotetores, *257*
Tratamento da infecção por *Helicobacter pylori*, *259*
Fármacos que atuam na motilidade gastrintestinal, *260*
Agentes antidiarreicos, *265*
Agentes antieméticos, *267*
Resumo, *271*
Autoavaliação, *272*

Objetivos de estudo

Conhecer as principais classes de fármacos que atuam nas doenças acidopépticas

Estudar o tratamento da infecção causada por *Helicobater pylori*

Conhecer os principais fármacos que atuam na motilidade gastrintestinal, entre eles os agentes procinéticos, antidiarreicos e antieméticos

Compreender as reações adversas causadas pelo uso abusivo de laxantes

Conceitos-chave

Antagonistas de receptores H_2 de histamina
Antiácidos
Antidiarreicos
Antieméticos
Doença do refluxo gastresofágico
Fármacos citoprotetores
Helicobacter pylori
Inibidores da bomba de prótons
Inibidores da secreção de ácido clorídrico
Laxantes
Procinéticos
Úlceras

Fármacos que atuam nas doenças acidopépticas

Introdução

As doenças acidopépticas incluem o refluxo gastresofágico, a úlcera péptica gástrica ou duodenal e a lesão da mucosa relacionada com o estresse. Em todas essas afecções, ocorre desequilíbrio entre os fatores de proteção da mucosa gastrintestinal (secreção de muco e bicarbonato, prostaglandinas, fluxo sanguíneo e capacidade de regeneração após lesão celular) e fatores agressivos (liberação de ácido, pepsina ou gastrina) (Figura 9.1). Os fármacos usados no tratamento dos distúrbios acidopépticos são aqueles que atuam reduzindo a acidez ou a liberação de ácido clorídrico ou os que promovem a defesa da mucosa.

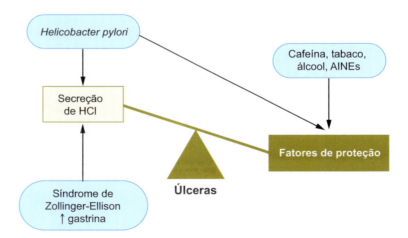

Figura 9.1 Principais causas que levam a desequilíbrio entre os fatores de proteção da mucosa e secreção de ácido clorídrico (HCl). AINEs: anti-inflamatórios não esteroidais.

Fármacos que atuam na secreção de ácido clorídrico

Antagonistas dos receptores H_2

Introduzidos no mercado na década de 1970, hoje estão disponíveis clinicamente quatro antagonistas H_2: cimetidina, ranitidina, famotidina e nizatidina.

Mecanismo de ação

Os antagonistas de receptores H_2 inibem a produção de ácido clorídrico (HCl) ao competir reversivelmente com a histamina pela ligação aos receptores H_2 na membrana basolateral das células parietais (Figura 9.2). São altamente seletivos e não afetam outros receptores de histamina.

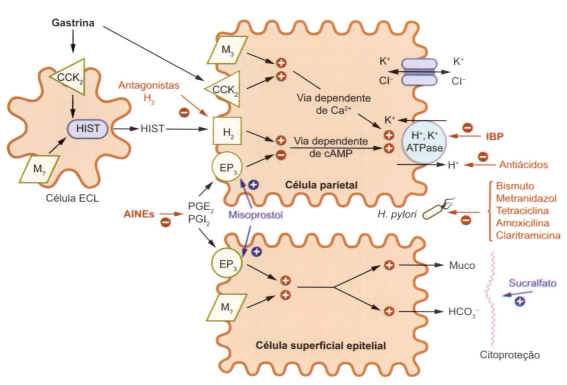

Figura 9.2 Regulação fisiológica e farmacológica da secreção gástrica. A figura mostra as interações entre uma célula semelhante às células enterocromafins (ECL), que secreta histamina, uma célula parietal secretora de ácido e uma célula epitelial superficial secretora de muco citoprotetor e bicarbonato. Os agonistas fisiológicos e seus respectivos receptores de membrana incluem: gastrina, receptor de colecistocinina 2 (CCK_2); histamina (HIST), receptor H_2; prostaglandina E_2 (PGE_2), receptor EP_3; acetilcolina (ACh), receptor muscarínico (M). As *setas em vermelho* indicam antagonismo farmacológico. As *setas em azul* indicam ação farmacológica que mimetiza ou potencializa uma via fisiológica. HCO_3^-: bicarbonato, IBP: inibidor da bomba de prótons, cAMP: monofosfato de adenosina cíclico, PGI_2: prostaciclina. Adaptada de BRUNTON, L.L. et al. *As bases farmacológicas da terapêutica de Goodman & Gilman*. 12. ed. Porto Alegre: McGraw-Hill, 2012.

Farmacocinética

Os quatro fármacos são rapidamente absorvidos pelo intestino após administração oral, com concentrações séricas máximas entre 1 e 3 h. A absorção pode ser aumentada pela presença de alimentos ou diminuída por antiácidos. Cimetidina, ranitidina e famotidina sofrem metabolismo hepático de primeira passagem, resultando em biodisponibilidade de cerca de 50%. Já a nizatidina sofre pouco metabolismo de primeira passagem, apresentando biodisponibilidade de quase 100%. Os antagonistas H_2 são depurados por meio de uma combinação de metabolismo hepático, filtração glomerular e secreção tubular renal. Assim, é necessário reduzir a dose em pacientes com insuficiência renal e possivelmente com insuficiência hepática grave.

Reações adversas e interações medicamentosas

Galactorreia
Secreção mamária anormal de leite fora do período de amamentação

Ginecomastia
Crescimento excessivo das glândulas mamárias no homem

Os antagonistas de receptores H_2 são fármacos extremamente seguros (< 3% de efeitos adversos). Os efeitos adversos mais comuns com o uso desses agentes são diarreia, cefaleia, fadiga, sonolência, dor muscular e prisão de ventre. Entretanto, o uso prolongado da cimetidina diminui a ligação da testosterona ao receptor de androgênio, inibe o citocromo P450 (CYP) que hidrolisa o estradiol e aumenta os níveis de prolactina. Clinicamente, esses efeitos podem provocar **galactorreia** nas mulheres e **ginecomastia** ou impotência nos homens.

A cimetidina inibe algumas isoformas de CYP hepáticas envolvidas no metabolismo de fármacos, promovendo uma série de interações medicamentosas quando em associação a outros fármacos (Capítulo 1).

Assim, hoje a cimetidina é raramente utilizada no tratamento das doenças acidopépticas. A ranitidina também interage com as CYP hepáticas, porém com afinidade de apenas 10% daquela observada com a cimetidina. Já a famotidina e a nizatidina são ainda mais seguras nesse aspecto, sem nenhuma interação medicamentosa mediada pelas CYP hepáticas.

Embora nenhum risco **teratogênico** tenha sido associado a esses fármacos, os antagonistas dos receptores H₂ atravessam a placenta e são excretados no leite materno, o que exige cuidado na administração em grávidas. Já a administração intravenosa rápida dos antagonistas H₂ pode causar bradicardia e hipotensão pelo bloqueio de receptores H₂ cardíacos.

Pode ocorrer tolerância aos efeitos supressores dos antagonistas H₂. O mecanismo de tolerância pode estar envolvido com o aumento nos níveis de gastrina, em decorrência da elevação do pH (Figura 9.3). A hipergastrinemia aumenta a liberação de histamina das ECLs (Figura 9.2). Também pode ocorrer aumento rebote na liberação de HCl quando a administração desses fármacos é interrompida de modo abrupto, justificando a redução gradual ou a substituição por agentes alternativos.

Teratogênico
Capacidade de produzir malformações em estágios definidos do desenvolvimento fetal

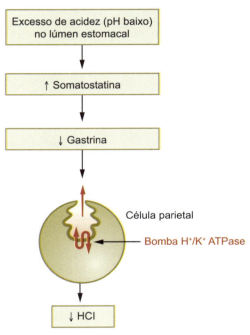

Figura 9.3 Diagrama esquemático do controle de secreção de ácido clorídrico (HCl) pela célula parietal. A elevação na liberação de HCl estimula a liberação de somatostatina pelas células D e inibe a liberação de gastrina pelas células G. Esse mecanismo reduz a liberação de HCl, exercendo efeito protetor na mucosa gástrica. O contrário é verdadeiro, ou seja, uma elevação no pH gástrico estimulará a secreção de gastrina e inibirá a liberação de somatostatina.

Pirose
Sensação de ardência subesternal ou epigástrica, às vezes acompanhada de regurgitação do conteúdo do estômago, um líquido acre e irritante

Usos clínicos

Pacientes que apresentam baixa frequência de **pirose** ou **dispepsia** podem fazer uso de antagonistas H₂ de maneira intermitente. Entretanto, na esofagite erosiva, esses fármacos são menos efetivos na cicatrização (< 50% dos pacientes) quando comparados aos inibidores da bomba de prótons (ver adiante).

Em úlceras gástricas e duodenais, os inibidores da bomba de prótons também são os fármacos de primeira escolha. No entanto, os antagonistas de receptores H₂ reduzem significativamente a incidência de sangramento em pacientes com ulcerações graves decorrentes de estresse.

Dispepsia
Dor ou desconforto abdominal, descrita como sensação de plenitude ou queimação

Inibidores da bomba de prótons

Os supressores mais potentes da secreção de HCl são os inibidores da H⁺/K⁺ ATPase (bomba de prótons) (IBP). Introduzidos no mercado na década de 1980, hoje há disponíveis cinco IBPs: omeprazol, esomeprazol, lansoprazol, rabeprazol e pantoprazol.

Mecanismo de ação

Os IBPs são profármacos. Após sua absorção na corrente sanguínea, atingem as células parietais e difundem-se pelos canalículos secretores. Uma vez nos canalículos, o IBP converte-se em uma sulfenamida, que se liga de modo covalente ao grupo sulfidrila da H⁺/K⁺ ATPase, inativando a bomba de maneira irreversível (Figura 9.2). A secreção de ácido é normalizada somente após a síntese e a inserção de novas bombas na membrana luminal da célula parietal.

Farmacocinética

Para proteger os IBPs da degradação no lúmen gástrico, o fármaco é comercializado como cápsula ou comprimido com revestimento entérico. Esomeprazol, omeprazol e pantoprazol também estão disponíveis em solução injetável.

Como resultado da necessidade de um pH ácido nos canalículos das células parietais para a ativação dos IBPs, e visto que o alimento estimula a produção de ácido, a conduta ideal consiste na administração dos IBPs 30 min a 1 h antes das refeições, de modo que o fármaco alcance seu local de ação no momento de maior ativação das bombas de prótons. Além disso, a presença de alimento concomitante à administração dos IBPs reduz a biodisponibilidade dos mesmos.

> Os fármacos dessa classe têm meia-vida sérica em torno de 1 hora e meia. Entretanto, como a inibição da bomba de prótons é irreversível, a secreção ácida pode permanecer suprimida por 24 a 48 h, até que ocorra síntese de novas bombas de prótons e sua incorporação na membrana luminal das células parietais.

Como nem todas as bombas de prótons são inativadas com a primeira dose da medicação, são necessários de 3 a 4 dias de medicação diária para que se alcance todo o potencial inibidor do fármaco.

Os IBPs sofrem rápido metabolismo hepático sistêmico e de primeira passagem pelas CYP3A4 e CYP2C19. A insuficiência renal crônica não leva ao acúmulo do fármaco quando este é administrado em dose única diária; porém, em pacientes com hepatopatias graves, a redução da dose deve ser considerada.

Reações adversas e interações medicamentosas

Os IBPs causam poucos efeitos adversos, e os mais comuns consistem em náuseas, dor abdominal, diarreia e flatulência. Também foram relatados cefaleia, artralgia, miopatia e exantema cutâneo.

Todos os IBPs são metabolizados por CYP como CYP2C19 e CYP3A4 e, portanto, podem interferir na metabolização ou depuração de outros fármacos. Pode haver interação com varfarina (esomeprazol, lansoprazol, omeprazol e rabeprazol), diazepam (esomeprazol e omeprazol), ciclosporina (omeprazol e rabeprazol), entre outras. Entre os IBPs, apenas o omeprazol inibe a CYP2C19, diminuindo, assim, a depuração do dissulfiram e da fenitoína, entre outros fármacos, e induzindo a expressão da CYP1A2.

A redução da acidez gástrica pode afetar a biodisponibilidade de fármacos como o cetoconazol, ampicilina e digoxina. Além disso, pode haver pequena redução na absorção de sais de ferro e vitamina B₁₂ (cianocobolamina), os quais dependem da presença de ácido no estômago para serem absorvidos.

Revestimento entérico
Técnica utilizada na preparação de formas farmacêuticas para que resistam, sem alteração, à ação do suco gástrico, devendo, porém, desagregar-se no suco intestinal

Artralgia
Dor na articulação

Miopatia
Doenças musculares. Acometimento degenerativo dos músculos

Exantema
Erupções cutâneas (pápulas, vesículas)

Hiperplasia
Aumento no número de células em um órgão ou tecido

A hipergastrinemia é mais frequente nos IBPs que com os antagonistas H$_2$. Foi relatado que, em ratos, a administração em longos períodos de IBPs provoca hiperplasia das células semelhantes às células enterocromafins (ECLs), com desenvolvimento de tumores carcinoides gástricos. Isso pode ser explicado em razão do fato de que a gastrina é um hormônio trófico que estimula a hiperplasia das ECLs. Entretanto, não foi relatado em seres humanos o aparecimento de tumores carcinoides gástricos com o uso de IBP. Essa classe de fármacos, como citado anteriormente, é considerada extremamente segura.

Usos clínicos

Os IBPs são utilizados em úlceras gástricas e duodenais, na doença do refluxo gastresofágico, incluindo a esofagite erosiva, e em úlceras associadas ao uso de AINEs, em que são eficazes em promover cicatrização. Atualmente, os antagonistas H$_2$ foram substituídos pelos IBPs em esquemas terapêuticos para tratar infecções causadas pela *Helicobacter pylori* (ver adiante).

Refluxo gastresofágico
Refluxo do conteúdo gastroduodenal para o esôfago. Muitas vezes, ocorre em razão de alterações do esfíncter esofágico inferior

Antiácidos

Apesar de consagrados pela tradição, com o advento dos antagonistas de receptores H$_2$ e os IBPs, os antiácidos foram substituídos gradativamente. Entretanto, são fármacos de venda livre que proporcionam conforto transitório e rápido em quadros ocasionais de dispepsia ou refluxo gastresofágico e, portanto, são amplamente comercializados.

Mecanismo de ação

Os antiácidos são bases fracas que reagem com o HCl gástrico, formando sal e água. Entretanto, é importante ressaltar que a capacidade de neutralização do HCl pelos antiácidos varia de acordo com a formulação, a velocidade de dissolução (comprimido *versus* líquido), a hidrossolubilidade, a taxa de reação com ácido e o esvaziamento gástrico.

Hidróxidos

O hidróxido de magnésio reage em taxa moderada com o HCl, mas a duração de seu efeito é relativamente curta, ao contrário do hidróxido de alumínio, que reage mais lentamente, embora tenha efeito mais duradouro. Além disso, os íons de Mg^{2+} podem acelerar o esvaziamento gástrico e aumentar a motilidade intestinal, podendo causar diarreia. Por outro lado, os íons de Al^{3+} retardam o esvaziamento gástrico e a motilidade intestinal, podendo induzir a uma constipação intestinal. Assim, a combinação de hidróxido de alumínio e hidróxido de magnésio pode proporcionar capacidade de neutralização rápida e duradoura, promovendo menos efeitos adversos. Um exemplo é o magaldrato, um complexo aluminado de hidroximagnésio que é rapidamente convertido na presença de ácido gástrico em hidróxido de magnésio e hidróxido de alumínio.

Constipação intestinal
Atraso na evacuação das fezes ou expulsão de material fecal endurecido e em quantidade reduzida, ocorrendo menos de 3 vezes na semana

Bicarbonato e carbonato

O bicarbonato de sódio reage rapidamente com o HCl e é rapidamente absorvido pelo estômago. Dessa maneira, as cargas de álcali e sódio podem representar risco para pacientes com insuficiência cardíaca ou renal. Além disso, ao reagir com o HCl, o bicarbonato de sódio libera dióxido de carbono, que resulta em distensão gástrica e eructações. Já o carbonato de cálcio é menos solúvel e reage mais lentamente que o bicarbonato de sódio com o HCl. O carbonato de cálcio também libera dióxido de carbono, podendo causar eructações e distensão abdominal.

Farmacocinética

Em geral, as suspensões são mais eficazes que pó ou comprimidos. Se forem utilizados comprimidos, estes devem ser totalmente mastigados para obter o efeito máximo do antiácido. Os antiácidos podem ser administrados 1 a 3 h após as refeições e ao deitar.

Os antiácidos são removidos do estômago vazio em cerca de 30 min. No entanto, a presença de alimento é suficiente para elevar o pH gástrico e prolongar os efeitos de neutralização dos antiácidos. As fórmulas que contêm Al^{3+}, Ca^{2+} ou Mg^{2+} são menos absorvidas que aquelas que contêm bicarbonato de sódio. Em geral, a maioria dos antiácidos tem a capacidade de elevar o pH urinário em cerca de uma unidade.

Reações adversas e interações medicamentosas

Os efeitos sistêmicos variam quanto ao grau de absorção dos antiácidos. Na função renal normal, o acúmulo de Al^{3+} ou Mg^{2+} não apresenta problema. Entretanto, na insuficiência renal, o Al^{3+} absorvido pode contribuir para osteoporose, encefalopatia e miopatia, ao passo que o Mg^{2+} absorvido pode levar a uma hipermagnesemia. O carbonato de cálcio pode causar hipercalcemia, que pode ser problemática em pacientes com uremia. Já o bicarbonato de sódio pode exacerbar a retenção de líquido, sugerindo certa cautela em pacientes com insuficiência cardíaca, hipertensão e insuficiência renal. Além disso, o uso excessivo de bicarbonato de sódio ou carbonato de cálcio com laticínios pode levar ao desenvolvimento da síndrome leite-álcali (hipercalcemia, alcalose e insuficiência renal).

> Todos os antiácidos podem alterar o pH gástrico e urinário e, como consequência, afetar a biodisponibilidade de diversos fármacos.

O aumento do pH gástrico, por exemplo, pode reduzir a absorção de fármacos como cetoconazol, digoxina, captopril, isoniazida, entre outros.

> Antiácidos contendo Al^{3+} ou Mg^{++} também podem quelar outros fármacos presentes no trato gastrintestinal, formando complexos insolúveis.

Isso ocorre com a administração concomitante de antimicrobianos como tetraciclina, fluoroquinolonas e ferro. Assim, é prudente evitar a administração concomitante de antiácidos e fármacos destinados à absorção sistêmica. É possível amenizar algumas interações medicamentosas se os antiácidos forem administrados 2 h antes ou depois da ingestão de outros fármacos.

■ Fármacos citoprotetores

Sucralfato

Na presença de lesão induzida por ácido, a hidrólise das proteínas da mucosa mediada pela pepsina contribui para a erosão e as ulcerações da mucosa. Esse processo pode ser atenuado por polissacarídios sulfatados.

Mecanismo de ação

O sucralfato é um complexo formado por octossulfato de sacarose e hidróxido de alumínio. Em pH < 4, suas moléculas se polimerizam formando um gel viscoso de natureza aniônica, que adere às proteínas de carga positiva expostas nas úlceras. Esse gel forma uma barreira sobre a cratera da úlcera, protegendo-a contra a penetração do HCl.

Farmacocinética

Como é ativado pelo ácido, o sucralfato deve ser tomado com estômago vazio, de 30 min a 1 h antes das refeições, e deve ser evitado o uso de antiácidos, já que este é ativado por pH ácido. Ao formar o gel, este pode se ligar a úlceras ou erosões por um período de até 6 h.

Reações adversas e interações medicamentosas

O gel formado pelo sucralfato pode inibir a absorção de outros fármacos; assim, recomenda-se que este seja administrado 2 h antes ou depois da administração de outros fármacos destinados à absorção sistêmica. Pode haver absorção de alumínio, levando à toxicidade principalmente

---

Encefalopatia
Designação genérica das afecções do encéfalo, seja de natureza inflamatória, traumática, degenerativa, metabólica ou por intoxicação

Alcalose
Aumento do pH sanguíneo

em indivíduos com insuficiência renal. Em geral, o sucralfato é bem tolerado com poucos efeitos adversos. Pode ocorrer prisão de ventre e a formação de bezoares, particularmente em pacientes com gastroparesias subjacentes.

Usos clínicos

O aumento do pH gástrico pode constituir um fator de desenvolvimento da pneumonia hospitalar em pacientes criticamente enfermos. Assim, o sucralfato pode ter vantagem sobre os IBPs e os antagonistas dos receptores H_2 para profilaxia das úlceras de estresse, pois não altera o pH gástrico.

Misoprostol

A prostaglandina E_2 e a prostaciclina, sintetizadas na mucosa gástrica, atuam no receptor EP_3 nas células parietais, inibindo a secreção de HCl. Além disso, elas estimulam a produção de muco e bicarbonato nas células epiteliais (Figura 9.2).

Mecanismo de ação

O misoprostol é um análogo de prostaglandina que atua inibindo a secreção de HCl e estimulando a produção de muco e bicarbonato.

Farmacocinética

O misoprostol é rapidamente absorvido após a administração oral, e a administração de uma única dose inibe a produção de ácido dentro de 30 min. O efeito terapêutico máximo é atingido entre 60 e 90 min e persiste por até 3 h. Presença de alimentos e antiácidos pode reduzir a taxa de absorção do fármaco.

Reações adversas e interações medicamentosas

Podem ocorrer diarreia e cólicas abdominais com o uso do misoprostol, que também está contraindicado durante a gravidez, dada sua ação estimulante na contratilidade uterina.

Usos clínicos

O misoprostol pode evitar lesão da mucosa em pacientes que fazem uso crônico de AINEs. Entretanto, atualmente, há registrado no Brasil um medicamento à base de misoprostol com indicações obstétricas, como expulsão de feto morto e indução de trabalho de parto em mulheres com colo desfavorável, comprovado por ensaios clínicos. A Câmara Técnica de Medicamentos (Cateme) recomendou o registro, publicado em 2001 pela Anvisa. O misoprostol é comercializado como comprimidos vaginais e faz parte da lista C1 de substâncias sujeitas a controle especial (Portaria nº 344, de 12 de maio de 1998, da Secretaria de Vigilância Sanitária do Ministério da Saúde).

Compostos de bismuto

Os compostos de bismuto comumente usados na prática clínica incluem subnitrato de bismuto, subsalicilato de bismuto e subcitrato de bismuto, entre outros.

Mecanismo de ação

O benefício obtido com o uso desses compostos deve-se ao efeito citoprotetor que ocorre por aumento da secreção de prostaglandinas, muco e bicarbonato; inibição da pepsina e sedimentação preferencial dos compostos nas crateras das úlceras. O bismuto também exerce efeitos antimicrobianos, com ação direta contra *H. pylori*, além de se ligar às enterotoxinas, o que explica seu benefício na prevenção da diarreia do viajante.

Bezoares
Massa de material enovelado que se acumula no estômago e no intestino, como pelos ou alimentos como a manga

Gastroparesia
Retardo do esvaziamento gástrico. Pode ser causado por disfunção motora ou paralisia dos músculos do estômago

Enterotoxinas
Substâncias que são tóxicas para o trato gastrintestinal, causando, principalmente, vômitos e diarreia. As enterotoxinas mais comuns são produzidas por bactérias

Diarreia do viajante
Resultante da ingestão de água e alimentos contaminados por agentes infecciosos e que têm a diarreia como manifestação principal

Capítulo 9 ■ Fármacos Usados no Tratamento das Doenças Gastrintestinais

O risco de intoxicação alimentar existe em qualquer país do mundo. Segundo a Anvisa, 80% dos viajantes podem ser acometidos por doença diarreica aguda.

O subsalicilato de bismuto sofre rápida dissociação no estômago, possibilitando a absorção do salicilato, que é rapidamente absorvido e excretado na urina.

Reações adversas e interações medicamentosas

O bismuto pode provocar enegrecimento das fezes, o que pode ser confundido com sangramento. Também pode provocar escurecimento da língua. Devem ser evitados longos períodos de uso em pacientes com insuficiência renal. A superdosagem pode levar à toxicidade por bismuto, causando encefalopatia (ataxia, cefaleia, confusão e convulsões). O subsalicilato de bismuto em altas doses pode resultar em toxicidade do salicilato.

Os compostos de bismuto podem reduzir a biodisponibilidade das tetraciclinas e outros fármacos quelantes. Também não se recomenda o uso pediátrico.

Usos clínicos

Os compostos de bismuto são usados em esquemas múltiplos para erradicação de *H. pylori* (ver adiante). Além disso, são citoprotetores e também podem ser usados na diarreia do viajante.

Ataxia
Dificuldade em desempenhar movimentos voluntários coordenados suaves

■ Tratamento da infecção por *Helicobacter pylori*

Adenocarcinoma
Neoplasia maligna ou câncer que deriva de tecido epitelial glandular

Linfoma
Neoplasia de sistema linfoide ou proliferação desordenada das células do tecido linfoide. Os linfomas são divididos em várias categorias de acordo com o tipo predominante de células e seu grau de diferenciação

Na década de 1980, B. J. Marshall e R. J. Warren descreveram que um bacilo Gram-negativo, presente na mucosa gástrica em humanos, estava associado à gastrite e ao desenvolvimento subsequente de úlceras gástrica e duodenal. Esse bacilo, inicialmente chamado de *Campylobacter pylori* e posteriormente com o o nome de *Helycobacter pylori*, atualmente não só está relacionado com quadros de úlceras gástrica e duodenal, como também adenocarcinoma gástrico e linfoma gástrico de células B.

F·F Farmacologia em Foco

Tratamento da *Helicobacter. pylori*

O III Consenso Brasileiro sobre *Helicobacter pylori* discute alguns esquemas de tratamento:
- IBP (dose padrão) + amoxicilina 1,0 g + claritromicina 500 mg (2 vezes/dia, durante 7 dias), primeira linha no tratamento.
- IBP (dose padrão/1 vez/dia) + claritromicina 500 mg (2 vezes/dia) + furazolidona 200 mg (2 vezes/dia) ou levofloxacina (500 mg) durante 7 dias. Nesse caso a furazolidona pode ser usada quando o paciente apresenta reações de hipersensibilidade a amoxicilina.
- IBP (dose padrão/1 vez/dia) + furazolidona 200 mg (3 vezes/dia) + cloridrato de tetraciclina 500 mg (4 vezes/dia) durante 7 dias.

Esquemas alternativos são propostos, caso ocorra resistência principalmente a claritromicina:
- Primeira opção
  IBP (dose plena) + sal de bismuto 240 mg + furazolidona 200 mg + amoxicilina 1,0 g (podendo ser substituída pela doxiciclina 100 mg), administrados 2 vezes/dia, durante 10 – 14 dias
- Segunda opção
  IBP (dose plena) + levofloxacino 500 mg + amoxicilina 1,0 g (podendo substituir por furazolidona) durante 10 dias.

A furazolidona foi proposta por ter um custo bastante acessível, e sua associação com claritromicina e IBP é bastante útil em pacientes com impedimento para o uso da amoxicilina. A associação de tetraciclina, furazolidona e IBP foi incluída como opção terapêutica que envolve antimicrobianos que estão disponíveis para a população na rede do Sistema Único de Saúde (SUS).

Ressecção
Excisão ou remoção cirúrgica

Assim, a estratégia de erradicação da *H. pylori* na patogenia de úlceras gástricas ou pépticas elimina quase por completo o risco de recidiva da úlcera. A eliminação da *H. pylori* também é indicada no tratamento de linfomas gástricos pós-cirurgia para câncer gástrico avançado, em pacientes submetidos à gastrectomia parcial, pós-ressecção de câncer gástrico precoce (endoscópica ou cirúrgica) e gastrite histológica intensa (II Consenso Brasileiro sobre *Helicobacter pylori*, 2005).

A literatura tem mostrado que a combinação de dois ou três antibióticos mais terapia supressora da secreção de ácido está associada a taxas mais elevadas de erradicação de *H. pylori*.

Fármacos que atuam na motilidade gastrintestinal

Agentes procinéticos

Alguns fármacos podem atuar estimulando seletivamente a função motora do intestino (agentes procinéticos). Desse modo, melhoram o esvaziamento gástrico e são úteis em gastroparesias, no retardo do esvaziamento gástrico e no tratamento da prisão de ventre.

Metoclopramida

Mecanismo de ação

A metoclopramida tem um mecanismo de ação complexo, o qual envolve o agonismo de receptores 5-HT$_4$ e o antagonismo vagal e central de receptores 5-HT$_3$ de serotonina, além do antagonismo dopaminérgico em receptores D$_2$. A ação agonista nos receptores 5-HT$_4$ promove o reflexo peristáltico e libera ACh. O antagonismo D$_2$ também resulta em maior liberação de ACh. Já o antagonismo vagal e central dos receptores 5-HT$_3$ e o antagonismo central em receptores D$_2$ são responsáveis pela ação antiemética da metoclopramida.

Farmacocinética

A metoclopramida é rapidamente absorvida por via oral, sofre metabolização hepática e é excretada na urina com meia-vida em torno de 4 a 6 h. As concentrações máximas ocorrem 1 h depois da administração oral, e a duração do efeito estende-se por 1 a 2 h.

Efeitos adversos e interações medicamentosas

Distonias
São espasmos musculares involuntários que produzem movimentos e posturas anormais

Os principais efeitos colaterais da metoclopramida são as reações extrapiramidais (distonias, manifestações parkinsonianas) em razão do antagonismo D$_2$ no estriado. O tratamento crônico (meses a anos) pode causar discinesia algumas vezes irreversível. Além disso, em razão do bloqueio do efeito inibitório da dopamina na secreção de prolactina, esta pode levar a uma hiperprolactinemia, que pode causar galactorreia e ginecomastia.

Discinesias
Movimentos involuntários anormais que afetam principalmente as extremidades, o tronco ou a mandíbula

Usos clínicos

A metoclopramida tem sido utilizada no comprometimento do esvaziamento gástrico (gastroparesia diabética, distúrbios pós-cirúrgicos) e como coadjuvante na doença de refluxo gastresofágico. Também é usada em pacientes hospitalizados para facilitar a introdução de sondas nasoentéricas. Outra aplicação terapêutica consagrada é como antiemético (ver adiante).

Domperidona

Mecanismo de ação

A domperidona antagoniza seletivamente receptores D_2, sem afetar outros receptores. Essa ação resulta em liberação de ACh, que eleva a contração do esfíncter esofágico inferior, aumenta a amplitude do peristaltismo do esôfago e acelera o esvaziamento gástrico.

> **Peristaltismo**
> Contrações segmentares da musculatura lisa. Atividade motora de vísceras como o intestino

Farmacocinética

Embora seja absorvida rapidamente após administração oral (antes das refeições), a domperidona sofre extenso metabolismo hepático de primeira passagem, o que reduz sua biodisponibilidade. A elevação do pH gástrico também reduz sua absorção, principalmente se for administrada concomitantemente com antiácidos.

Efeitos adversos e interações medicamentosas

> **Barreira hematencefálica**
> Estrutura formada por células endoteliais não fenestradas e firmemente unidas, que formam barreira entre os capilares cerebrais e o tecido cerebral

A domperidona não atravessa a barreira hematencefálica, a ponto de causar efeitos colaterais extrapiramidais. Entretanto, ela exerce efeitos nas estruturas do sistema nervoso central (SNC) que não têm tal barreira, entre elas o centro do vômito (tronco encefálico) e a hipófise, levando a uma hiperprolactinemia, como ocorre com a metoclopramida.

O extenso metabolismo de primeira passagem pode levar a interações medicamentosas com fármacos que inibem CYP3A4 (antifúngicos azólicos, antibióticos macrolídeos, entre outros). Fármacos anticolinérgicos podem antagonizar os efeitos da domperidona. Em razão de seu efeito procinético, a domperidona também pode afetar a absorção de medicamentos orais administrados concomitantemente com a digoxina ou o paracetamol.

Usos clínicos

A domperidona tem sido empregada também em gastroparesia diabética, distúrbios pós-cirúrgicos, refluxo gastresofágico e na prevenção e no tratamento de náuseas e vômitos.

Bromoprida

Mecanismo de ação

A principal ação da bromoprida está relacionada com o bloqueio de receptores D_2 no SNC e no trato gastrintestinal. Assim, a bromoprida leva a aumento da atividade colinérgica de maneira indireta, estimulando a motilidade gastrintestinal.

Farmacocinética

O pico sérico da bromoprida ocorre 2,5 a 3 h após administração em cápsulas, 1 a 1 h e meia para solução oral e gotas e 30 min por via intramuscular. Cerca de 10 a 14% da dose administrada é excretada de maneira inalterada pela urina; o restante é metabolizado no fígado. A bromoprida apresenta meia-vida de eliminação de 4 a 5 h, e sua biodisponibilidade é de, aproximadamente, 54 a 74% (via oral) e de 78% (via intramuscular).

Efeitos adversos e interações medicamentosas

> **Fadiga**
> Sensação de cansaço, esgotamento ou enfraquecimento resultante de esforço físico

As reações adversas mais frequentes são inquietação, sonolência e fadiga. Com menor frequência pode ocorrer insônia, cefaleia, tontura e náuseas. A bromoprida atravessa a barreira hematencefálica, antagonizando receptores D_2 no estriado, o que pode induzir sintomas extrapiramidais.

Já na hipófise, o antagonismo D$_2$ pode estimular a secreção de prolactina e induzir efeitos como galactorreia e ginecomastia. A bromoprida é excretada no leite materno e não se recomenda seu uso na gravidez por falta de estudos adequados.

Os efeitos da bromoprida na motilidade gastrintestinal podem ser antagonizados por fármacos anticolinérgicos. Pode haver potencialização dos efeitos sedativos quando se administra bromoprida junto com álcool ou outros depressores do SNC. A bromoprida pode levar à liberação de catecolaminas; portanto, deve-se ter cautela em pacientes com hipertensão essencial ou sob tratamento com inibidores da monoaminoxidase (MAO). Pode haver diminuição da absorção de fármacos pelo estômago (digoxina) ou aumento da absorção no intestino delgado (paracetamol, tetraciclina, levodopa, etanol).

Uso clínico

A bromoprida tem sido usada em distúrbios da motilidade gastrintestinal, náuseas e vômitos de origem central e periférica, refluxo gastresofágico e em procedimentos radiológicos do trato gastrintestinal.

Tegaserode

Mecanismo de ação

O tegaserode é um agonista parcial de receptores 5-HT$_4$ de serotonina, sem ação significativa em outros receptores. A estimulação dos receptores 5-HT$_4$ tem como resposta final um aumento da motilidade no esôfago, estômago, intestino delgado e cólon ascendente, por meio da liberação de ACh. A estimulação desses receptores também leva à secreção de cloreto no cólon, resultando em liquefação das fezes.

Cólon
Porção do intestino grosso, que pode ser dividido em cólon ascendente, transverso, descendente e sigmoide

Farmacocinética

A biodisponibilidade oral do tegaserode é de apenas 10% e deve ser administrada com o estômago vazio, já que a presença de alimentos retarda ainda mais a absorção dele. O fármaco é metabolizado por meio de hidrólise ácida no estômago e por oxidação e glicuronidação hepática. Após a administração oral, aproximadamente 66% da dose administrada são excretadas nas fezes de modo inalterado e o restante é eliminado na urina. A meia-vida estimada do tegaserode é de 11 h. O fármaco não deve ser administrado em pacientes com grave comprometimento renal ou hepático.

Efeitos adversos e interações medicamentosas

Diarreia e cefaleia são os efeitos adversos mais relatados, ocorrendo em torno de 10% dos pacientes. Em uma revisão externa de estudos clínicos, ocorreram 13 casos (13/11.614; 0,11%) de eventos cardiovasculares isquêmicos, como infarto do miocárdio, angina instável ou acidente vascular cerebral em pacientes que receberam tegaserode. Um evento foi observado em um paciente do grupo placebo (1/7.031; 0,01%). Entretanto, não foi estabelecida relação causal entre o tegaserode e os eventos cardiovasculares, já que uma segunda revisão externa confirmou que os eventos observados ocorreram principalmente em pacientes com doença cardiovascular isquêmica ou fatores de risco cardiovasculares preexistentes.

Isquemia
Deficiência na irrigação sanguínea em um órgão ou tecido. Muitas vezes pode ocorrer como resultado de obstrução ou constrição de vasos sanguíneos

Uso clínico

O tegaserode tem sido utilizado em pacientes, principalmente mulheres, com a síndrome do intestino irritável (SII), cujos principais sintomas são dor, desconforto e constipação intestinal. Também tem sido empregado na constipação intestinal crônica.

Laxantes

A maioria dos indivíduos não necessita de laxantes; no entanto, essas substâncias são usadas sem prescrição por grande parte da população. A prisão de ventre tem muitas causas secundárias, entre elas a baixa ingestão de fibras dietéticas, reações adversas de fármacos, distúrbios hormonais ou neurogênicos e doenças sistêmicas. Assim, em muitos casos, a prisão de ventre pode ser corrigida com uma dieta rica em fibras, ingestão de água e exercícios físicos. No caso de reações adversas de fármacos, a constipação intestinal pode ser corrigida com ajuste de doses ou a troca do medicamento quando possível. Em outros casos, diagnosticar a patologia subjacente é o primeiro passo. Se as medidas citadas não forem suficientes, podem ser suplementadas por agentes formadores do bolo fecal ou laxantes osmóticos, de preferência.

Além do tratamento da prisão de ventre, os laxantes podem ser usados antes de procedimentos cirúrgicos, radiológicos e endoscópicos, quando é necessário esvaziar o intestino grosso.

Fibras dietéticas e agentes formadores do bolo fecal

Fibra é a parte do alimento que resiste à digestão enzimática e chega ao intestino grosso de maneira inalterada. No cólon, uma parte das fibras pode ser fermentada pelas bactérias, formando ácidos graxos de cadeia curta que têm ação trófica no epitélio do intestino grosso e também aumenta o número de bactérias, o que contribui para formação do bolo fecal. Já a fibra que não é fermentada atrai água e aumenta o bolo fecal. Assim, temos:

- Fibras insolúveis ou pouco fermentáveis, como a lignina, presente no farelo de trigo. Também existem as celuloses semissintéticas, como a metilcelulose e a resina policarbofila cálcica, que absorvem água e aumentam o volume fecal
- Fibras hidrossolúveis ou fermentáveis, como pectinas e hemicelulose, presentes em frutas e vegetais. Também podemos citar a casca de psílio derivada das sementes da erva plantago, que contém um muciloide hidrofílico.

Reações adversas e interações medicamentosas

A ingestão de fibras está contraindicada para pacientes com sintomas obstrutivos e megacólon ou megarreto, em razão da impactação fecal. A flatulência ocorre com as fibras fermentáveis, mas, em geral, diminui com o tempo. Preparações com cálcio devem ser evitadas em associação com tetraciclina, pois limitam a absorção do antimicrobiano. Já a casca de psílio pode causar reações alérgicas.

Megacólon
Dilatação do cólon causada por obstáculo ao trânsito intestinal

Impactação fecal
Formação de bolo fecal volumoso, endurecido e seco no interior do reto. O bolo fecal pode ser muito grande para ser eliminado

---

Laxantes osmóticos

Os laxantes osmóticos atuam por meio da retenção de água e do peristaltismo. Nesse item, podemos incluir os seguintes:

- Laxantes salinos: contêm magnésio ou fosfato. Os sais de fosfato são mais absorvíveis que os compostos à base de magnésio. Existem preparações líquidas com associação de fosfato de sódio dibásico + fosfato de sódio monobásico. Também há o comprimido que contém em torno de 1,5 g de fosfato de sódio total. Já as preparações com magnésio podem provocar náuseas em razão do sabor amargo, que pode ser atenuado pelo acréscimo em sucos de frutas
- Açúcares indigeríveis: aqui podemos incluir a lactulose, um dissacarídio sintético formado por galactose e frutose, que sofre a ação bacteriana liberando ácidos graxos de cadeia curta que estimulam a motilidade intestinal e atraem água para o lúmen intestinal. A lactulose tem sido muito prescrita na prisão de ventre em idosos, em que a prática tem mostrado sua efetividade
- Soluções eletrolíticas de polietilenoglicol (PEG): as soluções de PEG ficam retidas no lúmen intestinal em virtude da alta natureza osmótica e costumam conter em sua formulação uma mistura isotônica de sulfato de sódio, bicarbonato de sódio, cloreto de sódio e cloreto de

potássio, evitando perdas eletrolíticas. Quando administradas em grande volume, as soluções aquosas de PEG provocam catarse eficaz e são amplamente utilizadas para limpeza do cólon antes de procedimentos radiológicos, cirúrgicos e endoscópicos. No Brasil, existe uma preparação de PEG 3350 (macrogol 3350), que pode estar associada a eletrólitos.

> **Catarse**
> Purgação, limpeza

Reações adversas e interações medicamentosas

As preparações com magnésio ou fosfato devem ser evitadas em pacientes com insuficiência renal, doença cardíaca ou distúrbios eletrolíticos preexistentes e em associação com diuréticos. Além disso, a superdosagem dessas preparações pode levar a desidratação, insuficiência renal, acidose metabólica e hipocalcemia. A lactulose pode causar desconforto, distensão abdominal e flatulência como resultado da fermentação, mas esses efeitos regridem com a manutenção do uso. Preparações com PEG podem provocar desvios iônicos, principalmente se não estiverem associadas a eletrólitos.

Laxantes estimulantes

Os laxantes estimulantes exercem efeitos diretos em enterócitos, neurônios intestinais e na musculatura lisa do trato gastrintestinal. Esses efeitos parecem ocorrer como resultado da indução inflamatória com acúmulo de água, eletrólitos e aumento da motilidade intestinal.

- Antraquinonas: são derivados de plantas como *Aloe vera* (babosa), *Rhamus purshiana* (cáscara-sagrada) e *Cassia senna* (sene). O processo de envelhecimento ou desidratação leva à formação de diantronas, que são inócuas. Entretanto, em contato com a flora bacteriana, as diantronas são transformadas em monoantronas, que causam irritação da mucosa, levando a contrações gigantes do cólon, secreção de água e eletrólitos. A dantrona, uma monoantrona sintética, foi retirada do mercado por causa da suspeita de potencial carcinogênico

- Óleo de rícino: derivado da semente da mamona, *Ricinus communis*, o óleo é composto pelo triglicerídio do ácido ricinoleico. No intestino, o óleo é hidrolisado pela ação de lipases em glicerol e ácido ricinoleico, composto ativo que atua no intestino delgado estimulando a secreção de líquidos e eletrólitos e aumentando o trânsito intestinal. Hoje, o óleo de rícino não é mais usado por conta de seus efeitos tóxicos no epitélio intestinal e nos neurônios entéricos

- Derivados do difenilmetano: a fenolftaleína, amplamente utilizada, foi retirada do mercado em razão de seu potencial carcinogênico. Atualmente, no Brasil, são comercializados o picossulfato de sódio e o bisacodil. As doses eficazes têm grande variabilidade individual; por essa razão, as doses recomendadas podem ser ineficazes em alguns casos, mas podem causar cólicas e secreções líquidas excessivas em outros pacientes.

> **Carcinogênico**
> Substância que tem como propriedade o potencial de desenvolvimento de câncer

Reações adversas e interações medicamentosas

A pigmentação da mucosa do cólon (melanose colônica) foi observada em pacientes que usaram antraquinonas por períodos longos (4 a 9 meses). Essa condição é causada pela presença de macrófagos repletos de pigmentos e parece ser benigna (não está associada a um potencial carcinogênico).

As antraquinonas também estão associadas ao desenvolvimento de cólon catártico, detectado principalmente em mulheres com histórico de uso abusivo desses laxantes.

O óleo de rícino também tem ações tóxicas no epitélio intestinal e nos neurônios entéricos. Já os derivados do difenilmetano podem lesar a mucosa e desencadear resposta inflamatória no intestino delgado e grosso.

> **Cólon catártico**
> Lesão do plexo mioentérico causada pela estimulação excessiva, resultando em constipação intestinal. Condição frequentemente observada com o uso abusivo de laxantes estimulantes

O bisacodil pode levar a uma atonia intestinal se for utilizado por mais de 10 dias consecutivos. Os pacientes devem evitar mastigar ou triturar os comprimidos de bisacodil para evitar que ele seja ativado no estômago e provoque irritação gástrica e cólicas.

> **Atonia intestinal**
> Perda da contratilidade intestinal

Laxantes umectantes

Os laxantes umectantes atuam reduzindo a tensão superficial das fezes e facilitando a mistura de substâncias aquosas e gordurosas, o que, por sua vez, amolece as fezes, levando a uma evacuação mais fácil. Os sais de docusato são surfactantes aniônicos, o docusato de sódio e o docusato cálcico estão disponíveis em associação com bisacodil.

Laxantes emolientes

O óleo mineral é um derivado da vaselina que, quando administrado por via oral, penetra e amacia as fezes, podendo interferir na reabsorção de água também. Efeitos colaterais como redução na absorção de substâncias lipossolúveis (vitaminas), desenvolvimento de reações alérgicas e eliminação do óleo mineral pelo esfíncter anal impedem sua utilização a longo prazo.

A glicerina, aplicada por via retal (supositório ou enema), atua como agente higroscópico e lubrificante. A retenção de líquidos estimula a peristalse e provoca evacuação em menos de 1 h. Alguns supositórios de glicerina contêm estearato de sódio, que pode causar irritação local. É importante frisar que a própria distensão intestinal causada pelos supositórios ou enemas também estimula o reflexo da evacuação; assim, até os enemas de soro fisiológico podem atuar como laxantes.

Enema
Introdução de líquido no reto para lavagem, purgação, exames ou administração de medicamentos

▪ Agentes antidiarreicos

A diarreia pode ser causada pela sobrecarga osmótica presente no intestino, incluindo secreção de eletrólitos e água no lúmen intestinal e exsudação de proteínas e líquidos. Além disso, a alteração na motilidade intestinal com aceleração do trânsito e redução na absorção de líquidos também pode induzir diarreia. No entanto, na maioria das vezes, vários processos estão envolvidos e a investigação etiológica facilita o tratamento.

Loperamida

Mecanismo de ação

A loperamida, um opioide que atua em receptores µ periféricos, é um antidiarreico que aumenta o tônus do esfíncter anal e tem atividade antissecretora contra a toxina da cólera e alguns tipos de toxina da *E. coli*. Nesse caso, parece antagonizar o aumento de monofosfato de adenosina cíclico (cAMP) provocado em resposta às toxinas.

Farmacocinética

Após administração oral, os níveis plasmáticos máximos são atingidos dentro de 3 a 5 h. A meia-vida é de aproximadamente 11 h, e o fármaco sofre metabolização hepática. A dose recomendada para adultos é de 4 mg iniciais, seguida de 2 mg a cada evacuação subsequente, não ultrapassando 16 mg/dia. Se não houver melhora clínica em 48 h, o tratamento deve ser interrompido. Em crianças, a dose máxima não deve ultrapassar 6 mg a cada 20 kg, e não é recomendado o uso em crianças com menos de 4 anos.

Miose
Redução do diâmetro pupilar

Hipertonia
Aumento do tônus muscular ou de um órgão

Íleo paralítico
Distúrbio no qual os movimentos contráteis da parede intestinal cessam temporariamente

Reações adversas e interações medicamentosas

Reações de hipersensibilidade (incluindo erupção cutânea), distensão abdominal, náuseas, vômitos e constipação intestinal são descritas. Também foram observados cansaço, sonolência, tonturas e boca seca. Embora penetre pouco no SNC, é considerado um fármaco seguro; em casos de superdosagem (incluindo a superdosagem relativa por disfunção hepática), pode ocorrer depressão do SNC (perda da coordenação motora, sonolência, miose, hipertonia muscular, depressão respiratória) e íleo paralítico. As crianças são mais sensíveis aos efeitos no SNC que os adultos. Em algumas patologias como a síndrome do intestino irritável, doença inflamatória crônica e doença de Crohn, é necessário cautela com o uso da loperamida em razão do megacólon tóxico.

Usos clínicos

Tratamento sintomático da diarreia aguda inespecífica (diarreia do viajante), isoladamente ou em combinação com antimicrobianos (fluoroquinolona ou sulfametoxazol-trimetoprima), tomando-se o cuidado de não excluir a hidratação oral ou intravenosa.

Difenoxilato e difenoxina

Ambos atuam em receptores μ, e o difenoxilato é rapidamente convertido em difenoxina. Ambos são amplamente absorvidos por via oral, atingindo picos máximos em torno de 1 a 2 h. A grande restrição desses fármacos é que tanto o difenoxilato quanto a difenoxina podem atravessar a barreira hematencefálica e causar efeitos no SNC. Assim, o difenoxilato só pode ser comercializado no Brasil em associação com sulfato de atropina (doses subterapêuticas) com o propósito de desestimular o abuso, já que superdosagens de difenoxilato levam a efeitos periféricos como boca seca e borramento visual, que são causados pela ação da atropina. No Brasil, o difenoxilato e a difenoxina entram na lista A1 de controlados da Anvisa (Portaria nº 344, de 12 de maio de 1998, da Secretaria de Vigilância Sanitária do Ministério da Saúde, atualizada pela Resolução da Diretoria Colegiada nº 7 de 26 de fevereiro de 2009). A forma farmacêutica líquida teve sua venda proibida, e alguns laboratórios interromperam sua comercialização.

Trimebutina

Embora a trimebutina seja um agonista opioide, sua classificação como antidiarreico pode não ser a mais precisa, já que a literatura tem descrito ações amplas para esse fármaco.

Mecanismo de ação

A trimebutina atua como agonista nos receptores opioides μ, κ e δ do plexo mioentérico (ou de Auerbach) e do plexo submucoso (ou de Meissner), modulando a função motora intestinal.

Farmacocinética

Após a administração oral, a trimebutina é quase totalmente absorvida (95%) no intestino. Ela atinge a concentração plasmática máxima em torno de 1 h. A meia-vida plasmática inicial do fármaco é de 1 h; porém, após extenso metabolismo hepático, a trimebutina libera vários metabólitos, entre eles a nortrimebutina. A meia-vida desta varia em torno de 10 a 12 h. Além disso, a nortrimebutina exerce efeitos semelhantes à trimebutina. A maior parte do fármaco é excretada pela via renal, e uma pequena parte sofre eliminação fecal.

Reações adversas e interações medicamentosas

Os efeitos adversos relatados incluem vermelhidão cutânea e sonolência. Também foram descritos constipação intestinal ou diarreia, vômitos, tontura e cefaleia.

Usos clínicos

A trimebutina tem sido prescrita para alterações do funcionamento da coordenação da contração do aparelho digestivo e dor proveniente de contrações não coordenadas no intestino (cólicas intestinais). Tais situações são comuns a várias doenças, principalmente na SII e na constipação intestinal.

Plexo mioentérico (ou de Auerbach) Cadeia de neurônios interconectados que coordenam principalmente as contrações no trato gastrintestinal

Plexo submucoso (ou de Meissner) Cadeia de neurônios interconectados que controlam principalmente a secreção gastrintestinal e o fluxo sanguíneo local

Elixir paregórico

O elixir paregórico (tintura canforada de ópio) contém em torno de 0,05 mg/mℓ de morfina; no entanto, a papaverina e a codeína também são alcaloides presentes na tintura de ópio. Contudo, o efeito antiespasmódico é atribuído à papaverina.

Embora o elixir paregórico seja indicado como antiespasmódico, antidiarreico e para dores abdominais, até o momento não foram descritos dados conclusivos. Não é recomendado o uso em crianças com menos de 12 anos. Também não é indicado o uso na gravidez e na lactação. O elixir paregórico está na lista A1 de medicamentos controlados pela Anvisa.

Pode haver interações medicamentosas com inibidores da MAO, antidepressivos tricíclicos e fenotiazina, causando efeitos depressores no SNC.

Antiespasmódico
Substância que pode suprimir a contração do tecido muscular liso

Octreotida

Mecanismo de ação

A octreotida é um análogo da somatostatina, e seu mecanismo de ação relaciona-se com a inibição de vários hormônios e peptídios, dentre os quais a gastrina, o polipeptídio vasointestinal ativo, a serotonina, o hormônio de crescimento, a insulina e o glucagon.

Farmacocinética

A octreotida tem meia-vida de 1 a 2 h e é administrada por via subcutânea ou intravenosa. Também há preparação de ação prolongada com acetato de octreotida encerrado em microesferas biodegradáveis, a qual é injetada por via intramuscular. A maior parte do peptídio é eliminada pelas fezes, e apenas 35% são excretados na urina de modo inalterado. Pacientes com cirrose hepática podem ter comprometimento na eliminação da octreotida.

Reações adversas e interações medicamentosas

O tratamento em curto prazo com octreotida pode causar náuseas transitórias, flatulência ou dor no local da injeção. A longo prazo, pode ocorrer a formação de cálculos biliares, hipoglicemia ou hiperglicemia. O comprometimento da secreção pancreática pode causar esteatorreia e deficiência de vitaminas lipossolúveis. Há também relatos de bradicardia causada pela octreotida.

Dados limitados indicam que análogos da somatostatina podem diminuir a metabolização de fármacos pelas enzimas CYP. Uma vez que não se pode desconsiderar que a octreotida tenha esse efeito, deve-se usar com precaução outros fármacos metabolizados, principalmente pela CYP3A4, e que tenham índices terapêuticos baixos.

Esteatorreia
Fezes descoradas e espumosas contendo muita gordura

Usos clínicos

A octreotida tem sido utilizada em diarreias secretoras, como as induzidas por quimioterapia ou as associadas a síndrome da imunodeficiência adquirida (AIDS) e diabetes. Também tem sido empregada em pacientes submetidos à cirurgia gástrica com piloroplastia; nesse caso, a passagem rápida do alimento para o intestino delgado causa a liberação de hormônios, causando efeitos locais e sistêmicos, dentre eles a diarreia.

Piloroplastia
Cirurgia realizada com o objetivo de alargar o piloro em consequência de seu estreitamento (estenose)

■ Agentes antieméticos

Em geral, as náuseas e a ação de vomitar são consideradas reflexos protetores que podem ser induzidos por ampla variedade de condições, como: efeitos adversos de medicamentos, infecções, gravidez, disfunção vestibular, distúrbios hepatobiliares, radioterapia, quimioterapia, dismotilidades, dentre outros. A Figura 9.4 ilustra as inúmeras vias de sinalização envolvidas nos estímulos eméticos.

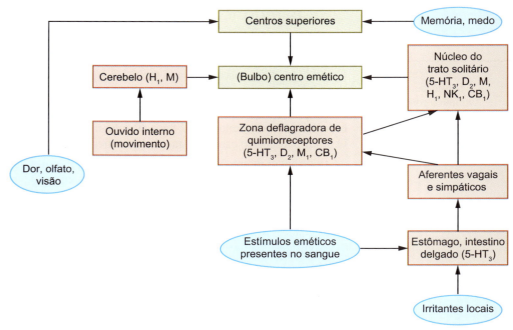

Figura 9.4 Diagrama dos estímulos eméticos. Inúmeras vias de sinalização transmitem estímulos da periferia ao centro do vômito, situado no tronco encefálico. Já a zona deflagradora de quimiorreceptores, ou zona de gatilho, situada no quarto ventrículo, está fora da barreira hematencefálica e acessível a estímulos emetogênicos do sangue ou do líquido cefalorraquidiano. Essas vias envolvem neurotransmissores específicos e seus receptores para dopamina (D_2), acetilcolina (muscarínicos, M), histamina (H_1), 5-hidroxitriptamina ou serotonina (5-HT_3), neurocininas (NK_1) e endocanabinoides (CB_1). Adaptada de BRUNTON, L.L. *et al*. *As bases farmacológicas da terapêutica de Goodman & Gilman*. 12. ed. Porto Alegre: McGraw-Hill, 2012.

Antagonistas do receptor 5-HT_3

A ondansetrona é o protótipo desse grupo. Tanto ela quanto a granisetrona estão na lista de medicamentos de referência da Anvisa. Outros fármacos desse grupo são a dolasetrona e a palonosetrona.

Mecanismo de ação

Esses fármacos são antagonistas seletivos de receptores 5-HT_3 centrais no centro do vômito e na zona de gatilho quimiorreceptora. Também antagonizam os receptores 5-HT_3 periféricos nos nervos aferentes vagais intestinais e espinais (Figura 9.4).

Farmacocinética

São bem absorvidos pelo trato gastrintestinal e podem ser administrados 1 vez/dia por via oral ou intravenosa, já que têm meia-vida de 4 a 9 h. A palonosetrona é um fármaco mais recente, com meia-vida que pode alcançar 40 h. Os quatro fármacos sofrem extenso metabolismo hepático. A ondansetrona, além de ser metabolizada pela CYP3A4, também sofre ação da CYP1A2 e da CYP2D6. A palonosetrona é metabolizada principalmente pela CYP2D6. Esses fármacos, são eliminados por via renal e hepática; entretanto, não há necessidade de reduzir a dose em idosos ou pacientes com insuficiência renal, embora possa ser necessário reduzi-la em pacientes com insuficiência hepática no caso da ondansetrona.

Intervalo QT
No eletrocardiograma, corresponde ao intervalo da duração do potencial de ação ventricular. Seu prolongamento pode levar a arritmias

Efeitos adversos e interações medicamentosas

Os efeitos adversos mais comuns são prisão de ventre ou diarreia, cefaleia e tontura. A literatura descreve um pequeno prolongamento do intervalo QT, o que preconiza um cuidado na administração desses fármacos em pacientes com histórico de arritmias.

Usos clínicos

São extremamente úteis em náuseas e vômitos induzidos por quimioterapia, radioterapia e pós-operatório. Também são eficazes na hiperêmese gestacional; entretanto, não devem ser administrados a mulheres que estejam grávidas ou amamentando sem prescrição médica (categoria B). Os fármacos dessa classe não são eficazes na cinetose.

Anti-histamínicos

Mecanismo de ação

A difenidramina é um antagonista de primeira geração dos receptores de histamina H_1 (Figura 9.4). Além do sal dimenidrinato (difenidramina + 8-cloroteofilina), a prometazina é outro antagonista H_1 de primeira geração comumente usada como antiemético. Ambas têm também propriedades anticolinérgicas. Aqui também não podemos deixar de mencionar a meclizina, um antagonista de primeira geração, mas que não tem propriedades anticolinérgicas significativas.

Farmacocinética

Os antagonistas H_1 sofrem rápida absorção após administração oral, alcançando concentrações séricas máximas em torno de 1 a 2 h. Os antagonistas de primeira geração penetram facilmente no SNC. O efeito costuma perdurar de 4 a 6 h após a administração de uma única dose, mas a meclizina pode ter duração maior, em torno de 12 a 24 h após a administração.

Efeitos adversos e interações medicamentosas

Os antagonistas H_1 de primeira geração atravessam a barreira hematencefálica e causam sedação. O dimenidrinato e a prometazina têm ações anticolinérgicas e, portanto, podem causar efeitos como boca seca e retenção urinária, assim como ressecamento das vias respiratórias. Em razão do forte efeito sedativo, algumas vezes esses fármacos são usados em casos de insônia.

Usos clínicos

Os antagonistas H_1 de primeira geração apresentam atividade significativa na prevenção da cinetose, mas são menos efetivos em episódios de cinetose já estabelecidos.

Deve-se ter cuidado na êmese gestacional em razão do possível efeito teratogênico, especialmente com os anti-histamínicos de primeira geração. Entretanto, a difenidramina pode ser usada com segurança na gestante, mas não na amamentação, em razão de sua excreção no leite materno, o que causa ações sintomáticas no lactente.

Anticolinérgicos

Mecanismo de ação

A escopolamina (hioscina), um alcaloide encontrado em plantas como a *Atropa belladona* (beladona) e, principalmente, na *Hyoscyamus niger* (meimendro negro), é um antagonista não seletivo de receptores muscarínicos.

Farmacocinética

A escopolamina é uma amina terciária do ácido trópico; portanto, é bem absorvida no intestino ou em membranas conjuntivas. Quando associada em veículo adequado, também pode ser absorvida pela pele (via transdérmica). No SNC, a escopolamina é rápida e completamente distribuída, com efeitos maiores que a maioria dos fármacos antimuscarínicos. A escopolamina sofre metabolização hepática e dissocia-se em ácido trópico e sua porção hidrolisada, sendo quase totalmente excretada na urina. Traços dela podem ser encontrados no leite materno e, em razão da lipossolubilidade, atravessa facilmente a barreira placentária e hematencefálica.

Efeitos adversos e interações medicamentosas

As reações adversas mais frequentes são resultado dos efeitos anticolinérgicos periféricos, como boca seca, turvação da vista e aumento da pressão intraocular, taquicardia, tontura e retenção urinária. No entanto, por causa de sua distribuição no SNC, a escopolamina pode causar sonolência, amnésia, fadiga e sono. É contraindicada em patologias como glaucoma de ângulo fechado, obstruções intestinais ou urinárias e taquiarritmias. Também é contraindicado o uso concomitante do fármaco com antidepressivos tricíclicos e fármacos anticolinérgicos em razão do aumento dos efeitos adversos periféricos. A associação com antagonistas dopaminérgicos também reduz a eficácia da escopolamina, e aqui podemos citar a metoclopramida.

Usos clínicos

As indicações principais da escopolamina são a profilaxia e o tratamento da cinetose, embora alguns estudos tenham demonstrado também eficácia em náuseas, vômitos pós-operatórios e cólicas abdominais. Já nas náuseas induzidas por quimioterapia, os anticolinérgicos não são eficazes.

Metoclopramida

Em razão de seu mecanismo de ação complexo, o qual envolve o agonismo de receptores 5-HT_4 e o antagonismo vagal e central de receptores 5-HT_{3d} e serotonina, além do antagonismo dopaminérgico em receptores D_2, a metoclopramida pode ter não somente uma ação procinética, mas também um efeito antiemético eficaz. Sua ação antiemética significativa fez da metoclopramida uma opção em esquemas na quimioterapia. Sua farmacocinética e as reações adversas já foram descritas neste capítulo.

Canabinoides

O dronabinol (δ-9-tetraidrocanabinol) é um canabinoide natural extraído da *Cannabis sativa*, popularmente conhecida como maconha. Contudo, ele também pode ser sintetizado quimicamente.

Mecanismo de ação

O mecanismo exato da ação antiemética do dronabinol é desconhecido, mas provavelmente envolve receptores CB_1 nos neurônios ao redor do centro do vômito. Trabalhos descrevem a colocalização de receptores CB_1 e 5-HT_3 em neurônios GABAérgicos, onde teriam efeitos opostos na liberação de GABA.

Farmacocinética

Altamente lipossolúvel, o dronabinol é absorvido rapidamente após administração oral, com início de ação em torno de 1 h e picos máximos atingidos entre 2 e 4 h. Sofre metabolismo de primeira passagem no fígado e, portanto, sua biodisponibilidade é reduzida (10 a 20%), apesar da alta lipossolubilidade. A metabolização hepática resulta em metabólitos ativos e inativos que são excretados, em sua maioria, pela via biliar-fecal; apenas pequena porcentagem é excretada na urina. O dronabinol e seus metabólitos ligam-se amplamente às proteínas plasmáticas (> 95%); portanto, uma única dose pode resultar em níveis detectáveis dos metabólitos por várias semanas.

Efeitos adversos e interações medicamentosas

O dronabinol causa efeitos semelhantes aos da maconha, como **euforia**, sonolência, desinteresse, tontura, ansiedade, nervosismo, pânico, distúrbios do raciocínio, entre outros. Também pode induzir a uma hiperatividade simpaticomimética que leva a palpitações,

---

Euforia
Sensação de bem-estar, de satisfação; grande alegria

taquicardia, vasodilatação, hipotensão e congestão conjuntival (olhos injetados). A interrupção repentina do fármaco pode levar a uma síndrome de abstinência que gera irritabilidade, agitação e insônia.

Em razão de sua grande afinidade pelas proteínas plasmáticas, o dronabinol pode deslocar outros fármacos relacionados, e é necessário muitas vezes um ajuste de dose.

Usos clínicos

O dronabinol tem sido empregado como agente antiemético na quimioterapia. Além disso, estimula o apetite e tem sido útil também em pacientes com AIDS e anorexia.

Anorexia
Disfunção alimentar que leva à perda de apetite; pode vir acompanhada de aversão à comida e inabilidade em comer

RESUMO

- Cimetidina, ranitidina, nizatidina e famotidina antagonizam, de maneira seletiva e reversível, os receptores H_2 de histamina na célula parietal. Assim, reduzem a secreção de HCl. Embora sejam considerados fármacos seguros, o uso prolongado da cimetidina pode causar ginecomastia, galactorreia e impotência. Além disso, a cimetidina inibe várias isoformas de CYP, podendo levar a interações medicamentosas. Em razão do antagonismo reversível, um aumento na liberação de histamina pode causar tolerância aos antagonistas H_2, assim como a interrupção abrupta do tratamento pode induzir a um aumento rebote de HCl

- IBPs são os supressores mais potentes da secreção de HCl e atuam inibindo irreversivelmente a bomba H^+/K^+ATPase na célula parietal. A secreção de ácido somente é normalizada após a síntese e a inserção de novas bombas na membrana luminal da célula parietal, o que leva em torno de 24 a 48 h. Portanto, embora a meia-vida do fármaco seja em torno de 1 h e meia, a redução na secreção de HCl pelos IBPs é observada mesmo após a interrupção do tratamento

- Atualmente, a *Helicobacter pylori* está relacionada com quadros de úlceras gástrica e duodenal, como também *adenocarcinoma* gástrico e *linfoma* gástrico de células B. Portanto, a estratégia de erradicação da *H. pylori* na patogenia de úlceras gástricas ou pépticas elimina quase por completo o risco de recidiva da úlcera. A literatura tem mostrado que a combinação de dois ou três antimicrobianos mais terapia supressora da secreção de ácido está associada a taxas mais elevadas de erradicação da *H. pylori*. Hoje em dia, os fármacos utilizados nos esquemas em associação com antimicrobianos para reduzir a secreção de HCl são os IBPs

- A maioria da população não necessita de laxantes; no entanto, essas substâncias são usadas sem prescrição. Didaticamente, os laxantes podem ser divididos em: fibras dietéticas e agentes formadores do bolo fecal, laxantes osmóticos, umectantes, surfactantes e laxantes estimulantes. O uso abusivo de qualquer uma dessas classes pode causar reações adversas, como obstrução intestinal (megacólon), constipação intestinal (cólon catártico), flatulência, desidratação, insuficiência renal, redução na absorção de vitaminas, hipocalcemia, atonia intestinal, lesão do epitélio intestinal e de neurônios entéricos, entre outros

- Agentes procinéticos atuam estimulando a função motora do intestino. Dessa maneira, melhoram o esvaziamento gástrico e são úteis em gastroparesias, no retardo do esvaziamento gástrico e no tratamento da prisão de ventre. Bromoprida e domperidona são antagonistas de receptores D_2 de dopamina. Já o tegaserode atua como agonista parcial de receptores 5-HT_4 de serotonina. A metoclopramida atua como agonista 5-HT_4 e antagonista D_2. Entretanto, por atuar também como antagonista 5-HT_3, a metoclopramida exibe atividade antiemética. O antagonismo D_2 no estriado pode causar reações extrapiramidais (distonias, manifestações parkinsonianas)

- Agentes antieméticos atuam reduzindo náuseas e vômitos (êmese) e alguns antagonizam os receptores 5-HT_3 centrais e periféricos, como ondansetrona, granisetrona ou metoclopramida. Outros são antagonistas de receptores H_1 de histamina, como difenidramina ou sal dimenidrinato. Estes são mais eficazes na cinetose. Também podemos citar a escopolamina (hioscina), um alcaloide que atua como antagonista muscarínico não seletivo. O dronabinol, um canabinoide natural extraído da *Cannabis sativa*, também exibe ação antiemética. Embora o mecanismo pareça envolver receptores CB_1, ainda não está totalmente esclarecido

- É importante ressaltar que a diarreia é um sintoma que, na maioria das vezes, envolve vários processos. Desse modo, a investigação etiológica facilita o tratamento. O principal perigo da diarreia é a desidratação. Portanto, a reposição de fluidos e eletrólitos evita sequelas causadas pela diarreia. Em alguns casos, durante curtos períodos de tempo, pode-se administrar um agente antidiarreico. A maioria dos antidiarreicos atua como agonistas opioides, entre eles, loperamida, difenoxilato, difenoxina e elixir paregórico. A octreotida, um análogo da somatostatina, atua inibindo a secreção de vários hormônios e peptídios, como a gastrina e a serotonina.

AUTOAVALIAÇÃO

9.1 Cimetidina, ranitidina, famotidina e nizatidina são antagonistas de receptores H_2 de histamina. Qual é o efeito terapêutico desses fármacos? Atualmente, qual deles tem seu uso reduzido? Explique.

9.2 Por que a conduta ideal para administração de IBP é em torno de 30 min a 1 h antes das refeições? Embora a meia-vida dos IBPs seja em torno de 1 h e meia, o efeito terapêutico pode ser observado de 24 a 48 h após a interrupção do tratamento. Explique.

9.3 Muitas das úlceras pépticas diagnosticadas estão associadas à infecção por *Helicobacter pylori*. Cite dois esquemas terapêuticos usados no tratamento da infecção. Explique o mecanismo de ação dos fármacos.

9.4 Considerando os laxantes estudados neste capítulo, qual classe pode causar cólon catártico e qual pode levar ao megacólon? Como os laxantes osmóticos atuam? Cite uma indicação clínica para o uso de laxantes osmóticos.

9.5 Em geral, o estímulo da êmese inclui substâncias endógenas ou exógenas detectadas no sangue, assim como o influxo aferente para o centro do vômito, no tronco encefálico, de fontes como zona de gatilho dos quimiorreceptores, sistema vestibular, nervos vagais e espinais, entre outros. Cite os principais mediadores e receptores envolvidos na êmese. Quais fármacos podem atuar como antieméticos? Explique por meio do mecanismo de ação.

9.6 Conhecendo o estímulo da êmese (observe a Figura 9.4), cite um fármaco eficaz no tratamento da cinetose. Explique sua resposta pelo mecanismo de ação deste.

9.7 Bromoprida e domperidona são antagonistas de receptores D_2 de dopamina. Ambas são agentes procinéticos. Explique a principal diferença entre as duas que pode ser limitante na escolha do fármaco a ser adotado na terapia.

9.8 Explique o mecanismo de ação da loperamida. Cite sua indicação terapêutica. Por que ela é considerada mais segura que o difenoxilato?

10

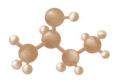

Farmacologia do Sistema Nervoso Central

Jair Guilherme Santos-Junior ▪ Thomaz Augusto Alves da Rocha e Silva

Objetivos de estudo, *274*
Conceitos-chave, *274*
Anestésicos locais, *274*
Anestésicos gerais, *279*
Fármacos analgésicos opioides, *287*
Fármacos hipnossedativos, *297*
Fármacos utilizados no tratamento da enxaqueca, *302*
Fármacos utilizados em doenças neurodegenerativas, *305*
Fármacos antiepilépticos, *312*
Fármacos antidepressivos, *318*
Estabilizadores do humor, *326*
Fármacos ansiolíticos, *332*
Fármacos utilizados no tratamento da esquizofrenia e outras psicoses, *334*
Farmacologia das drogas de abuso e drogadição, *339*
Resumo, *356*
Autoavaliação, *361*

■ Objetivos de estudo

Compreender o mecanismo de ação de cada classe de fármacos que atuam no sistema nervoso central (SNC)
Conhecer as principais reações adversas e interações medicamentosas provenientes do uso desses fármacos
Pelo conhecimento do mecanismo de ação e da farmacocinética, saber estabelecer raciocínio lógico sobre as principais reações adversas e interações medicamentosas entre as classes de fármacos
Relembrar a fisiopatologia da enxaqueca
Conhecer o algoritmo de tratamento da enxaqueca
Estudar os fármacos utilizados no tratamento da doença de Alzheimer
Conhecer a farmacologia que envolve a doença de Parkinson
Conhecer os fármacos utilizados para controle das crises epilépticas

■ Conceitos-chave

Acetilcolina
Ácido valproico
Agonistas dopaminérgicos
Analgésicos opioides
Anestésicos gerais
Anestésicos locais
Ansiolíticos
Antidepressivos
Antipsicóticos atípicos

Antipsicóticos típicos
Dependência de drogas
Doença de Alzheimer
Doença de Parkinson
Dopamina
Drogas de abuso
Enxaqueca
Epilepsia
Estabilizadores do humor

Hipnóticos e sedativos
Inibidores da acetilcolinesterase
Inibidores da dopadecarboxilase
Interações farmacocinéticas
Levodopa
Substância negra
Triptanas

■ Anestésicos locais

Introdução

Os anestésicos locais bloqueiam de maneira reversível a indução e a propagação do potencial de ação ao longo dos axônios dos nervos e de outras membranas excitáveis que utilizam canais de sódio como principal meio de geração de potencial de ação. Por tornarem imperceptíveis os estímulos dolorosos em uma parte específica do corpo, os anestésicos locais apresentam um vasto uso clínico, desde em procedimentos odontológicos até obstétricos. Podem ser aplicados no local, por infiltração subcutânea, ou próximo à medula espinal.

Mecanismo de ação

Os anestésicos locais provocam fechamento físico do canal catiônico pela interação da molécula do fármaco com uma proteína receptora localizada próximo à extremidade intracelular do canal de sódio.

O anestésico chega a seu receptor por uma via hidrofóbica (que permeia a membrana celular) ou hidrofílica (pela passagem direta pelo poro do canal iônico). Além disso, a molécula do fármaco pode encontrar-se sob a forma ionizada ou não ionizada. A ionizada é aquela que interage com o receptor. No entanto, neste formato, a molécula tem baixa permeabilidade à membrana celular. Assim, a forma ionizada chega ao receptor exclusivamente pela via hidrofílica. Já a não ionizada apresenta alta permeabilidade à membrana celular, o que facilita sua chegada ao receptor (já que pode utilizar tanto a via hidrofóbica quanto a hidrofílica). Por outro lado, nessa conformação, a molécula apresenta baixa afinidade pelo receptor e necessita de um processo prévio de ionização intracelular para possibilitar sua interação com o receptor (Figura 10.1). Esses aspectos bioquímicos são fundamentais, pois modulam ativamente a ação farmacológica dos anestésicos locais (como discutido a seguir).

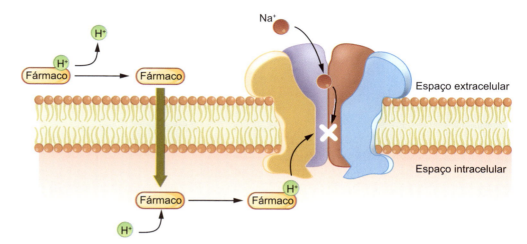

Figura 10.1 Interação do anestésico local com o local de ação. Adaptada de RAFFA, R.B.; RAWLS, S.M.; BEYZAROV, E.P. *Atlas de farmacologia de Netter*. Porto Alegre: Artmed, 2006.

Os anestésicos locais não apresentam a mesma eficácia em todas as células nas quais os canais de sódio estão presentes, e exibem alguma seletividade para diferentes tipos celulares. Em princípio, esses fármacos inibem a sensação dolorosa, seguida da inibição das sensações térmicas, táteis, de pressão profunda e, finalmente, da função motora. Essa seletividade é determinada pela interação de diversos fatores, entre os quais estão: padrão de disparo celular, mielinização, tamanho, diâmetro e localização do axônio dentro do feixe nervoso (Tabela 10.1). Além disso, o pH local tem papel fundamental sobre o efeito desses fármacos.

■ **Tabela 10.1** Suscetibilidade dos tipos de bloqueio das fibras nervosas.

Tipos de fibra	Localização anatômica	Mielinização	Diâmetro (μm)	Velocidade de condução (m/s)	Função	Sensibilidade ao bloqueio
Fibras A						
Aα e Aβ	Aferente e eferente dos músculos e articulações	Sim	6 a 22	10 a 85	Motora e proprioceptiva	+ ++
Aγ	Eferente aos fusos musculares	Sim	3 a 6	15 a 35	Tônus muscular	++
Aδ	Raízes sensoriais e nervos periféricos aferentes	Sim	1 a 4	5 a 25	Dor, temperatura e tato	+++
B	Simpática pré-ganglionar	Sim	< 3	3 a 15	Vasomotora, visceromotora, sudomotora, pilomotora	++++
Fibras C						
Simpática	Simpática pós-ganglionar	Não	0,3 a 1,3	0,7 a 1,3	Vasomotora, visceromotora, sudomotora, pilomotora	++++
Raiz dorsal	Raízes sensoriais e nervos periféricos aferentes	Não	0,4 a 1,2	0,1 a 2	Dor, temperatura e tato	++++

Efeito atividade-dependente

Um canal iônico pode se apresentar em três estados funcionais: em repouso, ativado ou inativado. Esses estados funcionais estão diretamente relacionados com a conformação do canal e com a excitabilidade neuronal.

A maioria dos anestésicos locais tem preferência em ligar-se aos canais em seu estado ativado ou inativado. Quando o canal iônico encontra-se ativado (e consequentemente aberto), a forma ativa ionizada do anestésico chega com maior facilidade ao receptor (pela via hidrofílica), promovendo a inativação desse canal e do potencial de ação. Por outro lado, quando o canal iônico está no estado inativado (e consequentemente ocluído), a interação do fármaco com o receptor se dá principalmente por via hidrofóbica. Nesse caso, a forma não ionizada, ao permear a membrana celular, torna-se ionizada e capaz de interagir com o sítio receptor. Essa interação prolonga o período refratário e, consequentemente, a frequência de disparos de potencial de ação. Assim, quanto maior for a frequência de disparos de potencial de ação, maior será o efeito dos anestésicos locais (Figura 10.2 e Tabela 10.2)

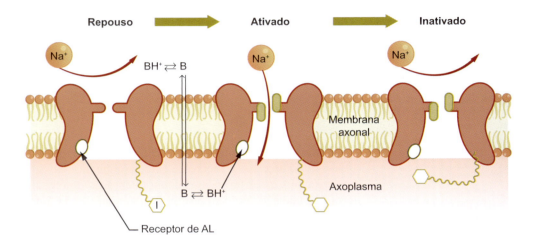

Figura 10.2 Conformação dos canais iônicos e efeito dos anestésicos locais (ALs). I: portão de inativação, BH^+: base ionizada, B: base livre.

■ **Tabela 10.2** Estados funcionais dos canais iônicos controlados por voltagem.

Estado funcional do canal	Estado conformacional do canal	Estado da membrana celular
Repouso	Fechado	Potencial de repouso
Aberto	Aberto	Despolarização breve
Inativado	Aberto, mas bloqueado internamente por um apêndice móvel na porção intracelular do canal	Período refratário

Características morfológicas das fibras nervosas

Algumas características morfológicas favorecem o bloqueio da condução dos estímulos ao longo das fibras nervosas. Fibras mais finas e curtas, bem como aquelas localizadas na porção mais externa de determinado feixe, são mais sensíveis aos efeitos dos anestésicos locais. Outro fator morfológico importante é a mielinização. Fibras mielinizadas tendem a ser bloqueadas mais rapidamente, já que o estímulo é conduzido ao longo do axônio de forma saltatória, em decorrência dos nódulos de Ranvier.

pH local

Os anestésicos locais são bases fracas. Assim, um pH ácido aumentará a proporção do fármaco em sua forma ionizada, prejudicando seu transporte pela via hidrofóbica e, consequentemente, a concentração de anestésico local que chega ao receptor. Portanto, o pH ácido diminui o efeito dos anestésicos locais. Por outro lado, o pH alcalino aumenta a proporção do fármaco não ionizado, elevando a permeabilidade da molécula à membrana celular. No interior da célula, essas moléculas tornam-se ionizadas e interagem com seus respectivos receptores. Desse modo, o pH alcalino aumenta o efeito dos anestésicos locais.

Feixe
Conjunto de prolongamento de neurônios (axônios ou dendritos) e seus envoltórios

Nódulos de Ranvier
Regiões presentes nas fibras mielinizadas, caracterizadas por ausência de mielina e que apresentam alta condutância elétrica

Farmacocinética

Existe grande variabilidade entre os anestésicos locais quanto aos processos de absorção e metabolização. A molécula do anestésico local consiste em uma parte aromática lipofílica unida a uma cadeia lateral básica ionizável. Essa ligação pode ser feita por radicais do tipo ésteres ou amidas. Os anestésicos locais do tipo éster são hidrolizados rapidamente no sangue pela butirilcolinesterase. Assim, a meia-vida desses compostos é bastante reduzida. Por outro lado, os do tipo amida são hidrolizados por isoenzimas do citocromo p450 e, nesse caso, existe importante variabilidade no metabolismo entre os diferentes fármacos desse tipo (Tabela 10.3).

> No líquido cefalorraquidiano existem poucas esterases. Assim, na anestesia espinal (administração por via intratecal), a duração dos anestésicos locais tipo éster é aumentada de maneira significativa.

Tabela 10.3 Característica farmacocinética de alguns anestésicos locais do grupo amida.

Fármaco	Meia-vida de distribuição (min)	Meia-vida de eliminação (h)	Volume de distribuição (ℓ)	Depuração (ℓ/min)
Bupivacaína	28	3,5	72	0,47
Lidocaína	10	1,6	91	0,95
Mepivacaína	7	1,9	84	0,78
Prilocaína	5	1,5	261	2,84
Ropivacaína	23	4,2	47	0,44

A absorção sistêmica do fármaco injetado é determinada por diversos fatores, incluindo dose, local da injeção, ligação do fármaco aos tecidos, fluxo sanguíneo local, propriedades físico-químicas do fármaco e uso de vasoconstritores associados à solução do anestésico local. A absorção sistêmica altera drasticamente tanto o efeito anestésico local quanto a incidência de efeitos adversos. Após a injeção em determinada região, é desejável que o anestésico tenha baixa absorção, já que o processo de absorção diminuiria a quantidade de anestésico próxima à fibra nervosa (alvo desejado) e, consequentemente, o bloqueio sobre essa fibra. Além disso, absorção elevada favoreceria a distribuição do anestésico e os efeitos sistêmicos adversos. Vale ressaltar que os anestésicos locais são vasodilatadores, e esse efeito também favorece o processo de absorção.

> Para diminuir a absorção do anestésico, costuma-se acrescentar epinefrina às soluções de anestésicos locais. Ao atuar sobre receptores α nos vasos sanguíneos, a epinefrina promove vasoconstrição, diminuindo a absorção sistêmica do anestésico. No entanto, deve-se evitar essa associação em tecidos pouco perfundidos, a fim de se evitar hipoxia e necrose tecidual.

> Além de inibir a absorção sistêmica, quando utilizada na anestesia espinal, a epinefrina atua em receptores α_2 adrenérgicos, inibindo a liberação de substância P. Essa ação local prolonga em até 50% o efeito do anestésico local.

Efeitos adversos

Como os anestésicos locais são capazes de bloquear todos os nervos, suas ações não se limitam apenas à perda da sensibilidade aos estímulos causadores de dor. Embora a paralisia motora possa ser desejável durante um procedimento cirúrgico, pode também limitar a capacidade de o paciente colaborar durante tal procedimento, como durante um parto obstétrico. No caso da anestesia espinal, a paralisia motora pode comprometer a atividade respiratória, e o bloqueio nervoso autônomo pode provocar hipotensão. Além disso, o bloqueio autônomo residual interfere na função da bexiga, promovendo retenção urinária e possível necessidade de **cateterização vesical**. Os principais efeitos adversos decorrentes do uso de anestésicos locais envolvem o SNC e o sistema cardiovascular.

Em relação ao SNC, inicialmente é verificado um quadro de excitabilidade caracterizado por inquietação, nistagmos, convulsões clônico-tônicas, ilusões e/ou alucinações visuais e auditivas. No entanto, a excitação é seguida de depressão generalizada do SNC, geralmente acompanhada por grave depressão respiratória e cardiovascular.

Cateterização vesical
Introdução de uma sonda pela uretra até a bexiga, a fim de retirar a urina retida

Acredita-se que o quadro de excitabilidade esteja relacionado com o bloqueio dos canais de sódio dos interneurônios GABAérgicos inibitórios, cujos terminais axônicos são pequenos. À medida que a concentração do fármaco aumenta, todas as vias neuronais são bloqueadas.

Quanto aos efeitos no sistema cardiovascular, destacam-se depressão do miocárdio, bloqueio de condução atrioventricular e vasodilatação. A depressão do miocárdio é decorrente da diminuição na condutividade de Na^+ na fibra miocárdica, o que, por sua vez, reduz as reservas de Ca^{+2} intracelulares. Já a vasodilatação ocorre em razão do efeito direto do bloqueio das correntes de Na^+ na musculatura lisa vascular e também pela inibição das fibras ganglionares simpáticas que inervam a musculatura vascular. A combinação do efeito depressor cardíaco e da vasodilatação pode induzir hipotensão grave.

Usos terapêuticos

O uso terapêutico dos anestésicos locais está diretamente relacionado com seu método de administração e com suas características farmacocinéticas. Os fármacos lipossolúveis são utilizados preferencialmente como anestésicos de superfície em mucosas. Vale ressaltar que a aplicação tópica de anestésico local na pele intacta resulta em baixo efeito analgésico. De acordo com o método de administração, os anestésicos locais podem ser utilizados em anestesia por infiltração, por bloqueio regional, por bloqueio nervoso, regional intravenosa, espinal e epidural.

Métodos de administração de anestésicos locais e aplicabilidade clínica

Anestesia tópica. Anestesia em mucosas por aplicação direta de soluções aquosas de vários anestésicos locais ou suspensão de anestésicos gerais pouco solúveis. Existe alta absorção sistêmica na ocasião da aplicação tópica; portanto, deve-se evitar a aplicação em área muito grande, a fim de se evitar toxicidade.

Anestesia por infiltração. Injeção do anestésico diretamente no tecido, sem considerar o trajeto dos nervos cutâneos. Existe o inconveniente da necessidade de quantidade elevada do fármaco para anestesiar áreas relativamente pequenas. Exemplo: infiltração do anestésico local no dedo, para a retirada de unha encravada.

Anestesia por bloqueio regional. Injeção subcutânea do anestésico, contemplando o trajeto do nervo, de modo que é possível o uso de menores quantidades de anestésico e a analgesia de área muito maior quando comparada à anestesia por infiltração. Exemplo: injeção do anestésico local na porção proximal do antebraço, o que resulta em analgesia cutânea em grande área.

Anestesia por bloqueio nervoso. Injeção do anestésico ao redor dos nervos periféricos ou plexos nervosos, promovendo anestesia em áreas ainda maiores que a das técnicas citadas anteriormente. Também afeta nervos motores somáticos, resultando em relaxamento da musculatura esquelética. Exemplo: bloqueio do nervo ciático para cirurgias de localização distal ao joelho.

Anestesia regional intravenosa. Injeção intravenosa distal a um manguito de pressão para bloquear o fluxo sanguíneo. O anestésico se difunde entre o local da injeção e o manguito. Utilizada para cirurgias de antebraço e das mãos. Sua desvantagem é a toxicidade sistêmica, que pode acontecer após retirada prematura ou falha do manguito, e também a restrição de sua utilização para determinadas regiões anatômicas.

Anestesia espinal. Injeção do anestésico no líquido cefalorraquidiano. Pequena quantidade do fármaco promove anestesia em vasta região. Quando injetada na região lombar (anestesia espinal baixa), é extremamente segura e útil para as cirurgias de abdome inferior, membros inferiores e períneo. Já a anestesia espinal alta é inadequada em decorrência do bloqueio autônomo simpático e da dificuldade de se obter analgesia visceral da região abdominal alta.

Anestesia epidural. Injeção do anestésico no espaço epidural. Pela inserção de cateteres, o fármaco pode ser administrado em infusão contínua ou em bolos. Nesse procedimento, o fármaco atua preferencialmente na raiz dos nervos espinais, embora também afete a medula espinal e os nervos paravertebrais.

F-F Farmacologia em Foco

Anestésicos locais e tecidos inflamados

O efeito dos anestésicos locais é diminuído significativamente em tecidos inflamados. Alguns fatores explicam tal efeito: (1) a inflamação acidifica o pH local, aumentando a quantidade de moléculas do anestésico na forma ionizada. Embora ativa, essa forma apresenta baixa permeabilidade. Assim, a quantidade de moléculas que chegam ao sítio receptor diminui consideravelmente; (2) a inflamação aumenta o aporte sanguíneo local e, consequentemente, o processo de absorção do fármaco. Desse modo, ocorre diminuição do tempo de permanência da molécula do anestésico no local da administração.

■ Anestésicos gerais

Introdução

A anestesia geral é sustentada por cinco grandes pilares: analgesia, amnésia, perda da consciência, inibição dos reflexos sensoriais e autônomos e relaxamento da musculatura esquelética. Assim, o anestésico geral ideal seria aquele capaz de promover essas cinco ações. Além disso, tanto a perda da consciência na indução anestésica como sua recuperação ao término da anestesia devem ser rápidas e uniformes. Finalmente, o anestésico dever ter ampla margem de segurança e alterar o mínimo possível as funções cardiovascular e respiratória. Tamanhas exigências não são conseguidas com um único fármaco e, por conta disso, um protocolo de anestesia geral envolve a associação racional de vários fármacos, buscando aproveitar os efeitos terapêuticos e minimizar os efeitos colaterais de cada um deles. Não existe um protocolo anestésico fixo ideal para todas as cirurgias; ele irá variar de acordo com a intervenção que será realizada no paciente, e também com o tipo de paciente em questão. Procedimentos menores podem ser executados pela simples utilização de sedativos por via oral ou parenteral, associados aos anestésicos locais. Essa técnica promove a analgesia necessária para determinado procedimento e mantém as funções vitais do paciente, tornando-o apto a responder comandos verbais. Já para uma cirurgia mais invasiva, o protocolo inclui: (1) medicação pré-anestésica (em geral benzodiazepínicos por via oral); (2) indução do estado anestésico (em geral por via injetável); (3) manutenção do estado anestésico (em geral por via inalatória). Além disso, é comum o uso de relaxantes musculares (para facilitar a intubação traqueal e o relaxamento da musculatura esquelética durante a cirurgia), anestésicos locais (para potencializar a analgesia perioperatória) e fármacos visando controlar os reflexos autônomos em decorrência da dor (analgésicos opioides, antagonistas dos receptores β adrenérgicos, bloqueadores de canais de cálcio). Finalmente, em alguns procedimentos, é possível o uso de anticolinérgicos (atropina ou glicopirrulato) para minimizar o cronotropismo e o dromotropismo negativo dos anestésicos gerais, bem como para diminuir as secreções do trato respiratório.

Cronotrópico
Efeito sobre o ritmo cardíaco

Dromotrópico
Efeito sobre a condução do impulso cardíaco

Mecanismo de ação dos anestésicos gerais

Todos os anestésicos gerais apresentam como efeito comum a diminuição de disparos de potencial de ação de maneira generalizada no SNC. Em princípio, acreditava-se que os anestésicos gerais, em decorrência de sua alta lipossolubilidade, interagiam de modo inespecífico com os componentes lipídicos das membranas neurais. Essa interação, por sua vez, promoveria alterações morfológicas na camada celular, alterando, com isso, sua permeabilidade aos diferentes íons responsáveis pela despolarização e/ou hiperpolarização.

No entanto, com o passar do tempo, foi constatado que os anestésicos gerais interagem com diferentes canais iônicos regulados por ligantes (Tabela 10.4).

Vale ressaltar que os vários sistemas e vias neuronais apresentam sensibilidade diferenciada aos anestésicos gerais, o que caracteriza os diferentes estágios da anestesia (Tabela 10.5).

Tabela 10.4 Mecanismo de ação dos anestésicos gerais.

Canal iônico	Fármaco	Observação
GABA$_A$ – canal Cl$^-$	Anestésicos inalatórios Barbitúricos Propofol Benzodiazepínicos (BZDs) Etomidato	Abertura direta do canal, independentemente da ação do GABA. No entanto, a ação dos BZDs (exceto o midazolam) depende da interação do GABA com seu respectivo local de ligação
NMDA – canal de Na$^+$ e Ca^{2+}	Cetamina	–
Nicotínico – canal de Na$^+$	Anestésicos inalatórios	Interação subunidade α_4 do canal iônico
Glicina – canal de Cl$^-$	Anestésicos inalatórios	Abertura direta do canal, independentemente de glicina

NMDA: N-metil-D-aspartato.

Tabela 10.5 Estágios da anestesia e dose do anestésico.

Estágio	Efeito	Mecanismo envolvido
I	Interrupção da transmissão sensorial, incluindo nocicepção (dor)	Inibição dos neurônios do corno dorsal da medula espinal e suas projeções para os núcleos hipotalâmicos
II	Excitabilidade, agitação e delírio	Inibição de interneurônios GABAérgicos e facilitação paradoxal de neurotransmissores excitatórios
III	Perda da consciência e relaxamento muscular ou estágio da anestesia para cirurgia	Depressão progressiva das vias ascendentes do sistema reticular, bem como inibição da atividade reflexa espinal
IV	Colapso cardiorresporatório	Depressão do centro vasomotor e respiratório na região do bulbo do tronco encefálico

Farmacocinética

Farmacocinética dos anestésicos inalatórios

Os anestésicos inalatórios são líquidos voláteis administrados em uma mistura de gases. Os mais comumente utilizados são isoflurano, desflurano e sevoflurano.

> O óxido nitroso é um gás em temperatura e pressão ambientes que, embora não seja utilizado como anestésico inalatório, muitas vezes é associado aos anestésicos inalatórios a fim de potencializar a ação deles.

A obtenção de concentrações adequadas de um anestésico inalatório no cérebro requer a transferência do anestésico presente no gás inspirado desde o alvéolo pulmonar até o sangue e, por sua vez, do sangue para o cérebro; sendo assim, a molécula do anestésico deve romper duas importantes barreiras: (1) aquela entre o alvéolo pulmonar e os vasos sanguíneos; (2) aquela entre os vasos sanguíneos e o cérebro. Para romper essas barreiras, a molécula do anestésico precisa realizar uma pressão (ou tensão). Quanto maior for a quantidade de moléculas do anestésico livre em uma mistura de gás (para romper a primeira barreira), ou mesmo no sangue (para romper a segunda barreira), maior será sua pressão para ultrapassar essas barreiras.

Os principais fatores capazes de modular a pressão exercida pelas moléculas do anestésico inalatório (e, consequentemente, a distribuição dos alvéolos pulmonares até o cérebro e a velocidade de indução da anestesia) incluem: (1) solubilidade do anestésico; (2) concentração do anestésico no ar inspirado; (3) padrão de ventilação pulmonar; (4) e fluxo sanguíneo pulmonar. A Tabela 10.6 mostra alguns parâmetros farmacocinéticos dos anestésicos inalatórios.

Tabela 10.6 Parâmetros farmacocinéticos dos anestésicos inalatórios.

Fármaco	Sangue:gás	Cérebro:sangue	Óleo:gás lipossolubilidade	CAM (% v/v)	Indução/recuperação
Desflurano	0,4	1,3	23	6,1	Rápida
Sevoflurano	0,7	1,7	53	2,1	Rápida
Isoflurano	1,4	2,6	91	1,4	Média
Enflurano	1,8	1,4	98	1,7	Média
Halotano	2,3	2,9	220	0,75	Média

CAM: concentração alveolar mínima.

Solubilidade

O coeficiente de partição sangue:gás é um índice de solubilidade que define a afinidade do anestésico pelo sangue quando comparado à do gás inspirado. Quanto menor o coeficiente de partição sangue:gás, menor será a quantidade de moléculas do anestésico necessária para elevar a pressão do anestésico no sangue e sua consequente distribuição para o cérebro (Figura 10.3). Ao contrário, se o anestésico for solúvel em sangue, serão necessárias maiores quantidades de moléculas para se obter a pressão necessária para transportar a molécula do anestésico do sangue para o cérebro.

Concentração do anestésico no ar inspirado

A concentração do anestésico no ar inspirado irá determinar a pressão das moléculas do anestésico sobre a barreira alvéolo-capilar. Assim, quanto maior for a concentração do anestésico no ar inspirado, maior será a quantidade de moléculas livres capazes de exercer a pressão sobre a barreira alvéolo-capilar. Esse parâmetro é explorado clinicamente quando se utilizam anestésicos inalatórios com solubilidade no sangue moderada (enflurano, isoflurano, halotano). Nesse caso, a facilitação do transporte do anestésico para o sangue significa, na prática, aumentar a velocidade de distribuição do sangue para o cérebro. Isso porque, ao chegar ao sangue, em decorrência da baixa solubilidade, as moléculas do anestésico exercerão rapidamente pressão suficiente para distribuir-se para o cérebro. Assim, a princípio, utiliza-se uma concentração alveolar mínima (CAM) maior no momento da indução anestésica e, após a indução, diminui-se a CAM a fim de se manter o estado anestésico durante o procedimento cirúrgico.

> **CAM**
> Concentração alveolar mínima capaz de produzir imobilidade em 50% dos pacientes expostos a determinado estímulo nocivo

Ventilação pulmonar

O aumento na ventilação pulmonar (seja por frequência ou profundidade da respiração) também pode afetar a concentração do anestésico no sangue. No entanto, nesse caso, o efeito clínico será mais evidente para anestésicos com baixa a moderada solubilidade no sangue. Isso porque o aumento na ventilação pulmonar, diferente do que se poderia pensar, não eleva a pressão alveolar do anestésico, mas sim a persistência de uma pressão alveolar em níveis mínimos para romper a barreira alvéolo-capilar. Já que a pressão anestésica no sangue é baixa, não se faz necessária uma pressão anestésica alveolar elevada. Assim, a persistência da pressão

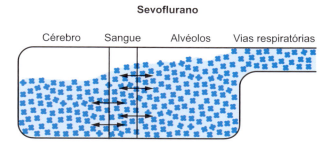

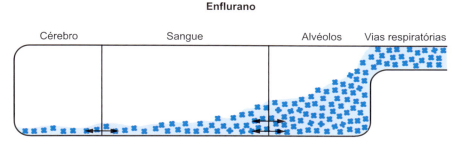

Figura 10.3 Efeito do coeficiente de partição sangue:gás sobre a transferência do anestésico dos alvéolos até o cérebro. No desenho *superior*, a intensidade do coeficiente sangue:gás é ilustrada pelo tamanho relativo do compartimento "sangue". A pressão parcial do anestésico em cada compartimento (alvéolos, sangue e cérebro) está representada pelo grau de enchimento desses compartimentos. Adaptada de KATZUNG, B.G.; MASTERS, S.B.; TREVOR, A.J. *Farmacologia básica e clínica*. 12. ed. Porto Alegre: McGraw-Hill, 2014.

alveolar em valores suficientes irá promover de maneira mais rápida o acúmulo de moléculas do anestésico no sangue, que, por sua vez, aumentará a pressão do anestésico no sangue e seu consequente transporte para o cérebro.

Fluxo sanguíneo pulmonar

O aumento do fluxo sanguíneo pulmonar diminui significativamente a pressão do anestésico no sangue, principalmente se ele tiver solubilidade moderada a alta. O aumento do fluxo sanguíneo pulmonar expõe maior quantidade de sangue ao anestésico, promovendo "diluição" das moléculas do fármaco no sangue. Por outro lado, a diminuição do fluxo sanguíneo pulmonar promove uma "concentração" das moléculas do anestésico no sangue.

> Pacientes em choque anafilático apresentam diminuição do fluxo sanguíneo pulmonar e aumento do volume respiratório. Esses dois fatores aumentam a velocidade de indução anestésica para agentes de solubilidade moderada no sangue (halotano, enflurano e isoflurano).

Eliminação do anestésico inalatório

A velocidade de eliminação do anestésico inalatório do cérebro é o fator determinante para o tempo de recuperação de uma anestesia inalatória. Os processos de transferência do cérebro para os alvéolos envolvem os mecanismos inversos àqueles necessários para a indução anestésica. Os anestésicos menos solúveis em sangue e no cérebro são eliminados mais rapidamente do que aqueles com maior solubilidade. Desse modo, a velocidade de recuperação de uma anestesia com desflurano e sevoflurano será maior que com halotano e isoflurano.

Farmacocinética dos anestésicos injetáveis

Os anestésicos injetáveis são moléculas altamente lipossolúveis, fator fundamental para suas propriedades farmacocinéticas. Após uma administração por via intravenosa em bolo, esses fármacos são distribuídos preferencialmente para os tecidos mais perfundidos e gordurosos, ou seja, para o SNC. Assim, logo na primeira circulação, o anestésico administrado já produz o estado de anestesia. Os níveis plasmáticos decaem rapidamente, o que resulta na redistribuição do fármaco, ou seja, em sua retirada do SNC para o sangue. A partir de então, o anestésico é distribuído para os tecidos menos perfundidos, como a musculatura esquelética e as vísceras em geral, e em menor grau, para o tecido adiposo. Embora o tecido adiposo seja muito pouco perfundido, retém consideravelmente a molécula do anestésico que ali chega. Mediante o exposto, o término do estado anestésico induzido somente por uma injeção em bolo se dá principalmente pelo mecanismo de redistribuição, e não de metabolização.

Após o mecanismo da redistribuição, o decaimento da concentração plasmática do anestésico vai depender da interação entre a taxa de metabolismo, a quantidade e a lipossolubilidade do anestésico administrado. A duração dos diferentes anestésicos em uma única injeção em bolo é similarmente curta, pois depende somente do mecanismo de redistribuição. No entanto, após infusões repetidas ou prolongadas, a duração da anestesia dependerá de vários parâmetros farmacocinéticos, o que se denomina efeito sensível ao contexto. Quanto maior a lipossolubilidade e menor a taxa metabólica do anestésico, maior será o tempo de duração da anestesia. Vale ressaltar que tal aumento é exponencial (e não linear), porque o anestésico acaba se acumulando nos tecidos menos irrigados e principalmente no tecido adiposo, que servem como verdadeiro estoque para o fármaco, promovendo constantes processos de redistribuição. Assim, é de se esperar que o aumento no tempo de exposição aos anestésicos altamente lipossolúveis e com baixa taxa metabólica retarde drasticamente a velocidade de recuperação da anestesia (Figura 10.4 e Tabela 10.7).

Efeitos sobre sistemas e órgãos

Sistema nervoso central

Com exceção da cetamina, todos os anestésicos gerais diminuem o consumo cerebral de O_2. Por outro lado, existe grande diversidade entre os anestésicos gerais no que se refere ao fluxo sanguíneo cerebral e à pressão intracraniana. Enquanto os anestésicos inalatórios aumentam (de leve a moderadamente) o fluxo sanguíneo cerebral e a pressão intracraniana, os anestésicos injetáveis os diminuem significativamente. Vale ressaltar que a cetamina é uma exceção entre os anestésicos injetáveis, já que aumenta moderadamente esses dois parâmetros (Tabela 10.8).

Sistema cardiovascular

Grande parte dos anestésicos gerais diminui, de leve a moderadamente, a pressão arterial. O efeito hipotensor pode estar associado tanto com a diminuição do débito cardíaco quanto com a diminuição da resistência vascular periférica. Por outro lado, quase todos os anestésicos

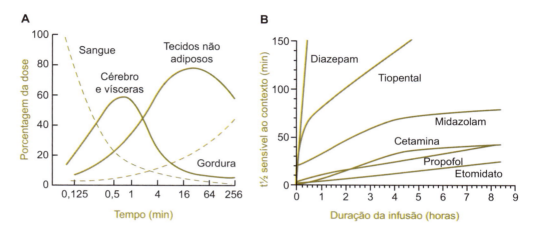

Figura 10.4 Aspectos farmacocinéticos dos anestésicos injetáveis. **A.** Redistribuição do tiopental após administração intravenosa. **B.** Meia-vida (t 1/2) dos anestésicos injetáveis. Adaptada de KATZUNG, B.G.; MASTERS, S.B.; TREVOR, A.J. *Farmacologia básica e clínica*. 12. ed. Porto Alegre: McGraw-Hill, 2014 e BRUNTON, L.L. *et al*. As *bases farmacológicas da terapêutica de Goodman & Gilman*. 11. ed. Rio de Janeiro: McGraw-Hill, 2006.

■ **Tabela 10.7** Parâmetros farmacocinéticos dos anestésicos injetáveis (uma única injeção em *bolus*).

Fármaco	Formulação	Dose (mg/kg)	Nível hipnótico mínimo (µg/mℓ)	Duração (min)	Meia-vida (h)	Depuração mℓ/(min × kg)	Ligação proteínas plasmáticas (%)	Volume distribuição (ℓ/kg)
Tiopental	25 mg/mℓ pH 10 a 11	3 a 5	15,6	5 a 8	12,1	3,4	85	2,3
Etomidato	2 mg/mℓ pH 6,9	0,2 a 0,4	0,3	4 a 8	2,9	17,9	76	2,5
Cetamina	10, 50 ou 100 mg/mℓ pH 3,5 a 5,5	0,5 a 1,5	1	10 a 15	3	19,1	27	3,1
Propofol	10 mg/mℓ pH 4,5 a 7	1,5 a 2,5	1,1	4 a 8	1,8	30	98	2,3

■ **Tabela 10.8** Efeitos dos anestésicos gerais sobre o sistema nervoso central.

Fármaco	FSC	CNO_2	PIC
Desflurano	+2	–3	+1
Sevoflurano	+2	–3	+1
Isoflurano	+1	–3	0
Enflurano	+3	–3	+2
Halotano	+3	–3	+2
Tiopental	–3	–3	–3
Etomidato	–3	–3	–3
Cetamina	+2	+2	+2
Propofol	–3	–3	–3

FSC: fluxo sanguíneo cerebral, CNO_2: consumo neuronal de O_2, PIC: pressão intracraniana. 0: nenhum efeito, 1: aumento leve, 2: aumento moderado, 3: aumento significativo, –1: diminuição leve, –2: diminuição moderada, –3: diminuição significativa.

gerais não alteram de maneira significativa a frequência cardíaca e a força de contração do miocárdio. Ainda assim, vale mencionar algumas características importantes de alguns dos anestésicos gerais. O etomidato se destaca por manter estável todos os parâmetros cardiovasculares, ao passo que a cetamina é caracterizada como ativadora desses parâmetros. O tiopental e o propofol diminuem de maneira leve a moderada a força de contração do miocárdio, enquanto o halotano (por estimulação vagal) diminui levemente a frequência cardíaca (Tabela 10.9).

■ **Tabela 10.9** Efeitos dos anestésicos gerais sobre o sistema cardiovascular.

Fármaco	FC	CM	RVP	DC	PA
Desflurano	+1	0	–1	0	–1
Sevoflurano	0	0	–1	0	–1
Isoflurano	+1	0	–1	0	–1
Enflurano	0	+1	0	–1	–1
Halotano	–1	+1	0	–1	–1
Tiopental	+1	–1	–1	–1	–1
Etomidato	0	0	0	0	0
Cetamina	+2	+2	+1	+1	+2
Propofol	+1	–2	–2	–1	–2

FC: frequência cardíaca, CM: força de contração do miocárdio, RVP: resistência vascular periférica, DC: débito cardíaco, PA: pressão arterial média. 0: nenhum efeito, 1: aumento leve, 2: aumento moderado, 3: aumento significativo, –1: diminuição leve, –2: diminuição moderada, –3: diminuição significativa.

F·F Farmacologia em Foco

Anestésicos gerais e efeitos cardiovasculares

Vários fatores podem influenciar os efeitos dos anestésicos gerais sobre a função cardiovascular, entre os quais a estimulação cirúrgica, o volume intravascular, o perfil ventilatório e a duração da anestesia. Outro importante fator é o nível de catecolaminas circulantes. Nesse sentido, principalmente em anestesia com halotano e tiopental, podem ocorrer arritmias ventriculares em pacientes que fazem uso de simpaticomiméticos e que sejam portadores de feocromocitoma, bem como em pacientes ansiosos que não foram submetidos à medicação pré-anestésica adequada.

Sistema respiratório

Ventilação/min
Volume de ar que se move para dentro e para fora dos pulmões expresso em ℓ/min. É determinado pelo produto da frequência respiratória e pelo volume de ar exalado a cada ventilação (volume corrente)

Quase todos os anestésicos gerais aumentam a pressão parcial de CO_2. No caso dos inalatórios, esse efeito é mais discreto, pois a diminuição da *ventilação/min* é parcialmente compensada pelo leve aumento da frequência respiratória. Por outro lado, o aumento da pressão parcial de CO_2 é mais evidente para o tiopental e o propofol, pois, além de diminuírem a ventilação/min, esses fármacos diminuem a frequência respiratória dose-dependente. Vale ressaltar que a cetamina não altera os parâmetros respiratórios (Tabela 10.10).

Todos os anestésicos inalatórios têm efeito broncodilatador. Por outro lado, entre os anestésicos injetáveis, somente a cetamina tem ação broncodilatadora.

Toxicidade sobre fígado, rim e musculatura esquelética

Em pequena porcentagem de pacientes (1:20.000 a 35.000), o halotano pode provocar hepatotoxicidade grave. É possível que esse efeito seja decorrente da formação de proteínas trifluoroacetiladas no momento da metabolização do fármaco, as quais atuam como radicais livres, desencadeando resposta imunomediada nessa pequena parcela de pacientes.

Tabela 10.10 Efeitos dos anestésicos gerais sobre o sistema respiratório.

Fármaco	FR	V_E	P_{CO_2}
Desflurano	+1	–1	+1
Sevoflurano	+1	–1	+1
Isoflurano	+1	–2	+1
Enflurano	+1	–2	+1
Halotano	+1	–1	+1
Tiopental	–1	–2	+2
Etomidato	–1	–1	+1
Cetamina	0	0	0
Propofol	–2	–2	+3

FR: frequência respiratória, V_E: ventilação/min, P_{CO_2}: pressão parcial de CO_2, 0: nenhum efeito, 1: aumento leve, 2: aumento moderado, 3: aumento significativo, –1: diminuição leve, –2: diminuição moderada, 3: diminuição significativa.

Alguns anestésicos inalatórios estão associados à indução de nefrotoxicidade. Parte do enflurano que é inalado sofre metabolização por enzimas renais, cujo produto resultante inclui íons fluoretos. Por outro lado, o sevofluorano reage com absorventes de dióxido de carbono presentes nos aparelhos de anestesia, formando um haloalqueno denominado Composto A. Esse composto é metabolizado por enzimas renais, formando a tioacilalida, que pode causar necrose tubular proximal.

Os anestésicos inalatórios, bem como os relaxantes musculares, podem precipitar a hipertermia maligna, um distúrbio genético autossômico dominante da musculatura esquelética. Tal síndrome está relacionada com alterações no funcionamento dos receptores de rianodina, presentes nos canais de cálcio do retículo sarcoplasmático, o que desencadeia a abertura destes e o consequente aumento intracitoplasmático de cálcio. O quadro clínico se torna evidente logo no início da administração do fármaco, caracterizado por taquicardia e hipertensão, rigidez muscular, hipertermia, hiperpotassemia e acidose. A terapêutica inclui a administração de dantroleno (antagonista dos receptores de rianodina) e tratamento sintomático visando diminuir taquicardia, hipertensão, hipertermia e acidose.

Retículo sarcoplasmático
Organela intracitoplasmática que atua como reservatório intracelular de cálcio

Usos terapêuticos

Os anestésicos gerais são utilizados para indução e manutenção do estado de anestesia. A escolha do anestésico, ou melhor, do protocolo anestésico (associação de vários fármacos), dependerá do procedimento a ser realizado, bem como da característica de cada paciente (Tabela 10.11). Em geral, a anestesia moderna é feita por meio de uma anestesia balanceada, utilizando-se agentes injetáveis para indução e agentes inalatórios para a manutenção.

Além disso, os anestésicos injetáveis e alguns coadjuvantes anestésicos (que serão descritos a seguir) podem ser utilizados como infusão contínua para produzir estado anestésico ou sedação de pacientes em unidades de terapia intensiva que necessitam de ventilação mecânica.

Coadjuvantes anestésicos

As principais classes de fármacos utilizados como coadjuvantes anestésicos são opioides, benzodiazepínicos (BZDs), agonistas α_2 adrenérgicos e relaxantes musculares de ação periférica. Os aspectos farmacológicos dos opioides estão descritos no tópico "Analgésicos opioides"; dos BZDs, no tópico "Hipnossedativos"; e dos agonistas α_2 adrenérgicos e relaxantes musculares de ação periférica, no Capítulo 2. Assim, a seguir será dado enfoque resumido sobre esses fármacos, direcionando as informações para o contexto da anestesiologia.

Os relaxantes musculares são utilizados principalmente no momento da indução anestésica, em geral por via intravenosa, a fim de facilitar o procedimento de intubação traqueal. Além disso, podem ser utilizados em unidades de terapia intensiva, naqueles pacientes que necessitam de ventilação mecânica. Esses fármacos não atuam no SNC, mas sim ao nível da placa terminal

■ **Tabela 10.11** Anestésicos gerais, usos terapêuticos e algumas particularidades.

Fármaco	Usos terapêuticos e particularidades
Desflurano	Não é utilizado para indução em decorrência da irritação do trato respiratório
Sevoflurano	Útil para indução, principalmente quando o acesso venoso está prejudicado, como nas crianças
Isoflurano	Não é utilizado para indução em decorrência do odor cáustico e da irritação do trato respiratório
Enflurano	Agente pró-convulsivante, devendo ser evitado em pacientes epilépticos ou em convulsões
Halotano	Útil para indução, principalmente quando o acesso venoso está prejudicado, como nas crianças. Em decorrência da alta solubilidade, a recuperação é mais lenta quando comparada aos demais anestésicos inalatórios
Tiopental	Agente padrão de indução em razão da rápida velocidade de indução e recuperação quando injetado em bolo. No entanto, injeção em bolo repetida ou infusão contínua retarda significativamente a recuperação; portanto, deve ser evitado para manutenção de anestesia prolongada Indicado para procedimentos neurológicos, pois diminui a pressão intracraniana (PIC), e também para pacientes epilépticos, por ser anticonvulsivante Não tem atividade analgésica
Etomidato	Comum à incidência de movimentos musculares involuntários, náuseas e vômitos no pós-operatório. Tem efeito supressor na atividade do córtex da adrenal, o que diminui os níveis de cortisol. Não tem atividade analgésica. Atividade epileptiforme no eletroencefalograma Usado como indutor para pacientes com risco elevado de hipotensão
Cetamina	Anestesia dissociativa: catatonia, amnésia e analgesia, mas sem perda significativa da consciência. Aumento da PIC, o que inviabiliza seu uso em procedimentos neurológicos. Fenômenos psíquicos (desorientação, alucinações e sonhos vividos) no pós-operatório Efeito cardiovascular excitatório (estimulação simpática e bloqueio da recaptação de norepinefrina) e pouco efeito na função respiratória, tornando-a útil para pacientes geriátricos e aqueles com risco elevado de choque cardiogênico ou séptico Em razão de seu efeito analgésico, vem substituindo os opioides e sendo utilizada em subdose, associada aos outros anestésicos gerais. Tal estratégia promove efeito analgésico sem ocorrência de depressão respiratória Entre os anestésicos injetáveis, é o único que produz broncodilatação; portanto, é uma excelente opção para indução de anestesia em pacientes asmáticos e com doença pulmonar obstrutiva crônica (DPOC)
Propofol	Rápida velocidade de indução e recuperação quando injetado em bolo. Recuperação rápida também quando administrado por infusão contínua. Assim, é um bom indutor anestésico e também pode ser utilizado para manutenção. Seu efeito antiemético também é útil

neuromuscular. Como descrito no Capítulo 2, os relaxantes musculares de ação periférica podem ser do tipo despolarizantes e não despolarizantes. No caso dos não despolarizantes, seu efeito pode ser revertido pela administração de agentes anticolinesterásicos.

Os BZDs são fármacos que potencializam a ação GABAérgica sobre o complexo receptor GABA$_A$ canal de cloretos, favorecendo o influxo de cloro e a hiperpolarização neuronal. As ações farmacológicas dos BZDs que são úteis para a anestesiologia incluem diminuição da ansiedade, sedação, amnésia e relaxamento muscular. Assim, os BZDs são comumente utilizados por via oral como medicação pré-anestésica, com o intuito de diminuir o estresse e a ansiedade que antecedem o procedimento cirúrgico. Isso reduz os níveis de catecolaminas circulantes e minimiza a incidência de arritmias durante a anestesia. Além disso, os BZDs, principalmente o midazolam, podem ser utilizados por via intravenosa para a indução da anestesia, bem como para a realização de sedação em pacientes mantidos sob ventilação mecânica em unidades de terapia intensiva, e também para procedimentos de rápida duração, como endoscopia e colonoscopia. A indução do estado de sedação pelos BZDs é mais lenta quando comparada aos barbitúricos, e o platô de profundidade de sedação é inadequado para anestesia cirúrgica. Para procedimentos mais prolongados, em que se torna necessário maior exposição ao fármaco, a recuperação anestésica é extremamente lenta e muitas vezes

> **Amnésia anterógrada**
> Dificuldade de se lembrar de eventos recentes ou pós-administração do fármaco

ocorre *amnésia anterógrada*. Vale ressaltar que os efeitos dos BZDs podem ser revertidos pela administração de um antagonista específico (flumazenil), o que confere maior segurança na utilização dessa classe de fármacos.

Os agonistas α_2 adrenérgicos, ao atuarem em receptores α_2 pré-sinápticos, diminuem consideravelmente o tônus noradrenérgico no SNC e no sistema periférico. Esses fármacos são sedativos, analgésicos e relaxantes musculares. Em decorrência da baixa propensão a induzir depressão respiratória (quando comparado aos opioides), vem crescendo a utilização desses fármacos (como a dexmedetomidina) em subdose, associados a anestésicos gerais. Essa associação torna possível diminuir significativamente a dose do anestésico geral. Embora a dexmedetomidina exerça pouco efeito sobre o sistema respiratório, é um potente depressor do sistema cardiovascular. Seus principais efeitos colaterais incluem hipotensão e efeito cronotrópico, inotrópico e dromotrópico negativo. Os efeitos cardíacos podem ser minimizados pela administração prévia de agentes anticolinérgicos, como a atropina.

Finalmente, os opioides são potentes agentes analgésicos e também apresentam importante efeito sedativo. Essa classe de fármaco é bastante utilizada na anestesiologia e de diferentes formas. A associação de doses elevadas de opioides e BZDs pode ser utilizada para anestesia geral, particularmente em pacientes submetidos a cirurgias cardíacas ou quando a reserva circulatória do paciente é limitada. Opioides de curta duração são utilizados associados a outros fármacos hipnossedativos intravenosos para a indução anestésica. Além disso, em doses baixas, eles podem ser administrados por via epidural e espinal, promovendo excelente analgesia pós-operatória. Um dos efeitos colaterais mais importantes dos opioides, principalmente quando utilizados por via parenteral, é a depressão respiratória. No entanto, assim como os BZDs, existem antagonistas específicos (como naloxona e naltrexona) para reverter os possíveis efeitos colaterais dos opioides.

■ Fármacos analgésicos opioides

Introdução

A dor é uma experiência desagradável associada a uma lesão real ou potencial, ou descrita em termos de tal. Essa experiência é composta por sensações específicas (decorrentes da ativação de circuitos neurofisiológicos particulares) e componentes emocionais (reações subjetivas promovidas pelas sensações específicas). Basicamente, a dor pode ser classificada em dois tipos: (1) nociceptiva: proveniente da ativação de receptores nociceptivos e a consequente transmissão do impulso ao longo de circuitos neurais intactos; (2) neurogênica: decorrente da lesão em nervos que fazem parte dos circuitos nociceptivos.

> Os analgésicos opioides diminuem tanto a sensação de dor quanto a resposta afetiva associada, como angústia, medo e sofrimento.

Dois importantes componentes estão envolvidos nos mecanismos neurais da dor: o sistema aferente e o sistema descendente (Figura 10.5).

A condução dos impulsos nociceptivos da periferia para o SNC se dá por fibras aferentes primárias que contêm terminações sensoriais livres nos tecidos periféricos. Tais terminações contêm receptores nociceptivos que respondem aos estímulos mecânicos, térmicos e químicos. No entanto, nesse caso, esses receptores diferenciam-se dos demais receptores sensoriais pelo alto limiar, ou seja, só recebem estímulos de intensidade nociceptiva capazes de promover algum dano tecidual. As fibras aferentes primárias entram na medula espinal pelas raízes dorsais, e seus corpos celulares localizam-se na porção cinzenta do corno posterior. O corno posterior da medula espinal apresenta seis lâminas, e os corpos neurais das fibras nociceptivas localizam-se nas lâminas I, II e V (Figura 10.6).

Na lâmina II existe grande quantidade de interneurônios inibitórios que se projetam para as lâminas I e V. Esses interneurônios têm importante efeito modulatório sobre o sistema ascendente (por meio das sinapses entre fibras aferentes primárias e o trato espinotalâmico) e o sistema

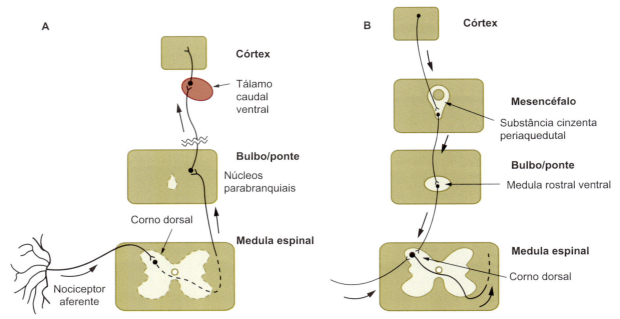

Figura 10.5 Vias aferentes (**A**) e eferentes (**B**) da nocicepção. Adaptada de KATZUNG, B.G.; MASTERS, S.B.; TREVOR, A.J. *Farmacologia básica e clínica*. 12. ed. Porto Alegre: McGraw-Hill, 2014.

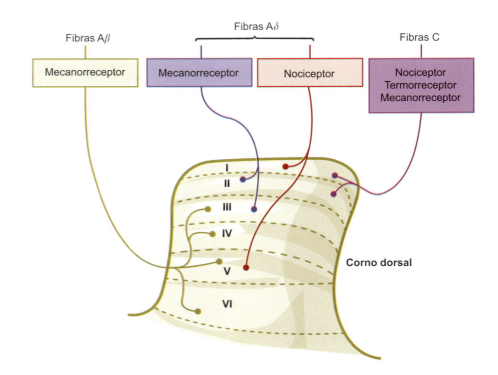

Figura 10.6 Arquitetura laminar do corno dorsal da medula espinal. Adaptada de RANG, H.P.; DALE, M.M. *et al. Farmacologia*. 5. ed. Rio de Janeiro: Elsevier, 2004.

descendente (pelas sinapses entre o feixe de fibras descendentes e fibras aferentes primárias). Das fibras do trato espinotalâmico, são formados novos contatos sinápticos com neurônios da porção anteromedial do tálamo, que, por sua vez, dirigem-se ao córtex somatossensorial. A sinapse entre as fibras aferentes primárias e o feixe espinotalâmico envolve a participação de importantes neurotransmissores e moduladores, como glutamato, substância P e peptídios opioides. Tais sistemas de neurotransmissão, em conjunto, determinam o funcionamento elétrico dos terminais sinápticos pelo controle da condutibilidade de sódio e cálcio (Figura 10.7).

O sistema descendente tem como função modular a transmissão de impulsos no corno dorsal da medula espinal. Importante estrutura desse sistema é a substância cinzenta periaquedutal (SCPA), em inglês, *periaqueductal gray* (PAG), que recebe aferências de muitas regiões

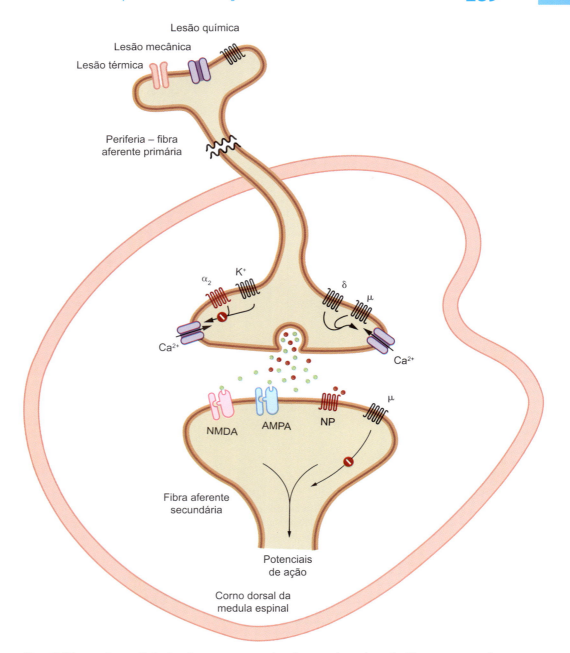

Figura 10.7 Ilustração ampliada das sinapses entre as vias aferentes da nocicepção. Note a presença de receptores para glutamato, substância P e peptídios opioides. NP: receptores para neuropeptídios, AMPA: receptor glutamatérgico do ácido α-amino-3-hidroxi-5-metil-4-isoxazol propiônico, NMDA: receptor glutamatérgico do N-metil-D-aspartato. Adaptada de KATZUNG, B.G.; MASTERS, S.B.; TREVOR, A.J. *Farmacologia básica e clínica.* 12. ed. Porto Alegre: McGraw-Hill, 2014.

encefálicas, como tálamo, hipotálamo e córtex. A SCPA serve como ponte para a transmissão das informações nociceptivas desde as aferentes encefálicas até a região do corno dorsal da medula espinal (Figura 10.8). Neurônios provenientes da SCPA projetam-se para o bulbo (mais especificamente para o núcleo magno da rafe) e daí para o corno dorsal da medula espinal, via funículo posterolateral da medula espinal. Dois sistemas de neurotransmissão são particularmente importantes nessa via: o serotoninérgico e o opioidérgico. Tais neurotransmissores atuam de forma direta, ou indireta, pelos interneurônios GABAérgicos, nas sinapses do corno dorsal da medula espinal. O resultado final é a inibição da descarga da via aferente secundária (trato espinotalâmico). Vale ressaltar que, além dessa via descendente inibitória, existe outra via descendente, proveniente do *locus coeruleus* (LC), (noradrenérgica) que, assim como a anterior, inibe as sinapses do corno dorsal da medula espinal.

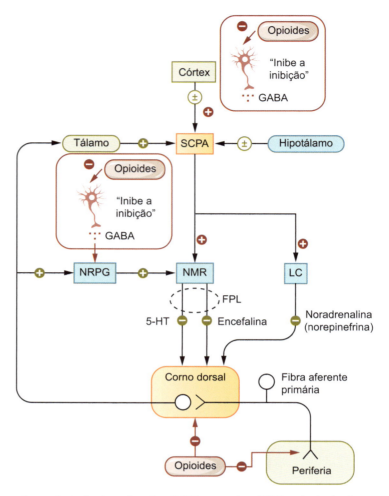

Figura 10.8 Sistema descendente da via nociceptiva. 5-HT: serotonina, SCPA: substância cinzenta periaquedutal, NRPG: núcleo reticular paragigantocelular, NMR: núcleo magno da rafe, LC: *locus coeruleus*, FPL: funículo posterolateral da medula espinal. Adaptada de RANG, H.P.; DALE, M.M. *et al*. Rang & Dale. *Farmacologia*. 5. ed. Rio de Janeiro: Elsevier, 2004.

As sinapses presentes no corno dorsal da medula espinal e a via inibitória descendente é um importante alvo da ação dos analgésicos opioides. Tanto a SCPA quanto os interneurônios da lâmina II expressam quantidade abundante de peptídios opioides e seus receptores.

A importante participação da serotonina e da norepinefrina no sistema inibitório descendente explica, ao menos em partes, o crescente uso de antidepressivos inibidores da recaptura dessas monoaminas para fins analgésicos, principalmente nos casos de dor neuropática.

Após essa breve introdução sobre os mecanismos envolvidos na nocicepção, será dado início aos fármacos analgésicos opioides. Opioide é um termo geral que define qualquer substância, seja ela natural ou sintética, que tenha ação similar àquelas da morfina. Por outro lado, opiáceos referem-se somente aos compostos presentes no ópio, resina extraída do cálice da papoula, flor da planta *Papaver Somniferu*. Os opioides podem ser classificados como: (1) opioides naturais ou opiáceos, que são substâncias derivadas do ópio (ópio, morfina e codeína); (2) opiáceos semissintéticos, substâncias que resultam de modificações parciais dos compostos naturais (heroína, hidromorfona, oximorfona); (3) opiáceos sintéticos, substâncias totalmente sintéticas, fabricadas em laboratório (metadona, fentanila, meperidina, pentazocina). Essas substâncias mimetizam a ação dos peptídios opioides endógenos (encefalina, β-endorfina e dinorfina).

F-F Farmacologia em Foco

Hiperalgesia e alodinia

Em casos crônicos, nos quais a dor ultrapassa a duração da lesão tecidual que a induziu, ocorre importante processo de plasticidade neuronal que dará origem a hiperalgesia (aumento da intensidade da dor associada a um estímulo nocivo leve), alodinia (dor provocada por estímulo não nocivo) e até mesmo dor espontânea (sem qualquer estímulo desencadeante). Tal processo de neuroplasticidade provoca mecanismos facilitatórios em vários componentes do circuito neural envolvido na nocicepção: (1) periférico: aumento das respostas dos receptores nociceptivos a bradicinina e prostaglandinas, e peptídio relacionado com o gene da calcitonina; (2) corno dorsal da medula espinal: facilitação sináptica mediada pelos receptores de glutamato do tipo NMDA, substância P, cálcio intracelular e óxido nítrico; (3) ao longo dos circuitos neurais: fator de crescimento do nervo (NGF, do inglês *nerve growth factor*) que aumenta a excitabilidade e a condução elétrica ao longo do nervo via canais de sódio e cálcio, bem como suas conexões sinápticas; fator de crescimento derivado do cérebro (BDNF, do inglês *brain derived neurotrophic factor*), que promove sensibilização dos receptores glutamatérgicos e, consequentemente, da transmissão sináptica ao longo do circuito nociceptivo; suprarregulação e aumento de sensibilidade de canais de sódio ao longo da fibra neural.

Os processos de neuroplasticidade mencionados explicam o papel cada vez mais crescente dos fármacos anticonvulsivantes no tratamento da dor, principalmente na dor crônica de origem neuropática. Os efeitos analgésicos são decorrentes dos seguintes mecanismos de ação: (1) inibição da ação glutamatérgica; (2) potencialização da ação GABAérgica; (3) bloqueio de canais de sódio; (4) bloqueio de canais de cálcio.

Mecanismo de ação

Os opioides, similarmente aos peptídios opioides endógenos, interagem com os receptores μ, κ e σ. Embora sejam do tipo metabotrópico, acoplados à proteína Gi/o, eles diferem quanto à localização e ao grau de afinidade para determinados ligantes. Tais diferenças são fundamentais para o papel funcional dos diferentes peptídios opioides endógenos, bem como para os efeitos farmacológicos e as reações adversas dos opioides. Alguns opioides utilizados para fins terapêuticos podem atuar como agonistas em um e antagonistas em outro receptor opioide. Além disso, o efeito agonista, seja total ou parcial, pode ocorrer nos três receptores ou também de forma mais seletiva para um dos receptores. Finalmente, em alguns casos, determinada substância pode atuar como agonista total em um receptor e agonista parcial em outro receptor (Tabela 10.12).

> O tramadol é um opioide comumente utilizado por via oral. No entanto, seu efeito analgésico parece estar relacionado não somente com sua leve ação agonista nos receptores μ (1/6.000 da ação agonista da morfina), mas também com o efeito de inibição da recaptura de serotonina e norepinefrina.

> A administração de opioides exógenos estimula a liberação de peptídios opioides endógenos no SNC. Assim, por mais seletivo que seja determinado opioide exógeno, seu efeito farmacológico resulta da complexa interação entre os diferentes receptores opioides.

Farmacocinética

Em geral, os opioides são bem absorvidos quando administrados pelas vias oral, subcutânea e intramuscular. No entanto, os diferentes opioides variam significativamente quanto ao metabolismo de primeira passagem, o que determina as diferenças da biodisponibilidade via oral desses compostos (Tabela 10.13, no índice potência oral/potência parenteral).

Tabela 10.12 Interação dos peptídios opioides endógenos e das substâncias opioides com os receptores μ, κ e σ.

Ligante	μ	σ	κ
Peptídios opioides			
Encefalina	+2	+3	0
β-endorfina	+3	+3	0
Dinorfina	+1	+1	+3
Fármacos			
Morfina	+3	+1	+1
Heroína	+3	+1	+1
Codeína	+3	+1	+1
Oximorfona	+3	+1	+1
Meperidina	+2	+1	+1
Metadona	+3	0	0
Levorfanol	+3	0	0
Fentanila	+3	0	0
Sufentanila	+3	+1	+1
Etorfina	+3	+3	+3
Butorfanol	AP	0	+3
Buprenorfina	AP	0	−2
Pentazocina	AP	0	+2
Nalbufina	−2	0	+2
Nalorfina	−3	0	+1
Naloxona	−3	−1	−2
Naltrexona	−3	−1	−3

+1: agonista total com baixa afinidade, +2: agonista total com afinidade moderada, +3: agonista total com alta afinidade, −1: antagonista total com baixa afinidade, −2: antagonista total com afinidade moderada, −3: antagonista total com alta afinidade, AP: agonista parcial.

Tabela 10.13 Aspectos farmacocinéticos: os opioides.

Fármaco	Dose média (mg)	Potência oral/potência parenteral	Duração da analgesia (h)	Eficácia
Morfina	10	Baixa	4 a 5	Alta
Codeína	30 a 60	Alta	3 a 4	Baixa
Oximorfona	1,5	Baixa	3 a 4	Alta
Meperidina	60 a 100	Média	2 a 4	Alta
Metadona	10	Alta	4 a 6	Alta
Levorfanol	2 a 3	Alta	4 a 5	Alta
Fentanila	0,1	Baixa	1 a 1,5	Alta
Sufentanila	0,02	Apenas parenteral	1 a 1,5	Alta
Butorfanol	2	Apenas parenteral	3 a 4	Alta
Buprenorfina	0,3	Baixa	4 a 8	Alta
Pentazocina	30 a 50	Média	3 a 4	Moderada
Nalbufina	10	Apenas parenteral	3 a 6	Alta

Outras vias de administração incluem: via nasal (spray intranasal), mucosa oral (pastilhas), retal (supositórios) e transdérmica (adesivos transdérmicos). Nesse último caso, a liberação constante e de pequenas doses do fármaco pode garantir potente analgesia durante vários dias. Por via epidural ou intratecal, devem-se preferir opioides mais lipossolúveis, como a hidromorfona ou a fentanila, em decorrência da rápida absorção pelos tecidos neurais espinais, o que garante ação mais segmentar e localizada. Ao contrário, fármacos mais hidrofílicos, como a morfina, podem atingir com maior facilidade a porção mais rostral do SNC, incluindo o centro de controle respiratório supraespinal, e promover depressão respiratória.

A maioria dos opioides é metabolizada pela conjugação com ácido glicurônico. No caso da morfina, entre os vários metabólitos, destaca-se o ativo morfina-6-glicuronídio, que apresenta ação analgésica 4 a 6 vezes superior à própria morfina. Inclusive, o tratamento crônico via oral de morfina provoca acúmulo desse metabólito, de modo que sua concentração plasmática chega a ser até superior à da própria morfina. Considerando sua maior potência, aliada à alta concentração plasmática, é possível que esse metabólito seja o grande responsável pelo efeito analgésico em pacientes que fazem uso crônico de morfina via oral. Outro metabólito importante é o morfina-3-glicuronídio, que não atua em receptores opioides, mas, sim, como antagonista do sistema GABAérgico. Esse metabólito está relacionado com os efeitos neuroexcitatórios da morfina, como a ocorrência de convulsões, principalmente quando é acumulado em grandes quantidades no organismo, como em pacientes com insuficiência renal, em administração aguda de doses muito elevadas ou durante doses elevadas por período prolongado.

Os metabólitos dos opioides são, em grande parte, eliminados por filtração glomerular renal. Isso explica o aumento do efeito e da duração da analgesia em pacientes com comprometimento renal. No entanto, em menor proporção, os conjugados de glicuronídios são excretados por via biliar em decorrência da circulação êntero-hepática. Além disso, pequena parte do fármaco é eliminada de maneira inalterada na urina.

Efeitos farmacológicos

Relação entre os efeitos farmacológicos e os tipos de receptores opioides

Grande parte dos efeitos farmacológicos dos opioides é decorrente da interação com os receptores μ, entre eles: analgesia, euforia, dependência física, sedação e depressão respiratória. No entanto, a questão da analgesia induzida pelos opioides envolve a complexa interação entre todos os receptores opioides. Os principais efeitos adversos dos opióides estão descritos na Tabela 10.14.

■ **Tabela 10.14** Efeitos adversos dos analgésicos opioides.

Disforia: agitação, tremor, agressividade, ansiedade
Depressão respiratória
Náuseas e vômitos
Aumento da pressão intracraniana
Hipotensão postural acentuada por hipovolemia
Constipação intestinal e retenção urinária
Prurido

Efeitos sobre a via nociceptiva

O controle da dor por opioides envolve uma complexa interação com os receptores opioides localizados nos circuitos cerebrais. Sabe-se que os efeitos analgésicos deles são decorrentes da inibição direta da transmissão ascendente da informação nociceptiva e também de sua capacidade de modular a via inibitória descendente. Além disso, parte dos efeitos analgésicos dos opioides também ocorre fora do SNC. Assim, a analgesia produzida se dá em três níveis: periférico, espinal e supraespinal.

A dor de origem inflamatória é particularmente sensível à ação dos opioides fora do SNC.

Em relação à analgesia espinal, a sinapse presente no corno dorsal da medula espinal contém concentrações elevadas de todos os receptores opioides. Na porção pré-sináptica (terminação da aferente primária), os três receptores inibem a liberação de glutamato e substância P. Já na porção pós-sináptica (porção inicial da aferente secundária), destacam-se os receptores μ, que, quando estimulados, diminuem o limiar de despolarização aferente e, consequentemente, a transmissão do sinal para regiões mais superiores do SNC.

Quanto à ação supraespinal, o ponto mais importante compreende as vias descendentes (moduladoras) da nocicepção. Os neurônios descendentes inibitórios, que se projetam para o corno dorsal da medula espinal, sofrem modulação indireta pelos opioides. Existe um interneurônio GABAérgico que inibe esses neurônios descendentes. O GABA liberado por esses interneurônios atuará em receptores GABA$_A$ presentes nos neurônios descendentes, provocando hiperpolarização destes. Tais interneurônios expressam quantidade abundante de receptores µ, que, ao serem estimulados, inibem a liberação do neurotransmissor GABA. Assim, a diminuição da liberação de GABA promoverá desinibição do neurônio descendente inibitório e, consequentemente, maior inibição do processo nociceptivo no corno dorsal da medula espinal (ver Figura 10.8).

Além da via descendente da nocicepção, os opioides atuam em dois pontos supraespinais importantes da via ascendente da dor, por sua interação com os receptores µ, que diminuem o limiar de despolarização neuronal: núcleo parabraqueal hipotalâmico e núcleo caudal-ventral talâmico.

A presença de receptores opioides na medula espinal possibilita a aplicação direta de opioides exógenos nessa região, promovendo excelente analgesia sem efeitos adversos supraespinais que ocorrem pela via sistêmica, como: sedação, euforia e depressão respiratória, náuseas e vômitos.

Efeitos sobre o sistema nervoso central

Euforia e disforia

A euforia é caracterizada por uma sensação intensa de prazer e redução da ansiedade e aflição. Esses efeitos são mediados pelos receptores µ. No entanto, também é comum a ocorrência de disforia, em decorrência da interação com receptores κ. Tanto os efeitos euforizantes quanto os disfóricos são mais evidentes quando administrados por via parenteral (para mais detalhes, ver tópico "Farmacologia das drogas de abuso e drogadição").

Sedação e estimulação do sistema nervoso central

Caracterizada por sonolência e rebaixamento da consciência, porém com pouco efeito amnésico. O efeito sedativo é potencializado com a administração conjunta de outros depressores do SNC. Além disso, os opioides alteram a arquitetura do sono REM (*rapid eye movement* ou movimento rápido do olho) e do sono não REM. Por outro lado, embora paradoxal, os opioides podem promover estimulação do SNC e o desenvolvimento de crises convulsivas. Tal efeito é mais comum com altas doses de opioides ou, então, com fármacos mais seletivos para os receptores σ, e os mecanismos envolvidos incluem a inibição de interneurônios inibitórios e a formação de metabólitos ativos com alta afinidade pelos receptores σ.

Depressão respiratória

A depressão respiratória dose-dependente é um dos efeitos adversos mais importantes dos opioides. Mesmo em doses terapêuticas, verifica-se diminuição de frequência, volume-minuto e troca-corrente. Nesse caso, a relevância clínica se dá somente em pacientes com disfunções pulmonares adjacentes. Por outro lado, doses terapêuticas de opioides para mulheres em trabalho de parto são capazes de promover depressão respiratória grave em neonatos, já que os opioides ultrapassam com muita facilidade a barreira transplacentária.

O efeito depressor respiratório está diretamente relacionado com a ativação dos receptores µ na região do tronco cerebral. Assim, os opioides deprimem de modo direto os centros respiratórios e diminuem a resposta reflexa ao aumento da pressão parcial de CO_2 (PCO_2). Além disso, os opioides aumentam o tônus muscular da região torácica, que, por sua vez, diminui a complacência torácica; portanto, o já descrito efeito depressor respiratório é potencializado pelo comprometimento da ventilação pulmonar. Esses efeitos são mais evidentes com os fármacos mais lipossolúveis e quando administrados por via intravenosa.

O efeito depressor respiratório dos opioides é influenciado pela estimulação sensorial. Por exemplo, é possível minimizar a gravidade da depressão respiratória induzida por opioides por vários tipos de estimulação. Embora os opioides diminuam a resposta reflexa ao aumento de PCO_2, a permanência de tal reflexo (mesmo que em menor intensidade) é fundamental para a manutenção da respiração.

A inalação de O_2 (com a consequente diminuição da PCO_2) pode agravar a depressão respiratória ou a condição apneica.

Supressão da tosse

A codeína, em particular, tem sido utilizada como agente antitussígeno. Tal efeito se dá pela inibição do reflexo da tosse, por uma ação direta em receptores μ localizados no centro da tosse, no bulbo.

Ao utilizar os opioides como antitussígeno, deve-se sempre levar em consideração que a supressão da tosse promoverá acúmulo de secreções, obstrução das vias respiratórias e desenvolvimento de atelectasias.

Atelectasia
Diminuição dos alvéolos pulmonares em razão da ausência de ar nos alvéolos

Náuseas e vômito

Os opioides ativam os receptores na zona quimiorreceptora do gatilho para êmese na área postrema do bulbo. Além disso, pode haver efeito mediado pela região vestibular, já que a deambulação aumenta a incidência e a gravidade dos sintomas.

Temperatura

Os opioides participam do mecanismo de homeostase da temperatura corpórea que se dá no hipotálamo. Em geral, ocorre leve declínio da temperatura corpórea, embora a administração crônica de doses elevadas possa ocasionar hipertermia.

Miose

Constitui uma das ações farmacológicas que não sofre tolerância após o uso crônico de opioides. O mecanismo envolvido na contrição pupilar é mediado pelos receptores μ e κ e também por vias parassimpáticas, já que a miose é revertida tanto pela administração de antagonistas muscarínicos (p. ex., atropina) como por antagonistas opioides (p. ex., naloxona). Mediante o exposto, o sinal de miose é de relevância diagnóstica para intoxicações por opioides. Um quadro de depressão acentuada do SNC, em geral, resulta em midríase e não com miose. Assim, sedação profunda associada à miose é um sintoma patognomônico de intoxicação aguda por opioide; portanto, a conduta nesse caso seria a administração de um antagonista inespecífico dos receptores opioides, como a naloxona ou a naltrexona. Vale ressaltar que, em pessoas que fazem uso crônico de opioides, o quadro da intoxicação por sobredose é diferente do descrito anteriormente, já que existe alto grau de tolerância aos efeitos sedativos. Nesse caso, prevalecerá o efeito estimulante paradoxal, ou seja, um possível quadro de convulsão associado à miose. Finalmente, os opioides favorecem a acomodação do cristalino e diminuem a pressão intraocular em olhos normais e glaucomatosos.

Patognomônico
Sintoma típico que caracteriza especificamente uma doença

Efeitos sobre o sistema cardiovascular

Os opioides promovem vasodilatação, redução da resistência vascular periférica e dos reflexos barorreceptores. Em geral, tais efeitos não alteram significativamente os parâmetros cardiovasculares em pacientes na posição de supino. No entanto, pode ocorrer hipotensão ortostática e síncope ao se levantar da posição de supino. Além disso, pode haver queda significativa da PA em pacientes hipovolêmicos. Finalmente, os opioides podem aumentar a PIC em casos em que a PCO_2 esteja elevada. O aumento da PCO_2 promove vasodilatação cerebral, diminuição da resistência vascular cerebral e aumento do fluxo sanguíneo cerebral.

Posição de supino
Posição do corpo em que o indivíduo se deita de face para cima, mantendo a altura da cabeça e dos pés de forma similar

Efeitos sobre o trato gastrintestinal

A constipação intestinal é um dos efeitos farmacológicos dos opioides que não sofrem tolerância com o tratamento crônico.

Ao nível estomacal ocorre diminuição da motilidade (contração e relaxamento rítmico) com aumento do tônus (contração persistente), o que prolonga o tempo do esvaziamento gástrico e favorece a ocorrência de refluxo gastresofágico, bem como da absorção duodenal de outros fármacos administrados por via oral.

No intestino, ocorre aumento do tônus com diminuição dos movimentos peristálticos. Assim, há retardo na passagem do bolo fecal, possibilitando maior absorção de água e dessecação das fezes. Além disso, os opioides aumentam o tônus do esfíncter anal e prejudicam o relaxamento reflexo do ânus decorrente da distensão retal. Tais efeitos em conjunto são responsáveis pelo efeito constipante dos opioides.

Os opioides provocam a contração do músculo liso da vesícula biliar, podendo causar cólica vesicular. Pode haver refluxo das secreções biliares e pancreáticas, e elevação dos níveis de amilase e lipase.

A ativação de receptores opioides nas células parietais intensificam a secreção gástrica. No entanto, por efeito indireto, incluindo aumento de secreção de somatotastina e redução da liberação de acetilcolina, há predomínio de diminuição da secreção gástrica.

Efeitos sobre o trato urinário

Os opioides diminuem o fluxo sanguíneo renal e intensificam a reabsorção tubular renal de sódio, resultando em efeito antidiurético. Este parece ser mediado pelos receptores μ. Há aumento no tônus da musculatura lisa dos ureteres, o que explica o possível agravamento das cólicas ureterais decorrentes de cálculos renais após a administração de opioides. Além disso, os opioides inibem o reflexo de esvaziamento urinário e aumentam a contração dos esfíncteres externos e o volume da bexiga. Esses efeitos são responsáveis pela retenção urinária em pacientes no período pós-operatório.

Efeitos sobre o útero

Os opioides relaxam o músculo liso uterino, podendo prolongar o trabalho de parto. Essa ação envolve mecanismos tanto centrais como locais.

Efeitos endócrinos

Os opioides, por atuarem diretamente em receptores opioides no hipotálamo, diminuem a produção do hormônio liberador da gonadotropina e do hormônio liberador da corticotropina. Consequentemente, também se verifica uma diminuição de hormônio luteinizante e hormônio foliculoestimulante, hormônio adrenocorticotrófico e endorfinas. Além disso, pode haver aumento de prolactina (via receptores μ).

Efeitos diversos

Os opioides podem produzir rubor, calor e prurido cutâneo (Tabela 10.14), efeitos que são mais comuns após administrações parenterais do opioide.

Os opioides inibem a atividade citolítica e proliferativa dos linfócitos. O efeito agudo está relacionado com a modulação do sistema nervoso simpático ao passo que o efeito decorrente do tratamento crônico envolve o eixo hipotálamo-hipófise-suprarrenal.

Reações adversas e interações medicamentosas

As reações adversas dos opioides têm relação direta com sua ação farmacológica aguda. Um aspecto importante consiste no desenvolvimento de tolerância e dependência. Os fatores relacionados com a dependência estão descritos em detalhes no tópico "Drogadição". Em relação à tolerância, pode ser desenvolvida até mesmo com uma única administração do fármaco, embora o mais comum seja a manifestação após 2 a 3 semanas de tratamento com doses terapêuticas. A tolerância desenvolve-se mais rapidamente quando se administram doses mais elevadas em um curto intervalo de tempo, e o inverso também é verdadeiro. Dependendo dos efeitos, a tolerância pode desaparecer após alguns dias de interrupção do tratamento, como no caso dos efeitos sedativo e depressor respiratório (Tabela 10.15). Já para outros efeitos, a tolerância pode persistir por muito tempo, mesmo após a interrupção do tratamento, como é o caso do efeito emético.

Para os agonistas parciais, embora presente, o desenvolvimento de tolerância é menos expressivo que os observados pelos agonistas totais. Além disso, parece não haver tolerância cruzada entre agonistas parciais e agonistas totais para alguns dos efeitos centrais dos opioides, incluindo: euforia, sedação, hipotermia e depressão respiratória. Por outro lado, a tolerância cruzada é extremamente significativa para fármacos com ação agonista total, principalmente aos efeitos mediados pelos receptores μ. Vale ressaltar que não ocorrem mecanismos de tolerância aos efeitos antagonistas dos opioides, tanto dos agonista-antagonistas quanto dos antagonistas não seletivos.

Em relação à interação medicamentosa, destaca-se aquela com depressores do SNC, como álcool, BZDs, anticolinérgicos e antipsicóticos. Tal interação pode promover depressão respiratória e sedação acentuada.

■ **Tabela 10.15** Graus de tolerância para alguns dos efeitos dos opioides.

Alto	Moderado	Mínimo ou ausente
Analgesia	Bradicardia	Miose
Euforia e disforia	–	Constipação intestinal
Sedação	–	Convulsão
Depressão respiratória	–	–
Retenção urinária	–	–
Náuseas e vômitos	–	–
Antitussígeno	–	–

Usos terapêuticos

O principal uso dos opioides é para fins analgésicos em diferentes situações. A dor intensa e constante responde muito bem aos opioides, ao passo que o inverso ocorre para dor aguda e intermitente. Um exemplo clássico de dor no qual os opioides devem ser utilizados é aquele associado ao câncer ou outras doenças terminais graves. No contexto da anestesiologia, os opioides são utilizados como medicação pré-anestésica, em virtude de suas ações sedativas, ansiolíticas e analgésicas. Podem ser utilizados no intraoperatório como adjuvantes anestésicos, e em altas doses, principalmente o fentanila, como indutor anestésico. Finalmente, os opioides podem ser administrados como analgésicos regionais no espaço epidural ou subaracnoide da coluna vertebral.

Os opioides, principalmente a morfina por via intravenosa, aliviam a dispneia resultante de edema pulmonar por insuficiência ventricular esquerda. O mecanismo envolvido inclui: (1) redução da ansiedade associada ao estado dispneico; (2) diminuição da pré-carga (redução do tônus venoso) e pós-carga (diminuição da resistência vascular periférica).

Embora os opioides tenham efeito antitussígeno, seu uso vem decaindo em decorrência de outras opções terapêuticas com baixo potencial de desenvolvimento de dependência.

Uma das grandes vantagens do uso dos opioides na anestesiologia é que, caso haja algum efeito adverso potencialmente perigoso, como dispneia e/ou apneia, este pode ser revertido pela administração de um antagonista opioide, como a naxolona.

■ Fármacos hipnossedativos

Introdução

A característica de um hipnossedativo ideal inclui: rápida indução do sono, duração de ação compatível com a necessidade do indivíduo, preservação da arquitetura do sono e ausência de efeitos adversos e interação medicamentosa. Além disso, um hipnossedativo não deve ter

F·F Farmacologia em Foco

Tolerância aos opioides

O mecanismo molecular do desenvolvimento de tolerância aos opioides não está totalmente elucidado. A suprarregulação do sistema de monofosfato de adenosina cíclico (cAMP) colabora somente em partes com tal mecanismo. Um mecanismo atualmente proposto baseia-se no conceito "desacoplamento do receptor", de acordo com o qual, ocorre disfunção das interações estruturais entre o receptor opioide e a proteína G a ele associada. Tal disfunção estrutural comprometeria tanto a formação dos sistemas de segundos mensageiros, quanto a ativação de canais iônicos alvos. Além disso, o receptor glutamatérgico do tipo NMDA parece estar envolvido no mecanismo de tolerância, já que a administração de antagonistas desse receptor bloqueia a tolerância induzida pelos opioides.

Embora seja comum o desenvolvimento de tolerância cruzada entre agonistas totais dos receptores opioides, no caso da analgesia, essa tolerância cruzada é apenas parcial. Esse fato é de relevância clínica, pois possibilita a realização de um esquema terapêutico que envolve a "rotação de opioides". Nesse esquema, constatada a tolerância ao efeito analgésico a determinado agonista, este é substituído por outro agonista, em doses terapêuticas habituais.

Outra estratégia é "reacoplar" a função dos receptores opioides. Constatada a tolerância, são associadas ao opioide pequenas doses de um fármaco analgésico não opioide, como antagonistas dos receptores NMDA – cetamina.

Antagonizando a ação do analgésico opioide

Um dos principais receptores envolvidos na ação analgésica dos opioides é o receptor μ. No entanto, ele também tem relação direta com os quadros euforizantes e disfóricos, e também com a depressão respiratória (principal efeito colateral dos opioides). A existência de antagonistas dos receptores opioides assegura, de certo modo, o uso terapêutico dos opioides, já que, mediante a incidência de quaisquer efeitos colaterais, estes podem ser revertidos pelo antagonista. Existem alguns cuidados a serem tomados com o uso de antagonistas opioides:

- Como os antagonistas opioides apresentam meia-vida inferior àquela dos agonistas opioides, muitas vezes se faz necessária mais que uma administração de antagonista. Assim, é essencial que, mesmo após a primeira administração, o paciente continue sendo monitorado quanto à necessidade de uma nova aplicação do antagonista
- Embora os antagonistas revertam com sucesso os efeitos adversos dos agonistas opioides, eles também revertem os seus efeitos adversos, como, por exemplo, a analgesia. Em determinadas situações isso é inaceitável. Nesse caso, pode-se administrar fármacos opioides que tenham efeito agonista nos receptores κ e σ e antagonista nos receptores μ ou, ainda, fármacos que tenham ação de agonista parcial nos receptores μ. A administração desses fármacos reverteria ou diminuiria os efeitos adversos dos agonistas puros, mantendo certo grau de analgesia.

Sedação
Estado caracterizado por sonolência, relaxamento e diminuição da capacidade cognitiva (atenção, aprendizagem e memória)

potencial de desenvolvimento de tolerância e dependência. Embora existam várias opções terapêuticas para o tratamento da insônia, poucos fármacos atendem aos quesitos necessários para serem considerados hipnossedativos ideais. Atualmente, o tratamento farmacológico da insônia é realizado por fármacos agonistas dos receptores BZDs que agem potencializando os efeitos do GABA sobre a condutância de cloro induzidas pelos receptores $GABA_A$. Além disso, fármacos que atravessam a barreira hematencefálica e que são antagonistas dos receptores muscarínicos, histaminérgicos, noradrenérgicos e/ou serotoninérgicos (como alguns antidepressivos, antipsicóticos e antialérgicos) promovem sedação e, portanto, podem ser utilizados como hipnótico em determinadas situações.

Benzodiazepínicos clássicos

Mecanismo de ação

Os BZDs se ligam entre as subunidades α e γ (o GABA, entre as subunidades α e β) do receptor $GABA_A$. Quando o BZD se liga entre essas subunidades, promove uma alteração na conformação do receptor, aumentando a afinidade do GABA por seu local de ligação no receptor $GABA_A$. Assim, os BZDs potencializam o influxo de cloretos induzido pelo GABA ao aumentar a frequência de abertura do canal iônico associado ao receptor $GABA_A$ (Figura 10.9). O efeito hipnossedativo dos BZDs está diretamente relacionado com a ativação de seus receptores localizados na subunidade $α_1$ do receptor $GABA_A$, provavelmente em regiões corticais, e em alguns núcleos talâmicos e hipotalâmicos. Em decorrência dessa interação, é constatada diminuição na latência e aumento no tempo total de sono.

> As subunidades α do receptor $GABA_A$ podem ser de seis tipos. Os BZDs ligam-se aos receptores $GABA_A$ $α_1$, $α_2$, $α_3$ ou $α_5$. As subunidades $α_1$ e $α_5$ estão relacionadas com sedação, ataxia e amnésia, enquanto $α_2$ e $α_3$, com o efeito ansiolítico promovido pelos BZDs. As subunidades $α_4$ e $α_6$ são sensíveis aos neuroesteroides e ao álcool.

Farmacocinética

Em decorrência da alta lipossolubilidade, todos os BZDs apresentam rápida absorção e distribuição para o SNC. São metabolizados no fígado em metabólitos mais hidrossolúveis. A maioria dos BZDs sofre oxidação microssômica (reações de fase I) catalisada pelas isoenzimas do citocromo P450. Em seguida, os metabólitos são conjugados (reação de fase II), formando glicuronídios, os quais são excretados pela urina. Muitos metabólitos da fase I são farmacologicamente ativos, e alguns deles apresentam meia-vida superior à da própria substância de origem. Desse modo, o tempo da ação hipnótica dos diversos BZDs pode variar consideravelmente, o que possibilita classificá-los como BZDs de duração curta, intermediária e longa (Tabela 10.16).

Reações adversas e interações medicamentosas

Os BZDs têm ampla janela terapêutica; no entanto, quando associados a outros depressores, doses terapêuticas podem provocar sedação profunda. Assim, deve-se ter cautela com a interação entre BZDs e outros depressores do SNC, como álcool, opioides, anticonvulsivantes e

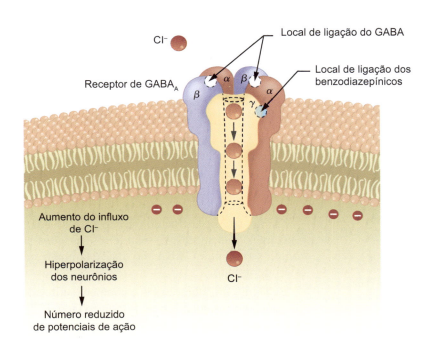

Figura 10.9 Estrutura do complexo receptor GABA canal de cloro ilustrando o local de ligação dos benzodiazepínicos. Adaptada de RAFFA, R.B.; RAWLS, S.M.; BEYZAROV, E.P. *Atlas de farmacologia de Netter*. Porto Alegre: Artmed, 2006.

Tabela 10.16 Característica farmacocinética dos benzodiazepínicos.

Fármaco	Meia-vida (h)	Metabólito	Meia-vida do metabólito (h)	Duração
Midazolam	2 a 4	Hidroximidazolam	2	Ultracurta
Lorazepam	8 a 12	–	–	Ultracurta
Alprazolam	6 a 12	Hidroxialprazolam	6	Média
Nitrazepam	16 a 40	–	–	Média
Diazepam	20 a 40	Nordazepam	60	Longa
Flurazepam	1	Desmetil-flurazepam	60	Longa
Clonazepam	50	–	–	Longa

substâncias com ação antimuscarínica (antidepressivos tricíclicos e alguns antipsicóticos tanto típico quanto atípicos). Em raros casos, em que se faz necessária a reversão dos efeitos do BZDs, pode-se utilizar o flumazenil, um antagonista dos receptores BZDs. Como a meia-vida dos BZDs (e seus metabólitos ativos) é maior que a do flumazenil, é comum haver recidivas dos efeitos do BZDs, exigindo administrações repetidas do antagonista.

Os principais efeitos adversos são:

- Desinibição comportamental: quadro caracterizado por euforia, perda do discernimento e do autocontrole. Acredita-se que esse efeito se deva à potencialização do tônus GABAérgico em regiões do córtex pré-frontal
- Amnésia anterógrada dose-dependente: caracterizada por dificuldades em relembrar eventos que ocorrem na vigência da ação da substância. Acredita-se que esse efeito se deva à potencialização do tônus GABAérgico em regiões do córtex pré-frontal e do hipocampo
- Alteração na arquitetura do sono: embora aumente o tempo de sono total, os BZDs diminuem consideravelmente tanto os episódios quanto a duração total de sono REM. Esse efeito tem repercussões clínicas importantes, haja vista a importância do sono REM para a aprendizagem, a memória e o descanso
- Sedação diurna residual: o risco de sedação residual é maior com o uso de doses mais elevadas, ou então com o uso de BDZs de ação intermediária ou longa
- Insônia rebote: a incidência de insônia rebote na ocasião da interrupção do uso da substância é mais comum em 1 a 2 semanas de tratamento, mas pode ser minimizada pela retirada gradativa da substância. É provável que esse efeito seja decorrente de alterações do tônus GABAérgico promovidas pelo uso subcrônico ou crônico dos BZDs
- Tolerância: o uso crônico de BZDs está associado ao desenvolvimento de tolerância e à necessidade de aumento da dose para a manutenção dos efeitos iniciais. O mecanismo da tolerância é mais farmacodinâmico que farmacocinético. Há infrarregulação de receptores benzodiazepínicos, e, embora não haja alteração na expressão de receptores $GABA_A$, o efeito sobre a condutância de cloretos está diminuído. Vale ressaltar que a tolerância se estende a outros depressores do SNC, principalmente ao álcool
- Dependência: o efeito de reforço negativo dos BZDs é crucial para o desenvolvimento da dependência. Para mais detalhes, ver o tópico "Neurobiologia da drogadição", neste capítulo.

Usos clínicos

Os BZDs são utilizados como hipnossedativos, ansiolíticos, anticonvulsivantes e relaxantes musculares. Esses efeitos variados são decorrentes da distribuição difusa do complexo receptor $GABA_A$ no SNC e também em qual subtipo de unidade α que o fármaco está interagindo.

BZDs de curta duração são comumente utilizados como hipnossedativos, já que promovem menos efeito residual diurno. Por outro lado, BZDs de longa ação são mais utilizados como ansiolíticos e anticonvulsivantes, já que esses efeitos devem permanecer continuamente.

F·F Farmacologia em Foco

O uso de benzodiazepínicos no tratamento da insônia

Em decorrência da segurança e dos diferentes perfis farmacocinéticos dos BZDs, eles são os hipnossedativos de escolha para o tratamento agudo da insônia. No entanto, deve-se levar em consideração alguns fatores no momento da escolha da substância:

- Pacientes idosos: nessa população, a meia-vida de eliminação dos BZDs está consideravelmente aumentada em decorrência do retardo do metabolismo hepático e do alto índice de gordura corpórea. Além disso, os idosos já apresentam por si sós diminuição da função cognitiva, baixo tônus muscular e padrão irregular na arquitetura do sono, o que os torna mais predispostos aos efeitos adversos dos BZDs. Assim, deve-se evitar o uso de BZDs de duração intermediária e longa nesses pacientes. Além disso, mesmo com os BZDs de duração curta, é importante iniciar o tratamento com doses mais inferiores, a fim de se individualizar a menor dose terapêutica para cada paciente, evitando quadros de confusão mental
- Pacientes com dependência ou história pregressa de uso abusivo de substâncias, principalmente álcool, são mais vulneráveis a tornar-se dependente de BZDs. Embora os BZDs de longa duração estejam mais associados aos sintomas de sedação residual, os mesmos são preferíveis aos BZDs de curta duração para tais indivíduos
- Duração do tratamento: dada a tolerância e o potencial de induzir dependência, não é aconselhável o tratamento crônico com BZDs. Caso seja necessário, deve-se buscar um protocolo de administração em dias alternados, ou até mesmo três administrações espaçadas no decorrer da semana
- Morbidades associadas ao quadro da insônia: muitas vezes, a insônia é parte de um transtorno de ansiedade; nesse caso, é aconselhável o uso de BZDs com duração intermediária e longa (e não os de curta duração). No caso da depressão, deve-se preferir o uso de antidepressivos sedativos. Havendo a necessidade de associarem BZDs, deve-se utilizar os de curta ação e ajustar a sua dose vista a interação com o antidepressivo sedativo.

Novos agonistas dos receptores benzodiazepínicos

Mecanismo de ação

Zolpidem, zaleplom e zoplicona interagem especificamente com a subunidade α_1 dos receptores $GABA_A$. O efeito clínico dessa especificidade é a manutenção dos efeitos hipnóticos e amnésico e a perda da ação ansiolítica, anticonvulsivante e relaxante muscular.

Farmacocinética

As principais diferenças entre zolpidem, zaleplom e zoplicona são de ordem farmacocinética. Todos apresentam rápido início de ação; no entanto, existem importantes diferenças quanto à meia-vida de eliminação. O zaleplom pode ser classificado como de ultracurta ação (meia-vida aproximada de 1 h); o zolpidem, como de curta ação (meia-vida aproximada de 2,5 h); e a zopiclona, de ação intermediária (meia-vida aproximada de 6 h).

Reações adversas e interações medicamentosas

Tanto por questão farmacocinética como farmacodinâmica (especificidade de interação com subunidade α_1), os novos agonistas dos receptores benzodiazepínicos têm baixo potencial de sedação residual e amnésia anterógrada. Ainda assim, deve-se considerar o efeito sinérgico desses compostos com outras substâncias depressoras do SNC. Esses fármacos apresentam efeitos adversos mais discretos sobre a arquitetura do sono (principalmente sobre o sono REM) quando comparados aos BZDs e não induzem tolerância e dependência.

Usos clínicos

Os novos agonistas dos receptores benzodiazepínicos são os fármacos de primeira escolha no tratamento da insônia em alguns casos particulares, como nos idosos e em indivíduos com problemas relacionados ao abuso de substância (ou história pregressa). No caso de pessoas que iniciam o sono sem problemas, mas apresentam despertares no decorrer da noite, deve-se preferir zopiclona e zolpidem, já que o zaleplom tem ação ultracurta.

Embora todos os novos agonistas dos receptores benzodiazepínicos possam ser utilizados cronicamente, o zolpidem pode promover certa tolerância (embora muito menos que os benzodiazepínicos). Assim, deve-se preferir a zopiclona e o zaleplom. Entre eles, o zaleplom é o mais indicado para os idosos, em decorrência de sua meia-vida mais curta e menor incidência de sedação residual.

> Se a insônia faz parte de um transtorno de ansiedade, os BZDs são mais indicados que os novos agonistas dos receptores benzodiazepínicos, os quais são desprovidos de efeito ansiolítico.

Outros fármacos com características hipnossedativas | Antidepressivos, antipsicóticos e anti-histamínicos

Não existem estudos controlados que avaliam a eficácia e segurança de antidepressivos, antipsicóticos e anti-histamínicos para o tratamento da insônia primária. Embora a dose sedativa seja inferior àquela utilizada para ação terapêutica primária desses fármacos, é comum a ocorrência de vários efeitos colaterais. Além disso, a tolerância ao efeito sedativo ocorre rapidamente, inviabilizando seu uso crônico.

Antidepressivos

O uso pontual de antidepressivos e antipsicóticos com característica sedativa baseia-se no fato de que, diferentemente dos BZDs, eles têm pouco potencial para o desenvolvimento de dependência. No entanto, os novos agonistas dos receptores benzodiazepínicos, cuja eficácia para o tratamento da insônia está bem estabelecida, também apresentam baixo risco de desenvolvimento de dependência. Em virtude da longa meia-vida de eliminação (entre 9 e 30 h), esses fármacos podem promover sedação residual e supressão do sono REM. Por outro lado, podem ser boa opção para casos de insônia associada a quadros de depressão maior, transtorno afetivo bipolar e psicoses.

O efeito sedativo dos antidepressivos e dos antipsicóticos deve-se, em grande parte, à ação antagonista nos receptores histaminérgicos (H_1), colinérgico (muscarínico), serotoninérgico ($5-HT_2$) e noradrenérgico (α_1). Finalmente, como esperado, os anti-histamínicos de primeira geração, que atravessam facilmente a barreira hematencefálica e apresentam importante efeito anticolinérgico (entre eles difenidramina e clorfeniramina), também são utilizados de maneira pontual no tratamento da insônia (Tabela 10.17).

■ Fármacos utilizados no tratamento da enxaqueca

A enxaqueca é um tipo de cefaleia causada por hiperativação do nervo trigêmeo em resposta a uma descarga neuronal anormal. O envolvimento da serotonina na fisiopatologia logo ficou evidente com elevadas dosagens sanguíneas dos metabólitos durante a crise, mas a origem da enxaqueca envolve também norepinefrina e prostaglandinas, principalmente no processo prolongado de sensibilização. A Figura 10.10 traz um esquema da fisiopatologia da enxaqueca.

No entanto, o tratamento desse distúrbio requer abordagem de diversos grupos de fármacos, como ilustra o algoritmo na Figura 10.11. De fato, o tratamento da enxaqueca pode ser dividido em combate à crise e profilaxia, discutidos a seguir.

Tabela 10.17 Outros fármacos com características hipnossedativas.

Fármacos	Antagonismo	Efeitos colaterais associados
Antidepressivos		
Tricíclicos	Receptores muscarínicos	Constipação intestinal, retenção urinária, borramento visual, boca seca, distúrbios de memória e confusão mental, supressão do sono REM
	Receptores α_1	Tontura e hipotensão ortostática
	Receptores H_1	Aumento do apetite e ganho de peso
Trazadona	Receptores α_1	Tontura e hipotensão ortostática
	Receptores 5-HT_2	Ganho de peso
Mirtazapina	Receptores α_1	Tontura e hipotensão ortostática
	Receptores H_1	Aumento do apetite e ganho de peso
	Receptores 5-HT_2	Ganho de peso
Antipsicóticos		
Quetiapina Olanzapina	Receptores muscarínicos	Constipação intestinal, retenção urinária, borramento visual, boca seca, distúrbios de memória e confusão mental, supressão do sono REM
	Receptores α_1	Tontura e hipotensão ortostática
	Receptores H_1	Aumento do apetite e ganho de peso
	Receptores 5-HT_2	Ganho de peso
Anti-histamínicos		
Difenidramina Clorfeniramina	Receptores muscarínicos	Constipação intestinal, retenção urinária, borramento visual, boca seca, distúrbios de memória e confusão mental, supressão do sono REM
	Receptores H_1	Aumento do apetite e ganho de peso

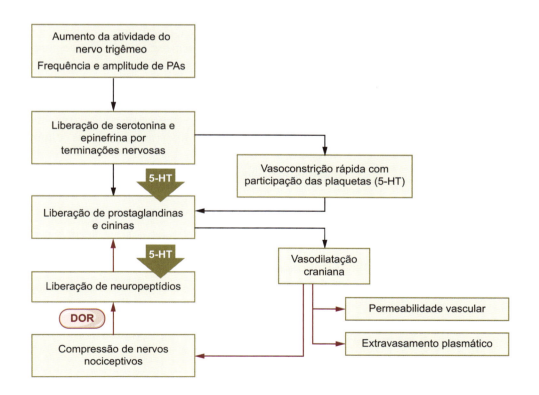

Figura 10.10 Esquema que ilustra a sequência de eventos que provoca a enxaqueca. 5-HT: serotonina, PAs: potenciais de ação.

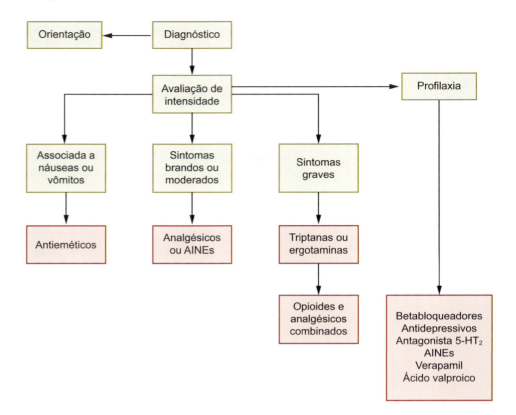

Figura 10.11 Algoritmo de tratamento da enxaqueca. Note a variedade nas classes de medicamentos utilizados. AINEs: anti-inflamatórios não esteroides.

Fármacos utilizados para tratar a crise de enxaqueca

Entre os fármacos citados na Figura 10.11, apenas as ergotaminas e triptanas serão descritas neste item, uma vez que os outros terão sua abordagem com as classes a que pertencem.

As ergotaminas e triptanas atuam pelo mesmo mecanismo de ação, e todas são agonistas do receptor 5-HT$_1$ da serotonina. Como já mencionado, a serotonina tem papel fundamental na enxaqueca, apesar de ainda não esclarecido. O receptor 5-HT$_1$ é inibitório, ou seja, diminui a atividade dos tecidos onde se localiza. Os mecanismos de ação propostos para a eficácia terapêutica dos agonistas desses receptores são:

- Ativação de autorreceptores pré-sinápticos regulatórios, que diminuiriam a liberação de cininas e **peptídios nociceptivos**
- Vasoconstrição de anastomoses arteriovenosas, diminuindo a compressão dos nervos cranianos
- Interrupção da nocicepção no tronco encefálico, bloqueando a sensação de dor.

Ergotaminas

Como o nome diz, as ergotaminas são moléculas derivadas do **ergot**, que atuam como agonistas dos receptores 5-HT$_1$. A ergotamina e a di-hidroergotamina são os fármacos dessa classe utilizados.

As ergotaminas podem provocar vasoconstrição prolongada, principalmente em repetidas doses. Entretanto, justamente por isso, as doses máximas (10 mg de ergotamina por semana) não devem ser ultrapassadas. O ponto fraco desses alcaloides é que também interagem com receptores adrenérgicos e dopaminérgicos, provocando efeitos colaterais como náuseas e vômitos.

Triptanas

As triptanas (Tabela 10.18) são fármacos sintéticos que formam a primeira escolha para casos graves de enxaqueca. Além de provocarem o alívio da cefaleia, não interagem com outros

---

Peptídios nociceptivos
São liberados em terminações nervosas para aumentar a sensibilidade à dor

Ergot
Fungo *Claviceps purpúrea*, que cresce em cereais e foi responsável por muitas intoxicações ao longo da história

Tabela 10.18 Características das triptanas disponíveis no Brasil.

Triptana	Via	Tempo de início	Biodisponibilidade (%)	Meia-vida (h)
Sumatriptana	Oral	1,5 h	14 a 17	2
	Subcutânea	12 min	97	2
	Nasal	–	–	2
Zolmitriptana	Oral	1,5 a 3 h	40	2,8
Naratriptana	Oral	2 h	70	5,5
Rizatriptana	Oral	1 a 2,5 h	45	2
Eletriptana	Oral	2 h	50	4
Almotriptana	Oral	1 a 3 h	70	3 a 4
Frovatriptana	Oral	2 a 4 h	20 a 30	26

receptores, diminuindo significativamente os efeitos colaterais. Os aspectos importantes para as triptanas é o tempo de início de ação e a biodisponibilidade, uma vez que é recomendada para alívio de crises.

As triptanas apresentam efeitos colaterais como fadiga, rubor, sonolência e sensação de pressão, e são contraindicadas para pacientes com coronariopatias.

Profilaxia da enxaqueca

Os fármacos indicados para profilaxia variam muito em eficácia e tolerância por paciente. Todos estão apresentados neste livro em seções adequadas à classe a que pertencem; por isso, neste capítulo serão abordadas apenas suas funções relacionadas com a enxaqueca.

A metisergida é um antagonista do receptor 5-HT$_2$, que visa impedir a deflagração da crise. O propranolol é um betabloqueador não seletivo que tem por objetivo diminuir a atividade do trigêmeo, bem como controlar a descarga noradrenérgica da crise.

Bloqueadores de canais de cálcio (verapamil e flunarizina) buscam impedir a vasoconstrição inicial da crise. Alguns anticonvulsivantes, que serão descritos a seguir, também têm sido utilizados em doses menores com o objetivo de impedir a despolarização descontrolada do nervo trigêmeo.

Fármacos utilizados em doenças neurodegenerativas

Introdução

A neurodegeneração pode ser definida como disfunção somática associada à perda seletiva de neurônios do SNC, que se manifesta diferentemente de acordo com a região do cérebro atingida. Geralmente, o diagnóstico só é realizado quando as manifestações somáticas já se consolidaram como sintomas, como déficit de memória, alterações comportamentais ou problemas motores.

Diversas doenças já foram caracterizadas como neurodegenerativas, mas, entre elas, a de Alzheimer e a de Parkinson se apresentam como as mais comuns. A primeira tem ocorrência estimada em 8% da população acima de 60 anos na América Latina, ao passo que a segunda chega a 4%.

As causas dessas doenças variam de acordo com as características da população de neurônios afetada, ou seja, cada doença apresenta um processo fisiopatológico diferente, levando à morte de neurônios de uma região específica. No exemplo da doença de Alzheimer, a deposição de proteína beta-amiloide é fator fundamental para o início da degeneração no núcleo de Meinert, com posterior progressão para o córtex cerebral. No caso da doença de Parkinson, a morte seletiva de neurônios dopaminérgicos da substância negra é que causa a disfunção dos movimentos. As causas do parkinsonismo são muitas e serão discutidas separadamente.

Infelizmente, ainda não há cura para nenhuma doença neurodegenerativa, e a farmacologia é uma ferramenta para alívio dos sintomas e, nos casos mais bem-sucedidos, para diminuição do ritmo de progressão da doença, sem, no entanto, retardá-la.

Proteína beta-amiloide
Proteína produzida pelos neurônios com função relacionada com fatores de crescimento

Núcleo de Meinert
Região do cérebro rica em neurônios colinérgicos que inervam o córtex

> **F·F Farmacologia em Foco**
>
> ### Fisiopatologia
>
> A fisiopatologia da doença de Alzheimer consiste principalmente em mutações no gene que codifica a proteína precursora da beta-amiloide, fazendo com que o processamento seja defeituoso. Isso impede a remoção da beta-amiloide das células, causando acúmulo denominado placa beta-amiloide. Adicionalmente, mutações na proteína Tau podem gerar emaranhados de citoesqueleto, também visíveis em microscopia óptica. Esses dois fatores acabam levando os neurônios à morte.
>
> Por sua vez, a doença de Parkinson pode ter diversas origens: traumas, infecções, medicamentos e alterações genéticas. Esta última ainda não tem definição, como no caso do Alzheimer, mas sabe-se que algumas alterações genéticas já foram correlacionadas ao Parkinson.

Doença de Alzheimer

Como mencionado, a doença de Alzheimer é provocada pelo acúmulo de proteína amiloide nos neurônios que levam à degeneração inicial de neurônios colinérgicos no núcleo de Meinert, atingindo posteriormente o córtex cerebral.

Os sintomas estão relacionados principalmente a perda progressiva da memória, desorientação, dificuldade em executar tarefas comuns e até alterações na personalidade.

A acetilcolina tem diversas funções no SNC, mas uma de suas mais importantes é a participação fundamental tanto na aquisição quanto na consolidação da memória.

Como a morte de neurônios inicia-se seletivamente para um núcleo colinérgico, a principal abordagem farmacológica para a doença de Alzheimer consiste em tentar elevar os níveis de acetilcolina (ACh) no cérebro. Esse neurotransmissor não pode ser injetado por diversas razões, como meia-vida curta e efeitos sistêmicos importantes. Por isso, a estratégia consiste em inibir a degradação na fenda sináptica pelo antagonismo da acetilcolinesterase (AChE).

Antagonistas da acetilcolinesterase

Os antagonistas da AChE são também discutidos nos Capítulos 2 e 3, em que atuam em nível sistêmico para reverter bloqueio neuromuscular, tratamento de miastenia *gravis*, entre outros. Assim como apresentado para esses usos clínicos, os inibidores da AChE utilizados para o SNC são reversíveis e utilizados inclusive alguns *carbamatos*, apresentados nos capítulos anteriores.

A fisostigmina foi por muitos anos o padrão de tratamento do Alzheimer, principalmente por apresentar um longo histórico clínico, trazendo segurança para a prática. Esse fármaco provoca melhoria transitória, refletindo sua meia-vida curta de aproximadamente 30 min. Além disso, por atuar também nas AChEs de todo o corpo, provoca sintomas muscarínicos, como aumento da atividade do trato gastrintesinal, sudorese, elevação da pressão e da frequência cardíaca, entre outros. Com o desenvolvimento de novos fármacos nos anos 1990, esses aspectos fizeram com que seu uso se tornasse muito limitado hoje.

A tacrina, da classe da acridinas, foi introduzida na terapêutica para tentar melhorar o quadro apresentado pela fisostigmina, principalmente no que se refere a potência e meia-vida (3 a 4 h). Contudo, os efeitos colaterais colinérgicos, associados à inibição da colinesterase sanguínea e adicionados à hepatotoxicidade provocada por esse fármaco, também fizeram com que caísse em desuso após o surgimento de novas alternativas.

Existem várias isoformas da AChE, a dos músculos esqueléticos, por exemplo, é diferente da encontrada nos órgãos viscerais e também da AChE presente nos neurônios.

Com base nisso, surgiram inibidores da AChE seletivos para o SNC que aumentaram significativamente a segurança dos fármacos, com conveniência terapêutica diferencial para

---

Colinesterase sanguínea
Também conhecida como butirilcolinesterase, é uma enzima solúvel no plasma com a função de degradar acetilcolina no sangue

Isoformas
Subtipos de uma mesma enzima que geralmente são sintetizados em lugares diferentes do organismo. Não são mutações, mas, sim, variedades que apresentam funcionalidade específica

os pacientes (Tabela 10.19). A donepezila, uma piperidina, foi o primeiro inibidor da AChE seletivo para o SNC e seu uso é até hoje bastante difundido. Esse aspecto diminuiu os efeitos colaterais sistêmicos que são perigosos principalmente para a população idosa (quando ocorre o Alzheimer). Outro benefício da donepezila é a longa meia-vida (7 h), que possibilita uma única administração diária. No entanto, esse fármaco apresenta pequena melhora cognitiva.

A rivastigmina, um derivado carbamato, é um fármaco com extrema seletividade para o SNC e que tem propriedade bastante peculiar. Sua interação com a AChE central é bastante forte, fazendo com que esse fármaco leve longos períodos para se dissociar e liberar a enzima. Por isso, é considerado pseudoirreversível. Com isso, mesmo que as concentrações plasmáticas diminuam, ele permanece agindo, uma vez que a fração residual está ligada ao local de ação. Dessa forma, considera-se que esse fármaco tem dissociação entre a meia-vida curta (2 h) e a duração de ação (12 h). Em relação ao efeito, apresenta melhoras cognitivas superiores às da donepezila. Uma vantagem da rivastigmina é que, ao contrário da donepezila e da galantamina, ela não é metabolizada pelas enzimas do citocromo P450 (CYP), diminuindo a chance de provocar interação medicamentosa.

A galantamina, um alcaloide, foi o último inibidor da AChE lançado, e sua longa meia-vida (70 h) logo a transformou em um fármaco de interesse. A galantamina ainda oferece ação adicional, atuando na melhora da atividade dos receptores nicotínicos, o que favorece a ação da ACh.

Existem alguns pontos fracos na terapia com donepezila, rivastigmina e galantamina. Um deles é o elevado custo de tratamento, chegando a centenas de reais em estágios avançados. O outro é que a utilização de inibidores da AChE promove melhora transitória nos sintomas, sem, no entanto, evitar a progressão da doença. Invariavelmente, em estágios avançados, esses fármacos pouco contribuem para a qualidade de vida do paciente.

■ **Tabela 10.19** Aspectos farmacocinéticos e farmacodinâmicos dos inibidores da acetilcolinesterase (AChE) utilizados na doença de Alzheimer.

Inibidor da AChE	Tipo de inibição	Seletividade para o SNC	Meia-vida (h)	Metabolismo
Fisostigmina	Reversível	Não	0,5	Sináptico
Tacrina	Reversível	Não	3 a 4	CYP1A2
Donepezila	Reversível	Sim	7	CYP2D6 e 3A4
Rivastigmina	Pseudoirreversível*	Sim	1 a 2	Sináptico
Galantamina	Reversível	Sim	70	CYP2D6 e 3A4

*Dissociação entre meia-vida e duração da ação. SNC: sistema nervoso central. Adaptada de Forlenza, O.V. *Rev. Psiq. Clín.* 2005; 32(3):137-48.

Memantina

Diferentemente dos fármacos anteriores, a memantina procura atuar no retardo da progressão do Alzheimer. Seu mecanismo de ação consiste na inibição de receptores NMDA de glutamato. O principal foco desse fármaco é diminuir a chamada excitotoxicidade, apontada como fator neurodegenerativo importante. Os efeitos colaterais da memantina são leves e reversíveis com a suspensão do medicamento.

Excitotoxicidade
Toxicidade causada pela elevada concentração de cálcio persistente nas células. Isso ocorre quando há estimulação contínua prolongada do neurônio, daí o nome relacionado com a excitação

Apoptose
Mecanismo de morte celular programada

F·F Farmacologia em Foco

Redução da ocorrência de excitotoxicidade

A excitotoxicidade provocada pelo cálcio é mais comum em células que apresentam receptores NMDA. Esses receptores de glutamato são uma grande porta de entrada para íons cálcio e podem permanecer ativos por longos períodos. Essa elevada concentração de cálcio ativa diversas proteínas intracelulares e pode desencadear desorganização no equilíbrio de fosfatases e quinases, a qual pode terminar na ativação de cascatas de apoptose, que leva à morte dos neurônios.

Tratamento farmacológico da doença de Parkinson

A doença de Parkinson acomete grupos bem específicos de neurônios, localizados no tronco cerebral e, principalmente, na substância negra. Este está diretamente associado ao controle do movimento, provocando os sintomas de dificuldade de movimento característicos da doença. Os tremores, também notáveis nessa patologia, não são bem explicados, mas evidências sugerem o envolvimento da degeneração do tronco encefálico.

Os agentes relacionados com as causas do Parkinson não estão elucidados e acredita-se haver envolvimento de mutações nos genes codificantes de sinucleína, uma proteína presente nas sinapses.

Para a farmacologia, atualmente a importância fisiopatológica é a morte seletiva de neurônios dopaminérgicos da substância negra, que diminui a oferta de dopamina no chamado circuito motor. Com isso, o controle dos movimentos fica comprometido à medida que a doença avança. A Figura 10.12 ilustra o mecanismo básico do circuito motor.

A alternativa natural no tratamento farmacológico seria a reposição de dopamina no paciente, mas esta não atravessa a barreira hematencefálica (BHE). Com isso, surgiu a terapia com levodopa, um precursor de dopamina que atravessa a BHE.

Substância negra
Porção do mesencéfalo dividida em parte compacta, com neurônios dopaminérgicos, e parte reticulada, com neurônios gabaérgicos.

Circuito motor
Rede de neurônios de várias partes do encéfalo, responsável pelo controle da execução dos movimentos.

F·F Farmacologia em Foco

Circuito motor direto e indireto

De forma simplificada, o córtex cerebral envia uma ordem ao estriado para que o movimento se inicie, ativando tanto a via direta, que realiza o movimento, quanto a via indireta, que bloqueia o início do movimento. Para que este se realize, uma outra região do córtex tem de estimular a substância negra, que, por sua vez, libera dopamina nas vias motoras do estriado. A via direta tem receptores D1, que são estimulatórios e reforçam o sinal para realização do movimento. Ao mesmo tempo, a via indireta tem receptores D2, que são inibitórios, levando ao bloqueio dessa via que impedia o início do movimento, permitindo, assim, sua realização.

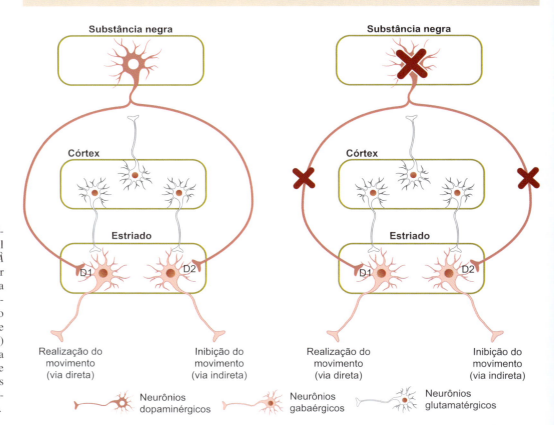

Figura 10.12 Esquema do circuito motor em situação normal e na doença de Parkinson. À *esquerda*, está o circuito motor saudável, em que a dopamina do estriado estimula (via receptores D1 estimulatórios) o circuito direto, enquanto inibe (via receptores D2 inibitórios) o indireto. À *direita*, na doença de Parkinson, houve a morte dos neurônios dopaminérgicos e, com isso, a via indireta prevaleceu inibindo o movimento.

Levodopa

A levodopa é um precursor que é convertido à dopamina pela dopadescarboxilase (DD), tanto em tecidos periféricos quanto no SNC. Nas condições terapêuticas, esse fármaco pode oferecer reposição de dopamina com significativas melhoras nos sintomas. Sua absorção é rápida, e a passagem pela BHE ocorre por meio de transportadores. A meia-vida desse pró-fármaco é curta, entre 1 e 3 h, o que é esperado, uma vez que o efeito terapêutico depende exatamente da "degradação" em dopamina.

A duração do efeito é em torno de 6 a 8 h, mas apresenta um problema significativo. Em estágios intermediários da doença, ao se aproximar do horário da próxima dose, a concentração de levodopa diminui, de modo que se torna insuficiente, permitindo, assim, o retorno dos sintomas, colocando novamente o paciente no estado de acinesia. Ao contrário, logo após a administração de nova dose, pode haver um período de excesso de dopamina, levando o paciente a um estado de discinesia, que pode causar movimentos exacerbados e até mesmo involuntários. Esse efeito colateral da levodopa é chamado de "liga-desliga".

Os outros efeitos colaterais da levodopa são náuseas, confusão e alucinações. Eles costumam ser leves e raramente influenciam na adesão ao tratamento.

A monoterapia com levodopa não é possível, uma vez que ela é 99% convertida em tecidos periféricos, disponibilizando dopamina às terminações simpáticas, que a utilizarão para a síntese de catecolaminas. Esse processo provoca efeitos colaterais como taquicardia, elevação da pressão, desconforto gastrintestinal, entre outros. Assim, é imprescindível associar inibidores da DD à levodopa na terapêutica, para que esta possa estar disponível para o SNC.

Acinesia
Estado em que o paciente tem dificuldade de se movimentar

Discinesia
Estado em que o paciente executa movimentos exagerados ou até mesmo involuntários

Inibidores da dopadescarboxilase

A associação de levodopa com os inibidores da DD (IDD) é obrigatória e não são encontradas formulações isoladas. Os IDDs começam a agir já no intestino, chegando aos tecidos rapidamente. Sem eles, apenas 1% da levodopa administrada estaria disponível ao SNC, o que aumentaria significativamente com a administração dos IDDs (Figura 10.13).

A carbidopa é o fármaco de escolha e único IDD utilizado na Europa e EUA, mas no Brasil a benserazida ainda é bastante utilizada. Ambos são encontrados em associação à levodopa, com custos compatíveis; sua escolha depende da experiência clínica do prescritor.

Inibidores da COMT

A enzima catecol-O-metiltransferase (COMT) é responsável pela degradação das catecolaminas após terem sido liberadas nas sinapses. Com isso, essa enzima atua na degradação da dopamina e também da levodopa, tanto periférica quanto no SNC. Os inibidores da COMT são úteis no controle dos episódios "liga-desliga", inibindo essa enzima tanto perifericamente quanto no SNC, uma vez que essa classe de fármacos atravessa a BHE (Figura 10.14). Os pontos positivos disso é que mais levodopa é disponibilizada ao cérebro, e a degradação da dopamina é diminuída nas sinapses de interesse terapêutico. Dois fármacos estão registrados para uso no Brasil: a tolcapona e a entacapona.

A tolcapona é um fármaco com pouco uso, pois apresenta alto risco de hepatotoxicidade, indicado apenas para pacientes refratários à terapia com levodopa e IDD. Tem meia-vida longa e é o único inibidor da COMT que provoca inibição periférica e central – seu grande valor terapêutico.

A entacapona já é encontrada tanto isolada quanto em associação com levodopa e carbidopa. Apesar de apresentar apenas inibição periférica da COMT, aumentando a disponibilidade de levodopa ao cérebro, a entacapona tem farmacocinética favorável à sua indicação e meia-vida mais curta, o que, nesse caso, é vantajoso, pois ela pode ser administrada com o esquema de levodopa, justificando a associação. É metabolizada pelo fígado, mas não provoca a hepatotoxicidade da tolcapona. A excreção ocorre pelos rins e 95% estão conjugados ao glicuronídio.

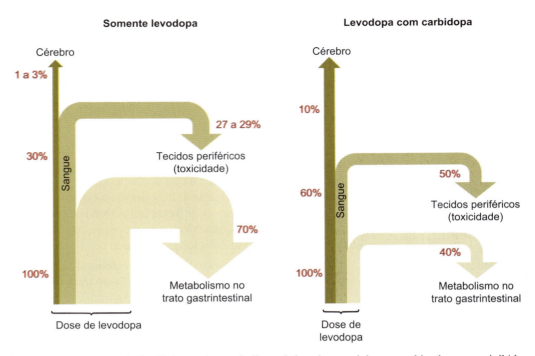

Figura 10.13 Comparação da distribuição e do metabolismo da levodopa sozinha ou combinada com um inibidor da dopadescarboxilase.

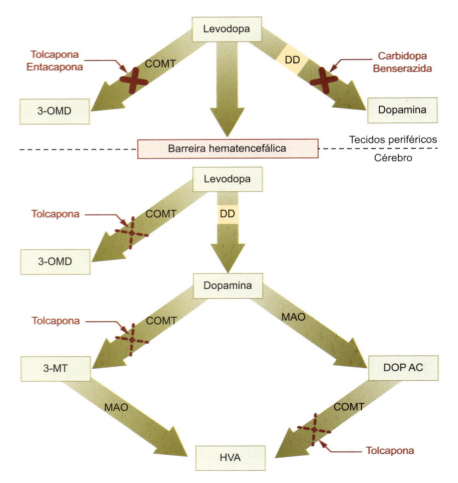

Figura 10.14 Mecanismo de ação dos inibidores da catecol-o-metiltransferase (COMT). DD: dopadescarboxilase, MAO: monoaminoxidase.

Inibidores da monoaminoxidase

Este grupo de fármacos tem como antidepressivos seu principal uso clínico e está detalhadamente descrito a seguir. No entanto, a selegilina é indicada para a doença de Parkinson em associação ao esquema levodopa + IDD. Seu mecanismo de ação é a inibição da degradação da dopamina no SNC, aumentando a concentração na fenda sináptica. A descrição desse fármaco encontra-se junto com os outros inibidores da monoaminoxidase (MAO).

F-F **Farmacologia em Foco**

A selegilina é um fármaco neuroprotetor, com diversas ações relacionadas com a inibição da formação de compostos tóxicos, como *radicais livres*. Uma dessas ações está justamente em inibir a degradação da dopamina pela MAO, impedindo a formação de peróxidos danosos às células. Em um raciocínio lógico, grupos de especialistas começaram a defender que a administração de levodopa aumenta os níveis de dopamina nos neurônios, que, por sua vez, será degradada pela MAO, formando mais radicais livres. Esse excedente de radicais livres nos neurônios poderia agravar o processo de neurodegeneração. Apesar de não haver comprovação clínica dessa hipótese, os agonistas dopaminérgicos têm ganhado força para se tornarem fármacos de primeira escolha.

Agonistas dopaminérgicos

Os agonistas dopaminérgicos são fármacos que apresentam diversas vantagens em relação ao esquema levodopa. A primeira é que eles não precisam ser convertidos pelos neurônios restantes, agindo independentemente do estágio da neurodegeneração (Figura 10.15). A outra vantagem é que têm ação mais longa que a levodopa, o que possibilita melhor conveniência no tratamento.

Os dois primeiros fármacos dessa classe são a bromocriptina e a pergolida, ambos alcaloides derivados do ergot. A bromocriptina é um agonista semisseletivo para receptores D2, ao passo que a pergolida atua tanto em D1 quanto em D2. O principal problema com esses fármacos é que apresentam proeminentes efeitos colaterais, como náuseas, fadiga e hipotensão, o que exige um início em baixas doses. Outro aspecto é que o metabolismo hepático desses compostos pode provocar efeitos colaterais.

O pramipexol e o ropirinol são agonistas seletivos D2 sintéticos que têm longa meia-vida e efeitos colaterais menos proeminentes que os alcaloides naturais. No entanto, podem causar sonolência como efeito colateral.

Utilizados inicialmente como associação para evitar o efeito "liga-desliga", os agonistas dopaminérgicos estão ganhando espaço como terapia de escolha nos estágios iniciais do Parkinson.

A apomorfina é outro agonista dopaminérgico, mas com forte atividade em receptores D4. É utilizada principalmente em casos agudos de episódio de acinesia do tratamento com levodopa. Cada vez mais a amantadina é colocada como última escolha, uma vez que promove graves efeitos colaterais, como náuseas e alucinações.

Antagonistas muscarínicos

Essa classe de fármacos foi a primeira utilizada no tratamento da doença de Parkinson; porém, com o desenvolvimento da terapia com levodopa, esses fármacos foram colocados como alternativos para estágios iniciais, cada vez menos utilizados. Triexifenidil, benztropina e difenidramina (que também antagoniza receptores histamínicos H1) são alguns exemplos. A grande desvantagem é que eles podem provocar efeitos anticolinérgicos periféricos importantes.

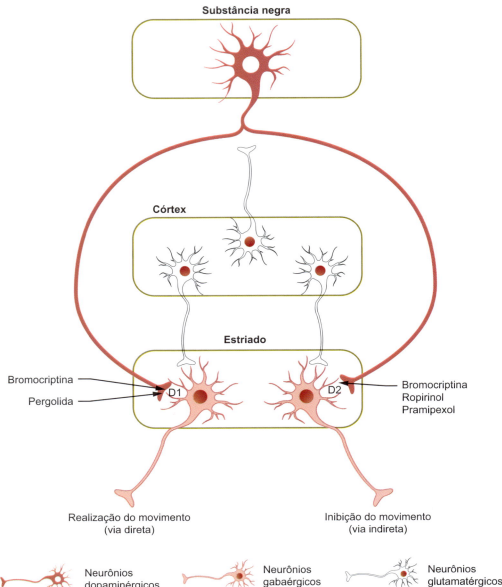

Figura 10.15 Mecanismo de ação dos agonistas dopaminérgicos. Note a seletividade dos compostos mais recentes.

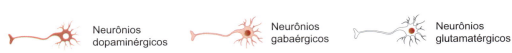

■ Fármacos antiepilépticos

A epilepsia é uma doença que se caracteriza pela ocorrência periódica e imprevisível de convulsões. Por sua vez, a convulsão é definida como um disparo rítmico, desordenado e sincrônico de populações de neurônios. A origem desse distúrbio pode ter causas muito variadas e, dependendo da região afetada, pode se manifestar de várias maneiras. As chamadas crises parciais são as que se originam de locais bem definidos no cérebro, acometendo apenas um hemisfério. Elas podem ser simples, quando não há perda da consciência, ou complexas, com a perda desta. As crises parciais ainda podem se propagar ao outro hemisfério e se tornar secundariamente generalizadas.

As convulsões chamadas generalizadas são as que atingem ambos os hemisférios e podem ser classificadas como mioclônicas, de ausência e tônico-clônicas.

A Tabela 10.20 traz as características de cada tipo de convulsão dessa classificação.

■ **Tabela 10.20** Manifestações clínicas dos diferentes tipos de convulsões.

Tipo de convulsão		Manifestações
Parcial simples		Variadas, dentre elas: formigamento; agulhadas; frio ou calor; enfraquecimento do membro; sinais visuais, auditivos ou olfatórios diferentes. Podem ser relatadas sensações epigástricas como mal-estar, palpitação, salivação, sudorese ou ruborização. Sintomas psíquicos podem ser caracterizados por mudanças no humor, na memória ou no pensamento
Generalizada	Mioclônica	Repentinas e breves contrações musculares que lembram choques elétricos
	Tônicoclônica	Fase tônica: rigidez generalizada, parada da respiração e espasmo da musculatura do tronco. Cabeça retraída, braços flexionados e as pernas estendidas Fase clônica: os músculos alternadamente relaxam e se contraem, resultando em movimentos clônicos
	Ausência	Curtos períodos de perda de consciência (não mais do que 30 segundos), sem memória posterior

Fonte: Núcleo de Estudo sobre Epilepsia da Faculdade de Medicina do Triângulo Mineiro (NEEpi).

Princípios gerais do tratamento com fármacos antiepilépticos

Os fármacos utilizados no tratamento da epilepsia têm de apresentar algumas características comuns. A primeira é uma estrutura química que favoreça o acesso pela BHE. Essa estrutura tem de ser geralmente lipofílica, tornando os fármacos candidatos à alta afinidade por proteínas plasmáticas. Além disso, as características químicas dos antiepilépticos faz com que interajam com as vias hepáticas de metabolismo. Esses fatores podem levar a diversas interações medicamentosas farmacocinéticas, que serão apresentadas caso a caso.

A principal importância disso está no fato de que cada paciente apresenta um resultado terapêutico melhor com um tipo de medicamento, em determinada dose. Esse parâmetro requer um período inicial de ajuste, podendo ser novamente alterado ao longo da terapêutica, ou pode ser necessária uma substituição. Por isso, conhecer esses fármacos é de fundamental importância para a compreensão da terapêutica.

Até a década de 1990, os fármacos disponíveis eram fenitoína, carbamazepina, barbitúricos, BZDs, ácido valproico e etossuximida, dos quais foram reunidas diversas informações de relevância terapêutica. Após esse período, vários outros foram desenvolvidos, cujas informações farmacocinéticas e farmacodinâmicas ainda estão por se completar. Por fim, cada tipo de convulsão manifestada por cada paciente requer grupos de fármacos diferentes, tanto de primeira quanto de segunda escolha, como será explicado a seguir.

Fármacos utilizados em convulsões tônico-clônicas | Primeira escolha

Fenitoína

A fenitoína é um fármaco do grupo das hidantoínas, cujo mecanismo de ação é manter seletivamente inativados os canais de sódio dependentes de voltagem. A Figura 10.16 apresenta esse mecanismo.

Os canais de sódio dependentes de voltagem são os principais responsáveis por disparo e condução do potencial de ação dos neurônios. Sua sensibilidade à voltagem e à condução iônica depende da conformação da estrutura da proteína formadora do canal, que pode variar entre quatro estados: ativado e inativado; aberto e fechado. Essas variações combinam-se e formam o ciclo apresentado na Figura 10.16. A fenitoína, assim como outros fármacos, liga-se seletivamente

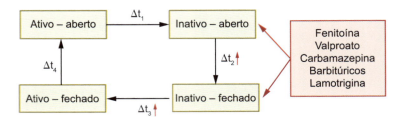

Figura 10.16 Mecanismo de ação de antiepilépticos nos canais de sódio dependentes de voltagem. Repare que os fármacos aumentam o tempo de inativação desses canais.

ao estado inativado do canal de sódio, mantendo-o assim por um período prolongado. Desse modo, os potenciais de ação consecutivos que provocam a convulsão são retardados, podendo levar a cessar as crises.

Farmacocineticamente, a fenitoína é um clássico antiepiléptico, com absorção total por via oral, acima de 90% de ligação com proteínas plasmáticas, concentração máxima variável de 3 a 12 h, fácil transposição da BHE e, o principal, metabolismo saturável. Essa última característica significa que os mecanismos de depuração hepática da fenitoína não conseguem metabolizar todo o fármaco a partir de uma dada concentração no plasma. Uma vez que pode se acumular, a meia-vida fica bastante variável, entre 12 e 36 h. Uma consequência disso é que, para se atingir a concentração de equilíbrio no plasma, pode levar alguns dias em doses pequenas, mas até semanas em doses mais altas. Por isso, qualquer ajuste de dose deve ser feito com extrema cautela, elevando pequena fração por vez a fim de se evitar um efeito de toxicidade.

A fenitoína é indicada para crises tônico-clônicas e parciais, sem efeito nas crises de ausência. Os efeitos colaterais incluem distúrbios visuais e forte sedação, esperados pela ação central do fármaco, mas um efeito não explicado é a **hiperplasia gengival**.

Hiperplasia gengival
Aumento da proliferação celular da mucosa bucal

Carbamazepina

A carbamazepina é um fármaco que tem vários mecanismos de ação descritos. O principal é também manter seletivamente inativados os canais de sódio dependentes de voltagem, mas o aumento na sinalização de GABA pode contribuir para inibir a alta frequência de potenciais de ação. Sua indicação é para pacientes refratários à fenitoína, ou em crianças. É indicada para crises tônico-clônicas e parciais, sem efeito nas crises de ausência. Como efeitos colaterais, podem ocorrer confusão, distúrbios visuais, anemias e retenção hídrica.

> Por mecanismos ainda desconhecidos, a carbamazepina não deve ser utilizada especificamente para crises mioclônicas, pois, em vez de evitá-las, pode antecipar ou até mesmo agravar o quadro convulsivo.

Do mesmo modo que o fármaco anterior, a carbamazepina é totalmente absorvida no trato gastrintestinal (TGI), tem alta afinidade pelas proteínas plasmáticas e atravessa facilmente a BHE. No entanto, a carbamazepina é um indutor das enzimas CYP no fígado (Capítulo 1). Assim, a meia-vida desse fármaco pode diminuir após o início do tratamento, uma vez que seu *clearance* hepático se torna mais veloz. A meia-vida inicial da carbamazepina é de 36 h, podendo chegar a 20 h durante a terapêutica.

Além disso, essa propriedade de indução hepática pode levar a uma série de interações medicamentosas, como acelerar o metabolismo de primidona, fenitoína, etossuximida, valproato e clonazepan, ou inibir o metabolismo do valproato. Todos esses fármacos são também antiepilépticos que podem ser associados ou substituir a carbamazepina, daí a importância dessas interações. Podem ocorrer, também, interações com anticoncepcionais, antibióticos e anticoagulantes.

> A substituição de fármacos na terapia da epilepsia deve ser feita de maneira gradual, diminuindo a dose do primeiro e elevando a do segundo. Uma simples interrupção do primeiro fármaco pode levar ao aumento da frequência nas crises.

Ácido valproico

O ácido valproico, ou valproato, talvez seja o fármaco mais versátil no tratamento das crises epilépticas. Os diversos mecanismos de ação estão apresentados na Figura 10.17.

Com as mesmas características de absorção e transposição da BHE que os anteriores e meia-vida de 15 h, o ácido valproico permanece 90% ligado a proteínas no sangue, proporção que pode ser diminuída com o aumento da dose. Isso significa que essa ligação é saturável, ou seja, a partir de uma concentração, o valproato adicional passa a estar na forma livre. Por isso, os ajustes de dose devem também ser feitos com cautela, e o mesmo é válido para a associação ou substituição de fármacos.

O valproato é indicado para todos os tipos de crise. Apesar de ser bem tolerado, os efeitos colaterais são anorexia, náuseas, vômitos, sedação e tremor. A hepatotoxicidade deve ser monitorada com exame laboratorial.

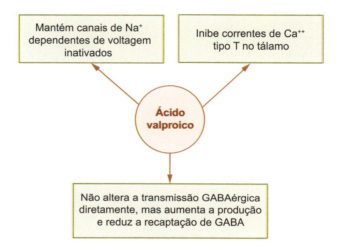

Figura 10.17 Mecanismos de ação do ácido valproico.

F·F Farmacologia em Foco

Competição por proteínas plasmáticas

A competição por proteínas plasmáticas pode ser um fator complicador da terapia antiepiléptica. Por exemplo, um fármaco A tem 90% de ligação com proteínas plasmáticas, mas será substituído por um B com maior afinidade a essas proteínas. No momento da substituição, que deve ser gradual sem a interrupção de um e início de outro, suponhamos que a dose do A seja diminuída pela metade, mas, ao adicionar metade da dose de B, ele faz com que apenas 50% de A se ligue, estando a outra parte livre. Veja o esquema a seguir:

Situação inicial:
A = 10 µg/mℓ no plasma, sendo 1 µg/mℓ livre.
Durante a troca de fármacos:
B = 30 µg/mℓ e A = 5 µg/mℓ, sendo 21 µg/mℓ de B ligado, removendo 50% de A.
Assim, fração livre de A = 2,5 µg/mℓ.

Nessa associação, a metade da concentração total de A terá 2,5 vezes mais fármaco atuando, causando toxicidade, com metade da concentração plasmática total.

Fármacos alternativos utilizados em convulsões tônico-clônicas

Barbitúricos

Os barbitúricos foram os primeiros anticonvulsivantes na terapia da epilepsia, no mercado há mais de 50 anos. No entanto, com o desenvolvimento de outros medicamentos, e considerando os efeitos colaterais e interações medicamentosas, foram colocados ao posto de alternativos.

A primidona foi o primeiro barbitúrico e é um pró-fármaco, convertido a fenobarbital no fígado. Com isso, além dos efeitos hepáticos do fenobarbital, a primidona ainda depende do metabolismo de primeira passagem. Por isso, é um fármaco cada vez menos em uso.

O fenobarbital é um fármaco que também mantém seletivamente inativados os canais de sódio dependentes de voltagem como mecanismo principal, mas sua ação potencializadora GABAérgica, associada à diminuição da sinalização glutamatérgica, também contribui para o efeito antiepiléptico. Esse fármaco é indicado para crises tônico-clônicas e parciais, sem efeito nas crises de ausência. Apesar de ser alternativo para adultos, é a primeira escolha para crianças, uma vez que a experiência clínica traz segurança para seu uso.

Sua farmacocinética também inclui absorção total, com até 60% de ligação com proteínas plasmáticas. Assim como a carbamazepina, o fenobarbital é um dos mais potentes indutores do metabolismo hepático, levando a inúmeras interações medicamentosas.

Sedação e nistagmo são efeitos adversos comuns, principalmente no início da terapia.

Nistagmo
Movimento oscilatório involuntário dos olhos

Lamotrigina

A lamotrigina é um fármaco indicado para ser utilizado em associação em todos os tipos de crises, com mecanismo de ação também em canais de sódio, mas com evidências de controlar a liberação de glutamato.

A farmacocinética da lamotrigina é variável. Tem biodisponibilidade total via oral e seu metabolismo descrito é por glicuronidação, mas as associações demonstram que pode haver interações com CYP. Os indutores hepáticos (fenitoína, carbamazepina e fenobarbital) diminuem a meia-vida da lamotrigina, enquanto o valproato aumenta as concentrações plasmáticas. Os efeitos colaterais incluem confusão, tontura, náuseas e diplopia.

Topiramato

Seu mecanismo de ação consiste em manter a inativação dos canais de sódio, mas também aumentar condutância de potássio e cloro, além de diminuir a atividade de receptores de glutamato do tipo AMPA. É indicado para associação em crises parciais e tônico-clônicas, aprovado para monoterapia em pacientes com crise parcial refratária aos outros medicamentos.

O topiramato é um fármaco que apresenta farmacocinética favorável, uma vez que é 80% absorvido. Pouco se liga às proteínas plasmáticas e boa parte é excretado inalterado na urina. Sua meia-vida é de 24 h.

Apesar de bem tolerado, o topiramato pode causar cálculos renais em uma minoria da população, pela inibição da anidrase carbônica. Os demais efeitos são centrais, como sonolência, fadiga e alteração comportamental.

Oxacarbazepina

Esse fármaco corresponde ao metabólito ativo da carbamazepina, tendo o mesmo mecanismo de ação, mas com potência 50% inferior e meia-vida de até 2 h. A vantagem desse fármaco é que apresenta efeitos tóxicos mais brandos, assim como menor metabolismo hepático.

Levetiracetam

É um fármaco indicado para associação em todos os tipos de crises. Tem vantagens tanto farmacocinéticas quanto farmacodinâmicas. Seu mecanismo de ação é a modulação de receptores GABA, além do controle das correntes de cálcio e potássio. Trata-se de um mecanismo de ação complementar aos de primeira escolha, justificando, assim, o posto de associação.

É totalmente absorvido, com meia-vida de 6 a 8 h, e excretado inalterado na urina, o que diminui as chances de interação com o fármaco de escolha.

Fármacos utilizados em convulsões mioclônicas | Primeira escolha

O ácido valproico é o fármaco de escolha para tratamento de crises mioclônicas, no entanto, existem outros que podem exercer essa função.

Relembramos que carbamazepina não deve ser utilizada em casos de crises mioclônicas.

Benzodiazepínicos

Os BZDs já foram descritos neste capítulo, no tópico sobre hipnossedativos; por isso, será destacada apenas sua função antiepiléptica.

Os fármacos utilizados são o clonazepam, para crises mioclônicas e de ausência, clorazepato, para crises parciais, e diazepam ou lorazepam, como alternativos emergenciais para crises tônico-clônicas.

Alguns pacientes podem desenvolver resistência ao clonazepam continuamente administrado, com gradual aumento na frequência e intensidade nas crises. Nesses casos, a alternativa é substituir pelo lorazepam.

Um fator importante é que uma terapia contínua com BZDs não pode ser descontinuada por provocar retorno exacerbado das convulsões.

Fármacos utilizados em convulsões mioclônicas | Alternativos

Assim como para as crises tônico-clônicas, a lamotrigina, o topiramato e o levetiracetam são fármacos que podem ser associados aos de primeira escolha no tratamento de crises mioclônicas.

Zonisamida

A zonisamida é um fármaco para uso exclusivo em associação, sem indicação para monoterapia. Atua modulando canais de sódio e correntes de cálcio, evitando altas frequências de despolarização. Indicado para crises mioclônicas e parciais refratárias.

Também tem alta absorção, com apenas 40% ligados às proteínas plasmáticas e meia-vida de mais de 60 h. Uma fração é excretada inalterada na urina, enquanto parte é metabolizada pelas enzimas CYP.

Diferentemente dos demais antiepilépticos, a zonisamida pode provocar reações dérmicas como efeito colateral. Adicionalmente também é relatado impareamento cognitivo.

Fármacos utilizados em crises de ausência

O ácido valproico é novamente o fármaco de primeira escolha. No entanto, os fármacos que tratam das crises de ausência estão relacionados com outro mecanismo de ação: a inibição de correntes de cálcio tipo T no tálamo.

Os canais de cálcio tipo T têm atividade responsável por facilitar o disparo de um potencial de ação após hiperpolarização da célula. A Figura 10.18 ilustra a ação desse canal.

Etossuximida

A etossuximida é o fármaco de escolha para tratamento das crises de ausência, atuando exclusivamente pela inibição das correntes de cálcio no tálamo. É bem absorvida via oral, mas não se liga às proteínas plasmáticas. No entanto, esse dado positivo é compensado negativamente quando se constata a meia-vida variável entre 20 e 60 h, dependente principalmente da idade. É metabolizado principalmente pelas enzimas CYP, mas também por glicuronidação. A principal via de excreção é extrarrenal.

Os inúmeros efeitos colaterais são um ponto contra. São estes: náuseas, vômitos, anorexia, sonolência, letargia, euforia, tontura, cefaleia e alterações comportamentais.

Como fármacos de segunda escolha para as crises de ausência, temos a lamotrigina e o levetiracetam.

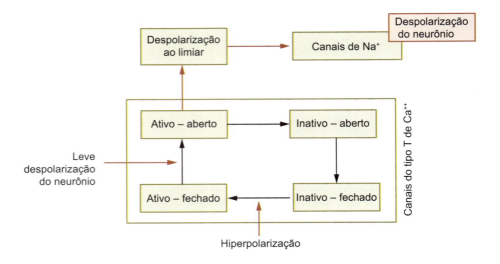

Figura 10.18 Mecanismo de funcionamento de canais de cálcio tipo T. Quando o neurônio se hiperpolariza, esse canal se ativa, tornando-se sensível a uma mínima despolarização. Quando esta acontece, ele se abre, provocando despolarização ao limiar de abertura dos canais de sódio, o que deflagra o potencial de ação.

Fármacos utilizados em crises parciais

Como mencionado anteriormente, os fármacos de primeira escolha para crises parciais são: valproato, fenitoína, carbamazepina, oxcarbazepina e lamotrigina. Como alternativos e de associação, são topiramato, levetiracetam, zonisamida, felbamato e fenobarbital. Além destes, ainda estão disponíveis a gabapentina e a tiagabina.

Gabapentina

Inspirado na molécula de GABA, esse fármaco surpreendentemente não interage com receptores GABAérgicos, e sua ação é caracterizada por um aumento das concentrações de GABA. A farmacocinética é interessante, uma vez que ele é bem absorvido, não se liga a proteínas plasmáticas e é excretado inalterado na urina, com meia-vida de 4 a 6 h. Os efeitos colaterais são centrais, como tontura, fadiga e sonolência.

Tiagabina

Por sua vez, a tiagabina modula receptores de GABA e impede sua recaptação, atuando também em correntes de cálcio e potássio. A farmacocinética é similar à da gabapentina, com diferença de maior meia-vida, de 6 a 8 h. Os efeitos colaterais da tiagabina são mais brandos que os da anterior.

■ Fármacos antidepressivos

Introdução

Todas as classes de antidepressivos, embora por mecanismos farmacológicos distintos, aumentam a concentração extracelular de monoaminas (principalmente serotonina e norepinefrina) no SNC. Esses achados formam a base da hipótese monoaminérgica da depressão, a qual propõe que os transtornos do humor são causados por deficiência de monoaminas e de suas interações com seus respectivos receptores. Logo em seguida, constatou-se que essa deficiência de neurotransmissão promoveria suprarregulação compensatória de receptores monoaminérgicos. Assim, ao aumentar a disponibilidade de monoaminas, os antidepressivos infrarregulam os receptores monoaminérgicos, normalizando, a sinalização mediada por eles. Com o passar dos anos, tornou-se evidente que a hipótese monoaminérgica não poderia explicar todos os efeitos dos antidepressivos. Surgiu então a hipótese neuroquímica da depressão, ao propor que os transtornos do humor são decorrentes de alterações intracelulares, que, por sua vez, comprometeriam os aspectos funcionais e estruturais de determinados circuitos do sistema límbico, principalmente no córtex pré-frontal, hipocampo e núcleo acumbente. Ao estimular (ou inibir) determinadas moléculas de sinalização intracelular, os antidepressivos aumentam a disponibilidade de fatores neurotróficos, reestruturando os circuitos encefálicos danificados. Graças a essa ação reparadora, o tratamento crônico com antidepressivos restabelece o funcionamento adequado dos circuitos límbicos.

> **Fatores neurotróficos**
> Família de proteínas que favorecem a proliferação e sobrevivência celular, o processo de arborizações dendríticas e a proliferação e o fortalecimento de contatos sinápticos.

Independentemente da classe de antidepressivos, geralmente é aconselhável iniciar o tratamento com subdoses do fármaco e aumentar gradativamente até a determinação da dose efetiva para cada paciente. Esse esquema minimiza a incidência de efeitos colaterais no início do tratamento e favorece a adesão do paciente.

Existem várias classes de antidepressivos. Para fins didáticos, iremos classificá-los de acordo com o mecanismo de ação predominante (Tabela 10.21).

Independentemente da classe, vários antidepressivos apresentam efeitos colaterais comuns, cujos mecanismos de ação já estão bem estabelecidos (Tabela 10.22).

■ **Tabela 10.21** Classificação dos antidepressivos de acordo com sua farmacodinâmica.

Classe	Mecanismo de ação
IMAO – inibidores da monoaminoxidase	Inibição da monoaminoxidase
ADT – antidepressivos tricíclicos	Inibição da recaptação de serotonina e norepinefrina
ISRS – inibidores seletivos da recaptura de serotonina	Inibição da recaptação de serotonina
ISRN – inibidores seletivos da recaptura de norepinefrina	Inibição da recaptação de norepinefrina
IRSN – inibidores da recaptura de serotonina e norepinefrina	Inibição da recaptação de serotonina e norepinefrina
IRND – inibidores da recaptura de norepinefrina e dopamina	Inibição da recaptação de norepinefrina e dopamina
ANASE – antagonistas noradrenérgicos e serotoninérgicos	Antagonista α_2 adrenérgico
AIRS – antagonistas e inibidores da recaptura de serotonina	Inibição da recaptura de serotonina e antagonista 5-HT$_2$A e 5-HT$_2$C

■ **Tabela 10.22** Efeitos colaterais mais comuns de várias classes de antidepressivos e seus respectivos mecanismos de ação.

Ação farmacológica	Efeitos colaterais
Antagonismo de receptores muscarínicos	Constipação intestinal, retenção urinária, borramento visual, xerostomia, distúrbios de memória e confusão mental, supressão do sono REM, aumento da pressão intraocular, taquiarritmias, ganho de peso e sedação
Antagonismo de receptores α_1 adrenérgico	Hipotensão ortostática, vertigens e tontura, tremores, disfunção erétil e ejaculatória, sedação
Antagonismo de receptores H$_1$ histaminérgicos	Aumento do apetite e ganho de peso, sedação, fadiga e tontura
Bloqueio da recaptação de norepinefrina nas terminações simpáticas	Taquiarritmias, hipertensão arterial

> **Xerostomia**
> Boca seca

Inibidores da monoaminoxidase

Mecanismo de ação

Após serem recapturadas pelo terminal pré-sináptico, as monoaminas podem ser novamente armazenadas nas vesículas sinápticas, ou ser degradadas pela enzima MAO. A MAO-A atua preferencialmente sobre norepinefrina, serotonina e tiramina, enquanto a MAO-B degrada preferencialmente feniletamina e benzilamina. Por outro lado, a dopamina e a tiramina são substratos inespecíficos tanto para a MAO-A quanto para a MAO-B. Considerando a importância do sistema noradrenérgico e serotoninérgico na fisiopatogenia dos transtornos do humor, os inibidores da monoaminoxidase (IMAOs) utilizados como antidepressivos são preferencialmente IMAO-A (embora existam IMAOs inespecíficos utilizados para o tratamento da depressão) (Tabela 10.23). A inibição da MAO diminui a degradação intracelular desses neurotransmissores, aumentando a disponibilidade destes para a liberação na fenda sináptica.

> O excesso de monoaminas livres no espaço intracelular pode promover um aumento na liberação desses neurotransmissores, por difusão passiva, pelos poros da membrana, ou pela troca de sentido de seus transportadores presentes na membrana celular.

■ **Tabela 10.23** IMAOs e perfil de inibição da MAO-A e da MAO-B.

Fármaco	Tipo de inibição	MAO-A	MAO-B
Moclobemida	Reversível	+++	–
Brofaromina	Reversível	+++	–
Tranilcipromina	Irreversível	+++	++
Fenelzina	Irreversível	+++	+
Selegilina	Irreversível	–	+++

MAO: monoaminoxidase, IMAOs: inibidores de aminoxidase, –: sem interação, +: baixa interação, ++: média interação, +++: alta interação.

Farmacocinética

Os IMAOs podem ligar-se à MAO de maneira reversível ou irreversível. Assim, o efeito de inibição da enzima persiste mesmo quando esses fármacos já não são mais detectados no plasma. Desse modo, os parâmetros farmacocinéticos apresentam baixa aplicabilidade. Em geral, se pressupõem que o efeito do fármaco irá persistir por até 7 dias (IMAOs reversíveis) ou 2 a 3 semanas (IMAOs irreversíveis) após a interrupção do tratamento.

> Como a inibição da MAO perdura de 1 a 3 semanas após o término do tratamento com IMAOs, recomenda-se, durante esse período, não iniciar o tratamento com outros antidepressivos que potencializam os sistemas monoaminérgicos, a fim de se evitar hiperatividade desses sistemas e consequentes efeitos colaterais, tais como hiper-reatividade autonômica, síndrome serotoninérgica e psicoses.

Reações adversas e interações medicamentosas

Os IMAOs podem promover todos os efeitos colaterais descritos na Tabela 10.22. Além desses efeitos, eles podem induzir reações adversas importantes decorrentes de interações com alimentos ou outros medicamentos. Tais interações não são decorrentes da interação com as isoenzimas do citocromo P450 (Tabela 10.24).

A tiramina é uma importante amina simpaticomimética, que provém, em grande parte, da alimentação (Tabela 10.25). Assim como as demais monoaminas, a tiramina também é degradada pela MAO. Quando recapturada pelo terminal pré-sináptico, a tiramina interage com transportadores vesiculares, favorecendo a liberação das monoaminas estocadas nas vesículas do terminal pré-sináptico. Esse efeito não apresenta repercussões clínicas importantes, já que a MAO degrada as monoaminas em excesso. No entanto, com a inibição da MAO, a liberação de monoaminas promove importantes reações adversas, principalmente no sistema nervoso autônomo. Ocorre aumento das concentrações extracelulares de norepinefrina e uma exacerbação do sistema nervoso autônomo simpático. Consequentemente, os principais efeitos colaterais incluem taquiarritmias, hipertensão, infarto do miocárdio, acidente vascular cerebral isquêmico e hiperglicemia.

Tabela 10.24 Efeito dos antidepressivos nas isoenzimas do citocromo P450.

Potencial de inibição	1A2	2C9/19	2D6	3A4
Elevado	Fluvoxamina (ISRS)	Fluvoxamina (ISRS) Fluoxetina (ISRS)	Paroxetina (ISRS) Fluoxetina (ISRS)	Fluvoxamina (ISRS) Fluoxetina (ISRS) Nefazodona (AIRS)
Moderado	ADTs terciários Fluoxetina (ISRS) Paroxetina (ISRS)	Sertralina (ISRS)	ADTs terciários	ADT Sertralina (ISRS) Paroxetina (ISRS)
Baixo	Venlafaxina (IRSN) Bupropriona (IRND) Citalopram (ISRS) Reboxetina (ISRS) Sertralina (ISRS) Mirtazapina (ANASE) Nefazodona (AIRS)	Venlafaxina (IRSN) Bupropriona (IRND) Citalopram (ISRS) Reboxetina (ISRS) Paroxetina (ISRS) Mirtazapina (ANASE) Nefazodona (AIRS)	Venlafaxina (IRSN) Bupropriona (IRND) Citalopram (ISRS) Reboxetina (ISRS) Fluvoxamina (ISRS) Mirtazapina (ANASE) Nefazodona (AIRS)	Venlafaxina (IRSN) Bupropriona (IRND) Citalopram (ISRS) Reboxetina (ISRS) Mirtazapina (ANASE)

Tabela 10.25 Alimentos que devem ser evitados e que podem ser consumidos por pacientes que fazem uso de IMAOs, em decorrência dos níveis de tiramina.

Alimentos a serem evitados	Alimentos permitidos
Carne, frango e peixes secos, envelhecidos, defumados; embutidos em geral (salame, mortadela, presunto, salsicha), enlatados (patês)	Carne, frango e peixes frescos
Vagens largas, grão de bico, chucrute e produtos à base de soja	Legumes e frutas em geral (evitar abacate e banana maduros)
Queijos não pasteurizados e envelhecidos (cheddar, muçarela, gorgonzola, parmesão, suíço)	Queijos pasteurizados (frescal, minas padrão, ricota, requeijão)
Vinho tinto, chope, cerveja, uísque	Vodka, gin, vinho branco (todos com moderação)
Chocolate	Chocolate branco

Além da interação com a tiramina, os IMAOs fazem interações medicamentosas significativas do ponto de vista clínico com vários fármacos, principalmente com os agentes simpaticomiméticos (anfetaminas, cocaína, metilfenidato, descongestionantes nasais), inibidores da recaptação de monoaminas (antidepressivos tricíclicos, venlafaxina e IRSN). As reações adversas decorrentes dessas interações incluem hiperexcitabilidade do SNC e periférico, bem como síndrome serotoninérgica.

A síndrome serotoninérgica é um conjunto de sintomas provocados pela hiperestimulação de receptores serotoninérgicos. É caracterizada por alterações mentais (agitação, confusão, desorientação), hiperatividade autonômica (febre, taquicardia, diarreia, vômitos, dilatação pupilar, sudoração) e alterações neuromusculares (tremores, rigidez, hiper-reflexia e ataxia).

Usos clínicos

Os IMAOs apresentam excelente eficácia antidepressiva. No entanto, em razão dos efeitos colaterais, não são fármacos de primeira escolha para o tratamento da depressão maior de leve a moderada. Em geral, seu uso fica restrito à depressão grave, resistente ao tratamento com demais classes de antidepressivos. Ainda assim, seu uso deve estar sempre associado a um rigoroso controle alimentar, a fim de se evitar a ingestão de alimentos ricos em tiramina.

Antidepressivos tricíclicos

Mecanismo de ação

Após serem liberadas na fenda sináptica, as monoaminas sofrem um processo de recaptação por transportadores específicos (transportador de norepinefrina [TNE], transportador de serotonina [TSER]). Os ADTs interagem com esses transportadores, inibindo, com isso, a recaptura das monoaminas. Essa inibição aumenta consideravelmente o tempo de permanência das monoaminas na fenda sináptica.

Existem diferenças entre os diferentes fármacos dessa classe quanto à afinidade pelos transportadores de monoaminas. De acordo com a cadeia aminolateral ligada ao anel tricíclico, esses fármacos podem ser divididos em duas classes: aminoterciários (amitriptilina, clomipramina, doxepina e imipramina) e aminosecundários (amoxapina, desipramina, maprotilina, nortriptilina e protiptilina). Os aminoterciários inibem a recaptura de serotonina e norepinefrina, ao passo que os aminosecundários inibem a recaptura somente da norepinefrina (embora a amoxapina também iniba a recaptura de dopamina). Assim, é comum classificar os aminosecundários como ISRN, bem como a amoxapina de IRND.

Farmacocinética

Os parâmetros farmacocinéticos dos principais ADTs encontram-se descritos na Tabela 10.26.

Reações adversas e interações medicamentosas

Os principais efeitos colaterais dos ADTs encontram-se descritos nas Tabelas 10.22 e 10.27. Já que inibem a recaptação de serotonina e norepinefrina, deve-se cuidar da interação entre ADT e outros fármacos que inibam a recaptura dessas monoaminas, a fim de se evitar estimulação simpática periférica e síndrome serotoninérgica. Além disso, os ADTs podem potencializar o efeito de outros depressores do SNC (inclusive o álcool); já esses antidepressivos apresentam um perfil sedativo principalmente em decorrência do bloqueio dos receptores muscarínicos e histaminérgicos.

> Embora a interação entre ADTs e outros inibidores de recaptura de monoaminas possa ser perigosa, é comum a associação de baixas doses de ADTs com esses inibidores. Esse esquema diminui a incidência de seus efeitos colaterais e potencializa a ação terapêutica de ambos os antidepressivos.

■ Tabela 10.26 Perfil farmacocinético dos antidepressivos.

Fármaco	Biodisponibilidade (%)	Ligação das proteínas plasmáticas (%)	Meia-vida (h)	Metabólitos ativos	Volume de distribuição (ℓ/kg)
ADTs terciários					
Amitriptilina	31 a 61	82 a 96	31 a 46	Nortriptilina	5 a 10
Clomipramina	nd	nd	22 a 84	Desmetil	7 a 20
Doxepina	13 a 45	nd	8 a 24	Desmetil	9 a 33
Imipramina	29 a 77	76 a 95	9 a 24	Desipramina	15 a 30
ADTs secundários					
Amoxapina	nd	nd	8	7,8-hidroxi	nd
Desipramina	60 a 70	73 a 90	14 a 62	hidroxi	22 a 59
Maprotilina	66 a 75	88	21 a 52	desmetil	15 a 28
Nortriptilina	32 a 79	93 a 95	18 a 93	10-hidroxi	21 a 57
Protriptilina	77 a 93	90 a 95	54 a 198	nd	19 a 57
ISRS					
Citalopram	51 a 93	70 a 80	23 a 75	desmetil	12 a 16
Escitalopram	80	56	27 a 59	desmetil	12
Fluoxetina	70	94	24 a 96	norfluoxetina	12 a 97
Fluvoxamina	> 90	77	7 a 63	nenhum	> 5
Paroxetina	50	95	24	nenhum	28 a 31
Sertralina	nd	98	22 a 35	desmetil	20
Outras classes					
Bupropiona	60 a 80	85	11 a 14	Hidroxi, treoidro, eritreoidro	20 a 30
Venlafaxina	nd	27 a 30	4 a 10	O-desmetil	nd
Mirtazapina	nd	nd	20 a 40	desmetil	nd
Nefazodona	15 a 23	98	2 a 4	Hidroxi, m-clorofenil piperazina	nd
Trazodona	nd	nd	4 a 9	m-clorofenil piperazina	nd

nd: não determinado.

Tabela 10.27 Efeitos dos antidepressivos nos transportadores de monoaminas, nos receptores colinérgicos muscarínicos e na incidência de reações adversas.

Fármaco	TSER	TNE	TDA	Anticolinérgico	Sedação	Agitação	Convulsões	Hipotensão ortostática	Efeitos cardiovasculares*	Ganho de peso	Disfunção sexual	Efeitos gastrintestinais
ADTs terciários												
Amitriptilina	+3	+2	0	+3	+3	0	+2	+3	+3	+3	+2	+1
Clomipramina	+3	+3	0	+2	+3	0	+3	+2	+3	+3	+3	+1
Doxepina	+2	+1	0	+3	+3	0	+2	+2	+3	+3	+2	+1
Imipramina	+3	+2	0	+2	+2	0	+2	+2	+3	+3	+2	+1
ADTs secundários												
Amoxapina	+1	+2	+1	+2	+2	0	+2	+2	+2	+2	+1	+1
Desipramina	0	+3	0	+1	+1	+1	+1	+1	+1	+2	+1	+1
Maprotilina	0	+3	0	+2	+2	0	+3	+2	+2	+2	+1	+1
Nortriptilina	0	+2	0	+2	+2	0	+1	+1	+2	+2	+1	+1
Protriptilina	0	+3	0	+2	0	+2	+2	+1	+2	+2	+1	+1
ISRS												
Citalopram	+3	0	0	0	0	0	0	0	0	0	+3	+3
Escitalopram	+3	0	0	0	0	0	0	0	0	0	+3	+3
Fluoxetina	+3	+1	0	0	0	+2	0	0	+1	0	+3	+3
Fluvoxamina	+3	0	0	0	+1	0	0	0	0	0	+3	+3
Paroxetina	+3	0	0	+2	+1	0	0	0	0	0	+3	+3
Sertralina	+3	0	+1	0	0	+1	0	0	0	0	+3	+3
Outras classes												
Bupropiona	0	+1	+2	0	0	+3	+4	0	0	0	0	+2
Venlafaxina	+3	+2	+1	0	0	0	0	0	+2	0	+3	+3
Mirtazapina	0	0	0	0	+3	0	0	0	0	+1	0	0
Nefazodona	+1	0	0	+3	+2	0	0	0	0	+1	+1	+2
Trazodona	+1	0	0	0	+2	0	0	0	0	+2	+1	+2

*Taquiarritmias e hipertensão arterial, TSER: transportador de serotonina, TNE: transportador de norepinefrina, TDA: transportador de dopamina, 0: desprezível, +1: leve, +2: significativo, +3: grave.

Usos clínicos

Os ADTs apresentam excelente eficácia antidepressiva. No entanto, dados os efeitos colaterais, não são fármacos de primeira escolha para o tratamento da depressão maior de leve a moderada. Por outro lado, os ADTs são indicados em casos de depressão resistente ao tratamento com ISRSs ou ISRNs. Além disso, os ADTs (mais especificamente a amitriptilina) são utilizados para o tratamento da enxaqueca (ver o tópico *fármacos utilizados no tratamento da enxaqueca*).

Inibidor seletivo da recaptura de serotonina

Mecanismo de ação

Os ISRSs interagem com o TSER, inibindo, com isso, a recaptura da serotonina. Essa inibição aumenta consideravelmente o tempo de permanência desse neurotransmissor na fenda sináptica.

Farmacocinética

Os parâmetros farmacocinéticos dos principais ISRSs encontram-se descritos na Tabela 10.26.

Reações adversas e interações medicamentosas

As reações adversas dos ISRSs são decorrentes do aumento da serotonina e sua interação com os receptores 5-HT$_2$A, 5-HT$_2$C e 5-HT$_3$. Esses efeitos tendem a diminuir no decorrer do tratamento (em torno de 3 a 4 semanas) em razão da infrarregulação desses receptores (Tabela 10.28).

Acatisia
Síndrome caracterizada pela incapacidade de permancer sentado, associada à sensação de tremor muscular

Mioclonias
Movimentos musculares rápidos

Dispepsia
Dificuldade na digestão dos alimentos, caracterizada por dor e expansão da parte superior do abdome, bem como sensação precoce de saciedade durante a alimentação

■ **Tabela 10.28** Efeitos colaterais dos inibidores seletivos da recaptação de serotonina.

Receptor	Efeitos colaterais
5-HT$_2$A	Ansiedade, depressão, insônia, agitação, acatisia, mioclonias, disfunção sexual
5-HT$_2$C	Ansiedade, depressão, perda de peso, disfunção sexual
5-HT$_3$	Náusea, vômitos, dispepsia, cólicas intestinais e diarreia
5-HT$_4$	Cólicas intestinais e diarreia

Embora tenha um perfil mais favorável que os ADTs e IMAOs quanto aos efeitos adversos (Tabela 10.27), os ISRSs apresentam sérios problemas relacionados com as interações medicamentosas. O principal mecanismo dessas interações é decorrente da inibição de diferentes isoenzimas do citocromo P450 (Tabela 10.24).

Usos clínicos

Os ISRSs são utilizados para o tratamento da depressão de leve a moderada. Além disso, são fármacos de primeira escolha no tratamento dos transtornos de ansiedade e estados mistos de depressão e ansiedade (mais detalhes no tópico "Fármacos ansiolíticos"). Seu uso também vem sendo consolidado nos transtornos alimentares como bulimia e anorexia nervosa.

F·F Farmacologia em Foco

Os vários ISRSs: similares, porém diferentes

Todos os ISRSs bloqueiam a recaptação da serotonina. No entanto, cada um apresenta propriedades farmacodinâmicas e farmacocinéticas individuais, o que justifica seus perfis diferenciados quanto a indicação clínica, efeitos adversos e interações medicamentosas. Propriedades secundárias da classe dos ISRSs incluem combinações de ações em transportadores noradrenérgicos e dopaminérgicos, bem como receptores muscarínicos, histaminérgicos e opioidérgicos (Tabela 10.27). Além disso, os ISRSs inibem de maneira diferenciada pelo menos uma das isoenzimas do citocromo P450 (conforme ilustrado na Tabela 10.24), o que resulta em diferentes perfis de interações farmacocinéticas com outros fármacos. Dentre os ISRSs disponíveis no mercado, somente o citalopram e o escitalopram são, de fato, exclusivamente inibidores seletivos da recaptura de serotonina. A seguir, serão destacadas outras ações secundárias dos diferentes ISRSs e suas repercussões clínicas:

- Fluoxetina: inibe a recaptação de norepinefrina, o que colabora para sua maior potencialidade para induzir ansiedade e insônia, principalmente no início do tratamento
- Paroxetina: efeito anticolinérgico (sedação e demais características descritas na Tabela 10.22) e inibidor da enzima óxido nítrico sintetase. Ambos os mecanismos fazem da paroxetina o ISRS mais relacionado com a disfunção erétil e ejaculatória
- Sertralina: inibe a recaptação de dopamina, tornando-a mais ativadora que a média dos demais ISRSs. Além disso, esse efeito faz com que a sertralina tenha o melhor perfil terapêutico dos ISRSs em paciente com drogadição
- Fluvoxamina: agonista receptor opioide σ, tornando-a mais sedativa que a média dos demais ISRSs.

Outras classes de antidepressivos: os novos antidepressivos

Neste item, incluem-se os antidepressivos ISRN, IRSN, IRND, ANASE e AIRS. Exceto os ISRNs, as demais classes, assim como os IMAOs e ADTs, atuam em mais de um sistema de neurotransmissão (em geral, serotoninérgico e noradrenérgico), o que garante excelente eficácia terapêutica. No entanto, diferentemente dos IMAOs e ADTs, apresentam melhor perfil de tolerabilidade, já que estão associados a menor incidência de efeitos colaterais.

Os antidepressivos que atuam tanto na recaptação de dopamina quanto na recaptação de norepinefrina vêm sendo utilizados como tratamento alternativo ao metilfenidato no transtorno de déficit de atenção e hiperatividade.

Mecanismo de ação

Em relação aos ISRN (reboxetina, atomoxetina), IRSNs (venlafaxina, duloxetina e amoxapina) e IRNDs (bupropiona), o próprio nome da classe já representa os respectivos mecanismos de ação. Ao inibir a receptação de norepinefrina (ISRN), serotonina e norepinefrina (IRSN) e de norepinefrina e dopamina (IRND), esses fármacos aumentam a disponibilidade de tais neurotransmissores na fenda sináptica. O resultado é bem similar àqueles vistos com os IMAOs e ADTs. Já para os ANASEs e AIRSs, o mecanismo de ação é um pouco mais complexo e merece discussão mais detalhada.

ANASEs (antagonistas noradrenérgicos e serotoninérgicos), cujo protótipo é a mirtazapina, são fármacos que desinibem o sistema serotoninérgico e noradrenérgico por um mecanismo que envolve o bloqueio dos receptores α_2 noradrenérgicos. Esses receptores estão presentes nos terminais axônicos tanto de neurônios noradrenérgicos (autorreceptor) como de neurônios serotoninérgicos (heteroreceptor). Quando estimulado pela norepinefrina, o receptor α_2 exerce um poderoso mecanismo de *feedback* negativo, inibindo a própria liberação de norepinefrina. Além disso, existem várias regiões no SNC em que existem projeções tanto noradrenérgicas quanto serotoninérgicas. Nesses casos, a norepinefrina liberada pelo terminal axônico noradrenérgico também pode atuar em receptores α_2 que estão presentes em terminais axônicos serotoninérgicos, nos quais exercerá o efeito de *feedback* inibitório similar ao descrito anteriormente. Os ANASEs, assim, cortam o freio promovido pelos receptores α_2 sobre a liberação de norepinefrina e serotonina, aumentando, com isso, suas concentrações na fenda sináptica. Como se não bastasse esse efeito direto, também ocorre importante efeito indireto sobre a região somatodendrítica dos neurônios serotoninérgicos, porque existem sinapses entre terminais axônicos noradrenérgicos e a região somatodendrítica de neurônios serotoninérgicos no núcleo da rafe. A porção somatodendrítica serotoninérgica expressa quantidades significativas de receptor α_1 noradrenérgico, um receptor metabotrópico acoplado a proteína Gs; portanto, quando estimulado, esse receptor noradrenérgico favorece o disparo de potencial de ação dos neurônios serotoninérgicos e a consequente liberação de serotonina nas regiões para as quais os axônios se projetam. Assim, o efeito inicial de bloqueio α_2 nos terminais axônicos noradrenérgicos aumentará os níveis extracelulares de norepinefrina no núcleo da rafe. Esse aumento de norepinefrina irá promover maior ativação de receptores α_1 na região somatodendrítica dos neurônios serotoninérgicos e favorecer seus disparos de potencial de ação. Logo, a propriedade antagonista noradrenérgica dos ANASEs é fundamental para o seu efeito antidepressivo (Figura 10.19).

Ainda em relação aos ANASEs, o que dizer da sua propriedade antagonista serotoninérgica? Como descrito para os ISRSs, sua ação tanto antidepressiva como ansiolítica está relacionada com a ativação de receptores 5-HT$_1$A e a infrarregulação de receptores 5-HT$_2$A/5-HT$_2$C. Além disso, muitos efeitos colaterais dos ISRSs são decorrentes da interação da serotonina com os receptores 5-HT$_2$, 5-HT$_3$ e 5-HT$_4$ (Tabela 10.28). Os ANASEs bloqueiam os receptores 5-HT$_2$A, 5-HT$_2$C e 5-HT$_3$ e o aumento da disponibilidade de serotonina na fenda sináptica (pelo mecanismo noradrenérgico descrito anteriormente) é direcionado particularmente para os receptores 5-HT$_1$A, já que o 5-HT$_2$ e o 5-HT$_3$ estão bloqueados pelo ANASE. Essa estratégia tanto maximiza a ação antidepressiva e ansiolítica como evita a incidência dos efeitos colaterais comumente observados com os ISRSs.

A última classe dos novos antidepressivos, os antagonistas e inibidores da recaptura de serotonina (AIRSs), apresentam como protótipo a trazadona e a nefazodona. Esses fármacos, assim como os ISRSs, inibem a recaptação de serotonina. No entanto, adicionalmente, os AIRSs bloqueiam os receptores 5-HT$_2$A e 5-HT$_2$C. Tais efeitos, em conjunto, maximizam a ação antidepressiva e ansiolítica e minimizam os efeitos colaterais decorrentes da ativação dos receptores 5-HT$_2$A e 5-HT$_2$C (Tabela 10.28).

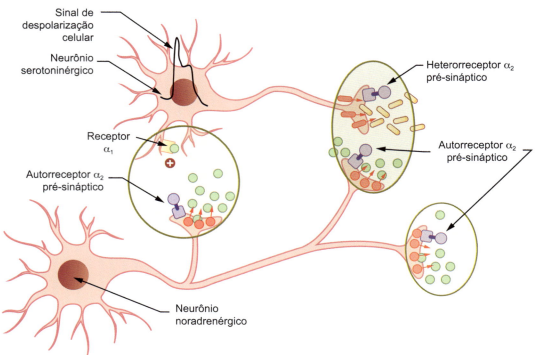

Figura 10.19 Mecanismo de ação dos ANASEs. Adaptada de STAHL, S.M. Psicofarmacologia: bases neurocientíficas e aplicações práticas. 3. ed. Rio de Janeiro: Guanabara Koogan, 2010.

Farmacocinética

Os parâmetros farmacocinéticos dos principais novos antidepressivos encontram-se descritos na Tabela 10.26.

Reações adversas e interações medicamentosas

Uma característica diferencial desses novos antidepressivos é justamente a maior tolerabilidade e menor incidência de efeitos adversos quando comparados aos antidepressivos clássicos, principalmente os tricíclicos e os IMAOs (Tabela 10.27). Tanto os ANASEs quanto os AIRs, ambos por bloqueio H_1, α_1 e 5-HT_2A, apresentam efeito sedativo marcante que pode representar efeito colateral importante ou, em muitos casos, ser um efeito desejável.

Exceto a nefazodona, os novos antidepressivos não afetam de forma significativa o funcionamento das isoenzimas do citocromo P450 (Tabela 10.24)

■ Estabilizadores do humor

Quando se fala em transtornos do humor, a depressão e a mania são considerados os extremos opostos de um espectro afetivo. Embora esses extremos sejam considerados polos separados, é possível que apareçam em momentos diferentes em um único indivíduo, provocando, com isso, um quadro de bipolaridade (transtorno afetivo bipolar [TAB]). Além disso, a mania também pode apresentar-se como um tipo mais brando, denominado hipomania. Finalmente, episódios de depressão e mania podem se manifestar simultaneamente, ocasionando um quadro de estado afetivo misto.

Os estabilizadores do humor são fármacos capazes de atuar nos diferentes polos do transtorno de humor, embora existam importantes diferenças entre esses fármacos quanto a sua efetividade nesses diferentes polos, ou seja, alguns fármacos são mais eficazes no polo positivo (hipomaníaco e/ou maníaco), ao passo que outros, no polo negativo (depressão).

Embora seu uso como estabilizador do humor tenha sido aprovado somente em 1970, o carbonato de lítio vem sendo usado para os transtornos do humor desde 1949. No entanto, em decorrência de seus importantes efeitos adversos, outros fármacos vêm ganhando maior destaque na terapêutica de tais transtornos. Algumas teorias sugerem que, durante os episódios maníacos e/ou hipomaníacos, ocorre hiperatividade do SNC, principalmente dos circuitos monoaminérgicos. Isso explica, ao menos em parte, o uso cada vez mais consagrado de alguns fármacos anticonvulsivantes nos episódios do espectro positivo, misto e também no próprio TAB. Similarmente, é crescente o uso de antipsicóticos atípicos em tais transtornos.

> O uso de antipsicóticos atípicos nos episódios do espectro positivo, misto e no TAB não se aplica somente nos casos em que a psicose se faz presente. As propriedades farmacológicas *per se* de tais fármacos explicam seus importantes efeitos no controle das variações de humor em ambos os espectros.

> Deve-se evitar o uso de antidepressivos na fase depressiva do TAB em razão da provável indução de um quadro maníaco ou hipomaníaco. Isso não significa que os antidepressivos estão contraindicados no TAB. A única ressalva ao uso de antidepressivos no TAB é que sua administração deve ser precedida ou utilizada concomitantemente com substâncias antimaníacas.

Lítio

Mecanismo de ação

O mecanismo de ação do lítio não está totalmente elucidado. Até o momento, sabe-se que o lítio altera o transporte de eletrólitos, afeta a liberação de neurotransmissores e atua em sistemas de segundos mensageiros.

Efeitos sobre o transporte de eletrólitos

Sabe-se que na mania e no TAB ocorre um aumento neuronal de sódio e cálcio intracelular. O lítio tende a normalizar esse desequilíbrio iônico. Por ser um cátion estreitamente relacionado com o sódio, a entrada de lítio na célula ocorre pelos canais de sódio dependente de voltagem. O acúmulo intracelular do lítio promove a diminuição intracelular de sódio, que, por sua vez, reduz as concentrações de cálcio intracelular. Por meio dessas ações, o lítio reduz a excitabilidade neuronal.

> Os canais de sódio apresentam-se em três estados: repouso, ativado e inativado. O influxo do lítio se dá somente quando o canal se encontra ativado. Assim, o acúmulo intracelular do lítio se dá preferencialmente em neurônios hiperexcitáveis.

Efeito sobre os neurotransmissores

O lítio inibe a liberação de norepinefrina e dopamina (mas não serotonina) dependente de cálcio e provocada pela despolarização celular. Além disso, o tratamento crônico com lítio provoca a infrarregulação de transportadores de recaptação de glutamato, diminuindo, com isso, a disponibilidade desse importante neurotransmissor excitatório na fenda sináptica.

Sistemas de segundos mensageiros

Embora extremamente complexa, a ação do lítio sobre os sistemas de segundos mensageiros e sinalização celular representa os achados mais consistentes sobre seu mecanismo de estabilização do humor. O lítio é capaz de afetar várias enzimas envolvidas na sinalização intracelular (Tabela 10.29), entre elas as enzimas importantes no processo de reciclagem dos

■ **Tabela 10.29** Efeito do lítio sobre enzimas de sinalização intracelular.

Enzima	Função
Inositol monofosfatase	Enzima limitante na reciclagem do inositol. A inibição pelo lítio diminui os substratos para a produção de IP3 e DAG
Polifosfato de inositol 1-fosfatase	Enzima envolvida na reciclagem do inositol. A inibição pelo lítio diminui os substratos para a produção de IP3 e DAG
Bifosfato nucleotidase	Enzima envolvida na produção de monsfato de adenosina. Ao ser inibida pelo lítio, pode causar diabetes insípido nefrogênico
Glicogênio sintase 3	Enzima constantemente ativa, que tem função de limitar os processos neurotróficos e neuroprotetores. Sua inibição pelo lítio pode estar envolvida nos seus efeitos de neuroproteção

fosfoinositídios de membrana que servem como precursores dos segundos mensageiros trifosfato de inositol-1,4,5 (IP3) e diacilglicerol (DAG) (Figura 10.20). Assim, o lítio diminui os efeitos excitatórios da sinalização intracelular mediada pela proteína Gq (Capítulo 1).

F·F Farmacologia em Foco

Mecanismos moleculares de ação do lítio

O lítio parece modular a cascata intracelular mediada pelo fator de crescimento derivado do cérebro (BDNF). É verificado aumento na ativação da proteinoquinase ativada pelo BDNF (ERK) e também na produção de alguns fatores neuroprotetores, como a proteína 2 dos linfócitos ou células B (bcl-2). Além disso, ocorre a inativação da glicogênio sintase 3 (GSK3), enzima constitutivamente ativa que inibe processos neurotróficos e prejudica a resiliência celular. Tais eventos conferem ao lítio um importante efeito neuroprotetor. Finalmente, o lítio parece desacoplar os receptores metabotrópicos de suas respectivas proteínas G e, consequentemente, toda a via de transdução de sinal ligada a esses receptores. Isso explica o fato de, embora aumentar os níveis basais de adenilciclase e de cAMP, o lítio diminui o efeito da ativação dos receptores metabotrópicos sobre a produção desse segundo mensageiro. De forma similar, o lítio diminui a habilidade dos receptores metabotrópicos em estimular a fosfolipase C e fosfolipase A2, bem como a formação de seus respectivos segundos mensageiros. A real importância de tais mecanismos sobre os efeitos terapêuticos do lítio ainda precisa ser esclarecida.

Farmacocinética

O lítio é um cátion monovalente de pequeno peso molecular que se assemelha muito com o sódio e o potássio. Apresenta um baixo índice terapêutico e, por conta disso, se faz necessário o monitoramento periódico de suas concentrações séricas.

O lítio é absorvido em quase sua totalidade pelo TGI em cerca de 8 h, atingindo o pico de concentração plasmática em torno de 2 a 4 h após a administração por via oral. Apresenta ampla distribuição e não se liga de forma significativa às proteínas plasmáticas. A passagem pela BHE é lenta, e após o estado de equilíbrio, a concentração no líquido cefalorraquidiano é em torno de 40 a 50% da concentração plasmática. Sua meia-vida de eliminação é em torno de 20 a 24 h.

Cerca de 80% do lítio filtrado é reabsorvido pelos túbulos renais proximais. Assim, a hipernatremia aumenta a excreção de lítio, enquanto a hiponatremia retém lítio; portanto, deve-se ter cautela no monitoramento de lítio em casos transitórios (como episódios febris e diarreias) e em pacientes tratados com diuréticos tiazídicos e de alça.

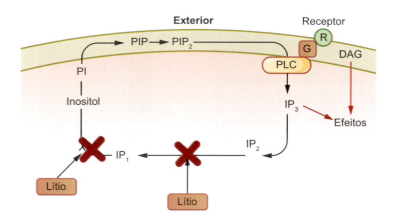

Figura 10.20 Efeito do lítio sobre o sistema de segundo mensageiro IP3 e DAG. DAG: diacilglicerol, G: proteína G, IP$_1$: inositol monofosfato, IP$_2$: inositol difosfato, IP$_3$: inositol trifosfato, PI: fosfoinositol, PLC: fosfolipase C, PIP: 4-fosfatidilinositol monofosfato, PIP$_2$: fosfato fosfoinositídeo, R: receptor metabotrópico.

Reações adversas e interações medicamentosas

Os efeitos tóxicos do lítio estão relacionados com sua concentração sérica e com a taxa de elevação logo após sua administração. Os sintomas da intoxicação incluem vômitos, diarreia, tremor grave, ataxia, coma e convulsões.

O lítio promove efeitos adversos significativos na função renal. É comum a ocorrência de polidipsia e poliúria e a perda da responsividade ao hormônio antidiurético, levando ao diabetes insípido nefrogênico. Pode haver retenção de sódio em decorrência de um aumento da secreção de aldosterona. A retenção de sódio, por sua vez, pode precipitar a formação de edemas.

Finalmente, são comuns sintomas gastrintestinais (dispepsia, náuseas, vômitos), aumento de peso e dislipidemias, tremores leves, sedação, acnes e discreta alopecia. Pequena parcela de pacientes tratados com lítio pode desenvolver hipotireoidismo leve e depressão do nodo sinusal cardíaco; no entanto, tais efeitos são de pouca repercussão clínica.

Deve-se atentar para o potencial de interação medicamentosa do lítio. Alguns anti-inflamatórios não esteroides, bem como diuréticos que eliminam sódio (tiazídicos e de alça), podem facilitar a reabsorção do lítio pelos túbulos renais proximais e aumentar sua concentração plasmática. Os inibidores da enzima conversora da angiotensina (ECA) também aumentam a retenção de lítio.

F-F Farmacologia em Foco

Tratamento da intoxicação e monitoramento dos níveis séricos de lítio

As superdosagens terapêuticas de lítio são mais comuns que aquelas decorrentes de ingestão de doses elevadas de modo deliberado ou acidental. As superdosagens terapêuticas são quase sempre por conta de acúmulo de lítio decorrente de alterações no estado físico do paciente, como hiponatremia, flutuação da função renal e interações medicamentosas (descritas anteriormente). Nesse caso, como já houve equilíbrio na distribuição, a concentração plasmática do cátion não necessariamente estará tão acima do normal (0,6 a 1,4 mEq/ℓ). Como o lítio é um cátion de baixo peso molecular, a diálise (particularmente a hemodiálise) reduz de modo significativo sua concentração corpórea. Terapias de suporte incluem a correção das concentrações plasmáticas de sódio e líquidos corpóreos.

Como a margem de segurança é estreita, e tendo em vista sua meia-vida breve, geralmente são recomendadas doses diárias fracionadas. Pelo monitoramento sérico será possível determinar a menor dose capaz de se atingir o objetivo terapêutico com o mínimo de efeitos adversos. Tais concentrações podem variar de acordo com o objetivo terapêutico. Para pacientes com mania ou hipomania pode variar entre 0,9 a 1,1 mEq/ℓ. Já em casos de tratamentos mais prolongados, visando evitar as ciclagens em pacientes com TAB, são suficientes concentrações em torno de 0,6 a 0,75 mEq/ℓ. Acima de 0,75 mEq/ℓ, pode-se constatar aumento dose-dependente de poliúria e tremores, mas não de seus efeitos terapêuticos.

Usos clínicos

O principal uso clínico do lítio é no tratamento profilático da mania e do TAB, embora, nesse último caso, a proteção seja parcial e requeira associação com outros estabilizadores do humor.

O lítio também pode ser utilizado pontualmente como coadjuvante aos antidepressivos em casos de depressão grave recidivante, principalmente as associadas à melancolia.

Seu uso isolado em quadros maníacos ou hipomaníacos agudos vem diminuindo, já que o início de ação é lento e, como descrito anteriormente, se faz necessário o monitoramento de sua concentração plasmática.

Melancolia
Estado psíquico que se caracteriza por falta de motivação e disposição para atividades em geral

Anticonvulsivantes como estabilizadores do humor

Da observação de que um estado de mania pode sensibilizar os circuitos cerebrais a outros episódios maníacos e que tal mecanismo neurobiológico de sensibilização é muito similar àqueles verificados nos transtornos convulsivos, deu-se início a vários ensaios experimentais e clínicos buscando avaliar a eficácia de fármacos anticonvulsivantes nos transtornos afetivos do polo positivo e no transtorno afetivo bipolar. Tais ensaios resultaram em eficácia terapêutica do ácido valproico e da carbamazepina como agentes antimaníacos, e da lamotrigina como estabilizador do humor. Curiosamente, nem todos os agentes anticonvulsivantes se mostraram eficazes. Assim, o mecanismo da ação antimaníaca e estabilizadora do humor de tais fármacos vai além daqueles tradicionalmente envolvidos em suas propriedades anticonvulsivantes. De fato, os anticonvulsivantes apresentam múltiplos e complexos mecanismos de ação ainda não compreendidos. A Tabela 10.30 mostra algumas características hipotéticas que fomentam o uso de ácido valproico, carbamazepina e lamotrigina nos transtornos afetivos. Os aspectos farmacocinéticos, efeitos adversos, interações medicamentosas, bem como o mecanismo da ação anticonvulsivante desses compostos, estão descritos no tópico "Fármacos antiepilépticos".

■ **Tabela 10.30** Ação hipotética do valproato, da carbamazepina e da lamotrigina nos transtornos afetivos.

Ações	Ácido valproico	Carbamazepina	Lamotrigina
Tratamento da mania	+4	+4	0
Profilaxia da mania	+2	+2	+4
Tratamento da depressão	+1	+1	+3
Profilaxia da depressão	0	0	+4
Bloqueio de canais de sódio dependentes de voltagem	+2	+2	+1
Bloqueio de canais de cálcio dependentes de voltagem	+1	+2	+1
Bloqueio de canais de potássio	0	+2	+1
Potencializador da ação GABAérgica	+2	+1	0
Antagonista de receptores glutamatérgicos	+1	0	+2
Inibidor da liberação de glutamato	0	0	+4

Ácido valproico

A hipótese mais plausível do efeito antimaníaco do ácido valproico é a sua ação de diminuir a neurotransmissão excessiva e reduzir o fluxo de íons pelos canais de sódio dependentes de voltagem. Outra ação interessante do ácido valproico consiste na potencialização da neurotransmissão GABAérgica, seja por aumentar sua liberação, seja por diminuir sua recaptação e degradação metabólica.

O ácido valproico é comprovadamente eficaz na fase maníaca aguda, provavelmente o tratamento de primeira linha para esse caso. Ele também vem sendo utilizado como tratamento profilático da mania, embora tal eficácia não tenha comprovação tão estabelecida quanto a anterior.

> De modo similar ao lítio, evidências recentes mostram que o ácido valproico modula o sistema de segundos mensageiros IP3 e DAG. Além disso, modula a cascata intracelular mediada pelo BDNF, promovendo aumento na expressão de ERK, bcl-2 e inativação da GSK3. Tais efeitos conferem ação neuroprotetora e maior resiliência celular.

Carbamazepina

A carbamazepina também bloqueia os canais de sódio dependentes de voltagem, porém em um local específico e diferente do utilizado pelo ácido valproico. Além disso, evidências recentes na literatura sugerem que o bloqueio de canais de cálcio dependentes de voltagem, bem como dos canais de potássio, podem colaborar para a ação da carbamazepina nos transtornos afetivos.

Assim como o ácido valproico, a carbamazepina é comprovadamente eficaz na fase maníaca aguda. Além disso, a carbamazepina vem sendo utilizada tanto para o controle como para a prevenção dos episódios maníacos do TAB. No entanto, pouco se sabe sobre seus efeitos na fase depressiva do TAB.

Lamotrigina

Assim como os demais anticonvulsivantes descritos anteriormente, a lamotrigina também bloqueia os canais de sódio dependentes de voltagem. No entanto, a ação marcante da lamotrigina que vem sendo relacionada com sua ação estabilizadora do humor consiste na inibição da liberação de glutamato e certo antagonismo nos receptores glutamatérgicos.

Com base em evidência da prática clínica, a lamotrigina vem ganhando destaque como tratamento de primeira linha no TAB, pois atua com eficácia na prevenção da fase maníaca e principalmente na fase depressiva de tal transtorno. Por outro lado, a lamotrigina não é eficaz na mania aguda.

Antipsicóticos como estabilizadores do humor

Como esperado, os antipsicóticos são particularmente eficazes nos sintomas psicóticos associados ao quadro de mania, provavelmente em decorrência do bloqueio dos receptores dopaminérgicos D2 (mais detalhes no tópico "Fármacos utilizados no tratamento da esquizofrenia e outras psicoses"). No entanto, a grande surpresa foi que os antipsicóticos, notavelmente os atípicos, têm se mostrado eficazes tanto no tratamento da mania aguda quanto no tratamento profilático para evitar a recorrência da mania. Além disso, alguns dos antipsicóticos atípicos, principalmente a olanzapina, são particularmente efetivos em ambas as fases do TAB, bem como na prevenção da recorrência dos transtornos depressivos associados ao TAB.

Evidências recentes sugerem que o efeito antimaníaco dos antipsicóticos atípicos é decorrente tanto do bloqueio de receptores dopaminérgicos D2 quanto do bloqueio de receptores serotoninérgicos 5-HT_2A. O primeiro efeito resultaria em diminuição da atividade dopaminérgica no estriado. Já o segundo efeito reduziria secundariamente a atividade glutamatérgica, haja vista que os receptores 5-HT_2A exercem efeitos excitatórios sobre os neurônios glutamatérgicos. Vale ressaltar que a diminuição da atividade glutamatérgica, via antagonismo dos receptores 5-HT_2A, também colabora para a ação antidepressiva desses fármacos.

> Os antipsicóticos atípicos, por meio de mecanismos farmacológicos ainda pouco elucidados, são capazes de aumentar a produção de fatores neurotróficos e estimular a neurogênese. Tais eventos neuroquímicos são fundamentais para a ação antidepressiva desses compostos.

F·F Farmacologia em Foco

Lítio, anticonvulsivantes, antipsicóticos. Qual deles deve ser usado no tratamento da mania e do TAB?

Por muitos anos o tratamento da mania e suas recidivas, bem como do TAB, foi realizado exclusivamente com o lítio, um cátion com baixo índice terapêutico que exige controle rigoroso de sua concentração plasmática. No entanto, com o advento de alguns anticonvulsivantes e antipsicóticos atípico, o tratamento de tais transtornos sofreu revolução. Embora muitos esquemas envolvendo monoterapia sejam eficazes, o tratamento moderno da mania e do TAB envolve a associação racional de fármacos. Tal associação deve ser individualizada para cada fase dos transtornos, bem como para cada paciente. Existe o consenso de se evitar o uso de antidepressivos como monoterapia, quaisquer que sejam os sintomas. Se o quadro depressivo de fato é associado ao TAB, deve-se preferir o uso da lamotrigina, de um antipsicótico atípico ou mesmo da associação entre ambos. Já para um quadro de mania associado ao TAB, deve-se preferir o uso de ácido valproico, carbamazepina, lítio, antipsicótico atípico ou, ainda, a associação entre estes. Finalmente, para episódios maníacos agudos, deve-se evitar o uso de lítio, já que este demora para fazer efeito. Nesse caso, deve-se preferir ácido valproico, carbamazepina e antipsicótico atípico, associados ou não (de acordo com a necessidade) aos benzodiazepínicos com efeito sedativo potente, como o clonazepam e lorazepam. Tal associação controlaria de forma mais rápida e intensa a agitação do paciente em fase maníaca.

Finalmente, deve-se levar em consideração que a associação racional entre esses fármacos nos possibilita diminuir consideravelmente a dose de cada fármaco que seria normalmente utilizada na monoterapia. Tal estratégia maximiza os efeitos terapêuticos e minimiza os importantes efeitos adversos que são peculiares desses fármacos.

Fármacos ansiolíticos

Os distúrbios de ansiedade agrupam uma série de transtornos, cujo componente principal envolve ansiedade e medo associados à preocupação. Os principais transtornos de ansiedade incluem transtorno de ansiedade generalizada, transtorno do pânico, fobia, transtorno obsessivo-compulsivo e transtorno do estresse pós-traumático. Embora existam componentes comuns entre esses transtornos, estes se diferenciam quanto aos aspectos fisiopatológicos, bem como em relação ao tratamento farmacológico. Ainda que diferentes, existe o consenso de que, assim como na maioria das psicopatologias, o tratamento adequado dos transtornos de ansiedade requer o uso crônico de fármacos ansiolíticos.

Até a década de 1980, os transtornos de ansiedade eram tratados com os benzodiazepínicos, cuja farmacologia foi descrita no tópico "Hipnossedativos". A partir de então, houve tendência a se tratar os transtornos de ansiedade com fármacos antidepressivos, notavelmente, os antidepressivos que potencializam o sistema serotoninérgico, como os ISRSs. Esse uso se dá tanto de maneira isolada como associado aos benzodiazepínicos ou outros fármacos, como a buspirona e os antagonistas dos receptores β adrenérgicos. No caso dos bloqueadores β adrenérgicos, embora esse tenha certa ação no SNC, seu efeito principal está relacionado com a diminuição dos sintomas decorrentes da ativação simpática periférica. A farmacologia dos ISRSs e dos antagonistas dos receptores β adrenérgicos já foi descrita em seções anteriores. Assim, neste item será dado enfoque maior ao mecanismo de ação da buspirona (que não foi contemplado nas demais seções), bem como na potencialidade terapêutica da associação entre benzodiazepínicos e ISRS.

> Alguns anticonvulsivantes que potencializam o sistema GABAérgico, tais como gabapentina, vigabatrina, tiagabina e valproato, também vêm sendo utilizados nos transtornos de ansiedade. Os aspectos farmacológicos desses fármacos estão descritos no tópico "Fármacos antiepilépticos".

A associação de benzodiazepínicos e ISRSs

O grande trunfo dos benzodiazepínicos no tratamento da ansiedade baseia-se em seu efeito ansiolítico agudo. No entanto, os benzodiazepínicos apresentam uma série de inconvenientes, como tolerância e potencial de desenvolvimento de dependência, o que inviabiliza o tratamento crônico dos transtornos de ansiedade com tais fármacos.

Quanto aos ISRSs, seu efeito ansiolítico, similarmente ao que ocorre com o seu efeito antidepressivo, tarda em torno de 2 a 3 semanas. Além disso, o aumento inicial de serotonina promovido pelos ISRSs em determinadas regiões do sistema nervoso, como a amígdala, estimulará receptores $5-HT_2A$ e $5-HT_2C$. O estímulo desses receptores pode agravar os sintomas de ansiedade. Somente após a infrarregulação desses receptores (que também tarda em torno de 2 a 3 semanas), estes efeitos colaterais dos ISRSs são minimizados (detalhes no tópico "Antidepressivos"). Em contrapartida, o tratamento crônico com ISRS não está associado à tolerância nem ao potencial de desenvolvimento de dependência, tornando-os fármacos ideais para o tratamento crônico dos transtornos de ansiedade (Figura 10.21).

Mediante o exposto, torna-se claro que a potencialidade da associação entre benzodiazepínicos e ISRS vem sendo amplamente explorada no tratamento atual dos transtornos de ansiedade. Os benzodiazepínicos teriam, então, a função de "apagar o fogo", principalmente na fase inicial do tratamento ou em momentos no qual ocorra exacerbação dos sintomas, ao passo que o tratamento crônico do ISRS atuaria na "raiz do problema", alterando a plasticidade dos circuitos neuronais que se encontram desajustados no estado de ansiedade.

> Na ansiedade, há hiperativação da amígdala e de estruturas por esta inervadas (hipotálamo, substância cinzenta periaquedutal e córtex préfrontal), bem como por um prejuízo no funcionamento do hipocampo. Tal disfunção acarreta a hiperatividade do eixo hipotálamo-hipófise-suprarrenal.

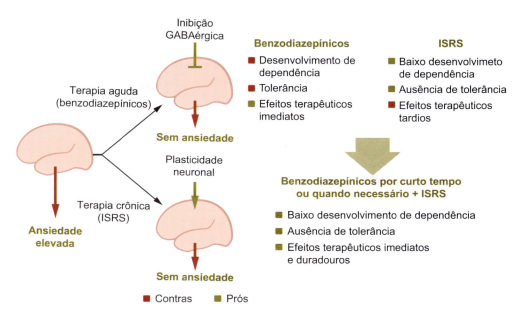

Figura 10.21 No tratamento da ansiedade, ao potencializar a ação GABAérgica, os benzodiazepínicos exercem efeito ansiolítico agudo. Por outro lado, o efeito ansiolítico dos ISRSs demanda plasticidade em circuitos neuronais que se encontram desajustados na ansiedade. Assim, seu efeito é tardio, porém duradouro, e as vantagens e desvantagens de cada um desses fármacos se complementam, formando o protocolo terapêutico ideal para os transtornos de ansiedade.

Buspirona

Mecanismo de ação

A buspirona é um agonista parcial dos receptores 5-HT$_1$A. Tais receptores estão presentes tanto em regiões do sistema nervoso que recebem aferentes serotoninérgicas (como hipocampo, amígdala e córtex pré-frontal) como na região somatodendrítica dos neurônios serotoninérgicos no núcleo da rafe. Nessa região, o 5-HT$_1$A funciona como um autorreceptor inibitório, diminuindo o disparo de potencial de ação dos neurônios serotoninérgicos. Como consequência, ocorre diminuição na liberação de serotonina pelos terminais axônicos em diversas regiões do SNC, a qual minimiza a ativação dos receptores serotoninérgicos (5-HT$_1$A, 5-HT$_2$A, 5-HT$_2$C) nas regiões de projeções axônicas. Sabe-se que a ativação do receptor 5-HT$_1$A em tais regiões tem efeito ansiolítico, ao passo que a ativação dos receptores 5-HT$_2$ tem efeito ansiogênico. Assim, a diminuição da liberação de serotonina nessas regiões minimizaria a ativação dos receptores 5-HT$_2$A e 5-HT$_2$C e seus efeitos ansiogênicos. De modo concomitante, o efeito agonista parcial da buspirona sobre os receptores 5-HT$_1$A nessas regiões manteria o tônus de ativação de tal receptor, provocando, com isso, os efeitos ansiolíticos do fármaco.

Embora o mecanismo de ação da buspirona não envolva alteração na expressão de receptores serotoninérgicos, como acontece com os ISRSs, o efeito ansiolítico da buspirona também demora em torno de 2 a 3 semanas para ocorrer. Desse modo, é possível que os efeitos ansiolíticos da buspirona envolvam outros mecanismos além da ação serotoninérgica.

> A buspirona exerce efeito dose-dependente de antagonismo dos receptores dopaminérgicos D2 e noradrenérgicos α_1 e α_2. Tais mecanismos estão mais relacionados com seus efeitos colaterais do que com seus efeitos ansiolíticos.

Farmacocinética

A buspirona é bem absorvida por via oral; no entanto, somente cerca de 4% do fármaco atinge a circulação sanguínea na sua forma inalterada, em decorrência do extenso metabolismo de primeira passagem. Sua metabolização se dá principalmente por oxidação, produzindo metabólitos ativos e inativos. Vale ressaltar que a ingestão concomitante de alimentos pode retardar a absorção do fármaco e aumentar sua concentração plasmática na forma inalterada. O pico de concentração plasmática ocorre em torno de 1,5 h após a ingestão via oral, se liga amplamente às proteínas plasmáticas (95%) e apresenta um volume de distribuição após a administração intravenosa de 5,3 ℓ/kg. Sua meia-vida pode variar de 1 a 14 h (normalmente se situa entre 2 e 3 h) e a excreção se dá preferencialmente pela urina, embora também ocorra pelas fezes.

Reações adversas e interações medicamentosas

Diferentemente dos BZDs, a buspirona não causa sedação, amnésia, relaxamente muscular nem apresenta potencial para desenvolvimento de dependência. Além disso, seu tratamento crônico não está associado à tolerância. Assim, os pacientes tratados com buspirona não apresentam ansiedade de rebote nem síndrome de abstinência após a interrupção abrupta do tratamento. Os efeitos colaterais mais comuns associados ao uso de buspirona incluem cefaleia, taquicardia, nervosismo, insônia e desconforto gastrintestinal.

Usos clínicos

Em decorrência da demora para a ocorrência dos efeitos ansiolíticos, a buspirona não está indicada para o controle agudo da ansiedade. Seu uso se limita ao tratamento crônico dos transtornos de ansiedade generalizada branda a moderada, principalmente naqueles com sintomas depressivos associados. No entanto, não é considerada tratamento de primeira linha. Além disso, pode ser utilizada em associação com antidepressivos no tratamento da depressão refratária (embora o benefício de tal associação seja controverso). Vale ressaltar que a buspirona não é eficaz nos outros transtornos de ansiedade, como o obsessivo compulsivo, o transtorno do pânico e do estresse pós-traumático.

■ Fármacos utilizados no tratamento da esquizofrenia e outras psicoses

Síndrome
Conjunto de sintomas que definem o diagnóstico e o quadro clínico de determinada doença

A psicose é uma síndrome associada a muitos transtornos psiquiátricos e representa um conjunto de sintomas indicativos de alteração da percepção, do comportamento afetivo e da capacidade de relacionar-se com outros indivíduos. As psicoses podem estar presentes em quadros maníacos, depressivos e/ou ansiosos, bem como nas diferentes demências. Além disso, várias substâncias psicoativas podem induzir psicoses. No entanto, a doença mais comumente associada à psicose é a esquizofrenia. O que deve ficar claro é que esquizofrenia não é sinônimo de psicose, e sim uma das várias doenças das quais a psicose pode estar presente. Todos os antipsicóticos são igualmente eficazes no controle dos sintomas psicóticos, o que não se aplica para os demais sintomas presentes na esquizofrenia. Nesse sentido, se faz necessária uma breve introdução sobre a fisiopatogenia da esquizofrenia, para a melhor compreensão dos aspectos farmacológicos dos antipsicóticos.

De modo genérico, os sintomas da esquizofrenia podem ser classificados como "sintomas positivos" e "sintomas negativos" (Tabela 10.31). Tais denominações são decorrentes do fato de os sintomas positivos estarem relacionados com um aumento, ao passo que os negativos com uma diminuição da atividade dopaminérgica. Mais especificamente, os sintomas positivos são produzidos pela hiperativação da via mesolímbica, enquanto os negativos, pela hipoatividade da via mesocortical.

Diferentemente do que muitos podem pensar, embora possam ser dramáticos e surgirem subitamente, os sintomas positivos da esquizofrenia são os mais eficazmente tratados pelos antipsicóticos. Por outro lado, os sintomas negativos não são tão dramáticos quanto os sintomas positivos. No entanto, estão associados a longos períodos de hospitalização e são os que determinam a evolução geral e o prognóstico da enfermidade, ou seja, os sintomas negativos são muito mais impactantes quando comparados aos sintomas positivos, podendo provocar,

■ **Tabela 10.31** Sintomas positivos e negativos presentes na esquizofrenia.

Sintomas positivos (psicoses)	Sintomas negativos
Delírios	Empobrecimento da fala e do discurso
Alucinações	Diminuição da intensidade das emoções
Distorções e exageros da linguagem	Falta de interesse e interação social
Discurso desorganizado	Diminuição da capacidade de sentir prazer
Comportamento agressivo	Diminuição da motivação
Agitação	Disfunções cognitivas

a longo prazo, consequências devastadoras na qualidade de vida do paciente. Nesse sentido, um antipsicótico ideal seria aquele eficaz tanto nos sintomas positivos quanto nos negativos da esquizofrenia, e desprovidos de efeitos colaterais. Como descrito a seguir, os antipsicóticos típicos são efetivos nos sintomas positivos, porém não agem sobre (e por muitas vezes agravam) os sintomas negativos da esquizofrenia. Já os antipsicóticos atípicos são igualmente eficazes nos sintomas positivos, e tendem a ter uma resposta favorável sobre os sintomas negativos da esquizofrenia. Além disso, os antipsicóticos atípicos têm menor propensão ao desenvolvimento de sintomas extrapiramidais e alterações nos níveis de prolactina.

> Embora os sintomas negativos da esquizofrenia estejam mais relacionados com a hipoatividade da via mesocortical, o bloqueio dos receptores dopaminérgicos pelos antipsicóticos (principalmente os antipsicóticos típicos) na região do núcleo acumbente pode agravar os sintomas negativos da enfermidade.

Antipsicóticos típicos

Mecanismo de ação

Os antipsicóticos típicos são antagonistas dos receptores dopaminérgicos do tipo D2. Em decorrência da dissociação lenta da molécula do fármaco com o receptor, esses compostos realizam um potente bloqueio da sinalização mediada pelos receptores D2. O antagonismo dos receptores D2 no núcleo acumbente (ou seja, o bloqueio da via mesolímbica) está diretamente relacionado com a eficácia desses compostos nos sintomas positivos da esquizofrenia e em outras situações nas quais a psicose esteja presente.

Como mencionado, os sintomas negativos da esquizofrenia são decorrentes da hipoatividade da via mesocortical. Os antipsicóticos típicos também bloqueiam os receptores D2 na via mesocortical, o que pode agravar os sintomas negativos da esquizofrenia. No entanto, como a densidade de receptores D2 no córtex pré-frontal é muito menor que em outras regiões do SNC, o agravamento dos sintomas negativos induzidos por esses fármacos está mais relacionado com o forte bloqueio da via mesolímbica.

> Existe ativação tônica basal da via mesolímbica, que é fundamental para a manutenção do humor, do prazer e de comportamentos motivados. O forte antagonismo dos antipsicóticos típicos nessa via promove rebaixamento de seu tônus fisiológico basal, com consequentes repercussões nos sintomas negativos da esquizofrenia.

Farmacocinética

Os principais parâmetros farmacocinéticos dos antipsicóticos típicos encontram-se descritos na Tabela 10.32. Uma das grandes vantagens desses compostos em relação aos antipsicóticos atípicos é a forma de apresentação. De fato, existem mais compostos típicos

■ **Tabela 10.32** Aspectos farmacocinéticos dos antipsicóticos.

Fármaco	Meia-vida (h)	Ligação proteínas plasmáticas (%)	Excreção
Típico			
Clorpromazina	8 a 35	> 90	Renal
Flufenazina	14 a 24	> 90	Renal e biliar
Haloperidol	12 a 36	92	Renal e biliar
Pimozida	50 a 60	> 90	Renal
Tioridazina	6 a 40	> 90	Renal
Tiotixeno	30 a 40	> 90	Renal
Atípico			
Aripiprazol	75 a 94	99	Renal e biliar
Clozapina	4 a 66	97	Renal e biliar
Olanzapina	21 a 54	93	Renal e biliar
Quetiapina	5 a 10	83	Renal e biliar
Risperidona	20 a 24	90	Renal
Ziprasidona	5 a 10	99	Renal e biliar

disponíveis para uso intravenoso ou como depósito (implantes transdérmicos) quando comparados aos antipsicóticos atípicos. Esses diferentes tipos de apresentação são de extrema relevância clinica.

> A forma de apresentação de depósito é importante para pacientes com dificuldade de adesão ao tratamento, característica comumente vista nos quadros psicóticos.

Reações adversas e interações medicamentosas

A grande desvantagem dos antipsicóticos típicos é seu efeito adverso. O forte antagonismo dos receptores D2 é o responsável tanto por seus efeitos terapêuticos quanto por seus efeitos colaterais. Enquanto o bloqueio D2 no núcleo acumbente está relacionado com o efeito antipsicótico, o bloqueio D2 no estriado dorsal (caudado putâmen) provoca transtornos de ordem motora. Além disso, a diminuição no tônus dopaminérgico na via tuberoinfundibular promove elevação nos níveis de prolactina e, consequentemente, o aparecimento de ginecomastia e galactorreia.

Em relação aos transtornos de ordem motora, o bloqueio dos receptores D2 no estriado produz sintomas semelhantes aos vistos na doença de Parkinson. Já que essa via faz parte do sistema nervoso extrapiramidal, esses sintomas são muitas vezes denominados sintomas extrapiramidais. Estes surgem rapidamente, a partir de 48 h após o início do tratamento. Além dos sintomas extrapiramidais, o bloqueio crônico dos receptores D2 nessa região produz um distúrbio de movimento hipercinético denominado discinesia tardia. Esse transtorno é caracterizado por movimentos involuntários faciais e da língua, como mascar constante, protusão da língua e caretas faciais, bem como movimentos dos membros que podem ser rápidos e espasmódicos. Embora não se saiba ao certo os mecanismos neurobiológicos envolvidos na discinesia, acredita-se que exista hipersensibilidade ou suprarregulação (muitas vezes irreversível) dos receptores D2 no sistema extrapiramidal. É possível que esse processo decorra da tentativa inútil do organismo de sobrepujar o bloqueio dos receptores induzido pelos antipsicóticos.

Outros efeitos colaterais, não decorrentes do bloqueio dos receptores D2, estão presentes com o uso de antipsicóticos típicos, variando de fármaco para fármaco, de acordo com a interação com demais receptores (Tabela 10.33). São comuns sintomas decorrentes do bloqueio dos receptores muscarínicos (embotamento afetivo, sedação, xerostomia, visão turva, constipação intestinal e retenção urinária), histaminérgicos (ganho de peso e sedação) e α_1 adrenérgicos (hipotensão ortostática, tontura e sedação).

> A síndrome neuroléptica maligna é um tipo raríssimo de reação adversa induzida por antipsicótico, resultante da reação de hipersensibilidade. Clinicamente, observa-se um grave distúrbio extrapiramidal acompanhado por hipertermia e distúrbios autonômicos.

Ginecomastia
Aumento do tecido mamário em homens

Galactorreia
Produção de leite pelas glândulas mamárias nos homens e nas mulheres fora do período pós-parto ou de lactação

■ **Tabela 10.33** Alvos farmacológicos dos antipsicóticos e efeitos adversos.

Fármaco	Razão D2/5-HT$_2$A	mACh	α	H1	5-HT$_2$C	IRSN	Sedação	Hipotensão	SEP	Metabólico e ganho de peso
Típico										
Clorpromazina	+4	+5	+5	+4	NC	NC	+5	+5	+2	+3
Flufenazina	+4	+2	+4	+3	NC	NC	+4	+4	+3	+3
Haloperidol	+3	+1	+4	+1	NC	NC	+2	+4	+5	+1
Pimozida	+3	+1	+1	+1	NC	NC	+1	+1	+5	+1
Tioridazina	+5	+5	+5	+1	NC	NC	+4	+5	+2	+1
Tiotixeno	+5	+2	+4	+4	NC	NC	+4	+4	+4	+3
Atípico										
Aripiprazol	+3	+1	+1	+1	+1	+1	+1	+1	+1	+1
Clozapina	+1	+5	+4	+4	+4	+1	+5	+4	+1	+5
Olanzapina	+2	+4	+3	+4	+4	+1	+3	+3	+1	+5
Quetiapina	+2	+4	+3	+4	+4	+4	+3	+3	+1	+4
Risperidona	+1	+1	+4	+2	+1	+1	+2	+4	+1	+3
Ziprasidona	+2	+1	+4	+1	+4	+5	+2	+4	+1	+1

Os dados representam a razão entre o antagonismo dos receptores D2 e 5-HT$_2$A ao potencial de bloqueio dos receptores muscarínicos da acetilcolina (mACh), α-noradrenérgicos, H$_1$ histaminérgicos e 5-HT$_2$C serotoninérgico. Além disso, a tabela mostra a potência desses fármacos em inibir a recaptura de monoaminas (IRSN), bem como seus efeitos adversos, como sedação, hipotensão, sintomatologia extrapiramidal (SEP) e efeitos metabólitos (aumento de colesterol, triglicerídios e glicemia). NC: não consta, +1: insignificante, +2: baixo, +3: médio, +4: alta, +5: muito alto.

> **F·F** **Farmacologia em Foco**
>
> **Sintomatologia extrapiramidal associada ao uso de antipsicóticos típicos**
>
> No estriado dorsal existe um balanço harmonioso entre as atividades dopaminérgicas e colinérgicas. Dessa forma, o bloqueio dos receptores dopaminérgicos induzidos pelos antipsicóticos acaba por exacerbar a atividade colinérgica e, consequentemente, a indução de sintomas extrapiramidais (SEPs). Isso explica o porquê de os antipsicóticos típicos com efeitos antimuscarínicos marcantes estarem menos associados ao desenvolvimento desses sintomas. A SEP mais aguda pode ser dividida em três grupos:
>
> - Reação distônica aguda: frequentemente nas primeiras 48 h de uso, é caracterizada por movimentos espasmódicos da musculatura do pescoço, da boca e da língua
> - Parkinsonismo medicamentoso: geralmente, acontece após a primeira semana de uso. Clinicamente, há tremor de extremidades, hipertonia e rigidez muscular, hipercinesia e fácies inexpressiva
> - Acatisia: geralmente após o terceiro dia de uso da medicação. Clinicamente, é caracterizada por inquietação psicomotora e desejo incontrolável de movimentar-se. O paciente assume postura típica de levantar-se a cada instante, andar de um lado para outro e, quando compelido a permanecer sentado, não para de mexer suas pernas. Vale ressaltar que a acatisia não responde bem aos anticolinérgicos.

Usos clínicos

Os antipsicóticos típicos são usados para o controle de psicoses em geral, e quando associados a outros agentes depressores do SNC, principalmente por via injetável, são extremamente úteis para a contenção química. O critério para definir seu uso crônico no tratamento da esquizofrenia será discutido a seguir.

Antipsicóticos atípicos

Mecanismo de ação

Duas características importantes diferenciam os antipsicóticos atípicos dos típicos: (1) a característica do bloqueio dos receptores dopaminérgicos D2; (2) o antagonismo nos receptores serotoninérgicos 5-HT$_2$A.

Em relação aos receptores D2, os antipsicóticos atípicos também bloqueiam os receptores D2. No entanto, esses fármacos se dissociam mais rapidamente dos receptores D2 quando comparados aos antipsicóticos típicos. Ou seja, os atípicos bloqueiam os receptores D2, mas de maneira mais sutil que os típicos. Esse mecanismo de ação explica o efeito dos antipsicóticos atípicos sobre os sintomas positivos da esquizofrenia.

Quanto aos efeitos sobre os receptores 5-HT$_2$A, esses receptores estão expressos em abundância no córtex pré frontal, tanto em interneurônios GABAérgicos quanto nos neurônios glutamatérgicos. Os interneurônios GABAérgicos exercem um potente efeito inibitório sobre a liberação de dopamina nessa região. Quando ativados, os receptores 5-HT$_2$A estimulam a liberação de GABA, o que, por sua vez, potencializa a ação inibitória desse neurotransmissor sobre a liberação de dopamina. Ao bloquearem os receptores 5-HT$_2$A, os antipsicóticos atípicos diminuem a liberação do GABA e seu efeito inibitório sobre a liberação de dopamina. O resultado é um aumento de dopamina no córtex préfrontal. Esse mecanismo de ação exclusivo dos antipsicóticos atípicos explica sua eficácia sobre os sintomas negativos da esquizofrenia.

O bloqueio dos receptores 5-HT$_2$A em neurônios glutamatérgicos normaliza o tônus glutamatérgico no córtex pré-frontal e, consequentemente, previne a excitotoxicidade decorrente da hiperexcitabilidade glutamatérgica. Essa ação, além de normalizar a neurotransmissão glutamatérgica, confere um importante efeito neuroprotetor aos antipsicóticos atípicos.

A eficácia dos antipsicóticos atípicos sobre os sintomas negativos da esquizofrenia depende do grau de deterioração do córtex pré-frontal, ou seja, se o córtex pré-frontal já se encontra em processo de degeneração significativo, os efeitos dos antipsicóticos atípicos não são tão evidentes (embora nesse caso possam retardar o processo de degeneração).

> Alguns antipsicóticos atípicos não bloqueiam os receptores D2 e 5-HT$_2$A, e sim atuam como agonista parcial dos receptores D2 (amisulpirida e sulpirida) ou dos receptores D2 e 5-HT$_1$A (bifeprunox). Tais mecanismos normalizam (para baixo ou para cima) a neurotransmissão dopaminérgica e serotoninérgica.

Farmacocinética

Os parâmetros farmacocinéticos dos antipsicóticos atípicos encontram-se descritos na Tabela 10.32.

Reações adversas e interações medicamentosas

Os antipsicóticos atípicos bloqueiam os receptores D2 o suficiente para inibir os sintomas positivos da esquizofrenia. No entanto, a característica de tal bloqueio não é suficiente para diminuir o tônus fisiológico das vias mesolímbica, nigroestriatal e tuberoinfundibular. Assim, diferentemente dos antipsicóticos típicos, esses fármacos não estão associados à indução de anedonia, à sintomatologia extrapiramidal e ao aumento dos níveis de prolactina.

Por outro lado, suas ações em alvos que não os receptores D2 e 5-HT$_2$A (Tabela 10.33) estão relacionados com alguns efeitos adversos importantes, entre eles: ganho de peso e obesidade, dislipidemias, diabetes, doenças cardiovasculares. Acredita-se que os efeitos cardiometabólicos dos antipsicóticos atípicos seja decorrente do bloqueio de receptores serotoninérgico 5-HT$_2$C, histaminérgico H$_1$ e colinérgico M3.

Outro ponto negativo dos antipsicóticos atípicos está relacionado às interações medicamentosas. Em diferentes intensidades, podem-se verificar alterações no metabolismo dos antipsicóticos pelas isoenzimas do citocromo P450, de acordo com a interação com determinadas substâncias (Tabela 10.34).

■ **Tabela 10.34** Interação dos antipsicóticos atípicos com outros fármacos, levando-se em consideração as izoenzimas do citocromo P450.

Isoenzima	Interação	Efeito da interação
CYP450 1A2	Fluvoxamina × clozapina e olanzapina	Fluvoxamina inibe a 1A2, podendo aumentar as concentrações plasmáticas de clozapina e olanzapina
CYP450 1A2	Tabaco × clozapina e olanzapina	Tabaco estimula a 1A2, podendo diminuir as concentrações plasmáticas de clozapina e olanzapina
CYP450 2D6	Inibidores seletivos da recaptura de serotonina (ISRS) × risperidona, clozapina, olanzapina e aripiprazol	ISRS inibem a 2D6, podendo aumentar as concentrações plasmáticas dos antipsicóticos
CYP450 3A4	Cetoconazol, eritromicina, nefazodona, fluoxetina, fluvoxamina, inibidores de protease × clozapina, quetiapina, ziprasidona, aripiprazol	Os primeiros inibem a 3A4, podendo aumentar as concentrações plasmáticas dos antipsicóticos

Usos clínicos

Os antipsicóticos atípicos são utilizados para o controle de psicoses em geral e são considerados o tratamento de primeira linha na esquizofrenia. Eles também são muitas vezes utilizados para controlar quadros de agitação e agressividade, bem como para promover sedação.

Existem importantes diferenças entre os antipsicóticos atípicos quanto a suas interações com receptores e transportadores monoaminérgicos, colinérgicos e de outros sistemas de neurotransmissão (Tabela 10.33). Tais características explicam as diferenças entre os antipsicóticos atípicos em relação a suas ações terapêuticas e efeitos adversos. Além disso, o mecanismo de ação múltiplo dos antipsicóticos atípicos é o grande responsável pela ampla aplicabilidade terapêutica desses fármacos. De fato, os antipsicóticos atípicos são muitas vezes utilizados no tratamento de outras psicopatologias concomitantes com quadros psicóticos: depressão maior, mania, transtorno afetivo bipolar, drogadição, transtornos de ansiedade, bem como em síndromes concomitantes a prejuízos nas esferas cognitiva e executiva.

> **F·F** **Farmacologia em Foco**
>
> **Antipsicótico típico *versus* antipsicótico atípico. Qual deve ser utilizado?**
>
> Existe tendência a preferir antipsicóticos atípicos aos típicos em decorrência da menor incidência de sintomatologia extrapiramidal, desenvolvimento de discinesia tardia e agravamento do quadro depressivo. No entanto, os antipsicóticos atípicos podem alterar significativamente os parâmetros cardiometabólicos, o que seria inaceitável para determinados pacientes. Assim, a escolha da classe do antipsicótico, bem como de um fármaco específico, dependerá do perfil do paciente. Nem todos os indivíduos desenvolvem sintomas extrapiramidais. Como tais sintomas já se manifestam logo no início do tratamento, o fato de determinado paciente não apresentá-lo é indicativo de baixa propensão ao futuro desenvolvimento de discinesia tardia. Por outro lado, algumas das alterações metabólicas induzidas pelos antipsicóticos atípicos tendem a ser controladas com sucesso pelo uso de antidislipidemiantes e hipoglicemiantes. Ainda assim, não é aconselhável iniciar o tratamento com antipsicóticos atípicos em pacientes cardiopatas, hipertensos, obesos e diabéticos. Existe também a possibilidade da associação de antipsicóticos típicos com atípicos, diminuindo com isso a dose de ambos. Além disso, é possível a associação dos antipsicóticos (seja típico ou atípico) com outros fármacos psicotrópicos, principalmente antidepressivos, visando à melhora dos sintomas negativos da esquizofrenia.
>
> É importante levar-se em consideração que existem fármacos dentro de cada classe com perfis mais toleráveis de efeitos adversos. Por exemplo, os antipsicóticos típicos com efeito anticolinérgico marcante (tioridazina, clorpromazina) induzem menos sintomas extrapiramidais que os típicos com pouco efeito anticolinérgico (haloperidol). O mesmo vale para os antipsicóticos atípicos. A ziprazidona e o aripiprazol apresentam menos efeitos cardiometabólicos que a clozapina e olanzapina, enquanto a risperidona e a quetiapina situam-se no meio termo entre esses antipsicóticos. Finalmente, muitas vezes determinado efeito adverso pode ser desejável, como é o caso da sedação. Em geral, fármacos com efeitos anti-histamínicos, anticolinérgicos e antagonistas α_1 noradrenérgicos apresentam propriedades sedativas.
>
> Em suma, o tratamento mais adequado da esquizofrenia dependerá do perfil do paciente, dos sintomas que este está apresentando e do conhecimento do prescritor sobre as propriedades farmacológicas dos vários antipsicóticos disponíveis no mercado, bem como das possíveis associações racionais que podem ser realizadas.

Farmacologia das drogas de abuso e drogadição

A drogadição é uma síndrome crônica e recorrente caracterizada por: (1) comportamentos compulsivos de busca e uso da droga; (2) impossibilidade de limitar o consumo da substância; (3) aparecimento de estados afetivos negativos (como disforia, ansiedade e irritabilidade) quando o acesso à substância é interrompido.

É importante que fique claro ao leitor que os aspectos clínicos e neurobiológicos do uso de uma substância psicoativa são totalmente distintos daqueles envolvidos no abuso e na dependência a essas substâncias. Os mecanismos envolvidos no uso da substância, ou seja, as propriedades farmacológicas relacionadas com o prazer que elas causam, já estão bem estabelecidos e serão descritos em "Farmacologia das drogas de abuso". Por outro lado, embora exista uma série de evidências quanto aos mecanismos envolvidos no abuso e na dependência de drogas, ainda são necessários maiores esforços para desvendar os aspectos neurobiológicos e buscar estratégias terapêuticas mais eficazes para tais transtornos. No tópico "Neurobiologia da drogadição" serão abordadas as principais teorias neurobiológicas que explicam como o uso recreativo de determinada substância pode progredir para o abuso e a dependência de drogas.

É importante, primeiramente, definir o significado de alguns termos que serão amplamente utilizados a partir daqui (Tabela 10.35).

■ **Tabela 10.35** Definição de termos envolvidos na farmacologia das drogas de abuso e dependência de drogas.

Termos	Significado
Impulsividade	Resposta comportamental rápida, sem qualquer planejamento, negligenciando as consequências negativas de tais comportamentos. É frequentemente avaliada sob dois domínios: (1) escolha de recompensas imediatas em detrimento às outras recompensas mais intensas, porém mais tardias; (2) dificuldade em inibir determinado comportamento, de modo a alterar o curso ou a resposta de determinada ação. A impulsividade tem papel fundamental nos transtornos de abuso de substâncias
Compulsividade	Resposta comportamental caracterizada pela perseverança, mesmo que tal persistência seja acompanhada por consequências adversas. Clinicamente se caracteriza pela constante seleção de determinado componente, diante das várias situações de escolha, bem como o reinício persistente dos mesmos atos comportamentais habituais. No contexto da dependência, se caracteriza pelo uso constante da substância, apesar do conhecimento de problemas de ordem física e/ou psicológica associados ao seu uso, bem como pela grande quantidade de tempo gasto em atividades necessárias para a sua obtenção
Reforço positivo	Processo pelo qual a apresentação de determinado estímulo (p. ex., a droga), aumenta a probabilidade de determinado acontecimento (p. ex., a euforia produzida pela droga). Nesse caso, a droga está sendo usada para a obtenção do estado eufórico
Reforço negativo	Processo pelo qual a remoção de um estímulo aversivo (p. ex., os estados emocionais negativos da abstinência) aumenta a probabilidade de um acontecimento (p. ex., busca compulsiva pela droga). Nesse caso, a droga está sendo usada para aliviar o desconforto da abstinência
Automaticidade	Comportamento que ocorre sem a consciência da intencionalidade
Motivação	Motivação é um termo teórico que se refere ao direcionamento momentâneo do pensamento, da atenção e da ação a determinado estímulo visto pelo indivíduo como positivo
Dependência física	Adaptações físicas que resultam no aparecimento de sintomas autonômicos intensos, quando o uso da substância é interrompido de maneira abrupta
Dependência psíquica	Está relacionada com a necessidade de usar a substância a fim de aliviar os estados emocionais negativos que emergem da ausência da droga, tais como: ansiedade, tristeza, irritabilidade, entre outros. Ao contrário da dependência física, mantém-se incubada por períodos prolongados e emerge da exposição a eventos estressores ou por meio de processos cognitivos associados ao uso da substância

Farmacologia das drogas de abuso

As drogas de abuso são classificadas como estimulantes, depressoras ou perturbadoras do SNC (Tabela 10.36). Embora extremamente didática, tal classificação pode provocar alguns vieses, já que muitas substâncias, de acordo com a via de administração e a dose, podem exercer mais que um efeito no SNC. Um exemplo claro é o álcool, que em pequenas doses, pode causar desinibição e um efeito estimulante. Com o aumento da dose, o efeito estimulante dá lugar ao efeito depressor e muitas vezes perturbador do SNC.

Outro critério interessante (embora menos utilizado) considera a questão mecanicista dessas substâncias (Figura 10.22). Neste capítulo, as drogas de abuso foram agrupadas de acordo com seu efeito predominante no SNC.

■ **Tabela 10.36** Classificação das drogas de abuso de acordo com o efeito sobre o SNC.

Estimulantes	Depressores	Perturbadores
Cocaína	Álcool	Maconha
Anfetamina	Benzodiazepínicos	Anticolinérgicos
Nicotina	Solventes	Ecstasy
	Opioides*	Mescalina
		LSD

*Os opioides também podem ser classificados como uma classe a parte, sem ser considerados estimulantes, depressores ou perturbadores do SNC. LSD: dietilamina do ácido lisérgico.

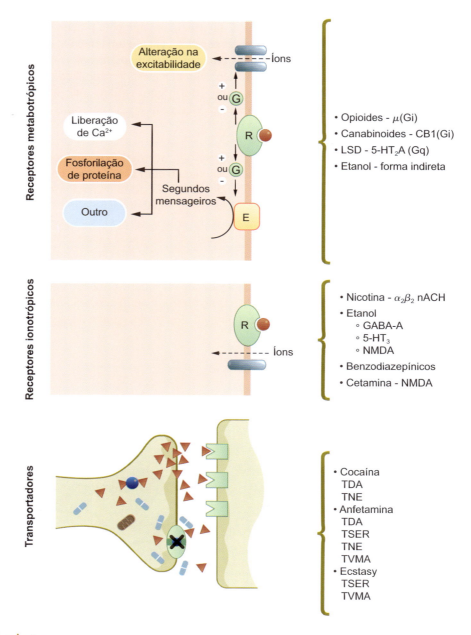

Figura 10.22 Classificação das drogas de abuso de acordo com o seu mecanismo de ação. Note que determinada droga pode fazer parte de várias classes. NMDA: N-metil-D-aspartato, TDA: transportador de dopamina, TNE: transportador de norepinefrina, TSER: transportador de serotonina, TVMA: transportador de vesículas monoaminérgicas.

Estimulantes

Cocaína, anfetamina e metanfetamina são potentes psicoestimulantes cujos mecanismos de ação se assemelham com os dos antidepressivos. Ambos aumentam a disponibilidade de monoaminas na fenda sináptica. No entanto, se essas substâncias apresentam mecanismos de ação parecidos, por que os psicoestimulantes não apresentam efeitos antidepressivos e por que os antidepressivos não apresentam potencial para o desenvolvimento de dependência? Embora apresentem mecanismos parecidos, o aumento de monoaminas promovido pelos psicoestimulantes é muito mais rápido e intenso que aquele decorrente do uso de antidepressivos. O rápido aumento das monoaminas no SNC está relacionado com estados de euforia e potencial de abuso, enquanto o aumento mais lento e discreto estaria associado à ação antidepressiva e melhora dos aspectos cognitivos. Os outros psicoestimulantes abordados no capítulo incluem a cafeína e a nicotina.

Cocaína

- **Mecanismo de ação**

A cocaína inibe a recaptura de monoaminas (principalmente dopamina e norepinefrina) no terminal neuronal pré-sináptico. Considerando que o término da ação das monoaminas na fenda sináptica se dá principalmente pelo processo de recaptura, a cocaína faz com que esses neurotransmissores permaneçam por um tempo maior na fenda sináptica, potencializando, com isso, a ação deles em seus respectivos receptores (Figura 10.23). A inibição da recaptura da dopamina no núcleo acumbente está relacionada com o efeito de reforço positivo da cocaína. Por outro lado, muitos dos efeitos estimulantes no SNC e no sistema nervoso simpático são decorrentes da inibição da recaptura de norepinefrina.

- **Farmacocinética**

A cocaína pode ser administrada por qualquer via de administração. Apresenta rápida absorção quando em contato com as mucosas, como as das narinas, laringe ou trato respiratório superior. Quando a droga é administrada por via oral, sua absorção é lenta e incompleta em razão dos processos de metabolização por esterases localizadas no estômago. Já quando fumada, em forma de base livre (*crack*), suas partículas atingem as superfícies dos alvéolos pulmonares, pelos quais a absorção é quase instantânea e completa. Isso explica o porquê de os efeitos do crack serem mais intensos quando comparados aos da cocaína aspirada. Em termos de distribuição, a cocaína se distribui rapidamente no cérebro, com uma concentração cerebral inicial excedendo consideravelmente a concentração plasmática. É quase completamente metabolizada no plasma e no fígado, resultando em dois principais metabólitos inativos: a metil-ester-ecgonina e a benzoilecgonina (esta última eliminada na urina).

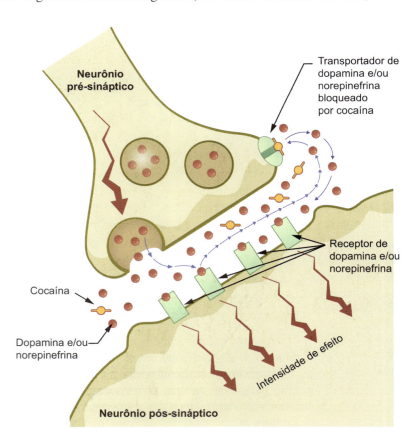

Figura 10.23 Mecanismo de ação da cocaína.

> Somente uma pequena parte da cocaína aspirada é absorvida em razão do potente efeito vasoconstritor da droga, ou seja, por essa via de administração, a taxa de absorção da cocaína é autolimitada.

- Efeitos farmacológicos

A princípio ocorre sensação de bem-estar, euforia, diminuição da fadiga, aumento no estado de alerta e na atividade motora. No entanto, doses elevadas podem prejudicar a coordenação motora, promover **comportamentos estereotipados** e psicoses. Em doses ainda maiores, a perda progressiva da coordenação é seguida por tremores e eventualmente convulsões. Após a estimulação do SNC, segue-se depressão, *disforia*, sonolência e fissura.

No sistema nervoso periférico, a potenciação simpática promove taquicardia, vasoconstrição, aumento da pressão arterial, broncodilatação, hipertermia e dilatação pupilar. Além disso, a vasoconstrição pode levar à hipoxia acentuada, principalmente nos cornetos nasais, miocárdio e SNC. Isso explica a maior incidência de necrose e perfuração do septo nasal, bem como acidente vascular cerebral isquêmico e infarto do miocárdio em usuários de cocaína.

O efeito neurotóxico do uso crônico de cocaína pode promover um quadro neurológico caracterizado por prejuízos na esfera cognitiva, no humor, na ansiedade, no controle dos impulsos e na coordenação motora.

Na síndrome de abstinência, ocorrem sintomas físicos leves. Por outro lado, a disforia é bem evidente, e com o passar do tempo, dá lugar aos transtornos do humor e de ansiedade característicos da abstinência tardia (do termo em inglês *protracted abstinence*).

Anfetaminas e derivados

- Mecanismo de ação

As anfetaminas, além de inibir a recaptura de monoaminas, são capazes de estimular a liberação destas. Assim, a anfetamina promove aumento extracelular de monoaminas muito superior àquele produzido pela cocaína. Esse efeito se dá por três mecanismos complementares: (1) as anfetaminas invertem o funcionamento do transportador de monoaminas localizados na membrana do terminal pré-sináptico; (2) as anfetaminas invertem o fluxo de funcionamento do transportador de vesículas monoaminérgicas, fazendo com que as monoaminas armazenadas nas vesículas sejam liberadas para o interior do terminal pré-sináptico; (3) as anfetaminas inibem a MAO (Figura 10.24).

> O metilfenidato, um derivado anfetamínico, é utilizado para fins terapêuticos como tratamento de primeira linha no transtorno de déficit de atenção e hiperatividade.

- Farmacocinética

Como as anfetaminas englobam vários compostos (p. ex., d-anfetamina, metanfetamina e metileno-dioxi-metanfetamina [ecstasy]), os aspectos farmacocinéticos variam consideravelmente de acordo com cada substância.

- Efeitos comportamentais

As anfetaminas são potentes estimulantes do SNC e seus efeitos comportamentais são muito semelhantes aos da cocaína. Em baixas doses, e principalmente por via oral, os efeitos agudos das anfetaminas incluem aumento geral na vigília, redução da fadiga e do apetite, inquietação, insônia, euforia, tontura, tremores e, em alguns casos, episódios de pânico. É comum a ocorrência de *psicose anfetamínica*. Como descrito para a cocaína, os efeitos periféricos das anfetaminas também estão relacionados com a potenciação do sistema nervoso autônomo simpático.

Os efeitos neurotóxicos das anfetaminas são mais intensos que os da cocaína. Como consequência, os prejuízos cognitivos e motores, bem como transtornos de humor, transtornos ansiosos e impulsividade, são mais evidentes. A síndrome de abstinência caracteriza-se por sintomas físicos leves, mas os quadros disfóricos são intensos e, com o passar do tempo, também dão lugar aos transtornos do humor e de ansiedade característicos da abstinência tardia.

Comportamentos estereotipados
Repetição involuntária de expressões verbais, gestos e movimentos simples ou complexos

Disforia
Estado emocional caracterizado por angústia, tristeza e irritabilidade

Psicose anfetamínica
Quadro psíquico caracterizado por pensamentos paranoicos, confusão, delírio, alucinações e/ou ilusões, que está diretamente relacionado com o aumento de dopamina no núcleo acumbente

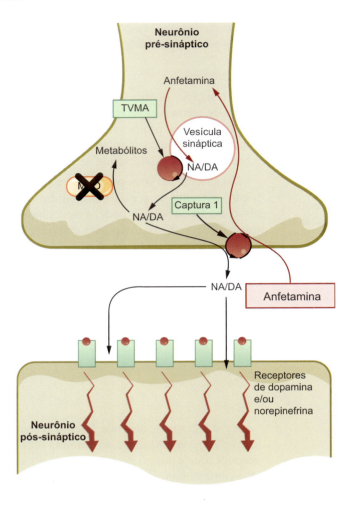

Figura 10.24 Mecanismo de ação nas anfetaminas. TVMA: transportador de vesículas monoaminérgicas, NA: norepinefrina, DA: dopamina.

Nicotina

Mecanismo de ação

A nicotina, principal substância psicoativa presente no tabaco, é um agonista do receptor nicotínico da acetilcolina. Sua ativação pode tanto promover despolarização celular (via interação com receptores nicotínicos excitatórios no soma neuronal) quanto estimular a liberação de vários neurotransmissores (via interação com receptores nicotínicos excitatórios no terminal axônico pré-sináptico).

O efeito de reforço positivo da nicotina envolve tanto a ativação direta do receptor nicotínico quanto outros mecanismos indiretos capazes de modular a atividade funcional da via mesolímbica. A sequência de eventos inclui:

- Ao interagir com receptores nicotínicos somatodendríticos, a nicotina despolariza o neurônio dopaminérgico na área tegmentar ventral. Esse evento, por si só, já é suficiente para aumentar a liberação de dopamina no núcleo acumbente
- A nicotina também interage com receptores nicotínicos presentes no terminal axônico da via mesolímbica, favorecendo, com isso, a liberação extracelular de dopamina no núcleo acumbente
- A despolarização dos neurônios dopaminérgicos estimula a produção e a liberação local de endocanabinoides. Esses endocanabinoides interagem com receptores CB1 localizados em interneurônios GABAérgicos, que, por sua vez, diminuem a liberação de GABA. Como efeito final, tem-se um processo de desinibição da via mesolímbica.

Fumantes crônicos apresentam diminuição na atividade das monoaminoxidases. Não se sabe ao certo qual é a participação desse mecanismo no efeito de reforço positivo da nicotina. No entanto, evidências clínicas e experimentais mostraram que a nicotina ameniza os sintomas cognitivos e anedônicos de pessoas com depressão.

Farmacocinética

A nicotina presente na fumaça inalada está em forma de minúsculas partículas, que são absorvidas rapidamente pelos alvéolos pulmonares e distribuídas em questões de segundos para o SNC. A nicotina é metabolizada a cotinina pelas isoenzimas do citocromo P450 (principalmente pela CYP2A). Esse metabólito é utilizado como marcador de exposição à droga. A meia-via da nicotina é de aproximadamente 2 h, ao passo que a da cotinina é de 16 h.

Efeitos comportamentais

Os efeitos comportamentais são decorrentes da estimulação de receptores nicotínicos neuronais e autônomos. A ativação em regiões corticais e no hipocampo produz aumento do alerta e facilitação das funções cognitivas, o que, de certa forma, contribui para o efeito reforçador da droga. Em doses elevadas pode provocar náuseas e vômitos, ansiedade, tremores e convulsões.

Os efeitos autônomos da nicotina são mais complexos. Isso porque a ativação persistente provoca **dessensibilização** dos receptores nicotínicos. Nesse caso, em vez de atuar como estimulante ganglionar, a nicotina passa a agir como bloqueador ganglionar. Os receptores nicotínicos ganglionares estão presentes tanto nas fibras simpáticas como nas parassimpáticas. Assim, os efeitos comportamentais (seja da ativação ou do bloqueio ganglionar) dependerão do tônus autônomo predominante de cada órgão (Capítulo 2). Vale ressaltar que a dessensibilização descrita para os receptores nicotínicos ganglionares também ocorre nos neuronais. Isso explica, ao menos em partes, porque a nicotina não apresenta efeito psicoestimulante tão potente quanto os da cocaína e anfetaminas. Explica também a tolerância aos efeitos psicoativos da substância ao longo de um único dia.

A síndrome de abstinência é caracterizada por irritabilidade, ansiedade, depressão, insônia, dificuldade de concentração e aumento do apetite.

> Muitos dos efeitos adversos do tabaco são causados por outras substâncias geradas na combustão, entre elas o monóxido de carbono e o alcatrão. Essas substâncias estão relacionadas com o desenvolvimento de doenças pulmonares cancerosas e não cancerosas, bem como câncer em outros órgãos e doenças cardiovasculares.

Dessensibilização
Processo pelo qual o receptor entra em estado de exaustão caracterizado pela perda temporária de sua função

Depressores

Álcool

Mecanismo de ação

No passado, acreditava-se que os efeitos comportamentais do álcool eram decorrentes da sua interação com alvos inespecíficos no neurônio, o que alteraria a composição lipídica e proteica da membrana celular. Embora de fato isso ocorra, posteriormente foi constatado que o álcool interage com sítios específicos no SNC.

Os alvos principais do álcool são o sistema GABAérgico e glutamatérgico. O álcool tem um sítio específico de ligação no complexo receptor GABA/canal de cloreto. Ao estimular esse sítio, o álcool potencializa a ação do GABA. No entanto, em doses mais elevadas, o álcool por si só é capaz de aumentar a condutância do canal ao íon cloreto. Por outro lado, o álcool atua como antagonista dos receptores de glutamato NMDA. Ou seja, como um legítimo depressor do SNC, o álcool potencializa a ação GABAérgica e inibe a ação glutamatérgica (Tabela 10.37).

No entanto, o uso crônico de álcool promove efeitos opostos aos descritos anteriormente. Alcoolistas apresentam diminuição do tônus GABAérgico e aumento da sinalização mediada pelos receptores NMDA. A consequência final é um quadro de excitabilidade do SNC quando o indivíduo não se encontra intoxicado pela substância.

Outros neurotransmissores e neuromoduladores estão envolvidos nos efeitos de reforço positivo e negativo do álcool, entre estes os peptídios opioides e os endocanabinoides. Na área tegmentar ventral, os receptores opioides (μ) e canabinoide (CB1) estão localizados nos interneurônios GABAérgicos. Quando estimulados, esses receptores inibem a liberação de GABA, promovendo desinibição da via mesolímbica; portanto, o efeito de reforço positivo do álcool deve-se em grande parte à modulação do sistema opioide e endocanabinoide.

Tabela 10.37 Efeito agudo e do uso crônico do álcool sobre diversos sistemas de neurotransmissão.

Neurotransmissor	Efeitos agudos	Efeitos crônicos	Efeitos comportamentais
Glutamato	↓	–	Prejuízo de memória
	–	↑	Hiperexcitabilidade, síndrome de abstinência e excitotoxicidade
GABA	↑	–	Prejuízo de memória, sedativo, ansiolítico, incoordenação motora
	–	↓	Tolerância, síndrome de abstinência e hiperexcitabilidade
Dopamina	↑	–	Reforço positivo
	–	↓	Disforia
Opioides	↑	–	Reforço positivo
	–	↓	Disforia
Endocanabinoides	↑	–	Reforço positivo
	–	↓	Disforia

> Embora o sistema GABAérgico esteja mais relacionado com o efeito de reforço negativo do álcool (ou seja, seu efeito ansiolítico), projeções GABAérgicas que partem da amígdala em direção a via mesolímbica também estão envolvidas no efeito de reforço positivo do álcool.

Ao contrário do que ocorre com os estimulantes, o efeito ansiolítico do álcool tem importância fundamental para a manutenção do comportamento de beber. Essa ação ansiolítica está relacionada com importantes neuromoduladores presentes na amígdala estendida, entre eles o GABA, o neuropeptídio Y, a substância P, o fator de liberação da corticotropina, os opioides e os endocanabinoides.

Amígdala estendida
Conjunto de estruturas límbicas formado pela amígdala centromedial, núcleo da estria terminal, corredores celulares dorsais e zona de transição na parte medial do núcleo acumbente

Farmacocinética

O álcool é absorvido principalmente no intestino delgado e, em menores quantidades, no estômago e no colo. Após a ingestão de álcool em jejum, as concentrações sanguíneas máximas são alcançadas em 30 min. A taxa de absorção é influenciada por vários fatores. Bebidas com maior teor alcoólico e a presença de dióxido de carbono e bicarbonato em bebidas espumantes aumentam a absorção do álcool. Além disso, a alcoolemia é maior se essa quantidade de álcool é ingerida em uma única dose, em vez da ingestão da mesma quantidade fracionada em diversas pequenas doses. Já a presença de alimentos no estômago retarda a absorção por aumentar o tempo de esvaziamento gástrico. Entre 90 e 95% do álcool é metabolizado no fígado e pequenas quantidades são eliminadas de modo inalterado na urina, na respiração e no suor. A eliminação inalterada pode aumentar após grande ingestão de álcool. A principal via de metabolização hepática do álcool é sua transformação em acetaldeído pela enzima álcool desidrogenase (ADH) (Figura 10.25). O acetaldeído é extremamente tóxico e responsável por muitos dos efeitos desagradáveis da intoxicação alcoólica. O mesmo é rapidamente oxidado pela enzima aldeído desidrogenase (ALDH).

> O dissulfiram, um dos fármacos utilizados no alcoolismo, age inibindo a ALDH. Assim, a ingestão de álcool é acompanhada por acúmulo de acetaldeído e os seguintes sintomas: rubor facial, aumento da pressão arterial, taquicardia, dores de cabeça, náuseas e vômitos.

> Nos orientais, existe predominância da ALDH inativa. Assim, os efeitos clínicos decorrentes do acúmulo de acetaldeído são mais evidentes nos orientais.

Efeitos comportamentais

Os níveis de alcoolemia estão diretamente relacionados com os efeitos comportamentais do álcool, os quais podem variar desde uma leve desinibição comportamental até estupor e coma (Tabela 10.38). O uso crônico de álcool promove uma série de transtornos no trato digestório, entre os quais estão hepatopatias, pancreative, gastrite e câncer. São comuns problemas de ordem metabólica, como dislipidemias, intolerância insulínica e gota.

Gota
Doença de origem inflamatória e metabólica concomitante com hiperuricemia (elevação de ácido úrico no sangue), resultante da deposição de cristais do ácido nos tecidos e articulações

> O efeito neurotóxico do álcool pode induzir um quadro de alucinose alcoólica e o desenvolvimento de quadros demenciais precoces, entre os quais está a síndrome de Wernick-Korsakov.

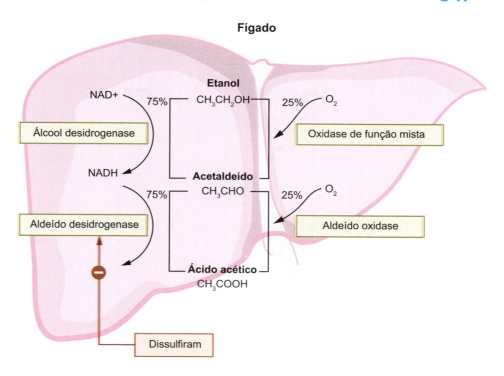

Figura 10.25 Enzimas envolvidas no metabolismo hepático do álcool e efeito do dissulfiram. Adaptada de RANG, H.P.; DALE, M.M. *et al. Farmacologia*. 5. ed. Rio de Janeiro: Elsevier, 2004.

■ **Tabela 10.38** Alcoolemia e efeitos comportamentais.

Quantidade de bebida ingerida	Alcoolemia mg/100 ml	Efeitos	Tempo de eliminação (h)
1 uísque ou 2 copos de vinho ou 2 chopes	30	Sem efeitos comportamentais evidentes	2
2 uísques ou 4 copos de vinho ou 4 chopes	60	Bem-estar, desinibição, alteração dos movimentos finos	4
3 uísques ou 6 copos de vinho ou 6 chopes	90	Euforia, loquacidade, hiperatividade, irritação, náuseas	6
4 uísques ou 8 copos de vinho ou 8 chopes	120	Prejuízo da coordenação motora, instabilidade emocional, ataxia	8
5 uísques ou 10 copos de vinho ou 10 chopes	Acima de 150	Estupor, inércia, impossibilidade de ficar em pé, vômitos, incontinência, anestesia, hipotermia, coma	10

O uso crônico do álcool promove tolerância. Essa tolerância está ligada tanto aos fatores farmacocinéticos (já que o álcool é um indutor enzimático), como farmacodinâmicos (diminuição do tônus GABAérgico e opioidérgico). Por outro lado, os efeitos citotóxicos do álcool são cada vez mais pronunciados, já que são decorrentes em grande parte do aumento da sinalização mediada pelos receptores NMDA.

Existe um importante mecanismo de tolerância cruzada entre o álcool e outros sedativos, principalmente os benzodiazepínicos. Essa interação é clinicamente relevante, visto que: (1) é comum a ocorrência de convulsões em alcoolistas que estão em abstinência aguda. O tratamento de eleição para tais convulsões é o diazepam intravenoso; portanto, podem ser necessárias doses mais elevadas de diazepam para o controle de tais convulsões; (2) muitos alcoolistas motivados em manter-se abstinentes passam a utilizar benzodiazepínicos para aliviar o estado de ansiedade característico da abstinência ao álcool. No entanto, é comum a volta do uso do álcool, inclusive junto com os benzodiazepínicos, provocando um quadro de dependência a ambas as substâncias; (3) embora exista mecanismo de tolerância cruzada entre essas drogas, o uso concomitante destas é extremamente perigoso, tanto em dependentes como em usuários recreativos. Essa associação deprime de forma acentuada o SNC, podendo ocorrer depressão cardiorrespiratória e coma.

A síndrome de abstinência do álcool pode variar consideravelmente quanto a sua gravidade, de acordo com o grau de dependência do paciente. De modo mais brando, pode ser verificado um quadro de extrema ansiedade, irritabilidade, insônia, tremores, sudorese intensa e taquicardia. Com o aumento da gravidade, ocorre desde convulsões a *delirium tremens*.

Delirium tremens
Emergência médica caracterizada por taquicardia, sudorese, febre, ansiedade, insônia e alucinações, como enxergar insetos ou outros pequenos bichos na parede. O nível de consciência varia desde um estado de hiperatividade até a letargia.

Sedativos

Várias substâncias psicoativas apresentam efeitos sedativos, entre estas os opioides, os solventes e a própria maconha. No entanto, essas substâncias serão abordadas em outro item. Aqui, daremos atenção especial aos BZDs. Esses medicamentos são responsáveis por quase metade de toda a prescrição de psicotrópicos.

▪ Mecanismo de ação

Os benzodiazepínicos ligam-se em sítios específicos no complexo receptor $GABA_A$, facilitando os efeitos do neurotransmissor GABA na abertura dos canais cloreto. O efeito de reforço negativo é crucial para o desenvolvimento da dependência aos BZDs e parece estar relacionado com a potenciação da transmissão GABAérgica no sistema límbico. Isso explica o porquê de pessoas com transtornos de ansiedade serem mais pré-dispostas a tornarem-se dependentes de tais substâncias. Já o efeito de reforço positivo dos BZDs, embora presente, não é tão importante quanto os de reforço negativo para o desenvolvimento da dependência. Como os receptores $GABA_A$ são expressos de maneira mais abundante em interneurônios, a desinibição do soma dopaminérgico na área tegmentar ventral poderia explicar os efeitos de reforço positivo dos BZDs.

▪ Farmacocinética

Os aspectos farmacocinéticos dos diferentes BZDs foram apresentados no tópico "Hipnossedativos". Sabe-se que o potencial de desenvolvimento de dependência aos BZDs é inversamente proporcional à meia-vida da substância. Assim, os BZDs de ação curta apresentam potencial maior de desenvolvimento de dependência que os de ação longa. Como o efeito de reforço negativo é extremamente importante na dependência aos BZDs, o fato de a droga ter curta ação faz com que o indivíduo volte a utilizá-la mais rapidamente, a fim de aliviar a ansiedade que surge com a diminuição da concentração plasmática e central da droga. Por outro lado, se a droga for de longa ação, seu efeito ansiolítico duradouro possibilita ao usuário ingerir a substância com menor frequência no decorrer do dia. Assim, o uso terapêutico racional dos BZDs envolve minuciosa avaliação dos aspectos farmacocinéticos dessas substâncias.

> Para classificar um BZD de curta ação, não basta avaliar somente a meia-vida do composto. Muitos BZDs, ao serem metabolizados, dão origem a metabólitos ativos que muitas vezes apresentam meia-vida superior à própria substância. Nesse sentido, BZDs com meia-vida curta não necessariamente são classificados como de curta ação.

▪ Efeitos comportamentais

Os efeitos farmacológicos principais dos BZDs incluem: sedação, hipnose, relaxamento muscular, amnésia e ações ansiolíticas e anticonvulsivantes. Todos esses efeitos são decorrentes da potenciação da função GABAérgica em diferentes estruturas cerebrais.

A tolerância desenvolve-se rapidamente, principalmente aos efeitos ansiolíticos, sedativos e sobre a coordenação motora, e está relacionada com alterações na composição das subunidades de receptores $GABA_A$ e no acoplamento e função desses receptores.

A gravidade do quadro de abstinência depende do tempo e da frequência de uso, bem como da dose e do tipo de BZD utilizado (de curta ou longa ação). Os sintomas são em geral opostos aos efeitos farmacológicos promovidos pela substância e incluem ansiedade, insônia, inquietação, irritabilidade e aumento do alerta. Em casos mais graves, podem ocorrer delírios e convulsões.

Solventes

Os solventes estão presentes em diferentes produtos, como na gasolina, em aerossóis, vernizes, removedores, tintas, colas e esmaltes. Quando inalados, provocam diminuição generalizada das funções cerebrais.

- Mecanismo de ação

O mecanismo de ação dos solventes é pouco compreendido, provavelmente por serem menos estudados que as demais substâncias psicoativas. A maioria das revisões sobre os mecanismos farmacológico dos solventes é feita comparativamente com as drogas depressoras típicas como os barbitúticos, BZDs e o álcool.

Sabe-se que os solventes afetam a atividade dos canais iônicos operados por ligantes. Por exemplo, o tolueno potencializa a condutância de cloretos mediada pelos receptores GABA$_A$, o que sugere a possibilidade de os sítios moleculares desses compostos serem similares aos dos demais depressores.

> Estudos eletrofisiológicos e neuroquímicos em animais, bem como trabalhos de toxicologia ocupacional, sugerem que a neurotransmissão dopaminérgica na via mesolímbica seja alterada pela exposição ao tolueno.

- Farmacocinética

Por se tratarem de substâncias voláteis, essas drogas são consumidas por via inalatória. Apresentam rápida distribuição e eliminação, o que explica os efeitos serem quase imediatos, porém de curta duração.

- Efeitos comportamentais

Todos os efeitos comportamentais refletem a diminuição da atividade do SNC e incluem tonturas, desinibição e euforia. A maioria dos usuários relata elevação do humor e alucinações tácteis. Esses efeitos comportamentais são acompanhados por nistagmo, incoordenação, fala pastosa e dor abdominal.

Nistagmo
Oscilações repetidas e involuntárias rítmicas de um ou ambos os olhos

> A inalação crônica de solventes pode produzir psicose paranoica persistente, epilepsia do lobo temporal e redução da função cognitiva.

Estudos comportamentais em modelos animais descrevem que pode ocorrer tolerância aos efeitos ansiolíticos e sedativos dos solventes. Embora difícil de ser observada em humanos, a tolerância aos solventes pode ocorrer após a exposição repetida durante os primeiros 2 meses de uso.

Opioides

Os aspectos farmacológicos dos opioides foram descritos no tópico "Analgésicos opioides". A seguir, serão abordados os aspectos relacionados com a dependência.

Mecanismo de ação

O efeito de reforço positivo dos opioides está relacionado principalmente com a ativação dos receptores μ na via mesolímbica. Esse receptor é abundante em interneurônios GABAérgicos localizados na área tegmentar ventral. Ao ser estimulado, o receptor μ inibe a liberação de GABA, desinibindo, com isso, a via mesolímbica. Por outro lado, o receptor κ está presente no próprio neurônio dopaminérgico (tanto na região somatodendrítica quanto no terminal axônico) e, quando estimulado, promove uma inibição da via mesolímbica. Assim, é possível que os receptores κ estejam relacionados com as reações disfóricas que podem ocorrer na vigência da intoxicação ou durante a abstinência. Além disso, sabe-se que a estimulação dos receptores κ pela dinorfina promove a ruptura da homeostase da via mesolímbica, favorecendo, com isso, a busca compulsiva pela droga no momento da abstinência.

> Evidências recentes apontam para um importante papel dos endocanabinoides no efeito de reforço positivo e negativo dos opioides.

Farmacocinética

As propriedades farmacocinéticas dos diferentes opioides já foram descritas. Estes podem ser absorvidos na mucosa da cavidade nasal quando cheirados como pó. No entanto, a via de administração mais utilizada é a intravenosa.

Sensação intensa de prazer

Efeitos comportamentais

Nas primeiras experiências, é comum haver náuseas e vômitos em decorrência de efeito direto da estimulação dos receptores opioides na zona de gatilho da emese no tronco encefálico. É verificado um quadro de extrema euforia e *rush*.

Os opioides produzem efeitos analgésicos, sedativos e depressores da função cardiorespiratória. A miose ("pupila em ponta de alfinete") é um sinal evidente e muito importante para o diagnóstico de intoxicação por opioides.

A tolerância ocorre em poucos dias de uso e aumenta consideravelmente durante o processo da dependência. Uma dessensibilização aguda dos receptores opioides acontece em minutos após o uso da droga, normalizando de minutos a horas após a exposição. A dessensibilização do receptor também pode desenvolver-se gradualmente e persistir por horas e dias após a remoção da droga. Por outro lado, alguns sintomas apresentam baixa tolerância, entre estes a miose e a depressão respiratória.

A síndrome de abstinência é caracterizada por um estado de disforia intensa e hiperatividade do sistema nervoso simpático. Os principais sintomas incluem: lacrimação, coriza, bocejos, sudorese, inquietação, irritabilidade, tremores, náuseas, vômitos, diarreia, aumento da pressão arterial e da frequência cardíaca, calafrios, cãibras e dores musculares. Alguns desses sintomas podem começar dentro de poucas horas de abstinência, ao passo que os sintomas mais intensos ocorrem em torno de 48 a 72 h e podem durar entre 7 e 10 dias.

Perturbadores do sistema nervoso central

Os perturbadores do SNC podem apresentar tanto efeitos estimulantes como depressores do SNC. O termo perturbadores refere-se à sua capacidade de promover alterações qualitativas da atividade do SNC, provocando alteração da percepção e consciência.

Maconha

A *cannabis sativa*, nome científico da maconha, é um arbusto que contém ao menos 100 fitocanabinoides. Dentre eles, o Δ9-tetraidrocanabinol (THC) é o principal componente psicoativo e o grande responsável pelo uso abusivo e dependência à maconha.

- Mecanismo de ação

Grande parte dos efeitos psicoativos da maconha ocorre pela interação do THC com os receptores canabinoides do tipo 1 (CB1). O efeito de reforço positivo da maconha ocorre pela ativação dos receptores CB1 localizados nos interneurônios GABAérgicos da área tegmentar ventral. Ao ativar os receptores CB1, a maconha inibe a liberação de GABA, ocasionando desinibição da via mesolímbica. Estudos em modelos animais sugerem que o sistema opioide é importante para os efeitos de reforço positivo da maconha, já que o uso de antagonista dos receptores opioides induz um quadro de abstinência à maconha. No entanto, os mecanismos dessa interação não estão totalmente elucidados. Embora ainda pouco compreendida, a maconha também apresenta um importante efeito de reforço negativo. Acredita-se que este efeito seja decorrente da sinalização mediada pelos receptores CB1 no sistema GABAérgico, serotoninérgico e glutamatérgico em regiões como amígdala, hipotálamo, córtex pré-frontal e tronco encefálico.

- Farmacocinética

A maconha é inalada por meio da queima da planta em forma de cigarro, embora também possa ser utilizada por via oral. Por via inalatória, os efeitos comportamentais surgem quase que instantaneamente, perdurando aproximadamente por 2 h. Já por via oral, os efeitos apareçam mais tardiamente (cerca de 30 min após a ingestão) e também perduram por muito mais tempo (cerca de 6 h). Após a inalação da fumaça do cigarro de maconha, a concentração plasmática do THC, bem como os efeitos comportamentais, aumentam em poucos minutos. No entanto, a concentração plasmática de THC declina rapidamente, sugerindo que a redistribuição do THC é importante para a manutenção dos efeitos comportamentais da droga. Após sua metabolização, o THC gera um metabólito ativo [11-hidroxi-Δ9-THC (11-OH-THC)].

O pico de concentração do THC é em torno de 15 a 30 min, ao passo que o pico de concentração do 11-OH-THC ocorre mais tardiamente. Dada a alta lipossolubilidade, tecidos ricos em gorduras servem de reservatório para o THC, ocorrendo, com isso, o acúmulo da substância em usuários frequentes. Seus metabólitos são encontrados na urina entre 2 e 3 dias após o uso de um único cigarro de maconha. No entanto, pode-se encontrar metabólitos até 6 meses do último uso em caso de usuários frequentes.

> O volume de fumaça inalado e o tempo de retenção no pulmão altera drasticamente a absorção do THC. Isso explica o costume dos usuários de maconha de prender a respiração por determinado período logo após a inalação da fumaça ("prensar a fumaça").

▪ Efeitos comportamentais

Vários fatores influenciam os efeitos comportamentais da maconha, entre eles: (1) dose – embora exista relação direta entre a dose utilizada e a intensidade dos efeitos comportamentais, muitas vezes o aumento da dose pode ocasionar comportamentos contrários aos verificados com doses inferiores; (2) experiência prévia com a droga – em usuários inexperientes, os efeitos comportamentais são mais intensos e com características mais disfóricas; (3) interação entre os vários fitocanabinoides presentes na planta – existe relação direta entre os efeitos comportamentais e a razão da concentração entre THC: canabidol.

Canabidiol
Fitocanabinoide presente na planta, que, além de não apresentar efeitos euforizantes, é capaz de antagonizar muitos dos efeitos psicoativos do THC

> Os efeitos comportamentais da maconha são profundamente influenciados por situações contextuais. Os efeitos prazerosos são mais frequentes em um contexto conhecido e agradável, ao passo que as experiências desagradáveis estão mais relacionadas com um contexto de certo modo aversivo ou pouco aconchegante.

Os efeitos comportamentais da intoxicação aguda incluem: euforia, sentimentos de distanciamento do mundo real, relaxamento e desinibição. As alterações perceptuais incluem distorção da noção do tempo e espaço e intensificação das experiências sensoriais: (1) visuais – mais ilusão e raramente alucinação; (2) auditivas – raramente pode ocorrer sinestesia; (3) táteis – que colabora, ao menos em parte, para maior sensibilidade e prazer sexual; (4) gustativas – que colabora, ao menos em parte, para a sensibilidade e procura aumentada por doces ou alimentos calóricos. Já as reações disfóricas incluem ansiedade, ataques de pânico, despersonalização e paranoia.

Paranoia
Estado mental alterado, sem a presença de alucinações, que é caracterizado por desconfiança e desenvolvimento progressivo de ideias de reivindicação, perseguição e grandeza

O uso de maconha está relacionado com a diminuição da capacidade cognitiva. Aprendizagens prévias ao uso da droga, bem como as memórias remotas, são facilmente relembradas. No entanto, é verificado prejuízo significativo da memória a curto prazo, evidenciado pela diminuição da capacidade de planejamento, compreensão e raciocínio. Além disso, é comum o surgimento de uma síndrome amotivacional, caracterizada por falta de energia e de motivação em realizar tarefas do cotidiano. No entanto, não se sabe se esses sintomas são decorrentes do uso crônico da droga ou se na verdade representam um estado contínuo de intoxicação. Os efeitos motores da maconha também são evidentes. Doses menores resultam em efeito estimulante locomotor, ao passo que doses mais elevadas promovem ataxia.

Ataxia
Perda de coordenação dos movimentos musculares voluntários

> Ao contrário do que ocorre em alcoolistas, existem evidências que sugerem que o prejuízo cognitivo decorrente do uso crônico e intenso de maconha é reversível no decorrer do período de abstinência.

Tanto a tolerância quanto a abstinência à maconha estão relacionadas com as alterações na sinalização mediada pelos receptores CB1, seja em decorrência de um processo de infrarregulação ou da diminuição da habilidade do receptor em ativar sua via de sinalização intracelular.

> Embora a tolerância não esteja bem caracterizada nos humanos, alguns estudos científicos clínicos e experimentais evidenciam tolerância aos efeitos motores, analgésicos e anticonvulsivantes.

A síndrome de abstinência à maconha é muito branda, provavelmente em decorrência do acúmulo de THC e 11-OH-THC no tecido adiposo. Assim, quando evidente, os sintomas surgem entre o 2º e 3º dia de abstinência, mantendo-se presentes até aproximadamente 3 semanas. Os sintomas principais incluem irritabilidade, ansiedade, diminuição do apetite, perda de peso e insônia.

Alucinógenos

Os alucinógenos incluem substâncias de diferentes classes químicas que apresentam a característica comum de induzirem estados alterados de consciência e percepção, modificando qualitativamente a experiência do indivíduo em relação ao seu estado sem droga. Essas substâncias podem ser classificadas de acordo com o seu mecanismo de ação.

- Alucinógenos anticolinérgicos

Os alucinógenos anticolinérgicos compreendem um pequeno grupo de compostos que induzem seus efeitos pelo bloqueio dos receptores colinérgicos muscarínicos. A atropina e a escopolamina são exemplos representativos de tais drogas, extraídas das plantas *Atropa belladonna* e *Datura stramonium*, respectivamente. Os efeitos comportamentais da atropina e escopolamina são em grande parte decorrentes da ação parassimpaticolítica dessas drogas (inibição do sistema nervoso parassimpático), que incluem: redução na salivação, na sudorese, aumento da temperatura corporal, midríase, visão embaçada e aumento na frequência cardíaca. No SNC, os principais efeitos são sonolência, leve euforia, deterioração cognitiva (amnésia intensa e diminuição da atenção) e fadiga. No entanto, doses maiores provocam psicose, delírios e confusão mental. Como essas drogas não aumentam a percepção sensorial, mas, sim, promovem rebaixamento da consciência, estas são muito mais depressoras que alucinógenas.

- Alucinógenos catecolaminérgicos

O sítio de ação dessas drogas é na transmissão monoaminérgica, principalmente na serotoninérgica. Como exemplo de tais drogas, tem-se a mescalina e o ecstasy (metilenodioximetanfetamina – MDMA).

Mescalina. A mescalina é o principal composto psicoativo do *Lopophora williansi*, um cacto mexicano popularmente conhecido como *peyote*. Apresenta estrutura química similar a da norepinefrina. No entanto, foram sintetizados vários derivados da mescalina pela inserção de radicais metoxi no anel benzênico da molécula, o que confere maior afinidade e eficácia desses compostos nos receptores serotoninérgicos (e não noradrenérgicos). Assim, os efeitos comportamentais da mescalina e seus derivados estão relacionados com a estimulação dos receptores serotoninérgicos.

Ecstasy. O ecstasy é uma droga sintética similar às anfetaminas, tanto em aspectos estruturais quanto no mecanismo de ação. Ambas inibem o processo de recaptura e estimulam a liberação de monoaminas. No entanto, o ecstasy tem ação muito mais intensa sobre a serotonina, e os efeitos comportamentais são mediados por uma complexa interação resultante da ativação de diferentes subtipos de receptores serotoninérgicos. Estes são observados entre 20 e 60 min após a ingestão via oral de doses moderadas (50 a 125 mg), perdurando por 2 a 4 h. Sua meia-vida é em torno de 7,6 h, o pico plasmático ocorre em torno de 2 h e somente níveis residuais são encontrados 24 h após o uso da droga. No entanto, o ecstasy não apresenta processo farmacocinético linear. Com isso, o consumo de doses elevadas promove aumento desproporcional da concentração plasmática da droga. Na vigência da intoxicação verifica-se aumento na autoconfiança, compreensão e empatia, senso de proximidade e intimidade com outras pessoas, além de melhora na capacidade de comunicação e relacionamento. Efeitos disfóricos, como a ansiedade, paranoia e depressão, são comuns durante a abstinência aguda, embora possam estar presentes em alguns indivíduos na vigência da intoxicação.

O uso crônico de ecstasy provoca prejuízos cognitivos, transtornos de humor, ansiedade e impulsividade. Esses efeitos são decorrentes da ação neurotóxica do ecstasy sobre os terminais axônicos serotoninérgicos, o qual promove disfunção duradoura da função serotoninérgica no SNC. Considerando que essa disfunção é decorrente de aspectos neurotóxicos, em geral, os quadros neuropsiquiátricos associados são de difícil tratamento.

Dietilamina do ácido lisérgico (LSD). O LSD foi sintetizado em 1938 como parte de um programa de pesquisas que investigava os possíveis efeitos terapêuticos de compostos obtidos do ergot. O ergot é um produto natural derivado do fungo da *Claviceps purpurea* e que cresce como parasito do centeio. Os efeitos do LSD duram entre 8 e 12 h, mas alguns comportamentos

F-F Farmacologia em Foco

Transtornos de humor e de ansiedade associados ao uso de ecstasy

Dois importantes mecanismos explicam a elevada incidência de transtornos de humor e de ansiedade em usuários de ecstasy. Alguns dias após o uso da substância, é comum a ocorrência de estados disfóricos, caracterizados por apatia, cansaço, depressão, angústia e irritabilidade. Tais efeitos estão relacionados com o mecanismo farmacológico de ação do ectasy. A grande descarga de serotonina provocada pela droga esgota os estoques vesiculares de serotonina. Esse estoque é normalizado alguns dias após o uso da droga, pela produção enzimática do neurotransmissor. Após a normalização dos níveis de serotonina, o estado disfórico é aliviado.

Outra situação totalmente diferente ocorre com o uso crônico do ectasy. Como descrito anteriormente, o ecstasy degenera os axônios serotoninérgicos. Tal efeito neurotóxico pode provocar transtornos do humor e de ansiedade extremamente graves e resistentes ao tratamento com antidepressivos. Isso porque, com a degeneração dos axônios, ocorre diminuição de transportadores serotoninérgicos, alvos proteicos importantíssimos para a ação dos antidepressivos. O tratamento de tais distúrbios deve incluir o uso de antidepressivos com mecanismos de ação adicionais ao efeito de inibição da recaptura de serotonina.

Sinestesia
Estado neurológico no qual o estímulo em um dos sentidos provoca percepção automática em outro sentido. Por exemplo, é possível enxergar e sentir cheiros de sons, bem como sentir o sabor de determinado odor

Flashback
Estado psíquico em que o indivíduo tem uma vivência súbita e intensa de experiências passadas ou elementos de uma experiência passada associada ao uso da substância

intermitentes podem persistir por vários dias. É comum a ocorrência de alterações perceptuais, principalmente alucinações e ilusões visuais, sinestesia e *flashback*. O humor fica expandido, embora o estado emocional prévio do usuário altere significativamente os efeitos comportamentais da droga. Portanto, enquanto alguns indivíduos vivenciam situações extremamente prazerosas, outros desenvolvem quadros extremos de medo, pânico e psicoses.

Quanto ao mecanismo de ação, o LSD é um agonista dos receptores 5-HT$_1$A e 5-HT$_2$A. Os receptores 5-HT$_1$A localizados no soma do neurônio serotoninérgico inibe o disparo de potencial de ação deste. Adicionalmente, a estimulação desse receptor no terminal pós-sináptico inibe a excitação neuronal; portanto, o LSD na realidade inibe o tônus serotoninérgico central. No entanto, o fato de o LSD ser agonista do receptor 5-HT$_2$A faz com que a sinalização mediada por esse receptor seja extremamente estimulada. Esse mecanismo difere significativamente do ecstasy, que, por meio de mecanismos de inibição da recaptura e estimulação da liberação pré-sináptica de serotonina, inunda a fenda sináptica com esse neurotransmissor. Isso explica, ao menos em parte, algumas diferenças no efeito comportamental do ecstasy e do LSD. Sabe-se que as características alucinógenas decorrentes do sistema serotoninérgico são em grande parte mediadas pelos receptores 5-HT$_2$A, ao passo que os efeitos na esfera emocional estão mais relacionados com os receptores 5-HT$_1$A. Assim, o LSD apresenta potencial alucinógeno muito superior ao ecstasy. Já as alterações de caráter emocional são afetadas de modo mais significativo pelo ecstasy quando comparado ao LSD.

▪ Anestésicos dissociativos

As duas drogas principais que fazem parte desse grupo são a cetamina e a fenciclidina. A cetamina é utilizada terapeuticamente como anestésico e age como antagonista dos receptores glutamatérgicos NMDA. O resultado comportamental desse bloqueio é um quadro dissociativo caracterizado por perturbação das funções integradas de consciência, memória, identidade ou percepção do ambiente. Acredita-se que nesse quadro ocorra interrupção da conexão entre os núcleos talâmicos com a região cortical. A cetamina pode ser utilizada por via oral, intravenosa ou então fumada (nesse caso, associada a tabaco ou maconha). A forma em cristais também é comumente utilizada por via sublingual. No entanto, a mais utilizada é por aspiração do pó. Nesse caso, a absorção da cetamina se faz nas mucosas da cavidade nasal. Seus efeitos duram em média de 20 a 45 min. A cetamina sofre metabolização hepática e sua meia-vida de eliminação é cerca de 2 h. Os efeitos comportamentais agudos da cetamina incluem: alterações qualitativas da consciência, despersonalização, psicoses paranoides e rebaixamento cognitivo.

Catatonia
Alteração psicomotora caracterizada por períodos de rigidez física, negativismo, hipercinesia, obediência automática ao comando e estupor

Com doses mais elevadas, além de intensificação dos sintomas anteriores, ocorrem alterações na frequência cardíaca (tanto taquicardia, como bradicardia), hipotensão, dispneia, amnésia, disforia, catatonia e convulsões.

F·F Farmacologia em Foco

A importância da via de administração no desenvolvimento da drogadição

Um fator fundamental para o desenvolvimento da drogadição inclui a via pela qual a droga de abuso é utilizada. O uso por via inalatória (fumada) ou injetada está associado a maiores concentrações da droga no SNC. Assim, o efeito farmacológico da substância por tais vias é muito mais intenso que por outras vias, como a oral. Isso explica, por exemplo, porque o uso terapêutico do metilfenidato (um derivado anfetamínico) via oral não está associado ao desenvolvimento de dependência. Por outro lado, se o metilfenidato fosse aspirado, certamente seu potencial em induzir dependência seria elevado, em decorrência do intenso efeito euforizante que essa substância promoveria por tal via. O mesmo vale para o crack (fumado) quando comparado à cocaína (aspirada).

Neurobiologia da drogadição

Embora existam importantes diferenças quanto ao mecanismo de ação das drogas de abuso, ambas são capazes de alterar o funcionamento do sistema de recompensa cerebral. Além disso, o uso abusivo de tais substâncias promove alterações neuroquímicas e estruturais que, por sua vez, alteram a homeostasia de circuitos encefálicos relacionados com a cognição e a emocionalidade. Ou seja, um evento que a princípio promove alterações no nível de neurotransmissão, a longo prazo é capaz de alterar estruturalmente os circuitos neuronais relacionados com a cognição e a emocionalidade (Figura 10.26).

Uma das teorias envolvidas no processo de drogadição envolve a indução de um processo de alostasia dos circuitos que controlam o prazer e a motivação, promovendo, com isso, um quadro de toxicidade motivacional. A via mesolímbica e os núcleos encefálicos que controlam seu funcionamento estão diretamente relacionados com o prazer e a motivação. Tal circuito apresenta ativação tônica basal que controla os aspectos motivacionais fundamentais para a sobrevivência do indivíduo. Essa ativação tônica é importante para mantê-lo motivado a se alimentar, a interagir com seus semelhantes e a realizar comportamentos sexuais fundamentais para a sobrevivência e a evolução da espécie. O uso crônico de drogas de abuso é capaz de inibir o tônus tônico de tal circuito, promovendo um quadro amotivacional característico da drogadição. Concomitantemente, também ocorre hiperativação de circuitos neuronais relacionados com o estresse: *locus* coeruleus, amígdala e o eixo hipotálamo – hipófise – adrenal.

A intensa plasticidade neuronal decorrente do uso de drogas de abuso explica o velho jargão de que o usuário recreativo deseja usar a droga e o dependente de drogas necessita usar a droga. Ou seja, o reforço positivo passa de ator principal para ator coadjuvante, enquanto o reforço negativo passa de ator coadjuvante para ator principal.

A questão cognitiva na dependência de drogas é extremamente complexa e fundamental. Dois tipos de aprendizagem estão relacionados com o desenvolvimento da dependência de drogas. Um deles inclui a aprendizagem associativa, um processo pelo qual um estímulo neutro qualquer passa a ser associado ao efeito de reforço positivo (efeitos euforizantes da droga) ou negativo (estados disfóricos associados à ausência da intoxicação). Esse processo associativo faz com que aquele estímulo, que no princípio era neutro, seja agora capaz de induzir a ativação de circuitos neuronais relacionados com a motivação e à emocionalidade. Tal circuito envolve interação complexa entre as seguintes estruturas encefálicas: área tegmentar ventral, núcleo acumbente, amígdala, córtex pré-frontal, hipotálamo e hipocampo. No decorrer do uso da substância, outro tipo de aprendizagem começa a ser formado: a aprendizagem de hábito. Tal aprendizagem está relacionada com os comportamentos automatizados de busca e

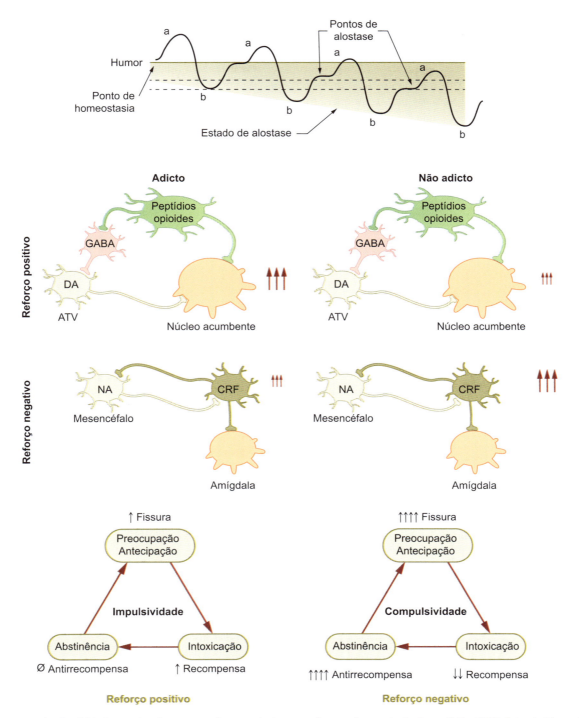

Figura 10.26 Processos de plasticidade em circuitos neuronais que culminam no desencadeamento da drogadição. CRF: fator de liberação da corticotropina, NA: norepinefrina, DA: dopamina, ATV: área tegmentar ventral. Adaptada de KODO G.F. *et al*. Neuropsychopharmacology. 2001; 24:97-129 e KODO G.F. *et al*. Neuropharmacology. 2014; 76 Pt B:370-82.

obtenção da droga e envolve intensa plasticidade neuronal em circuitos encefálicos formados pelas seguintes estruturas: córtex pré-frontal, caudado putâmen, globo pálido, tálamo e córtex motor. Vale ressaltar que tal circuito também está envolvido em diversas psicopatologias do espectro compulsivo. Ou seja, embora a impulsividade esteja presente em todas as fases do desenvolvimento da drogadição, o desenvolvimento de plasticidade no circuito neuronal responsável pela compulsão é o fator determinante para tal transição.

Ainda na questão cognitiva, a formação e a manutenção de uma memória envolvem várias etapas. A princípio, existe a aquisição e a consolidação dessa memória. A partir dessa dinâmica, a memória em um adicto já se encontra consolidada. Assim, a cada uso da substância, ocorre de modo inconsciente a evocação e a reconsolidação dessas memórias. Evidências recentes na literatura indicam que o processo de reconsolidação é fundamental para o fortalecimento e a manutenção das memórias. Assim, a drogadição pode ser vista como uma memória patológica que se encontra em constante evocação e reconsolidação, o que embasa a teoria de que tal psicopatologia recruta mecanismos fisiológicos de aprendizagem e memória. Um fato interessante é que, embora esse processo colabore para o fortalecimento da memória, ele abre uma janela para possíveis intervenções terapêuticas. Isso porque tais memórias, embora extremamente robustas, se tornam lábeis em determinado momento. Tal labilidade ocorre em uma janela temporal muito estreita, logo após o processo de evocação, ou seja, com base em cada processo de evocação, a memória pode ser extinta ou reconsolidada. Nesse sentido, a compreensão dos mecanismos neurobiológicos envolvidos na extinção e na reconsolidação da memória é fundamental para o desenvolvimento de novas estratégias terapêuticas.

RESUMO

- Os anestésicos locais provocam fechamento físico do canal catiônico pela interação da molécula do fármaco com uma proteína receptora localizada próximo à extremidade intracelular do canal de sódio
- A molécula do fármaco pode encontrar-se ionizada ou não ionizada. A forma ionizada é a que interage com o receptor. No entanto, nesse formato, a molécula tem baixa permeabilidade à membrana celular. Já a forma não ionizada apresenta alta permeabilidade à membrana celular, o que facilita sua chegada ao receptor; porém, nessa conformação, a molécula apresenta baixa afinidade pelo receptor
- Os anestésicos locais não apresentam a mesma eficácia em todas as células em que os canais de sódio estão presentes e exibem alguma seletividade para diferentes tipos celulares. Essa seletividade é determinada pela interação de diversos fatores, entre eles: o padrão de disparo celular, a mielinização, o tamanho, o diâmetro e a localização do axônio dentro do feixe nervoso. Além disso, o pH local tem papel fundamental sobre o efeito desses fármacos
- Os anestésicos locais têm preferência em ligar-se aos canais de sódio que se encontram no estado ativado ou inativado (mas não no estado em repouso). Assim, quanto maior a frequência de disparos de potencial de ação, maior será o efeito dos anestésicos locais
- Fibras mais finas e curtas, bem como aquelas localizadas na porção mais externa de determinado feixe, são mais sensíveis aos efeitos dos anestésicos locais. Além disso, fibras mielinizadas tendem a ser bloqueadas mais rapidamente
- O pH ácido aumenta a proporção do fármaco em sua forma ionizada. Embora essa forma seja a que se liga ao receptor, a mesma apresenta dificuldade em ultrapassar a membrana celular, diminuindo, portanto, o efeito dos anestésicos locais
- A absorção sistêmica altera drasticamente tanto o efeito anestésico local quanto a incidência de efeitos adversos. Quanto maior a irrigação no local da injeção do anestésico, maior será sua absorção sistêmica. Isso vai diminuir seus efeitos analgésicos locais e aumentar os efeitos colaterais sistêmicos
- Seus efeitos colaterais principais estão relacionados com o SNC e o sistema cardíaco. A princípio, ocorre excitabilidade do SNC, que, em seguida, dá lugar à depressão generalizada. Quanto aos efeitos no sistema cardiovascular, ocorre depressão do miocárdio, bloqueio de condução atrioventricular e vasodilatação
- A inflamação diminui drasticamente o efeito dos anestésicos locais, em razão da acidificação do pH local e do aumento da vascularização local
- Todos os anestésicos gerais apresentam como efeito comum a diminuição de disparos de potencial de ação de modo generalizado no SNC. Tais efeitos são decorrentes de alta lipossolubilidade, interação de maneira inespecífica com os componentes lipídicos das membranas neurais (hiperpolarizando as células) e interação com canais iônicos regulados por ligantes (GABAérgicos, glutamatérgicos, nicotínicos e glicinérgicos)
- Os anestésicos gerais podem ser administrados por via inalatória ou injetável
- Para atingir o SNC, os anestésicos por via inalatória devem romper duas importantes barreiras: (1) entre o alvéolo pulmonar e os vasos sanguíneos; (2) entre os vasos sanguíneos e o cérebro. Os principais fatores que afetam esse comportamento são a solubilidade do anestésico, sua concentração do anestésico no ar inspirado, o padrão de ventilação pulmonar e o fluxo sanguíneo pulmonar
- O coeficiente de partição sangue:gás é um índice de solubilidade que define a afinidade do anestésico inalatório pelo sangue quando comparado à do gás inspirado. Quanto menor o coeficiente de partição sangue:gás, menor será a quantidade de moléculas do anestésico necessária para elevar a pressão do anestésico no sangue e sua consequente distribuição para o cérebro
- A concentração do anestésico inalatório no ar inspirado determinará a pressão das moléculas do anestésico sobre a barreira alvéolo-capilar. Assim, quanto maior a concentração do anestésico no ar inspirado, maior será a quantidade de moléculas livres capazes de exercer a pressão sobre a barreira alveolocapilar
- O aumento na ventilação pulmonar (seja por frequência, seja por profundidade da respiração) não aumenta a pressão alveolar do anestésico inalatório, mas, sim, a persistência de uma pressão alveolar em níveis mínimos para romper a barreira alveolocapilar

- O aumento do fluxo sanguíneo pulmonar diminui significativamente a pressão do anestésico inalatório no sangue, principalmente se o anestésico tiver solubilidade moderada a alta
- Os anestésicos injetáveis são moléculas altamente lipossolúveis. Após administração por via intravenosa em bolo, esses fármacos são distribuídos preferencialmente para os tecidos mais perfundidos e gordurosos. Os níveis plasmáticos decaem rapidamente, o que resulta na redistribuição do fármaco. A partir de então, o anestésico é distribuído para os tecidos menos perfundidos, como a musculatura esquelética e vísceras em geral, e em um menor grau, para o tecido adiposo. Embora o tecido adiposo seja muito pouco perfundido, ele retém a molécula do anestésico que ali chega
- Após o mecanismo da redistribuição, o decaimento da concentração plasmática do anestésico injetável dependerá da interação entre a taxa de metabolismo, a quantidade e a lipossolubilidade do anestésico administrado. No entanto, após infusões repetidas ou prolongadas, quanto maior a lipossolubilidade e menor a taxa metabólica do anestésico, maior será o tempo de duração da anestesia e tal aumento exponencial (e não linear)
- Com exceção da cetamina, todos os anestésicos gerais diminuem o consumo cerebral de O_2. Por outro lado, existe grande diversidade entre os anestésicos gerais no que se refere ao fluxo sanguíneo cerebral e à pressão intracraniana. Enquanto os anestésicos inalatórios aumentam (de leve a moderadamente), os anestésicos injetáveis diminuem significativamente o fluxo sanguíneo cerebral e a pressão intracraniana. Vale ressaltar que a cetamina é uma exceção entre os anestésicos injetáveis, já que aumenta moderadamente esses dois parâmetros
- Grande parte dos anestésicos gerais diminui de leve a moderadamente a pressão arterial. O efeito hipotensor pode estar associado tanto com a diminuição do débito cardíaco quanto com a diminuição da resistência vascular periférica. Por outro lado, quase todos os anestésicos gerais não altera de forma significativa a frequência cardíaca e a força de contração do miocárdio. Ainda assim, vale destacar algumas características importantes de alguns dos anestésicos gerais. O etomidato se destaca por manter estáveis todos os parâmetros cardiovasculares, enquanto a cetamina é caracterizada como ativadora desses parâmetros. O tiopental e o propofol diminuem de modo leve a moderado a força de contração do miocárdio, enquanto o halotano (por estimulação vagal) diminui levemente a frequência cardíaca
- Quase todos os anestésicos gerais aumentam a pressão parcial de CO_2. No caso dos anestésicos inalatórios, esse efeito é mais discreto, pois a diminuição da *ventilação/min* é parcialmente compensada pelo leve aumento da frequência respiratória. Por outro lado, o aumento da pressão parcial de CO_2 é mais evidente para o tiopental e o propofol, pois além de diminuir a ventilação/min, esses fármacos diminuem a frequência respiratória de tipo dose-dependente. Vale ressaltar que a cetamina não altera os parâmetros respiratórios
- Em geral, a anestesia moderna é feita por meio de anestesia balanceada, utilizando-se agentes injetáveis para indução e agentes inalatórios para a manutenção. Além disso, os anestésicos injetáveis e alguns coadjuvantes anestésicos podem ser utilizados em infusão contínua para produzir estado anestésico ou sedação de pacientes em unidades de terapia intensiva que necessitam de ventilação mecânica
- As principais classes de fármacos utilizados como coadjuvantes anestésicos são os opioides, os benzodiazepínicos, os agonistas α_2 adrenérgicos e os relaxantes musculares de ação periférica

- Os opioides interagem com os receptores μ, κ e σ, todos receptores metabotrópico acoplados à proteína Gi/o, mas que diferem quanto à localização e ao grau de afinidade para determinados ligantes. Tais diferenças são fundamentais para os efeitos farmacológicos e as reações adversas dos opioides. Alguns opioides utilizados para fins terapêuticos podem atuar como agonista em um e antagonista em outro receptor opioide. Além disso, o efeito agonista, seja total ou parcial, pode ocorrer nos três receptores ou também se dá de modo mais seletivo para um dos receptores. Finalmente, em alguns casos, determinada substância pode atuar como agonista total em um receptor e agonista parcial em outro receptor.
- Grande parte dos efeitos farmacológicos dos opioides é decorrente da interação com os receptores μ, entre eles: analgesia, euforia, dependência física, sedação e depressão respiratória. Os efeitos analgésicos dos opioides se dá no nível periférico, espinal e encefálico e pelo envolvimento dos três receptores opioides.
- Os efeitos no SNC dos opioides incluem euforia, disforia, sedação (embora em alguns casos possa haver estimulação), depressão respiratória, supressão da tosse, indução de náuseas e vômito, hipotermia e miose.
- Os efeitos cardiovasculares não apresentam repercussão clínica. Por outro lado, os opioides causam constipação intestinal e aumentam o tônus do músculo liso da vesícula biliar; portanto, não devem ser utilizados como analgésicos em cólicas por cálculos na vesícula. O mesmo vale para cálculos renais, pois contraem a musculatura lisa dos ureteres.
- Os opioides promovem tolerância e apresentam grande potencial de desenvolvimento de dependência. O principal uso dos opioides se dá para fins analgésicos em diferentes situações. No contexto da anestesiologia, os opioides são utilizados como medicação pré-anestésica, durante o período intraoperatório e em altas doses podem agir como indutor anestésico. Eles também podem ser utilizados como analgésicos regionais, administrados no espaço epidural ou subaracnoide da coluna vertebral.
- Atualmente, o tratamento farmacológico da insônia é realizado por fármacos agonistas dos receptores benzodiazepínicos, que agem potencializando os efeitos do GABA sobre a condutância de cloro induzidas pelos receptores GABA$_A$. Além disso, fármacos que atravessam a barreira hematencefálica que são antagonistas dos receptores muscarínicos, histaminérgicos, noradrenérgicos e/ou serotoninérgicos (como alguns antidepressivos, antipsicóticos e antialérgicos) promovem *sedação* e, portanto, podem ser utilizados como hipnótico em determinadas situações.
- Os BZDs são hipnossedativos que se ligam e potencializam a ação gabaérgica no complexo receptor GABA canal de cloretos, favorecendo a hiperpolarização celular.
- Muitos benzodiazepínicos formam metabólitos ativos que, em alguns casos, apresenta meia-vida superior a do próprio fármaco. Nesse sentido, o tempo da ação hipnótica dos diversos BZDs pode variar consideravelmente, o que possibilita classificá-los como BZDs de duração curta, intermediária e longa
- Os BZDs têm ampla janela terapêutica. No entanto, quando associados a outros depressores, doses terapêuticas podem provocar sedação profunda. Os principais efeitos adversos incluem: desinibição comportamental, amnésia anterógrada dose-dependente, alteração na arquitetura do sono (supressão do sono REM), sedação diurna residual, insônia rebote, tolerância e dependência
- Os BZDs são utilizados como hipnossedativo, ansiolítico, anticonvulsivante e relaxante muscular. BZDs de curta duração são comumente utilizados como hipnossedativos, já que promovem

menos efeito residual diurno. Por outro lado, os BZDs de longa ação são mais utilizados como ansiolíticos e anticonvulsivantes, já que esses efeitos devem permanecer continuamente
- Zolpidem, zaleplom e zoplicona são novos hipnossedativos que interagem especificamente com as subunidade α_1 dos receptores $GABA_A$. O efeito clínico dessa especificidade é a manutenção dos efeitos hipnóticos e amnésicos e a perda da ação ansiolítica, anticonvulsivante e relaxante muscular
- As principais diferenças entre zolpidem, zaleplom e zoplicona são de ordem farmacocinética. Ambos apresentam um rápido início de ação, no entanto, existem importantes diferenças quanto à meia-vida de eliminação. O zaleplom pode ser classificado como de ultracurta ação (meia-vida aproximada de 1 h), o zolpidem como de curta ação (meia-vida aproximada de 2,5 h) e a zopiclona de ação intermediária (meia-vida aproximada de 6 h)
- Zolpidem, zaleplom e zoplicona, ao contrário dos BZDs tradicionais, produzem pouca sedação residual e amnésia anterógrada, não apresentam tolerância e potencial de dependência e afetam a arquitetura do sono em menor intensidade. Por conta disso, são os fármacos de primeira escolha no tratamento da insônia em alguns casos particulares, como nos idosos e em indivíduos com problemas relacionados com o uso abusivo de substâncias
- Não existem estudos controlados que avaliam a eficácia e a segurança de antidepressivos, antipsicóticos e anti-histamínicos para o tratamento da insônia primária. Embora a dose sedativa seja inferior àquela utilizada para ação terapêutica primária desses fármacos, é comum a ocorrência de vários efeitos colaterais. Além disso, a tolerância ao efeito sedativo ocorre rapidamente, inviabilizando o uso crônico. O efeito sedativo desses fármacos deve-se, em grande parte, à ação de antagonistas nos receptores histaminérgicos (H_1), colinérgico (muscarínico), serotoninérgico (5-HT_2) e noradrenérgico (α_1)
- A fisiopatologia da enxaqueca envolve muitos mediadores e ainda não está estabelecida
- O tratamento da enxaqueca é um algoritmo complexo que conta com diversas classes de fármacos para alívio da crise ou profilaxia
- As triptanas, agonistas dos receptores 5-HT_1, são a primeira linha de fármacos para controle de crises graves
- A doença de Alzheimer é provocada pelo acúmulo da proteína beta-amiloide
- Essa doença é tratada com inibidores da acetilcolinesterase apenas para diminuir os sintomas, sem alterar a progressão da doença
- A memantina pode atuar como neuroprotetor por evitar a excitotoxicidade
- A doença de Parkinson é provocada pela morte seletiva de neurônios dopaminérgicos da substância negra
- O tratamento de escolha do Parkinson é feito com levodopa associada a um inibidor da dopadescarboxilase
- Os inibidores da COMT são importantes nos episódios "liga-desliga" do tratamento de Parkinson
- Os agonistas dopaminérgicos estão sendo cada vez mais utilizados como primeira escolha na terapia antiparkinsoniana
- Nenhum fármaco ainda é capaz de frear ou reverter processos neurodegenerativos
- Os fármacos antiepilépticos podem causar uma série de interações medicamentosas farmacocinéticas, como competição por proteínas plasmáticas e alteração do metabolismo
- O ácido valproico é o fármaco de primeira escolha para qualquer tipo de crise, assim como a lamotrigina é a principal para associação no tratamento da epilepsia
- Todas as classes de antidepressivos, embora que por mecanismos farmacológicos distintos, aumentam a concentração extracelular de monoaminas (principalmente serotonina e norepinefrina) no SNC. Ao aumentar a disponibilidade de monoaminas, os antidepressivos infrarregulam os receptores monoaminérgicos, normalizando, com isso, a sinalização mediada por esses receptores
- Ao estimular (ou inibir) determinadas moléculas de sinalização intracelular, os antidepressivos aumentam a disponibilidade de *fatores neurotróficos*, reestruturando os circuitos encefálicos danificados. Graças a essa ação reparadora, o tratamento crônico com antidepressivos restabelece o funcionamento adequado dos circuitos límbicos
- Os inibidores da monoaminoxidase aumentam a disponibilidade de monoaminas por inibir a principal enzima responsável pela degradação desses neurotransmissores. Seu principal efeito colateral está relacionado com a interação com alimentos ricos em tiramina (uma amina simpaticomimética) e com fármacos que aumentam a disponibilidade de monoaminas na fenda sináptica. Como a enzima permanece inibida mesmo após 1 a 3 semanas da interrupção do tratamento, deve-se respeitar esse período para a inserção de um novo tratamento que aumente a disponibilidade de monoaminas e liberar o consumo de alimentos ricos em tiramina. Os principais efeitos colaterais incluem hipertensão, arritmias e síndrome serotoninérgica
- Os antidepressivos tricíclicos inibem a recaptação de norepinefrina e serotonina, efeito esse relacionado com sua ação antidepressiva. No entanto, esses fármacos também bloqueiam os receptores muscarínicos, histaminérgicos e α_1 adrenérgicos, conferindo a esssses fármacos os seguintes efeitos colaterais: sedação, ganho de peso, boca seca, constipação intestinal, hipotensão ortostática e turvamento da visão. Além disso, a inibição da recaptura de norepinefrina na periferia pode promover hipertensão e arritmias
- Os inibidores seletivos da recaptura de serotonina apresentam amplo espectro de indicações terapêuticas, e o tratamento de primeira linha para os transtornos de ansiedade é um dos mais prescritos para o tratamento da depressão maior. Seus efeitos colaterais podem ser amenizados com o início do tratamento em doses escanoladas e incluem: insônia, agitação, dispepsias, náuseas, perda do apetite e diminuição da libido
- Os novos antidepressivos atuam por mecanismos diferenciados, podendo tanto inibir a recaptura das monoaminas (em diferentes níveis) como também atuar como antagonistas de receptores noradrenérgicos e serotoninérgicos. Tais efeitos geram efeito final de aumento da disponibilidade de monoaminas para atuar em receptores específicos relacionados com os efeitos antidepressivos e ansiolíticos. O grande diferencial dos novos antidepressivos em relação aos anteriores é a menor incidência de efeitos colaterais
- Os estabilizadores do humor são fármacos capazes de atuar em diferentes polos do transtorno de humor, embora existam importantes diferenças entre esses fármacos quanto a sua efetividade nesses diferentes polos. Assim, alguns fármacos são mais eficazes no polo positivo (hipomaníaco e/ou maníaco) enquanto outros no polo negativo (depressão)
- O lítio é um estabilizador do humor que altera o transporte de eletrólitos, afeta a liberação de neurotransmissores e atua em sistemas de segundos mensageiros. Por ser um cátion estreita-

mente relacionado com o sódio, a entrada de lítio na célula ocorre pelos canais de sódio dependentes de voltagem. O acúmulo intracelular do lítio promove diminuição intracelular de sódio, que, por sua vez, reduz as concentrações de cálcio intracelular. Por meio dessas ações, o lítio reduz a excitabilidade neuronal e diminui a liberação de norepinefrina e dopamina

- O lítio é capaz de afetar várias enzimas de envolvidas na sinalização intracelular, entre estas as enzimas importantes no processo de reciclagem dos fosfoinositídios de membrana que servem como precursores dos segundos mensageiros trifosfato de inositol-1,4,5 (IP3) e diacilglicerol (DAG)
- Os principais efeitos adversos são sintomas gastrintestinais (dispepsia, náuseas, vômitos), aumento de peso e dislipidemias, tremores leves, sedação, acne e discreta alopecia
- O lítio apresenta um baixo índice terapêutico e por conta disso se faz necessário o monitoramento periódico de suas concentrações séricas. Alguns anti-inflamatórios não esteroides, bem como diuréticos que eliminam sódio (tiazídicos e de alça) podem facilitar a reabsorção do lítio pelos túbulos renais proximais e aumentar sua concentração plasmática
- O principal uso clínico do lítio é no tratamento profilático da mania e do TAB, embora neste último caso a proteção seja parcial e requeira associação com outros estabilizadores do humor. O lítio também pode ser utilizado como coadjuvante aos antidepressivos em casos de depressão grave recidivante. Seu uso isolado em quadros maníacos ou hipomaníacos agudo vem diminuindo, já que o início da ação é lento e seu índice terapêutico estreito
- O ácido valproico pode ser utilizado na mania por diminuir a neurotransmissão excessiva e reduz o fluxo de íons pelos canais de sódio dependentes de voltagem. Além disso, potencializa a neurotransmissão GABAérgica
- A carbamazepina apresenta mecanismo adicional e bloqueio de canais de cálcio dependentes de voltagem e de canais de potássio. Ambos são eficazes na fase maníaca aguda. No entanto, a carbamazepina é superior ao ácido valproico como tratamento preventivo de mania no TAB
- A lamotrigina, além de compartilhar das propriedades de bloqueio de canais de sódio dependentes de voltagem dos demais anticonvulsivantes, também inibe a liberação de glutamato e bloqueia os receptores glutamatérgicos. Esse efeito no sistema glutamatérgico tem relação direta com sua eficácia na prevenção da fase maníaca e principalmente na fase depressiva do TAB. Por outro lado, a lamotrigina não é eficaz na mania aguda
- Os antipsicóticos atípicos são eficazes tanto no tratamento da mania aguda quanto no tratamento profilático para evitar a recorrência da mania, com ou sem psicose. O efeito sobre a mania e o TDB parece estar relacionado com o bloqueio dos receptores D2 e 5-HT$_2$A, enquanto o efeito sobre a depressão do TAB está relacionado com o bloqueio dos receptores 5-HT$_2$A
- Até a década de 1980, os transtornos de ansiedade eram tratados com os benzodiazepínicos. A partir de então, houve tendência de se tratar os transtornos de ansiedade com fármacos antidepressivos que potencializam o sistema serotoninérgico, como os inibidores seletivos da recaptura de serotonina (ISRS). Esse uso se dá tanto de forma isolada como associados aos benzodiazepínicos ou a outros fármacos, como a buspirona e os antagonistas dos receptores β adrenérgicos. No caso dos bloqueadores β adrenérgicos, embora tenha certa ação no SNC, seu efeito principal está relacionado com a diminuição dos sintomas decorrentes da ativação simpática periférica

- O grande trunfo dos benzodiazepínicos no tratamento da ansiedade baseia-se em seu efeito ansiolítico agudo. No entanto, os benzodiazepínicos apresentam uma série de inconvenientes, como tolerância e o potencial de desenvolvimento de dependência, o que inviabiliza o tratamento crônico dos transtornos de ansiedade com tais fármacos
- Quanto aos ISRSs, seu efeito ansiolítico tarda em torno de 2 a 3 semanas. Além disso, o estímulo de receptores 5-HT$_2$A e 5-HT$_2$C pode agravar os sintomas de ansiedade. Somente após a infrarregulação desses receptores (que também tarda em torno de 2 a 3 semanas) é que esse possível aumento da ansiedade (bem como os outros efeitos colaterais dos ISRSs) serão minimizados. Em contrapartida, o tratamento crônico com ISRS não está associado à tolerância nem ao potencial de desenvolvimento de dependência, tornando-os fármacos ideais para o tratamento crônico dos transtornos de ansiedade
- Os BZDs teriam a função de "apagar o fogo", principalmente na fase inicial do tratamento ou em momentos em que ocorra exacerbação dos sintomas, enquanto o tratamento crônico do ISRS atuaria na "raiz do problema", alterando a plasticidade dos circuitos neuronais que se encontram desajustados no estado de ansiedade
- A buspirona é um agonista parcial dos receptores 5-HT$_1$A, sendo assim, diminui o disparo de potencial de ação dos neurônios serotoninérgicos e a ativação dos receptores serotoninérgicos (5-HT$_1$A, 5-HT$_2$A, 5-HT$_2$C) nas regiões de projeções axônicas. Além disso, o agonismo nos receptores 5-HT$_1$A dessas projeções confere o efeito ansiolítico. O efeito ansiolítico da buspirona também demora em torno de 2 a 3 semanas para ocorrer. A buspirona não causa sedação, amnésia, relaxamento muscular nem apresenta potencial para desenvolvimento de dependência. Os efeitos colaterais mais comuns associados ao uso de buspirona incluem cefaleia, taquicardia, nervosismo, insônia e desconforto gastrintestinal. A buspirona é utilizada somente no transtorno de ansiedade generalizada
- Os antipsicóticos típicos são antagonistas dos receptores dopaminérgicos do tipo D2. Em decorrência da dissociação lenta da molécula do fármaco com o receptor, esses compostos realizam um potente bloqueio da sinalização mediada pelos receptores D2. O antagonismo dos receptores D2 no núcleo acumbente (ou seja, o bloqueio da via mesolímbica) está diretamente relacionado com a eficácia desses compostos nos sintomas positivos da esquizofrenia e em outras situações nas quais a psicose está presente
- Os antipsicóticos típicos também bloqueiam os receptores D2 na via mesocortical, o que poderia agravar os sintomas negativos da esquizofrenia. No entanto, como a densidade de receptores D2 no córtex préfrontal é muito menor que em outras regiões do SNC, o agravamento dos sintomas negativos induzidos por esses fármacos estão mais relacionados com o forte bloqueio da via mesolímbica
- A grande desvantagem dos antipsicóticos típicos são seus efeitos adversos. O forte antagonismo dos receptores D2 no estriado dorsal (caudado putame) provoca transtornos de ordem motora (sintomas extrapiramidais e discinesia tardia). Além disso, a diminuição no tônus dopaminérgico na via tuberoinfundibular promove elevação nos níveis de prolactina e, consequentemente, o aparecimento de *ginecomastia* e *galactorreia*
- Os antipsicóticos típicos são usados para o controle de psicoses em geral e, quando associados a outros agentes depressores do SNC, principalmente por via injetável, são extremamente úteis para a contenção química

- Duas características importantes diferenciam os antipsicóticos atípicos dos típicos: (1) a característica do bloqueio dos receptores dopaminérgicos D2; (2) o antagonismo nos receptores serotoninérgicos 5-HT$_2$A. Os antipsicóticos atípicos também bloqueiam os receptores D2. No entanto, esses fármacos se dissociam mais rapidamente desses receptores quando comparados aos antipsicóticos típicos. Tal efeito bloqueia os sintomas positivos da esquizofrenia, mas não é suficiente para induzir sintomas motores (pelo bloqueio D2 na via nigroestriatal) e aumento de prolactina (pelo bloqueio D2 na via tuberoinfundibular). Quanto aos efeitos sobre os receptores 5-HT$_2$A, o bloqueio no córtex pré-frontal aumenta a liberação de dopamina (por via indireta, pela diminuição na liberação de GABA). O bloqueio dos receptores 5-HT$_2$A faz com que os antipsicóticos atípicos sejam eficazes sobre os sintomas negativos da esquizofrenia
- Os antipsicóticos atípicos apresentam como efeitos colaterais ganho de peso e obesidade, dislipidemias, diabetes e doenças cardiovasculares. Acredita-se que esses efeitos sejam decorrentes do bloqueio de receptores 5-HT$_2$C, H1 e M3. Outro ponto negativo dos antipsicóticos atípicos está relacionado com interações medicamentosas, já que esses fármacos sofrem intenso metabolismo pelas isoenzimas do citocromo P450
- Os antipsicóticos atípicos são utilizados para o controle de psicoses em geral e são considerados o tratamento de primeira linha na esquizofrenia. Outros usos são controle de agitação e agressividade para fins de sedação. Finalmente, muitos deles são utilizados no tratamento da depressão maior, mania (com ou sem psicose) e TAB
- A cocaína inibe a recaptura de monoaminas (principalmente dopamina e norepinefrina) no terminal neuronal pré-sináptico. A inibição da recaptura da dopamina no núcleo acumbente está relacionada com o efeito de reforço positivo da cocaína. Por outro lado, muitos dos efeitos estimulantes no SNC e no sistema nervoso simpático são decorrentes da inibição da recaptura de norepinefrina. Quando a droga é administrada por via oral, sua absorção é lenta e incompleta em razão dos processos de metabolização por esterases localizadas no estômago. Já quando fumada, em forma de base livre (*crack*), suas partículas atingem as superfícies dos alvéolos pulmonares, a partir dos quais a absorção é quase que instantânea e completa. Isso explica o porquê de os efeitos do crack serem mais intensos quando comparados aos da cocaína aspirada
- As anfetaminas, além de inibir a recaptura de monoaminas, são capazes de estimular a liberação destas. Assim, a anfetamina promove aumento extracelular de monoaminas muito superior àquele produzido pela cocaína. Esse efeito se dá por três mecanismos complementares: (1) as anfetaminas invertem o funcionamento do transportador de monoaminas localizados na membrana do terminal pré-sináptico; (2) as anfetaminas invertem o fluxo de funcionamento do transportador vesicular de monoaminas, fazendo com que as monoaminas armazenadas nas vesículas sejam liberadas para o interior do terminal pré-sináptico; (3) as anfetaminas inibem a MAO
- O efeito de reforço positivo da nicotina envolve tanto a ativação direta do receptor nicotínico como outros mecanismos indiretos capazes de modular a atividade funcional da via mesolímbica. A sequência de eventos inclui: (1) interação com receptores nicotínicos somatodendríticos, promovendo despolarização do neurônio dopaminérgico na área tegmentar ventral; (2) interação com receptores nicotínicos presentes no terminal axônico da via mesolímbica, favorecendo, com isso, a liberação extracelular de dopamina no núcleo acumbente; (3) A despolarização dos neurônios dopaminérgicos estimula a produção e liberação local de endocanabinoides, que, ao interagirem com receptores CB1 localizados em interneurônios GABAérgicos, mantém a via mesolímbica desinibida; (4) o uso crônico de nicotina promove inibição da MAO
- O álcool potencializa a ação GABAérgica e inibe a ação glutamatérgica. Os peptídios opioides e os endocanabinoides estão relacionados com o efeito de reforço positivo do álcool, pois esses neurotransmissores desinibem a via mesolímbica ao diminuir a liberação de GABA na área tegmentar ventral. A ação do álcool sobre o sistema GABAérgico é fundamental para o efeito de reforço negativo. A principal via de metabolização hepática do álcool é sua transformação em acetaldeído pela enzima álcool desidrogenase. O acetaldeído é extremamente tóxico e responsável por muitos dos efeitos desagradáveis da intoxicação alcoólica. Este é rapidamente oxidado pela enzima aldeído desidrogenase
- O efeito de reforço negativo é crucial para o desenvolvimento da dependência aos BZDs e parece estar relacionado com a potenciação da transmissão GABAérgica no sistema límbico. O potencial de desenvolvimento de dependência aos BZDs é inversamente proporcional à meia-vida da substância. Assim, os BZDs de ação curta apresentam potencial maior de desenvolvimento de dependência que os de ação longa
- O efeito de reforço positivo dos opioides está relacionado principalmente com a ativação dos receptores μ na via mesolímbica. Esse receptor é abundante em interneurônios GABAérgicos localizados na área tegmentar ventral. Ao ser estimulado, o receptor μ inibe a liberação de GABA, desinibindo, com isso, a via mesolímbica. Pacientes com superdosagem apresentam um quadro *patognomônico* de coma associado à miose
- O efeito de reforço positivo da maconha ocorre pela ativação dos receptores CB1 localizados nos interneurônios GABAérgicos da área tegmentar ventral. Ao ativar os receptores CB1, a maconha inibe a liberação de GABA, ocasionando desinibição da via mesolímbica. O uso de maconha está relacionado com diminuição da capacidade cognitiva. Aprendizagens prévias ao uso da droga, bem como as memórias remotas, são facilmente relembradas. No entanto, é verificado prejuízo significativo da memória a curto prazo, evidenciado pela diminuição da capacidade de planejamento, compreensão e raciocínio. Além disso, é comum o surgimento de uma síndrome amotivacional, caracterizada por falta de energia e de motivação em realizar tarefas do cotidiano
- Em relação aos alucinógenos, os anticolinérgicos compreendem um pequeno grupo de compostos que induzem seus efeitos pelo bloqueio dos receptores colinérgicos muscarínicos. A atropina e a escopolamina são exemplos representativos de tais drogas extraídas das plantas *Atropa belladonna* e *Datura stramonium*, respectivamente. A mescalina é o principal composto psicoativo do *Lopophora Williansi* e apresenta alta afinidade e eficácia nos receptores serotoninérgicos. O ecstasy é uma droga sintética similar às anfetaminas e age inibindo a recaptura e estimulando a liberação de monoaminas (embora com alta seletividade para a serotonina). Assim, os efeitos comportamentais do ecstasy são mediados por uma complexa interação resultante da ativação de diferentes subtipos de receptores serotoninérgicos. Já o LSD é um agonista dos receptores 5-HT$_1$A e 5-HT$_2$A. Finalmente, os anestésicos dissociativos (cetamina e fenciclidina) atuam como antagonistas dos receptores glutamatérgicos NMDA.

AUTOAVALIAÇÃO

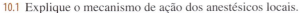

10.1 Explique o mecanismo de ação dos anestésicos locais.
10.2 Explique os fatores que influenciam os efeitos dos anestésicos locais.
10.3 Explique os principais efeitos colaterais dos anestésicos locais.
10.4 Explique os fatores que influenciam a distribuição do anestésico geral inalatório para o SNC.
10.5 Explique os processos farmacocinéticos envolvidos na ação dos anestésicos gerais injetáveis.
10.6 Qual é o mecanismo de ação dos anestésicos gerais?
10.7 Diferencie os anestésicos gerais sobre seus efeitos no SNC.
10.8 Diferencie os anestésicos gerais sobre seus efeitos no sistema cardiovascular.
10.9 Diferencie os anestésicos gerais sobre seus efeitos no sistema respiratório.
10.10 Explique a estratégia de associações de medicamentos na anestesia moderna.
10.11 Explique quais são as vantagens e as desvantagens do uso de anestésicos inalatórios e injetáveis para indução e manutenção da anestesia.
10.12 Explique como os analgésicos opioides exercem seus efeitos analgésicos
10.13 Explique como os diferentes opioides podem interagir com os receptores opioides e quais são as consequências clínicas de tais diferenças.
10.14 Explique os efeitos dos opioides sobre o SNC.
10.15 Explique os efeitos dos opioides sobre os tratos gastrintestinal e geniturinário.
10.16 Explique o processo de tolerância induzida pelos opioides.
10.17 Qual é o mecanismo de ação dos benzodiazepínicos?
10.18 Quais são os efeitos terapêuticos dos benzodiazepínicos?
10.19 Quais são os principais efeitos colaterais dos benzodiazepínicos?
10.20 Qual é a importância dos parâmetros farmacocinéticos na terapêutica com benzodiazepínicos?
10.21 Explique as vantagens dos novos agonistas dos receptores benzodiazepínicos.
10.22 Diferencie os novos benzodiazepínicos (drogas Z) quanto aos parâmetros farmacocinéticos.
10.23 Quais são as propriedades farmacológicas associadas ao efeito sedativo de alguns antidepressivos e antipsicóticos?
10.24 Quais são as hipóteses para o mecanismo de ação dos agonistas 5-HT$_1$ na enxaqueca?
10.25 Qual é a diferença entre as ergotaminas e as triptanas?
10.26 Por que os inibidores da acetilcolinesterase são efetivos no tratamento dos sintomas da doença de Alzheimer?
10.27 Qual é o mecanismo neuroprotetor da memantina?
10.28 Explique a terapia de levodopa associada aos inibidores da dopadescarboxilase.
10.29 Cite uma razão para os agonistas dopaminérgicos serem cada vez mais de primeira escolha no tratamento da doença de Parkinson.
10.30 Como deve ser feito o ajuste de dose de um fármaco antiepiléptico? E a substituição por outro fármaco?
10.31 Explique como ocorre toxicidade por competição pelas proteínas plasmáticas.
10.32 Explique o mecanismo de ação comum a todas as classes de antidepressivos.
10.33 Explique os problemas de interação dos IMAOs com alimentos e outros medicamentos.
10.34 Qual é o mecanismo de ação dos antidepressivos tricíclicos?
10.35 Explique as propriedades farmacológicas associadas aos efeitos colaterais dos antidepressivos tricíclicos.
10.36 Explique as propriedades farmacológicas associadas aos efeitos colaterais dos inibidores seletivos da recaptura de serotonina.
10.37 Explique o mecanismo de ação dos novos antidepressivos (ANASE e AIRS).
10.38 Explique o mecanismo de ação do lítio e suas indicações terapêuticas.
10.39 Explique os fatores que podem aumentar a toxicidade do lítio.
10.40 Dentro do contexto dos transtornos do humor, diferencie o ácido valproico, a carbamazepina e a lamotrigina.
10.41 Dentro do contexto dos transtornos do humor, explique o mecanismo de ação dos antipsicóticos atípicos.
10.42 Explique o mecanismo de ação, os efeitos colaterais e os usos terapêuticos da buspirona.
10.43 Explique a interação entre benzodiazepínicos e inibidores seletivos da recaptura da serotonina nos trantornos de ansiedade.
10.44 Diferencie os antipsicóticos típicos dos atípicos quanto ao mecanismo da ação terapêutica e de seus efeitos colaterais.
10.45 Por que os antipsicóticos típicos com efeitos anticolinérgicos induzem sintomas extrapiramidas mais brandos?
10.46 Quais são os mecanismos associados aos principais efeitos colaterais dos antipsicóticos atípicos.
10.47 Quais são os usos clínicos dos antipsicóticos típicos e atípicos?
10.48 Classifique e agrupe as drogas de abuso de acordo com sua classificação de efeito predominante no SNC ou então de acordo com sua classificação mecanicistica.
10.49 Diferencie a cocaína das anfetaminas quanto ao mecanismo de ação.
10.50 Por que existe aumento do tônus simpático com o uso de cocaína e anfetamina? Quais são as repercussões clínicas de tal efeito?
10.51 A cocaína apresenta um potente efeito vasoconstritor. Quais são as repercussões clínicas de tais efeitos?
10.52 Qual é o mecanismo do efeito de reforço positivo da nicotina?
10.53 Explique o processo de dessensibilização dos receptores nicotínicos e suas repercussões nos fumantes de cigarro.
10.54 Quais são os sistemas de neurotransmissão que são modulados pelo álcool? Como ocorre essa modulação durante o efeito agudo e o uso crônico da substância? Quais são os efeitos comportamentais de tais dinâmicas?
10.55 Explique a importância do reforço negativo sobre a manutenção do comportamento de beber.
10.56 Qual é a importância clínica do metabolismo hepático do álcool?
10.57 Explique os possíveis problemas que podem ocorrer entre o uso de álcool e benzodiazepínicos.
10.58 Por que os benzodiazepínicos de curta ação têm maior potencial de induzir dependência quando comparado aos de longa ação?
10.59 Qual é o efeito dos receptores opioides sobre o funcionamento da via mesolímbica?
10.60 Como identificar um paciente em superdosagem de opioides e qual é a conduta de tratamento?
10.61 Explique o mecanismo de ação da maconha.
10.62 Explique os efeitos colaterais da maconha sobre a esfera cognitiva
10.63 Diferencie e categorize os alucinógenos quanto a seu mecanismo de ação.
10.64 Explique a maior incidência de transtornos do humor e ansiedade associados ao uso de ecstasy.
10.65 Fale sobre a hipótese da alostase dos circuitos neuronais na neurobiologia da drogadição
10.66 Explique como aprendizagem e memória estão ligadas à drogadição.

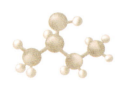

11

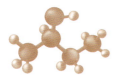

Farmacologia Endócrina

Maria Helena Vianello Richtzenhain ▪ Thomaz Augusto Alves da Rocha e Silva

Objetivos de estudo, *364*
Conceitos-chave, *364*
Introdução, *364*
Fármacos que atuam no eixo hipotalâmico-hipofisário, *365*
Fármacos que atuam nas vias dos hormônios sexuais, *372*
Fármacos que atuam na disfunção erétil, *382*
Fármacos que atuam nos hormônios da tireoide, *386*
Fármacos utilizados nas dislipidemias, *391*
Fármacos utilizados no tratamento do diabetes, *401*
Fármacos utilizados no combate à obesidade, *410*
Resumo, *412*
Autoavaliação, *413*

▪ Objetivos de estudo

Relembrar a fisiologia do sistema endócrino

Conhecer os fármacos que atuam no eixo hipotalâmico-hipofisário

Relembrar a fisiologia do aparelho genital feminino

Conhecer os fármacos que atuam no aparelho genital feminino

Entender o mecanismo de ação dos fármacos estrogênios e progestinas

Saber sobre os usos terapêuticos desses fármacos

Conhecer os efeitos colaterais relacionados com esses usos clínicos

Entender a base fisiológica e os mecanismos moleculares envolvidos na ereção peniana

Conhecer os principais fármacos usados no tratamento da disfunção erétil, sua farmacocinética e farmacodinâmica; conhecer os efeitos adversos relacionados com o uso desses fármacos

Entender os mecanismos de ação dos fármacos utilizados em disfunções da tireoide

Retomar os conceitos de dislipidemias e conhecer os fármacos utilizados

Relembrar a fisiopatologia do diabetes melito tipos 1 e 2 e estudar os medicamentos utilizados

Estudar os tipos de insulina disponíveis

Entender como funcionam os medicamentos para tratamento da obesidade

▪ Conceitos-chave

Alprostadil	Fitoestrogênios	Niacina
Análogos do GLP-1	Gestodeno	Nogestrel
Antiprogestina	Glinidas	Noretindrona
Célula betapancreática	Hipercolesterolemia	Obesidade
Ciproterona	Hipertrigliceridemia	Papaverina
Clomifeno	Inibidores da alfaglicosidase	Produção hepática de colesterol
Colestiramina	Inibidores da DPP-IV	Progestinas
Diabetes melito	Inibidores da lipase pancreática	Raloxifeno
Disfunção erétil	Inibidores seletivos da fosfodiesterase do tipo 5	Receptor de LDL
Dislipidemias		SERMs
Ereção peniana	Levonorgestrel	Sibutramina
Estatinas	Lipase hormônio sensível	Sildenafila
Estradiol	Lipase lipoproteica	Sulfonilureias
Estriol	Lodenafila	Tadalafila
Estrogênios	Medroxiprogesterona	Tamoxifeno
Estrona	Megestrol	Tiazolidinedionas
Etinilestradiol	Mestranol	Tibolona
Ezetimiba	Metformina	Vardenafila
Fentolamina	Mifepristona	
Fibratos	Miopatia	

▪ Introdução

O sistema endócrino humano é um conjunto de processos de regulação e sinalização que utiliza os hormônios como mediadores. Obviamente, existe toda uma interação entre os sistemas hormonais na manutenção da homeostase, mas a divisão entre os eixos torna-se didaticamente favorável. Por essa razão, a farmacologia endócrina será apresentada de acordo com as divisões fisiológicas dos sistemas, mas abordando características comuns nas finalidades de uma terapia farmacológica que envolve a endocrinologia.

De maneira geral, os objetivos da utilização de fármacos para tratamento de distúrbios endocrinológicos se restringem a promover uma reposição de hormônios que, por diferentes razões, possam estar diminuídos ou tentar exercer o controle sobre eixos que estejam estimulados em excesso. Existem situações em que a questão a ser tratada não se configura uma disfunção hormonal, mas uma via endócrina é utilizada para a resolução da situação, como no caso dos anticoncepcionais ou dos fármacos para distúrbios da ereção.

■ Fármacos que atuam no eixo hipotalâmico-hipofisário

O eixo hipotalâmico-hipofisário é um dos mais complexos sistemas fisiológicos do organismo. A comunicação entre o sistema nervoso central e a glândula hipófise (também chamada de pituitária) promove uma fina regulação de inúmeros processos, como crescimento, desenvolvimento sexual, controle da osmolalidade sanguínea, controle da liberação de corticoides, entre outros. Cada um desses processos tem um sistema para estímulo e controle de liberação de hormônios, que pode sofrer diferentes patologias e reflete diretamente na qualidade de vida de um paciente.

Anatomicamente, esse eixo é composto por hipotálamo, uma estrutura do sistema nervoso central com importância na conexão de atividades regulatórias fisiológicas; a hipófise, uma glândula que produz diversos hormônios, dividida em hipófise anterior (ou adeno-hipófise) e hipófise posterior (ou neuro-hipófise); e o sistema porta-hipofisário, responsável por levar diretamente os hormônios produzidos pelo hipotálamo até a hipófise e depois distribuir os hormônios hipofisários para a circulação sistêmica. A Figura 11.1 ilustra a anatomia dessas estruturas.

Como mencionado, esse eixo de sinalização e controle endócrino é responsável pela secreção de diversos hormônios, com alvos diferentes no corpo humano. Esses hormônios têm nomenclatura de siglas derivadas dos nomes em inglês, apresentada na Tabela 11.1. A Tabela 11.2 traz os hormônios que têm aplicabilidade na farmacologia, com sua respectiva nomenclatura.

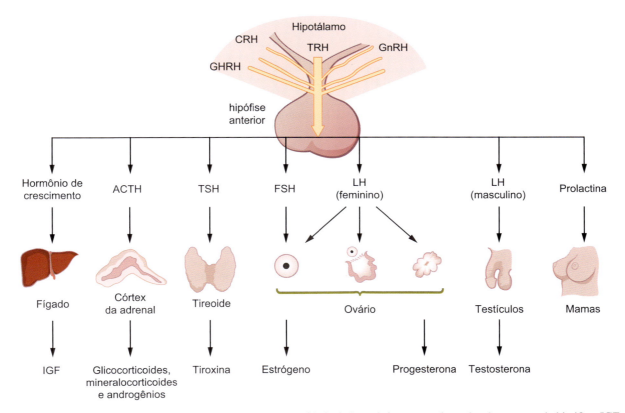

Figura 11.1 Anatomia do eixo hipotalâmico-hipofisário. Repare a quantidade de hormônios secretados pelas duas partes da hipófise. IGF: insulin-like growth factor.

■ **Tabela 11.1** Nomenclatura dos principais hormônios do eixo hipotalâmico-hipofisário.

Local de liberação	Sigla	Nome em português
Hipotálamo	GHRH	Hormônio de liberação do hormônio de crescimento
	SST	Somatostatina
	TRH	Hormônio de liberação de tireotropina
	CRH	Hormônio de liberação de corticotropina
	GnRH	Hormônio de liberação de gonadotrofinas
Adeno-hipófise	GH	Hormônio de crescimento
	TSH	Hormônio estimulante da tireoide
	ACTH	Hormônio adenocorticotrófico
	LH	Hormônio luteinizante
	FSH	Hormônio foliculoestimulante
	PRL	Prolactina
Neuro-hipófise	ADH	Hormônio antidiurético ou vasopressina

■ **Tabela 11.2** Hormônios do eixo hipotalâmico-hipofisário de interesse na farmacologia, seus alvos e efeitos.

Hormônio hipotalâmico	Atividade na hipófise	Órgão-alvo	Efeito
GHRH	Produção e liberação de GH	Fígado, músculo, osso, rins	Produção de IGF-1
Somatostatina	Inibição da liberação de GH	–	Diminuição de GH e IGF-1 circulantes
TRH	Produção e liberação de TSH	Tireoide	Produção e liberação de T4 e T3
CRH	Produção e liberação de ACTH	Córtex suprarrenal	Produção e liberação de glicocorticoides, mineralocorticoides e androgênios
GnRH	Produção e liberação de LH e FSH	Gônadas	Produção e liberação de estrogênio, progesterona e testosterona
Dopamina*	Inibição da liberação de prolactina	Mama	Estímulo à lactação
Estímulo nervoso	Produção e liberação de ADH (vasopressina)	Rins e vasos	Retenção hídrica e vasoconstrição

*Apesar de não ser um hormônio, e sim um neurotransmissor, a dopamina, nesse caso, atua como mediador para controle da liberação de prolactina.

Propriedades gerais do eixo hipotalâmico-hipofisário

De maneira simplificada, o hipotálamo recebe sinalizações do organismo e envia um sinal específico à hipófise para que ela libere um hormônio que irá atender à demanda recebida pelo hipotálamo. A sinalização hipotalâmica pode ser química, por meio de hormônios que regulam a liberação dos hormônios hipofisários, mas também por estímulos nervosos de terminações originadas no hipotálamo que chegam à hipófise.

Os hormônios do eixo hipotalâmico-hipofisário sofrem, assim, um fino controle, e qualquer disfunção nesse sistema pode provocar graves consequências ao organismo. Isso também se deve ao fato de que os hormônios são encontrados em baixíssimas concentrações no organismo, ou seja, qualquer pequena alteração na concentração destes pode ser bastante importante se o considerarmos em relação aos níveis basais. Outra propriedade implícita nesse fato é que,

> **Polipeptídios**
> Aminoácidos unidos em sequências, formando pequenas proteínas

> **Tecnologia recombinante**
> Consiste na inserção de sequências de DNA em bactérias que irão expressar proteínas e peptídios de interesse, no caso, hormônios

> **Análogos**
> Fármacos que desempenham a mesma função de hormônios nativos, com estruturas semelhantes a estes, obtidos por tecnologia recombinante

apesar de estarem em baixas concentrações, os hormônios hipotalâmicos e hipofisários têm altíssima afinidade por seus receptores, com elevada eficácia farmacológica, o que resulta na ação efetiva encontrada nesses sistemas.

Do ponto de vista da farmacologia básica, existe um fator importantíssimo para essas propriedades: esses hormônios são polipeptídios, ou seja, cadeias de aminoácidos produzidas com base no DNA das células. Isso é importante porque essa sequência primária pode ser alterada por tecnologia recombinante ou mesmo síntese artificial, e dar origem a análogos que atuem nesses sistemas, mas com características farmacocinéticas e farmacodinâmicas diferenciadas. Uma característica comum a peptídios circulantes no organismo é que estes geralmente têm meia-vida bastante curta, constituindo-se um ponto importante a ser superado no caso de reposição hormonal. Outro aspecto é que existem casos em que há mais de um tipo de receptor para o mesmo hormônio, e a manipulação da sequência primária desse dado hormônio pode fazê-lo ter maior afinidade a determinado subtipo de receptor que possa vir a interessar na terapêutica. Por fim, alterações artificiais de hormônios hipotalâmicos e hipofisários podem acarretar melhor interação fármaco-receptor, aumentando a potência em relação ao hormônio nativo.

> Os análogos de hormônios hipotalâmicos e hipofisários foram sintetizados para conferir maior meia-vida, maior seletividade e maior potência em relação aos hormônios nativos.

Fármacos que atuam na via do hormônio de crescimento

O hormônio de crescimento (GH) é um peptídio de 191 aminoácidos secretado pelos somatotropos da adeno-hipófise sob comando do hipotálamo. O hormônio que estimula a produção e secreção de GH é o hormônio de liberação do GH (GHRH), e o responsável pela diminuição é a somatostatina (SST), como ilustrado na Figura 11.2.

Como apresentado na Figura 11.2, o GH tem como tecidos-alvo fígado, ossos, adipócitos e músculos, estimulando-os a produzirem os mediadores IGF-1 e IGF-2 (derivado do inglês *insulin-like growth factor*), responsáveis pelas ações atribuídas ao hormônio. Entre essas ações

> **Somatotropos**
> Células da adeno-hipófise responsáveis pela produção do GH. Elas representam, aproximadamente, 40% da população de células da glândula

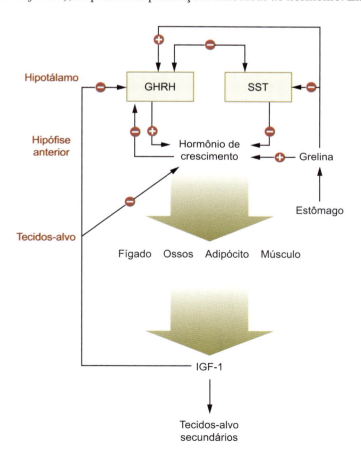

Figura 11.2 Controle de secreção e órgãos-alvo do hormônio de crescimento. GHRH: hormônio de liberação do GH, SST: somatostatina, IGF: insulin-like growth factor.

estão o crescimento longitudinal dos ossos, a lipólise e a gliconeogênese, que resultam em efeitos anabólicos que promovem o crescimento do indivíduo. Outro efeito importante desse hormônio é o aumento da mineralização óssea após o fechamento das epífises ósseas. O excesso de GH, assim como sua falta, pode resultar em graves consequências para um indivíduo, o que torna a intervenção farmacológica necessária.

Análogos do hormônio de crescimento

Os análogos do GH são indicados para crianças diagnosticadas com deficiência desse hormônio reconhecidamente como causa de baixa estatura. Além disso, esses análogos têm sido indicados para crianças com outras patologias que causam baixa estatura, mas sem diminuição dos níveis de GH, como as síndromes de Turner e de Prader-Willi e a doença renal crônica. Em adultos, os análogos são indicados em casos de deficiência de GH com comprometimento cardiovascular em razão do desequilíbrio do metabolismo lipídico e da constituição muscular. A indicação em casos de baixa estatura idiopática é bastante controversa, ainda não oficialmente estabelecida no Brasil. Do mesmo modo, existem relatos bem-sucedidos de utilização em pacientes com síndrome da imunodeficiência adquirida (AIDS) avançada.

Para o tratamento desses casos, é disponibilizado o GH recombinante (GHrh), que é idêntico ao produzido pela hipófise humana e exerce os mesmos efeitos. A apresentação é injetável e subcutânea, com posologia que pode variar de acordo com a preparação. Esse medicamento tem ação idêntica ao GH, promovendo a síntese de IGF pelos tecidos-alvo, que atua normalizando o crescimento (estatura), aumentando a síntese proteica, induzindo a lipólise e a gliconeogênese, entre outros. O GHrh tem meia-vida circulante curta, de apenas 20 min, mas sua meia-vida biológica é entre 9 e 17 h, ou seja, por mais rápido que o peptídeo seja metabolizado, o estímulo à produção de IGF é efetivo e mantém o efeito por tempo prolongado.

> Os análogos do GH são idênticos ao GH humano e desempenham exatamente a mesma função, porém são obtidos por tecnologia recombinante em bactérias.

Outro análogo é o somatrem, que preserva a sequência peptídica do GH mais uma metionina aminoterminal, resultando em 192 aminoácidos. Isso confere meia-vida de aproximadamente 5 h (quando administrado por via subcutânea ou intramuscular) e duração de até 48 h.

O tratamento com análogos do GH geralmente é feito com administrações únicas e diárias, preferencialmente no período noturno por via subcutânea ou intramuscular. Em crianças, os efeitos colaterais são bastante raros, evitando-se apenas a administração durante 1 ano após o tratamento de tumores pediátricos. Os efeitos colaterais em adultos são rapidamente contornados com ajuste da dose e se caracterizam por artralgia, mialgia, edema periférico e síndrome do túnel do carpo. Uma vez que esse hormônio tem ações anti-insulínicas, não está comprovada a relação entre o tratamento com análogos do GH e o aumento da tolerância à glicose.

Outra maneira de aumentar as concentrações de GH, eficiente em pacientes que não têm alguma patologia na hipófise, é a administração de análogos do GHRH. A sermorelina é um fragmento funcional do GHRH e atua na hipófise como um secretagogo de GH. Era primeiramente utilizada para testar se a função secretora da hipófise estava normal, mas seu potencial terapêutico logo foi comprovado. Hoje, estão disponíveis os tipos subcutâneo ou intramuscular para tratamento de deficiência de GH em casos de função normal da hipófise, como alternativa mais segura que o GH, uma vez que os efeitos colaterais, como prurido e edema leve local, são raros e associados ao local da aplicação.

Fármacos para controle da secreção de GH

Em casos em que o paciente tem excesso de GH, as manifestações clínicas variam de acordo com a idade. Se for o caso de uma criança, apresentará estatura excepcionalmente acima da média, em razão, principalmente, da ação do GH no alongamento dos ossos. Caso seja adulto, o excesso de GH leva a um quadro denominado acromegalia, em que as extremidades ósseas se tornam mais espessas e o quadro metabólico do paciente é agravado, entre outras causas,

---

Idiopática
Adjetivo dado a uma disfunção ou patologia cuja causa não é conhecida

Metionina aminoterminal
É quando o último aminoácido da cadeia peptídica é uma metionina, na extremidade N-terminal

Síndrome do túnel do carpo
Neuropatia no punho, causada pela compressão do nervo mediano

Secretagogo
Substância que induz a secreção de outra

pelo excesso na oferta de glicose, o que leva a uma redução na expectativa de vida. Nesses casos, é necessário um controle da secreção de GH, o que geralmente é feito ao se explorar o próprio eixo de *feedback* desse hormônio.

> Explorar a via da SST é a principal estratégia farmacológica para controle da secreção de GH.

Como demonstrado na Figura 11.2, a liberação do GH é mediada principalmente pela SST, um hormônio hipotalâmico produzido de um precursor de 92 aminoácidos que é clivado em dois tipos: a SST-14 e a SST-28. Os números representam a quantidade de aminoácidos que compõem cada uma das *isoformas*. As ações de ambas não se restringem apenas à supressão da secreção do GH, mas também inibem a liberação de hormônio estimulante da tireoide (TSH), gastrina, insulina e glucagon. No entanto, a meia-vida da SST é de apenas 3 min, o que inviabiliza sua utilização clínica. Assim, para o desenvolvimento de fármacos que atuam nessa via de regulação do GH, foi necessário o estudo detalhado dos receptores das SSTs.

Existem cinco diferentes receptores de somatostatina (SSTR), todos acoplados à proteína G, denominados SSTR1, SSTR2, SSTR3, SSTR4 e SSTR5. Os receptores 1 a 4 têm afinidade bastante similar para os dois tipos de somatotropina, mas o SSTR5 tem afinidade até 15 vezes maior para a SST-14 que para a SST-28. Isso é importante porque o receptor SSTR5, juntamente com o SSTR2, são os principais responsáveis pelo controle da secreção do GH. Esse fato foi altamente relevante no desenvolvimento de fármacos que atuam nessa via, uma vez que tornou possível a síntese de moléculas direcionadas a esses receptores.

A octreotida é o principal análogo da SST, constituída por apenas nove aminoácidos. Sua estrutura confere seletividade para os receptores SSTR2 e SSTR5, e é pouco atuante em SSTR3, SSTR1 e SSTR4. Além disso, tem eficácia 45 vezes maior que a SST-14, além de meia-vida de 90 min. Esses fatores colocam a octreotida como primeira escolha para tratamento das síndromes de excesso de GH, sendo utilizada ainda para casos de adenoma secretor de TSH, tumores carcinoides, nesidioblastose e diagnóstico de tumores neuroendócrinos.

Nesidioblastose
Hiperinsulinemia causada por hipertrofia das células betapancreáticas

A administração de octreotida é subcutânea e foi inicialmente preconizada por 3 vezes/dia; porém, o equivalente sucesso terapêutico da administração mensal fez com que o fármaco tenha se tornado a primeira escolha com base no conforto do paciente e maior adesão ao tratamento. Os efeitos colaterais são moderados e envolvem desconfortos gastrintestinais como diarreia e náuseas, e mais raramente cálculo biliar. A lanreotida é outro análogo com propriedades muito parecidas com as da octreotida; no entanto, só é comercializada no tipo mensal e tem probabilidade menor de causar cálculo biliar.

> A octreotida e a lanreotida são análogos que têm seletividade para os receptores SSTR2 e 5, com maior potência e maior meia-vida que a SST.

Outra abordagem para combater o excesso de GH é a administração de antagonistas de receptores desse hormônio. Os receptores de GH são do tipo tirosinoquinase, acoplado a uma cadeia de enzimas denominadas JAK-STAT, que levam a alterações nucleares para indução da expressão de IGF. O pegvisomanto é um fármaco que antagoniza esses receptores e diminui significativamente os níveis de IGF-1. É indicado como segunda escolha para pacientes com acromegalia, refratários a tratamentos anteriores por apresentarem diversos efeitos colaterais em fígado, sistema imune, sistema nervoso, entre outros, além de causar aumento do GH circulante por suprimir o *feedback* negativo do IGF. A Figura 11.3 ilustra os locais de ação desses fármacos.

Fármacos que atuam na via da prolactina

A prolactina (PRL) é um hormônio produzido na hipófise por células denominadas lactotropos e está envolvida principalmente no processo de lactação e desenvolvimento das mamas durante a gestação. Sua secreção é baixa durante toda a vida de indivíduos do sexo masculino, mas no sexo feminino aumenta significativamente durante a gestação e permanece elevada após o parto, em caso de amamentação. A produção desse hormônio é regulada de maneira diferencial por neurônios do hipotálamo que promovem a liberação de dopamina

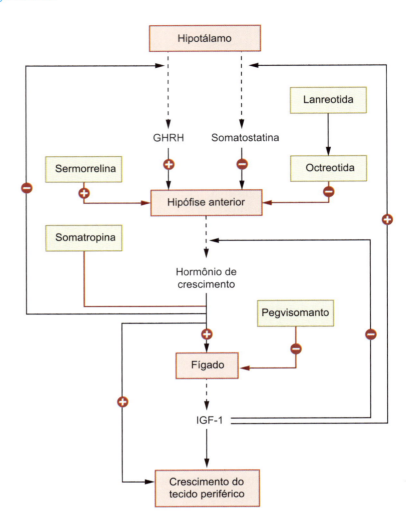

Figura 11.3 Indicação do local de ação dos fármacos que atuam no sistema do hormônio de crescimento.

diretamente nos lactotropos, os quais têm receptores D2 de dopamina. Esses receptores são acoplados à proteína G inibitória, fazendo com que o controle da PRL seja uma contenção inibitória permanente dependente de um neurotransmissor, o que é considerado singular no eixo hipotalâmico-hipofisário.

> Os neurônios dopaminérgicos do hipotálamo que regulam os lactotropos formam a chamada via tuberoinfundibular da dopamina, discutida no Capítulo 10.

Outros fatores podem levar à liberação de PRL, como o hormônio de liberação de tireotropina (TRH) e o peptídio vasoativo intestinal (VIP), mas a relação causal desse estímulo ainda não foi elucidada. A presença de receptores de PRL em diversos tecidos, como células do sistema imune, por exemplo, leva a crer que seja um hormônio envolvido com a regulação fisiológica em estados de estresse do organismo, mas esse papel ainda foi pouco elucidado. A PRL em si não tem aplicação terapêutica, e esse eixo é um alvo farmacológico apenas em casos de distúrbios que levam ao aumento da concentração de PRL no sangue (hiperprolactinemia).

Fármacos utilizados em hiperprolactinemia

Prolactinoma
Tumor da hipófise que secreta prolactina, levando à hiperprolactinemia

A hiperprolactinemia pode ocorrer em casos de doenças hipofisárias, como **prolactinomas**, mas também por hipotireoidismo, uma vez que essa condição provoca a elevação da liberação de TRH. O excesso de PRL pode acarretar sintomas graves como amenorreia e infertilidade em mulheres, e em homens leva ao desenvolvimento de mamas, galactorreia e supressão da produção de testosterona com consequente diminuição da libido. A Figura 11.4 ilustra a ação de fármacos nas vias de regulação da PRL.

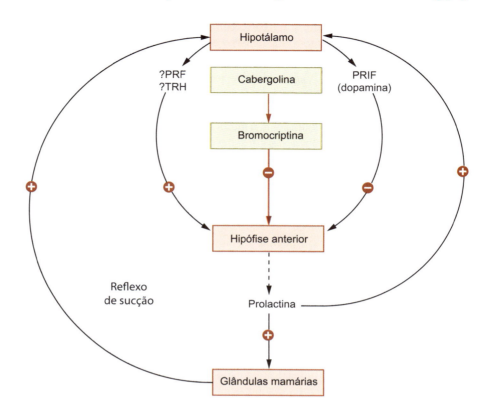

Figura 11.4 Vias de regulação da prolactina e fármacos que atuam como agonistas dopaminérgicos.

Os agonistas dopaminérgicos são o tratamento de escolha para a hiperprolactinemia, uma vez que a ativação do receptor D2 dos lactotropos diminui a produção e a liberação de PRL nestes. Além disso, esses fármacos promovem a redução de prolactinomas em aproximadamente 50% dos casos.

A bromocriptina é o fármaco de escolha, principalmente pela experiência clínica que faz com que haja bastante conhecimento no seu uso. Trata-se de um alcaloide derivado do **ergot**, que, apesar de bem absorvido, tem biodisponibilidade inferior a 10% em razão do alto metabolismo de primeira passagem no fígado. A meia-vida é variável, de 2 a 8 h, o que induz um maior número de tomadas diárias. Em seu mecanismo de ação, tem seletividade para receptores D2, mas também interage com D1. Esse fármaco tem um índice significativo de intolerância, dados efeitos colaterais como náuseas, tontura e hipotensão postural, e o sucesso terapêutico é atingido em até 80% dos casos. Os efeitos colaterais determinam a introdução gradual do fármaco, inicialmente em baixas doses, titulando-se no intervalo de 3 a 7 dias.

Um fármaco surgido inicialmente como alternativa tem ganhado espaço de primeira escolha no tratamento da hiperprolactinemia. A cabergolina é uma molécula que tem alta seletividade para receptores D2, meia-vida de até 65 h, maior potência e, consequentemente, menor ocorrência de efeitos colaterais. Estudos clínicos que compararam a bromocriptina com a cabergolina tendem a oferecer dados que suportam a indicação deste como primeira escolha.

Existem outros fármacos agonistas dopaminérgicos, mas seu uso é indicado para tratamento da doença de Parkinson, como discutido no Capítulo 10.

Fármacos que atuam na via do hormônio antidiurético

O hormônio antidiurético (ADH ou vasopressina) é um peptídio secretado pela hipófise posterior (neuro-hipófise) dentro de um contexto de reação do organismo ao aumento da **osmolalidade** ou em caso de **hipovolemia**, e atua juntamente com uma resposta articulada com o sistema renina-angiotensina e ativação do sistema nervoso simpático. Os efeitos principais do ADH são auxiliar na regulação do tônus vascular e promover aumento da reabsorção de água nos ductos coletores do rim por meio da ativação de receptores V1 e V2 de vasopressina, respectivamente. Esses receptores são ligados à proteína G (apesar de cada um ser acoplado

---

Ergot
Fungo conhecido como esporão que cresce em centeio. Esse fungo é a origem natural de diversos fármacos

Osmolalidade
Medida da pressão osmótica de uma solução, no caso, o plasma sanguíneo

Hipovolemia
Estado de baixo volume sanguíneo

> **Aquaporinas**
> Proteínas que funcionam como canais de água

a um subtipo diferente) e estão diretamente relacionados com o tipo de efeito observado, haja vista seu mecanismo de ação e sua localização. A Tabela 11.3 traz um resumo dos receptores, sua localização, o mecanismo de ação e os efeitos.

A ação dos receptores V2 nos ductos coletores é de especial interesse, visto que eles estão diretamente relacionados com o posicionamento das vesículas que contêm aquaporinas. Uma vez ativado, o receptor V2 promove aumento de cAMP, o que leva a um deslocamento dessas vesículas para a membrana apical das células principais, recaptando água para o plasma. Desse modo, a vasopressina desempenha papel fundamental na reabsorção de água e no controle do volume e da concentração da urina e, consequentemente, do plasma.

Nesse contexto, existem dois casos em que esse eixo se tornou um alvo farmacológico, como discutido a seguir.

Fármacos análogos ao hormônio antidiurético

O diabetes insípido (DI) é uma disfunção que se caracteriza por um volume grande de urina associado à baixa concentração desta. Ele pode ser de origem hipofisária, por secreção inadequada de ADH, mas pode também ser derivado de baixa sensibilidade renal ao hormônio. A consequência é a alta quantidade de urina diária, com baixa concentração, o que pode levar também a um alto consumo de água pelo paciente. Essa doença leva esse nome porque, ao contrário da urina doce excretada de pacientes com diabetes melito, esta é insípida nos pacientes com DI. O teste de sabor da urina hoje não é mais empregado após a implantação do diagnóstico por concentração da urina.

Para o tratamento do DI, a desmopressina é o fármaco de escolha. Inicialmente, era utilizada a própria vasopressina recombinante, mas a curta meia-vida e os efeitos extrarrenais rapidamente tornaram essa preparação obsoleta com o surgimento do análogo. Novamente, a desmopressina preenche os requisitos de um análogo concebido para ter melhores propriedades farmacocinéticas e farmacodinâmicas. É um peptídio que apresenta seletividade para receptores V2 com mínima atividade em V1, o que diminui significativamente os efeitos colaterais relacionados. Além disso, tem potência 4.000 vezes maior e uma meia-vida de até 2 h, contra 15 min da vasopressina nativa. Desse modo, pequenas quantidades do análogo podem ser administradas para obtenção de bons resultados. Já estão disponíveis as apresentações para vias intravenosa, subcutânea, spray nasal e via oral. No entanto, essas duas últimas têm biodisponibilidade menor que 5%, elevando as doses e o número de administrações.

Há ainda outra aplicação clínica para a desmopressina, que é o diagnóstico de hipercorticismo de origem hipofisária. Considerando que a atividade desse análogo em V1 é mínima, apenas a presença de um adenoma justifica aumento exacerbado nos níveis de hormônio adenocorticotrófico (ACTH) com a administração desse análogo, auxiliando a caracterização da origem dessa disfunção (verifique a atuação do receptor V2 no sistema nervoso central na Tabela 11.3).

■ **Tabela 11.3** Receptores de vasopressina (ADH), mecanismos de ação, localização e efeito final.

Receptor	Mecanismo de ação	Localização	Efeito
V1-Gq	Aumento de IP_3 e DAG para ativação de mediadores dependentes de Ca^{2+} e quinases	Músculo liso da vasculatura, suprarrenal, fígado, rins, plaquetas e sistema nervoso central	Vasoconstrição, glicogenólise, agregação plaquetária, liberação de ACTH
V2-Gs	Aumento de cAMP para ativação de PKA	Células principais dos ductos coletores do rim	Aumento da alocação de aquaporinas na membrana apical para elevar a reabsorção de água

IP_3: inositol trifosfato, DAG: diacilglicerol, PKA: fosfoquinase A, ACTH: hormônio adenocorticotrófico, cAMP: monofosfato de adenosina cíclico.

■ Fármacos que atuam nas vias dos hormônios sexuais

Por meio de estímulos centrais, o hipotálamo produz o hormônio de liberação de gonadotrofinas (GnRH), que, pelo sistema porta-hipotalâmico, estimula os gonadotrofos da adeno-hipófise a produzir e secretar os hormônios foliculoestimulante (FSH) e luteinizante (LH). O GnRH é secretado de maneira pulsátil e estimula a hipófise a produzir picos de FSH e LH. Nos testículos, o FSH induz a formação e maturação de espermatozoides, ao passo que, nos ovários, a relação desses hormônios é mais complexa e depende de componentes temporais (Figura 11.5).

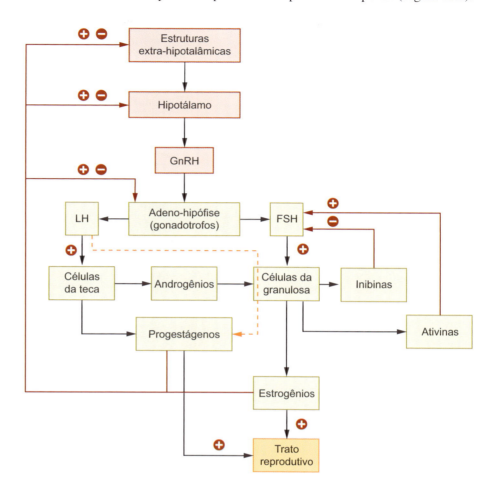

Figura 11.5 Esquema de controle de liberação e retroalimentação dos hormônios sexuais.

Fisiologia do ciclo menstrual

Os ovários secretam hormônios que se iniciam na puberdade e determinam os caracteres sexuais secundários. Durante toda a vida reprodutiva da mulher, a atividade do aparelho genital feminino é regulada por uma série de eventos coordenados envolvendo os hormônios do eixo hipotálamo-hipófise-ovários (Figura 11.6).

Por convenção, o primeiro dia da menstruação determina o início do ciclo menstrual; o hipotálamo libera GnRH que atinge a hipófise e estimula a secreção de FSH. No ovário, o FSH estimula o crescimento de 6 a 12 folículos primários, iniciando, assim, a fase do ciclo menstrual conhecida como fase folicular.

A camada granular do folículo, por estímulo do FSH, inicia a síntese de estradiol, o principal hormônio estrogênio, seguido da dominância de um dos folículos, o qual produz estradiol por um mecanismo de autopropulsão (o próprio estradiol estimula a síntese de mais estradiol). Nessa etapa, os níveis sanguíneos aumentados de estradiol inibem a secreção de FSH por um mecanismo de retroalimentação negativa no hipotálamo e na hipófise. O folículo dominante também sintetiza inibina, uma proteína que inibe a secreção de FSH pela hipófise anterior.

> O estradiol prepara o eixo hipotálamo-hipófise-ovário para responder ao período ovulatório: estimula a produção de um pico de LH pela hipófise, sensibiliza os receptores para GnRH nos gonadotrofos e aumenta os receptores para LH no folículo.

O pico de secreção de LH pela hipófise ocorre quando os níveis sanguíneos de estradiol atingem 200 pg/mℓ mantidos por 2 dias (mecanismo de retroalimentação positiva do estradiol sobre o eixo hipotalâmico-hipofisário). A liberação maciça de LH promove a síntese

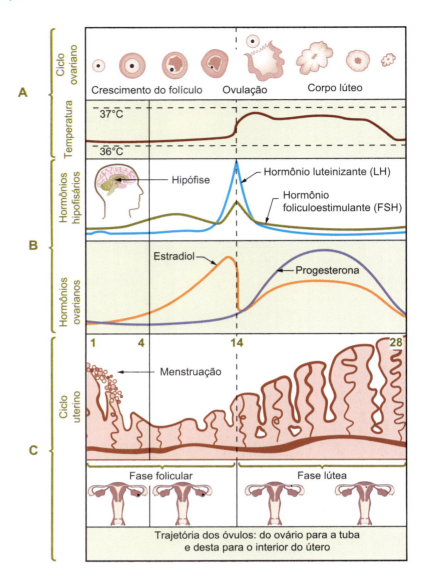

Figura 11.6 Ciclo menstrual. Alterações cíclicas hormonais relacionadas com as modificações no ovário e no útero. Note o aumento de concentração de estrogênio e o pico do LH antes da ovulação. Veja as explicações no texto, *Fisiologia do ciclo menstrual*.

de enzimas proteolíticas; citocinas; histamina; prostaglandinas envolvidas na tumefação, na dissolução da parede tecal e na contração; e ruptura do folículo com consequente ovulação.

A fase ovulatória é seguida pela fase lútea: sob ação do LH, as células do folículo rompido se diferenciam, formando o corpo lúteo, que produz progesterona e estrogênio. Nessa fase, o estrogênio mantém baixos os níveis de FSH e LH por retroalimentação negativa no hipotálamo e na hipófise.

Se não ocorrer fecundação e implantação, o corpo lúteo envelhece e deixa de produzir progesterona e estrogênio, iniciando-se um novo ciclo. Se ocorrer fertilização e implantação, os níveis crescentes de gonadotrofina coriônica produzida pela unidade feto-placentária mantêm o corpo lúteo e a produção de progesterona até aproximadamente 8 a 12 semanas de gravidez, quando a placenta passa a produzir a progesterona necessária para manter a gestação.

No útero (Figura 11.6C), o estrogênio acelera a proliferação celular do endométrio e do estroma uterino e induz aumento vascularização e produção de muco cervical mais alcalino (pH 8 a 9) rico em proteína e carboidratos que facilita a passagem dos espermatozoides. A fase proliferativa (estrogênica) do endométrio é seguida pela fase secretora (progestógena) com um muco menos abundante, menos alcalino e mais viscoso, o qual dificulta a passagem dos espermatozoides.

A ação dos estrogênios e progestinas no endométrio e no muco cervical são importantes mecanismos envolvidos nos efeitos de alguns contraceptivos.

Agonistas e antagonistas do receptor de GnRH

Os análogos do GnRH listados na Tabela 11.4 atuam como agonistas do receptor de GnRH nos gonadotrofos hipofisários. Eles causam estímulo inicial de poucos dias, seguido de supressão hipofisária em razão do fenômeno de infrarregulação (*down-regulation*) dos receptores de GnRH e da dessensibilização por desacoplamento do sinal de transdução intracelular, provocando um estado de hipogonadismo.

> Fisiologicamente, os padrões de pulsos de GnRH influenciam diferentemente a secreção de LH ou de FSH pela hipófise anterior; assim, maior pulsatilidade favorece a secreção de LH, e maior intervalo entre os pulsos favorece a secreção de FSH.

■ **Tabela 11.4** Usos terapêuticos dos agonistas e antagonistas do receptor de GnRH.

Agonistas do receptor de GnRH	Usos terapêuticos
Leuprolida	Puberdade precoce central
Triptorelina	Neoplasia mamária e prostática
Nafarelina	Hiperplasias do endométrio, endometriose
Goserelina	Hirsutismo, indução da ovulação
Antagonistas do receptor de GnRH	Menorragia grave
Retrorelix	Síndrome dos ovários policísticos
Ganirelix	

Da mesma maneira, a infusão contínua de GnRH suprime a secreção das gonadotrofinas por ocasionar dessensibilização e infrarregulação dos receptores de GnRH nos gonadotrofos hipofisários. Os análogos do GnRH estão disponíveis em apresentações para uso subcutâneo ou nasal diário e preparações de depósito, para uso intramuscular mensal ou implante subcutâneo.

O tratamento prolongado com agonistas do receptor de GnRH pode provocar efeitos graves do hipoestrogenismo, como osteopenia, osteoporose, secura vaginal, depressão e fogachos; além disso, são muito caros, geralmente não constituindo o tratamento de primeira linha. Os antagonistas do receptor de GnRH têm alta afinidade pelos receptores que impedem a ligação do hormônio endógeno, produzindo efeitos inibitórios imediatos na secreção de LH.

Medicamentos de gonadotrofinas

Diversas preparações comerciais de gonadotrofinas podem ser usadas na prática ginecológica para induzir a ovulação e estão descritas na Tabela 11.5.

■ **Tabela 11.5** Preparações de gonadotrofina usadas para induzir ovulação.

Fármaco	Composição/origem	Observações/reações adversas
Folitrofina α	FSH recombinante (rFSH) Expressão de cDNA em células de mamíferos	Maior pureza ↓ Reações de hipersensibilidade Para induzir a ovulação e associar o rFSH ao rLH
Lutrofina α	LH recombinante (rLH) Expressão de cDNA em células de mamíferos	Maior pureza ↓ Reações de hipersensibilidade
FSH purificado	FSH purificado de urina de mulher menopausada.	↑ Reações de hipersensibilidade
Menotropina	Gonadotrofina da menopausa (hMG) isolada da urina de mulher menopausada; contém FSH e LH	Associar a hCG
Gonadotrofina coriônica humana	(hCG) isolada da urina de grávidas	Simula o pico de LH Estimula o corpo lúteo para produzir progesterona

cDNA: ácido desoxirribonucleico cíclico codificante, hCG: gonadotrofina coriônica humana.

Inibidores da aromatase

A enzima aromatase (estrogênio sintetase) converte os androgênios em estrogênios (androstenediona em estrona e testosterona em estradiol) e é a responsável pela produção de estrogênios no período pós-menopausa e pelos níveis elevados de estrogênios em homens e mulheres obesos (Figura 11.7).

A aromatase também está presente em carcinomas mamários, os quais aumentam muito a produção de estrogênio e o crescimento tumoral. Vários fármacos inibidores da aromatase vêm sendo pesquisados visando ao tratamento e à prevenção de neoplasias mamárias; entre eles, os mais importantes para essa finalidade são o anastrazol, o letrozol, a flutamida, o formestano e o exemestano.

Estrogênios

Entre os estrogênios, o mais potente é o estradiol, produzido a partir do colesterol principalmente nos ovários, pelo folículo de Graaf, como descrito anteriormente (Figura 11.7); o estradiol é rapidamente oxidado no fígado à estrona, que é hidroxilada à estriol, de menor

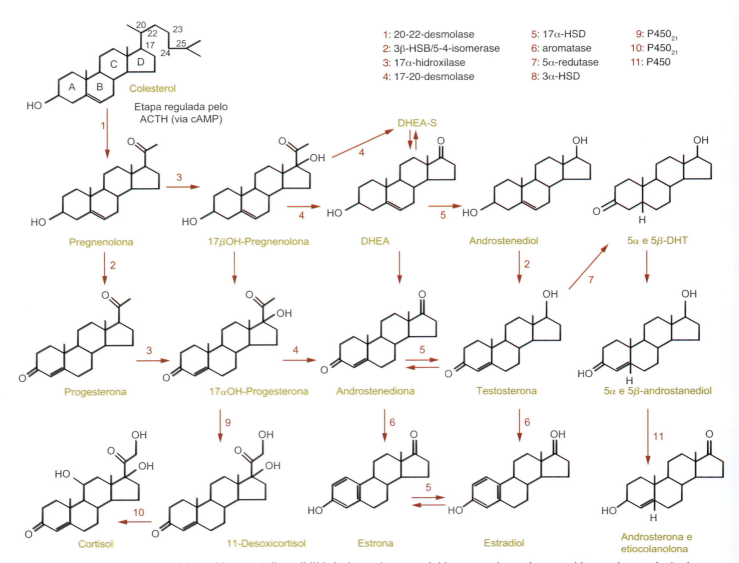

Figura 11.7 Biossíntese dos esteroides endógenos. A disponibilidade das enzimas envolvidas com a síntese dos esteroides regula a produção desses hormônios nos diferentes locais. Assim, o estradiol é preferencialmente produzido nos ovários; a estrona, no córtex da suprarrenal, no músculo esquelético, no tecido adiposo e no fígado; e a progesterona, nos ovários, na suprarrenal e na placenta. A inibição da aromatase reduz a produção da estrona e do estradiol. DHEA: desidroepiandrosterona, DHT: di-hidrotestosterona.

potência estrogênica. Após a menopausa, praticamente cessa a produção ovariana do estradiol, e o estrogênio que predomina no plasma é a estrona sintetizada, principalmente no córtex da suprarrenal e no tecido adiposo por aromatização dos androgênios.

Na puberdade, o estradiol é importante para o desenvolvimento e a maturação dos órgãos sexuais e tecidos acessórios; causa praticamente todas as alterações que resultam no fenótipo feminino; é o responsável pelo crescimento rápido dos ossos longos e fusão das epífises, pelo crescimento das mamas com proliferação dos ductos, do estroma e acúmulo de gordura, pela distribuição de pelos corporais. Tem efeitos fisiológicos anabólicos, porém mais fracos que os da testosterona. A acne comum na puberdade possivelmente está relacionada com a produção de pequenas quantidades de androgênios nesta fase.

O estradiol é importante para manter a massa óssea por reduzir a maturação e a atividade dos osteoclastos, acelerando sua apoptose e aumentando a síntese de osteoblastos. O perfil lipídico plasmático induzido pelos estrogênios com aumento de HDL colesterol e diminuição de LDL colesterol propicia menor risco de doenças ateromatosas e coronarianas antes da menopausa. O aumento da coagulabilidade do sangue pelos estrogênios se deve à indução da síntese de fatores da coagulação, determinando maior risco de tromboembolismo. Os estrogênios podem causar leve retenção de sódio e água, produzindo edema e mesmo aumento da pressão arterial em pacientes predispostos.

Os fármacos estrogênicos naturais ou sintéticos, apresentados na Tabela 11.6, terão atividades semelhantes ao estradiol endógeno; portanto, os efeitos terapêuticos e adversos desses fármacos serão relacionados com os já discutidos para o hormônio ovariano.

■ **Tabela 11.6** Fármacos estrogênicos.

Classificação	Fármaco
Estrogênios naturais Principal uso terapêutico: terapia de reposição hormonal	Estradiol
	Estrona
	Estriol
	Estrogênios derivados de animais/conjugados naturais: estrona + equilina + 17-α-di-hidroequilina
	Fitoestrogênios: isoflavonas Lignanos Coumestanos
Estrogênios sintéticos	Etinilestradiol (usado na contracepção hormonal)
	Mestranol
	Dietilestilbestrol
	Linestrol

Os efeitos dos estrogênios são mediados por interação com receptores de estrogênio (RE), encontrados predominantemente no núcleo das células-alvo, como monômeros, ligados à proteína do choque térmico que os estabiliza (Figura 11.8). A ligação do estrogênio resulta na dimerização dos REs, facilitando a interação com elementos de resposta específica ao estrogênio (ERE) na sequência do DNA. O complexo RE/DNA recruta coativadores e uma proteína com atividade histona-acetilase. A acetilação da histona promove alteração da estrutura da cromatina com síntese de RNA mensageiro (mRNA).

Moduladores seletivos de receptores de estrogênios

Os moduladores seletivos de receptores de estrogênios (SERMs), antigamente conhecidos como antiestrogênios, são ligantes não esteroides do RE. Eles têm atividade agonista ou antagonista na dependência do tecido e podem exibir também graus variados de agonismo parcial nesses receptores, como mostrado na Tabela 11.7.

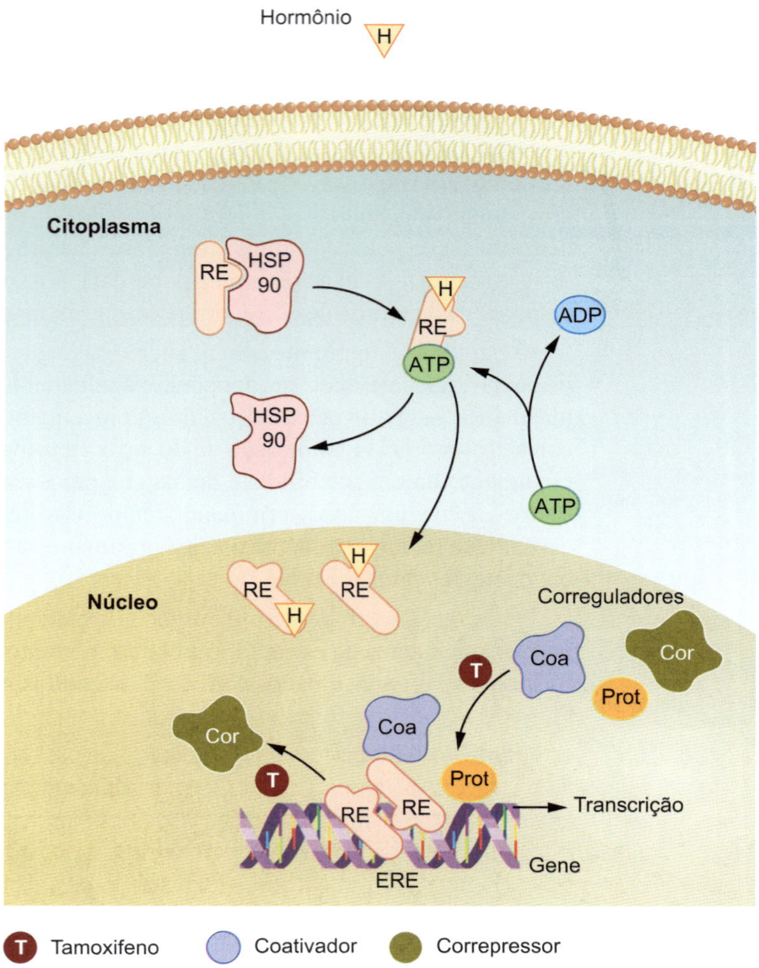

Figura 11.8 Receptor de estrogênio e os mecanismos moleculares envolvidos com a sua ação. A proteína do choque térmico (HSP90) mantém a estabilidade do receptor de estrogênio (RE). Quando um agonista estrogênico se liga ao RE, o complexo receptor do hormônio entra no núcleo da célula e interage com os elementos de resposta específica (ERE) no DNA, recrutando coativadores que facilitam a transcrição gênica. Se a ligação no RE for de um antagonista, o complexo RE/DNA recrutará correpressores, impedindo a síntese do mRNA. Note que o tamoxifeno exemplificado na figura pode ter ação agonista no endométrio e antagonista na mama. H: hormônio.

■ **Tabela 11.7** Principais ações dos moduladores seletivos de receptores de estrogênios em diferentes locais.

Fármaco	Hipotálamo-hipófise	Tecido mamário	Endométrio e epitélio geniturinário	Remodelamento ósseo	Metabolismo do colesterol
Tamoxifeno	–	Antagonista	Agonista parcial	Agonista parcial	Agonista parcial
Raloxifeno	Antagonista	Antagonista	Não atua	Agonista	Agonista
Clomifeno	Agonista parcial	–	–	–	–

O tamoxifeno é antagonista competitivo do estradiol no RE do tecido mamário; quando interage com esse receptor, altera sua conformação, ligando-se aos EREs e ao DNA, recrutando, porém, um conjunto de proteínas correpressoras que, associadas a uma histona desacetilase, estabilizam a membrana do nucleossomo e evitam sua ação com o aparelho de transcrição geral (Figura 11.3). Desse modo, o tamoxifeno é um fármaco importante no tratamento de neoplasias mamárias, pois impede a ação do estrogênio em células do carcinoma mamário estrogênio dependentes (tumores RE positivos). No endométrio, o tamoxifeno tem atividade agonista parcial, favorecendo o aparecimento de hiperplasias e neoplasias nesta estrutura uterina, além de aumentar o risco de eventos tromboembólicos.

O raloxifeno tem atividade agonista benéfica nos ossos, nos lipídios séricos e nos parâmetros da coagulação; como não atua no endométrio, não ocasiona as complicações decorrentes dessa estimulação, como ocorre com o tamoxifeno. Seu uso na mulher na pós-menopausa para tratar a osteoporose resultou em diminuição de risco de câncer de mama entre as usuárias do raloxifeno (estudos em andamento), indicando que possa vir a ser utilizado na prevenção hormonal dessa neoplasia. Seu efeito antagonista no eixo hipotalâmico-hipofisário exacerba efeitos centrais responsáveis pelos fogachos associados à deficiência estrogênica.

O clomifeno é um agonista parcial do RE no hipotálamo e no aparelho reprodutor feminino. No eixo hipotalâmico-hipofisário, compete com o estrogênio pela ligação ao RE, impedindo, dessa maneira, a modulação normal que resultaria em retroalimentação negativa do eixo pelo estrogênio ovariano. Por esse mecanismo descrito, o clomifeno aumenta a secreção de GnRH e de FSH, estimulando, consequentemente, o crescimento folicular. Atualmente, o clomifeno é a terapêutica de primeira escolha na indução da ovulação em mulheres anovulatórias com síndrome de ovários policísticos.

Progestinas

As progestinas atuam como agonistas de receptores de progesterona (RP); esse mecanismo em muito se assemelha àquele descrito para o estradiol no RE, esquematizado na Figura 11.3. O RP, inicialmente estabilizado pela ligação à HSP90, dissocia-se e forma um complexo com a progesterona, ligando-se aos elementos de resposta à progesterona (RPE). No DNA, ativa a transcrição pelo recrutamento de coativadores e de uma proteína com atividade histona acetilase. Antagonistas da progesterona, como a mifepristona, se ligam ao RP e modificam sua conformação, tornando-a diferente daquela obtida pela ligação do agonista ao RP. Esse complexo antagonista-RP interage com os RPEs no DNA, recrutando correpressores, além de uma proteína com atividade histona desacetilase, impedindo o acesso ao aparato de transcrição geral.

A mifepristona é utilizada em combinação com análogos da prostaglandina para induzir aborto até 7 semanas de gestação; esse fármaco, um antagonista do RP, atua bloqueando a ação da progesterona nesse receptor. Com isso, ocorre a deterioração e a morte da decídua, o que determina a morte do blastocisto por falta de nutrientes e seu desprendimento do útero.

Os principais grupos de fármacos progestógenos incluem o hormônio de ocorrência natural e os derivados da 17-hidroxiprogesterona, derivados da 19-nortestosterona, o d-isômero da noretisterona (levonorgestrel) e os progestógenos, mais novos derivados do norgestrel relacionados na Tabela 11.8.

■ **Tabela 11.8** Progestógenos sintéticos.

Derivados da 17-hidroxiprogesterona	Derivados da 19-nortestosterona	Derivados do norgestrel
Medroxiprogesterona	Levonorgestrel	Norgestrel
Megestrol	Noretisterona	Desogestrel
Di-hidrogesterona	Nortestosterona	Gestodeno
Ciproterona	Etinodiol	Norgestimato
–	Noretindrona	–

Os derivados do norgestrel, relacionados na Tabela 11.8, têm atividade androgênica mínima, possibilitando, assim, maior expressão dos efeitos agonistas no HDL-colesterol e nos fatores da coagulação, quando combinados aos estrogênios.

A tibolona é um esteroide sintético, atua como agonista de RP e é rapidamente metabolizada no trato gastrintestinal a dois metabólitos com atividades estrogênicas; assim, a tibolona tem efeitos estrogênicos, progestógenos e também atua em receptores androgênicos. É terapeuticamente empregada para aliviar distúrbios da menopausa, como fogachos, vaginite atrófica e osteoporose. Sua contraindicação inclui suspeitas de neoplasias hormônio-dependentes, doença tromboembólica, hepatopatia grave, enxaqueca e epilepsia.

Terapia de reposição hormonal

A terapia de reposição hormonal visa minimizar as complicações decorrentes do hipoestrogenismo que muitas mulheres apresentam na pós-menopausa, melhorando a qualidade de vida dessas pacientes. Os sintomas como fogachos, desmineralização óssea, vaginite senil, síndrome uretral, insônia, cefaleia, irritabilidade, ansiedade e inquietação são atenuados; realmente, vários relatos indicaram que a terapia de reposição hormonal é altamente eficaz na supressão desses sintomas. Um grande estudo clínico, o Women's Health Iniciative, que avaliou o risco e o benefício da terapia de reposição hormonal com estrogênio associado a progestina ou somente estrogênio *versus* placebo em mulheres com idade média de 63 anos, concluiu que o tratamento com estrogênio e progestina aumentou o risco de eventos cardiovasculares, câncer de mama e acidente vascular encefálico; a terapia exclusiva com estrogênio não aumentou o risco de coronariopatia ou câncer de mama, mas aumentou o risco de acidente vascular encefálico e de tromboembolia; tanto estrogênio sozinho como associado à progestina diminui o risco de fratura osteoporótica. Pelo descrito, alguns dos efeitos adversos da terapia de reposição hormonal parecem depender da idade e da condição preexistente da mulher. Deve-se avaliar o risco para predisposição a câncer de mama, tromboembolia venosa, agravamento da enxaqueca e doença cardiovascular.

> O uso prolongado de estrogênio exclusivo somente deve ser adotado em mulheres previamente histerectomizadas, pois, caso contrário, pode acarretar perdas sanguíneas irregulares, hiperplasia da mucosa uterina ou mesmo câncer endometrial.

A dose de estrogênios orais usados na terapia de reposição hormonal é bem menor que a utilizada para a contracepção; utiliza-se estrogênio natural, estradiol ou estrogênio conjugado, associado à progestina, geralmente medroxiprogesterona ou noretisterona ou levonorgestrel, para impedir o risco aumentado de carcinoma endometrial.

Contracepção

Um dos empregos mais comuns dos estrogênios associados às progestinas é na contracepção oral. Os anticoncepcionais combinados orais evitam a gravidez mediante a inibição da ovulação pela supressão das gonadotrofinas. A retroalimentação negativa induzida por estrogênios e progestinas sobre o eixo hipotalâmico-hipofisário é responsável pela inibição na secreção e liberação de FSH e LH pela hipófise com consequente parada do desenvolvimento folicular e anovulação. Os anticoncepcionais orais também atuam diretamente sobre o colo uterino, o endométrio e as tubas uterinas. O muco cervical de usuárias de contraceptivos orais costuma ser mais espesso e mais escasso que aquele observado na fase ovulatória normal, dificultando a penetração do espermatozoide e, dessa maneira, impedindo a gravidez. O endométrio sofre inibição do desenvolvimento normal, com diminuição da motilidade e da secreção das tubas uterinas, ocasionando condição inadequada para a concepção e implantação.

Tipos de contraceptivos hormonais

Existem muitos medicamentos com atividade contraceptiva para uso via oral, intramuscular, transdérmica, intradérmica e vaginal, descritos na Tabela 11.9; porém, dos estrogênios, o etinilestradiol é o mais comumente utilizado em razão de sua alta eficácia via oral com doses menores que as dos estrogênios naturais. O mestranol, outro estrogênio sintético, é metabolizado no fígado à etinilestradiol. Os progestógenos são utilizados exclusivamente ou associados aos estrogênios; eles atuam promovendo diminuição e espessamento do muco cervical, o que dificulta a passagem dos espermatozoides, atrofia o endométrio e diminui a secreção de glândulas uterinas, desfavorecendo a nidação. Dependendo da dose administrada, os progestógenos também inibem a secreção e a liberação de gonadotrofinas, portanto, com efeito anovulatório.

A eficácia dos anticoncepcionais hormonais pode ser prejudicada pela administração concomitante de fármacos que aumentam a biodegradação de hormônios esteroides, como rifampicina, griseofulvina, fenilbutazona, barbitúricos e outros antiepilépticos, e preparações contendo erva-de-são-joão.

Efeitos adversos da anticoncepção hormonal

Atualmente, com o uso dos preparados anticoncepcionais com baixas doses de estrogênios (etinilestradiol 20 a 30 μg) e progestógenos com menor ação androgênica (derivados do norgestrel), os efeitos adversos foram minimizados.

Tabela 11.9 Composição dos anticoncepcionais hormonais.

Fármaco de referência	Estrogênio	Dosagem	Progestógeno	Dosagem	Observações
Anticoncepcionais orais combinados monofásicos					
Minesse®	Etinilestradiol	15 μg	Gestodeno	60 μg	Ultralight 1 vez/dia durante 24 dias com pausa de 4 dias
Femiane®	Etinilestradiol	20 μg	Gestodeno	75 μg	1 vez/dia durante 21 dias com pausa de 7 dias
Minulet®	Etinilestradiol	30 μg	Gestodeno	75 μg	
Mercilon® e genérico	Etinilestradiol	20 μg	Desogestrel	150 μg	
Microdiol® e genérico	Etinilestradiol	30 μg	Desogestrel	150 μg	
Yas®	Etinilestradiol	20 μg	Drosperinona	3 mg	
Yasmin®	Etinilestradiol	30 μg	Drosperinona	3 mg	
Belara®	Etinilestradiol	30 μg	Clormadinona	2 mg	
Diane 35®	Etinilestradiol	35 μg	Ciproterona	2 mg	
Nordette® Gestrelan® Ciclo 21®	Etinilestradiol	30 μg	Levonorgestrel	150 μg	
Evanor® Neovlar®	Etinilestradiol	50 μg	Levonorgestrel	250 μg	
Anticoncepcionais orais combinados bifásicos					
Gracial® e genérico	Etinilestradiol Etinilestradiol	40 μg 30 μg	Desogestrel Desogestrel	25 μg 125 μg	1 vez/dia (7 pílulas azuis) seguidas de (15 pílulas brancas) com pausa de 6 dias
Anticoncepcionais orais combinados trifásicos					
Triquilar®	Etinilestradiol Etinilestradiol Etinilestradiol	30 μg 40 μg 30 μg	Levonorgestrel Levonorgestrel Levonorgestrel	50 μg 75 μg 125 μg	1 vez/dia (6 pílulas) (5 pílulas) (10 pílulas) Pausa de 7 dias
Anticoncepcionais orais de progestógeno					
Minipil® (similar)	–	–	Levonorgestrel	30 μg	Uso contínuo, sem pausa, cartelas com 35 pílulas
Cerazette® e genérico	–	–	Desogestrel	75 μg	–
Anticoncepção oral de emergência ("pílula do dia seguinte")					
Postinor®	–	–	Levonorgestrel	750 μg	2 pílulas (1 a cada 12 h)
Postinor uno®	–	–	Levonorgestrel	1500 μg	1 pílula
Anticoncepcional hormonal injetável trimestral					
Depo-provera®	–	–	Acetato de medroxiprogesterona	150 mg	Administração intramuscular a cada 3 meses
Anticoncepcional hormonal combinado injetável mensal					
Mesigyna®	Valerato de estradiol	5 mg	Enantato de noretisterona	50 mg	Administração intramuscular a cada 30 dias
Perlutan®	Enantato de estradiol	10 mg	Algestona acetofenida	150 mg	
Anticoncepcional hormonal implante subdérmico					
Implanon®	etonogestrel	68 mg	–	–	Efeito anticoncepcional por até 3 anos
Anticoncepcional hormonal sistema transdérmico					
Evra®	etinilestradiol	0,6 mg	norelgestromina	6 mg	3 adesivos/mês; trocar adesivo toda semana, pausa de 1 semana
Anticoncepcional hormonal vaginal					
Lovelle®	etinilestradiol	50 μg	Levonorgestrel	250 μg	Comprimido aplicado dentro do canal vaginal 1 vez/dia durante 21 dias com pausa de 7 dias
Nuvaring®	etinilestradiol	2,7 mg	Etonogestrel	11,7 mg	Anel vaginal; após inserção, permanece ativo 21 dias, pausa de 7 dias para trocar anel

Náuseas e vômitos eram queixas comuns com o uso de etinilestradiol em altas doses (50 μg); com os preparados de baixa dosagem, eventualmente aparecem apenas nos primeiros meses de uso, desaparecendo em seguida. Outros efeitos adversos leves e moderados que podem ocorrer incluem mastalgia, sangramento intermenstrual, edema, cefaleia, enxaqueca, ganho de peso, cloasma, acne, hirsutismo e depressão.

> **Cloasma**
> Pigmentação da pele em razão de uso do hormônio associado à exposição ao sol

As complicações tromboembólicas foram diminuídas com o uso das pílulas de baixa e média dosagem de estrogênio, uma vez que os eventos tromboembólicos estão diretamente relacionados com isso. Os contraceptivos orais com desogestrel e gestodene oferecem risco ligeiramente maior para o tromboembolismo que as pílulas contendo levonorgestrel, norgestrel e norgestimato. O tabagismo aumenta muito o risco de tromboembolismo venoso e de outras complicações cardiovasculares; por isso, mulheres fumantes com mais de 35 anos não devem usar os contraceptivos combinados para a prevenção da gravidez.

Apesar de infrequente, pode ocorrer aumento de pressão arterial, justificando o acompanhamento das pacientes que iniciam o uso de anticoncepcional combinado para descartar a hipertensão insipiente. Não há aumento de risco para infarto do miocárdio e acidente vascular cerebral em pacientes que não fumam e sem outros fatores de risco como hipertensão ou diabetes.

■ Fármacos que atuam na disfunção erétil

Segundo o National Institutes of Health (EUA), Disfunção erétil (DE) é a incapacidade de obter e/ou manter a ereção peniana tempo suficiente para um desempenho sexual satisfatório. A resposta erétil normal envolve uma série de eventos neurológicos ou psicogênicos, vasculares e hormonais, de maneira ordenada e sequencial; alterações nesses elementos podem interferir na resposta de ereção.

Anatomia do pênis e fisiologia da ereção peniana

O pênis apresenta três compartimentos cilíndricos de tecido erétil: dois corpos cavernosos e o corpo esponjoso, os quais estão envolvidos pela fáscia de Buch, pelo tecido celular subcutâneo e pela pele (Figura 11.9). O interior de cada corpo cavernoso é composto por trabéculas de tecido muscular liso, tecido conjuntivo, fibras elásticas e colágeno, em que existem numerosas arteríolas e terminações nervosas. Essas lacunas, ou espaços cavernosos conhecidos como sinusoides, são revestidas por endotélio, formando um sistema essencialmente vascular. Os corpos cavernosos controlam a rigidez e a flacidez do pênis. O corpo esponjoso circunda a uretra, forma a glande do pênis, e regula o diâmetro da uretra para a micção e a ejaculação. Duas artérias cavernosas, ramos terminais das artérias penianas comuns, irrigam os corpos cavernosos, formando uma ampla rede vascular trabeculada que nutre os espaços sinusoidais e as trabéculas interssinusoidais. A drenagem do sangue dos espaços sinusoidais, dos corpos cavernosos e do corpo esponjoso é feita pelas veias dorsal profunda, cavernosa e crural. Existem dois músculos estriados esqueléticos relacionados com o pênis: o músculo isquiocavernoso, auxiliar da ereção peniana, e o músculo bulbocavernoso, envolvido com a ejaculação.

O sistema nervoso peniano é formado por componentes do sistema nervoso autônomo (SNA), além de componentes somático e sensorial. O SNA conectado aos nervos cavernosos tem fibras do simpático e parassimpático distribuídas dentro dos corpos cavernosos, que são responsáveis pela dinâmica vascular a qual modula a flacidez e a ereção.

Estímulos sensoriais locais, como os táteis, condicionam a ereção reflexa; memórias e fantasias sexuais, estímulos audiovisuais, gustativos e olfatórios ativam o componente psicogênico do processo de ereção. Fibras motoras inervam os músculos perineais isquiocavernoso e bulbocavernoso, que, quando contraídos, facilitam a fase rígida da ereção e a ejaculação, respectivamente. Porém, diminuição do tônus do músculo liso trabecular, dilatação das artérias helicíneas e cavernosas e restrição ao fluxo venoso são os fatores determinantes do aumento do fluxo sanguíneo peniano que resulta na ereção.

> **Artérias helicíneas**
> Ramificações das artérias cavernosas que terminam nos espaços sinusoidais cavernosos

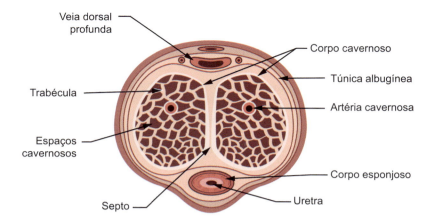

Figura 11.9 Estrutura do pênis em corte transversal. Os dois corpos cavernosos localizados na região dorsal do pênis compõem o principal tecido erétil do órgão; abaixo deles, o corpo esponjoso também participa da ereção peniana.

Na ereção, quando ocorre o influxo de sangue para o interior dos corpos cavernosos relaxados, há um estiramento da túnica albugínea que os recobre, produzindo um colabamento das veias que estão entre as camadas dessa túnica, impedindo, desse modo, a drenagem do sangue e aumentando, assim, a pressão intracavernosa e a rigidez peniana. Na disfunção venoclusiva, ocorre uma falha na restrição à saída de sangue venoso, o escape venoso, o qual dificulta a manutenção da ereção.

O relaxamento da musculatura lisa cavernosa responsável pela ereção peniana decorre da integração de mecanismos vasculares, neuronais, hormonais e psicogênicos coordenados e sequenciais. Estímulos excitatórios originados em regiões supraespinais e processados na medula espinal provocam impulsos nervosos que partem do centro parassimpático sacral (S2-S4) e chegam ao pênis pelos nervos cavernosos (Figura 11.10). A despolarização dos

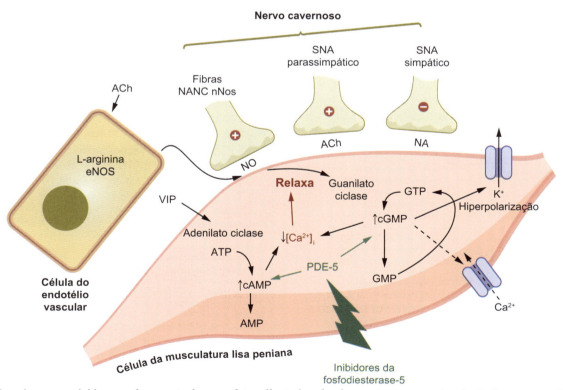

Figura 11.10 Mecanismos envolvidos no relaxamento da musculatura lisa trabecular do corpo cavernoso. A redução da concentração intracelular de íons cálcio determina a diminuição da tonicidade dessa musculatura. O NO liberado pelas fibras NANC atua por meio da guanilato ciclase citosólica, aumentando os níveis de cGMP, que ativa a proteinoquinase G (não representada), a qual participa, direta ou indiretamente, de diversos processos promotores do relaxamento muscular liso. Dessa maneira, o cGMP ativa o sequestro do Ca^{+2}, favorece a hiperpolarização da membrana pela abertura dos canais de K^+ e dificulta o influxo transmembrânico do Ca^{+2}. A acetilcolina (ACh) liberada pelo sistema nervoso autônomo parassimpático (SNAP) estimula as células endoteliais a produzirem um aumento adicional de NO importante na manutenção da ereção. Existe também uma via secundária que envolve o VIP e o aumento de cAMP. A enzima fosfodiesterase tipo 5 (PDE-5) degrada o cGMP e o cAMP, diminuindo suas ações. Os inibidores da PDE-5 atuam nessa fase do processo, prolongando a atuação do cGMP e do cAMP.

nervos cavernosos libera acetilcolina (ACh) da terminação parassimpática e óxido nítrico (NO) das fibras nervosas não adrenérgicas e não colinérgicas (NANC). O NO é o principal neurotransmissor envolvido com a ereção peniana e sintetizado nas fibras NANC a partir da L-arginina pela enzima óxido nítrico sintetase neuronal (nNOS). O NO atua no citoplasma da célula muscular lisa cavernosa por meio da guanilato ciclase solúvel, aumentando a síntese do segundo mensageiro monofosfato de guanosina cíclico (cGMP). O cGMP ativa a proteinoquinase G (PKG) que participa, direta ou indiretamente, de diversos processos promotores do relaxamento muscular liso; assim, ativa o sequestro do cálcio pela membrana celular e pelo retículo sarcoplasmático, propiciando decréscimo na concentração intracelular do íon cálcio e o relaxamento dessa musculatura. O cGMP participa também da abertura de canais de K^+ que resultam em hiperpolarização e previne o influxo de Ca^{2+}, contribuindo para a redução da concentração citosólica desse íon. No endotélio vascular, o estímulo colinérgico em receptores muscarínicos M3 ativa a óxido nítrico sintetase endotelial (eNOS) responsável por síntese adicional de NO, essencial para a manutenção da ereção peniana.

O polipeptídio intestinal vasoativo (VIP) e a prostaglandina E_1 (PGE_1), possivelmente também liberados pela despolarização dos nervos cavernosos, atuam em uma via paralela de relaxamento muscular que tem como segundo mensageiro o monofosfato de adenosina cíclico (cAMP).

A norepinefrina (NA) liberada dos terminais simpáticos estimula receptores α_1 adrenérgicos localizados na membrana da célula do músculo liso trabecular e α_2 adrenérgicos na membrana da célula do músculo liso arterial. Sua ação agonista proporciona a síntese de inositol 1,4,5 trifosfato (IP_3), que abre os canais de cálcio do retículo sarcoplasmático, aumentando, assim, os níveis de intracelulares de cálcio. O cálcio livre forma um complexo com a calmodulina e, desse modo, ativa a quinase da cadeia leve da miosina; a miosinoquinase ativada fosforila a miosina, propiciando a formação da ponte cruzada actina-miosina, o que mantém o pênis em estado de detumescência peniana (Figura 11.11). A detumescência resulta da exaustão do NO, da degradação enzimática do cGMP e do cAMP pela fosfodiesterase e pela liberação de NA dos terminais simpáticos.

Detumescência peniana
Fenômeno que se segue posteriormente à ereção peniana, quando o pênis volta à flacidez normal

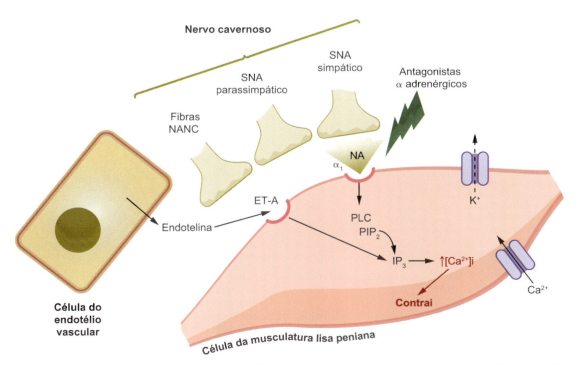

Figura 11.11 Mecanismos envolvidos na contração da musculatura lisa trabecular do corpo cavernoso e na detumescência. O estímulo simpático libera norepinefrina, que, ao atuar por meio de receptores α adrenérgicos, catalisa a conversão de fosfatidilinositol difosfato (PIP_2) em IP_3 e aumenta a concentração intracelular do cálcio. A endotelina produzida pelo endotélio vascular atua no receptor ET-A, contribuindo para o aumento de IP_3 com contração do músculo liso cavernoso.

Tratamento farmacológico da disfunção erétil

A DE resulta de anormalidades de origem vascular, nervosa, hormonal ou psicogênica. A doença vascular peniana é a principal causa de DE. Dos tratamentos farmacológicos, os agentes orais inibidores da PDE-5 constituem hoje a terapia de primeira linha.

Inibidores da fosfodiesterase-5

A Tabela 11.10 mostra os quatro representantes dos inibidores da PDE-5. Não existem evidências de maior eficácia de um desses medicamentos; as maiores diferenças são farmacocinéticas.

■ **Tabela 11.10** Fármacos inibidores da fosfodiesterase-5.

Fármaco/nome comercial	Dose (mg)	Início de ação (min)	Tmáx. (min)	Duração (h)	Interação com alimentos gordurosos
Sildenafila Viagra®	25, 50 e 100	14 a 60	60	4 a 6	Sim, ↓ absorção, jejum de 2 h
Vardenafila Levitra®, Vivanza®	5, 10 e 20	15 a 60	40	4 a 8	Sim, ↓ absorção
Tadalafila Cialis®	20	30 a 45	120	24 a 36	Não
Lodenafila Helleva® (c.s.)	80	17 a 20	90	4 a 6	Não

Tmáx.: concentrações plasmáticas máximas; c.s.: comprimidos sulcados, dose pode ser dividida.

Como se vê na Figura 11.10, a concentração de cGMP é controlada pela PDE-5, que hidrolisa e inativa essa molécula. Os inibidores da PDE-5 prolongam o tempo de atuação das moléculas de cGMP, aumentando sua concentração. O aumento dos níveis de cGMP no corpo cavernoso resultam em relaxamento da musculatura lisa, aumento do influxo de sangue para o pênis e facilitação da ereção. Quanto maior a concentração de cGMP, maior é o relaxamento da musculatura lisa e maior a probabilidade de ocorrer uma ereção.

> O estímulo sexual é necessário para a obtenção da ereção, uma vez que é o que promove a liberação do NO. Os inibidores da PDE-5 não aumentam o desejo sexual nem provocam ereções, apenas facilitam o aparecimento da ereção após o estímulo sexual.

Os inibidores da PDE-5 apresentam boa tolerabilidade. Os eventos adversos mais comumente observados, como cefaleia, rubor, tontura, distúrbios visuais, corisa ou congestão nasal, náuseas, dispepsia, lombalgia, mialgia, entre outros, são geralmente transitórios e de intensidade leve a moderada. As únicas contraindicações absolutas dos inibidores da PDE-5 são sensibilidade aos fármacos e o uso concomitante de medicamentos contendo nitrato (p. ex., mononitrato de isossorbida; dinitrato de isossorbida; nitroglicerina e propatilnitrato), pois essa associação ocasiona efeito aditivo de vasodilatação e grave hipotensão.

Fármacos intracavernosos e intrauretrais

As injeções intracavernosa ou intrauretral de fármacos com efeitos vasoativos são mais invasivas e devem ser usadas como terapia de segunda linha. O alprostatil, uma PGE_1, atua por meio dos receptores de PGE e provoca relaxamento da musculatura lisa do corpo cavernoso mediada pelo cAMP, bem como dilatação das artérias penianas, resultando em aumento do fluxo sanguíneo arterial, diminuição mecânica do efluxo venoso e ereção. A PGE_1 também atua inibindo a liberação da NA dos terminais simpáticos, reduzindo, desse modo, o tônus adrenérgico constritor.

O alprostatil é administrado por injeção intracavernosa como fármaco único ou associado a outros vasodilatadores, como a papaverina e a fentolamina. O alprostatil como supositórios para a administração intrauretral é conhecido como MUSE; nessa apresentação, é aplicado na uretra, rapidamente absorvido, com início de ação a partir de 10 min.

Dos efeitos adversos relacionados com o uso do alprostatil, o mais comum é a dor no pênis, além de alguns episódios de priapismo; traumas e sangramento uretral aparecem principalmente com a formulação MUSE.

A papaverina é um fármaco opioide administrado por injeção intracavernosa. Atua inibindo de modo não seletivo as PDEs, provocando aumento de cAMP e de cGMP, relaxamento do tecido erétil peniano e ereção. Seus efeitos adversos incluem alta incidência de **priapismo**, além de vertigem, palidez, sudorese e hipotensão relacionados com a inibição inespecífica das PDEs sistêmicas.

O antagonista α adrenérgico inespecífico, fentolamina, relaxa a musculatura lisa peniana; porém, seu uso isolado produz apenas intumescimento peniano. A ereção é obtida com a administração da fentolamina associada ao alprostatil e/ou à papaverina por injeção intracavernosa.

Priapismo
Ereção persistente, involuntária e muitas vezes dolorosa, não associada ao estímulo ou ao desejo sexual

■ Fármacos que atuam nos hormônios da tireoide

A glândula tireoide tem como função a produção e liberação dos hormônios T3 (tri-iodotironina) e T4 (tiroxina), que regulam uma série de processos no organismo, como crescimento, desenvolvimento cerebral em recém-nascidos, metabolismo e modelamento da função e morfologia cardiovasculares. Para entendermos como a farmacologia atua nos casos de disfunções desse sistema, discutiremos como ocorre a síntese e liberação dos hormônios tireoidianos.

Síntese e liberação de T3 e T4

O início do estímulo para a liberação e produção dos hormônios da tireoide ocorre no hipotálamo, que libera TRH no sistema porta-hipofisário, estimulando a adeno-hipófise a secretar o hormônio estimulante da tireoide (TSH). Por sua vez, o TSH chega à tireoide por via sanguínea e estimula a glândula a produzir e secretar seus hormônios. O aumento da concentração de T3 e T4 na corrente sanguínea leva a um *feedback* negativo tanto na hipófise quanto no hipotálamo, diminuindo, assim, as liberações de TRH e TSH. Do mesmo modo, o hormônio hipofisário promove controle da liberação do hormônio hipotalâmico. A Figura 11.12 traz o eixo de controle de liberação dos hormônios tireoideanos.

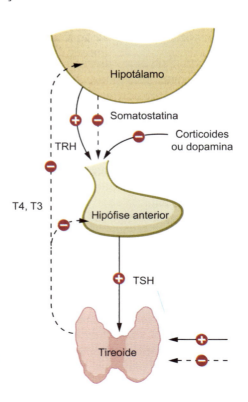

Figura 11.12 Esquema de controle de liberação dos hormônios tireoideanos.

A síntese dos hormônios T3 e T4 é dependente da ingestão de iodo, um de seus componentes. Como a sigla demonstra, o hormônio T3 tem três átomos de iodo, enquanto o T4, um a mais que o anterior. A falta de iodo ocasiona uma baixa função da tireoide, podendo levar à formação do bócio. A fonte alimentar desse iodo consiste principalmente de peixes e laticínios, bem como cereais industrializados; porém, após a adição de iodo ao sal de cozinha, o Brasil deixou de ser um país com falta de iodo na população em geral. O tipo disponibilizado na corrente sanguínea é o ânion iodo, chamado de iodeto (I⁻).

Uma vez ingerido, o iodeto é captado pelas células da tireoide por meio de um transportador que cotransporta sódio, chamado de NIS (do inglês *natrium-iodide symporter*). Esse transportador se encontra na membrana basal das células, em contato com os capilares sanguíneos. Uma vez dentro das células, o iodeto é transportado pela membrana apical (em contato com o coloide) pelo transportador chamado pendrina. Na superfície externa dessa membrana, encontra-se a tireoperoxidase (ou peroxidase tireoideana, TPO), uma enzima que catalisa um processo chamado de organificação do iodo, que é a inserção desse iodeto em aminoácidos da tireoglobulina. Esse processo, também conhecido como iodinação, insere um ou dois átomos de iodo em resíduos de tirosina da tireoglobulina, formando respectivamente a monoiodotirosina (MIT) e a di-iodotirosina (DIT). Para ilustrar, a Figura 11.13 mostra os processos de produção de T3 e T4 na tireoide.

Após a produção de MIT e DIT no coloide, a tireoglobulina sofre endocitose e é degradada, quando ocorre a união de uma MIT com uma DIT para formar a tri-iodotironina (T3) ou duas DITs para formar a tiroxina (T4). Após a síntese, as células da tireoide secretam esses hormônios na corrente sanguínea, na qual irão se ligar à globulina de ligação da tiroxina (TBG, do inglês, *thyroxin binding globulin*) para serem distribuídos por todo o organismo. A proporção com que esses hormônios se ligam reversivelmente à TBG está descrita na Tabela 11.11.

Como observado na Tabela 11.11, mais de 99% dos hormônios tireoideanos estão ligados à TBG quando no sangue, a maior parte T4. Se considerarmos que o T4 é convertido em T3 para agir nos tecidos e que esse hormônio é menos potente e tem meia-vida mais longa que o T3, podemos entender que existe reserva tireoideana do hormônio precursor, mantendo um controle da oferta hormonal, mesmo em casos de variação na produção. O T4 é convertido a T3 por enzimas chamadas de desiodinases, que têm várias isoformas cuja distribuição varia de acordo com o órgão. Do mesmo modo, existem dois tipos de receptores para o T3, denominados

---

Tireoglobulina
Proteína sintetizada pelas células da glândula tireoide que tem a função de ser o substrato para formação dos hormônios tireoideanos

Coloide
Porção gelatinosa que fica interna aos folículos da tireoide

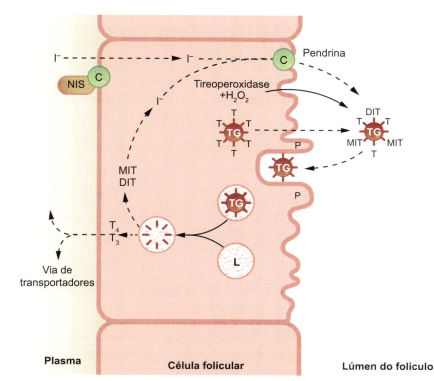

Figura 11.13 Esquema que mostra a captação do iodo e a síntese e secreção dos hormônios tireoideanos. Adaptada de RANG, H.P.; DALE, M.M. *et al. Farmacologia.* 5. ed. Rio de Janeiro: Elsevier, 2004.

■ **Tabela 11.11** Concentrações plasmáticas e farmacocinética dos hormônios tireoideanos.

Parâmetro	T4	T3
Reserva extratireoideana	800 μg	54 μg
Produção diária	75 μg	25 μg
Meia-vida	7 dias	1 dia
Quantidade ligada	99,96%	99,6%
Potência biológica	1 ×	4 ×
Absorção oral	cerca de 80%	95%

Fonte: Katzung, 2008.

TR-α e TR-β, que se distribuem diferindo tanto no tipo como na quantidade em cada tecido. Esses receptores se localizam no núcleo das células e controlam a expressão de genes relacionados com o aumento da taxa metabólica e a estrutura celular. Uma vez estabelecidos os passos de produção e a secreção dos hormônios tireoideanos, os farmacologistas passaram a lançar mão de moléculas ativas em casos de anormalidades desse sistema hormonal, seja por baixo (hipotireoidismo) seja por elevado (hipertireoidismo) funcionamento.

> Os órgãos apresentam respostas diferentes ao T3 e isso é, em parte, explicado pela variedade nos tipos e nas quantidades de receptores tireoideanos presentes em cada tecido.

Fármacos usados no hipertireoidismo

O hipertireoidismo é caracterizado quando há patologia relacionada com o aumento da função dessa glândula, levando a aumento dos níveis de T3 e T4 em um quadro denominado tireotoxicose. Esta pode levar a vários sintomas por todo o corpo, como pele quente e úmida por excesso de sudorese, elevada frequência cardíaca, insuficiência ou arritmia cardíaca, fraqueza e fadiga muscular, elevação de glicemia e ácidos graxos livres, entre muitos outros. Pode ser causado por diversos fatores, inclusive medicamentos que alteram desde a síntese até a fração livre desses hormônios no plasma.

Entretanto, a patologia mais comum associada à tireotoxicose é a doença de Graves, um distúrbio autoimune em que os linfócitos produzem um anticorpo (TRAb) capaz de ativar o receptor TSH nas células foliculares, aumentando o transporte de iodeto e as funções de síntese da glândula. Diversas substâncias podem ser usadas para combater essa produção exagerada de hormônios tireoideanos, e são apresentadas a seguir as principais utilizadas no Brasil.

Tioamidas

Esta classe de fármacos consiste na principal opção para combate ao hipertireoidismo, e a propiltiouracila (PTU) e o metimazol (também chamado de tiamazol) são os principais fármacos em uso. Os dois têm vários mecanismos de ação, e o principal deles é o bloqueio da tireoperoxidase (TPO), com consequente interrupção da organificação do iodo. Como é a síntese de T3 e T4 que é diminuída por esses fármacos, é preciso que haja um período de até 4 semanas para início dos efeitos, ou seja, para que os níveis desses hormônios voltem às concentrações consideradas normais. A PTU, além de inibir a TPO, também atua diminuindo a desiodinação periférica de T4 e T3, fazendo com que o nível do segundo também diminua. Esses fármacos não bloqueiam a captação do iodo pela glândula, como outros a seguir. A Figura 11.14 mostra um esquema do mecanismo de ação das tioamidas.

A farmacocinética desses dois fármacos varia significativamente, e a comparação está na Tabela 11.12, na qual se observa que as tioamidas têm meia-vida relativamente curta, comparando-se com o número de doses a serem administradas. Isso ocorre porque esses fármacos, especialmente o metimazol, acumulam-se rapidamente na tireoide, na qual permanecem exercendo sua função sofrendo lenta excreção. Outro aspecto a ser ressaltado é a diferença na ligação com proteínas plasmáticas, nas quais a PTU tem 75% de sua

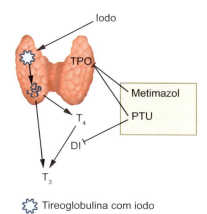

Figura 11.14 Esquema representando o mecanismo de ação das tioamidas. DI: desiodinase, PTU: propiltiouracila, TPO: tireoperoxidase.

■ **Tabela 11.12** Comparação entre os parâmetros farmacocinéticos da propiltiouracila e metimazol.

Parâmetro	Propiltiouracila (PTU)	Metimazol
Ligação às proteínas plasmáticas	75%	Nenhuma
Meia-vida	75 min	4 a 6 h
Concentração na tireoide	Sim	Sim
Biodisponibilidade	50 a 80%	Cerca de 100%
Metabolismo	Hepático	Pequeno hepático
Excreção	Urina, (glicuronídio inativo) > dose em 24 h	Urina, 65 a 70% inalterado em 48 h
Doses	1 a 4 vezes/dia	1 a 2 vezes/dia
Passagem placentária	Baixa	Baixa
Níveis leite materno	Baixos	Baixos

concentração plasmática associada a elas. Inversamente, o metimazol praticamente não se liga, fazendo com que a quantidade que se acumula na tireoide seja proporcionalmente maior. Esse fator pode estar associado a uma potência cerca de 10 vezes maior do metimazol frente à PTU. Apesar da grande participação dos rins na excreção desses fármacos, pacientes com doenças renais não necessitam de ajuste de dose, pois não apresentam alterações na taxa de excreção.

Os efeitos colaterais estão relacionados com desconfortos gastrintestinais na maioria dos casos, mas raramente pode ocorrer agranulocitose fatal (entre 0,1 e 0,5% dos pacientes, mais frequentes naqueles de idade avançada). Ambos os fármacos atravessam a placenta e atuam na tireoide do feto, podendo causar hipotireoidismo fetal, e são categorizadas como classe D em segurança para gestantes. Nesse ponto, a PTU tem uma vantagem que é a menor taxa de passagem pela placenta, uma vez que a maioria encontra-se ligada às proteínas plasmáticas, ao contrário do metimazol transportado de maneira livre. Este já teve casos comprovados de relação com malformação congênita.

Iodetos

Antes da terapia contra hipertireoidismo ter as tioaminas como fármacos de escolha, a utilização de iodetos em excesso era a alternativa praticada. O excesso de iodo provoca a inibição da organificação e da liberação de T3 e T4 por bloquear a degradação da tireoglobulina. Além disso, diminui o tamanho e a vascularização da tireoide (Figura 11.15). A melhora no quadro

Agranulocitose
Diminuição significativa da contagem de granulócitos no sangue

Classe D
Significa que existem evidências de risco fetal humano com base em pesquisas ou vigilância pós-comercialização

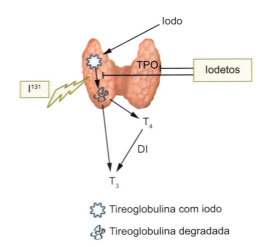

Figura 11.15 Mecanismos de ação dos iodetos e do iodo radioativo (I^{131}).

Reservas tireoideanas de iodo
Quantidade que a tireoide tem de iodo organificado, mas que ainda não se tornou T3 ou T4

do paciente é notada em poucos dias, mas, em indivíduos sensíveis, pode piorar o quadro de hipertireoidismo. Os efeitos colaterais são raros e reversíveis com a suspensão da medicação. A desvantagem em se utilizar o iodeto é que as reservas tireoideanas de iodo ficam elevadas, o que inviabiliza a utilização de iodo radioativo, pelo menos durante o período necessário para a diminuição dessas reservas possibilitando sua captação.

Iodo^{131}

O iodo radioativo, que emite radiação β, é uma alternativa para o combate principalmente de tumores na tireoide secretores de T3 e T4. O objetivo é provocar a destruição completa da glândula, impedindo a elevada produção dos hormônios. A vantagem está no fato de que a tireoide é o único lugar do organismo no qual o iodo se acumula e, como é utilizado em casos de alta síntese hormonal, o I^{131} é rapidamente captado pelos folículos ou mesmo pelo tumor, provocando poucos danos aos demais tecidos do organismo. Esse aspecto está assegurado por mais de 50 anos de experiência no uso dessa terapia. No entanto, não deve ser administrado a gestantes ou lactantes, uma vez que atravessa a placenta e é secretado no leite materno, destruindo a tireoide do feto, neonato ou criança.

Fármacos utilizados no hipotireoidismo

O hipotireoidismo pode ser causado por diversos fatores, dentre eles indução por fármacos, hipotireoidismo congênito (cretinismo), tireoidectomia, utilização de iodo radioativo, raios X, e a tireoidite de Hashimoto, considerada a causa mais comum. A tireoidite de Hashimoto consiste em uma doença autoimune com produção de anticorpos contra proteínas funcionais da tireoide, incluindo a TPO. Existe ainda a possibilidade de ser um hipotireoidismo secundário, como consequência de uma diminuição dos níveis de TSH.

> Inúmeros fármacos podem provocar hipotireoidismo, e os mecanismos pelos quais isso ocorre podem ser muito variados, desde inibição da secreção de TSH até alteração da absorção de iodo.

O hipotireoidismo geralmente leva a quadros graves de diminuição generalizada, mas reversível, das funções do organismo, como diminuição da frequência e do débito cardíaco, hipoventilação, diminuição do apetite, ascite, neuropatias, rigidez e fadiga muscular, anemia e diminuição do metabolismo basal, entre muitos outros.

Ascite
Acúmulo de líquido na cavidade peritoneal

Para o tratamento dessa condição, há duas alternativas de fármacos: a liotironina e a levotiroxina, que são o T3 e o T4 sintéticos, respectivamente. Conforme esperado, esses fármacos têm farmacocinética e farmacodinâmica bastante diferentes, apresentadas na Tabela 11.13.

Os aspectos listados na Tabela 11.13 justificam a escolha da levotiroxina como primeira opção na reposição hormonal do hipotireoidismo. A administração de liotironina, apesar de mais potente e ter maior biodisponibilidade, teria de ser por repetidas doses diárias e

Capítulo 11 ■ Farmacologia Endócrina

■ **Tabela 11.13** Aspectos farmacocinéticos e farmacodinâmicos dos hormônios tireoideanos sintéticos.

Parâmetro	Liotironina (T3)	Levotiroxina (T4)
Biodisponibilidade oral	95%	50 a 80%
Meia-vida	24 h	7 dias
Mecanismo de ação	Ligação direta com TR	Convertido a T3 nos tecidos
Potência relativa*	3 a 4 × maior	–
Indicação	Rápida supressão dos níveis de TSH	Terapia de reposição hormonal
Contraindicação	Cardiopatas	–

*Potência da liotironina em relação à levotiroxina em aumentar o metabolismo basal. TSH: hormônio estimulante da tireoide.

Pró-hormônio
Molécula que sofrerá metabolismo para dar origem ao hormônio ativo. Nesse caso, o pró-hormônio é o T4 que originará o T3

de difícil monitoramento. Além disso, a administração do pró-hormônio faz com que ocorra certo controle do próprio organismo na desiodinação, ou seja, na conversão do T4 para o T3 ativo.

Por serem preparações de hormônios nativos, a liotironina e a levotiroxina praticamente não apresentam efeitos colaterais, exceto que a elevada potência da primeira a torna não recomendável para utilização em pacientes com cardiopatias.

■ Fármacos utilizados nas dislipidemias

Lipoproteínas
Partículas lipídicas arranjadas com proteínas específicas, cuja função é distribuir lipídios para os tecidos do corpo

Perfil lipídico
Concentração dos vários tipos de lipoproteínas

Aterosclerose
Entupimento das veias e artérias por uma camada de lipídios oxidados aderidos às paredes dos vasos. Pode ocorrer desprendimento dessa camada, que poderá bloquear a passagem do sangue em vasos de menor calibre ou provocar a coagulação do sangue, interrompendo o abastecimento de um dado tecido

Apolipoproteínas
Proteínas que compõem as partículas lipoproteicas, que geralmente se localizam na superfície delas. O prefixo "apo" se refere ao tipo livre de lipídios

As diferentes lipoproteínas possibilitam ao organismo transportar lipídios pelo sangue, que é uma solução aquosa, e abastecer os tecidos com este nutriente essencial. As alterações nos perfis lipídicos sanguíneos são responsáveis por desencadearem uma série de doenças, sendo a mais grave delas a aterosclerose. Segundo o relatório da Organização Mundial da Saúde, a aterosclerose, considerada doença cardio ou cerebrovascular, é a maior causa de mortalidade no mundo, superando inclusive o câncer e doenças infecciosas. Os principais causadores da aterosclerose são as lipoproteínas de baixa densidade, conhecidas como VLDL e LDL, assim como os remanescentes de quilomícrons e a lipoproteína (a), explicados a seguir. Em contrapartida, nosso organismo também tem uma lipoproteína que nos protege da aterosclerose, conhecida como HDL. A Tabela 11.14 apresenta os diferentes tipos de lipoproteínas do sangue.

A lipoproteína (a) foi recentemente incluída na lista de lipoproteínas aterogênicas, mas o mecanismo para provocar este mal ainda não está bem definido. Sabe-se que sua contribuição para a aterosclerose é bastante significativa.

■ **Tabela 11.14** Aspectos moleculares das lipoproteínas do sangue.

Lipoproteína	Significado da sigla*	Densidade (g/mℓ)	Constituinte	Apolipoproteínas	Local de síntese
Quilomícron	–	< 1,006	TG e colesterol da dieta	B-48, E, A-I, A-VI, C-I, C-II, C-III	Intestino
VLDL	Lipoproteínas de densidade muito baixa	< 1,006	TG e colesterol hepáticos	B-100, E, C-I, C-II, C-III	Fígado
LDL	Lipoproteínas de densidade baixa	1,019 a 1,063	Ésteres de colesterol	B-100	Derivado das VLDL
Lp (a)	Lipoproteínas de baixa densidade associadas à apolipoproteína (a)	1,05 a 1,09	Ésteres de colesterol	B-100 e apo(a)	Fígado
HDL	Lipoproteínas de densidade alta	1,063 a 1,21	Fosfolipídio e ésteres de colesterol	E, A-I, A-VI, C-I, C-II, C-III	Intestino, fígado e plasma

*As siglas são derivadas do nome em inglês. TG: triglicerídios.

As lipoproteínas são carreadoras de lipídios, em um ciclo de transporte de gorduras que inicia com a absorção de colesterol e triglicerídios pelos intestinos. Nesse órgão, são formados os quilomícrons, que levarão principalmente triglicerídios para os tecidos do corpo, nos quais serão quebrados em ácidos graxos livres por uma enzima chamada lipoproteína lipase (LPL, também conhecida como lipase lipoproteica). Quando a maior parte dos triglicerídios for absorvida, eles passam a ser denominados remanescentes de quilomícrons e são absorvidos pelo fígado, para processamento e formação das VLDLs. Por sua vez, essas partículas são sintetizadas e secretadas no sangue, sendo também ricas em colesterol, além de triglicerídios. Estes últimos são igualmente quebrados em ácidos graxos pela LPL dos tecidos, fazendo com que a proporção de triglicerídios em relação ao colesterol diminua, com consequente aumento da densidade dessa lipoproteína. Assim, ao esgotar o estoque de triglicerídios dessa partícula, bem como após a perda de algumas apolipoproteínas, a VLDL passa a ser chamada de LDL. As LDLs são absorvidas pelos tecidos e pelo fígado, que utilizam receptores LDL para captá-las e destinar aos processos do metabolismo, ou reutilizá-las na construção de novas VLDLs, respectivamente. A principal via de captação de LDL se dá no fígado, e este passo, mediado pelos receptores de LDL, é fundamental para o controle das concentrações de LDL plasmáticas. É por essa captação que os hepatócitos mantêm sua concentração interna de colesterol, utilizado tanto para síntese de novas VLDLs quanto para a síntese de sais biliares imprescindíveis para a digestão.

> Os receptores de LDL (ou receptores B/E) têm expressão dependente da quantidade de colesterol no citoplasma dos hepatócitos, ou seja, quanto mais colesterol intracelular, menos receptores são sintetizados e menos LDL é captada, e vice-versa.

As HDLs são lipoproteínas consideradas protetoras contra a aterosclerose, e sua síntese ainda não foi detalhadamente estabelecida. As apolipoproteínas que compõem as HDLs são sintetizadas no intestino e no fígado e secretadas na corrente sanguínea, onde são montadas. O colesterol das HDLs pode vir dos quilomícrons, das VLDLs e dos tecidos, atuando no equilíbrio do tráfego de lipídios dentre as lipoproteínas. Além disso, pode fornecer apolipoproteínas E e C para as VLDLs, bem como captá-las de volta quando estas se tornam LDL. A Figura 11.16 traz um resumo do metabolismo lipídico.

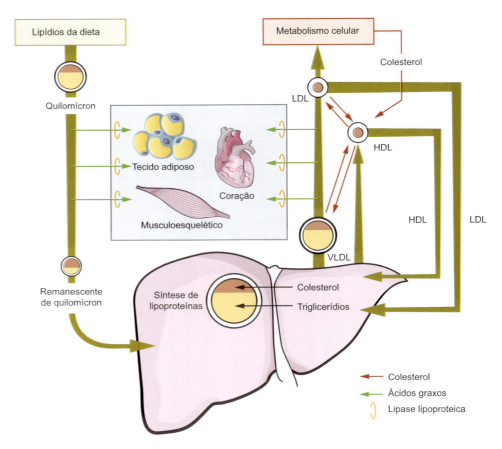

Figura 11.16 Esquema do metabolismo lipídico. Adaptada de LÜLLMANN, H. *et al. Color atlas of pharmacology.* 2th. ed. New York: Thieme Stuttgart, 2000.

Os níveis séricos de cada partícula lipoproteica podem ser dosados, e suas concentrações são um parâmetro fundamental para o estabelecimento de riscos cardiovasculares e, consequentemente, norteiam o início e a manutenção da terapêutica. A Tabela 11.15 traz os valores das concentrações sanguíneas das lipoproteínas de acordo com diferentes fatores de risco.

■ **Tabela 11.15** Valores de referência para lipoproteínas plasmáticas para adultos, em mg/dℓ.

Parâmetro	Desejável	Limítrofe alto*	Alto
Colesterol total	< 200	200 a 239	> 240
LDL	< 130**	130 a 159	> 159
HDL (homens)	> 40	–	> 60
HDL (mulheres)	> 50	–	> 60
Triglicerídios	< 120	120 a 199	> 200

*Se houver doenças cardiovasculares, já considerar como alto.
**O ótimo é < 100.

As dislipidemias ocorrem quando as concentrações das lipoproteínas estão elevadas, e são nomeadas de acordo com a lipoproteína aumentada. Em caso de colesterol total ou LDL aumentado, denomina-se hipercolesterolemia, enquanto o aumento de triglicerídios é chamado de hipertrigliceridemia. Isso é importante, pois essas duas alterações demandam tratamentos farmacológicos distintos, como veremos a seguir.

Fármacos para tratamento das hipercolesterolemias

A hipercolesterolemia pode ser de origem primária, com fatores congênitos podendo ocasionar aumento, principalmente, das VLDLs e LDLs. Diversas alterações genéticas estão relacionadas com essa doença, mas não serão discutidas aqui. Entre as causas de hipercolesterolemia de origem secundária estão hipotireoidismo, nefrose, anorexia nervosa, hipopituitarismo, tratamento excessivo com corticoides, dentre outras.

Na prática clínica, é importante determinar quais são os valores de referência (Tabela 11.16), principalmente da LDL, para o início da terapia, e isso depende de uma série de fatores, inclusive fatores de risco para doenças cardiovasculares, como:

- Sexo masculino
- Idade superior a 45 anos para homens e 55 anos para mulheres
- Histórico familiar com parentes de primeiro grau
- Tabagismo
- Hipertensão arterial
- HDL inferior a 40 mg/dℓ
- Diabetes
- Histórico de acidente vascular cerebral.

Nefrose
Distúrbio que leva a uma elevada excreção de proteínas

Hipopituitarismo
Quando a atividade da hipófise está diminuída

■ **Tabela 11.16** Concentrações séricas alvo de LDL, em mg/dℓ. Note que os valores considerados elevados variam bastante de acordo com os fatores de risco.

Risco	Objetivo	Iniciar mudanças de hábitos	Indicação de fármacos
Muito alto: DCV+ FR	< 70	≥ 70	≥ 100
Alto: DCV ou risco equivalente (risco > 20%)	< 100	≥ 100	≥ 100
Moderado: Dois ou mais FR (risco ≤ 20%)	< 130	≥ 130	Risco 10 a 20%: ≥ 130 < 10%: ≥ 160
Leve: Zero a um FR (risco < 10%)	< 160	≥ 160	≥ 190 (160 a 189: opcional)

DCV: doença cardiovascular; FR: fatores de risco.

A porcentagem de risco é calculada de acordo com a escala de Framinghan, que leva em consideração os fatores de risco listados no texto.

A Tabela 11.16 traz os valores para referência na conduta de combate à hipercolesterolemia. Quando a indicação de terapia medicamentosa se faz necessária, está disponível uma série de fármacos que atuam especificamente para a diminuição da colesterolemia, como veremos a seguir.

É importante também entender que primeiramente é valiosa a mudança no estilo de vida, principalmente em relação a dieta, atividade física e tabagismo. A indicação de fármacos será muito mais efetiva em combinação com isso.

Estatinas

As estatinas compõem um grupo de fármacos que atuam no principalmente no fígado e são efetivos contra a hipercolesterolemia. Apresentam um mecanismo de ação complexo que, para entendermos, é necessário relembrar como é o metabolismo do colesterol nos hepatócitos, ilustrado na Figura 11.17.

A origem do colesterol do organismo são: ingestão na dieta e produção pelo fígado. Essas duas fontes se equilibram de acordo com a dieta, ou seja, se a ingestão for elevada, a produção hepática diminui, e vice-versa. O colesterol da dieta é absorvido juntamente com ácidos biliares, por meio de um transportador seletivo no intestino. Já os hepatócitos são capazes de sintetizar o colesterol com base no **Acetil-CoA**, com a atuação de uma enzima chamada HMG-CoA redutase, fundamental nesse processo. O colesterol sintetizado terá três destinos possíveis:

- Compor as partículas de VLDL que serão secretadas no sangue. Nesse caso, o colesterol será incluído no ciclo de circulação dos lipídios para o organismo, podendo ser utilizado pelos tecidos, transportado para as HDLs ou retornar ao fígado nas LDLs para ser reabsorvido, via receptores de LDL
- Dar origem aos ácidos biliares que irão auxiliar na emulsificação de lipídios da dieta no intestino. Nessa via, boa parte do colesterol retornará ao fígado durante a reabsorção desses ácidos no intestino
- Ser excretado pela bile no intestino, podendo ser reabsorvido.

Acetil-CoA
Molécula obtida da glicólise ou da degradação dos ácidos graxos. É o substrato para o ciclo de Krebs, dentre outras vias bioquímicas

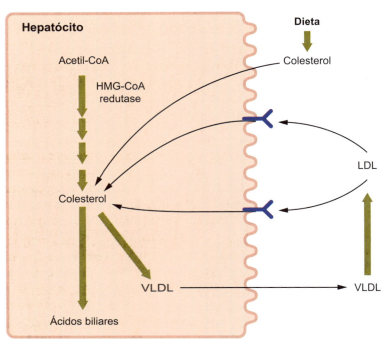

Figura 11.17 Metabolismo do colesterol nos hepatócitos.

Esses três processos em equilíbrio resultam em uma concentração de colesterol constante nos hepatócitos do organismo em homeostase. Em caso de aumento nessa concentração, o fígado diminui a produção com base no acetil-CoA e retira da membrana plasmática os receptores de LDL, diminuindo a captação hepática e aumentando a concentração sanguínea deles. Ao contrário, se a concentração intracelular diminuir, o fígado não apenas irá sintetizar mais, mas também irá expressar mais receptores de LDL para retirar do sangue o colesterol necessário para os processos hepáticos. A Figura 11.18 ilustra esse processo.

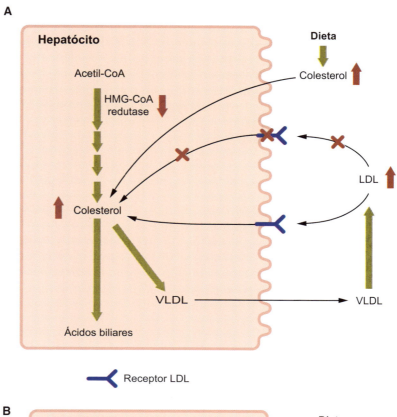

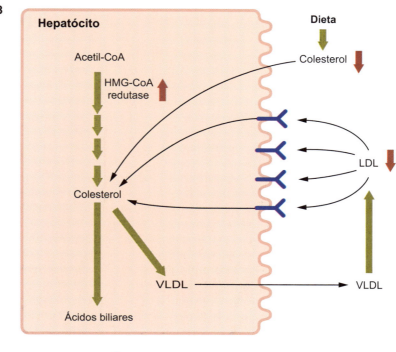

Figura 11.18 Esquema simplificado das adaptações dos hepatócitos a diferentes ofertas de colesterol. **A.** Um excesso de colesterol faz com que haja diminuição na atividade da HMG-CoA redutase e diminuição dos receptores LDL, aumentando, assim, a concentração desta lipoproteína no sangue. **B.** Processo inverso, no qual uma diminuição do colesterol ingerido provoca aumento na atividade da HMG-CoA redutase e aumento dos receptores LDL, diminuindo, assim, a concentração desta no sangue.

É com base nesse princípio que as estatinas atuam na diminuição do LDL plasmático. O mecanismo de ação desses fármacos é justamente bloquear a enzima HMG-CoA redutase, inibindo a síntese de colesterol. Se a oferta dietética é controlada pela mudança no estilo de vida, a concentração nos hepatócitos diminui, o que leva a uma maior expressão de receptores LDL, com consequente aumento da captação deles. Isso reduzirá a colesterolemia, especialmente de VLDL e LDL. A Figura 11.19 traz a ilustração desse mecanismo.

As estatinas originaram-se do estudo com fungos, que produzem a lovastatina e sinvastatina, as primeiras estatinas disponíveis, sendo a segunda mais potente. Elas são pró-fármacos ativados por hidrólise no intestino. No entanto, apesar de eficazes, essa classe desde o início apresentou farmacocinética pouco vantajosa (Tabela 11.17), incentivando estudos para síntese de derivados com melhor perfil. Em seguida, foi desenvolvida a pravastatina, o primeiro fármaco sintético já na forma ativa que, apesar de ser efetiva, apresenta potência similar à da lovastatina. A pravastatina trouxe o benefício de ser pouco metabolizada pelo fígado e apresentar maior biodisponibilidade. Posteriormente, alterações na estrutura química levaram ao surgimento de compostos contendo flúor, como a fluvastatina, a menos potente da classe, mas que elevou bastante a biodisponibilidade. Essa abordagem tornou possível o desenvolvimento da atorvastatina e da rosuvastatina, também contendo flúor, mas com potência muito superior às demais estatinas. A questão de potência é extremamente importante, pois os efeitos colaterais desses fármacos são dose-dependente, como discutido a seguir.

A pitavastatina é um fármaco recentemente desenvolvido e traz diversos avanços em relação às outras estatinas. O primeiro deles é que a sua potência é muito alta, diminuindo significativamente a dose necessária, com menores chances de efeitos colaterais e interações medicamentosas. Outra vantagem é que é bem menos metabolizada pelas isoformas CYP, o que também diminui as chances de interação medicamentosa.

As estatinas são administradas por via oral, e os aspectos farmacocinéticos variam bastante entre os medicamentos. Eles estão apresentados na Tabela 11.17.

Assim como a farmacocinética, a eficácia terapêutica desses medicamentos é também bastante variável. A Tabela 11.18 e a Figura 11.20 trazem a comparação da capacidade de redução do colesterol e triglicerídios das estatinas mais usadas, de acordo com a dose.

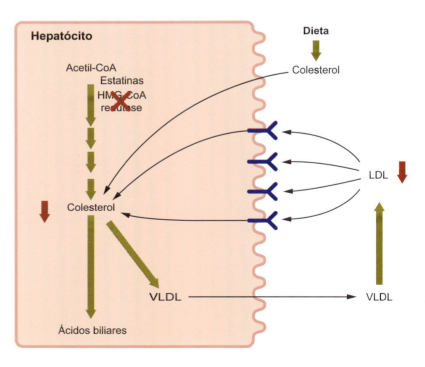

Figura 11.19 Mecanismo de ação das estatinas. Note que a redução de LDL sanguínea se dá por conta de um aumento de receptores LDL nos hepatócitos.

Capítulo 11 ■ Farmacologia Endócrina

■ **Tabela 11.17** Aspectos farmacocinéticos e eficácia terapêutica das estatinas, considerando uma dose de 40 mg.

Parâmetro	Lova	Sinva	Prava	Fluva	Atorva	Rosu	Pita*
$T_{máx}$ (h)	2 a 4	1,3 a 2,4	0,9 a 1,6	0,5 a 1	2 a 3	3	1
Biodisponibilidade (%)	5	5	18	19 a 29	12	20	51
Ligação com proteínas	> 95	94 a 98	43 a 55	> 99	80 a 90	88	99
Metabolização (CYP)	3A4	3A4	–	2C9	3A4	2C9, 2C19	2C9, 2C8**
Meia-vida (h)	2,9	2 a 3	1,3 a 2,8	0,5 a 2,3	15 a 30	20,8	12
Excreção (urina/fezes) (%/%)	10/83	13/58	20/71	6/90	2/70	10/90	15/79

*A dose máxima de Pitavastatina é de 4 mg. **Muito pouco metabolizada pelas CYPs.

■ **Tabela 11.18** Eficácia máxima das estatinas na redução das lipidemias, de acordo com a dose.

Parâmetro	Sinva	Prava	Fluva	Atorva	Rosu	Pita
Dose máx. (mg)	80	40	40	80	80	4
LDL-c (% redução máx.)	47	34	24	60	65	43
TG (% redução máx.)	18	24	10	29	23	19
HDL-c (% aumento máx.)	12	12	8	6	13	8

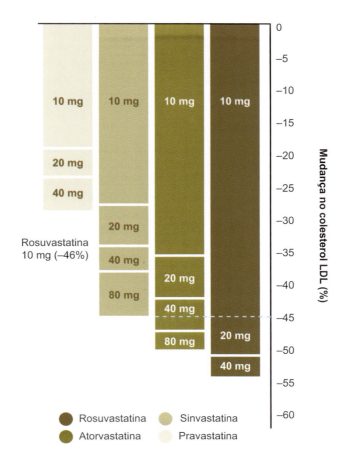

Figura 11.20 Alterações do colesterol LDL em pacientes que receberam diversas doses e tipos de estatinas. Repare que a dose necessária para diminuir em aproximadamente 45% o nível de LDL varia de 10 mg de rosuvastatina a 80 mg de sinvastatina, sendo esse valor terapêutico inalcançável com a pravastatina.

Como se pode observar, as estatinas mais recentes foram desenvolvidas com o objetivo de melhorar a farmacocinética durante a terapêutica, e isso está diretamente relacionado com os efeitos colaterais e as interações medicamentosas que esta classe pode provocar. O fato de terem alta afinidade pelas proteínas plasmáticas, somado ao fato de em maior ou menor grau serem metabolizadas pelas enzimas CYP, faz com que muitos fármacos sofram interferência ou interfiram na ação das estatinas, podendo provocar efeitos adversos graves. A seguir estão alguns exemplos de fármacos que promovem essas interações:

- Fármacos que aceleram o metabolismo de estatinas, diminuindo sua eficácia: fenitoína, barbitúricos, rifampicina, dexametason, ciclofosfamida, carbamazepina, omeprazol, entre outros
- Fármacos que diminuem o metabolismo de estatinas, provocando toxicidade: antifúngicos azóis, claritromicina, antidepressivos tricíclicos, fluoxetina, sertralina, mibefradil, diltiazem, verapamil, midazolan, inibidores de protease, corticosteroides, tamoxifeno, amiodarona, entre outros.

Outro aspecto muito importante das estatinas na prática clínica é a ocorrência de efeitos colaterais. Entre cefaleia, fadiga e elevação dose-dependente e reversível das enzimas hepáticas, principalmente em associação ao álcool, o mais importante deles é a miopatia. Esta também ocorre de modo dose-dependente e pode ser bastante agravada com a associação de alguns outros medicamentos, levando inclusive à rabdomiólise. Para se evitar esse problema, é necessário que haja controle dos níveis de creatinoquinase, em que um aumento de até 9 vezes requer um monitoramento mais intensivo. Se houver aumento de 10 vezes ou mais, é preconizada a suspensão da estatina.

F·F Farmacologia em Foco

A associação das estatinas a vários fármacos foi identificada como causadora da rabdomiólise. Entre eles, estão: fibratos (principalmente genfibrosil), ácido fusídico, antibióticos, antifúngicos, ciclosporina, clorzoxazona, digoxina, macrolídeos, mibefradil, nefazodona, niacina, tacrolimus e varfarina.

Apesar de todas essas características negativas das estatinas, a relação risco/benefício ainda é muito favorável e aumenta com o desenvolvimento de novos fármacos da classe. A vantagem é que elas ainda podem ser associadas a outras classes de fármacos voltados para a diminuição da colesterolemia, apresentados a seguir.

Ezetimiba

A ezetimiba é um medicamento também utilizado para diminuição do colesterol, mas que atua por um mecanismo de ação diferente das estatinas. Age no intestino, mais precisamente na proteína responsável pelo transporte por meio da borda em escova das células epiteliais do intestino. Essa ação, apresentada na Figura 11.21, diminui a absorção de colesterol, inclusive daquele excretado na bile, consequentemente reduzindo as concentrações sanguíneas de LDL.

A ezetimiba é um pró-fármaco rapidamente absorvido e ativado por glicuronidação no próprio intestino. Sua meia-vida longa (28 a 30 h) torna possível que seja administrada apenas uma única dose por dia. Sem metabolismo hepático, esse medicamento é 80% excretado nas fezes e 11% pelos rins, sem que haja toxicidade significativa em pacientes com insuficiência renal. Todos esses aspectos fazem da ezetimiba um fármaco muito bem tolerado, com raros e brandos efeitos colaterais.

O que realmente chama a atenção é o sucesso terapêutico obtido com a associação de ezetimiba com as estatinas. A Tabela 11.19 demonstra que esse fármaco pode ter um efeito aditivo quando administrado em combinação com as estatinas, mas o que é relevante nessa combinação é que a melhora no perfil lipídico pode ser atingida com diminuição da dose de estatina, o que diminui muito a chance de ocorrência dos efeitos colaterais dose-dependentes.

Miopatia
Termo abrangente para definir disfunção do músculo esquelético, resultando em fraqueza, fadiga e cãibras

Rabdomiólise
Degradação do músculo esquelético, levando à necrose do mesmo e insuficiência renal

Creatinoquinase
Também conhecida como CK, é uma enzima presente nos músculos esqueléticos, que, em altas concentrações no sangue, é um indicador de miopatia

Borda em escova
Nome dado às microvilosidades presentes na porção apical do epitélio intestinal, formando a parede do intestino delgado

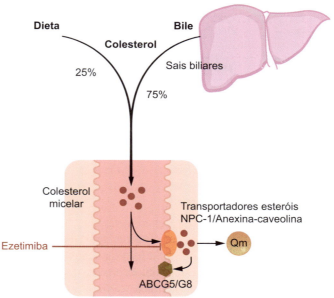

Figura 11.21 Mecanismo de ação da ezetimiba, inibindo o transportador de colesterol no intestino.

- **Tabela 11.19** Comparação entre estatinas em monoterapia e combinadas na redução do colesterol LDL sanguíneo.

Medicamento	Dose (mg/dia)	Redução no LDL (% do inicial)
Atorvastatina	10	–38
Sinvastatina	20	–36
Rosuvastatina	10	–46
Ezetimiba/Sinvastatina	10/20	–54
Ezetimiba/Rosuvastatina	10/10	–61

Adaptada de Am J Cardiol. 2011 Aug 15;108(4):523-30.

Resinas de ligação de sais biliares

As resinas de ligação de sais biliares são compostos catiônicos administrados por via oral que têm por objetivo sequestrar os sais biliares no lúmen intestinal e levá-los à excreção pelas fezes. O objetivo é diminuir o retorno de sais biliares e colesterol ao fígado, obrigando os hepatócitos a aumentarem a produção. Para isso, essas células aumentam a expressão de receptores LDL na superfície em uma consequência igual a das estatinas para redução de LDL, ou seja, o colesterol sanguíneo diminui por causa da maior captação pelo fígado.

As resinas, cujo único fármaco registrado no Brasil é a colestiramina, não são absorvidas, não tendo, assim, nenhum parâmetro farmacocinético. Provocam redução de até 25% do LDL, com leve aumento do HDL, por mecanismo desconhecido. Os efeitos colaterais são relacionados com o acúmulo de lipídios no intestino, como flatulência, constipação intestinal e náuseas, reversíveis com a suspensão do medicamento.

No entanto, as propriedades químicas desses fármacos podem levar a interações medicamentosas importantes, principalmente por afetar a biodisponibilidade de outros fármacos como: digoxina, varfarina, diuréticos tiazídicos e betabloqueadores. As resinas sequestradoras de ácidos biliares podem se ligar a esses fármacos, levando-os à excreção pelas fezes.

Fármacos utilizados no tratamento das hipertrigliceridemias

Como informado anteriormente, o tratamento entre as diferentes dislipidemias requerem diferentes abordagens farmacológicas. Assim, o tratamento de uma trigliceridemia elevada também requer fármacos específicos. A niacina (ácido nicotínico) e os fibratos são as duas classes recomendadas para essa dislipidemia.

Niacina (ácido nicotínico)

A niacina é considerada o fármaco que produz o melhor benefício no perfil lipídico, inibindo indiretamente a atividade da lipase hormônio-sensível, reduzindo a liberação de ácidos graxos livres para o fígado e, consequentemente, diminuindo a secreção de VLDL. Atua na ativação da lipase lipoproteica aumentando o catabolismo das VLDLs. Promove também uma redução de até 50% dos triglicerídios plasmáticos, além de também diminuir a Lp (a). Além disso, a niacina produz o maior aumento do HDL dentre os hipolipemiantes, chegando a elevá-lo em 30%. É um fármaco administrado por via oral, com excreção na urina de modo inalterado ou como metabólitos. Em baixas doses, a niacina é um nutriente vitamínico do complexo B, sem ação hipolipemiante. Em doses entre 2 e 6 g ao dia, a niacina atua nas dislipidemias, com meia-vida de 60 min, exigindo várias doses diárias. Já existem apresentações de liberação prolongada, mas ainda não disponíveis no Brasil.

A niacina tem efeito colateral praticamente indissociável do efeito terapêutico, que é um intenso rubor facial e do tronco superior, frequentemente associado a prurido e sensação de calor. Esse é um fator bastante limitante da adesão dos pacientes ao tratamento, mas pode ser evitado com a administração de ácido salicílico anterior à dose de niacina, uma vez que é um processo desencadeado por prostaglandinas. É importante explicar ao paciente que esse efeito colateral é temporário, cessando a partir de duas semanas de tratamento.

É importante ressaltar também que a niacina pode causar toxicidade hepática, com aumento das transaminases, podendo levar à necessidade de suspensão do fármaco. Esse fator faz com que seja contraindicada a pacientes com insuficiência hepática.

Fibratos

Os fibratos são os fármacos de primeira escolha no tratamento da hipertrigliceridemia, por apresentarem efetiva diminuição de triglicerídios e aumento de HDL (Tabela 11.20). Seu mecanismo de ação consiste em se ligar ao PPAR-α, um fator de controle de expressão gênica expresso principalmente no fígado, no tecido adiposo e, em menor quantidade, nos rins, no coração e no músculo esquelético. Esse fator de transcrição, quando ligado aos fibratos, promove o aumento da atividade da LPL e a diminuição da lipase hormônio-sensível. Outro aspecto do mecanismo de ação é a redução da secreção de VLDL pelo fígado. Essas características levam também ao aumento do HDL, mas a resposta do LDL a esses fármacos pode variar. Em pacientes que apresentam dislipidemias combinadas (ver adiante, "Usos clínicos dos hipolipemiantes"), o LDL geralmente aumenta, mas nos outros casos não há alterações ou ocorre leve diminuição.

Os efeitos colaterais dos fibratos são raros e caracterizam este fármaco como bem tolerado. As miopatias ocorrem principalmente quando eles estão associados às estatinas, especialmente no caso da genfribrosila, que compete com o metabolismo das estatinas, podendo elevar a concentração plasmática de ambas. Apesar de apresentar eficácia terapêutica, os pacientes que receberem a combinação de fibratos e estatinas têm de ser monitorados a cada 3 meses em relação à creatinoquinase.

Lipase hormônio-sensível
Enzima que fica dentro dos adipócitos responsável pela quebra de triglicerídios em ácidos graxos. Tem esse nome por ser ativada pela epinefrina e inibida pela insulina

Adipócitos
Células do tecido adiposo que acumulam gordura

■ **Tabela 11.20** Farmacocinética dos fibratos.

Fibrato	Pico máximo (sangue) (h)	Meia-vida (h)	Apresentação (dosagem, mg)	Posologia (mg/dia)
Clofibrato	4	12	Comprimidos (500)	1000 a 2000
Bezofibrato	2	1,5 a 2	Drágeas (200, 400) (retard)	400
Genfibrozila	2	7,6	Comprimidos (300, 600, 900)	600 a 1200
Etofibrato	8	16	Cápsulas (500)	500
Ciprofibrato	1 a 2	80	Comprimido (100)	100

Usos clínicos dos hipolipemiantes

Como mencionado, as dislipidemias podem ser simples (apenas um tipo de dislipidemia) ou combinadas (colesterol e triglicerídios elevados), de origem primária (congênita) ou secundária (diversos fatores adquiridos). A Tabela 11.21 traz um resumo dos tipos de dislipidemias e as estratégias farmacológicas para o tratamento.

■ **Tabela 11.21** Associação entre o tipo de dislipidemia, origens, indicações de monoterapia e combinação de fármacos.

Tipo de dislipidemia*	Lipoproteína elevada	Alteração majoritária	Alteração minoritária	Origem da dislipidemia	Monoterapia	Terapia combinada
I (raro)	QM	↑TG	↑↓CT	Deficiência da LPL, deficiência da apolipoproteína C-II	Não indicada	Não indicada
IIa	LDL	↑CT	–	Hipercolesterolemia familiar, hipercolesterolemia poligênica, nefrose, hipotireoidismo, hiperlipidemia familiar combinada	Estatina, colestiramina ou niacina	Associar dois da monoterapia ou qualquer da monoterapia + ezetimiba
IIb	LDL, VLDL	↑CT	↑TG	Hiperlipidemia familiar combinada	Estatinas, fibratos ou niacina	Associar dois da monoterapia ou qualquer da monoterapia + ezetimiba; ou qualquer da monoterapia + colestiramina
III (raro)	IDL	↑CT/ ↑TG	–	Disbetalipoproteinemia	Fibratos ou niacina	Qualquer da monoterapia + estatinas ou qualquer da monoterapia + ezetimiba
IV	VLDL	↑TG	↑↓CT	Hipertrigliceridemia familiar, hiperlipidemia familiar combinada, diabetes, hipertrigliceridemia esporádica	Fibratos ou niacina	Associar os dois da monoterapia
V (raro)	QM, VLDL	↑TG	↑↓CT	Diabetes	Fibratos ou niacina	Associar os dois da monoterapia

*Segundo a Classificação de Fredrickson para as hiperlipoproteinemias, considerada pela Organização Mundial da Saúde (OMS). QM: quilomícron, VLDL: lipoproteínas de densidade muito baixa, LDL: lipoproteínas de densidade baixa, IDL: lipoproteínas de densidade intermediária, HDL: lipoproteínas de densidade alta, TG: triglicerídios, CT: colesterol, LPL: lipoproteína lipase, ↑ aumento, ↓ diminuição.

IDL
Partículas lipoproteicas intermediárias entre VLDLs e LDLs

■ Fármacos utilizados no tratamento do diabetes

O diabetes melito (DM) é uma doença caracterizada por perda de função das células β do pâncreas, responsáveis pela produção de insulina, provocando a diminuição da secreção desse hormônio e consequente hiperglicemia. As consequências do DM são progressivas e levam a dislipidemias e aterosclerose, doença renal, cegueira e necrose de extremidades, entre outras. A insulina, hormônio chave do DM, é um peptídio derivado de uma pequena proteína, que é clivada no tipo ativo. A síntese ocorre nas células β pancreáticas, que a secretam após despolarizarem na presença de glicose. A Figura 11.22. demonstra o mecanismo de liberação da insulina.

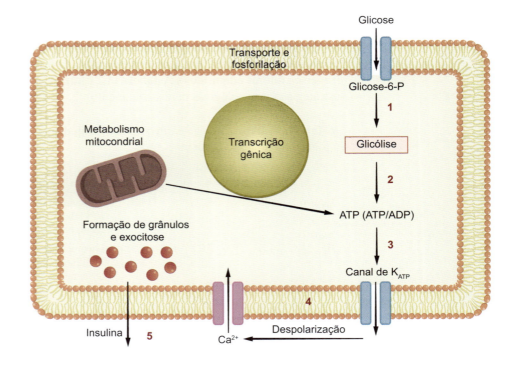

Figura 11.22 Esquema de secreção de insulina pelas células β pancreáticas. O aumento da glicemia após uma refeição faz com que aumente a quantidade intracelular desse nutriente na célula (1). Isso provoca um aumento de trifosfato de adenosina (ATP) intracelular (2), que, por sua vez, promove o fechamento de um canal de potássio sensível a elevadas concentrações de ATP (3). Com o fechamento dos canais de potássio, começa a ocorrer um acúmulo de cargas positivas que despolariza (4) a célula β, abrindo canais de cálcio dependentes de voltagem. Com a entrada do cálcio, ocorre a liberação da insulina contida nas vesículas (5).

Ao ser liberada na corrente sanguínea, a insulina se liga a seu receptor presente em diversos tecidos, promovendo: captação de glicose nos músculos e no cérebro, glicogênese no fígado, inativação da lipase hormônio-sensível no tecido adiposo, dentre outras funções. Dessa forma, a insulina é o principal regulador do nível de glicose no sangue. A glicemia sob controle é fundamental para o funcionamento do organismo, visto que sua elevação leva a sintomas imediatos como tremedeira e taquicardia, e a longo prazo aqueles descritos para o DM. Por sua vez, a hipoglicemia pode causar fraqueza, tontura e perda de consciência.

São dois os tipos de diabetes, denominados tipo 1 e 2. No DM tipo 1 (DM1), o paciente tem uma destruição das células β de origem autoimune ou desconhecida, com consequente déficit grave ou total de insulina. O tipo 2 (DM2) é uma doença cuja resistência à insulina dos tecidos periféricos promove progressivamente a perda da função de síntese do hormônio pelas células pancreáticas.

Por se tratar de doenças com diferentes progressões, os tipos de DM requerem diferentes abordagens farmacológicas. O DM1 é tratado exclusivamente com insulina, já que desde o início existe a disfunção das células β. Porém, o DM2, por ser perda progressiva da produção de insulina provocada pelo aumento da resistência periférica, tem outros medicamentos eficazes.

Insulinas

A utilização de insulina é a única alternativa em pacientes com DM1, mas é a escolha final para pacientes com DM2. O objetivo de se administrar insulina pode variar de acordo com o paciente, e também de acordo com o período do dia. Manter a glicemia basal é um desafio, pois requer uma secreção diminuta, mas constante de insulina, enquanto reproduzir o pico **pós-prandial** de insulina tem de ser com uma dose precisa para evitar tanto a hiperglicemia quanto a hipoglicemia.

As preparações de insulina disponíveis no Brasil são todas injetáveis por via subcutânea, e consistem desde a exata molécula de insulina humana até análogos recombinantes com alterações que visam a melhorias na farmacocinética, como absorção, início e pico de ação e duração do efeito. Essas melhorias na relação estrutura-função da insulina se deu por vários motivos. Uma vez que o objetivo é combater a hiperglicemia, a posologia deve ser arquitetada de modo eficiente, porém evitando-se o risco de uma hipoglicemia, principalmente em

---

Pós-prandial
Significa após uma refeição

administrações prandiais, o que pode levar aos efeitos colaterais. Outro aspecto é o desconforto nas várias administrações subcutâneas ao dia, o que levou ao desenvolvimento das formas de longa ação com o objetivo de manter o controle prolongado. A Tabela 11.22 traz os tipos de insulinas disponíveis no Brasil.

Os diversos tipos de insulina têm diferentes objetivos no controle da glicemia. As preparações ultrarrápida e rápida (regular) têm como objetivo o controle da glicemia pós-prandial, uma vez que iniciam sua ação rapidamente e têm um pico breve. Já a intermediária, a ultralenta e a prolongada buscam manter a glicemia basal sob controle. Desse modo, as alterações estruturais na molécula de insulina oferecem diferentes curvas de concentração de insulina no sangue durante a terapêutica, como ilustrado na Figura 11.23.

As diferenças na absorção e na biodisponibilidade se dão por um fator físico químico que é a propriedade da insulina nativa (regular) em solução se organizar em hexâmeros, ou seja, uma partícula com seis moléculas de insulina. Apenas o monômero (uma molécula) é capaz de atravessar as paredes dos capilares e atingir a corrente sanguínea, determinando, assim, o tempo de início de ação. As modificações na molécula de insulina alcançadas pela tecnologia recombinante buscaram justamente alterar essa interação entre as moléculas, proporcionando tanto fórmulas com absorção mais rápida quanto mais lenta, como veremos a seguir.

■ **Tabela 11.22** Tipos de insulina disponíveis no Brasil.

Tipo de ação	Insulinas	Custo aproximado (R$/1.000 U)	Início	Pico	Duração efetiva	Duração máxima
Ultrarrápida	Asparte	80,00	5 a 15 min	1 a 2 h	3 a 4 h	4 a 6 h
	Lispro	80,00	5 a 15 min	1 a 2 h	3 a 4 h	4 a 6 h
	Glulisina	75,00	5 a 15 min	1 a 2 h	3 a 4 h	4 a 6 h
Rápida	Regular	40,00	30 a 60 min	2 a 4 h	3 a 6 h	6 a 10 h
Intermediária	NPH	35,00	1 a 2 h	4 a 8 h	10 a 16 h	14 a 18 h
	Lenta	–	1 a 2 h	4 a 8 h	10 a 16 h	14 a 18 h
Prolongada	Ultralenta	–	2 a 4 h	Não previsível	18 a 20 h	20 a 24 h
Prolongada	Detemir	70,00	1 a 3 h	–		20 a 24 h
	Glargina	250,00	1 a 3 h	–		20 a 24 h

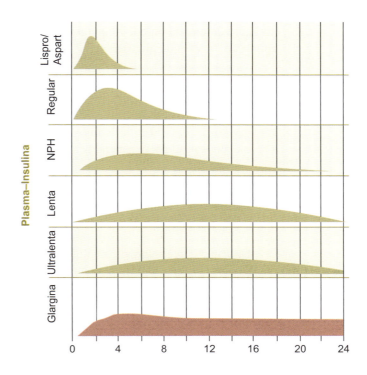

Figura 11.23 Curva da concentração de insulina no sangue após administração única dos diferentes tipos.

Insulinas ultrarrápidas

Estes análogos da insulina foram desenvolvidos com alterações de alguns aminoácidos para fazer com que não haja formação dos hexâmeros, mas somente dímeros ou monômeros, possibilitando um reduzido tempo de absorção. A vantagem está em possibilitar que a administração seja feita até mesmo durante uma refeição, sem a necessidade de antecipar, como é o caso da insulina regular (nativa). Esse tipo de insulina, representado por asparte, glulisina e lispro tem regularidade de absorção (em torno de 5%). Todos esses fatores colocam esse grupo como o preferido para bombas de infusão subcutânea.

Insulina rápida

A insulina rápida consiste no tipo idêntico ao nativo humano, que forma hexâmeros na administração subcutânea e, por isso, tem início de ação menos rápido que as anteriores. Essa insulina foi a primeira disponível e, com isso, é de uso mais difundido, em associação à NPH, principalmente por causa do custo reduzido.

Insulina intermediária (NPH)

Esta insulina é conjugada a uma **protamina** (do inglês *neutral protamina hagedorn*) que faz com que sua solubilização seja dificultada na pele, diminuindo sua absorção. A insulina NPH é comumente encontrada em associação à insulina regular ou alguma ultrarrápida, em um esquema terapêutico de administração 30 a 60 min antes da refeição, que procura cobrir o pico de glicemia pós-prandial, assim como a insulinemia basal, até a próxima refeição.

Insulinas de ação longa

As insulinas glargina e detemir são preparações que precipitam ao serem injetadas na pele, formando grandes cristais, que, por sua vez, vão gradualmente se decompondo em hexâmeros, dímeros e, finalmente, mononômeros disponíveis para absorção. Esse processo caracteriza essas insulinas como de ação longa, para controle da glicemia de jejum, mantendo os níveis basais de insulina por até 24 h. Apesar do custo elevado, esse tipo de insulina faz um pico de ação muito sutil, ou até mesmo ausente (no caso da glargina), o que diminui muito a chance de ocorrer hipoglicemia.

Efeitos colaterais das insulinas

Evidentemente, as insulinas podem causar hipoglicemia, que vão desde um leve desconforto até reações graves como o comprometimento da consciência. Esses eventos são mais comuns no início da terapia ou com a inclusão de novos tipos de insulina. Obtém-se a reversão pela aplicação *in bolus* de glicose.

Além disso, com a administração subcutânea constante, pode ocorrer reação alérgica no local da aplicação, com liberação de histamina, leve edema e urticária. No entanto, raros casos de anafilaxia foram relatados. Além disso, pacientes que se beneficiam do uso de insulinas injetáveis desenvolvem pequenas concentrações de IgG anti-insulina circulante, sem alterar significativamente a ação delas. Em raríssimos casos, a presença desses anticorpos pode estar associada a resistência à insulina, mas geralmente isso ocorre associado a outras patologias autoimunes.

Protamina
Proteína encontrada no núcleo das células humanas, que tem propriedades que a tornaram de uso farmacológico para conjugação com a insulina. Também é utilizada como antídoto para heparina (Capítulo 8)

F-F Farmacologia em Foco

Insulina e terapêutica

O(s) tipo(s) de insulina(s) escolhido(s) para terapêutica é(são) dependente(s) da gravidade do DM em que o paciente se encontra. Mesmo pacientes portadores do tipo 1 podem receber uma única injeção diária, ou várias, para controle basal e prandial. Da mesma forma, pacientes com DM2, após se esgotarem as alternativas de fármacos orais para controle glicêmico, iniciam a terapêutica com insulina lenta para controle basal, para posteriormente terem a indicação de insulinas rápidas para controle prandial. Nesse caso, o início da terapêutica se dá com os antidiabéticos orais.

Antidiabéticos orais

As classes de fármacos que compreendem os antidiabéticos orais (ADO) dispõem de uma série de medicamentos relativamente eficazes no combate a hiperglicemia e resistência insulínica, sendo indicadas para pacientes com DM2. No entanto, nenhum deles consegue evitar efetivamente a progressão da doença. A Figura 11.24 traz um gráfico que ilustra o desenvolvimento do DM2.

Esse tipo de DM está estreitamente relacionado com o estilo de vida moderno. Um reflexo disso é que 90% dos casos de DM no mundo é do tipo 2, com alta prevalência em países desenvolvidos e rápido crescimento em países em desenvolvimento. A alimentação de baixa qualidade nutricional associada à negligência de atividade física, aliada a estresse e tabagismo, é uma equação que explica a maior parte dos casos de DM2. Por isso, para o tratamento, é imprescindível que haja a mudança no estilo de vida, incluindo alimentação e exercícios físicos, para maior sucesso no controle glicêmico.

O objetivo do controle de glicemia é preconizado entre 90 e 130 mg/dℓ em jejum, e menos de 180 mg/dℓ após as refeições. Outro parâmetro importante para monitoramento do controle glicêmico é a dosagem da hemoglobina glicada (denominada pela sigla HbA1c), que reflete uma resultante das oscilações da glicemia. Manter a HbA1c entre 4 e 7% é considerado desejável para uma terapia no diabetes.

Um ADO ideal seria aquele que atuasse na fisiopatologia da doença, diminuindo a resistência insulínica periférica, melhorando a função pancreática e reduzindo os riscos cardiovasculares; e apresentasse segurança e tolerabilidade. Infelizmente, os ADOs disponíveis não reúnem todas essas características, e a terapêutica do DM2 é, na maioria dos casos, progressiva, isto é, a indicação de fármacos é inicialmente em monoterapia, passando à combinação de ADOs conforme a perda do controle glicêmico ao longo do tempo. Mesmo com a combinação de fármacos orais, é comum ocorrer um novo descontrole; com isso, os pacientes são inevitavelmente levados ao uso de insulina. Esse processo está descrito na Figura 11.25. É importante ressaltar que a perda de controle glicêmico ocorre na maioria dos pacientes por conta da perda de função das células β, mas existe possibilidade disso não ocorrer.

> **Hemoglobina glicada**
> Tipo de hemoglobina que espontaneamente se ligou à glicose. A porcentagem de hemoglobina glicada nos eritrócitos depende da concentração média de glicose no sangue, por isso, é um bom indicador do controle glicêmico

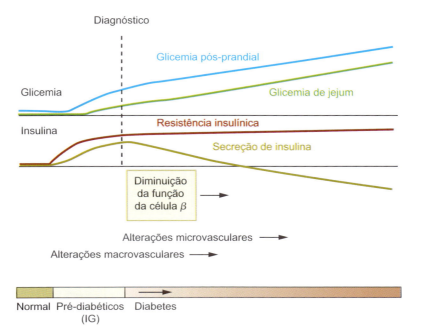

Figura 11.24 Ilustração da progressão do diabetes melito tipo 2.

Figura 11.25 Progressão do tratamento farmacológico do DM2. Os pacientes iniciam em monoterapia; porém, com a diminuição da função das células β, são levados à combinação de fármacos e, finalmente, ao uso de insulina. ADO: antidiabéticos orais, HbA1c: hemoglobina glicada.

Euglicemiante
Utilizado o prefixo "eu", que significa "verdadeiro, constante", ou seja, mantém a glicemia nos níveis normais sem provocar hipoglicemia

Metformina

A metformina é o fármaco de primeira escolha em todo o mundo para o início do tratamento farmacológico do DM2. Introduzida na década de 1970, é o único representante da classe das biguanidas, sendo um fármaco que diminui a glicemia de jejum e pós-prandial, mas sem relatos de hipoglicemia, o que o classifica como um medicamento **euglicemiante**.

O mecanismo molecular de ação da metformina é pouco elucidado, e é comprovado um aumento de cAMP no fígado e demais órgãos, com bloqueio de gliconeogênese e ação em transportadores de glicose, ilustrado na Figura 11.26. Em termos de efeito, a metformina causa uma significativa redução da produção hepática de glicose e melhora a resistência periférica à insulina. Não há indícios de que a metformina tenha ação nas células β do pâncreas, não sendo, portanto, um estimulante da secreção de insulina.

Outro aspecto que favorece o uso da metformina é sua farmacocinética. Com absorção intestinal entre 40 e 60%, não se liga a proteínas plasmáticas e não sofre metabolismo, sendo excretada inalterada pelos rins, com meia-vida de 1,5 a 3 h. A única precaução é a administração em pacientes com insuficiência renal, que pode provocar acúmulo do fármaco e elevar o risco de ocorrência de uma acidose láctica, em decorrência da alteração do metabolismo de glicose do fígado.

Figura 11.26 Mecanismo de ação da metformina. Repare que ela não atua no pâncreas, mas, sim, diminuindo a produção de glicose no fígado e reduzindo a resistência insulínica.

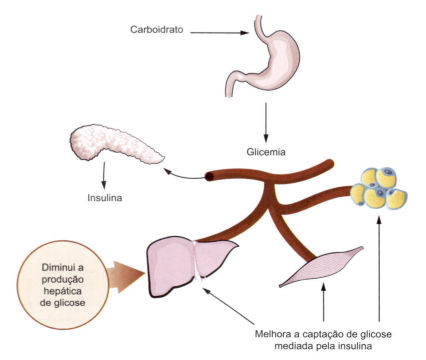

Os efeitos colaterais da metformina se caracterizam por desconfortos gastrintestinais, como náuseas, vômitos, desconforto intestinal e diarreia. Importantes efeitos colaterais incluem efeitos benéficos, como a perda de peso e a diminuição de triglicerídios e colesterol total. Assim, a metformina também apresenta efeito positivo nas dislipidemias, considerado inclusive em ensaios clínicos para alternativa de tratamento.

Sulfonilureias

As sulfonilureias (SUs) são consideradas secretagogos de insulina, por estimularem diretamente a liberação nas células β. O chamado receptor de SUs está ligado ao canal de potássio sensível ao ATP e tem como função fechar esse canal iônico. Desse modo, pelo mesmo mecanismo que o aumento da glicose intracelular, as SUs são capazes de provocar o fechamento dos canais de potássio e a despolarização da célula β, promovendo a liberação de insulina (Figura 11.27).

Apesar de terem o mesmo mecanismo de ação, as SUs diferem bastante entre si, demonstrando que o histórico desta classe reflete esta diversidade. Diversos efeitos colaterais e interações medicamentosas foram comprovados com tolbutamida, tolazamida e clorpropamida, consideradas as SUs de primeira geração. A terceira é a única ainda comercializada no Brasil, mas cada vez mais em desuso. Em sequência, as de segunda geração foram desenvolvidas com o objetivo de aumentar a potência, diminuindo, assim, a dose e a probabilidade de interações medicamentosas. A Tabela 11.23 traz as características farmacocinéticas das SUs.

As SUs têm alta ligação a proteínas plasmáticas e elevado metabolismo hepático, envolvendo isoformas da CYP. Isso cria condições para uma série de interações medicamentosas, como fenitoína, barbitúricos e rifampicina, que aceleram o metabolismo, diminuindo o controle glicêmico, ou aloperidol, cimetidina ou antifúngicos azóis, que diminuem o metabolismo, elevando o risco de hipoglicemia.

Entre os efeitos colaterais, as SUs podem provocar hipoglicemia moderada a grave, chegando a casos de necessidade de hospitalização. Além disso, esse grupo de fármacos não deve ser prescrito para pacientes acima do peso, uma vez que provoca ganho ponderal, com diminuição da massa muscular e ganho de gordura.

A maioria dos pacientes não consegue manter um controle glicêmico a longo prazo utilizando apenas as SUs. Uma das explicações é a contínua perda de função das células β, associada à crescente resistência insulínica. A presença de enxofre nas SUs também pode ser um fator desencadeador de alergia a esses fármacos. Nesse caso, há outros secretagogos de insulina, com algumas propriedades diferentes.

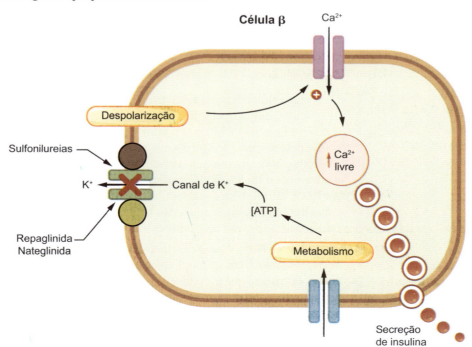

Figura 11.27 Mecanismo de ação dos secretagogos de insulina.

Tabela 11.23 Características farmacocinéticas das sulfonilureias disponíveis no Brasil.

Sulfonilureia	Dose máxima diária (mg)	Meia-vida (h)	Duração (h)	Ligação às proteínas plasmáticas (%)	Metabolismo hepático (%)	Eliminação
Clorpropamida	500	36	60	90	80	100% rins
Glibenclamida	20	10	18 a 24	> 98	100	50% rins 50% bile
Gliclazida	320	6 a 12	16 a 24	95	99	70% rins 30% bile
Glipizida	40	2 a 4	16 a 24	99	80	80% rins 20% bile
Glimepirida	8	9	24	> 99	100	60% rins 40% bile

Glinidas

A repaglinida e a nateglinida são quimicamente de classes distintas, mas têm ação muito semelhante, atuando como secretagogos de insulina com o mesmo mecanismo de ação das SUs. As glinidas também promovem o fechamento dos canais de potássio das células β do pâncreas, promovendo despolarização e liberação de insulina. Entretanto, diferentemente das SUs, as glinidas têm início (cerca de 1 h para ambas) e duração de ação muito mais breves, sendo utilizadas principalmente para cobrir a glicemia pós-prandial.

A repaglinida, uma meglitinida, tem rápida absorção, e seu pico de ação é em 1h. A meia-vida é de uma hora, e a depuração é por metabolismo hepático envolvendo a CYP, o que pode provocar interações medicamentosas. A administração de repaglinida deve ser anterior à refeição, havendo o risco de hipoglicemia em caso de atraso ou oferta insuficiente de carboidratos.

A nateglinida, um derivado da D-fenilalanina, é o mais recente secretagogo de insulina. Com absorção extremamente rápida, atinge concentração plasmática máxima em menos de 1 hora, podendo ser administrada imediatamente antes das refeições. Seu metabolismo também é hepático, via CYP, com meia-vida de 1,5 h e duração de 4 h.

Contudo, a nateglinida apresenta uma propriedade muito vantajosa, pois atua principalmente na secreção de insulina dependente de glicose, sendo pouco ativa em situações de glicemia normal. Dessa forma, tem ação específica para o momento de pico de glicemia pós-prandial, com pouca ação durante a noite ou em jejum. Esse fator é de considerável interesse, visto que muitos pacientes com DM2 apresentam justamente resistência à elevação da glicemia após as refeições. Por isso, a nateglinida é o secretagogo de insulina com a menor probabilidade de provocar hipoglicemia.

Tiazolidinedionas

As tiazolidinedionas (TZDs), também conhecidas como glitazonas, não são secretagogos de insulina, agindo pela diminuição da resistência insulínica periférica. Seu mecanismo de ação é se ligar ao PPAR-γ, um fator de transcrição que ativa a produção de proteínas responsáveis pela resposta à insulina nos tecidos periféricos e, em menor grau, por uma diminuição na produção de glicose pelo fígado. Esse mecanismo de ação mostrou-se complementar à da metformina e uma boa alternativa para associação em caso de perda do controle glicêmico. As TZDs são também consideradas "euglicemiantes", mas a associação com SU pode ser feita contanto que haja ajuste de dose para evitar a hipoglicemia. Um benefício adicional desses fármacos é a redução da trigliceridemia.

Até 2010, havia duas TZDs disponíveis, mas nesse ano a Anvisa cancelou o registro de uma delas, restando apenas a pioglitazona. Esse cancelamento se deu pelo principal efeito colateral desses fármacos, que é a retenção periférica de líquidos, a qual pode levar a uma insuficiência cardíaca congestiva, que pode ser fatal.

A pioglitazona tem boa absorção oral e é extensamente metabolizada pelas enzimas CYP, podendo causar hepatotoxicidade ou interações medicamentosas, especialmente com contraceptivos contendo estrogênios.

Inibidores da alfaglicosidase

A digestão dos carboidratos leva à quebra de polissacarídios em monossacarídios, como glicose e frutose, que são capazes de ser transportados à corrente sanguínea. Essa digestão é feita em parte por uma enzima chamada alfa glicosidase, presente na borda em escova do revestimento intestinal. Uma estratégia para se evitar elevada glicemia é reduzir a absorção de glicose por meio do bloqueio da quebra dos polissacarídios, especificamente antagonizando a alfa glicosidase. Esse é o mecanismo de ação dos fármacos acarbose e miglitol, administrados com o objetivo de diminuir a absorção de glicose pós-prandial.

Ocorre maior eficácia desses medicamentos em pacientes com hiperglicemia grave, nos quais a diminuição da hemoglobina glicada é significativa. Nos pacientes com hiperglicemia moderada, a redução é discreta, e uma estratégia comum é a associação a outros ADOs ou à insulina.

A acarbose é pouquíssimo absorvida, sendo metabolizada e excretada pelos rins, enquanto o miglitol é praticamente todo absorvido em doses até 50 mg, mas, com essa quantidade, o processo de absorção é claramente saturado. Atinge a corrente sanguínea, não sofre metabolismo e é excretado pelos rins no modo inalterado.

> O miglitol tem absorção saturável, que ocorre por transportadores seletivos no intestino.

O principal efeito colateral dos inibidores da alfa glicosidase é o acúmulo de carboidratos no lúmen do intestino, o que invariavelmente provoca flatulência e dores abdominais, podendo levar à diarreia. Com isso, a adesão ao tratamento é bastante comprometida, sendo necessária uma mudança de dieta que inclua mais fibras com o objetivo de minimizar esse problema.

Inibidores da SGLT2

A dapagliflozina é um medicamento que atua ao diminuir a reabsorção de glicose nos rins pela inibição do cotransportador de sódio glicose 2 (SGLT2). Isso faz com que grande parte da glicose filtrada no glomérulo não seja recaptada e, assim, diminua a glicemia. Os maiores efeitos colaterais reportados em ensaios clínicos se referem a infecções no trato geniturinário, principalmente episódios de menor gravidade.

Análogos do GLP-1

O peptídio GLP-1 (do inglês *glucagon-like peptide 1*) faz parte de um sistema de sinalização pós-prandial entre o intestino e outros órgãos. Juntamente com o GIP (que não apresenta relevância farmacológica), o GLP-1 é uma incretina, ou seja, um hormônio liberado pelos intestinos em situações pós-prandiais de digestão e absorção de alimentos. As atividades do GLP-1 são promover a secreção de insulina pós-prandial, retardar o esvaziamento gástrico, diminuir a secreção de glucagon e promover saciedade no SNC. Com isso, esse hormônio se tornou um atrativo alvo para estudos farmacológicos. A Figura 11.28 ilustra estes mecanismos.

Apesar do mecanismo de ação atuar em vários níveis interessantes para o controle glicêmico, o GLP-1 é rapidamente metabolizado pela DPP-IV, uma enzima plasmática responsável por degradar peptídios, fazendo com que a meia-vida do GLP-1 seja de 2 min.

Estudos em toxinologia levaram à descoberta da exenatida, um análogo do GLP-1 da saliva do lagarto mexicano "monstro de gila", que atua como agonista dos receptores GLP-1, mas é resistente à quebra pela DPP-IV. É um fármaco administrado por via subcutânea 1 ou 2 vezes/dia, com efeito máximo em 2 horas. Sofre depuração renal, e os efeitos adversos são bastante toleráveis, sendo náuseas o mais frequente. A importância do GLP-1 está no fato de não provocar ganho ponderal, podendo inclusive atuar no controle de peso e ter benefícios nas lipidemias. A liraglutida é um análogo recombinante humano cuja vantagem é a administração única diária.

Um fator importante relacionado com os análogos do GLP-1 é a imunogenicidade que podem provocar, levando à descontinuidade da administração.

DPP-IV
Sigla que significa dipeptidil peptidase, responsável pela quebra de vários peptídios no sangue

Toxinologia
Ciência que estuda toxinas produzidas por plantas e animais

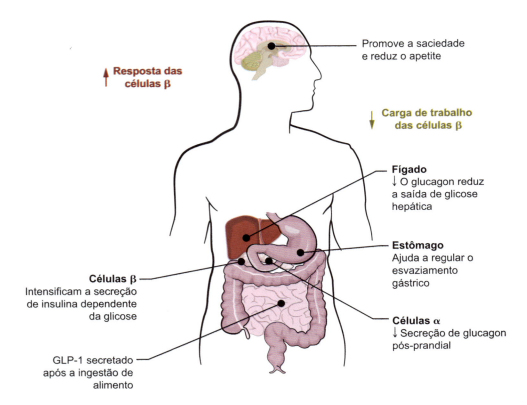

Figura 11.28 Mecanismos de ação do GLP-1.

Outra maneira de atuar na via do hormônio GLP-1 é inibir a DPP-IV, aumentando a meia-vida do hormônio endógeno. Esses fármacos são bastante novos, sendo a sitagliptina e a vildagliptina os disponíveis no Brasil, cuja indicação vem crescendo principalmente para pacientes idosos, pela menor incidência de efeitos colaterais, como dores de cabeça, infecção do trato respiratório superior e pancreatite. A explicação para essa relação ainda não foi estabelecida.

A perda de peso é um efeito importante dessa classe de fármacos, o que fez com que a Food and Drug Administration (FDA) admitisse a indicação para tratamento da obesidade. Até a conclusão deste livro, a Anvisa não autorizou essa prescrição por entender que não há estudos clínicos voltados para o tratamento da obesidade com esses fármacos.

■ Fármacos utilizados no combate à obesidade

A obesidade é crescente em todo o mundo, principalmente em países desenvolvidos e em desenvolvimento, acompanhando as estatísticas do DM. Os principais objetivos terapêuticos para tratamento de um paciente idoso são promover a perda gradual de peso, com sua manutenção a longo prazo, diminuir gordura abdominal e fatores de risco associados, e levar a uma melhora na qualidade de vida.

A estratégia farmacológica deve ser levada em consideração em último caso, uma vez que tentativas de perda de peso por melhorias nos hábitos alimentares e atividades físicas devem ter se esgotado. No entanto, nenhuma farmacoterapia contra obesidade alcançará sucesso sem a associação desses dois fatores.

Os fármacos disponíveis para tratamento de obesidade são divididos em duas classes, como veremos a seguir.

Inibidor da lipase pancreática

Em um princípio similar ao dos inibidores da alfa glicosidase, os inibidores da lipase pancreática impedem que esta enzima quebre os triglicerídios em ácidos graxos no intestino, evitando, assim, a absorção de gorduras. A Figura 11.29 ilustra esse mecanismo de ação.

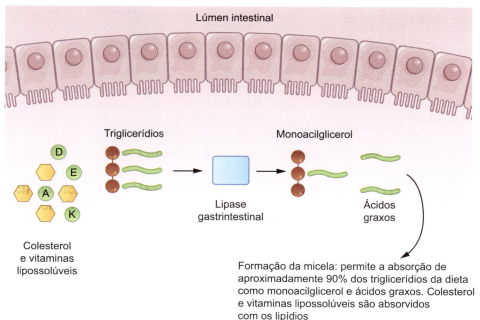
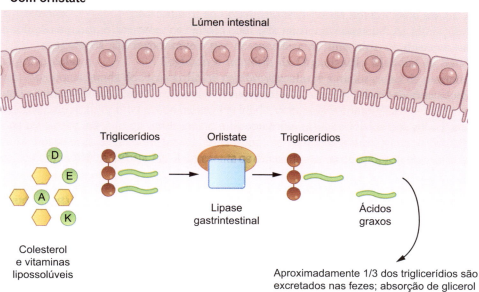

Figura 11.29 Mecanismo de ação do inibidor da lipase pancreática.

O orlistate é o fármaco disponível no Brasil. Seu efeito se dá no intestino e sua absorção é inferior a 1%. Os efeitos colaterais são limitantes, uma vez que podem provocar flatulência, fezes oleosas, emergência e incontinência fecal.

Fármacos que atuam no sistema nervoso central

Recentemente, houve no Brasil uma consulta pública associada à proibição de fármacos que atuam no SNC com a finalidade de combater a obesidade. Desse embate resultou que apenas a sibutramina, um bloqueador não seletivo de recaptação de serotonina e norepinefrina, continua liberado. Os derivados anfetamínicos, inibidores seletivos da recaptação de norepinefrina, foram banidos do mercado.

Farmacologia em Foco

O principal argumento para a proibição dos derivados anfetamínicos é que seu uso está associado a problemas cardiovasculares. Alguns estudos apontaram para esse dado, mas com conclusões bastante criticadas pelos especialistas. A principal defesa na manutenção desses fármacos é que pacientes que recebiam tal indicação já tinham algum tipo de doença cardiovascular previamente, e que a correlação entre os fármacos e os efeitos deletérios não foi devidamente isolada da tendência que a própria obesidade causa. Importante ressaltar que a comunidade médica em geral, inclusive o Conselho Federal de Medicina, se posicionaram contra essa proibição.

O mecanismo de ação e os parâmetros farmacocinéticos da sibutramina foram discutidos no Capítulo 10. Os benefícios da sibutramina no tratamento dos obesos se consolidaram com ensaios clínicos que demonstraram superioridade de 30 a 35% na perda de peso em voluntários, em comparação ao placebo.

RESUMO

- O eixo hipotalâmico-hipofisário é responsável pela regulação de diversos sistemas do organismo, pela produção e pela liberação de hormônios
- As vias hormonais que tinham aplicação farmacológica são: hormônio de crescimento (GH), prolactina (PRL), hormônio antidiurético (ADH ou vasopressina) e hormônios sexuais
- Os fármacos análogos aos hormônios hipotalâmicos foram sintetizados com o objetivo de prover maior potência, melhor seletividade e meia-vida mais longa
- A deficiência de GH pode ser controlada pela administração de análogos idênticos por via subcutânea
- O excesso de GH, como na acromegalia, é controlado por análogos da somatostatina (SST), com a octreotida como fármaco de escolha
- A hiperprolactinemia pode ser causada tanto por adenomas quanto pelo hipotireoidismo, e seu tratamento consiste na utilização de agonistas dopaminérgicos
- A desmopressina é um análogo da vasopressina, utilizada no tratamento do diabetes insípido (DI)
- O primeiro dia da menstruação determina o início do ciclo menstrual
- O hormônio foliculoestimulante (FSH) liberado pela hipófise por estímulo do hormônio de liberação de gonadotrofina (GnRH) hipotalâmico induz o crescimento folicular ovariano
- O folículo inicia a produção de estrogênio, que, por um mecanismo de autopropulsão, estimula uma produção adicional de estrogênio
- Níveis de estrogênio maiores que 200 pg/mℓ/2dias produzem retroalimentação positiva no hipotálamo, estimulando a liberação de GnRH que determina o pico de hormônio luteinizante (LH)
- O pico de LH no meio do ciclo menstrual é o determinante da ovulação
- Após a ovulação, o corpo lúteo formado produz progesterona e estrogênio até a unidade fetoplacentária assumir a produção de progesterona. A gonadotrofina coriônica é importante para a manutenção do corpo lúteo
- Os hormônios gonadais são derivados do colesterol; a aromatase transforma androstenediona em estrona e testosterona em estradiol. A inibição da aromatase diminui o crescimento dos tumores RE positivos
- A terapia de reposição hormonal é feita com estrogênios naturais associados a progestinas na mulher não histerectomizada; essa associação é para prevenir o aparecimento de carcinoma endometrial
- Todos os contraceptivos hormonais combinados inibem o GnRH e, portanto, impedem a liberação de FSH e o crescimento folicular; inibem o pico de LH e a ovulação; tornam o muco cervical menos apropriado à passagem dos espermatozoides; evitam o preparo endometrial, dificultando a implantação
- A ereção peniana ocorre em resposta ao relaxamento do corpo cavernoso, aumento do fluxo sanguíneo para o pênis e interrupção da drenagem venosa do sangue acumulado nos espaços sinusoidais, nos corpos cavernosos e no corpo esponjoso
- O principal neurotransmissor envolvido com a ereção peniana é o óxido nítrico (NO); nos nervos cavernosos, ele é sintetizado pela ação da óxido nítrico sintetase neuronal (nNOS)
- No endotélio vascular, o NO produzido por ação da óxido nítrico sintetase endotelial (eNOS) é importante na manutenção da ereção
- O estímulo parassimpático tem papel fundamental para induzir a síntese do NO
- O NO atua aumentando o monofosfato de guanosina cíclico (cGMP) responsável pela redução dos níveis intracelulares de cálcio
- O relaxamento do corpo cavernoso é devido à diminuição da concentração de íons cálcio no interior da célula muscular lisa
- Como a fosfodiesterase-5 (PDE-5) degrada cGMP, sua inibição é alvo para o tratamento da disfunção erétil (DE)

- Os inibidores da PDE-5, sildenafila, vardenafila, tadalafila e lodenafila, administrados por via oral são os medicamentos de primeira linha para o tratamento da DE, por seus bons resultados com elevada segurança
- Os pacientes tratados com inibidores da PDE-5 devem ser esclarecidos de que o estímulo sexual preliminar é necessário para a produção de ereção
- O hipertireoidismo é, na maioria das vezes, provocado pela síndrome de Graves e geralmente tratado com inibidores da tioperoxidase
- O hipotireoidismo é, na maioria das vezes, provocado pela síndrome de Hashimoto e geralmente tratado com reposição de homônio T4
- As dislipidemias podem ser provocadas tanto pelo aumento do colesterol quanto dos triglicerídios
- As estatinas são inibidores da HMG-CoA redutase e combatem o colesterol por fazerem o fígado absorvê-lo do sangue
- A miopatia deve ser monitorada na terapêutica com estatinas, pela dosagem de creatinoquinase no sangue
- O tratamento ideal da hipercolesterolemia é a associação de ezetimiba com estatinas, reduzindo a dose da segunda, o que provoca menos efeitos colaterais
- As resinas de ligação de ácidos biliares impedem a absorção de colesterol, levando o fígado a captar lipoproteína de baixa densidade (LDL) do sangue, diminuindo o colesterol
- A niacina é um bloqueador da lipase hormônio sensível. É o melhor fármaco para dislipidemias, mas seus efeitos colaterais são limitantes para a adesão ao tratamento

- Os fibratos são a primeira escolha no tratamento da hipertrigliceridemia, atuando por meio de fatores de transcrição
- O tratamento do diabetes melito (DM) varia se é do tipo 1 (DM1) ou 2 (DM2)
- Pacientes com DM1 são exclusivamente tratados com insulina
- As diferentes insulinas visam manter níveis normais de glicemia tanto pós-prandiais quanto em jejum
- As preparações de insulina NPH associadas às ultrarrápidas são as mais indicadas
- A metformina é o fármaco de primeira escolha no tratamento do DM2 e atua inibindo a produção hepática de glicose
- As glitazonas e as glinidas são secretagogos de insulina e atuam fechando os canais de potássio das células β pancreáticas
- Os inibidores da alfaglicosidase diminuem a glicemia por evitar a absorção de glicose no intestino
- Os fármacos análogos ao GLP-1 atuam como esse hormônio, que melhora a secreção de insulina dependente de glicose, retarda o esvaziamento gástrico, diminui a secreção de glucagon e promove saciedade
- Os fármacos utilizados no tratamento à obesidade podem atuar inibindo a absorção de lipídios e no sistema nervoso central
- O orlistate inibe a lipase pancreática e impede a absorção de gorduras da dieta
- A sibutramina é um sacietógeno que inibe a recaptação de serotonina e norepinefrina no sistema nervoso central.

AUTOAVALIAÇÃO

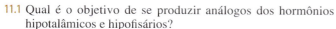

11.1 Qual é o objetivo de se produzir análogos dos hormônios hipotalâmicos e hipofisários?
11.2 Qual é o principal mediador do GH e quais efeitos tem no organismo?
11.3 Por que a octreotida é mais eficiente que a somatostatina no controle de liberação de GH?
11.4 Por que agonistas dopaminérgicos inibem a liberação de prolactina? Quais são os principais efeitos colaterais?
11.5 Qual é o mecanismo de ação da desmopressina?
11.6 Como os inibidores da aromatase diminuem o crescimento de tumores RE positivos?
11.7 Quais são os efeitos benéficos da terapia de reposição hormonal e quais os efeitos adversos?
11.8 Explique a indução da ovulação produzida pelo clomifeno.
11.9 Explique o efeito terapêutico do tamoxifeno. Por que pode induzir carcinoma do endométrio?
11.10 Qual é o mecanismo de ação dos anticoncepcionais orais?
11.11 Qual é o mecanismo de ação envolvido na ereção peniana produzida pelos inibidores da PDE-5?
11.12 Por que o estímulo sexual é importante para a eficácia do tratamento da DE com os inibidores da PDE-5?
11.13 Qual grupo de medicamentos é contraindicado para os pacientes tratados com os inibidores da PDE-5? Por quê?

11.14 Explique o mecanismo de ação do alprostatil. Como é administrado?
11.15 Nos fármacos administrados por via intracavernosa, quais são os efeitos adversos mais frequentes?
11.16 Qual é o mecanismo de ação e os efeitos colaterais das estatinas?
11.17 Por que a ezetimiba é associado às estatinas?
11.18 Por qual mecanismo as resinas de ligação aos sais biliares podem interagir com outros fármacos?
11.19 Quais são os tipos de insulina disponíveis no Brasil?
11.20 Por que as insulinas ultralentas são importantes?
11.21 Por que a metformina é o fármaco de escolha no tratamento do diabetes?
11.22 Qual é o motivo da proibição do uso de outras TZDs que não a pioglitazona?
11.23 Quais são os benefícios dos análogos do GLP-1?
11.24 Por que é difícil a adesão ao tratamento com inibidores da alfa glicosidase?
11.25 Para que o tratamento farmacológico da obesidade tenha sucesso, que outras medidas devem ser obrigatoriamente tomadas?
11.26 Quais são as classes de fármacos utilizadas no tratamento da obesidade?

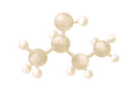

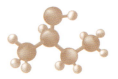

Glossário

■ A

Acatisia – Síndrome caracterizada pela incapacidade de permanecer sentado, associada à sensação de tremor muscular

Acetil-CoA – Molécula obtida da glicólise ou da degradação dos ácidos graxos. É o substrato para o ciclo de Krebs, dentre outras vias bioquímicas

Acetilcolina – Neurotransmissor que atua em diversos órgãos e músculos

Acetilcolinesterase – Enzima que degrada a acetilcolina na fenda sináptica. É considerada uma das enzimas mais velozes do organismo

Acidose láctica – Condição causada pelo acúmulo de ácido láctico no corpo, levando à acidificação do sangue

Acinesia – Estado em que o paciente tem dificuldade de se movimentar

Adenocarcinoma – Neoplasia maligna ou câncer que deriva de tecido epitelial glandular

Adipócitos – Células do tecido adiposo que acumulam gordura

Administração intratecal – O fármaco é introduzido no espaço subaracnóideo. É uma via útil para obter efeitos rápidos nas meninges ou no eixo cerebrospinal

Adutos – Tipo de ligações entre moléculas

Agente cancerígeno – Substância química ou agente físico, como a radiação, que induz alterações moleculares nas células e predispõe o indivíduo ao câncer

Agranulocitose – Diminuição significativa da contagem de granulócitos (neutrófilos, eosinófilos e basófilos) no sangue

Alça autócrina – É quando a célula tumoral produz tanto o fator de crescimento quanto o receptor para o fator de crescimento, tornando-se independente de estímulos externos

Alcaloide – Substância de caráter básico derivada principalmente de plantas que contêm, em sua fórmula, basicamente nitrogênio, oxigênio, hidrogênio e carbono

Alcalose – Aumento do pH sanguíneo

Alcalose metabólica hipopotassêmica – Aumento do pH sanguíneo associado a uma redução no K^+ sérico

Algesia – Sensibilidade à dor

Aloidinia – Sensação dolorosa causada por um estímulo que habitualmente não ocasiona dor

Alopecia – Perda total ou parcial de cabelos e pelos que pode estender-se ao resto do corpo

Alquilante – Molécula capaz de transferir grupos alquila a outra molécula. Um grupo alquila apresenta carbonos em ligações simples com outros carbonos

Alquilantes bifuncionais – Alquilam as moléculas em dois pontos distintos, favorecendo a ligação cruzada entre biomoléculas

Alquilantes monofuncionais – Alquilam as moléculas em um único ponto, não tornando possível, portanto, a formação de ligação cruzada entre biomoléculas

Amenorreia – Ausência de menstruação

Amígdala estendida – Conjunto de estruturas límbicas formado pela amígdala centromedial, núcleo da estria terminal, corredores celulares dorsais e zona de transição na parte medial do núcleo acumbente

Amina terciária – Grupo funcional orgânico derivado da amônia

Amnésia anterógrada – Dificuldade de se lembrar de eventos recentes ou pós-administração do fármaco

Amplificação – Aumento do número de cópias de um gene no genoma da célula

Analgésica – Que diminui a dor

Análogos – Fármacos que desempenham a mesma função de hormônios nativos, com estruturas semelhantes a estes, obtidos por tecnologia recombinante

Anemia hemolítica – Anemia em razão da diminuição do tempo de vida dos eritrócitos (hemácias); pode ser autoimune

Anexina-1 – Proteína anti-inflamatória anteriormente chamada lipocortina-1, que interage e inibe a PLA_2

Angina – O termo refere-se a dor torácica ou desconforto compressivo e pesado que pode irradiar para o ombro esquerdo, maxilar ou a parte superior do abdome

Angioedema – Edema de pele, mucosas ou vísceras acompanhado de urticárias. Decorrente de sensibilidade a medicamentos, alimentos, insetos, entre outros

Anorexia – Disfunção alimentar que leva à perda de apetite; pode vir acompanhada de aversão à comida e inabilidade em comer

Anticorpo monoclonal – Aquele produzido por técnicas avançadas de biologia celular e molecular e direcionado a um único epítopo específico do antígeno

Antiespasmódico – Substância que pode suprimir a contração do tecido muscular liso

Anti-inflamatórios não esteroidais – Também conhecidos como anti-inflamatórios não hormonais; apresentam grupos químicos diversos da estrutura química esteroide (núcleo ciclopentanoperidrofenantreno) dos anti-inflamatórios hormonais ou glicocorticoides

Antimetabólito – Molécula que impede proliferação por ocupar o lugar de um metabólito natural necessário para o processo proliferativo, ou impedir a formação deste

Antipirético – O mesmo que antitérmico, que diminui a temperatura corporal nos estados febris

Antraz – Infecção bacteriana aguda causada por *Bacillus anthracis*. A infecção pode ocorrer pela ingestão de carne contaminada, pela aspiração dos esporos ou pela pele

Anúria – Débito urinário acentuadamente reduzido ou cessação total deste

Aplasia – Perda da capacidade proliferativa, parada do crescimento celular

Apneia – Parada ou suspensão transitória dos movimentos respiratórios

Apolipoproteínas – Proteínas que compõem as partículas lipoproteicas, que geralmente se localizam na superfície delas. O prefixo "apo" se refere ao tipo livre de lipídios

Apoptose – Mecanismo de morte celular programada

Aquaporinas – Proteínas que funcionam como canais de água

Aracnoidite – Inflamação aguda ou crônica da membrana aracnoide das meninges, geralmente envolvendo a medula espinal ou a base do cérebro

Artérias helicíneas – Ramificações das artérias cavernosas que terminam nos espaços sinusoidais cavernosos

Artralgia – Dor nas articulações

Artrite – Inflamação articular com sintomas como dor, vermelhidão, inchaço e redução da mobilidade

Artropatia – Doença articular

Ascite – Acúmulo de líquido na cavidade peritoneal

Aspecto cushicoide – Deposição de gorduras como a de pacientes com síndrome de Cushing: depósito de gordura no tronco e no abdome, chamada obesidade centrípeta; na região acima da clavícula e atrás do pescoço, a gordura se acumula em forma de uma "giba de búfalo"; gordura depositada também na face, na região malar, com a pele avermelhada, conhecida como "face de lua cheia"

Aspergilose – Infecção causada por fungos do gênero *Aspergillus*. Atinge, principalmente, os pulmões e tem grande importância clínica em pacientes imunodeprimidos

Assepsia – Conjunto de medidas adotadas para impedir a introdução de agentes patogênicos no organismo

Assistolia – Ausência de ritmo cardíaco

Astenia – Termo empregado para designar fraqueza ou cansaço, sem perda real da capacidade muscular

Astrócitos – Células gliais com processos pedunculares que formam a bainha astrocítica que reveste o endotélio capilar

Ataque nucleofílico – Ataque de um eletrófilo a um centro positivamente carregado

Ataxia – Perda de coordenação dos movimentos musculares voluntários

Atelectasia – Diminuição dos alvéolos pulmonares em razão da ausência de ar nos alvéolos

Aterosclerose – Entupimento das veias e artérias por uma camada de lipídios oxidados aderidos às paredes dos vasos. Pode ocorrer desprendimento dessa camada, que poderá bloquear a passagem do sangue em vasos de menor calibre ou provocar a coagulação do sangue, interrompendo o abastecimento de um dado tecido

Atonia intestinal – Perda da contratilidade intestinal

Autacoides ou autofármacos – Substâncias produzidas em nosso corpo, que exercem atividade no local onde são produzidas

Azoospermia – Ausência de espermatozoides no sêmen

Azotemia – Elevação acentuada de produtos azotados no sangue, ou seja, ureia e creatinina

■ B

Bactericida – Substância que destrói o microrganismo, ou seja, promove lise celular

Bacteriostático – Substância que impede a proliferação ou o crescimento de microrganismos

Barreira hematencefálica – Barreira constituída por células endoteliais capilares e gliais pericapilares do SNC, que se justapõem, determinando seletividade para o acesso de substâncias

Barreira placentária – Composta por estruturas que separam o sangue materno do fetal, sua composição varia ao longo do curso da gravidez

Base nitrogenada – Um dos componentes dos nucleotídios, podendo ser do tipo purina ou pirimidina. O nucleotídio é formado pela base nitrogenada, açúcar e fosfato

Benzatina – É uma diamina usada como componente em alguns medicamentos. A associação à penicilina promove liberação lenta e prolongada do local de administração

Bezoares – Massa de material enovelado que se acumula no estômago e no intestino, como pelos ou alimentos como a manga

Binding – Termo do inglês que significa ligação. Portanto, o estudo de *binding* é um estudo quantitativo de ligação química

Biomarcadores – Moléculas secretadas por tecido lesado e que, ao serem liberadas na circulação ou em outros compartimentos, podem ser utilizadas para diagnóstico da lesão

Blastomicose – Infecção causada pelo fungo *Blastomyces dermatitidis*. Atinge, principalmente, os pulmões por meio de esporos

Borda em escova – Nome dado às microvilosidades presentes na porção apical do epitélio intestinal, formando a parede do intestino delgado

Brucelose – Infecção causada por bactérias do gênero *Brucella*. Pode ser transmitida pelo leite não pasteurizado e seus derivados ou por contato direto com animais infectados

■ C

CAM – Concentração alveolar mínima capaz de produzir imobilidade em 50% dos pacientes expostos a determinado estímulo nocivo

Canabidiol – Fitocanabinoide presente na planta, que, além de não apresentar efeitos euforizantes, é capaz de antagonizar muitos dos efeitos psicoativos do THC

Câncer – Tumor, neoplasia ou lesão maligna

Carcinogênico – Substância que tem como propriedade o potencial de desenvolvimento de câncer

Carregado – Composto químico que pode se tornar um íon temporariamente

Carvão ativado – Material proveniente da queima controlada da madeira, com o objetivo de aumentar sua porosidade

Catarse – Purgação, limpeza

Catatonia – Alteração psicomotora caracterizada por períodos de rigidez física, negativismo, hipercinesia, obediência automática ao comando e estupor

Catecolaminas – Neurotransmissores do SNAS, como epinefrina, norepinefrina e dopamina

Cateterização vesical – Introdução de uma sonda pela uretra até a bexiga, a fim de retirar a urina retida

Choque anafilático – Reação alérgica grave com sintomas como hipotensão, taquicardia, edema de glote e broncoconstrição, podendo causar morte

Cianose – Coloração azul-arroxeada da pele e das mucosas em razão do aumento de hemoglobina desoxigenada (desoxi-hemoglobina)

Cicloplegia – Perda da acomodação da visão por paralisia dos músculos ciliares

Cinetose – Náuseas e tontura provocadas por movimentação inabitual do corpo, geralmente associadas a veículos como barcos e automóveis

Circuito motor – Rede de neurônios de várias partes do encéfalo, responsável pelo controle da execução dos movimentos

Circuitos reentrantes – São impulsos contráteis que circulam no músculo cardíaco de maneira contínua, independentemente do marca-passo, podendo ocasionar arritmia

Circulação porta – Conduz o sangue do sistema digestivo diretamente para o fígado, sem passar pela circulação sistêmica

Circulação êntero-hepática – Ocorre quando o fármaco, após ser metabolizado pelo fígado, é excretado pela bile no intestino, onde pode sofrer lise de enzimas bacterianas e ser reabsorvido novamente, atingindo a circulação sistêmica. Esse processo aumenta a meia-vida do fármaco

Cirrose hepática – Pode ser definida, anatomicamente, como um processo difuso de fibrose com formação de nódulos, que pode levar à necrose celular

Cistite – Inflamação da bexiga urinária

Citotóxica – Molécula tóxica para a célula, que a leva à morte

Classe D – Significa que existem evidências de risco fetal humano com base em pesquisas ou vigilância pós-comercialização

Claudicação intermitente – Sensação de cãibra que acomete principalmente membros inferiores durante exercício leve. Pode ser um sintoma de aterosclerose grave

Cloasma – Pigmentação da pele em razão de uso do hormônio associado à exposição ao sol

Coccidioidomicose – Infecção causada pela inalação de esporos do fungo *Coccidioides immitis*, presentes no solo seco

Códons – Sequência de três bases nitrogenadas de RNA mensageiro que codificam determinado aminoácido ou que indicam o ponto de início ou fim de tradução da cadeia de RNA mensageiro

Colinesterase sanguínea – Também conhecida como butirilcolinesterase, é uma enzima solúvel no plasma com a função de degradar acetilcolina no sangue

Coloide – Porção gelatinosa que fica interna aos folículos da tireoide

Cólon – Porção do intestino grosso, que pode ser dividido em cólon ascendente, transverso, descendente e sigmoide

Cólon catártico – Lesão do plexo mioentérico causada pela estimulação excessiva, resultando em constipação intestinal. Condição frequentemente observada com o uso abusivo de laxantes estimulantes

Componentes subendoteliais – Fatores que estão presentes no endotélio e são capazes de se ligar a receptores das plaquetas. São exemplos o fator tecidual e o colágeno

Comportamentos estereotipados – Repetição involuntária de expressões verbais, gestos e movimentos simples ou complexos

Conformação – É como a estrutura terciária ou quaternária de uma proteína se encontra. Mudando a conformação, a proteína pode estar ativa ou inativa

Constipação intestinal – Atraso na evacuação das fezes ou expulsão de material fecal endurecido e em quantidade reduzida, ocorrendo menos de 3 vezes na semana

Constitutivamente – Significa que a expressão dessa proteína não é modulada ou regulada, mas é constante na célula

Coqueluche – Infecção respiratória caracterizada por tosse paroxística seguida de inspiração com som característico, tipo silvo (mais conhecido como "guincho")

Corpos carotídeo e aórtico – Centros mecanoceptores e quimioceptores em artérias de grande calibre, envolvidos na manutenção da pressão arterial

Corticosteroides ou corticoides – Termo empregado para designar os hormônios produzidos pela cortical da suprarrenal, glicocorticoides e mineralocorticoides e seus análogos sintéticos

Creatinoquinase – Também conhecida como CK, é uma enzima presente nos músculos esqueléticos, que, em altas concentrações no sangue, é um indicador de miopatia

Cromoblastomicose – Infecção fúngica que ocorre na pele e no tecido subcutâneo. Caracteriza-se por lesões verrucosas, geralmente nos membros inferiores. Os agentes causadores encontram-se principalmente no solo e na vegetação em decomposição

Cronotrópico – Efeito sobre o ritmo cardíaco

Curare – Pasta paralisante à base de plantas produzida por indígenas amazônicos, que com ela impregnavam dardos para caça

CYP – Isoenzimas do citocromo P450; hemeproteínas

D

Débito cardíaco – Quantidade de sangue ejetado em um minuto pelo coração

Degradação de Hofmann – Processo químico espontâneo de degradação do atracúrio que envolve a perda de grupos amina

Degranulação – Processo de extrusão do conteúdo dos grânulos mastocitários por um mecanismo de exocitose

Delirium tremens – Emergência médica caracterizada por taquicardia, sudorese, febre, ansiedade, insônia e alucinações, como enxergar insetos ou outros pequenos bichos na parede. O nível de consciência varia desde um estado de hiperatividade até a letargia

Depuração plasmática ou *clearance* – Capacidade de retirada, em geral pelos rins, de alguma substância da corrente sanguínea

Dermatite serpiginosa – Popularmente conhecida como bicho geográfico, é a larva *migrans* cutânea, causada por ancilostomídeos

Dermatofitoses – São doenças micóticas da pele, cabelo e unhas induzidas por fungos denominados dermatófitos, como *Microsporum*, *Tricophyton* ou *Epidermophyton*

Desaminação – Remoção do grupamento amina

Dessensibilização – Processo em que um receptor perde temporariamente sua atividade por excesso de estímulo do agonista

Detumescência peniana – Fenômeno que se segue posteriormente à ereção peniana, quando o pênis volta à flacidez normal

Diarreia do viajante – Resultante da ingestão de água e alimentos contaminados por agentes infecciosos e que têm a diarreia como manifestação principal

Digoxina – Fármaco com ação inotrópica positiva (aumenta a força de contração cardíaca)

Discinesia – Movimentos involuntários anormais que afetam principalmente as extremidades, o tronco ou a mandíbula

Disforia – Estado emocional caracterizado por angústia, tristeza e irritabilidade

Dislalia – Perturbação na articulação das palavras

Dismenorreia – Menstruação difícil e dolorosa

Dispepsia – Dor ou desconforto abdominal, descrita como sensação de plenitude ou queimação; dificuldade na digestão dos alimentos, caracterizada por dor e expansão da parte superior do abdome, bem como sensação precoce de saciedade durante a alimentação

Distonias – São espasmos musculares involuntários que produzem movimentos e posturas anormais

Doença de Addison – Insuficiência suprarrenal primária em que ocorre destruição do córtex da suprarrenal, resultando em diminuição da síntese de todas as classes de hormônios adrenocorticais (glicocorticoides, androgênios e mineralocorticoides)

Doença de Lyme – Doença causada pela bactéria *Borrelia burgdorferi*, transmitida por carrapatos

Doença de Whipple – Infecção causada pelo bacilo gram-positivo *Tropheryma whipplei*. Causa principalmente má-absorção intestinal, mas pode afetar qualquer parte do corpo, inclusive coração, pulmões, cérebro, articulações e olhos

Doença do soro – Doença autoimune que pode ser induzida por fármacos. Ocorre quando algumas substâncias se ligam a proteínas carreadoras do paciente e ativam anticorpos contra ele

DOPA – Levodopa ou *L*-3,4-di-hidroxifenilalanina, substância intermediária na síntese de norepinefrina

DPOC – Doença pulmonar obstrutiva crônica, conhecida também como bronquite crônica e enfisema pulmonar

DPP-IV – Sigla que significa dipeptidil peptidase, responsável pela quebra de vários peptídios no sangue

Dromotrópico – Efeito sobre a condução do impulso cardíaco

Dura-máter – É a mais externa, resistente e espessa das três meninges. No crânio, adere aos ossos como um periósteo, porém sem a função osteogênica. Na medula espinal, é isolada do periósteo das vértebras pelo espaço epidural

■ E

Eclâmpsia – Corresponde a pré-eclâmpsia complicada por convulsões que não podem ser atribuídas a outras causas

Edema angioneurótico – Ver Angioedema

Efeito cronotrópico positivo – Aumento da frequência cardíaca

Efeito inotrópico positivo – Aumento da força de contração do coração

Efluxo – Eliminação de uma molécula pela célula, saída da molécula

Eicosanoides – Metabólitos derivados do ácido araquidônico (prostaglandinas, prostaciclina, tromboxanas e leucotrienos)

Elementos de resposta aos glicocorticoides – GRE (do inglês *glucocorticoid responsive elements*); sequências existentes no gene-alvo para a ligação do complexo glicocorticoide-receptor

Eletrófilos – Moléculas que, por apresentarem carga total ou parcial positiva, têm afinidade por moléculas, apresentando cargas negativas

Embolia pulmonar – Ocorre quando um coágulo (trombo) que está fixo em uma veia se desprende e alcança o pulmão pela circulação sanguínea, podendo bloquear a artéria pulmonar ou um de seus ramos

Enantiômetros – Moléculas de fórmula estrutural igual, mas tridimensionalmente diferentes

Encefalopatia – Designação genérica das afecções do encéfalo, seja de natureza inflamatória, traumática, degenerativa, metabólica ou por intoxicação

Endossomos – Organelas localizadas entre o complexo de Golgi e a membrana celular. São responsáveis pelo transporte e digestão de partículas captadas por endocitose

Enema – Introdução de líquido no reto para lavagem, purgação, exames ou administração de medicamentos

Enteral – Do grego *enteron*, que significa intestino. Administração do fármaco pelo tubo digestório

Enterocolite pseudomembranosa – Inflamação aguda da mucosa intestinal, com presença de placas ou pseudomembranas. Está normalmente associada a tratamentos com antibióticos e colonização por *Clostridium difficile*

Enterotoxinas – Substâncias que são tóxicas para o trato gastrintestinal, causando, principalmente, vômitos e diarreia. As enterotoxinas mais comuns são produzidas por bactérias

Eosinofilia – Elevação no número de eosinófilos (leucócitos) no sangue

Ergot – Fungo conhecido como esporão que cresce em centeio. Esse fungo é a origem natural de diversos fármacos

Eritema – Reação cutânea caracterizada por vermelhidão em decorrência de vasodilatação capilar. Em geral, resulta de um processo de inflamação local

Eritema multiforme – Condição cutânea aguda, autolimitada e, às vezes, recorrente; tipo IV de reação de hipersensibilidade, caracterizada por erupções de máculas, pápulas, nódulos, vesículas ou bolhas

Eritropoetina – Hormônio estimulador da produção de eritrócitos

Errino – Forma farmacêutica de uso nasal

Escabicida – Que mata o *Sarcoptes scabiei*, ácaro causador da escabiose ou sarna

Esteatorreia – Fezes descoradas e espumosas contendo muita gordura

Estenose – Nesse contexto, refere-se a um estreitamento ou constrição de um vaso

Esterases plasmáticas – Enzimas solúveis do sangue que degradam a acetilcolina, mas também metabolizam alguns fármacos

Estímulos proliferativos – Sinais químicos desencadeados por hormônios e fatores de crescimento que informam a célula de que há necessidade e condições para proliferação

Estomatite – Inflamação da mucosa oral produzida por infecção viral, bacteriana, micótica ou por doença autoimune

Estrato córneo – Camada mais superior da pele ou camada de queratina

Esvaziamento gástrico – Taxa de transferência do *bolus* alimentar do estômago para o duodeno

Euforia – Sensação de bem-estar, de satisfação; grande alegria

Euglicemiante – Utilizado o prefixo "eu", que significa "verdadeiro, constante", ou seja, mantém a glicemia nos níveis normais sem provocar hipoglicemia

Exantema – Erupções cutâneas (pápulas, vesículas)

Excitotoxicidade – Toxicidade causada pela elevada concentração de cálcio persistente nas células. Isso ocorre quando há estimulação contínua prolongada do neurônio, daí o nome relacionado com a excitação

Exocitose – Mecanismo responsável pela liberação do neurotransmissor na fenda sináptica; inicia-se com a chegada de um potencial de ação e a entrada de cálcio para o terminal; isso determina a interação e fusão da membrana da vesícula com a face interna da membrana do axônio, a abertura de um opérculo e a liberação de todo o conteúdo vesicular para a sinapse

Extrassístoles – São batimentos cardíacos que surgem pela descarga elétrica de células do coração, localizadas fora do marca-passo (nó sinusal). As extrassístoles podem ser atriais ou ventriculares

Glossário

■ F

Fadiga – Sensação de cansaço, esgotamento ou enfraquecimento resultante de esforço físico

Fáscias – Pequenos conjuntos de células musculares envoltas em tecido conjuntivo que formam as pequenas unidades contráteis que compõem um músculo

Fator nuclear kappa B (NF-κB) – Fator de transcrição que atua promovendo a transcrição de moléculas pró-inflamatórias

Fatores neurotróficos – Família de proteínas que favorecem a proliferação e sobrevivência celular, o processo de arborizações dendríticas e a proliferação e o fortalecimento de contatos sinápticos.

Febre ou hipertermia – Temperatura corporal aumentada

Febre paratifoide – Infecção semelhante à febre tifoide, mas causada por *Salmonella enterica paratyphi*

Febre tifoide – Infecção aguda sistêmica febril causada por *Salmonella typhi*. É transmitida por ingestão de alimentos, água contaminada ou contato direto com os portadores

Feixe – Conjunto de prolongamento de neurônios (axônios ou dendritos) e seus envoltórios

Fenitoína – Fármaco anticonvulsivante com ação em canais de Na⁺

Fibrilação atrial – Resulta de impulsos cardíacos que circulam em todas as direções pelo átrio. Quando isso ocorre, algumas áreas estarão se contraindo, ao passo que outras estarão relaxando, não havendo contração coordenada do átrio

Fibrilação ventricular – Resulta de impulsos cardíacos que circulam em todas as direções no ventrículo. Quando isso ocorre, algumas áreas estarão se contraindo, ao passo que outras estarão relaxando, não havendo contração coordenada do ventrículo

Flashback – Estado psíquico em que o indivíduo tem uma vivência súbita e intensa de experiências passadas ou elementos de uma experiência passada associada ao uso da substância

Flebite – Inflamação da parede interna de uma veia; podendo ser acompanhada de trombose

Folato – Forma não protonada do ácido fólico, vitamina essencial

Forma farmacêutica – Forma final de apresentação do medicamento: comprimidos, cápsulas, injetáveis, dentre outras. Normalmente o fármaco não é administrado no seu estado puro ou natural, mas como parte de uma formulação acrescida de adjuvantes com a finalidade de conservá-lo, melhorar o odor e o sabor e facilitar a administração, obtendo, assim, o maior efeito terapêutico desejado

Fosfatases – Enzimas intracelulares que desfosforilam determinadas proteínas, inativando-as

Fosfodiesterase – Enzima responsável pela degradação dos nucleosídeos cíclicos, ou seja, que promove a hidrólise das formas cíclicas de AMP e GMP

■ G

Galactorreia – Produção de leite pelas glândulas mamárias nos homens e nas mulheres fora do período pós-parto ou de lactação

Gânglios – Massas de tecidos nos quais se encontram os corpos celulares dos neurônios pós-sinápticos e suas sinapses com os axônios eferentes do SNC

Gastroparesia – Retardo do esvaziamento gástrico. Pode ser causado por disfunção motora ou paralisia dos músculos do estômago

Genes silenciados – Genes que estão presentes no genoma, mas não são expressos, ou seja, as proteínas correspondentes não são produzidas. Metilação pode silenciar alguns genes

Genes supressores de tumor – É um gene que bloqueia a proliferação celular em momentos específicos, em um processo fisiológico e natural

Genoma – Conjunto de genes de uma célula ou organismo

Ginecomastia – Crescimento excessivo das glândulas mamárias no homem

Glaucoma – Doença que induz, principalmente, o aumento da pressão intraocular, podendo causar danos à estrutura ocular

Glicogenólise – Degradação ou quebra de glicogênio, que apresenta como produto final a glicose

Gliconeogênese – Produção de glicose a partir de aminoácidos ou ácidos graxos

Glicose-6-fosfato desidrogenase – É uma enzima que protege os eritrócitos do estresse oxidativo. A deficiência dessa enzima pode causar lise das hemácias (hemólise)

Glicosídios cardíacos – Têm estrutura molecular contendo um núcleo de esteroide, uma lactona insaturada e um ou mais resíduos glicosídicos

Glioma – Nome genérico para tumores originados de células da glia

GLUT4 – Proteína transportadora de glicose tipo 4, dependente de insulina, presente no músculo esquelético e no tecido adiposo

Glutationa – Tripeptídio sintetizado no fígado e distribuído pela circulação sanguínea para os tecidos, nos quais atua como antioxidante

Gota – Doença de origem inflamatória e metabólica concomitante com hiperuricemia (elevação de ácido úrico no sangue), resultante da deposição de cristais do ácido nos tecidos e articulações

Granulocitopenia – Queda de leucócitos granulares (neutrófilos, basófilos e eosinófilos)

Grupos sulfidrilas – Compostos com o grupamento SH (enxofre e hidrogênio)

■ H

Hematúria – Presença de sangue na urina

Hemoglobina glicada – Tipo de hemoglobina que espontaneamente se ligou à glicose. A porcentagem de hemoglobina glicada nos eritrócitos depende da concentração média de glicose no sangue, por isso, é um bom indicador do controle glicêmico

Hemólise – Destruição ou perda da integridade da membrana da hemácia (eritrócito), causando liberação de hemoglobina

Hemozoína – Pigmento atóxico do parasito

Heterodímero – Proteína formada por duas subunidades diferentes

Hidrólise – Processo químico promovido pelas colinesterases em geral, que atua na degradação da acetilcolina e de alguns fármacos

Hiperaldosteronismo – Aumento excessivo na secreção de aldosterona pela glândula suprarrenal

Hiperalgesia – Aumento da sensibilidade dolorosa

Hipercalcemia – Aumento na concentração sérica de cálcio

Hiperêmese – Vômito intenso que ocorre principalmente em grávidas

Hiperlipidemia – Aumento de lipídios no sangue

Hiperplasia – Aumento no número de células em um órgão ou tecido

Hiperplasia gengival – Aumento da proliferação celular da mucosa bucal

Hiperpotassemia – Sinônimo de hipercaliemia, elevada concentração de potássio no sangue. Não confunda com hipercalcemia, que é a elevada concentração de cálcio no sangue

Hiperproliferativo – Tecido cujas células proliferam mais que o esperado

Hipertiroidismo – Atividade funcional excessiva da glândula tireoide. Os principais sintomas são sudorese, excitabilidade, perda de peso, intolerância ao calor, diarreia, fraqueza muscular, fadiga, insônia, tremor nas mãos e protrusão do globo ocular

Hipertonia – Aumento do tônus muscular ou de um órgão

Hipertrofia ventricular – Caracteriza-se pelo espessamento anormal da parede do ventrículo. Ocorre, basicamente, em razão do aumento das dimensões dos cardiomiócitos, podendo haver, adicionalmente, proliferação de tecido conjuntivo

Hiperuricemia – Aumento na concentração sérica de ácido úrico

Hipocalcemia – Redução na concentração sérica de cálcio

Hipocloremia – Redução na concentração sérica de cloro

Hiponatremia – Redução na concentração sérica de sódio

Hipopituitarismo – Quando a atividade da hipófise está diminuída

Hipoplasia pulmonar – Redução ou desenvolvimento incompleto do parênquima pulmonar, com diminuição do tamanho e do número de alvéolos. Pode ocorrer em razão de queda no número de células que compõem o tecido

Hipopotassemia – Redução do K⁺ sérico ou plasmático

Hipotensão ortostática – Queda súbita de pressão arterial quando um indivíduo assume a posição ereta

Hipotensão postural ou ortostática – Queda brusca da pressão arterial que ocorre quando o indivíduo se levanta rapidamente, podendo resultar em tontura e desmaio

Hipotireoidismo – Atividade funcional reduzida da glândula tireoide. Os principais sintomas são sonolência extrema, fadiga, lentidão, frequência e débito cardíacos reduzidos, lentidão mental, constipação intestinal, aumento de peso, entre outros

Hipovolemia – Estado de baixo volume sanguíneo

Hirsutismo – Pilosidade excessiva e de aspecto masculino em locais normalmente desprovidos de pelos

Histonas desacetilases – Classe de enzimas que removem grupos acetilas de lisinas presentes na histona, principal proteína presente na cromatina. Ao removerem os grupos acetilas, as histonas desacetilases promovem a condensação da espiral de cromatina e, consequentemente, diminui a transcrição gênica

Histoplasmose – Infecção causada principalmente pela inalação de esporos do fungo *Histoplasma capsulatum*. Além dos pulmões, pode atingir outros órgãos

Homodímero – Complexo de duas cadeias de proteínas idênticas unidas por ligações não covalentes

Iatrogênica – Condições ou complicações associadas ao uso de fármacos

Idiopática – Adjetivo dado a uma disfunção ou patologia cuja causa não é conhecida

IDL – Partículas lipoproteicas intermediárias entre VLDLs e LDLs

IκB – Proteína inibidora que sequestra o NF-κB, impedindo sua ação inflamatória

Íleo paralítico – Distúrbio no qual os movimentos contráteis da parede intestinal cessam temporariamente

Impactação fecal – Formação de bolo fecal volumoso, endurecido e seco no interior do reto. O bolo fecal pode ser muito grande para ser eliminado

Instilação – Administração de líquidos gota a gota

Intervalo QT – No eletrocardiograma, corresponde ao intervalo da duração do potencial de ação ventricular. Seu prolongamento pode levar a arritmias

Intubação – Procedimento utilizado para acessar a via respiratória média e promover a ventilação artificial dos pulmões

Isoformas – Formas isoméricas da mesma proteína, com sequências discretamente diferentes de aminoácidos, mas com a mesma atividade

Isossorbida e nitroglicerina – Fármacos vasodilatadores coronarianos usados na angina

Isquemia – Redução do fluxo sanguíneo em um órgão ou tecido em razão da constrição ou obstrução dos vasos sanguíneos

Junções neuroefetoras – São as sinapses que os nervos do SNA fazem com órgãos viscerais, provocando seu efeito

Ki – Constante de inibição; quanto menor o valor de Ki, maior é a afinidade pelo receptor

■ L

Lactente – Criança em fase de amamentação, de 29 dias de vida até 2 anos de idade

Legionelose – Doença que acomete o aparelho respiratório, causada pela bactéria do gênero *Legionella*, frequentemente encontrada em aparelhos de ar condicionado

Leucemogênese – Origem da leucemia

Leucócitos polimorfonucleares – Glóbulos brancos com grânulos ou granulócitos

Leucopenia – Diminuição do número de leucócitos no sangue

Ligação covalente – Tipo de ligação química forte e geralmente irreversível, na qual duas moléculas compartilham um par de elétrons

Linfoma – Neoplasia de sistema linfoide ou proliferação desordenada das células do tecido linfoide. Os linfomas são divididos em várias categorias de acordo com o tipo predominante de células e seu grau de diferenciação

Lipase hormônio-sensível – Enzima que fica dentro dos adipócitos responsável pela quebra de triglicerídios em ácidos graxos. Tem esse nome por ser ativada pela epinefrina e inibida pela insulina

Lipodistrofia – Alteração na distribuição de gordura pelo corpo. Em geral, cursa com perda de gordura nos membros e na face em detrimento ao acúmulo de gordura no abdome, pescoço e tórax

Lipofílico – Substância que tem afinidade e é solúvel em lipídios; lipossolúvel

Lipopolissacarídios – São endotoxinas compostas por um lipídio ligado covalentemente a uma cadeia de heteropolissacarídios. É um dos componentes da parede celular de bactérias Gram-negativas

Lipoproteínas – Partículas lipídicas arranjadas com proteínas específicas, cuja função é distribuir lipídios para os tecidos do corpo

Lisossomo – Organela citoplasmática responsável pela degradação de partículas advindas do meio extracelular ou pela reciclagem de outras organelas e componentes celulares

Lúpus induzido por fármacos – Síndrome com quadro clínico e imunológico semelhante ao lúpus eritematoso sistêmico. Normalmente, são necessários longos períodos (meses a anos) de tratamento com determinados fármacos para que ocorra o aparecimento da síndrome. A interrupção do tratamento regride a síndrome lúpica

■ M

Macrolídeo – Que contém um grande anel de lactona de 12 ou mais átomos

Malária quartã benigna – É a malária benigna, geralmente não letal e quaternária, pois os sintomas reaparecem no quarto dia; ciclo de sintomas a cada 72 h

Malária terçã benigna – Malária causada por *Plasmodium vivax*; sintomas reaparecem no terceiro dia; ciclo de sintomas a cada 48 h; não letal

Malária terçã maligna – Malária causada por *P. falciparum*; os sintomas de tremores e febre reaparecem no terceiro dia; ciclo de sintomas a cada 48 h; pode ser letal

MAPK fosfatase 1 – Do inglês *mitogen-activated protein quinase*. Proteinoquinase ativada por estímulos extracelulares (mitógeno) que regulam expressão gênica, mitose, diferenciação, sobrevivência celular e apoptose

Megacólon – Dilatação do cólon causada por obstáculo ao trânsito intestinal

Megaloblastose – Transformação megaloblástica de células precursoras eritroides na medula óssea; típica de anemia por deficiência de folato e vitamina B_{12}

Melancolia – Estado psíquico que se caracteriza por falta de motivação e disposição para atividades em geral

Metaloenzima – Enzima que contém um ou mais íons metais em sua estrutura

Metastatização – Processo pelo qual as células do tumor primário se espalham pelo organismo, formando tumores secundários chamados de metástases

Metilxantinas – Alcaloides encontrados em café, chás, chocolate, entre outros

Metionina aminoterminal – É quando o último aminoácido da cadeia peptídica é uma metionina, na extremidade N-terminal

Mialgia – Dor muscular, pode ou não ser localizada

Microambiente – Ambiente no qual está inserida a célula e sua vizinhança celular e molecular

Micrometástases – Metástases originadas do tumor primário, que ainda não apresentam celularidade suficiente para serem detectadas

Microtúbulos – Estruturas proteicas que fazem parte do citoesqueleto

Midríase – Dilatação da pupila

Midriático – Substância que promove dilatação pupilar

Mielossupressão – Inibição da proliferação de precursores medulares das células sanguíneas

Mielotoxicidade – Capacidade de algumas substâncias promoverem efeitos tóxicos na medula óssea

Mineralocorticoide – Tipo da ação da aldosterona na homeostasia do sódio e do potássio, produzindo aumento da retenção renal de Na^+ e da excreção de K^+ e H^+. Essa atividade também está presente em alguns fármacos glicocorticoides

Mioclonias – Movimentos musculares rápidos

Miopatia – Termo abrangente para definir disfunção do músculo esquelético, resultando em fraqueza, fadiga e cãibras

Miose – Redução do diâmetro pupilar

Mitose – Processo de divisão celular em que uma célula-mãe dá origem a duas células-filhas idênticas

Molaridade – Unidade de concentração que representa moles por litro

Moles – Plural de mol, o número de Avogadro que é igual a $6,022 \times 10^{23}$

Monocompartimental – Refere-se a um único compartimento. Nesse caso, sangue e tecidos mais irrigados (perfundidos) representam um único compartimento para distribuição de fármacos

Morbidade – Pode ser definida como a taxa de portadores de determinada doença em relação à população total estudada em local e em certo momento. No caso desse texto, refere-se às doenças cardiovasculares e renais

Motilina – Peptídio endógeno relacionado com a motilidade do trato gastrintestinal

Multicompartimental – Refere-se a mais de um compartimento. Nesse caso, tecidos menos irrigados (ossos, tecido adiposo) representam um compartimento adicional, além do sangue, na distribuição de fármacos

■ N

Nanomolar – Unidade igual a 10^{-9} mol por litro

Narcolepsia (ou hipersonia) – Estado de sono incontrolável

Necrólise epidérmica tóxica – Caracteriza-se por bolhas flácidas e eritemas. A pele adquire a aparência de ter sido queimada, podendo resultar de reação tóxica a fármacos

Nefrite intersticial – Inflamação do tecido intersticial do rim

Nefrolitíase – Formação de cálculos renais

Nefropatia – Designação genérica de patologia (doença) relacionada com o rim

Nefrose – Distúrbio que leva a uma elevada excreção de proteínas

Nefrotóxica – Tóxica para os rins

Neoangiogênese – Formação de novos vasos, típica de alguns tumores

Neoplasia – Novo crescimento, podendo ser benigno ou maligno, sinônimo de tumor, apesar de nem sempre apresentar acúmulo de células. Sinônimo de lesão maligna

Nesidioblastose – Hiperinsulinemia causada por hipertrofia das células betapancreáticas

Neurônios eferentes – São aqueles que se originam no SNC e se dirigem para as vísceras e a periferia. Podem atingir diretamente um tecido-alvo ou terminar em sinapses nos gânglios

Neurônios efetores – São aqueles que fazem sinapse com um órgão-alvo, podendo ser originados diretamente do SNC ou de um gânglio

Neurônios motores – São aqueles que se originam no sistema nervoso central (SNC) e inervam os músculos esqueléticos, controlando as contrações. Esses nervos – não têm gânglios

Neuropatia periférica – Ocorre em decorrência de lesão ou destruição de nervos periféricos

Neutropenia – Queda no número de neutrófilos no sangue. Quando uma pessoa neutropênica apresenta febre, constitui-se situação de emergência infecciosa

Nistagmo – Oscilação rítmica involuntária dos globos oculares, de caráter pendular ou com um componente lento e um rápido

Nó ou nodo atrioventricular – Área de tecido especializado, situada na parte inferior do septo atrial, que conduz impulso elétrico do átrio em direção aos ventrículos

Nó ou nodo sinoatrial – Área de tecido especializado localizada no átrio direito próximo à junção da veia cava superior. É a estrutura cardíaca com a maior frequência de despolarização, ou seja, com maior automatismo, exercendo a função de marca-passo

Nociceptor – Receptor sensível aos estímulos dolorosos; terminação nervosa livre

Nódulos de Ranvier – Regiões presentes nas fibras mielinizadas, caracterizadas por ausência de mielina e que apresentam alta condutância elétrica

Núcleo de Meinert – Região do cérebro rica em neurônios colinérgicos que inervam o córtex

Nucleófilos – São o oposto dos eletrófilos

Nucleosídeo – Nucleotídio sem o grupo fosfato

O

Oligoidrâmnio – Presença de menos que 300 mℓ de líquido amniótico no prazo

Oligúria – Redução do débito urinário a um nível abaixo da ingestão de água e solutos

Oncogenes – Proto-oncogenes mutados

Onicomicose – Micose (tinea) ou infecção fúngica que compromete as unhas

Origem monoclonal – É observada quando um conjunto de células se origina de uma única célula inicial

Osmolalidade – Medida da pressão osmótica de uma solução, no caso, o plasma sanguíneo

Osteoblasto – Célula responsável pela síntese da parte orgânica da matriz óssea (colágeno tipo I, proteoglicanas e glicoproteínas); também participam da mineralização da matriz óssea por concentrarem fosfato de cálcio

Osteoclasto – Célula óssea responsável pela reabsorção da matriz óssea

Osteomielite – Infecção óssea causada por bactéria e, mais raramente, por fungo

Osteoporose – Redução da massa óssea, tornando os ossos suscetíveis a fraturas

Ototoxicidade – Efeito tóxico ou pernicioso ao ouvido

Ototóxico – Que tem efeito tóxico sobre o sistema auditivo

P

Pancitopenia – Decréscimo dos elementos figurados do sangue, como eritrócitos, leucócitos e plaquetas

Paracelular – Transporte ou passagem pelos espaços juncionais entre as células

Paracoccidiodomicose – Infecção causada pela inalação de esporos do fungo *Paracoccidioides brasiliensis*, presente no solo, principalmente em zonas rurais

Paranoia – Estado mental alterado, sem a presença de alucinações, que é caracterizado por desconfiança e desenvolvimento progressivo de ideias de reivindicação, perseguição e grandeza

Parenteral – Ao lado do intestino. Fármacos administrados por vias externas ao tubo digestório

Parestesia – Sensação cutânea subjetiva, como formigamento, dormência ou ardência vivenciada mesmo na ausência de estímulo

Patches (ou adesivos transdérmicos) – Adesivos que proporcionam a liberação gradual e contínua do fármaco

Patognomônico – Sintoma típico que caracteriza especificamente uma doença

Pediculose – Infestação por piolho, *Pediculus humanus,* causador da pediculose da cabeça e do corpo; *Phthirus pubis*, causador da pediculose pubiana

Pellets – Implantes subcutâneos ou subdérmicos de liberação lenta

Pensamento empírico – Filosofia que acredita em experiências como único método de formar ideias

Peptídios nociceptivos – São liberados em terminações nervosas para aumentar a sensibilidade à dor

Perfil lipídico – Concentração dos vários tipos de lipoproteínas

Perimenopáusica – Mulher que se encontra no período próximo da menopausa

Periósteo – Membrana fibrosa e vascularizada que envolve a superfície externa dos ossos, exceto nas articulações

Peristaltismo – Contrações segmentares da musculatura lisa. Atividade motora de vísceras como o intestino

Peste – Infecção grave causada pela bactéria *Yersinia pestis*, transmitida, principalmente, por meio da pulga de determinados roedores

Pilocarpina – Fármaco que atua em receptores de acetilcolina

Piloroplastia – Cirurgia realizada com o objetivo de alargar o piloro em consequência de seu estreitamento (estenose)

Pirimidinas – Bases nitrogenadas que compõem os nucleotídios, podendo ser do tipo citidina ou timidina, e os nucleotídios aqueles que contêm a citosina (C) e a timina (T)

Pirógenos endógenos – São citocinas, principalmente interleucina 1(IL-1), interleucina 6 (IL-6), fator de necrose tumoral α (TNFα) e interferona, que têm a capacidade de induzir a produção de PGE_2 causando febre

Pirose – Sensação de ardência subesternal ou epigástrica, às vezes acompanhada de regurgitação do conteúdo do estômago, um líquido acre e irritante

Pitiríase versicolor – Dermatofitose provocada pelo fungo *Malassezia furfur*, caracterizada por máculas escamosas

Placa terminal – Sinônimo de placa motora

Plexo mioentérico (ou de Auerbach) – Cadeia de neurônios interconectados que coordenam principalmente as contrações no trato gastrintestinal

Plexo submucoso (ou de Meissner) – Cadeia de neurônios interconectados que controlam principalmente a secreção gastrintestinal e o fluxo sanguíneo local

Poliênico – Que contém muitas ligações duplas

Polimorfismos genéticos – Alterações genéticas que acometem uma pequena parcela da população, resultando em proteínas com estrutura e atividades alteradas, o que ocasiona fenótipos diferentes em uma população

Polipeptídios – Aminoácidos unidos em sequências, formando pequenas proteínas

Pool de moléculas – Conjunto de moléculas disponíveis na célula em dado momento e contexto

Posição de supino – Posição do corpo em que o indivíduo se deita de face para cima, mantendo a altura da cabeça e dos pés de forma similar

Pós-prandial – Significa após uma refeição

Potência – Capacidade que um fármaco tem de exercer sua ação biológica em relação à sua concentração. Fármacos potentes apresentam ação em baixas concentrações

Predisposição genética – Ocorre quando o indivíduo herda dos pais alterações em seus genes que o deixam mais suscetível ao desenvolvimento de uma doença

Pré-eclâmpsia – Caracterizada pelo aparecimento de hipertensão e proteinúria (> 300 mg/24 h) após a vigésima semana de gestação em mulheres previamente normotensas

Priapismo – Ereção persistente, involuntária e muitas vezes dolorosa, não associada ao estímulo ou ao desejo sexual

Pró-apoptótico – Capaz de induzir apoptose. Apoptose é um mecanismo de morte celular programada, que pode ou não ser benéfico ao indivíduo, dependendo da situação

Procaína – Anestésico local do tipo éster que apresenta um início lento de ação e longa duração

Pró-hormônio – Molécula que sofrerá metabolismo para dar origem ao hormônio ativo. Nesse caso, o pró-hormônio é o T4 que originará o T3

Prolactinoma – Tumor da hipófise que secreta prolactina, levando à hiperprolactinemia

Protamina – Proteína encontrada no núcleo das células humanas, que tem propriedades que a tornaram de uso farmacológico para conjugação com a insulina. Também é utilizada como antídoto para heparina (Capítulo 8)

Proteassomo – Conjunto de moléculas responsáveis pela degradação proteica coordenada

Proteína ativadora-1(AP-1) – Fator de transcrição composto de dímeros da família das proteínas Jun e Fos, envolvidos na resposta inflamatória e/ou imune

Proteína beta-amiloide – Proteína produzida pelos neurônios com função relacionada com fatores de crescimento

Proteínas chaperonas – Família de proteínas que ajudam no enovelamento de outras proteínas recém-sintetizadas para que elas tenham a estrutura terciária correta

Proteínas do choque térmico – HSP (do inglês *heat shock proteins*). São proteínas chaperonas (auxiliares) que estabilizam e conservam inativo o receptor de glicocorticoide no citoplasma da célula-alvo

Proto-oncogenes – Genes normais que controlam a proliferação celular e que, quando mutados, estão envolvidos no surgimento dos tumores

Protótipo – Substância modelo, padrão

Prurido – Sensação de coceira intensa

Pseudotolerância – Pode ser definida como a redução do efeito terapêutico do fármaco. Nesse caso, ocorre de maneira indireta, pelo aumento na reabsorção de sódio e água em razão da queda de pressão arterial induzida pela reserpina, daí o termo *pseudotolerância*

Psicose – Estado psíquico no qual se verifica, em graus variados, a perda de contato com a realidade

Psicose anfetamínica – Quadro psíquico caracterizado por pensamentos paranoicos, confusão, delírio, alucinações e/ou ilusões, que está diretamente relacionado com o aumento de dopamina no núcleo acumbente

Purinas – Bases nitrogenadas que compõem os nucleotídios, podendo ser do tipo adenosina ou guanosina. Os nucleotídios que as contêm são a adenina (A) e a guanina (G)

 Q

Quelante – Substância que reage geralmente com íons, sequestrando-os

Queratite – Inflamação da córnea que pode ser causada por microrganismos

Quimiotaxia – Atração de células inflamatórias; aumento da migração celular de leucócitos

Quimioterapia – Tratamento utilizando quimioterápicos

Quimioterapia adjuvante – É aquela realizada após a cirurgia quando não é possível remover toda a massa tumoral ou há suspeita de metástases

Quimioterapia neoadjuvante – É realizada antes da cirurgia e tem a função de reduzir a massa tumoral a ser removida cirurgicamente, diminuindo o impacto do procedimento

Quimioterápico – Composto químico utilizado como fármaco. Aqui no caso, sinônimo de antineoplásico, ou seja, agente antitumoral

Quimoquinas – Pequena família de proteínas que produzem quimiotaxia; inclui, por exemplo, IL-8, que atrai células inflamatórias para o local da lesão

Quinase – Nome genérico para um conjunto de enzimas que transferem grupos fosfato entre moléculas

R

Rabdomiólise – Degradação do músculo esquelético, levando à necrose do mesmo e insuficiência renal

Raquianestesia – Técnica anestésica utilizada para intervenções em abdome baixo e membros inferiores. O anestésico é injetado no espaço subaracnoide por meio de punção lombar e, nesse local, atinge a raiz dos nervos da região a ser operada

Rash – Erupção cutânea que ocorre em doenças febris de origem infecciosa ou parasitária, ou ainda em intoxicações medicamentosas

Reação anafilática – É uma reação alérgica que pode ocasionar broncoconstrição, vasodilatação, edema, urticária, hipotensão e comprometimento cardíaco, podendo levar o indivíduo a choque anafilático

Reação idiossincrásica – É uma reação nociva, às vezes fatal, que ocorre em certos indivíduos. Definida como sensibilidade peculiar ou inata a determinada substância, em geral, considera-se que a resposta idiossincrásica se deve ao polimorfismo genético

Reação tríplice de Lewis – Consiste na sequência rubor, edema e eritema com urticária

Reações do tipo dissulfiram – O dissulfiram altera o metabolismo do álcool, provocando acúmulo de acetaldeído, e induz sintomas como cefaleia, rubor, taquicardia, hipotensão, náuseas e dificuldade respiratória. O termo é usado para outros fármacos que provocam reação semelhante na presença de álcool

Reações do tipo Mazzotti – Reação inflamatória que ocorre em razão da morte das microfilárias, com sintomas de febre, exantema, fraqueza, dores musculares, broncoespasmo, hipotensão e taquicardia

Receptores de irritantes – Receptores presentes nas terminações de fibras mielinizadas vagais, que são ativados por estímulos físicos e químicos

Receptores muscarínicos – Têm este nome porque foram descobertos com o uso do alcaloide muscarina em preparações experimentais

Receptores nicotínicos – Têm este nome porque foram descobertos com o uso de nicotina em preparações experimentais

Refluxo gastresofágico – Refluxo do conteúdo gastroduodenal para o esôfago. Muitas vezes, ocorre em razão de alterações do esfíncter esofágico inferior

Refratário – Estado caracterizado por um período de inativação, em que o canal não pode ser reativado durante alguns milissegundos, mesmo se o potencial de membrana retornar para uma voltagem que normalmente estimularia a abertura desse canal

Regiões estruturais de genes – Regiões que contêm a sequência de nucleotídios que será transcrita e traduzida em proteína, excluindo as regiões regulatórias

Regiões regulatórias de genes – Regiões geralmente anteriores à que contém a sequência de nucleotídios que codifica a proteína, à que se ligam fatores que determinam a produção ou não desta

Reparo do DNA – Processo natural e fisiológico que ocorre nas células para corrigir erros que tenham sido introduzidos na sequência de nucleotídios do genoma

Reservas tireoideanas de iodo – Quantidade que a tireoide tem de iodo organificado, mas que ainda não se tornou T3 ou T4

Ressecção – Excisão ou remoção cirúrgica

Retículo sarcoplasmático – Organela intracitoplasmática que atua como reservatório intracelular de cálcio

Revestimento entérico – Técnica utilizada na preparação de formas farmacêuticas para que resistam, sem alteração, à ação do suco gástrico, devendo, porém, desagregar-se no suco intestinal

Ribose e desoxirribose – Açúcares que compõem os nucleotídios do RNA e do DNA, respectivamente

Ritmo circadiano – Período de um dia no qual se baseia todo o ciclo biológico do ser vivo sob a influência da luz solar

Rush – Sensação intensa de prazer

S

Secretagogo – Substância que induz a secreção de outra

Sedação – Estado caracterizado por sonolência, relaxamento e diminuição da capacidade cognitiva (atenção, aprendizagem e memória)

Sepse – É a resposta inflamatória sistêmica do organismo diante do estímulo infeccioso

Septicemia – Conjunto de manifestações patológicas em razão da presença de microrganismos patogênicos no sangue, provenientes de um foco infeccioso

Sibilância – Ruído semelhante a um assobio agudo que é produzido pelo ar que flui por vias respiratórias estreitadas

Sinais parkinsonianos – Os músculos ficam rijos e espasmódicos, podendo ocorrer tremores e redução ou lentidão dos movimentos

Sinestesia – Estado neurológico no qual o estímulo em um dos sentidos provoca percepção automática em outro sentido. Por exemplo, é possível enxergar e sentir cheiros de sons, bem como sentir o sabor de determinado odor

Somatotropos – Células da adeno-hipófise responsáveis pela produção do GH. Elas representam, aproximadamente, 40% da população de células da glândula

Stent coronário – Pequena grade em forma de tubo que é colocada no interior da artéria coronariana para manter seu diâmetro e melhorar a irrigação do miocárdio

Subaracnóideo – Espaço abaixo da aracnoide, fina membrana que separa a dura-máter e a pia-máter, que, juntas, formam as meninges

Subendotélio – Membrana basal que sustenta o endotélio, formada principalmente por proteínas de matriz extracelular

Substância negra – Porção do mesencéfalo dividida em parte compacta, com neurônios dopaminérgicos, e parte reticulada, com neurônios gabaérgicos

Superexpressa – Proteínas cuja produção está aumentada. Expressar uma proteína significa produzi-la a partir da informação contida no material genômico

Síndrome – Conjunto de sintomas que definem o diagnóstico e o quadro clínico de determinada doença

Síndrome de Reye – Encefalopatia hepática observada em crianças devido à associação de infecção viral (*influenza* ou varicela) com a administração de ácido acetilsalicílico ou outro salicilato

Síndrome de Stevens-Johnson – Constitui um tipo particularmente grave e, algumas vezes, fatal de erupção cutânea e das mucosas, associada ao uso de fármacos

Síndrome do túnel do carpo – Neuropatia no punho, causada pela compressão do nervo mediano

Sítio de ligação – Região de uma proteína em que pode ocorrer uma ligação química

T

Taquicardias supraventriculares paroxísticas – Arritmias que se originam acima do feixe ou nó de His, de início súbito, intenso e rápido (paroxismos)

Taquifilaxia – Diminuição rápida na resposta a um fármaco depois de repetidas doses em um curto período de tempo

Tecnologia de DNA recombinante – Método em que se utilizam bactérias para expressar e produzir uma proteína ou polipeptídio expresso por células humanas

Tecnologia recombinante – Consiste na inserção de sequências de DNA em bactérias que irão expressar proteínas e peptídios de interesse, no caso, hormônios

Tempo de início da ação – Tempo necessário para que os efeitos de um fármaco comecem a ser notados

Terapia de resgate – Tipo de terapia utilizada para substituir uma terapia prévia que começou a perder sua efetividade terapêutica

Terapia-alvo – Tratamento mais específico, que atinge principalmente as células tumorais

Teratogênico – Agente capaz de produzir malformações em estágios definidos do desenvolvimento fetal

Δ9-Tetraidrocanabinol – Também conhecido como THC ou Δ9-THC, é o principal componente psicoativo da maconha (*Cannabis sativa*)

Tinea – Infecção cutânea superficial fúngica (dermatofitoses), cujo tipo está relacionado com o agente causador e o local da infecção. Assim, a tinea pedis significa que a lesão ou micose está nos pés; na tinea cruris, a lesão é inguinal; e na tinea corporis as lesões localizam-se, principalmente, no pescoço, nos braços e na face

Tireoglobulina – Proteína sintetizada pelas células da glândula tireoide que tem a função de ser o substrato para formação dos hormônios tireoideanos

Tônus autônomo predominante – Refere-se a qual dos sistemas autônomos, simpático ou parassimpático, exerce maior influência, em dado momento, sobre determinado órgão

Torsade de pointes – Taquicardia ventricular associada principalmente a um prolongamento do intervalo QT no eletrocardiograma

Toxinologia – Ciência que estuda toxinas produzidas por plantas e animais

Transcortina – Nome da globulina de ligação do cortisol, conhecida também pela sigla CBG (do inglês *corticosteroid-binding-globulin*)

Transdução do sinal – Sinalização intra ou intercelular resultante da ativação de um receptor pela amplificação desse estímulo por segundos mensageiros

Trombocitopenia – Redução no número de plaquetas

Tromboflebite – Reação inflamatória em veias, associada à trombose

Tuberculose – Doença infecciosa causada por *Mycobacterium tuberculosis*. A infecção se inicia nos pulmões, podendo se espalhar para outras regiões do corpo

Tumor – Acúmulo de células ocasionado pelo descontrole da proliferação celular, podendo ser benigno ou maligno. Termo usado como sinônimo de neoplasia

Tumor benigno – É aquele que não causa comprometimento sistêmico do indivíduo e não coloca em risco a vida do paciente

Glossário **425**

Tumor maligno – É aquele que compromete sistemicamente o paciente, colocando em risco sua vida

Tumorigênese – Conjunto de alterações moleculares que levam à formação do tumor

U

Uremia – Presença de produtos nitrogenados no sangue, como ureia e creatinina

Uridina – Base nitrogenada que dá origem ao nucleotídio de RNA uracila (U)

V

Vaginite – Inflamação vaginal que pode ser causada por microrganismos

Varfarina – Fármaco com ação anticoagulante, administrado por via oral

Vasculite – Inflamação dos vasos

Ventilação/min – Volume de ar que se move para dentro e para fora dos pulmões expresso em ℓ/min. É determinado pelo produto da frequência respiratória e pelo volume de ar exalado a cada ventilação (volume corrente)

Vesicante – Substância que promove a formação de bolhas

Via biossintética – Sequência de reações que têm por objetivo sintetizar uma biomolécula, ou seja, sintetizar uma molécula de importância biológica fisiologicamente

X

Xerostomia – Ressecamento da boca de etiologia variada que resulta da redução ou interrupção da secreção salivar

Z

Zônulas de oclusão – Junções entre as células que reduzem a permeabilidade transepitelial

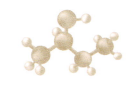

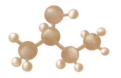

Bibliografia

ABDO, C. N. et al. Disfunção erétil: tratamento com drogas inibidoras da fosfodiesterase tipo 5, Sociedade Brasileira de Urologia. *Projeto Diretrizes – Associação Médica Brasileira e Conselho Federal de Medicina*, 2006.

AHMAD, H.; CHENG-LAI, A. Pitavastatin: a new HMG-CoA reductase inhibitor for the treatment of hypercholesterolemia. *Cardiology in Review*, v. 18, p. 264-267, 2010.

ALDRIGHI, J. M. *Endocrinologia ginecológica:* aspectos contemporâneos. 1. ed. São Paulo: Atheneu, 2005.

AMATO NETO, V.; NICODEMO, A. C.; LOPES, V. H. *Antibióticos na prática médica.* 6. ed. São Paulo: Sarvier Editora de Livros Médicos Ltda, 2007.

AMERICAN DIABETES ASSOCIATION. Standards of Care for Diabetes (Technical Review). *Diabetes Care*, v. 32, n. 17, p. 1514-1522, 2009.

ANDERSON, I. M. et al. Evidence-based guidelines for treating depressive disorders with antidepressants: a revision of the 2000 British Association for Psychopharmacology guidelines. *Journal of Psychopharmacology*, v. 22, p. 343-396, 2008.

ARAÚJO, R. G.; CASELLA FILHO, A.; CHAGAS, A. C. P. Ezetimiba – farmacocinética e terapêutica. *Arq. Bras. Cardiol*, v. 85, p. 20-24, 2005.

AZAR, R. R. et al. Beyond LDL-cholesterol reduction: effect of ezetimibe in combination with atorvastatin on oxidized LDL-cholesterol in patients with coronary artery disease or coronary artery disease. *J. Am. Coll. Cardiol.*, v. 55, p. A49-E465, 2010.

BAER, G.; LOUMAYE, E. Comparison of recombinant human luteinizing hormone (r-hLH) and human menopausal gonadotropin (hMG) in assisted reproductive technology. *Curr Med Res Opin*, v. 19, p. 83, 2003.

BALLANTYNE, C. M.; SCHIEBINGER, R.; CAIN, V. Randomized comparison of rosuvastatin plus ezetimibe versus simvastatin plus ezetimibe: results of the gravity study. *J. Am. Coll. Cardiol.*, v. 55, p. A49-E465, 2010.

BARBOSA, M. T. et al. Parkinsonism and Parkinson's disease in the elderly: a community-based survey in Brazil (the Bambuí study). *Mov Disord.*, v. 21, n. 6, p. 800-808, 2006.

BARNARD, E. A. et al. International Union of Pharmacology XV. Subtypes of gamma-aminobutyric acid receptors: classification on the basis of subunit structure and receptor function. *Pharmacological Reviews*, v. 50, p. 291-313, 1998.

BAYS, H. E. et al. Safety and efficacy of ezetimibe added on to rosuvastatin 5 or 10 mg versus up-titration of rosuvastatin in patients with hypercholesterolemia (the ACTE Study). *Am. J. Cardiol.*, v. 108, n. 4, p. 523-530, 2011.

BELLOSTA, S.; PAOLETTI, R.; CORSINI, A. Safety of statins: focus on clinical pharmacokinetics and drug interactions. *Circulation*, v. 109, p. III50-III57, 2004.

BELMAKER, R. H. The future of depression psychopharmacology. *CNS Spectr*, v. 13, p. 682-687, 2008.

BERKE, J. D.; HYMAN, S. E. Addiction, dopamine, and the molecular mechanisms of memory. *Neuron*, v. 25, p. 515-532, 2000.

BERMÚDEZ-PIRELA, V. et al. Quimioprevención del cáncer de mama: fronteras y horizontes. *AVFT*, v. 24, n. 1, p. 32-41, 2005.

BETÔNICO, C. C. R. et al. Hipotireoidismo primário simulando volumoso macroadenoma hipofisário. *Arq. Bras. Endocrinol. Metab.*, v. 48, n. 3, p. 423-426, 2004.

BIGAL, M. E. et al. The triptan formulations: a critical evaluation. *Arq. Neuropsiquiatr*, v. 61, n. 2-A, p. 313-320, 2003.

BJÖRKLUND, A.; DUNNETT, S. B. Dopamine neuron system in the brain: an update. *Trends in Neuroscience*, v. 30, p. 194-202, 2007.

BRUNTON, L. L.; LAZO, J. S.; PARKER, K. L. *Goodman e Gilman's – as bases farmacológicas da terapêutica.* 11. ed. Rio de Janeiro: McGraw-Hill Interamericana do Brasil Ltda, 2006.

BRUNTON, L. L.; PARKER, K. L. *Goodman e Gilman's – manual de farmacologia e terapêutica.* 1. ed. Porto Alegre, RS: AMGH Editora Ltda, 2010.

CANE, K. N.; ANDERSON, C. R. Generating diversity: mechanisms regulating the differentiation of autonomic neuron phenotypes. Review. *Autonomic Neuroscience: Basic and Clinical*, v. 151, p. 17-29, 2009.

CAPPELLI, C. et al. Prognostic value of thyrotrin receptor antibodies (TRAb) in graves' disease: a 120 months prospective study. *Endrocrine Journal*, v. 54, n. 5, p. 713-720, 2007.

CHAU, PL. New insights into the molecular mechanisms of general anaesthetics. *British Journal of Pharmacology*, v. 161, p. 288-307, 2010.

CHUTE-RODIN, S. et al. Clinical guideline for the evaluation and management of chronic insomnia in adults. *Journal of Sleep Medicine*, v. 4, p. 487-504, 2008.

CLAYTON, B. D.; STOCK, Y. N. *Farmacologia na prática de enfermagem.* 13. ed. Rio de Janeiro: Elsevier, 2006.

COELHO, L. G. V.; ZATERKA, S.; representantes indicados pela Federação Brasileira de Gastroenterologia e Núcleo Brasileiro para o Estudo do *Helicobacter pylori*. II Consenso Brasileiro sobre *Helicobacter pylori*. *Arq Gastroenterol*, v. 42, p.128-132, 2005.

CORDIOLI, A. V. *Psicofármacos: consulta rápida*. 4. ed. Porto Alegre: ArtMed, 2011.

COSTA E FORTI, A. Therapeutic strategies based on GLP-1 pathways. *Adv. Stud. Med.*, v. 6, n. 7B, p. S618-S626, 2006.

CRAIG, C. R.; STITZEL, R. E. *Farmacologia moderna com aplicações clínicas*. 6. ed. Rio de Janeiro: Guanabara Koogan, 2005.

DAMIÃO, R. et al. Bexiga hiperativa: tratamento farmacológico. *Projeto Diretrizes, Associação Médica Brasileira e Conselho Federal de Medicina*, 2006, p. 1-8.

DAVIS, S. R. Menopause: new therapies. *Med J Aust*, v. 178, p. 634, 2003.

DEL PRATO, S. et al. Global partnership for effective diabetes management. Improving glucose management: ten steps to get more patients with type 2 diabetes to glycaemic goal. *Int J Clin Pract.*, v. 59, n. 11, p. 1345-1355, 2005.

DICKER, D. DPP-4 inhibitors: impact on glycemic control and cardiovascular risk factors. *Diabetes Care*, v. 34, Suppl. 2, p. S276-278, 2011.

DOURMISHEV, A. L.; DOURMISHEV, L. A.; SCHWARTZ, R. A. Ivermectin: pharmacology and application in dermatology. *International Journal of Dermatology*, v. 44, n. 12, p. 981-988, 2005.

DRUCKER, D. J. Glucagon-like peptides. *Diabetes*, v. 47, n. 2, p. 159-169, 1998.

FARIA, C. D. C.; LONGUI, C. A. Aspectos moleculares da sensibilidade aos glicocorticoides. *Arq Bras Endocrinol Metab*, v. 50, n. 6, p. 983-995, 2006.

FIRST INTERNATIONAL CONSULTATION ON ERECTILE DYSFUNCTION. *Erectile Dysfunction*. Paris, France: World Health Organization, 1999.

FLINT, A. et al. Glucagon-like peptide 1 promotes satiety and suppresses energy intake in humans. *J Clin Invest.*, v. 101, n. 3, p. 515-520, 1998.

FONSECA, F. A. H. Farmacocinética das estatinas. *Arquivos Brasileiros de Cardiologia*, v. 85, p. 9-14, 2005.

FORLENZA, O. V. Tratamento farmacológico da doença de Alzheimer. *Rev. Psiq. Clín.*, v. 32, n. 3, p. 137-148, 2005.

FOYE, W.; LEMKE, T.; WILLIAMS, D. *Principles of medicinal chemistry*. 4. ed. Philadelphia: Williams and Wilkins, 1995.

GARG, S. K. The role of basal insulin and glucagon-like peptide-1 agonists in the therapeutic management of type 2 diabetes – a comprehensive review. *Diabetes Technology & Therapeutics*, v. 12, n. 1, p. 11-24, 2010.

GOLAN, D. E. et al. *Princípios de farmacologia, a base fisiopatológica da farmacoterapia*. 2. ed. Rio de Janeiro: Guanabara Koogan, 2009.

GOMES, J.; VENDEIRA, P.; REIS, M. Priapismo. *Acta Médica Portuguesa*, v. 16, p. 421-428, 2003.

GOMES, M. B.; LERARIO, A. C. *Diretrizes da Sociedade Brasileira de Diabetes*. 3. ed. Itapevi, SP: A. Araújo Silva Farmacêutica coedição com Guanabara Koogan, 2009.

HAGHIGHI, M. K.; POLLOCK, D.; HOSSEINI, H. F. Vasorelaxant effects of atropine: role of nitric oxide/endothelium derived relaxing factor. *Indian Journal of Pharmacology*, v. 34, p. 244-250, 2002.

HANNA, S. T. Nicotine effect on cardiovascular system and ion channels. *J. Cardiovasc. Pharmacol.*, v. 47, p. 348-358, 2006.

HANNON, J.; HOYER, D. Molecular biology of 5-HT receptors. *Behavioral Brain Research*, v. 195, p. 198-213, 2008.

HENSLER, J. G. Serotonergic modulation of the limbic system. *Neuroscience and Biobehavioral Reviews*, v. 30, p. 203-214, 2006.

HIRSH, J. et al. American Heart Association/American College of Cardiology Foundation. *Guide to Warfarin Therapy Circulation*, v. 107, p. 1692-1711, 2003.

HIRSH, J.; O'DONNELL, M.; WEITZ, J. I. New anticoagulants. *Blood*, v. 105, p. 453-463, 2005.

HYMAN, S. E.; MALENKA, R. C.; NESTLER, E. J. Neural mechanisms of addiction: the role of reward–related learning and memory. *Annual Review of Neuroscience*, v. 29, p. 565-598, 2006.

IVERSEN, S. D.; IVERSEN, L. L. Dopamine: 50 year in perspective. *Trends in Neuroscience*, v. 30, p. 188-193, 2007.

JONES, P. H. et al. Comparison of the efficacy and safety of rosuvastatin versus atorvastatin, simvastatin, and pravastatin across doses (STELLAR* Trial). *The American Journal of Cardiology*, v. 93, 2003.

KATZUNG, B. G. *Farmacologia básica e clínica*. 10. ed. Rio de Janeiro: McGraw-Hill Interamericana do Brasil Ltda, 2008.

KIEFER, F.; DINTER C. New approaches to addiction treatment based on learning and memory. *Current Topics in Behavioral Neuroscience*, 2011.

KIEFFER, B. L. Opioid peptides and receptors. *Encyclopedia of Neuroscience*, v. 7, p. 235-240, 2009.

KONTOGEORGOS, G. et al. Morphologic changes of prolactin-producing pituitary adenomas after short treatment with dopamine agonists. *Acta Neuropathol*, v. 111, p. 46-52, 2006.

KOOB, G. F.; VOLKOW, N. D. Neurocircuitry of addiction. *Neuropsychopharmacology*, v. 35, p. 217-238, 2010.

KRISHNAN, V.; NESTLER, E. J. The molecular neurobiology of depression. *Nature*, v. 455, p. 894-901, 2008.

KRONENBERG, H. M.; WILLIAMS, R. H. *Williams textbook of endocrinology*. 11. ed. Philadelphia: Saunders/Elsevier, 2008.

KULAY Jr, L.; KULAY, M. N. C.; LAPA, A. J. *Drogas na gravidez e na lactação: Guia prático*. 1. ed. Barueri, SP: Manole, 2007.

LARSSON, H.; HOLST, J. J.; AHRÉN, B. Glucagon-like peptide-1 reduces hepatic glucose production indirectly through insulin and glucagon in humans. *Acta Physiol Scand*, v. 160, n. 4, p. 413-422, 1997.

LENT, R. *Cem bilhões de neurônios: conceitos fundamentais de neurociência*. 2. ed. Rio de Janeiro: Atheneu, 2010.

LEUCHT, S. et al. Second-generation versus first-generation antipsychotic drugs for schizophrenia: a metanalysis. *The Lancet*, v. 373, p. 31-41, 2009.

LLEWELLYN-SMITH, I. J. Anatomy of synaptic circuits controlling the activity of sympathetic preganglionic neurons. *Journal of Chemical Neuroanatomy*, v. 38, p. 231-239, 2009.

LOURENÇO, D. M.; MORELLI, V. M.; VIGNAL, C. V. Tratamento da superdosagem de anticoagulantes orais. *Arq. Bras. Cardiol.*, v. 70, n. 1, p. 9-13, 1998.

MACHADO, A. *Neuroanatomia funcional*. 2. ed. Rio de Janeiro: Atheneu, 2005.

MARTYN, J. A. J.; JONSSON FAGERLUND, M.; ERIKSSON, L. I. Basic principles of neuromuscular transmission. *Anaesthesia*, n. 64, p. 1-9, 2009.

MCDONALD, J. M.; LONGNECKER, D. S.; BELL Jr, R. H. Effect of hypergastrinemia on pancreatic carcinogenesis. *Am J Surg*, v. 183, p. 441-444, 2002.

MILLAN, M. J. The role of monoamines in the actions of established and "novel" antidepressant agents: a critical review. *European Journal of Pharmacology*, v. 500, p. 371-384, 2004.

MINNERMAN, K. P. et al. *Brody – Farmacologia humana*. 4. ed. Rio de Janeiro: Elsevier, 2006.

MORTARI, M. R. et al. Neurotoxins from invertebrates as anticonvulsants: From basic research to therapeutic application. *Pharmacology & Therapeutics*, v. 114, p. 171-183.

MOUTZOURI, E. et al. Management of dyslipidemias with fibrates, alone and in combination with statins: role of delayed-release fenofibric acid. *Vascular Health and Risk Management*, v. 6, p. 525-539, 2010.

MUSOLINO, N. R. C. Tumores hipofisários: opções terapêuticas atuais e perspectivas futuras de tratamento. *Arq. Bras. Endocrinol. Metab.*, v. 47, n. 4, p. 482-491, 2003.

MUSOLINO, N. R. C.; CUNHA NETO, M. B.; BRONSTEIN, M. D. Cabergolina como alternativa no tratamento clínico de prolactinomas. Experiência na intolerância/resistência à bromocriptina. *Arq. Bras. Endocrinol. Metab.*, v. 44, n. 2, p. 139-143, 2000.

NATHAN, D. M. et al. Management of hyperglycemia in type 2 diabetes: a consensus algorithm for the initiation and adjustment of therapy. A consensus statement from the American Diabetes Association and the European Association for the Study of Diabetes. *Diabetologia*, v. 49, n. 8, p. 1711-1721, 2006.

NATHAN, D. M. et al. Medical management of hyperglycemia in type 2 diabetes: a consensus algorithm for the initiation and adjustment of therapy. *Diabetes Care*, v. 32, n. 1, p. 193-203, 2009.

NAUCK, M. Therapeutic potential of glucagon-like peptide 1 in type 2 diabetes. *Diabet Med.*, v. 13, n. 9, Suppl. 5, p. S39-43, 1996.

NUTESCU, E. A.; SHAPIRO, N. L.; CHEVALIER, A. New anticoagulant agents: direct thrombin inhibitors. *Cardiol. Clin.*, v. 26, p. 169-187, 2008.

OLIANI, S. M.; GIL, C. D. Proteína anti-inflamatória anexina 1: mecanismos celulares e relevância clínica. *Arq Ciênc Saúde*, v. 13, n. 4, p. 186-191, 2006.

OMURA, S.; CRUMP, A. The life and times of ivermectin – a success story. *Nature Reviews Microbiology*, v. 2, p. 984-989, 2004.

ONDICOVA, K.; MRAVEC, B. Multilevel interactions between the sympathetic and parasympathetic nervous system: a minireview. *Endrocrine Reagulations*, v. 44, p. 69-75, 2010.

PACHER, P.; BÁTKAI, S.; KUNOS, G. The endocannabinoid system as an emerging target of pharmacotherapy. *Pharmacol Rev*, v. 58, p. 389-462, 2006.

PAGE, C. et al. *Farmacologia integrada*. 2. ed. Barueri, SP: Manole, 2004.

PAMPLONA, F. A.; TAKAHASHI, R. N. Psychopharmacology of the endocannabinoids: far beyond anandamide. *Journal of Psychopharmacology*, 2011. [Epub ahead of print]

PARANHOS, M.; SROUGI, M. *Disfunção sexual: diagnóstico e tratamento*. 1. ed. Barueri, SP: Manole, 2007.

PENNELL, P. B. Antiepileptic drugs during pregnancy: what is known and which AEDs seem to be safest? *Epilepsia*, v. 49, n. 9, p. 43-55, 2008.

PERTWEE, R. G. et al. International Union of Basic and Clinical Pharmacology. LXXIX. Canabinoid receptors and their ligands: beyound CB1 and CB2. *Pharmacological Reviews*, v. 62, p. 588-631, 2010.

PIATO, S. *Terapêutica endócrina em ginecologia*. 1. ed. São Paulo: Artes Médicas, 2005.

RANG, H. P. et al. *Farmacologia*. 6. ed. Rio de Janeiro: Elsevier, 2007.

RAPOPORT, S. I. et al. Bipolar disorder and mechanisms of action of mood stabilizers. *Brain Research Reviews*, v. 61, p. 185-209, 2009.

RHEN, T.; CIDLOWSKI, J. A. Antiinflammatory action of glucocorticoids – New mechanisms for old drugs. *N Engl Med*, v. 353, n. 16, p. 1711-1722, 2005.

RUBBOLI, A. Antithrombotic management of patients on oral anticoagulation undergoing coronary artery stenting. *World J Cardiol*, v. 2, n. 3, p. 64-67, 2010.

SCHEEN, A. J. Clinical pharmacokinetics of metformin. *Clin Pharmacokinet*, v. 30, n. 5, p. 359-371, 1996.

SCHILLER, P. W. Bi- or multifunctional opioid peptide drugs. *Life Science*, v. 86, p. 598-603, 2010.

SCHLOESSER, R. J. et al. Cellular plasticity cascades in the pathophysiology and treatment of bipolar disorders. *Neuropsychopharmacology*, v. 33, p. 110-133, 2008.

SCHULZE, W. et al. Localization of muscarinic receptors in human heart biopsies using rabbit anti-peptide antibodies. *J. Mol. Cell. Cardiol.*, v. 27, p. 1757-1764, 1995.

SCHWARTZ, J. H.; JESSELL, T. M.; KANDEL, E. R. *Princípios da neurociência*. 4. ed. Barueri: Manole, 2003.

SILVA, P. *Farmacologia*. 8. ed. Rio de Janeiro: Guanabara Koogan, 2010.

SLATTERY, D. A.; HUDSON, A. L.; NUTT, D. J. Invited review: the evolution of antidepressant mechanisms. *Fundam Clin Pharmacol*, v. 18, p. 1-21, 2004.

SLATTERY, M. L.; FITZPATRICK, F. A. Convergence of hormones, inflammation, and energy related factors: a novel pathway of cancer etiology. *Cancer Prev. Res.* v. 2, p. 922-930, 2009.

SOLARINO, B. et al. Death due to ingestion of nicotine-containing solution: Case report and review of the literature. *Forensic Science International*, v. 195, p. e19-e22, 2010.

STAHL, S. M. *Psicofarmacologia – bases neurocientíficas e aplicações práticas*. 3. ed. Rio de Janeiro: Guanabara Koogan, 2010.

STEERS, W. D. Pharmacologic treatment of erectile dysfunction. *Rev Urol*, v. 4, Suppl. 3, p. S17-S25, 2002.

STEIN, M. B.; RAVINDRAN, L. N. The pharmacological treatment of anxiety disorders: a review progress. *Journal of Clinical Psychiatry*, v. 71, p. 839-854, 2010.

STIRBULOV, R.; BERND, L. A. G.; SOLÉ, D. IV Diretrizes Brasileiras para o Manejo da Asma. *Jornal Brasileiro de Pneumologia*, v. 32, Supp. l7, p. S447-S474, 2006.

STOESSL, A. J. Neuroimaging in Parkinson's disease. *Neurotherapeutics*, v. 8, n. 1, p. 72-81, 2011.

SUERBAUM, S.; MITCHETTI, P. *Helicobacter pylori* infection. *N Engl J Med*, v. 347, p. 1175-1186, 2002.

SWEGLE, J. M.; KELLY, M. W. Tibolone: a unique version of hormone replacement therapy. *Ann Pharmacother*, v. 38, p. 874, 2004.

TAYLOR, J. R. et al. Targeting extinction and reconsolidation mechanisms to combat the impact of drug cues on addiction. *Neuropharmacology*, v. 56, p. 186-195, 2008.

TELLES CORREIA, D. et al. Diferenças farmacodinâmicas e farmacocinéticas entre os SSRI: implicações na prática clínica. *Acta Med Port*, v. 20, p. 167-174, 2007.

TRESCOT, A. M. et al. Opioid pharmacology. *Pain Physician*, v. 11, p. S133-S153, 2008.

TRIPATHI, K. D. *Farmacologia médica*. 5. ed. Rio de Janeiro: Guanabara Koogan, 2006.

VAN DER SCHYF, C. J.; YOUDIM, M. B. H. Multifunctional drugs as neurotherapeutics. *Neurotherapeutics*, v. 6, n. 1, p. 1-3, 2009.

VAN HEEK, M. et al. Comparison of the activity and disposition of the novel cholesterol absorption inhibitor, SCH58235, and its glucuronide, SCH60663. *British Journal of Pharmacology*, v. 129, p. 1748-1754, 2000.

VILAR, L.; NAVES, L. A.; GADELHA, M. Armadilhas no diagnóstico da hiperprolactinemia. *Arq. Bras. Endocrinol. Metab.*, v. 47, n. 4, p. 347-357, 2003.

VISTE, A. et al. Lanzoprazole promotes gastric carcinogenesis in rats with duodenogastric reflux. *Gastric Cancer*, v. 7, p. 31-35, 2004.

WARREN, R. J.; MARSHALL, B. J. Unidentified curved bacilli on gastric epithelium in active chronic gastritis. *Lancet*. v. 1, p. 1273-1275, 1984.

WASTERLAIN, C. G.; CHEN, J. W. Y. Mechanistic and pharmacologic aspects of status epilepticus and its treatment with new antiepileptic drugs. *Epilepsia*, v. 49, n. 9, p. 63-73, 2008.

WAUGH, N. et al. Newer agents for blood glucose control in type 2 diabetes: systematic review and economic evaluation. *Health Technology Assessment*, v. 14, n. 36, p. 1-268, 2010.

WEINBERG, R. *The biology of cancer*. 1. ed. New York: Garland Science, 2007.

WEINTRAUB, D.; COMELLA, C. L.; HORN, S. Parkinson's disease – part 1: Pathophysiology, symptoms, burden, diagnosis, and assessment. *The American Journal of Managed care*, v. 14, n. 2, p. 40-48, 2008.

WEINTRAUB, D.; COMELLA, C. L.; HORN, S. Parkinson's disease – part 2: Treatment of motor symptoms. *The American Journal of Managed care*, v. 14, n. 2, p. 49-58, 2008.

WEINTRAUB, D.; COMELLA, C. L.; HORN, S. Parkinson's disease – part 3: Neuropsychiatric symptoms. *The American Journal of Managed care*, v. 14, n. 2, p. 59-69, 2008.

WEITZ, J. I. New oral anticoagulants in development. *Thrombosis and Haemostasis*, v. 103, n. 1, p. 62-70, 2010.

WELLS, B. G. et al. *Manual de farmacoterapia*. 6. ed. Rio de Janeiro: McGraw-Hill Interamericana do Brasil Ltda, 2007.

WORLD HEALTH ORGANIZATION. *Neuroscience of psychoactive substance abuse and dependence*. Geneve: World Health Organization Library Cataloguing in Publication Date, 2004.

YI-LWERN YAP, K.; CHUI, W. K.; CHAN, A. Drug interactions between chemotherapeutic regimens and antiepileptics. *Clinical Therapeutics*, v. 30, n. 8, p. 1385-1407, 2008.

YONG DEUK, K. et al. Metformin inhibits hepatic gluconeogenesis through AMP-activated protein kinase-dependent regulation of the orphan nuclear receptor SHP. *Diabetes*, v. 57, p. 306-314, 2008.

YUN, Y. et al. Copper-aspirin complex inhibits Cycloxygenase-2 more selectively than aspirin. *Yakugaku Zasshi*, v. 127, n. 11, p. 1869-1875, 2007.

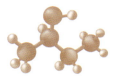

Índice Alfabético

■ A

Absorção de um fármaco, 3, 6
Acarbose, 409
Acatisia, 324, 337
Acetaminofeno, 88
Acetazolamida, 202, 204
Acetil-CoA, 394
Acetilcolina (ACh), 26, 44, 64, 306
Acetilcolinesterase, 68
Ácido
- acetilsalicílico, 82, 87, 247
- - intoxicação por, 88
- araquidônico, 82, 85
- desoxirribonucleico (DNA), 188
- etacrínico, 204
- folínico, 123
- mefenâmico, 89
- nicotínico, 400
- valproico, 315, 317, 330
Acidose láctica, 228
Acinesia, 309
Actinomicina, 197
Açúcares indigeríveis, 263
Adenocarcinoma, 259
Adenosina, 240
Adesivos transdérmicos, 20
Adipócitos, 400
Administração
- intra-articular, 20
- intratecal, 158
- oral, 17
Adutos, 192
Afinidade, 21
- e eficácia, 28
Agentes
- alquilantes, 190
- antidiarreicos, 265
- antieméticos, 267
- cancerígenos, 187
- fibrinolíticos, 245
- formadores do bolo fecal, 263
- procinéticos, 260
Agonismo, 25
- inverso, 27
Agonista(s)
- adrenérgicos não seletivos, 57

- α_2 adrenérgicos, 285
- β_2 adrenérgicos, tratamento da asma, 102, 103
- do receptor de GnRH, 375
- dopaminérgicos, doença de Parkinson, 311
- parcial, 26
- pleno, 26
- seletivos
- - α_1 adrenérgicos, 59
- - α_2 adrenérgicos, 59
- - β_1 adrenérgicos, 58
- - β_2 adrenérgicos, 59
Agranulocitose, 88, 389
Agregação plaquetária, 85
Albendazol, 115, 116
Alcaloides, 47, 196
- derivados do ergot, 311, 371
Alcalose, 257
- metabólica hipopotassêmica, 206
Alças autócrinas, 188
Álcool, 341, 345, 346
- tolerância ao, 347
- uso crônico de, 347
Aldosterona, 212
Alfametildopa, 59
Almotriptana, 305
Aloidinia, 84, 291
Alopecia, 162, 194
Alprazolam, 300
Alprostatil, 385
Alquilantes, 190, 192
- bifuncionais, 192
- monofuncionais, 192
Alucinógenos, 352
- anticolinérgicos, 352
- catecolaminérgicos, 352
Amantadina, 170
Amebíase, 122
Amenorreia, 194
Amifostina, 194
Amígdala estendida, 346
Amilorida, 210
Amina terciária, 269
Aminoglicosídeos, 152, 153
Aminopenicilinas, 131, 132
Amiodarona, 238, 239
Amitriptilina, 322
Amnésia anterógrada, 287

- dose-dependente, 300
Amoxapina, 322, 325
Amoxicilina, 132
Ampicilina, 132
Amplificação, 195
Analgésica, atividade, 84
Analgésico(s), 85
- opioide(s), 287, 298
Análogos, 367
- do GLP-1, 409
- do hormônio de crescimento, 368
ANASEs (antagonistas noradrenérgicos e serotoninérgicos), 325
Ancilostomíase, 114
Anemia hemolítica, 132
Anestesia
- epidural, 278
- espinal, 278
- por bloqueio
- - nervoso, 278
- - regional, 278
- por infiltração, 278
- regional intravenosa, 278
- tópica, 278
Anestésico(s)
- dissociativos, 353
- gerais, 279
- - coadjuvantes anestésicos, 285
- - efeitos sobre
- - - sistema cardiovascular, 283, 284
- - - sistema nervoso central, 282
- - - sistema respiratório, 284
- - mecanismo de ação dos, 279
- - toxicidade sobre fígado, rim e musculatura esquelética, 284
- - usos terapêuticos, 285
- inalatório
- - eliminação do, 282
- - farmacocinética dos, 280
- injetáveis farmacocinética dos, 282
- locais, 274
- - e tecidos inflamados, 279
- - efeitos adversos, 277
- - farmacocinética, 277
- - usos terapêuticos, 278
Anexina-1, proteína, 95
Anfetamina(s), 57, 341, 343

Anfotericina B, 157
- diferentes formulações de, 158
Angina, 220
Angioedema, 147, 215
Angiotensina, 212
Anistreplase, 245
Anlodipino, 225
Anorexia, 122, 151, 228, 271
Ansiedade, 332
Antagonismo, 26
- competitivo, 27
- irreversível, 26, 27
- reversível, 26
Antagonista(s), 26
- α adrenérgicos, 60
- β adrenérgicos, 61
- da acetilcolinesterase, 306
- de receptor(es)
- - 5-HT$_3$, 267
- - de GnRH, 375
- - H$_1$, 80
- - H$_2$, 252
- muscarínicos, 311
Anti-helmínticos, 114
Anti-histamínicos, 269, 302
Anti-inflamatória, atividade, 84
Anti-inflamatórios, 85
- esteroidais, 91
- - ações dos, 92
- - farmacocinética, 98
- - mecanismo de ação farmacológica, 94
- - tratamento da asma, 108
- - usos terapêuticos, 99
- não esteroidais, 82
Antiácidos, 256
Antiagregantes, 85
- atividade, 84
Antibióticos
- antimetabólitos, 140
- antitumorais, 197
- β-lactâmicos, 128
- glicopeptídios, 137
- membrana celular e, 140
- metabolismo dos ácidos nucleicos e, 143
- polipeptídicos, 139
- síntese
- - da parede celular e, 128
- - de proteínas tetraciclinas e, 145
Anticoagulantes cumarínicos, 244
Anticolinérgicos, 269, 341
Anticolinesterásicos, 49
Anticoncepcionais hormonais, 380
Anticonvulsivantes como estabilizadores do humor, 329
Anticorpo(s) monoclonal(is), 189
- direcionados ao tumor, 198
Antidepressivos, 302, 324, 325
- AIRS, 324, 325
- ANASE, 324, 325
- IRND, 324, 325
- IRSN, 324, 325
- ISRN, 324, 325
- tricíclicos, 321
Antidiabéticos orais, 405
Antiestrogênios, 377
Antifúngicos, 157
- azóis, 160
Antimetabólito(s), 192, 194
Antimicrobianos, 128
Antimuscarínicos, 104
Antipirética, atividade, 84
Antipirético, 85, 158
Antiprotozoários, 119, 122

Antipsicóticos, 302
- atípicos, 337, 338
- como estabilizadores do humor, 331
- típicos, 335
Antivirais, 168
Antraquinonas, 264
Antraz, 145
Anúria, 156, 206
Aplasia, 191
Apneia, 74, 140
Apolipoproteínas, 391
Apomorfina, 311
Apoptose, 188, 216, 307
Aprendizagem
- associativa, 354
- de hábito, 354
Aquaporinas, 371
Aracnoidite, 159
Argatrobana, 244
Arimantadina, 170
Aripiprazol, 335
Artérias helicíneas, 382
Artralgia(s), 154, 255
Artrite fúngica, 159
Artropatia, 144
Ascaridíase, 114, 116
Ascaris lumbricoides, 116
Ascite, 390
Asma, 87
- fármacos utilizados no tratamento da, 101
Aspecto cushicoide, 92
Aspergilose, 159
Aspirina®, 82, 87
Assepsia, 18
Assistolia, 240
Astenia, 116, 224
Astrócitos, 4
Ataque nucleofílico, 192
Ataxia, 122, 153, 259, 351
Atelectasias, 295
Atenolol, 219, 220
Aterosclerose, 391
Ativadores do plasminogênio teciduais, 245
Atomoxetina, 325
Atonia intestinal, 264
Atorvastatina, 396
Atropina, 50
Autacoides, 78
Autofármacos, 78
Automaticidade, 340
Axetilcefuroxima, 134
Azelastina, 81
Azitromicina, 150, 151
Azóis, 160
Azoospermia, 194
Azotemia, 161
Aztreonam, 136

■ B

β-endorfina, 290
Bacitracina, 139
Bactericida, 154
Bacteriostático, 154, 202
Bacteroides fragilis, 156
Balantidium coli, 122
Barbitúricos, 315
Barreira
- hematencefálica, 4, 80, 198, 261
- placentária, 5, 269
Base nitrogenada, 195
Belara®, 381

Benzatina, 131
Benzimidazóis, 115
Benzoato de benzila, 125
Benzodiazepina, 225
Benzodiazepínicos, 285, 317, 341
- clássicos, 299
- e ISRSs, 332
- no tratamento da insônia, 301
Betabloqueadores, 238
Betametasona, 99
Betanecol, 49
Bezoares, 258
Bicarbonato de sódio, 256
Bilastina, 81
Binding, 21
Biodisponibilidade, 7
- do fármaco na administração intramuscular, 19
Bioequivalência, 8
Biomarcadores, 190
Biotransformação de um fármaco, 3, 12
Bisacodil, 264
Bisoprolol, 219, 220
Blastocystis hominis, 122
Blastomicose, 159
Bloqueadores
- competitivos, 71
- de canais de cálcio, 224
- - voltagem-dependentes, 239
- de canais de sódio voltagem-dependentes, 236
- de neurônios, 60
- dos receptores da angiotensina II, 216
- musculares despolarizantes, 72
- neuromusculares não despolarizantes, 69
Bomba de prótons, 30
Bordetella pertussis, 151
Bothrops jararaca, 212
Botox, 74
Brinzolamida, 202, 204
Brofaromina, 320
Bromocriptina, 311, 371
Bromoprida, 261, 262
Brucelose, 143
Brugia malayi, 117
Buclizina, 81
Bumetanida, 204
Bupropiona, 325
Buspirona, 333
Butenafina, 167
Butoconazol, 160

■ C

Cambendazol, 115, 116
Canabidol, 351
Canabinoides, 270
Canal(is) iônico(s), 31, 275
- ativado, 275
- em repouso, 275
- inativado, 275
- refratário, 30
- regulados por
- - ligante, 31
- - segundos mensageiros, 31
- - voltagem, 31
- transmembrana, 30
Câncer, 186
Candida, 164
Cannabis sativa, 270, 350
Capecitabina, 195
Captação neuronal, 53
Captopril, 212, 213

Índice Alfabético

Carbacol, 49
Carbamazepina, 314, 316, 330
Carbapenêmicos, 136
Carbidopa, 60
Carbinoxamina, 81
Carbonato de cálcio, 256
Carboxipenicilinas, 131, 133
Carvão ativado, 17
Carvedilol, 219, 220
Caspofungina, 165, 166
Catalisadores da conversão do plasminogênio em plasmina, 245
Catarse, 264
Catatonia, 354
Catecolaminas, 67
Cateterização vesical, 277
Cefaclor, 134
Cefadroxila, 134
Cefalexina, 134
Cefalosporinas, 133
- de primeira geração, 133, 135
- de quarta geração, 134, 135
- de segunda geração, 134, 135
- de terceira geração, 134, 135
- interações medicamentosas, 135
- reações adversas, 135
Cefalotina, 133
Cefazolina, 133
Cefotaxima, 134
Cefpiroma, 134
Cefprozila, 134
Ceftazidima, 134
Cegueira dos rios, 116
Cephalosporium acremonium, 133
Cerazette®, 381
Cestódeos, 114
Cetamina, 286
Cetirizina, 81
Cetoconazol, 160, 162
Cetoprofeno, 90
Chinchonismo, 120
Choque anafilático, 18, 58, 132
Cialis®, 385
Cianose, 149
Ciclizina, 81
Ciclo 21®, 381
Ciclo menstrual, 373
Ciclo-oxigenase, 30
- 1 (COX-1), 84
- 2 (COX-2), 84
Ciclofosfamida, 194
Ciclopirox, 167
Cicloplegia, 50
Ciclosporina, 163
Cilostazol, 247
Cimetidina, 252, 254
Cinarizina, 81
Cinetose, 51, 269
Cipro-heptadina, 81
Ciproterona, 379
Circuito(s)
- motor, 308
- reentrantes, 237
Circulação
- êntero-hepática, 8, 14, 131
- porta, 7
Cirrose hepática, 204
Cisticercose, 114
Cistite, 159, 194
Claritromicina, 150
Claudicação intermitente, 247
Claviceps purpurea, 304
Clearance, 214

Clindamicina, 155, 156
Clioquinol, 167
Cloasma, 382
Clomifeno, 378, 379
Clomipramina, 322
Clonazepam, 300, 317
Clonidina, 59, 223
Clopidogrel, 247
Cloranfenicol, 148, 149
Clorazepato, 317
Clorfeniramina, 81
Cloroquina, 121
Clorpromazina, 335
Clostridium botulinum, 74
Clotrimazol, 160
Clozapina, 335
Cocaína, 341, 342
Coccidioidomicose, 159
Codeína, 290, 295
Códons, 172
Colinesterase sanguínea, 306
Colinomiméticos
- de ação direta, 47
- de ação indireta, 49
- - irreversíveis, 50
- - reversíveis, 49
Coloide, 387
Cólon, 262
- catártico, 264
Componentes subendoteliais, 241
Comportamentos estereotipados, 343
Composto(s)
- de bismuto, 258, 259
- químico carregado, 67
Compulsividade, 340
Concentração
- alveolar mínima (CAM), 281
- do anestésico no ar inspirado, 281
- do fármaco no estado de equilíbrio dinâmico (*steady state*), 10
Conformação, 25
Constante de dissociação de um fármaco, 24
Constipação intestinal, 256, 295
Contracepção, 380
Contraceptivos hormonais, 380
Convulsões, 312
- mioclônicas, 317
- tônico-clônicas, 313, 315
Coqueluche, 151
Corpos carotídeo e aórtico, 66
Corticosteroides, 91
- interrupção abrupta dos, 97
Cortisol sérico, 98
Cortisona, 98
Corynebacterium diphtheriae, 151
Cotrimoxazol, 142
Creatinoquinase, 398
Crise(s)
- de ausência, 317
- de enxaqueca, 304
- hipertensiva após uso de clonidina, 223
- parciais, 318
Cromoblastomicose, 160
Cromonas, 106
Cronotropismo, 279
Cryptococcus neofarmans, 164
Curare, 68
CYP, 13, 89

D

Δ9-tetraidrocanabinol, 33
Dactinomicina, 197

Dalteparina, 243
Danaparoide, 243
Dapagliflozina, 409
Débito cardíaco, 218
Dedução matemática da K_d, 24
Degradação de Hofmann, 71
Degranulação, 79
Delirium tremens, 348
Dependência, 300
- de drogas, 354
- física, 340
- psíquica, 340
Depo-provera®, 381
Depressão respiratória, 294
Depressores, 345
Depuração (*clearance*), 12, 15
- plasmática, 214
Derivados do difenilmetano, 264
Dermatite serpiginosa, 116
Dermatofitoses, 165
Desaminação, 195
Desflurano, 280, 286
Desinibição comportamental, 300
Desipramina, 322
Desloratadina, 81
Desmetil-flurazepam, 300
Desmopressina, 371
Desogestrel, 379
Desoxirribose, 195
Dessensibilização, 65, 345
Detumescência, 384
Dexametasona, 99
Dexclorfeniramina, 81
Di-hidroergotamina, 304
Di-hidrogesterona, 379
Di-hidropiridinas, 225
Diabetes
- insípido, 371
- melito, 401
Diane 35®, 381
Diarreia, 156, 265
- do viajante, 258
Diazepam, 300, 317
Diclofenaco, 90
Dientamoeba fragilis, 122
Dietilamina do ácido lisérgico (LSD), 352
Dietilcarbamazina, 117
Difenidramina, 81
Difenoxilato, 266
Difenoxina, 266
Difilobotríase, 114
Difteria, 151
Difusão
- facilitada, 3, 9
- passiva, 3, 9
Digitálicos, 231
Digitalis, 231
Digoxina, 11
Diltiazem, 225
Dimenidrinato, 81
Dinorfina, 290
Diphyllobothrium latum, 117
Dipiridamol, 247
Dipirona, 88
Discinesias, 260, 309
Disforia, 294, 343
Disfunção erétil, 382, 385
Dislalia, 238
Dislipidemias, 391
Dismenorreia, 18, 85
Disopiramida, 236
Dispepsia(s), 254, 324
Distonias, 260

Distribuição de um fármaco, 3, 8
Distúrbios de ansiedade, 332
Diurese, 202
Diuréticos, 202
- de alça, 204
- osmóticos, 211
- poupadores de potássio, 208
- tiazídicos, 206
Dobutamina, 58, 233
Doença(s)
- acidopépticas, 252
- articulares, 85
- de Addison, 92, 99
- de Alzheimer, 305, 306
- de Parkinson, 305, 308
- de Whipple, 143
- do soro, 132
- Lyme, 135, 149
- neurodegenerativas, 305
- pulmonar obstrutiva crônica (DPOC), 61
Dofetilida, 239
Domperidona, 261
Donepezila, 307
Dopamina, 30, 58
Dor, 84, 287
- de origem inflamatória, 293
Dorzolamida, 202, 203, 204
Doxazosina, 221
Doxepina, 322
Doxiciclina, 147
Doxilamina, 81
Drogadição, 339
- neurobiologia da, 354
- via de administração, 354
Drogas de abuso, 339, 340
Dromotropismo, 279
Dronabinol, 270
Duloxetina, 325
Dura-máter, 20

■ E

Eapaço subaracnóideo, 19
Ebastina, 81
ECA, 30
Eclâmpsia, 230
Econazol, 160
Ecstasy, 341, 352
Ectoparasiticidas, 124
Edema angioneurótico, 87, 162
Efavirenz, 164
Efedrina, 57
Efeito(s)
- antiespasmódico, 267
- cronotrópico positivo, 58
- imunossupressor, 96
- inotrópico positivo, 58
- ototóxicos e, 139
- taquifilático, 57
Eficácia farmacológica, 24
- de dois fármacos, 26
Eicosanoides, 82, 93
Eixo hipotalâmico-hipofisário, 365, 366
Eletriptana, 305
Eletrófilos, 191
Eliminação de fármacos, 14
Elixir paregórico, 267
Embolia pulmonar, 18
Enalapril, 213
Enantiômeros, 233
Encefalina, 290
Encefalopatia, 257

Endocitose, 9
Endossomos, 170
Enemas, 20, 265
Enflurano, 286
Enfuvirtida, 169, 170
Enoxaparina, 243
Entacapona, 309
Entamoeba histolytica, 122
Enterobíase, 114, 116
Enterococcus faecium vancomicina-resistentes, 154
Enterocolite pseudomembranosa, 132
Enterotoxinas, 258
Enxaqueca, 302
- crise de, 304
- profilaxia da, 305
Enxofre, 124
Enzima(s), 30
- com ação antitumoral, 197
- conversora de angiotensina (ECA), 212
- COX, 84
Eosinofilia, 132
Epilepsia, 312
Epinastina, 81
Epinefrina, 51, 57, 64
Equação de Henderson-Hasselbach, 7
Ereção peniana, 382
Ergot, 304, 371
Ergotaminas, 304
Eritema(s), 138, 170
- multiforme, 164
Eritromicina, 150, 151
Eritropoetina, 33, 190
Errinos, 20
Escabicida, 116
Escabiose, 116, 124
Escopolamina, 50, 269
Esomeprazol, 255
Espiramicina, 123
Espironolactona, 210
Esporonticidas, 119
Esquistossomose, 114, 117
Esquizofrenia, 334
Esquizonticidas
- sanguíneos, 119
- teciduais, 119
Estabilizadores do humor, 326
- anticonvulsivantes como, 329
- antipsicóticos como, 331
Estatinas, 394, 396
Esteatorreia, 267
Estenose, 215
Esterases plasmáticas, 71
Ésteres de colina, 48
Estimulantes, 341
Estímulos proliferativos, 188
Estomatite, 164
Estradiol, 373, 376, 377
Estrato córneo, 161
Estreptoquinase, 245
Estrogênio(s), 374, 376
Estrongiloidíase, 114
Esvaziamento gástrico, 67
Etinodiol, 379
Etomidato, 286
Etoricoxibe, 91
Etossuximida, 317
Euforia, 270, 294
Euglicemiante, 406
Evanor®, 381
Eventos cardiovasculares isquêmicos, 262
Evra®, 381
Exantema(s), 132, 215, 255
Excitotoxicidade, 307

Excreção de um fármaco, 3
- no leite materno, 15
Exocitose, 45
Extrassístoles, 235
Ezetimiba, 398

■ F

Fadiga, 261
Famotidina, 252
Farmacocinética, 3
Farmacodinâmica, 21
Fármacos, 60
- adrenérgicos, 56
- agonistas dos receptores α_2 adrenérgicos, 222
- AINEs, 85
- - efeitos adversos, 85
- - interações medicamentosas, 87
- - toxicidade, 85
- alvos para a ação dos, 28
- analgésicos opioides, 287
- análogos ao hormônio antidiurético, 371
- ansiolíticos, 332
- antagonistas dos receptores
- - e da síntese dos leucotrienos, 107
- - α_1 adrenérgicos, 221
- - β adrenérgicos, 219
- antiadrenérgicos, 60
- antiarrítmicos, 235
- antidepressivos, 318
- antiepilépticos, 312, 313
- antimaláricos, 119
- antimuscarínicos, 104
- antiplaquetários, 246
- asma, 101
- bloqueadores ganglionares, 67
- bloqueio de canais de potássio, 238
- citoprotetores, 257
- classe D, 389
- coagulação, 240
- colinomiméticos, 46
- com características hipnossedativas, 302
- combate à obesidade, 410
- convulsões
- - mioclônicas, 317
- - tônico-clônicas, 313, 315
- crise(s)
- - de ausência, 317
- - de enxaqueca, 304
- - parciais, 318
- desnudamento viral, 170
- diabetes, 401
- disfunção erétil, 382
- dislipidemias, 391
- doenças
- - acidopépticas, 252
- - neurodegenerativas, 305
- eixo hipotalâmico-hipofisário, 365
- enxaqueca, 302
- esquizofrenia e outras psicoses, 334
- fibrinolíticos, 246
- gânglios autônomos, 65
- hiperprolactinemia, 370
- hipertireoidismo, 388
- hipertrigliceridemias, 399
- hipnossedativos, 297
- hipotireoidismo, 390
- hormônios da tireoide, 386
- inibição da fixação e na entrada viral, 169
- inotrópicos positivos, 231
- intracavernosos, 385
- intrauretrais, 385

Índice Alfabético

- junção neuromuscular, 68
- livres, 6
- motilidade gastrintestinal, 260
- não ligados a proteínas, 6
- para controle da secreção de GH, 368
- para hipercolesterolemias, 393
- potencial de ação, 238
- receptores imidazolínicos e, 224
- replicação viral, 172
- secreção de ácido clorídrico, 252
- simpaticolíticos, 60
- simpaticomiméticos
- - de ação direta, 57
- - de ação indireta, 56
- sistema
- - nervoso
- - - central, 411
- - - simpático, 218
- - renina-angiotensina, 212
- toxoplasmose, 123
- via(s)
- - da prolactina, 369
- - do(s) hormônio(s)
- - - antidiurético, 371
- - - crescimento, 367
- - - sexuais, 371
Fáscias, 72
Fator(es)
- de crescimento, 33
- - derivado de plaquetas (PDGF), 33
- - derivado do cérebro (BDNF), 33
- - derivado do nervo (NGF), 33
- - epidérmico (EGF), 33
- neurotróficos, 319
- nuclear kappa B (NF-κB), 95
Febre, 84
- tifoide, 143
Feixe, 276
Felodipino, 225
Femiane®, 381
Fenelzina, 320
Fenilalquilamina, 225
Fenilbutazona, 88
Fenilefrina, 59
Fenitoína, 12, 163, 164, 313, 314
Fenobarbital, 316
Fenolftaleína, 264
Fentanila, 290
Fentolamina, 60
Fexofenadina, 81
Fibra(s)
- dietéticas, 263
- nervosas, 276
- pós-ganglionar, 51
- pré-ganglionar, 51
Fibratos, 400
Fibrilação
- atrial, 233
- ventricular, 232
Filaríase, 114, 117
- linfática ocasionada por *Wuchereria bancrofti*, 116
Filtração glomerular, 14
Flashback, 353
Flebite, 18, 138
Flecainida, 236
Flucitosina, 159, 160
Fluconazol, 163
Flufenazina, 335
Fluoroquinolonas, 143
Fluoxetina, 324
Flurazepam, 300
Fluvastatina, 396
Fluvoxamina, 324

Fluxo sanguíneo pulmonar, 282
Folato, 123
Folitrofina α, 375
Fondaparinux, 243
Forma farmacêutica, 7
Fosfatases, 37
Fosfodiesterase, 105
Frequência da dose, 15
Frovatriptana, 305
FSH purificado, 375
Furosemida, 204

■ G

Gabapentina, 318
Galactorreia, 253, 336
Galantamina, 307
Gametociticidas, 119
Gânglios, 42
- autônomos, 65
Ganirelix, 375
Gastroparesias, 258
Genes silenciados, 195
Genoma, 188
Geometria da molécula, 6
Gestodeno, 379
Gestrelan®, 381
Giardíase, 122
Ginecomastia, 210, 253, 336
Glândula tireoide, 386
Glaucoma, 204
Glicerina, 265
Glicocorticoides, 91
- ações dos, 92
- elementos de resposta aos, 94
- inalados, 98
- lipofílicos, 94
- tratamento da asma, 108
Glicogenólise, 220
Gliconeogênese, 92
Glicose-6-fosfato desidrogenase, 142
Glicosídios cardíacos, 231
Glicuronidação da bilirrubina, 14
Glinidas, 408
Glioma, 192
Glitazonas, 408
Globulina específica de ligação dos corticosteroides, 98
GLUT4, proteína, 92
Glutationa, 89
Gonadotrofina(s), 375
- coriônica humana, 375
Goserelina, 375
Gota, 347
Gracial®, 381
Granulocitopenia, 142
Grau de ionização, 19
Griseofulvina, 164
Grupos sulfidrilas, 89
Guanabenz, 59, 223
Guanetidina, 60

■ H

Haloperidol, 335
Halotano, 286
Helleva®, 385
Hematúria, 194
Hemoglobina glicada, 405
Hemólise, 18, 211
Hemozoína, 119

Heparina(s), 243
- de baixo peso molecular, 243
Heroína, 290
Heterodímero, 35
Hidralazina, 229
Hidroclorotiazida, 206
Hidrocortisona injetável, 99
Hidrólise, 74
Hidromorfona, 290
Hidroxialprazolam, 300
Hidróxido
- de alumínio, 256
- de magnésio, 256
Hidroxilases do epóxido, 13
Hidroximidazolam, 300
Hidroxizina, 81
Himenolepíase, 114
Hioscina, 269
Hiper-reatividade brônquica, 101
Hiperaldosteronismo, 211
Hiperalgesia, 291
Hipercalcemia, 208
Hipercolesterolemias, 393
Hiperêmese gestacional, 269
Hiperlipidemia, 206
Hiperplasia, 256
- gengival, 314
Hiperpotassemia, 74
Hiperprolactinemia, 370
Hipersonia, 57
Hipertensão, 4
Hipertermia, 84
Hipertireoidismo, 239, 388
Hipertonia muscular, 265
Hipertrigliceridemias, 399
Hipertrofia ventricular, 215
Hiperuricemia, 206, 208
Hipocalcemia, 206
Hipocloremia, 208
Hipolipemiantes, 401
Hipomania, 326
Hiponatremia, 208
Hipopituitarismo, 393
Hipoplasia pulmonar, 215
Hipopotassemia, 204, 208
Hipotensão
- ortostática, 61, 221
- postural, 61
Hipotireoidismo, 239, 390
Hipovolemia, 371
Hirsutismo, 230
Histonas desacetilases, 105
Histoplasmose, 159
HMG-CoA redutase, 30
Homodímero, 94
Hormônio(s), 386
- adrenocorticotrófico, 91
- antidiurético, 371
- de liberação de tireotropina, 370
- do crescimento, 33
- foliculoestimulante, 371
- liberador de corticotrofina (CRH), 91
- luteinizante, 371
- sexuais, 371
- T3, 386
- T4, 386
Hymenolepis nana, 117

■ I

Ibuprofeno, 90
IκB, proteína, 95

Íleo paralítico, 265
Imidazóis, 160
Imipramina, 322
Impactação fecal, 263
Implanon®, 381
Impulsividade, 340
Imunoglobulinas, 178
Indometacina, 89
Indutores de diferenciação, 198
Infecção por *Helicobacter pylori*, 259
Inflamação, 84
- iatrogênica, 109
Influenza, 87
Inibidor(es)
- da alfaglicosidase, 409
- da anidrase carbônica, 202
- da aromatase, 376
- da bomba de prótons, 255
- da COMT, 309
- da dopadescarboxilase, 309
- da enzima conversora de angiotensina, 212
- da fosfodiesterase-5, 385
- da liberação, 176
- da lipase pancreática, 410
- da maturação, 175
- da monoaminoxidase, 320, 311
- da SGLT2, 409
- de fosfodiesterases, 234
- direto de renina, 217
- diretos de trombina, 243
- dos receptores de fibrinogênio, 248
- específicos de receptores e vias de transdução de sinal, 198
- indiretos de trombina, 243
- não nucleosídios, 173
- seletivo da recaptura de serotonina, 323
Inotropismo, 231
Insônia, 301
- rebote, 300
Instilação, 17
Insuficiência
- cardíaca, 221
- - congestiva crônica, 206
- suprarrenal crônica, 99
Insulina(s), 19, 33, 402
- de ação longa, 404
- efeitos colaterais das, 404
- intermediária (NPH), 404
- rápida, 404
- ultrarrápidas, 404
Interação fármaco-receptor, 21
Interferonas, 33, 178
Intervalo QT, 144, 237, 267
Intoxicação
- por lítio, 329
- por ácido acetilsalicílico, 88
Intubação, 72
Iodetos, 389
Iodo, reservas tireoideanas de, 390
Iodo[131], 390
Iodoquinol, 122
Ipratrópio, 51
Isoconazol, 160
Isoflurano, 280, 286
Isoforma(s), 13, 46, 306
- da enzima ciclo-oxigenase, 84
Isossorbida, 18
Isquemia, 4, 262
- miocárdica, 225
Isradipino, 225
Itraconazol, 161, 163
Ivermectina, 116, 124

■ J

Jararaca, 212
Junção(ões)
- neuroefetoras, 42, 64
- neuromuscular, 68

■ L

L-asparaginase, 197
L-DOPA, 222
Lacidipino, 225
Lactente, 15, 269
Lamotrigina, 316, 331
Lanreotida, 369
Lansoprazol, 255
Laxantes, 263
- emolientes, 265
- estimulantes, 264
- osmóticos, 263
- salinos, 263
- umectantes, 265
Legionelose, 151
Lercamidipino, 225
Leucemia, 99
Leucemogênese, 194
Leucócitos polimorfonucleares, 89
Leucopenia, 190, 248
Leucotrienos, 107
Leuprolida, 375
Levamisol, 116
Levetiracetam, 316
Levitra®, 385
Levodopa, 309, 311
Levonorgestrel, 379
Levosimendana, 234
Lidocaína, 236, 237
Ligação(ões)
- covalente, 21
- químicas, 21
Linezolida, 155
Linfoma, 259
Lipase hormônio-sensível, 400
Lipodistrofia, 174
Lipopolissacarídios, 130
Lipoproteína(s), 391
- lipase, 392
Lipossolubilidade, 6, 19
Lisossomos, 35
Lítio, 327, 328
Lodenafila, 385
Loperamida, 265
Loratadina, 81
Lorazepam, 300, 317
Losartana, 216
Lovastatina, 396
Lovelle®, 381
LSD, 341
Lúpus induzido por fármacos, 230
Lutrofina α, 375

■ M

Maconha, 270, 341, 350
Macrolídeo(s), 150
- poliênico, 157
Malária, 119
- quartã benigna, 119
- terçã
- - benigna, 119
- - maligna, 119

Mania, 331
Manidipino, 225
Manitol, 211
MAPK fosfatase 1, proteína, 95
Maprotilina, 322
Mebendazol, 115
Mecanismos de resistência bacteriana, 129
Meclizina, 81
Medroxiprogesterona, 379
Mefloquina, 121
Megacólon, 263
Megaloblastose, 210
Megestrol, 379
Meia-vida, 11
Melagatrana, 244
Melancolia, 329
Meloxicam, 90
Memantina, 307
Membrana capilar, 9
Menotropina, 375
Meperidina, 290
Mepiramina, 81
Mercilon®, 381
Mescalina, 341, 352
Mesigyna®, 381
Mestranol, 380
Metabolismo de um fármaco, 3, 12
Metacolina, 49
Metadona, 290
Metaloenzima, 202
Metamizol, 88
Metaraminol, 59
Metastatização, 187
Metformina, 406
Metilfenidato, 57, 343
Metilprednisolona, 99
Metilxantinas, 240
Metimazol, 388
Metionina aminoterminal, 368
Metoclopramida, 260, 270
Metoprolol, 219
Metotrexato, 195
Metoxamina, 59
Metronidazol, 122
Mexiletina, 236
Mialgias, 154
Miconazol, 160
Microambiente, 188
Microdiol®, 381
Micrometástases, 187
Microtúbulos, 196
Midazolam, 163, 300
Midríase, 43, 50
Midriático, 33
Mielossupressão, 190
Mielotoxicidade, 155
Mifepristona, 379
Miglitol, 409
Mineralocorticoide, 91
Minesse®, 381
Minipil®, 381
Minoxidil, 230
Minulet®, 381
Mioclonias, 324
Miopatia, 173, 255, 398
Miose, 43, 265, 295
Misoprostol, 258
Mitose, 196
Moclobemida, 320
Modelo
- monocompartimental, 10
- multicompartimental, 10

Índice Alfabético

Moduladores
- biológicos, 178
- seletivos de receptores de estrogênios, 377

Molaridade, 23

Moléculas
- naturais citotóxicas, 196
- transportadoras, 30

Moles, 23
Mono-oxigenases, 13
Monoaminoxidase
- A, 30
- B, 30

Monobactâmico, 136
Morbidade, 218
Morfina, 290
Motilina, 151
Motivação, 340
Moxonidina, 224
Mulheres perimenopáusicas, 194
Muscarina, 47, 48

N

Nadolol, 219, 220
Nadroparina, 243
Nafarelina, 375
Nafazolina, 59
Nanomolar, 24
Naproxeno, 90
Naratriptana, 305
Narcolepsia, 57
Nateglinida, 408
Náuseas, 295
Nebivolol, 219
Necrólise epidérmica tóxica, 165
Nefrite intersticial, 132
Nefrolitíase, 208
Nefropatia diabética, 212
Nefrose, 393
Nefrotóxica molécula, 194
Neoangiogênese, 190
Neoplasia, 186
Neovlar®, 381
Nesidioblastose, 369
Neurônios
- eferentes, 65
- efetores, 65
- motores, 64

Neuropatia periférica, 142
Neutropenia, 139
Niacina, 400
Niclosamida, 117
Nicotina, 65, 341, 344
- administração terapêutica de, 67
- dose letal de, 66
- intoxicação por, 66

Nifedipino, 225
Nimesulida, 91
Nisoldipino, 225
Nistagmo, 238, 316, 349
Nistatina, 167
Nitazoxanida, 118
Nitratos orgânicos, 226
Nitrazepam, 300
Nitrendipino, 225
Nitroglicerina, 18
Nitroprussiato de sódio, 226
Nizatidina, 252
Nó
- atrioventricular, 220
- sinoatrial, 225

Nódulos de Ranvier, 276

Nordazepam, 300
Nordette®, 381
Norepinefrina, 30, 51, 57, 64
Noretindrona, 379
Noretisterona, 379
Norgestimato, 379
Norgestrel, 379
Nortestosterona, 379
Nortriptilina, 322
Núcleo de Meinert, 305
Nucleófilos, 191
Nucleosídeo, 195
Nuvaring®, 381

O

Obesidade, 410
Octreotida, 267, 369
Olanzapina, 335
Óleo
- de rícino, 264
- mineral, 265

Oligoidrâmnio, 215
Oligúria, 206
Omalizumabe, 109
Omeprazol, 255
Onchocerca volvulus, 116
Oncocercíase, 116
Oncogenes, 188
Ondansetrona, 267
Onicomicoses, 165
Opiáceos, 290
- semissintéticos, 290
- sintéticos, 290

Ópio, 290
Opioides, 285, 290, 341, 349
- efeitos
- - diversos, 296
- - endócrinos, 296
- - farmacológicos, 293
- farmacocinética, 291
- interações medicamentosas, 296
- mecanismo de ação, 291
- naturais, 290
- reações adversas, 296
- sistema
- - cardiovascular, 295
- - nervoso central, 294
- - tolerância aos, 298
- trato
- - gastrintestinal, 295
- - urinário, 296
- usos terapêuticos, 297
- útero, 296

Origem monoclonal, 190
Orlistate, 411
Oseltamivir, 177
Osmolalidade, 371
Osteoblastos, 93
Osteoclastos, 93
Osteomielite, 139
Osteoporose, 208
Ototoxicidade, 206
Oxacarbazepina, 316
Oxiconazol, 160
Óxido
- nítrico, 226
- nitroso, 280

Oximetazolina, 59
Oximorfona, 290
Oxotremorina, 48

P

Pancitopenia, 155
Pantoprazol, 255
Papaverina, 386
Paracetamol, 88
Paracoccidioidomicoses, 159
Paramomicina, 123
Paranoia, 351
Parassimpaticolíticos, 50
Paratifoide, 143
Parestesias, 122, 140, 204
Parkinsonismo medicamentoso, 337
Paroxetina, 324
Patches, 20
Pediculose
- da cabeça e do corpo, 116
- pubiana, 116

Pediculus humanus, 116
Pellets, 19
Penicilina(s), 130, 132
- G, 131, 132
- interações medicamentosas, 132
- reações adversas, 132
- resistentes às β-lactamases, 131, 132
- V, 131, 132

Pênis, 382
Pensamento empírico, 2
Pentazocina, 290
Pentostatina, 196
Peptídio(s)
- natriurético atrial, 33
- nociceptivos, 304
- opioides endógenos, 290
- vasoativo intestinal, 370

Perfis lipídicos, 391
Pergolida, 311
Periósteo, 20
Peristaltismo, 261
Perlutan®, 381
Permetrina, 124
Peso molecular, 6, 19
Peste, 149
pH local, 276
Phthirus pubis, 116
Pico pós-prandial, 402
Pilocarpina, 26, 47
Piloroplastia, 267
Pimozida, 335
Pindolol, 219, 220
Pioglitazona, 408
Pirenzepina, 51
Piretanida, 204
Pirilamina, 81
Pirimetamina, 123
Pirimidinas, 195
Pirógenos endógenos, 84
Pirose, 254
Piroxicam, 90
Pitavastatina, 396
Pitiríase versicolor, 165
Placa terminal, 68
Placenta, 5
Plaquetas, 85
Plasminogênio, 245
Plasmodium, 119
- *falciparum*, 119
- *vivax*, 119
- *malariae*, 119

Plasticidade neuronal, 354
Plexo
- mioentérico (ou de Auerbach), 266

- submucoso (ou de Meissner), 266
Pneumonia por *Pneumocystis jiroveci*, 157
Polaridade, 19
Polimixinas, 140
Polimorfismos genéticos, 13, 161
Polipeptídios, 367
Pool de moléculas, 196
Posição de supino, 295
Postinor®, 381
Postinor uno®, 381
Potência, 70
Potencial
- carcinogênico, 264
- teratogênico, 217
Pramipexol, 311
Praziquantel, 117
Prazosina, 221
Pré-eclâmpsia, 230
Predisposição genética, 187
Prednisolona, 99
Prednisona, 98, 99
Priapismo, 386
Primaquina, 121
Primidona, 316
Pró-hormônio, 391
Procaína, 131
Procainamida, 236
Processos inflamatórios, 4
- agudos, 99
Progestinas, 379
Proguanil, 121
Prolactina, 369
Prolactinoma, 370
Prometazina, 81
Pronetalol, 219
Propafenona, 236, 237
Propifenazona, 88
Propiltiouracila, 388
Propofol, 286
Propranolol, 219
Prostaciclina, 258
Prostaglandina(s), 86
- E$_2$, 258
Protamina, 19, 404
Proteassomo, 198
Proteína(s)
- anti-inflamatórias, 95
- ativadora 1 (AP-1) e, 95
- beta-amiloide, 305
- chaperonas, 95
- do choque térmico, 94
- plasmáticas, competição por, 315
Protiptilina, 322
Protótipo, 82
Prurido, 139
Pseudallescheria boydii, 164
Pseudoefedrina, 57
Pseudomonas aeruginosa, 153
Pseudotolerância, 219
Psicose(s), 172, 334
- anfetamínica, 343
Purinas, 195

■ Q

Quelante, 242
Queratites, 159
Quetiapina, 335
Quimiotaxia, 82
Quimioterapia, 186
- adjuvante, 187
- neoadjuvante, 187

Quimioterápicos, 186
Quimoquinas, 96
Quinases, 198
Quinidina, 236
Quinina, 119
Quinolonas, 143, 144, 145
Quinupristina, 154

■ R

Rabdomiólise, 211, 398
Rabeprazol, 255
Radicais livres, 311
Raloxifeno, 378
Ranitidina, 252
Raquianestesia, 20
Rash, 162, 217
Reabsorção
- paracelular, 205
- tubular passiva, 14
Reação(ões)
- anafiláticas, 156
- de fase I, 13
- de fase II, 14
- distônica aguda, 337
- do tipo dissulfiram, 135
- do tipo Mazzotti, 117
- idiossincrásica, 149
- tríplice de Lewis, 80
Reboxetina, 325
Receptore(s), 31, 45
- acoplados à proteína G, 32
- de irritantes, 106
- H$_1$, 79
- H$_2$, 80
- H$_3$, 80
- H$_4$, 80
- intracelulares, 34
- ionotrópicos, 32
- ligados a quinases, 31, 33
- mecanismo de controle da expressão de, 35
- metabotrópicos, 31, 32
- muscarínicos, 45
- nicotínicos, 45, 64
- nucleares, 31
- onotrópicos, 31
- pró-apoptótico, 216
Refluxo gastresofágico, 256
Reforço
- negativo, 340
- positivo, 340
Regiões
- estruturais, 188
- regulatórias, 188
Relaxantes musculares de ação periférica, 285
Remodelamento brônquico, 101
Renina, 212
Repaglinida, 408
Replicação viral, 168
Reserpina, 60, 218
Resinas de ligação de sais biliares, 399
Resistência bacteriana, 129
Resposta anti-inflamatória, 96
Ressecção, 260
Retículo sarcoplasmático, 68, 285
Retrorelix, 375
Revestimento entérico, 255
Ribose, 195
Rifabutina, 163, 164
Rifampicina, 163
Rilmenidina, 224
Rim, 14

Rinite, 87
Risco teratogênico, 254
Risperidona, 335
Ritmo circadiano, 91
Ritodrina, 59
Ritonavir, 164
Rivaroxabana, 244
Rivastigmina, 307
Rizatriptana, 305
Ropirinol, 311
Rosuvastatina, 396
Rush, 350

■ S

Salicilismo, 88
Sarcoptes scabiei, 116, 124
Sarna sarcóptica, 124
Secreção tubular ativa, 14
Secretagogo, 368
Sedação, 298
- diurna residual, 300
- e estimulação do sistema nervoso central, 294
Sedativos, 348
Selegilina, 311, 320
Sepse, 159
Septicemia, 138
Serotonina, 30
Sertaconazol, 160
Sertralina, 324
Sevoflurano, 280, 286
Sibilância, 101
Sildenafila, 385
Sinais parkinsonianos, 222
Síndrome, 334
- da imunodeficiência adquirida (AIDS), 179
- de abstinência, 345
- - à maconha, 351
- de Cushing iatrogênica, 97
- de Reye, 87
- de Stevens-Johnson, 142
- do túnel do carpo, 368
- nefrótica, 99
Sinestesia, 353
Sinvastatina, 396
Sistema(s)
- aferente, 287
- colinérgico, 44
- descendente, 287
- efetores dos receptores adrenérgicos, 55
- endócrino, 364
- nervoso
- - autônomo (SNA), 42
- - - como fármacos atuam no, 43
- - central (SNC), 42
- - parassimpático (SNAP), 42
- - simpático (SNAS), 42
- noradrenérgico, 51
- renina-angiotensina-aldosterona, 213
- reticuloendotelial, 243
Sítio de ligação, 27
Solubilidade, 281
Soluções
- eletrolíticas de polietilenoglicol (PEG), 263
- hipertônicas, 4
Solventes, 341, 348, 349
Somatotropos, 367
Sono, alteração na arquitetura do, 300
Sotalol, 238, 239
Staphylococcus aureus, 154
Stent coronário, 248
Streptococcus pyogenes, 154

Índice Alfabético

Subendotélio, 247
Substância
- cinzenta periaquedutal (SCPA), 288
- negra, 308
Sucralfato, 257
Sulfadiazina, 123
Sulfassalazina, 142
Sulfonamidas, 140, 142
Sulfonilureias, 163, 407
Sumatriptana, 305
Supressão da tosse, 295
Supressores de tumor, 188

T

Tacrolimus, 163
Tadalafila, 385
Taenia
- *saginata*, 117
- *solium*, 117
Tamoxifeno, 199, 378
Taquiarritmias supraventriculares, 225
- paroxísticas, 240
Taquifilaxia, 57
Taxa de eliminação, 15
Tecido hiperproliferativo, 186
Tecnologia recombinante, 246, 367
Tegaserode, 262
Teicoplanina, 138, 139
Tempo
- de início da ação, 70
- de meia-vida plasmática, 11
Teníase, 114
Tenoxicam, 90
Teofilina, 106, 163
Terapia
- anti-inflamatória e imunossupressora, 99
- antirretroviral intensamente ativa, 178
- de reposição, 99, 379
- de resgate, 109
- hormonal, 198, 379
- imunológica, 109
Terapia-alvo, 186, 198
Teratogênico, composto, 163
Terazosina, 221
Terbinafina, 165
Terconazol, 161
Tetraciclinas, 146
Tetramisol, 116
Tiabendazol, 115, 116
Tiagabina, 318
Tiamazol, 388
Tiazolidinedionas, 408
Tibolona, 379
Ticlopidina, 247
Tinidazol, 122
Tioamidas, 388
Tioconazol, 160
Tiopental, 286
Tioridazina, 335
Tiotixeno, 335
Tiramina, 56, 320, 321
Tireoglobulina, 387
Tiroxina, 386

Tolcapona, 309
Tolerância, 300
- ao álcool, 347
- aos opioides, 298
Tolnaftato, 167
Tônus autônomo predominante, 67
Topiramato, 316
Torsade de pointes, 162, 237
Torsemida, 204
Toxina botulínica, 74
Toxinologia, 409
Toxocara canis, 116
Toxoplasmose, 123
Tramadol, 291
Tranilcipromina, 320
Transcortina, 98
Transcriptase reversa, 30
Transdução do sinal, 46, 198
Transporte
- ativo, 3, 9
- neuronal de NA, 53
- pelos espaços intercelulares, 3
- por meio da borda em escova, 398
- por meio de espaços intercelulares, 9
Transtorno(s)
- afetivo bipolar, 326, 331
- de ansiedade, 332
- - associados ao uso de ecstasy, 353
- de ordem motora, 336
Tremátódeos, 114
Tri-iodotironina, 386
Trianfereno, 210
Triazóis, 160, 161, 162
Tricocefalíase, 114
Tricomoníase, 122
Tricuríase, 116
Trimebutina, 266
Trimetafana, 67
Tripelenamina, 81
Triprolidina, 81
Triptanas, 304
Triptorelina, 375
Triquilar®, 381
Trombocitopenia, 142, 234
Tromboflebite, 18
Tromboxanas, 85
Tuberculose, 145
Tumor(es), 186
- benigno, 187
- malignos, 187
Tumorigênese, 186

U

UDP-glicuroniltransferases (UGTs), 14
Ureidopenicilinas, 131, 133
Uremia, 159
Uridina, 195
Urticária, 87

V

Vaginite, 147
Valproato, 315

Vancomicina, 137, 138
Vardenafila, 385
Varfarina, 11, 244
Varicela, 87
Vasculite, 132
Vasodilatadores diretos, 229
Vasos sanguíneos fetais, 5
Venlafaxina, 325
Ventilação pulmonar, 281
Verapamil, 225
Vermicidas, 114
Vermífugos, 114
Vesicante, substância, 191
Via(s)
- biossintética, 194
- de administração, 16
- - enterais, 16
- - escolha da, 16
- - no desenvolvimento da drogadição, 354
- - oral, 16
- - parenteral, 16
- de transdução de sinal, 198
- intrínseca e extrínseca da coagulação, 242
Viagra®, 385
Vinca, 196
Viofórmio, 167
Vírus, 168
- da *influenza*, 170
Vitamina K, 244
Vivanza®, 385
Volume de distribuição aparente, 11
Vômito, 295
Voriconazol, 163, 164

W

Wuchereria bancrofti, 117

X

Xantinas, 105
Xerostomia, 48, 194, 224, 319

Y

Yas®, 381
Yasmin®, 381
Yersinia pestis, 149

Z

Zaleplom, 301
Zanamivir, 177
Zidovudina, 163
Ziprasidona, 335
Zolmitriptana, 305
Zolpidem, 301
Zonisamida, 317
Zônulas de oclusão, 4
Zoplicona, 301

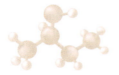

Pré-impressão, impressão e acabamento

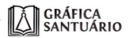

grafica@editorasantuario.com.br
www.editorasantuario.com.br
Aparecida-SP